民国医籍考

医经卷·伤寒卷·金匮卷·温病卷

杨东方 王翠翠 樊佳莹 李远 马鸣峥 ◎ 编著

学苑出版社

图书在版编目（CIP）数据

民国医籍考. 医经卷·伤寒卷·金匮卷·温病卷 / 杨东方等编著. -- 北京：学苑出版社, 2025.3.
ISBN 978-7-5077-7141-1

Ⅰ. R249.6

中国国家版本馆 CIP 数据核字第 2025J99Z28 号

责任编辑：付国英
出版发行：学苑出版社
社　　址：北京市丰台区南方庄 2 号院 1 号楼
邮政编码：100079
网　　址：www.book001.com
电子邮箱：xueyuanpress@163.com
联系电话：010-67601101（营销部）　010-67603091（总编室）
印　刷　厂：廊坊市都印印刷有限公司
开本尺寸：787mm×1092mm　1/16
印　　张：54
字　　数：746 千字
版　　次：2025 年 3 月第 1 版
印　　次：2025 年 3 月第 1 次印刷
定　　价：280.00 元

前　言

民国时期（1912—1949），是新旧交替的社会剧烈变革期，东西方文化碰撞融合，形成复杂而多元的文化生态。中医药文化作为我国传统文化之瑰宝，其传承与发展亦处于机遇与挑战并存的关键节点。一方面，**传统医学典籍**作为中医药文化发展之根基，在新思潮的冲击下，亟待新的解读与阐释，中医经典亦需在时代语境下得到重新审视；另一方面，**国际医学交流**日益频繁，尤其是日本皇汉医学著作的大量输入，也为此时的中医学术演变及发展提供了新的养分。在此背景下，众多民国医家积极投身于对古代中医典籍的深入探究与重新诠释，著述宏丰。这些民国医籍作为中医知识生产与变革的重要载体，发挥了承前启后的作用，为现代中医理论书写范式的确立及完善奠定了坚实基础。

遗憾的是，囿于各种因素，尽管前贤时哲已对民国中医书籍有所关注，但长期以来，学界始终缺乏一部系统完备的中医书籍专门目录，这在一定程度上也减缓了民国中医的研究进展。有鉴于此，我带领学生们围绕民国时期成书的医籍（包括其时出版的皇汉医学书籍）展开了全面、深入的搜集整理工作，形成《民国医籍考》系列著作，此前已出版了第一部，即《民国医籍考（妇科卷·产科卷·儿科卷）》，本书为第二部，分医经、伤寒、金匮、温病四卷，延续了前作的编纂方式。

作为一部辑录体中医专科目录，本书力求资料来源丰富、考证务求实。首先是资料搜集，团队积极吸纳学界现有成果，充分利用线上线下资源，于中国国家图书馆、上海图书馆、南京图书馆、首都图书馆、中国中医科学院图书馆、上海中医药大学图书馆、北京中医药大学图书馆等各大图书馆开展普查与核对工作，共调研民国中医经典类书籍600余种，包含诸多学界尚未留意的珍贵资料。在此基础上，团队还精心辑录了与医籍相关的序跋、凡例、题解、传略、评述等内容，以期呈现每部医籍之概貌与学术价值。其次是资料考证，一是对既往书目漏载、误载的医籍与版本进行补正，并明确医籍的存佚情况及其所藏之处；二是对医籍的内容、成书时间以及作者信息进行细致考察，厘正既往书目著录失误百余处，部分考证成果以编者按语的形式呈现，从而为学界后续研究、利用提供翔实的参考依据。此外，为方便读者查阅，书后尚附有"索引"二类：一是以书名为索引，著录医籍名称、别名等；二是以作者为索引，著录作者名称、字号等。这既有助于读者快速获取民国医家及相关医籍信息，又能为学术研究提供有力支持。

本书以类为纲、以时为序，全面辑录了民国中医经典类医籍相关资料，并加以校勘修订，不仅仅部次甲乙，更便于辨章学术，为民国中医文献学、中医学术史、中医教育史、中日医学交流史等领域研究人员提供了一部学术与应用价值兼备的目录学著作。具体而言，第一，本书著录的医籍信息翔实全面，是民国中医经典文献研究的重要工具；第二，本书辑录了大量医籍序跋、凡例等资料，是打开民国医家思想宝库的钥匙；第三，本书著录的众多民国中医教材，不仅是近代中医教育史的核心史料，还可从教材名称确立、教材体例设置、教材内容选取等方面，为现代中医教材的编写提供有益启发；第四，本书著录的日本皇汉医籍，是民国时期中日学术互动在医学领域的有力证据，亦成为现代中日传统医药文化交流互鉴的重要根基，具有不容忽视的历史与现实意义。

最后需要说明的是，本书是集体智慧的结晶。我负责框架的设计及总体统筹，王翠翠（现为福建中医药大学讲师）负责伤寒卷、金匮卷，樊佳莹负责医经卷，李远（现为苏州大学博士生）负责温病卷，马鸣峥具体负责皇汉医学著作。工作始于2017年，中间几经变化，但各位成员都秉持认真负责的态度，为本书的校订出版付出了最大努力。但由于我们学力所限，不足之处或在所难免，敬请专家不吝赐教，共同助益学术之发展。

杨东方于北京寓所

2024 年 11 月 21 日

凡 例

1. 本书为辑录体中医专科书目，主要著录民国时期（1912—1949）成书的医经、伤寒、金匮、温病类中医著作，即该时期国人编撰、注释、发挥中医经典而成的相关著作，出版的前人医籍则不在著录范围。如《中国中医古籍总目》民国部分著录的《温病条辨汤头歌》《难经章句》《温病赋》等书，经考证均为前代医籍，不予著录。

2. 本书以类为聚，以时（成书时间）为序进行编排。类别设置主要参照《中国中医古籍总目》（2007年）。

3. 每本医籍的著录项目依次为书名（含别名）、卷次、成书时间、存佚、作者、序跋、凡例、现存主要版本及馆藏地，部分医籍后附有编者按语。

4. 部分医籍无法判定成书时间，首先考虑著录"出版年"或"发表年"（期刊连载，未见单行本者），查不出准确成书年的著作，给参考年号，加方括弧表示。无法判定出版年的著作，则附于每类医籍最后。

5. 每本医籍均著录其存佚情况。"存"指的是图书馆或私人有藏。"未见"则是相关书目有著录或期刊有连载，但经查未见原书或未见单行本，有待进一步核查。

6. 辑录资料以竭泽而渔为原则。凡医书、期刊，以至别集、方志，事涉相关者莫不搜载。

7. 很多医籍版本不一，序跋有别，若不同版本序跋、凡例仅存在字句上的少许差异，则择善而从。

8. 所辑录的资料出现缺字，或字迹无法辨误，亦无从推定时，均按照字数作□空出，字数不确定则作□……□突出，待考。

9. 本书采取简体横排，原文标点、分段，以便于阅读。异体字、讹字、古今字均改为规范汉字，通假字则保持原貌。

10. 民国期间汉方著作出版盛行，对民国医家及医籍影响极大，为了更好地呈现民国医籍面貌，将民国出版的皇汉医学书籍附录在每类医籍之后。

11. 本书末附有书名笔画索引、书名音序索引、著者笔画索引、著者音序索引、著者字号笔画索引、著者字号音序索引，可供检索、参考。

编　者

2023 年 8 月

目　　录

一、医经卷

1. 内经 ··· 1

《内经存粹》 ·· 1
《内经分类病原》四卷（附内经四诊摘要、内经治法大略）········· 1
《黄帝内经太素诊皮篇补证》（附《古经诊皮名词解》一卷、
　《释尺》一卷、《附录》一卷） ······································ 2
《黄帝太素人迎脉口诊补证》二卷 ····································· 5
《分方异宜考》 ·· 7
《杨氏太素诊络篇补证》三卷（附《病表》一卷、
　《名词解》一卷） ··· 7
《营卫运行杨注补证》 ··· 7
《内经讲义》 ··· 8
《内经平脉考》 ·· 8
《三部九侯篇》 ·· 9
《灵素五解篇》 ··· 10
《诊骨篇补正》（附《中西骨骼辨正》一卷）······················· 11
《诊筋篇补证》（附《十二筋病表》）······························· 11
《灵素商兑》（附砭新箴病人）·· 12
《医经辑要》七卷 ··· 15
《广注素灵类纂约注》三卷 ·· 15

《素灵新义》················16
《内经知要讲义》四卷············16
《群经见智录》三卷（又名《内经纲要》《内经讲义》）···16
《内经药瀹》十卷··············18
《内经讲义》················20
《内经生理新论》··············20
《内经论温注释一束》············20
《内经讲义》················20
《内经撮要》三卷··············21
《内经研究之历程考略》···········22
《读内经记》················23
《内经讲义一班》··············24
《内经》··················25
《内经类证》················25
《灵素药义》················26
《刚底灵素》················26
《素灵之科学的研究》············28
《内经摘要类编》··············28
《黄帝内经太素补注》二十三卷········29
《内经学讲义》···············32
《内经病机十九条之研究》··········32
《素灵辑粹》················32
《内经方集释》二卷·············33
《阐发灵素内经体用精蕴》二卷········34
《内经学讲义》···············35
《秦氏内经学》···············35
《内经入门》················36
《内经病理学讲义》·············37
《内经讲义》················37

《内经类编》	39
《黄帝内经素问》二十四卷，《灵枢》十二卷（附《素问遗篇》）	42
《内经读本》	42
《内经撮要读本》	46
《内经生理学》（附《内经解剖学》《内经附翼》）	46
《内经类要》	47
《内经精粹便读》	47
《新内经》	47
《内经讲义》	47
《内经精华今释》	47
《注解内经生理学》	47
《内经学》	48
《医经讲义》	48
《时氏内经学》	48
《内经素灵类纂讲义》	53
《医经精义便读》	53
《黄帝内经素问》	54
《内经病理学释义》	54
《灵素阶梯》	54
《内经提要》	56
《黄帝内经素问灵枢摘述》四卷	56
《黄帝内经太素校勘异同》	56
《医经集要》	56
《内经汇读》	56
《内经篇名解》	57
《删选内经讲义条例解释》	57
《医经精义》	57
《灵素解剖学大旨》	57

《灵素解剖学初稿》 ·· 57
《灵素解剖学》 ·· 57

2. 素问 ·· 58

《素问选讲》 ·· 58
《黄帝内经素问注解》十卷 ·· 58
《内经素问节文撮要》 ·· 66
《上古天真论详解》 ·· 67
《内经素问目录注解》 ·· 68
《内经讲义》 ·· 68
《内经讲义（素问）》 ·· 69
《黄帝内经素问精要》二卷 ·· 69
《素问学》 ·· 70
《内经素问》 ·· 70
《素问学》 ·· 70
《素问节选读本》 ·· 70
《素问篇目论》 ·· 70

3. 灵枢 ·· 71

《灵枢避风法》 ·· 71

4. 难经 ·· 71

《难经经释补正》二卷（附总论） ·································· 71
《难经笔记》二卷（又名《黄帝八十一难经笔记》） ·················· 71
《懿庭医训难经》二卷 ·· 74
《难经讲义》 ·· 74
《难经编正》二卷 ·· 76
《众难学讲义》 ·· 79
《重订古本难经阐注》 ·· 79
《难经汇注笺正》三卷卷首一卷 ···································· 82
《难经释要》 ·· 84

《古本难经阐注校正》四卷 ·········· 85
《秦越人难经剪锦》 ·········· 88
《难经经释》 ·········· 88
《难经学》 ·········· 88
《难经集义》（附《难经之研究》） ·········· 88
《难经丛考》 ·········· 89
《难经讲义录》二卷 ·········· 90
《难经讲义》十三卷 ·········· 90
《难经》二卷 ·········· 90
《难经讲义》 ·········· 90
《难经读本》 ·········· 90
《黄帝八十一难经正本》 ·········· 92
《难经草本》 ·········· 93
《白云阁本难经》 ·········· 93
《难经会通》 ·········· 95
《难经讲义揭要》二卷 ·········· 98
《难经注论》 ·········· 99
《难经秘解讲义》 ·········· 100
《黄帝八十一难经简释》 ·········· 101

5. 内经难经合类　101

《内难经病理医理学》 ·········· 101
《黄帝内经分类讲义》（附《难经讲义》） ·········· 101
《鬼俞术》三卷 ·········· 102
《内难精华讲义》 ·········· 103
《内难概要》 ·········· 104
《内经难经》 ·········· 105
《内难经生理学撮要》 ·········· 105
《内难科讲义》 ·········· 107

附　皇汉医学医经　108
1. 素问　108
　《素问识》八卷　108
　《素问绍识》四卷　110
2. 灵枢　111
　《灵枢识》六卷　111
3. 难经　114
　《难经注疏》二卷　114
　《难经古义》二卷　116
　《难经疏证》二卷　118

二、伤寒卷

《伤寒论讲义》　123
《伤寒表》　123
《伤寒方讲义》　129
《沈读伤寒论》　130
《伤寒经方阐奥》三卷卷首一卷　130
《伤寒总论》　134
《伤寒讲义》　134
《伤寒古本考》　135
《伤寒平议》　135
《伤寒杂病论古本》三卷　135
《伤寒古本订补》　135
《伤寒六经标本杂抄》　135
《杂病论章节》　135
《杂病论讲义》　136

《包氏伤寒三种》 ··· 136
《伤寒讲义》 ··· 136
《伤寒论章节》 ··· 136
《伤寒讲义》 ··· 138
《伤寒论讲义》 ··· 138
《六经指髓》 ··· 139
《伤寒指髓》二卷 ··· 139
《伤寒论溯源详解》八卷 ··································· 139
《通俗伤寒论》十二卷 ····································· 141
《六经定法》 ··· 148
《伤寒论讲义》 ··· 148
《仲景伤寒论方记诵编》 ··································· 148
《伤寒论大义》 ··· 149
《伤寒症经验谈》 ··· 149
《伤寒心悟》三卷 ··· 149
《伤寒论汇注精华》九卷 ··································· 149
《伤寒方歌》（附《伤寒本草药性》）························· 156
《伤寒论新元编》四卷卷首一卷 ····························· 156
《增补舒氏伤寒集注晰义》十卷 ····························· 161
《伤寒七十二问汤证讲义》 ································· 162
（最新）《伤寒论精义折衷》二卷 ··························· 162
《伤寒杂病论精义折中》 ··································· 164
《伤寒易知录》 ··· 164
《伤寒论研究》 ··· 165
《最新伤寒问答》 ··· 166
《分经辨证定法》 ··· 167
《六经法门》 ··· 167
《伤寒杂病论集注》十六卷卷首二卷 ························· 168
《伤寒论旁训》二卷 ······································· 184

书名	页码
《伤寒论讲义》	184
《伤寒论讲义》	185
《百大名家合注伤寒论》十六卷	185
《伤寒辨注》	187
《伤寒广要讲义》	187
《伤寒论讲义》	188
《伤寒学讲义》	188
《伤寒论崇正编》八卷	189
《太阳原病》	190
《伤寒论蜕》	190
《伤寒论串解》七卷卷首一卷卷末一卷	190
《伤寒科函授讲义》	198
《伤寒借治论》三卷（附《唯识诠医篇》）	199
《伤寒类编》	203
《伤寒论翼义》	204
《伤寒论辑义按》六卷（附《章太炎先生霍乱论》）	204
《国医伤寒新解》	208
《皇汉医学》三卷	211
《皇汉医学》三卷	220
《伤寒论注疏考证》七卷　《杂病论证疏考证》九卷	225
《新释伤寒论》	228
《伤寒论类方汇参》	228
《伤寒论新注》四卷	229
《伤寒杂病指南》二卷	232
《伤寒求是注》	232
《伤寒论集注折衷》七卷	232
《读过伤寒论》十八卷卷首二卷	236
《伤寒论新注》	244
《伤寒切解》	245

《仲景学说之分析》……………………………………245
《仲景大全书》………………………………………246
《伤寒论释义》七卷…………………………………246
《伤寒论金匮要略新注》……………………………248
《伤寒捷径》…………………………………………248
《伤寒法解正讹》十卷………………………………249
《伤寒论今释》八卷…………………………………249
《伤寒论今释补正》…………………………………258
《伤寒论启秘》………………………………………258
《伤寒六经指掌》……………………………………261
《六经症治歌诀》……………………………………262
《伤寒定论篇》………………………………………262
《伤寒金匮方证类录》三卷…………………………265
《伤寒杂病论方歌括》………………………………266
《伤寒论今释选》八卷………………………………266
《曹氏伤寒发微》四卷………………………………266
《伤寒新义》…………………………………………269
《伤寒方解》…………………………………………271
《伤寒纲要》…………………………………………271
《伤寒论讲义》………………………………………271
《伤寒讲义》…………………………………………271
《伤寒论浅说》………………………………………272
《伤寒论校勘记》……………………………………276
《伤寒杂病论章句》十六卷…………………………276
《伤寒杂病论集》十六卷……………………………276
《伤寒杂病论读本》三卷……………………………277
（古本）《伤寒杂病论》十六卷……………………279
《伤寒汲古》三卷……………………………………284
《伤寒论纲要》………………………………………289

《伤寒全书》 ………………………………………… 289
《伤寒心法》十五卷 ……………………………… 289
《增订条注伤寒心法》八卷 ……………………… 289
《伤寒百十三方证药略解》（又名《伤寒百十三方注解》）…… 292
《伤寒证治述要》 ………………………………… 293
《伤寒三字经》 …………………………………… 294
《伤寒原旨》 ……………………………………… 296
《伤寒条辨》 ……………………………………… 300
《伤寒要旨》 ……………………………………… 303
《二十世纪伤寒论》六卷（附《静坐疗病法》）…… 303
《伤寒病药歌诀》 ………………………………… 304
《伤寒论笔记》 …………………………………… 309
《群经大旨伤寒论》 ……………………………… 309
《伤寒六经辨证要诀》 …………………………… 309
《伤寒入门》 ……………………………………… 309
《伤寒概要》 ……………………………………… 309
《伤寒杂病论义疏》十六卷 ……………………… 310
《伤寒方歌》 ……………………………………… 321
《伤寒赋》二篇 …………………………………… 321
《伤寒评志》（又名《急性传染病通论》）……… 322
《伤寒论句解》 …………………………………… 323
《伤寒纲要讲义》 ………………………………… 323
《伤寒杂病论读本》十六卷 ……………………… 324
《伤寒简要》 ……………………………………… 326
《伤寒论》 ………………………………………… 326
《伤寒病问答》（附《中伤寒风病问答》）……… 326
《伤寒论改正并注》 ……………………………… 329
《伤寒脉证式》八卷 ……………………………… 331
《伤寒方症歌括》 ………………………………… 332

《伤寒杂病论》	332
《张长沙原文读本》	332
《伤寒杂病论读本》	333
《仲景学说讲义三种》	333
《伤寒论广训》八卷	334
《伤寒论新解》	338
《伤寒论评释》	345
《伤寒读本》	348
《伤寒辑注》	350
《伤寒论概要》	350
《伤寒金匮折中》	350
（古本）《伤寒杂病论平脉增条》	350
《伤寒简学》	350
《伤寒折衷》二卷	352
《伤寒新释》	353
《九芝先生伤寒选方类方表》	355
《伤寒万全歌》	355
《伤寒论金匮要略集注折衷》	355
《伤寒门径》	355
《伤寒论讲义》	356
《伤寒论讲义》六卷（附《六经定法》）	357
《伤寒发微》	357
《伤寒读法与伤寒门径》	358
《伤寒论讲义》	358
《伤寒论注》	358
《伤寒论新诠》	359
《伤寒学讲义》	360
《伤寒卒病论简注》六卷	360
《伤寒症保全性命之道》	361

《金匮伤寒补遗合编》（附《碎玉补拾》） …… 361
（图表注释）《伤寒论新义》 …… 362
《伤寒漫谈》 …… 369
《伤寒论概要》 …… 370
《伤寒论通注》 …… 371
《伤寒科讲义》 …… 372
《伤寒论讲义》 …… 373
《伤寒学讲义》 …… 373
《伤寒针方浅解》 …… 373
《最新伤寒折中》 …… 374
《伤寒述略》 …… 374
《伤寒论之研究》三卷 …… 375
《伤寒论讲义》 …… 380
《伤寒论释义》 …… 380
《伤寒折中》 …… 382
《伤寒六经新解》 …… 386
《伤寒入微》 …… 389
《伤寒病治疗教本》 …… 393
《伤寒汇证表解》 …… 393
《伤寒论讲义》 …… 393
《伤寒质难》 …… 394
《伤寒论发微》七卷 …… 407
《新国医讲义——伤寒科》 …… 409
《伤寒汇要》 …… 409
《伤寒病之认识与治疗》 …… 409
《伤寒论集注》 …… 409
《伤寒金匮评注》 …… 409
《伤寒金匮方易解》二卷 …… 410
《伤寒杂病论会通》十六卷卷首二卷卷末二卷 …… 410

《伤寒手册》（又名《湿温伤寒手册》） …… 416
《伊尹汤液经》六卷卷首一卷卷末一卷附录一卷 …… 432
《伤寒论注辑读》四卷 …… 452
《伤寒疗养论》 …… 452
《伤寒真诠方义》三卷 …… 453
《伤寒赋》（附《药性篇》） …… 453
《伤寒解毒疗法》（附《数种急性传染病解毒疗法》） …… 453
《伤寒论杂证篇摘要》 …… 461
《伤寒论方歌诀》《金匮方歌诀》 …… 461
《伤寒学》 …… 461
《伤寒论讲义》 …… 461
《注伤寒论》 …… 462
《伤寒论广注》 …… 462
《伤寒论读本》 …… 462
《仲景伤寒衬》二卷 …… 462
《伤寒指掌舌苔》（附《伤寒诸汤》） …… 462
（秘传御选）《伤寒三十六症》（附《舌图样》） …… 462
《伤寒秘传》 …… 463
《伤寒证治集》 …… 463
《伤寒杂抄》 …… 463
《伤寒六病方证学—三阴病篇》《伤寒论存疑条》 …… 463
《伤寒病学》 …… 463
《伤寒摘髓》 …… 463
《伤寒论辨》 …… 464
《伤寒指掌参》 …… 464
《六经伤寒方》 …… 464
《伤寒论集方补注》 …… 464
《伤寒论医方集注摘录》 …… 464
《伤寒附翼解》 …… 464

《伤寒论考证》 ………………………………… 465
《伤寒纲领》 …………………………………… 465
《伤寒诸病杂论》 ……………………………… 465
《伤寒论记闻》 ………………………………… 465
《伤寒金匮三字经》 …………………………… 465
《伤寒论之科学观》 …………………………… 466
《伤寒论之演析》 ……………………………… 467
《伤寒论注》 …………………………………… 468
《伤寒杂病论新释》 …………………………… 470

附　皇汉医学伤寒　　　　　　　　472

《方极》 ………………………………………… 472
《伤寒论集成》十卷 …………………………… 474
《长沙正经证汇》 ……………………………… 479
《伤寒论纲要》 ………………………………… 481
《伤寒用药研究》二卷 ………………………… 482
《伤寒论辑义》七卷 …………………………… 483
《伤寒论脉证式》八卷 ………………………… 491
《万病皆郁论》 ………………………………… 494
《方机》 ………………………………………… 495
《删定伤寒论》 ………………………………… 496
《伤寒广要》十二卷 …………………………… 496
《新增伤寒广要》十二卷 ……………………… 500
《伤寒论述义》五卷 …………………………… 503
《日本汉医伤寒名著合刻》 …………………… 505
《伤寒论识》六卷 ……………………………… 508
《伤寒之研究》 ………………………………… 514
《伤寒论脉证式校补》八卷 …………………… 515
《康平伤寒论》 ………………………………… 515

三、金匮卷

《金匮疟病篇正义》 …………………………………………… 529
《杂病表》（附表式） …………………………………………… 529
《金匮论丛》 …………………………………………………… 529
《金匮指髓》 …………………………………………………… 529
《伤寒论霍乱训解》（附《章太炎霍乱论评注》） …………… 529
《金匮讲义》二卷 ……………………………………………… 530
《退思庐金匮广义》四卷 ……………………………………… 532
《金匮辨注》 …………………………………………………… 539
《金匮要略方论集注》 ………………………………………… 539
《金匮玉函要略方解》 ………………………………………… 540
《金匮辑览》二卷 ……………………………………………… 540
《加批校正金匮心典》三卷 …………………………………… 540
《杂病论申解》九卷卷首一卷卷末一卷 ……………………… 541
《金匮发微》四卷 ……………………………………………… 541
《读过金匮卷十九》 …………………………………………… 547
《金匮要略五十家注》二十四卷 ……………………………… 561
《金匮要略新注》 ……………………………………………… 564
《金匮讲义》 …………………………………………………… 565
《金匮讲义》 …………………………………………………… 565
《金匮经浅说》三十一卷（又名《金匮讲义》） ……………… 565
《群经大旨金匮》 ……………………………………………… 568
《金匮方论》二卷 ……………………………………………… 568
《金匮学》 ……………………………………………………… 569
《金匮方解》六卷 ……………………………………………… 569
《金匮翼方选按》 ……………………………………………… 569

《金匮辑义讲义》六卷 ·· 570
《金匮要略今释》（又名《金匮要略方论今释》
　《订正金匮今释》） ·· 570
《金匮杂记》 ·· 589
《金匮入门》 ·· 589
《金匮学》 ··· 590
《金匮折衷》二卷 ·· 590
《金匮要略集注折衷》九卷 ·································· 593
《金匮验案》 ·· 594
《金匮要略讲义》 ·· 594
《金匮要略讲义》 ·· 598
《金匮学讲义》 ··· 598
《金匮补充讲义》 ·· 598
《金匮要略方论正本》三卷（又名《金匮正本》） ······ 598
《杂病论精义折衷》二卷 ····································· 600
《金匮读本》 ·· 600
《金匮方症歌括》 ·· 601
《金匮经解》 ·· 602
《金匮讲义》二卷 ·· 602
《金匮要略讲义》 ·· 602
《金匮讲义》 ·· 603
《金匮讲义》 ·· 603
《金匮要略新注》 ·· 603
《金匮要略新义》 ·· 603
《杂病论通注》九卷 ··· 613
《金匮折中》二卷 ·· 613
《金匮要略讲义》 ·· 613
《金匮要略方集注》 ··· 614
《金匮要略改正并注》 ·· 614

《金匮原文歌括》…… 615

《金匮要略讲义》…… 615

《金匮讲义》…… 615

《金匮条例解释》…… 616

《金匮新编》九卷 …… 616

《金匮摘要积歌》…… 616

附　皇汉医学金匮　616

《金匮玉函要略辑义》六卷 …… 616

《金匮玉函要略述义》三卷 …… 620

四、温病卷

1. 四时温病　623

《湿温时疫治疗法》…… 623

《太素四时补正》…… 624

《温病撮要》…… 624

《温病指髓》…… 624

《寒温穷源》…… 624

《寒温三字诀》…… 626

《湿温病古今医案平议》…… 627

《温病讲义》…… 627

《温病条辨方瘟疫明辨方歌括》…… 628

《温病条辨温疫明辨方歌抉》…… 629

《中西温热串解》八卷 …… 630

《时病常识》…… 636

《感证辑要》四卷 …… 636

《温病学讲义》二卷 …… 639

《温病汤头歌》··· 639
《温病审证表》··· 639
《增评温病条辨》六卷·· 639
《温病三言》··· 640
《湿证发微》二卷·· 640
《暑症发原》··· 642
《温病诠真》··· 642
《热病学》··· 644
《温病条辨辨》··· 644
《温病方论》··· 645
《温病入门》··· 645
《温病条辨汤头歌诀》·· 645
《温病讲义》··· 645
《温病学讲义》··· 645
《温病科讲义》··· 646
《温病讲义》··· 646
《时症简要》二卷·· 649
《温病明理》四卷·· 649
《温病条辨方证歌括》·· 649
《温病讲义》··· 650
《湿症金壶录》··· 650
《内经外感秋燥篇》·· 650
《温病指掌》··· 651
《温病学讲义》··· 651
《中国时令病学》·· 651
《邱氏温病学》··· 656
《温病指南》··· 657
《温病三字诀》··· 657
《温病全书》··· 657

《湿温研究总论》……………………………………… 660
《春温伏暑合刊序》…………………………………… 661
《温热辨惑》…………………………………………… 670
《（新括）温病条辨歌括》…………………………… 672
《温病入门》…………………………………………… 672
《伏暑新绎》…………………………………………… 673
《温热概要》…………………………………………… 673
《温热学讲义》………………………………………… 673
《时病》………………………………………………… 673
《湿温演绎》…………………………………………… 673
《（新增）时病论证方便读》二卷 ………………… 673
《湿温大论》…………………………………………… 674
《温病条辨歌括》……………………………………… 674
《暑湿病问答》………………………………………… 675
《温热病问答》………………………………………… 675
《温病抉微》…………………………………………… 675
《临症指南选按》……………………………………… 676
《删补清太医院治瘟速效》…………………………… 677
《温病论衡》…………………………………………… 677
《温热经解》…………………………………………… 678
《四时感证讲义》……………………………………… 680
《寒温集萃》…………………………………………… 681
《温病正宗》…………………………………………… 681
《时病讲义》…………………………………………… 685
《温热便读》…………………………………………… 686
《辑温病条辩论》……………………………………… 686
《温病学》……………………………………………… 686
《温病医方撮要》……………………………………… 686
《温病条辨节要》……………………………………… 687

《温病学》……688
《温病学》……688
《温病方歌》……688
《温病指要》……688
《温病条辨汤头》……688
《寒温证治》……688
《温热证治》……689
《肠炎症（伤寒症、湿温症）特效药速愈法》……689
《温热学讲义》……689
《时症金箧集》……689
《四时治病全书》……689
《存仁斋医语伤寒时病杂症歌》……691
《伤寒饮食指南》……691
《温病新论》……691
《温病新义》……692
《温症集要》……693
《温病条辨歌括》……694
《伤寒食养疗法》……695
《时病精要便读》……696
《湿暑杂稿》……697
《湿温纲要》……698
《暑病证治要略》二卷……698
《时症捷法》……699
《叶氏外感温热论歌》……699
《温病条辨方症歌》……699
《伏气时感》二卷……699
《时气要诀》……699
《温病热病暑病疫病》……699
《评注温热经纬》……700

《温寒浅说》 ·················· 700
《温热辨证》 ·················· 700
《秋冬流感指南》 ·············· 700
《时病摘要》 ·················· 700
《方案备查湿温症》 ············ 700

2. 瘟疫 701

《相火毒鼠疫症瘟痘疮三大病论》 ···· 701
《传染病中西汇通三篇》 ········ 701
《瘟痧证治要略》 ·············· 701
《秋瘟证治要略》 ·············· 705
《急性险疫证治》 ·············· 708
《时疫解惑论》二卷 ············ 709
《五疫论》 ···················· 711
《温热病问答》 ················ 711
《救温辑要》 ·················· 712
《时疫科》 ···················· 713
《疫痉家庭自疗集》二卷 ········ 713
《瘟疫揭要》 ·················· 719
《中国急性传染病学》 ·········· 719
《四季传染病》 ················ 726
《传染病》 ···················· 730
《时病讲义》 ·················· 730
《痉病与脑膜炎全书》 ·········· 730
《时疫病问答》 ················ 737
《瘟疫证治汇编》 ·············· 737
《传染病预防法》 ·············· 738
《时疫科讲义》 ················ 739
《瘟疫约编》 ·················· 739

《治温活法》不分卷 …… 740
《疫症大全》 …… 740
《解毒篇》 …… 740

3. 疟痢 …… 740

《秋疟指南》 …… 740
《治疟机要》 …… 742
《疟解补证》 …… 745
《治痢慈航》 …… 745
《痢疾三字诀》 …… 745
《疟痢金针》 …… 745
《治痢南针》 …… 746
《痢疾丛谈》 …… 751
《痢疾一夕谈》 …… 751
《痢疾全愈说明书》 …… 751
《疟痢病问答》 …… 752
《痢疾指南》 …… 752
《疟疾指南》 …… 752
《痢疾之中治西诊》 …… 753
《三疟得心集》二卷 …… 753
《时症看护法》 …… 753
《治伤寒痢疾肠炎捷效药》 …… 753
《疟疾学》 …… 753
《治疟疾方》 …… 753
《治疟痢方》 …… 754
《疟疾论歌括》 …… 754
《痢疾之研究》 …… 754

4. 痧胀霍乱鼠疫 …… 754

《霍乱论》 …… 755

《鼠疫证治》 …………………………………………………… 755
《痧胀撮要》 …………………………………………………… 755
《传染病八种证治晰疑》十卷 ………………………………… 756
《温病鼠疫问题解决合篇》（又名《冉氏温病鼠疫合篇》）…… 762
《霍乱证与痧证鉴别及治疗法》（又名《冉氏霍乱与痧证
　　治要》）…………………………………………………… 762
《霍乱预防法》 ………………………………………………… 764
《治鼠疫经验方》 ……………………………………………… 764
《鼠疫节要》 …………………………………………………… 765
《鼠疫回生》 …………………………………………………… 765
《章太炎霍乱论》 ……………………………………………… 765
《时疫霍乱吐泻论》 …………………………………………… 765
《鼠疫新篇》 …………………………………………………… 765
《霍乱平议》 …………………………………………………… 766
《寄寄山房鼠疫杂志》 ………………………………………… 766
《霍乱》 ………………………………………………………… 766
《霍乱的救星》 ………………………………………………… 767
《霍乱三字经》二卷 …………………………………………… 767
《霍乱通论》 …………………………………………………… 767
《三大要证预防治疗汇编》 …………………………………… 768
《霍乱新论》 …………………………………………………… 768
《霍乱病问答》 ………………………………………………… 768
《鼠疫治疗全书》 ……………………………………………… 768
《七十二种痧症救治法》 ……………………………………… 776
《霍乱寒热辨正》 ……………………………………………… 777
《黑热病证治指南》 …………………………………………… 777
《徐氏霍乱论》 ………………………………………………… 777
《痧症秘录全书》 ……………………………………………… 777
《霍乱防治实施办法》 ………………………………………… 777

《鼠疫之研核及治疗》 …… 778
《霍乱新论》 …… 778
《针灸七十二痧证辩证刺穴》 …… 778
《霍乱集萃》 …… 778
《鼠疫预防法》 …… 778
《痧症辨》二卷 …… 778
《霍乱转筋方论》 …… 779
《治痧要略》 …… 779
《斑痧寻源》二卷 …… 779
《治痧症并验方》 …… 779
《痧疹》 …… 779
《痧症针法要方》 …… 779
《翻症类治》 …… 780
《痧症摘要》 …… 780

附　皇汉医学温病　780

《伤风约言》 …… 780
《温病之研究》 …… 782
《温疫论私评》二卷 …… 783
《沍疫新论》 …… 786

索　引

书名笔画索引 …… 791
书名音序索引 …… 802
著者笔画索引 …… 813
著者音序索引 …… 820
著者字号笔画索引 …… 828
著者字号音序索引 …… 831

一、医经卷

1. 内　经*

《内经存粹》　　　　　　　　　　　　　　　[1912]　存

陈晋撰

现存主要版本及馆藏地：

民国抄本（残），中国医学科学院图书馆。

《内经分类病原》四卷　　　　　　　　　　1913　存

附内经四诊摘要、内经治法大略

谭天骥（意园居士）撰

谭天骥自序曰：河不发昆仑，则不能扬洪流而东渐；学不宗圣经，则不能备致远之宏规。是以黄帝之有《灵》《素》圣经也，犹有瀚海也，后人之有方书杂家也，皆其支流也。医家之读圣经，如支水之归大海，异派同源，岂有二理哉？《内经》之名称，始自《汉·艺文志》。考据家多谓《内经》为伪托之书，第弗深辩。但观其词古义精，理微事著，保天和于未病，续人命于既危，造福无疆，功及万事，不得以《内经》书非黄帝作而遂磨灭之也。如使医者不本《内经》，犹车无轮以行，舟无楫以济，又乌可耶？余尝披读《内经》，朝夕研究，鸡窗灯火，数更寒暑，彻底掀翻，重为纂述，别类而节取之，不敢创新立异，名曰《内经

---

*《中国中医古籍总目》著录杨百城《灵素气化新论》为"医经内经"类，查其序言及正文内容可知，此书旨在以电、光、热、力等科学学理解释中医"气化"，故应归为"基础理论"类，今不予收录。

分类病原》，以示不忘鼻祖之意也。客有难余者曰：《内经》，圣经也。古之名篇钜制，无过于此。今先生割裂章节，不成篇文，无乃令人讥其妄乎？余曰：否，否。凡事有切于实功，有得于心法，虽圣经贤论，不妨断章取义。况余之编辑，仍存其篇名，正以见好古之深心，并非别裁为体者也。元代罗天益之撰《内经类编》、明代孙应奎之纂《内经类抄》，固已开其例矣。即李维麟之《内经摘粹》、郑晓之《素问摘语》，亦何尝不撷拾零碎以成一家言耶。余奚妄为？余独怪世之为医者，业托岐黄，学实背驰，其不至于戕人之生者几何哉？嗟夫！值沧海横流之会，异学争鸣之时，黄钟音歇，瓦缶竞响，黑白颠倒，是非混乱。西东靡定，杨子所以泣歧路；苍黄变起，墨翟所以悲素丝。医者之入门一有不正，何以异此？今有能祖述岐黄，表章《灵》《素》者乎？发奥义而伸宗旨，去繁芜而擒菁华，留相传一线之学，以宏济世宝筏之怀，庶几吾道，其不孤矣。是为序。时癸丑冬月，意园作于鸠江客次。

现存主要版本及馆藏地：

1917年芜湖商业印书公司铅印本，吉林省图书馆、安徽中医药大学图书馆。

编者按：《中国中医古籍总目》著录成书年为1917，然此书自序作于癸丑年，即1913年，今改。

《黄帝内经太素诊皮篇补证》　　　　　　　　　　1914　存

附《古经诊皮名词解》一卷、《释尺》一卷、《附录》一卷

廖平（季平）撰

《古经诊皮名词解》廖平自序曰：前人驳《难经》《脉诀》云《灵》《素》有寸口无关尺二部，明文者无虑十数家，虽有其说未能推行。然据《灵》《素》二经考之，关固绝无其说，而"尺"字犹数十见，俗医据以立寸尺之说。《脉要精微篇》数"尺"字，尤为两手（寸口三部）配藏府之所本。今案："尺"之为文与"皮"字之形相似（其与"人""足"相乱者，详《释尺篇》中，此专论"皮"）。《玉机真藏论》五实其一曰脉盛皮热，五虚其二曰脉虚皮寒，二"皮"字与"脉"同见，他篇多改为"尺"。"脉"与"皮"并见诊经，脉不能言寒热，《玉机》二"皮"字为古经之原文，其余乃多误作"尺"字矣。《论疾诊尺篇》（"尺"当作"皮"）云，尺肤热（即《玉机真藏篇》之皮热），其脉躁者（脉与皮并见，非指尺脉），尺肤寒（即《玉机真藏篇》之皮寒），其脉小者，泄、少气。《诊尺》之"尺"，即《玉机》之"皮"，固可比而见例者也。俗医因《难经》缩头足于两手，专诊寸关尺，隋唐以后其说独行。《内经》本无关尺明文，故凡形迹可疑者，皆以"尺"字读之，后人刻本遂径改为"尺"字，于是"尺"字遂十数见于《灵》《素》。夫尺肤，本皮肤也。"皮"以文似"尺"，遂立"尺肤"之名词而加之论说。考《诊皮篇》，先就手肘、臂掌、膺背立说，并及周身。尺以一指之地位，不过数分，何足以诊寒热滑涩缓急之六象。且有尺肤，必别有寸肤、关肤之名词，三部鼎峙而后可。今有尺而无寸、关，知"尺肤"名词不能独立。《灵枢·病形篇》并作"尺之皮肤"，盖古本有作"尺"者，校者以"皮"校注于"尺"下。浅人以"尺皮肤"三字相连不成文理，又加"之"字于"尺"下，于是"尺肤"之外，又有"尺之皮肤"四字连文之名词。今以"尺之"二字为衍文，"皮肤"二字为本义，则蒙雾全消，庐山见面矣。考佛氏说色声香味以外，别有触识。医家望闻问切以外，别有《诊皮》专篇，以循扪补四诊之不足。故《论疾诊尺》，即诊皮之古法，诊尺即诊皮也（《皮部论》为诊络法）。又考《病形篇》，每以尺之皮肤与脉同诊。唐宋以来注家，皆指《经》之脉字为两手三部动脉。考"滑涩缓急大小"六字，为诊皮、诊络之专称，凡诊经脉不用此六字，此一定之例也。经脉何能与皮诊法相同？盖经为常动之脉，深不可见，其浮而在外与皮肤相连者，皆为络脉。络与皮肤俱浮而在外，故其诊法相同。《邪客篇》所云"脉滑者，尺之（二字衍文，不同）皮肤亦滑，脉涩者，尺之皮肤亦涩"等语，可见诊皮肤者必验络脉。故《皮部论》"皮有分部，脉有经纪（纪，即络脉也），经有结络"，言浮络六，言络盛者七，言络脉者四，末言皮为脉，以邪客于皮毛，腠理开则入客于络，凡络脉之象，必见于皮，故诊皮必须诊络，诊络必兼诊皮。是以于《论皮篇》继以《诊络》，二者相须，即可互证。《诊皮》

末附以《五诊法》。经每以皮（腠理）、络（一作肉分）、经（三部九候诊经脉）、筋（有《经筋篇》）、骨（筋骨亦作脏府），以浅深层次，分属脏府，及邪风传移，最关紧要。今别汇为一门，名曰《五诊法》。因《诊皮》居其第一，故以附于此篇之后。四益主人自序，时壬子中秋日，年六十有一。

  《释尺》廖平自序曰：《内经》所言"尺"字有二汇，一真一赝。真为"尺"字者：如尺泽（尺动脉、尺五里，皆为皮字之误），此穴名之真尺也；如人长七尺五寸、八尺之士以及《骨度篇》《五十营》《肠胃》等篇所言之尺寸，此身体物汇之真尺也，合五十五字。其余如"尺寸反者死""人迎俱少而不称尺寸"等字，此"人"之误"尺"者也。又如"尺之两旁""尺内以候腹，尺外以候肾"，此"足"之误"尺"者也。又如持尺、循尺、尺肤、尺之皮肤，皆"皮"之误"尺"者也。然何以赝？自《难经》立寸关尺之名，废古三部九候头足并诊之法，独诊两手，故凡形体相似之字，皆误改为"尺"以就己法。考《内经》诊手，惟诊寸口，并无关尺连诊之说。故《金匮要略》及《脉经》真本数卷，专称寸口，不分三部及左右。乃《难经》增立关尺于两手，其名义殊难解矣。二难云：分寸为尺，分尺为寸，故阴得尺中一寸，阳得寸内九分，尺寸始终一寸九分，故曰尺寸。诸家解说皆曰分寸为尺者，分一尺之一寸为尺也；分尺为寸者，分一尺之九分为寸也。阴得尺中之一寸为尺者，以一寸为一尺也；阳得寸内之九分曰寸者，以一分为一寸也，其实尺寸始终得一寸九分而已。即如此说，当云三部脉位共一寸九分，何必虚冒尺名乎？案，鱼际至高骨为一寸，此《内经》所谓寸口也，并未言后又有关尺，共分尺之一寸九分。况既名曰尺，岂止一指之长乎？若分一尺之寸为尺，则尺止一寸也；若分一尺之九为寸，则尺已分去一寸矣，又何足以名尺乎？若以一分为寸，则十分为寸即一尺，是寸口一寸即尺也，何于寸后又列关尺乎？顾名思义，殊多未安，故《四诊心法》言"脉非两条，并无三截"。今于寸口一脉，强分三部，用三指诊之，其法最为不通。盖以舍头足而专诊两手，大悖《内经》之义也。夫尺合十寸而成，故《内经》不曰寸脉而曰寸口，以后至肘，身度有一尺之长，故曰尺。肘曲有陷，故名尺泽。《内经》言尺泽（尺之动脉、尺之五里，则当为"足"之误），其名义多矣，何得曰分尺之一寸九分，除寸关外又不及九分，何以为尺位乎？且以左寸关前代结喉旁之人迎，又以尺代足诊下焦，何以确知其病原乎？无怪庸医之杀人也。愚故于真"尺"外，得"人""足""皮"三字误为"尺"字者，仍注改还"人""足""皮"本字，以求合于《内经》古法。复辑其简要，撰《释尺》上下二篇，不改字者为上篇，凡改字者为下篇。学者研究而精之，其庶几乎？壬子冬月，四译老人自序。

现存主要版本及馆藏地：

1.《诊断学汇编》本，中国中医科学院图书馆、辽宁中医药大学图书馆等；

2.《六译馆丛书》本，国家图书馆、中国中医科学院图书馆等。

编者按：《中国中医古籍总目》著录成书年为1913，书中自序作于1912年，据《廖平先生年谱长编》，《诊皮篇》初写于1912年，后于1914年依袁刻日残本《黄帝内经太素》补注，并更名为《诊皮篇补证》，今改。

《黄帝太素人迎脉口诊补证》二卷　　　　1914　存

廖平（季平）撰

前言：此册原名"人寸比类篇"，去年《国学杂志》曾用铅字排印，因得袁刻东洋残本《黄帝内经太素杨注》有人迎脉口诊篇及景金大定本针灸图，因将旧名改为今名。杨注《太素》犹存此门目，足征是为古说，非予一人之创论。故先列杨本所有，补录者附于其后。《内经》之外，别立张仲景、王叔和、《甲乙》、《千金》、《外台》五家比类表，以明《难经》出于叔和之后。其于《诊皮》《诊络》《诊筋》《诊骨》各篇，亦引张、王、皇甫、孙、王旧法以证《内经》，足见唐天宝以前，医法纯守《内经》家法，宋元后《难经》乃盛行。

《内经》针法于足厥阴肝经云：男子取五里，女子取足之太冲。考男女穴法皆同，无别取之必要。《经》之所以男女异穴而取者，以期门穴必卧而取之，其穴又近毛际，故避而别取于足之大指。久之，妇女足指亦不可取，俗医乃沿古经异穴之法，取之于手。行之便利，又推行于男子。至喉颈之人迎亦缩于两寸，人迎虽不如太冲、期门之窒碍，以手扪妇女喉颈亦属不便。行之数十百年，天下便之，而后《难经》盛行。故欲行古法，必须女医，非女医则古法不能行于妇女矣。

明李潆《身经通考》云：以《内经》九候考之人身，分三才之部。上部天，两额之动脉；上部地，两颊之动脉；上部人，耳前之动脉。中部天，手太阴也；中部地，手阳明也；中部人，手少阴也。下部天，足厥阴也；下部地，足少阴也；下部人，足太阴也。上部天以候头角之气，地以候口齿之气，人以候耳目之气。中部天以候肺，地以候胃中之气，人以候心。下部天以候肝，地以候肾，人以候脾胃之气。江州王九达云：上部天以候头角，脉在额两旁，瞳子髎、听会等处，足少阳胆经脉气所行也；地以候口齿，脉在鼻孔下两旁，近于巨髎之分，足阳明胃经脉气所行也；人以候耳目，脉在耳前陷中，丝竹空、和髎等处，手少阳三焦经脉气所行也。中部天手太阴肺经脉，在掌后寸口中，是名经渠，是手太阴肺经脉气所行也；地手阳明大肠经脉，在手大指次指岐骨间合骨之分，即手阳明大肠经脉气所行也；人手少阴心经脉，在掌后锐骨之端神门之分，即手少阴心经脉气所行也。下部天足厥阴肝经脉，在气冲下三寸五厘之分，女子取太冲，在足大指本节后二寸陷中，即足厥阴肝经脉气所行也；地足少阴肾经脉，在足内踝后跟骨上陷中太溪之分，即足少阴肾经脉气所行也；人足太阴脾经，在鱼腹上越两筋之间箕门之分，即足太阴脾经脉气所行也。三而三之，谓之九候。上古诊法精详，故兼取十二经动脉；后世诊法简约，故独取寸口。《内经》云：气口成（当为"人"字之误）寸，以决死生。气口既可以决生死，则余经之动脉可以弗诊矣。况女子取太冲如何可行？此今古之异也。

观此，足见古法之所以不行，以妇女之故。《经》因妇女五里不可诊，乃移之太冲。后来太冲亦不便诊，故俗医缩上下于寸尺。特各经之病，必专诊本经之脉乃为切。直使两寸可代九藏，则三部九候，《经》又何必立此繁重之法以困后人哉！必知两手只为手太阴肺经之脉，脉止一条，非有三截，又非三条，可分藏府。仲景本经专诊本经之脉，最为捷便。十一经有病,必辗转假借于寸口,毫厘之差,千里以谬。细考李氏所说,本因妇女而杜撰诊法以求通俗,此为齐梁以后私家求售之市道,其不足以言医,固不待烦言而解矣。

现存主要版本及馆藏地:

《六译馆丛书》本,国家图书馆、中国中医科学院图书馆等。

编者按:《中国中医古籍总目》著录成书年为1913,据《廖平先生年谱长编》,此书成书于1914年,今改。

《分方异宜考》　　　　　　　　　　　　　　1914　存

廖平(季平)撰

现存主要版本及馆藏地:

《六译馆丛书》本,国家图书馆、中国中医科学院图书馆等。

编者按:《中国中医古籍总目》著录成书年为1913,据《廖平先生年谱长编》,此书成书于1914年,今改。

《杨氏太素诊络篇补证》三卷　　　　　　　　1914　存

附《病表》一卷、《名词解》一卷

廖平(季平)撰

现存主要版本及馆藏地:

1.《诊断学汇编》本,中国中医科学院图书馆、辽宁中医药大学图书馆等;

2.《六译馆丛书》本,国家图书馆、中国中医科学院图书馆等。

编者按:《中国中医古籍总目》著录成书年为1913,据《廖平先生年谱长编》,此书成书于1914年,今改。

《营卫运行杨注补证》　　　　　　　　　　　1914　存

廖平(季平)撰

现存主要版本及馆藏地:

《六译馆丛书》本,国家图书馆、中国中医科学院图书馆等。

编者按:《中国中医古籍总目》著录成书年为1913,据《廖平先生年谱长编》,此书成书于1914年,今改。

《内经讲义》　　　　　　　　　　　　　　　　　　[1914]　未见

卢珩庵撰

张世镰序曰：曩余肄业苏垣，发辫累累，然每遇割症，辄盘于顶，屡盘屡坠，动多掣肘，予师劝令剪去。揽镜自照，则牛山濯濯，非复故我矣。及归家乡，人咤为奇事，儿童争逐于道，家人至多龃龉。迨光复后，朝廷下剪发令，牛山濯濯者接踵于市，而发辫累坠者反哗笑而私议焉。于是作而叹曰：习之中人甚矣哉！夫同一剪发也，剪于光复以前，则为奇闻；剪于光复以后，则为故常。习之中人，不其甚哉？予治新医学者有年矣，古医书籍间尝披览，而独爱《黄帝内经》一书，以其文辞古雅，独冠群书也。然其间五行之论、气运之谈，终未敢信。予友卢君珩庵，治古医学亦有年矣。自黄帝历唐宋元明，下逮近世百家之典籍，率多得其精义。与之言医理，上下纵横，口滔滔若决江河。尝言古医籍能神而明之，则司天运气可以豫测四时之病机，三指可以卜病之吉凶。精义独到，冠绝寰球，此真新医所不及也。然与之言新医则掉头不信，如予之于旧医。呜呼！予始恍然于剪发之理，而习之中人未能强易也。今岁予客杭垣，君以所著之《内经讲义》函来，索予一言以为之序。予以新医学说力露萌芽，而旧医流品又极庞杂，使果如卢君坚苦独造，神而明之，则中华四千年来不绝如缕之医学，安见其不复振于世哉？邦人君子，其味吾言。

编者按：此书未见单行本，《中西医学报》第四年第六期（1914年）曾刊载其序言。

《内经平脉考》　　　　　　　　　　　　　　　　　　1915　存

廖平（季平）撰

现存主要版本及馆藏地：

《六译馆丛书》本，国家图书馆、中国中医科学院图书馆等。

编者按：《中国中医古籍总目》著录为"诊法"类，今因其论述以《内经》中与脉法相关的篇章为基础，故收录于此。

《三部九侯篇》 　　　　　　　　　　1915　存

廖平（季平）撰

廖平自序曰：郑康成《周礼·疾医》注：脉之大候，要在阳明、寸口而已。然则以人诊府、以寸诊藏，但言人、寸比较，阴阳藏府，包括无遗。经于人、寸之外，别详三部，加入少阴。岐伯乃以少阴为任冲，少阴不动，动者为冲，《太素》注详言之。考医家详两傍而略中心，丹家乃专详中部。任冲与督带为十二经之主宰，少阴统于藏，惟任冲乃能于人寸外，独立营垒，自成部分，亦如丹家之专详任督也。中国旧说，以外肾为附庸，不列十二经中，而别造命门，以主生命。张景岳于《内经》颇为熟习，乃亦盛推命门。审是则《内经》于生理逐末忘本，反有待张氏补其根原，苟一研思，当亦哑笑。考人身生死疾病，专责藏府生化，飘举则责在冲元。故以形体论，肾气无关于生死，而欲久视长年，则以筑基为根本。此《难经》重肾，为魏伯阳之余风，而盛衰生死，则法不在是。考西医解剖，生殖为一大门。内伤外感，属于人寸，男女传种，惟在冲任，而修仙程途，亦于是始。故《上古天真》极言冲举，而生殖盛衰，兼详寿命。此三部之中，以冲任为君主，居中建极，临驭四旁，如《九歌》天皇、太乙。肺胃统辖阴阳，文武并用，如羲、和二老，夹辅皇居，则《九歌》之大、少二司命也。或曰：经言少阴、阳明属一藏，奈何以冲任当之？曰：少阴无腧，谓督脑为少阴，少阴独下行，以冲任为少阴。此少阴二字，误为囟与神之合音，不谓心肾。考《内经》藏府，心肾二号，异实同名。脑为心主，腰为髓属，亦名心主，合之腔中，实有三物。肾窍于耳，指胆而言；腰与外肾，二物一名。大抵心肾名词，主乎任督，神明所出，端在元首，积精存神，最重伏冲。故凡督任关系，端在男女，生育练神，推人合天。以摄生言，则调脑中为久视之本；以治术言，则京师乃首善之区。《难经》所谓命门，旧固属之鹿督，景岳所推种种关系，实则一外肾、少阳足以尽之。以附肝之胆，道家所谓龟蛇。腰属脑，而与三焦表里，故脉独在掌中。《素问·五脏别论》："脑、髓、骨、脉（二字注文）、胆、女子胞（三字注文）。"骨脉属于脑髓，睾丸即同女胞，此乃专指督任立言，是为二物，旧读误为六名。试问方士之立说，虽至奇异，何至以骨脉与髓指为藏府乎？附肝之胆，留而不泄为藏，当无疑义。惟配少阳之睾丸、女胞，有泄时有不泄时，与六府肠胃、膀胱之泄糟粕、水溺者不同，故曰奇恒之府。此胆与女子胞，实为一物，非附肝之胆藏也。（诸藏府同名异实详《藏府考异》。）

现存主要版本及馆藏地：

《六译馆丛书》本，国家图书馆、中国中医科学院图书馆等。

《灵素五解篇》　　　　　　　　　　　　1915　存

廖宗泽撰

黄镕序曰：《灵枢》《素问》分政治、医诊二大派。天道人事，异辙殊趋，厘定部居，剖析泾渭。庶政学收功于大统，医术不循于虚玄。乃诸家注说，举干支运气，概收纳于人身藏府，致脉诊病评，不啻星士谈命，炎炎大言，其失也诞。故《灵》《素》有医诊专篇，不宜牵混政治学说，而专篇又互相训解，无俟烦言。若舍本逐末，雕绘枝叶，曰若稽古，说至万言，奚中肯綮哉？伊古作家创始，昊理幽玄，深恐后人眯昧，必示以向往之方针。《王制》指《春秋》之迷，《周礼》导《尚书》之路，《诗》以《楚词》为阶梯，《易》于《山海》见神异。一经一传，遗饷来兹。或犹以另本单行，失其绳墨。古圣虑周思远，特于本经立义，互起言诠。如《十翼》附于卦爻，二《雅》根于《周召》，禹州推大于《洪范》，禅让再见于《金縢》。尹氏、武氏，乃讥世卿之连文；滕子、薛伯，即纪子伯之比例。经中要义微言，不乏彼此互证之处。至于传记，则小、大戴既多犯复，公、谷、左不厌求详，辗转推勘，驾轻就熟，正欲人易于通解耳。《内经》《灵》《素》，亦犹是也。考《素》以问称，与服问、三年问、曾子问同例。《灵》《素》篇以解名，亦训释之取义。故《小针解》《针解》即解《九针十二原篇》，《八正神明论》即解《官针篇》，《阳明脉解》即解经脉阳明病状，《脉解》亦解经脉足六经病状。其他散见之文，足以互相证明者，尤为繁夥。惟此数篇，纲领明著，历来解家未能合之以成两美。大抵分篇作注，不免支解全牛，岂知获麟属词，要贵此事，撼龙寻脉，须识分宗。《灵》《素》五"解"之相得益章，同声同气，实出一原，歧而视之，非所宜也。《内经》本为皇帝外史所掌，旁涉于医，其书实出自孔子之徒。人各一艺，殊途同归，七十、三千，不张异帜。帝德为尧典之传，《月令》释皇篇之文，离之两伤，不如合为完璧也。今廖生宗泽者，井研先生次孙也，明达贻谋，幼聪绳武，孔孟既获渊源，岐黄又承祖烈。迩入医会领讲，大有启悟，援以经证经之例，取《灵》《素》五"解"篇，植纲张目，如磁引针。其余针刺、脉法类之零散各篇，互相为解者，并以附后。殆于《灵》《素》独得真诠，亦于先生医学丛书之中，丕振家法。子思克阐乎天命，小同仅肖其手文。得此岐嶷，诵扬先芬，来景方长，造究曷极。予既劝付剞劂，因志崖略如此。民国乙卯秋初，黄镕序。

现存主要版本及馆藏地：

《六译馆丛书》本，国家图书馆、中国中医科学院图书馆等。

编者按：《中国中医古籍总目》著录成书年为 1913，据《廖平先生年谱长编》，此书成书于 1915 年，今改。

《诊骨篇补正》　　　　　　　　　　　　　　1916　存

附《中西骨骼辨正》一卷

廖平（季平）撰

现存主要版本及馆藏地：

1.《诊断学汇编》本，中国中医科学院图书馆、辽宁中医药大学图书馆等；

2.《六译馆丛书》本，国家图书馆、中国中医科学院图书馆等。

编者按：《中国中医古籍总目》著录为"基础理论"类，今因其论述以《灵枢·骨度篇》为基础，故收录于此。

《诊筋篇补证》　　　　　　　　　　　　　　1916　存

附《十二筋病表》

廖平（季平）撰

廖平自序曰：辛亥元日，读徐灵胎《难经经释》，确知《难经》出于王叔和后，与高阳生时代相近，故与《脉诀》如出一手。大抵仲景、叔和皆恪守古法，妇女同诊头足。齐梁以下，不能施之妇女（缠足之风，始于其时）。俗医欲售其术，乃缩喉足于寸口。所谓持寸不及人（人迎旧误作尺），握手不及足，专诊两手，是汉末庸医取便利已，懒及头足，无怪后世寸口诊法专行于世。惟《脉诀》，历代通人无不疑其伪谬，徐灵胎、俞理初曾有专书攻之。《四诊心法》云：古法失传，不得不姑存其说。二家又疑信参半，以其背古改经者为经外别传。非古法大明，不能屏绝其谬。《难经》、伪《脉经》外，于《灵》《素》中详细推考，得古诊法十二门，类经文而注之，以复秦汉之旧。惟其法不免繁重，恐简脱者仍以不便弃之，则非余之所知也。四译主人自序，壬子七夕。

现存主要版本及馆藏地：

1.《诊断学汇编》本，中国中医科学院图书馆、辽宁中医药大学图书馆等；

2.《六译馆丛书》本，国家图书馆、中国中医科学院图书馆等。

编者按：《中国中医古籍总目》著录为"针灸推拿"类，今因其论述以《灵枢·经筋篇》《素问·刺要痛论》为基础，故收录于此。

《灵素商兑》 1916 存

附砭新箴病人

余岩（云岫）撰

余岩自序曰：或问余子曰：《灵素商兑》何为而作耶？曰：发《灵枢》《素问》之谬误也。曰：自人体解剖之学盛，而筋骨之联络、血管神经之分布、脏腑之位置功能大明。自显微镜之制兴，而四体百骸之微妙无不显露。于是乎官骸脏腑之关系日明，而生理病理之本源流末渐得其真相。至于今日，大都已为定论，洞然豁然，不容疑虑。《灵枢》《素问》数千年前之书，以粗率之解剖，渺茫之空论，虚无恍惚，其谬误可得而胜发乎？曰：撷其重要而尚为旧医称说之中坚者而摧之也。客曰：空谈不敌事实。今者新医日盛，见地日确，前古荒唐无稽之学，将日就湮没而自尽，不攻而自破，此篇不作可也。曰：《灵》《素》之杀人，四千余年于兹矣。今幸真理日明，混沌荒谬之说日就衰微，而蓬曲拘滞之士、固强顽顿之人，犹复据守残喘，号召于世，日以汤药刀圭，戕人之生，夺人之命，鳏寡人之夫妇，孤独人之父子，其惨狠阴毒，有过于盗贼、虎狼、兵戎、刀锯、汤火、枪炮者矣。昔然明有言曰：爱民如子，见不善者，驱之如鹰鹯之逐鸟爵也。吾辈以活人仁人为术，急起直追，斩艾余蘖，使群趋实学，勿为空论，以登斯民于寿域。天职也，义务也，仁术也！如之，何其勿急也！

曰：自岐黄而降，阐发《灵》《素》者，代有其人，扁鹊、仓公、仲景、华佗、紫虚、丹溪、同父、东垣、景岳、濒湖，瞽说充栋，皆为近世旧医之城社。顾独掊击《灵》《素》，何也？曰：堕其首都也，塞其本源也。大抵吾国人之心理，重古而轻今，笃旧而疑新，避实而遁虚，恶中庸而喜高玄。无明确之实验，无巩固之证据，以意左右，人异其说，聚讼千载，迄无定论。其最终之目的、最高之城府，则在引证古言以为护身之符，而不问实物真相、是非合不合也。余杭章氏太炎号称知新，而其所著《西医平议》，根据《内经》以驳今日解剖，即此可睹，他人又何论乎！是故积数千年而国势不长，学术不进。儒锢于思孟，医锢于岐黄，凿空逃虚，不征事实，其中毒久矣。不歼《内经》无以绝其祸根，仓、鹊而下，无讥可也。

客曰：西学东渐，国势日蹙，有志之士，日嚣嚣焉，以保存国粹为急务。吾国医学，发源最古，岐黄而后，世有哲人。技之精者，几于起死，史传所载，私乘所记，不可谓尽诬也。即今乡曲之中，目不识丁者，持草药以治蛇虫之螫，亦往往验焉。夫以四千余年相承继之学问，代有发明，高文典册，哀然成帙，奏功驱疾，往往而效，将必有至理存乎其间，好学深思，表而出之，以发挥祖国之光辉，岂非爱国志士所宜任哉？而子乃欲一笔抹煞之，无乃忍乎？曰：客能知此，可与议论矣。兹吾所为，急欲掊击《灵》《素》也。夫所谓国粹者，何也？国所与立之精神也。吾国吾种，四千余年，治乱兴废，至今尚存者，其立国精神，乃在旧医乎？粹者，美之之辞。无美足扬，徒以其历史之久，蔓延之广，震而惊之，谓之国粹，是何以异于蜣螂之宝粪土，鸱鸮之吓腐鼠耶？彼妇女缠足之风，轻盈莲步，何乃不谓之国粹而保之耶？几千年专制君主政体，亦有尧、舜、禹、汤、文、武、汉文帝、唐太宗之治，何乃不谓之国粹而保之耶？彼旧医之所陈述，骨度、脉度、筋度、内景，皆模糊影响，似是而非，质以实物，关口夺气，无余地可以置辩也。称道阴阳，陈设五行，下与祝卜、星相、瞽巫为伍，故古多以巫医并称，则固世人所轻视，非有国粹之价值也。其所以治疗有效者，则数千年以人命为尝试，积之既久，幸中偶合者日益加多，犹多言之必有中也。黠者网罗成绩，勒为成书，以诏来兹。后起者循而为之，往往合焉。然而无坚固不拔之原理以为之基，无精确详密之研究以作之证，故界限不明，分别不严，源治不悉，诊断不确，治疗不定，结果不知。差以毫厘，失之千里。同一药石，活人、杀人，不能预卜。幸而中病，或能起痼，不幸而药不对症，虽良方亦足害人。至其何以活人，何以杀人，何以中病，何以不对症，医人者不知也。徒以阴阳五行生克之说、补泻佐使之论，敷衍了事，凿七日而混沌依然。此其弊在无精确之理论实验，不能悉疾病之真态，不知药物入于体内，作如何化学、物理学之影响也。故虽有良药奇方由之，而不知其道历千余年，而尚在朦胧恍惚之中。夫病疾者，生死攸关之事，而以恍惚无凭之技尝试之，岂非大危事哉？是故吾国之药物容有良品，处方亦容有奇验者，四千余年来之经验，诚有不可厚非，而无如其学说理论则大谬，而无有一节可以为信。皮之不存，毛将焉附？乃至蛇蝎螯啮，乞灵于乡曲目不识丁之徒，虽欲发表其功绩，将若何而言之。为今之计，惟有扑灭一切不根之虚说，导来者以入于科学实验之途，以今日生理、病理、医化学、药物学等研究法，发我宝藏，或有闪烁宇宙之望乎？已而已而，循旧医之道，吾国医学永无光明之日。虽欲保之，将奈之何哉？将奈之何哉？

《灵》《素》非黄帝书也，绎其词气，籀其文章，盖战国秦汉诸子之流亚也。其中祖述前言，非无轩辕遗训，而皆托之黄帝，斯为过耳。历代儒者，如朱晦庵等，皆有讥议。余著此篇，不备引以为犄角之援者，盖不欲乞灵古人，斗空论以相胜，而蹈前人之覆辙也，凡欲以征实而已。

现存主要版本及馆藏地：

民国铅印本，中国中医科学院图书馆、宁波市图书馆等。

《医经辑要》七卷　　　　　　　　　　　　　　1917　存

丁泽周（甘仁）编

丁泽周自序曰：《素问》二十四卷、《灵枢》十二卷，为黄帝与诸臣阐发医理之书，后世称为《内经》，固学医者所不可不全读者也。惟书各八十一篇，通贯三才，包括万变，闳深奥衍。非特《灵枢》备详经络、俞穴，浅学无由记忆，即《素问》指示病源治要，骤窥之亦已无津涯。自张景岳《类经》书出，于是若《素灵阐注》《内经知要》《医经原旨》，各编纷纷继续，汗牛充栋。顾其书或失之繁芜，或失之简略，且有坊间自行割裂成文，嫁名古贤以欺世者，无足取也。泽周既与同志筹设中医学校，以为医学之精蕴无不囊括于二经。欲使肄校诸生易于领悟，于是采集经中精要之语，以类相从，分为七卷，名《医经辑要》。非敢争胜于前人，亦以稍便于初学云尔。是为序。民国五年丙辰孟秋月，常州武进甘仁丁泽周。

现存主要版本及馆藏地：

1917年上海中医专门学校铅印本，上海中医药大学图书馆。

《广注素灵类纂约注》三卷　　　　　　　　　　1921　存

（清）汪昂（讱庵）撰，江忍庵增注

凡例：是书为休宁汪讱庵先生旧本，最称完美，久为医林所宗仰。惟经语过深，注释太简，初学者取而读之，恐难十分了解。余特就管见所及，博采诸大家旧注，辨其舛误，发其精义，略参鄙意，执中一说，以补汪注之不足，因定名曰《素灵类纂广注》。

旧注诸大家，如唐启玄子王冰、明玄台子马莳、鹤皋吴崑、清隐庵张志聪等，有功先圣，加惠后人，初何敢妄肆讥评。但其注或多深晦，或太烦冗，长篇累牍，头绪欠清，颇费学者探索。余故别出新裁，逐句分解，更于"广注"之上，冠以"新体"二字。

本编注释采取谨严，以明白浅显为宗旨，条分缕晰，务使学者一览便知，而且上下文义贯通，不背经旨，少有割裂穿凿之弊，较为完善。

是编悉遵汪氏旧本，惟将各篇中段落分行起列，点清眉目，中间掺入注释，可以对照，益使学者便于取读。

旧本注释载在文句之下，读之每多间隔。今用新体例，注释列于分段之后，另写一、二、三、四等数目，志于文句之旁，以备检查。

是书为中国医学之根柢，医道之南针，犹吾儒所读之《六经》《语》《孟》也，汪氏序中，言之详矣。故注释只求晓畅，不尚新奇，凡东、西洋生理学种种名词，概不采入。语之当否，还质之高明家。

现存主要版本及馆藏地：

1921、1922、1924、1925、1932 年上海世界书局石印本，中国中医科学院图书馆、北京中医药大学图书馆等。

《素灵新义》　　　　　　　　　　　　　　　1921　存

陈邦贤（冶愚、红杏老人）撰

现存主要版本及馆藏地：

1921 年铅印本，安徽中医药大学图书馆。

《内经知要讲义》四卷　　　　　　　　　　　1922　存

（明）李中梓（士材、念莪、尽凡居士）编，（民国）钱荣光（性方）注

现存主要版本及馆藏地：

1922 年上海大成书局石印本，中国中医科学院图书馆、天津中医药大学图书馆、山东大学医学院图书馆等。

《群经见智录》三卷　又名《内经纲要》《内经讲义》　　1922　存

恽铁樵（树珏）撰

恽铁樵自序曰： 凡治中医者，罔不知《素问》《灵枢》《伤寒》《金匮》之可贵。卒之治医者，或不读以上四书，或虽读之而茫无所得，不敢用其方，即用之，亦不能尽其变，则且功过不相当。若是者，亦安在其可贵哉？自世风不古，浅者忌人能而炫其能。炫者愈多，其说愈枝，去真愈远。有真能者，偶发一言，则众欢乱之，必使缄口结舌然后已。

彼能者，自度口给不足御人，袖手而退，甘心抱残守缺，思得其人以传之，卒之不得其人，则其所能者渐就湮没。盖学术不见重于世也久矣！晚近欧亚媾通，我黄农华胄，在在相形见绌，几无一长可录。推究因果，岂不以此？固不独医学为然。然紫色夺朱，郑声乱雅，其最难辨识者，必其最精深者。故百凡艺术之衰歇，医为尤甚。鄙人治医才十年耳，其始知并世医家之技能，其后知宋元以下医家之著述，就各家著述得略知《伤寒论》之方药，以之治病多验，然总未奠确立不拔之基。偶读西医余云岫《素灵商兑》一书，未尝不废然思返也。是时应亲友之招，日不暇给。间有西医谢不敏，不佞治之竟愈者，而治病之方则出自《伤寒》，而仲圣《伤寒》自序则谓撰用《素问》。其始因《素问》难读而畏之，因《素问》满纸五行、甲子而愈畏之。然因仲圣之序而读《难经》，因而罗列《千金方》《巢氏病源》《甲乙经》诸书，复从诸书以证仲圣之书。稍有所得，则益信《素问》。间尝思之，医书浩瀚，必通《素问》，然后得其纲领；《素问》难读，必通甲子、五行，然后破竹而下。偶阅张介宾《图翼》，而悟《易经》所谓四象八卦，从四象八卦而悟《内经》所谓气运，因而得甲子之说、得五行之说。于是知《易经》无所谓神秘，《内经》无所谓神秘。甲子五行之说，证之西人天文、物理、哲学、生理学，若合符节也。王冰、张隐庵注疏可商处甚多，其所以然，总以《内经》有神秘，故不能涣然冰释。而明清诸家，因一王叔和纷争聚讼，真众瞽耳。不佞已确知《内经》之可贵，若云治病功过相掩，则尚有志未逮。世有继我而起者，庶是编比之五夜鸡声，去大明出地为不远矣，以故不敢自秘。九原不作，其书常存。见仁见智，在人自择。我不能见其全，此《见智录》所以名也。壬戌七月既望，武进恽铁樵自识。

现存主要版本及馆藏地：

1. 1922年武进恽氏铅印本（附《古医经论》），中国中医科学院图书馆、北京中医药大学图书馆、国家图书馆等；

2. 1937年新中医学出版社铅印本，中国中医科学院图书馆、北京中医药大学图书馆、浙江中医药大学图书馆；

3.《药盦医学丛书》本，中国中医科学院图书馆、北京中医药大学图书馆等；

4.《铁樵函授中医学校讲义十七种》本，上海中医药大学图书馆；

5.《铁樵函授医学讲义二十种》本，中国中医科学院图书馆、北京中医药大学图书馆等。

《内经药瀹》十卷　　1923　存

张骥（先识）编

张骥自序曰：余辑《内经方》已，又辑《内经药瀹》。说者谓：《内经》有方，如是我闻。《内经》不言药，不与《本经》同类，子何斤斤以《药瀹》为？不知《本经》著录三百六十，而气味足以统之。《内经》不言药物名品，但言寒热温凉之气，则气无非药；言甘辛酸咸苦淡之味，则味无非药。是言言气味，则言言皆药。天食人以五气，地食人以五味，气味齐调，药方斯备。特《内经》挈其纲，《本经》详其目，《内经》发其凡而起其例，《本经》核其实而举其名也，安往而非药哉？瀹者，何也？《子华子医道篇》：药者，瀹也；瀹者，养也。以其所有余也，而养其所乏；以其所益多也，而养其所损。反其所养，则益者弥损；反其所养，则有余者弥乏。察于二反，而加疏瀹焉。夫是之谓药，故曰"药者，瀹也；瀹者，养也"。吾取《子华子》，吾辑《内经药瀹》。由是而推之《周礼·疾医》，五味五谷五药养其病，瀹也。推之《疡医》，药以酸养骨，以辛养筋，以咸养脉，以苦养气，以甘养肉，以淡养窍，瀹也。推之《本经》名例，上药一百二十种为君，主养性；中药一百二十种为臣，主养命；下药一百二十五种为佐使，主治病。养命、养性，瀹也；治病，亦瀹也。吾辑《药瀹》，吾取《子华子》。其篇第奈何？阴阳五行，其理幽奥，征于《易》，笔于《书》，载于史志，详于百家传记、三教九流之籍，大而无外，小而无内，仁者见仁，智者见智。证之于药，固明明有形色气味之可征也，故先之以《阴阳色气味》。药物有阴阳，司气有阴阳，岁运有阴阳。太过者为阳，不及者为阴。人在天地气交之中，为天地立心，刘子所谓"受中以生者也"。人不能外天地，安能违气运哉，故次之以《气运》。天有三阴三阳曰气，地有五行曰运。运有太少，即有胜复。补偏救弊，司岁备物，化不可代，时不可违。岁也，时也，不可不先也，故次之以《五岁》。岁有太过，天泉制之，岁有不及，天泉益之，明此制益，则气化乃平，故次之以《六化》。天气既明，地亦既讲。地有东西南北，即有高下寒热温凉，地气不同，医调立异。执死方以治生人，削吾之足以适人之履，未见其得也，故次之以《五方》。天地既判，服食以陈。人不食则饥，不饮则渴，故食以养阴，饮以养阳。水谷者，人生之大命也，故次之以《水谷》。水谷以养人生，药物以攻人病，药有畏恶，亦有苦欲，无可不可，无宜不宜，则五气五味五脏皆各因其宜者而投焉，因其不宜者而去焉，则《五宜》次之。天地之间，六合之内，不离于五。因其宜而投之太甚，经所谓"久而增气，夭之由也"。有五宜，势不得不生五过，则《五过》又次之。宜者投之，过者谨之，谨调五味五气，以合于五藏六腑，毋伤岁运，毋伐天和，高下寒热，地气适调，依是而省疾问病、命药处方，庶几可告无罪于斯人矣，故次之以《药制》终焉。书凡十卷。说者又谓：此篇阴阳五行之说，不且与科学戾乎？曰：彼亦一科学，此亦一科学，彼之科学自形质，此之科学自气化。形质死体，气化生机，阴阳五行，此正吾之科学也，安得是彼而非此？然则凭乎？曰：春温秋凉，夏燠冬寒，主之气运也。春凉秋温，夏寒冬燠，客之气运也。吾于二十年来冬至后，依推步家流年之例，以占一岁之气交病，十九皆验，安得无凭？有凭则实，无凭则虚，阴阳五行，此正吾之科学也。顾此篇言药瀹，非言气运专书也。然与药瀹有关者，具于是矣。吾辑《内经药瀹》，亦犹辑《内经方》，志也。读《内经方》，然后读《内经药瀹》；读《内经药瀹》，然后读《本经》。盖《内经》挈其纲，《本经》详其目，《内经》发其凡而起其例，《本经》核其实而举其名也。合而读之，则制方之大本立矣，虽谓之专门之学可也，何兢兢以科学耀人耳目哉？癸亥腊日，张骥书于尊黄行素之室。

现存主要版本及馆藏地：

1. 1935年成都义生堂刻本，中国中医科学院图书馆、北京中医药大学图书馆、国家图书馆等；

2.《汲古医学丛书》本，国家图书馆、北京中医药大学图书馆等。

《内经讲义》　　　　　　　　　　　　　　1925　存

杨则民编

现存主要版本及馆藏地：

油印本，上海中医药大学图书馆。

《内经生理新论》　　　　　　　　　　　　1925　未见

袁复初撰

袁复初自序曰：壬戌之秋，慈病垂危，自检方书治之，幸愈。授课之暇，始稍浏览医籍。寒假返里，内子患感奇重，亦自治之而愈。于是始信岐黄之学，有愈病之可能。惟是满纸阴阳五行，真诠难获，乃复购阅西医书籍，思有以沟通之。是时，时贤多持中西不同之论，谓无沟通之道，余亦将信将疑。客岁之冬，忽悟《内经》生理系统，沟通之念又兴。今年本邑研究医学之士组织讲习团体，邀余主任其事。辞之不获，乃乘课余，参合中西学说，旁及心理、生物、物理、化学、地文诸学，草为斯编。特是学问之道，靡有止境，椎轮大辂，聊供研究之助而已。中华民国十四年夏，佛雏氏识，时年二百有八甲子。

编者按：此书未见单行本，《三三医报》第二卷第三十一期（1925年）曾刊载其序言。

《内经论温注释一束》　　　　　　　　　[1925]　未见

张汝伟撰

编者按：此书未见单行本，《医学杂志》第二十四期（1925年）、第二十六期（1925年）、第二十七期（1925年）、第二十八期（1925年）曾连载。

《内经讲义》　　　　　　　　　　　　　　1926　存

冉雪峰（剑虹）编

总纲：《内经》一书，博大精微，上穷天纪，下极地理，中合人事。各种科学、各项宗教，无不包括在内，智者见智，仁者见仁，原不仅治病之书。然治病必先明天地气化、物理功用，人与天地万事万物相接，常变所以然之原则。夫然后本末洞澈，见病知源。故经云"陈阴阳，谨法度，无过，以诊则不失矣"，又曰"治不法天之纪、地之理，则灾害至矣"。是《内经》一书，业医者所首当讲求也。孔安国《书》序，以伏羲、神农、黄帝为三坟，少昊、颛顼、高辛、唐尧为五典。赵翼《檐曝杂记》谓，三皇之书，伏羲有《易》，神农有《本草》，黄帝有《内经》。由是观之，《内经》为三坟之一，发明在四五千年前，为中国最古之国粹。虽代远年湮，书缺有间，又或篇次不一，为后人之杂乱，然奥义微言，入理处多登峰造极，即近日科学昌明、进步甚速，尚有未企及体到处，决非后世所可假托。惟其书卷帙浩繁，不易卒读，又语意深晦，多旁见侧出，因文见义，非知道者，不能领悟。今与诸生，日余之暇，夜课短促时间，研究此最高最深之绝学。惟各以类从，微者显之，晦者明之，参错奥折者，汇之通之，规理之，昭明之，庶了然胸中，不致茫无头绪。至进而求全，有原文在，自为深造可矣。

现存主要版本及馆藏地：

民国湖北省医会夜校铅印本，中国中医科学院图书馆、大连市图书馆。

《内经撮要》三卷　　　　　　　　　　　　1927　存

陈绍勋（云门）撰

秦崑年序曰：《内经》为国医根本要典，唐宋以来注家，因未闻西人解剖之说，瞢于藏腑构造，或侈谈玄理，或妄逞臆说，依稀仿佛，愈讲愈晦。求其直抉真诠、切于实用者盖寡，遂使此书索解难得，智者望洋兴叹，愚者束书不观。一旦临症，徒逞一时之私智小慧，以人命为尝试。幸而获售，自诩神奇；不幸自误，归之命数。病家亦习闻俗说，不辨群上之是非，即遇可治之病，亦沾滞拘忌，牵延至死。何可胜悼！吾师陈云门先生，研求五十余年，既有师承，复具神解。在医社为同人说法，撮取以汤液治病必用各条提出讲授。门人笔记，裒然成帙，命之曰《内经撮要》。先生此书，会通西说，于脏腑部位、经络起止、气化原理、病机病情，条分缕晰，最为详悉；而又力矫玄虚，朴实说理，决无影响之谈；附以歌括，以便记诵。诚学医者之宝筏，而轩岐之功臣也！同人劝请亟付剞劂，公诸社会。崑年得与校勘之役，谨志其缘起于此。丁丑秋七月，忠县秦崑年仲皋识。

现存主要版本及馆藏地：

1. 1946年旭升印刷社石印本，北京中医药大学图书馆、上海中医药大学图书馆、湖南中医药大学图书馆；

2. 民国成都祥记彬明印刷社铅印本，天津中医药大学图书馆。

《内经研究之历程考略》　　　1928　存

许半龙（观曾、盥孚）编

秦伯未序曰：许子半龙，撰《内经研究之历程考略》竟，举以示余，曰：惟子研究《内经》深，其为我正而序之。噫！余岂知《内经》哉？特较世之不读《内经》者，或读《内经》而强作解人者，稍高一筹耳，乌敢言知？举世不明《内经》，而半龙独能出其所获，以作有系统之论述，余又何敢赞一辞，特以余所知，尚有足为补遗者。半龙谓隋代有《内经太素》，今亡，仅日本有旧钞本，为黄以周重价市归。按，今松江袁仲默家有旧刻，且藏其板，可借印。余尝为之考订，盖与黄以周所称旧钞本，无甚出入。又明盛启东有《医经秘旨》，摘录《内经》原文为纲，推阐其义。清柯韵伯有《内经合璧》，柳宝诒有《素问集说》，俞曲园有《内经辨言》，于香草有《素问校》，大致与胡荄甫《素问校义》相类。而丹徒蒋子宝藏宋椠本，为林亿、孙奇、高保衡、孙兆辈所校订，光绪甲申，由同邑赵楷重摹刊印，亦精本也。若夫《内经》之真伪、价值，半龙言之已详。其文字、训诂、句读等之错讹，见拙著《读内经记》，兹均不赘。世有欲研究《内经》者乎？余谨先以此书为介。戊辰八月初八日，上海秦伯未。

绪言：居今日而治《内经》，一方面宜如何推陈出新，为将来之向导；一方面应如何实事求是，核过去之绩业，双方并进，无所轩轾。兹篇所纂，略本斯旨。因先就历代学者对于《内经》研究之概观汇为总论，对于《内经》研究之过程分代辑述，使知吾国周秦数千年间医学之微言大义，而引起其研究之兴趣。不揣梼昧，欲以自课者语诸人，芜杂错漏，无裨高深，惟世之博雅君子，进而教之焉。中华民国十七年七月十日，于上海四明医院。

现存主要版本及馆藏地：

1928年新中医社铅印本，中国中医科学院图书馆、上海图书馆。

《读内经记》　　　　　　　　　　　　　　1928　存

秦伯未（之济、谦斋）撰

许半龙序曰：淞沪多名医，充塞乎闾巷，独秦子伯未，潜研《内经》，不欲以医鸣。黠者斥《内经》为废书，比之搜麝香于牛溲，而西医复备极丑诋。殊途者异议，理固然欤。伯未端静明哲，无夸毗之习，与余通缟纻之欢有年矣。读其所著《读内经记》如干卷，古思今情，考证精详，提纲挈领，美尽于是，一洗历来笺疏之陋。夫《内经》之名，始见于《班志》。或据阴阳五行之说，类公羊家言，指为汉人所作；或谓书出战国先秦；或以篇首多道家言，与《鸿烈解》相类，似淮南厉王所为，疑不能明。要其书多假借字，如"卑滥"之作"卑监"，"洲渚"之作"州都"，与汉文为近。以故子长作《五帝纪略》无称说，称黄帝者以祖述言之耳。慨自梁全元起注本以来，数千年间，分合经文，各便臆说，卷目次第，漫无定本，后之学者，将何所衷焉。呜呼！此即《内经》所以废置，医者所以日趋简陋乎？医固易为，稍稍涉猎药性，皆足以问世。于是淞沪间以医名者，充塞乎闾巷，其间高尚自负者，复率以轻清淡渗、托为慎重。本之则无术可知，虽举俗盲从，而去古益远。此倘伯未之所以不欲以医鸣乎？嗟乎！《内经》乃行医之大法，为实验之定律。惜从来注家，望文生训，强作解人，致古人独到之见，不得施诸实际，狃伏气之说者，更从而谬误之。此又伯未所为踌躇审顾，而不容已于撰述者。然而伯未以此鸣矣。中国医历四千六百四十一年戊辰春，仲吴江许半龙序。

秦伯未自序曰：《读内经记》将付刊，伯未自书其端曰：《内经》之真伪，吾不暇辨，且不必辨，古人之辞简，虞夏之书可证也。要其综核病原，精研治法，固自有不可磨灭者存。独惜年湮代远，传钞讹谬，注释句逗者，益复望文生训，失其原旨，遂使后之学者，终身旁皇歧路，莫知率从。可悲也已！伯未从事于斯，垂及十一载。平时将私心所悟校补卷端，更旁采俞樾、胡澍诸家考订，积久得如干则，别为三纲，曰文字，曰训诂，曰句逗，而总名《读内经记》。尝以语吴丈缶庐，丈目为整理中国医学之内功，含毫署检，督促印行。然藏之箧笥，终惴惴不敢问世。今岁，同道中转相借钞，碍难周命，不获已检付劂青。知音未稀，谨俟大觉。戊辰二月秦伯未。

现存主要版本及馆藏地：

《中国近代医学丛选》本，中国中医科学院图书馆、首都图书馆等。

《内经讲义一班》　　　　　　　　　　1928　未见

时逸人撰

时逸人自序曰：《内经》一书，包括一切疾病之总纲。考古代医家研究之时，既无科学之发明，复无经验之考证。适当东周之季，诸家蔚起，阴阳、五行、六气之学盛行，乃利用五行六气等学说，以推测种种病证。嗣后由大篆转译，及至抵于楷书，已不知经若干人手笔。故文字体例极不一致，互相矛盾之处甚多。研究《内经》者，类能知之。当此新旧激争之际，西医疑《内经》为中医之大本营，攻击《内经》不遗余力，不知中医近今之立足点，积四千余年诸家经验，为实质的经验学派，仿诸裴理奴斯，于中西医学固一致也。为本斯意，讲解《内经》，发挥真理，以历代诸家经验为主体，以生理病理为参考，彻底革新，保固有之国粹，合世界之潮流，俾成有统系之学说，是区区之苦心也夫。戊辰七月下浣志。

时逸人按：此初成于民国十七年夏，因授课之际，随当所述之意，由学生笔记而成，故编中既无章节，且无次序。复因所授不多，未能成一正式书籍。久未付刊，因此故耳。本拟完成全帙，再行出版。近因学友函索，愧无应命，附刊于此，以印鸿泥。想精研《内经》之同志，必能加以纠正也。

编者按：此书未见单行本，《医学杂志》第七十五期（1934年）曾连载。

《内经》　　　　　　　　　　　　　　　　　　　1929　存

苏寿年编

现存主要版本及馆藏地：

《广东光汉中医药专门学校讲义》本，上海中医药大学图书馆、成都中医药大学图书馆等。

《内经类证》　　　　　　　　　　　　　　　　　　1929　存

秦伯未（之济、谦斋）编

谭泽民序曰：《内经》一书，为中国医籍之最古者。言其质，则兼科学、哲学而有之；言其量，则兼生理、病理、诊断、治疗、方剂而有之。乃三千年来晦盲否塞，其有尊之者亦愈解释愈支离，甚至满纸阴阳甲子使人迷惘，而中医之学遂日为世人诟病，果谁使然邪？不谓今岁游海上，晤同学秦君伯未，出《内经类证》示余。独能于古代医经直探其本，以科学方法作系统著述，为之爬梳整理，辟一光明途径。使医者读之，即获实益，资应用。不禁叹其用心之苦，而穷研之深焉。秦君于内外妇幼各科靡勿精，而独肆力于《内经》。尝著《读内经记》三卷行世，析文字、训诂、句逗三纲，为之校雠考订。心细于发，眼高于巅，为古来注释家所未梦见，亦非近时著作家所能企及，久为学者所宗。自此书出，学者又得一参考之资。倘三千年来晦盲否塞之《内经》，将由秦君而复闻于世，则秦君之功伟矣哉！余不知医，然窃念凡百学术，能流传数千载而不绝者，必有其不可磨灭处，是在有心人不惮烦劳而研究之，固不独医学为然。吾国古书之有价值者奚止千百，乃习其艺者徒慕西方文明，趋之若鹜，而未闻有于本国固有文化加以整理者。序秦君书，余欲无言。民国十四年，岁次乙丑五月，同学弟谭泽民敬序。

秦伯未自序曰：《内经类证》之作，昉于民十二，成于民十四，修正于民十五，镂版于民十六，被燹于民十七，今盖烬余之文也。中医学说建筑于实验，故余之治医，以实验为主。《伤寒论》有是症有是方，实验之书也。《内经》有是病有是症，亦实验之书也。余初治《内经》，继治《伤寒论》，觉其叙列多本《内经》，则复肆力于《内经》，盖为实验之书之祖也。居尝择其关于病症者，又摘录专册为之类别，得五十病、三百五十七证、一千二百六十八条，名之曰《内经类证》，以便稽考。更于篇末，附以后世学说及一得之见，藉资汇通。书成，会承乏内经教授于各医校，学者苦无适当之参考书，乃付著易堂印行，俾供观摩。不意削青甫半，遽遭火灾，稿尽毁佚，所存者仅箧中《内经》白文初稿而已。虞乎！余欲导学者以勤研古训，归于真朴，而横遇奇厄，殆亦数欤？而同道闻余有是书之刻，竞相访问，不获已即就初稿略加校订，重付手民。至原文之谬误，已详拙著《读内经记》，兹从阙。其篇末附论，则请俟诸异日。又当时承刘一鸣、汪隐峰诸君题序，兹仅存谭君一文。云民国十八年四月六日，灯下记此，以志始末，发数茎白矣，上海秦伯未。

现存主要版本及馆藏地：

1. 1929、1933年上海中医书局铅印本，中国中医科学院图书馆、首都图书馆、上海图书馆等；

2. 《中国近代医学丛选》本，中国中医科学院图书馆、首都图书馆等。

《灵素药义》　　　　　　　　　　　　　　　　1929　存

吴考槃（隐亭）编

现存主要版本及馆藏地：

《金匮要略五十家注》（附录），国家图书馆、中国中医科学院图书馆等。

《刚底灵素》　　　　　　　　　　　　　　　　[1929]　未见

陈无咎撰

陈无咎自序曰： 西医余岩氏著《灵素商兑》，我读一过，撝之首肯者再。我之首肯，非赞同其说之确也，乃赞同其对于《灵》《素》加以很深的怀疑也。中国文字是刚性的而非柔性的，中国文学亦然，而

《灵》《素》一书，文义深奥曼衍，尤为至刚。余氏以柔性方法研究《灵》《素》，是为正治、从治；我以刚性方法发挥《灵》《素》，是为正中悟负、纵处复横。此我与余氏不同之点，亦即为共同之方。古来能治《灵》《素》者，莫如秦越人、张仲景。然越人作《难经》，仲景著《伤寒》《金匮》，或伸论母子，或着眼刚柔，甚至因刚柔之点，强分刚痉、柔痉，淫为生克。后医泥其迹象，脱其精神，而《灵》《素》乃不可读。但仲景之书，系晋王叔和所撰次；《内经》原注，又为唐王冰所作。二王之学，虽不见什么坏处，不过矫柔造作地方，指不胜屈。吾人读《灵》《素》，须分别何者为原文，何者为周秦诸子所衍，何篇为两汉阴阳家所掺杂，何处脱节错乱，何处重复移易。如此着手，方知端的。不慧读《灵》《素》二十年。从前十年，误于注疏，苦无所得；今十年，勒以科学，渐觉贯通。窃谓《灵》《素》一书，实为中国各种科学之结晶。比方《周易》为纯粹哲学，《墨子》为名学工程，《老子》为自然哲学，《申商》为刑法，《管子》为政治，其范围在于一科二科，其学说都有定程。惟《灵》《素》一书，则包含生理、解剖、组织、卫生、病理、心理、天文、地质、论理、声光等种种，差不多物质之科学与精神之科学，皆有一部分统系在内。不佞本拟用具体方法，将科学之定律，注解《灵》《素》，但头绪纷繁，断非浅薄时间所可几。况科学之定义常常变更，《灵》《素》之妙谛，在于以哲学之智力济科学之穷。且中国文学薄于刚性方面，一字有数义，一句有数解。苟不懂训诂名理者，往往错误乖方。故不佞暂弃具体之主张，而为抽象之陈述。既不和恽铁樵氏之《可商》，亦不驳余云岫氏之《商兑》，各行其是，各尊其闻。质言之，即不重主观而轻客观，亦不泥客观而淆主观，以免拘迂迹象，汩灭性灵。使《灵》《素》之学说，聿成统系，扶行轨道，无论何人，各有所得，且其所得，或较不佞为独多。直养无害，至大至刚，爰命本书曰《刚底灵素》。

编者按：此书未见单行本。《神州医药学报》第二卷第四期（1924年），《医界春秋》汇订第二集第二十期（1928年）、汇订第二集第二十一期（1928年）、汇订第二集第二十二期（1928年），《杏林医学月报》

第一期（1929年）、第二期（1929年）、第三期（1929年）、第四期（1929年）、第六期（1929年）均曾连载。

《素灵之科学的研究》　　　　　　　　　　　[1929]　未见

陈邦贤（冶愚、红杏老人）撰

绪言：《素问》《灵枢》，吾国古医书之鼻祖也。《隋志》有"《素问》九卷，《灵枢》九卷"，唐王冰以为即《汉志》所载之"《黄帝内经》十八卷"。考《素问》之名传自汉季，篇目窜乱于晋，别本盛行于隋唐，今所行者，惟王冰之注本耳。历代论《素问》为伪书者，刘向指为诸韩公子所著，程子谓出于战国之末，司马温公以为周汉间所作，聂吉甫疑为淮南王所作，盖皆有所考据也。《灵枢》之传，不及《素问》之古，或亦谓为王冰所伪托。由此可以知《素问》《灵枢》，诚非岐黄之原文矣。然而吾国数千年之谈医学者，从未敢出《素问》《灵枢》之范围。盖其书微言大意往往而在，且与近世之解剖生理学、卫生学、胎生学、病理学、内科学、诊断学以及治疗及看护学，可以得其会通者甚多。孔子云"君子不以人废言"，岂可以其涉于伪托之嫌而屏弃之耶？邦贤平生无他嗜好，独于古人之医学典籍如种宿缘。耽耽癖嗜，朝斯夕斯者，已十余年。爰以科学整理国故之方法，将《素问》《灵枢》之合于近世新学说者，逐条以新义解释之，编分为七类，定名曰《素灵之科学的研究》。仁者见之谓之仁，智者见之谓之智。方今新旧医学家，相嫉之意见甚深，互相非难，动辄枘凿。读此可以知百川异流，同归于海，古今中外，讵有殊乎？要在人之慎择焉耳。

编者按：此书未见单行本，《中西医学报》第十卷第一号（1929年）、第十卷第二号（1929年）曾连载。

《内经摘要类编》　　　　　　　　　　　　　　1930　存

周伟呈编

现存主要版本及馆藏地：

1930、1931年开封瑞记印刷所石印本，上海中医药大学图书馆、成都中医药大学图书馆。

《黄帝内经太素补注》二十三卷　　　　　　　　1932　存

（唐）杨上善撰注，（民国）刘震鋆校订，杨明济补注

焦易堂序曰： 中国医学，肇源岐黄。其所传《内经》，包括解剖、生理、病理、诊察、治疗各科；所有气化、五行之理论，为适应自然、重视整体之无上法则。顾以年代湮远，散佚滋多。兹有刘君贡三、杨君熙之，搜求杨上善注《内经太素》本，校补刊行，以广流传，抑亦充实中国本位医学建设之一道欤？是为序。时在民国二十四年七月，焦易堂序。

陈立夫序曰： 中山先生有言：古今人类一切之努力，莫不是为求生存。医家言，即示人如何保持此优适之生命体，以求得广大之生存者也。《内经太素》一书，虽为简易之问答体，顾考其义，已至宏博确当。《摄生篇》中言六气、言调食已详，示充实物质与振奋精神之道。《顺养》一节更审把握时间空间之重要：如当春则须生而勿煞，予而勿夺，赏而勿罚，以养其生；当夏则须使志无怒，使英成秀，使气得泄，以养其长；当秋则须使志安宁，以缓秋形，收敛神气，使秋气平，无外其志，使肺气精，以养其收；当冬使志若伏匿，去寒就温，毋泄皮肤，使气不极，以养其藏。类此种种之发明、演绎、归纳之功夫，与今日之由科学方法推证而得者鲜不符合。中国医学之伟大，岂偶然哉？惜乎一般自弃之流，不加详察，辄昧然曰"中国无文化""中医不科学"。夫科学者，条理之学也。其书之不尽合乎今日之科学原理与方法，岂数千年前先民之罪哉？实我人今日未能加以整理与充实，而使之落人之后，其责任固在我人也。《太素杨注》沉沦异域者凡千余载，我人忽之而外人宝之，抑何可哀也！今者刘、杨诸君校刊辑补，蔚为完书，将来更从而推论剖晰，以科学方法加以整理，岂不盛哉？是所望于明医诸君矣。民国二十四年七月，陈立夫序于南京。

刘震鋆自序曰：《旧唐·经籍志》云：《黄帝内经太素》三十卷，杨上善注。夫《太素》一书，通贯三才，为医家之鼻祖。唐王冰得先师所传秘本，大为诠次。惜经文移易，难复旧观。驯至僖宗光启三年，杨氏

之书流入日本，中国无传焉（详后《汇考》中）。北宋林亿、高保衡等奉诏校正此经（见《新校正黄帝针灸甲乙经序》），究莫能搜集全书，阐明大义。绝学寡传，以致残缺。据《宋志》所载，仅存三卷。是时，日本名医多征引其说，而中国则自金元以后，鲜有能传其学者，并三卷亦亡之。日本以古经难得乃收藏御府，迨变法以后，辗转散聚又经数十次（详后《汇考》中）。呜呼！《太素》沉沦异域，难望璧归，可胜叹哉！清季吾师柯息庵中丞逢时闻此书尚存，悬巨金购得唐人钞本。江建霞太史景有酌源堂本，杨惺吾孝廉守敬有影钞本。海内所藏，只此残编三部而已。诸公力崇绝学，皆以未能校刊为遗憾。自桐庐袁忠节活字本出，嗣后又有刊行别本，然皆混淆朱墨，古本之真相无存焉。孝感杨君熙之明济，与予同肄业武昌医专者六年。厥后予司教该校，检校再三，力求存真。杨君校经之旨，深契我心。蠹蚀之处，据经史子集以补之；异义之文，引《灵》《素》《甲乙》以证之。凡所补字，今古必分，不相杂厕，逐条附以按语，古书之真相尽存。苦心孤诣，卒底成功，定名曰《黄帝内经太素补注》。书成，予复力谋刊刻，俾千有余岁之孤本发见社会。后之君子好古求真，昌明绝学，其许予言当于杨氏之意否也。是为序。民国二十三年八月，沔阳刘震鋆。

凡例：本书以柯息园师原钞本为宗，以江太史酌源堂本并杨孝廉影钞本为参考（按，语中影钞别本，指杨孝廉影钞本）。

本书文义与《素问》《灵枢》《难经》《甲乙经》互有异同。补注中征引书类：《素问》《灵枢》则用《补注黄帝内经》，系坊刻据明顾氏从德影宋嘉佑本，并熊宗立校刊本，系日本活字本。《难经》则用日本丹波元胤《难经疏证》，《甲乙经》则用正统本并坊刻本，至所引本草则用唐慎微《经史证类大观本草》。其余征引书类，俱详各条按语中。本书中与所引各书异义之处，逐一校出。其中虚字，凡有关紧要者，概行校出，余俱从略，以省读者心力。

本书凡古字、俗字并字书通用之字，及字书所无由旁处引证决不能废之字，补注中悉依原本以存真相。至原书中有不能沿用之字，按语中亦必注明，不没真迹，以待考古者之研究。桐庐袁忠节及黄陂萧孝廉延平均有刻本（按语中袁刻指袁忠节本，一本指萧孝廉本），概将此等文字一律删改，又空格中参补文字，与原文相混者颇多，旧观难复，补注中亦不必逐一指出，读者当别白观之。

宋臣林亿等校勘《素问》《甲乙经》所引杨注遗文，袁刻按句散录于经文上下，文义不能贯彻。今将《素问》《甲乙经》中凡引杨注遗文之处逐节备录，仍依袁刻补入第七卷中，俾读者易于检阅。

本书自清季宣统庚戌年校起，稿经数十易，至民国壬申年始成。

句旁所加之圈，因铅印活字板多有移动讹误之处，读者谅之。

《杨注太素》合《素问》《灵枢》为一书，真相所存，只影钞残编三部。因之则断烂过多，补之则朱墨易混。流传日久，大惧湮没，不揣固陋，补其缺而正其讹。按语所详，条分楼析，不相杂厕，以示渊源。于其所不能补者，仍旧阙文，尚望博古君子，踵成全璧，用匡不逮，则厚幸焉。

陈郁跋：右《黄帝内经太素补注》三十卷，沔阳刘贡三与孝感杨熙之两医家殚精考索，积二十三年心力，始克刊行，以公诸世。凡例称是书文义与《素问》《灵枢》《难经》《甲乙经》互有异同。按，《素问》《灵枢》相传为周秦之际，作者依附黄帝旨归立言。《难经》则发《内经》之旨，设为问难。《甲乙经》论针灸之术，与《灵枢》实相表里。要之，皆足以羽翼《黄经》。观《补注》征引之处，其与杨上善注文多能增详曲当。允使柯氏斥赀购得千有数百余年沦晦之书，并江、杨二氏孤本，经兹丛残补阙，荟集完观，嘉惠医林，良非浅鲜。果其审密，求之于《太素》精义，庶不相舛驰欤？民国二十四年七月，郴县陈郁。

现存主要版本及馆藏地：

1935年汉口余生印刷社铅印本，国家图书馆、中国中医科学院图书馆、北京中医药大学图书馆等。

编者按：《中国中医古籍总目》著录成书年为1935，此书凡例中提到"本书自清季宣统庚戌年校起，稿经数十易，至民国壬申年始成"，即成书于1932年，今改。

《内经学讲义》　　　　　　　　　　　　　　　1932　存

　　秦伯未（之济、谦斋）编
　　现存主要版本及馆藏地：
　　抄本，苏州市中医医院图书馆。

《内经病机十九条之研究》　　　　　　　　　1932　存

　　秦伯未（之济、谦斋）撰
　　现存主要版本及馆藏地：
　　1. 1934年中医指导社铅印本，中国中医科学院图书馆；
　　2.《中国近代医学丛选》本，中国中医科学院图书馆、首都图书馆等。

《素灵辑粹》　　　　　　　　　　　　　　　　1933　存

　　吴保神编

　　袁允中序曰：西戎治马疾，劙腹，出污血，敷以矢，应手辄愈。欧人鉴苏彝士运河苦疟，后师土人法，得金鸡纳霜。夫医贵能征效明理，蛮夷荒陬有足多焉。吴君保神，悬壶海隅，能以阐扬国医自任。曩成《本经集义》问世，不胫而走，今袖《素灵辑粹》征余言。余喜其出所得而益于世也，敢为之序。中华民国二十四年八月袁允中。

　　吴保神自序曰：《素问》九卷，世多疑其伪，而张仲景《伤寒论》撰用之，要为吾国医界最古而最有价值之著作不可诬焉。惜代远年湮，传写抄刻，不无脱误。梁全氏《训解素问》已阙第七一通，其明证也。李唐中叶，王冰次注篇目，更改文字，移易其大也。割《阴阳别论》之文以隶《痹论》，采司天五运之说以补阙亡，至于辞句点窜，自用之处不可胜数。虽研究之者代不乏人，类皆不能跳出王氏范围，于是《素问》真面目全入幽谷。《九卷》辗转易名，错简杂伪，更无论矣。降及清季，欧风东渐，吾国医学，政府少加提倡，以致人自为教，不合科学潮流，识者憾之。保神治医以来，向抱阐扬国学为职。壬申孟秋，编述《集义》，已梓行世。今复不揣简陋，纂辑是书。去其浮冗，撷其精华，篇目次第，一仍其本之旧，文辞错讹，取《甲乙》诸书以订正之，颜曰

《素灵辑粹》。阅者如欲窥全璧，则自有诸本《素》《灵》在，幸勿嫌吾书之简略也。中华民国二十二年九月，海门后学吴保神。

现存主要版本及馆藏地：

1936年上海千顷堂书局石印本，中国中医科学院图书馆、国家图书馆等。

《内经方集释》二卷　　　　　　　　　　　　1933　存

张骥（先识）注

张骥自序曰：世医称《内经》为无方之书，自仲景述伊尹《汤液》，著《伤寒论》，是为制方之祖。其说甚盛，然为是说者，盖遵皇甫谧之说而误之也，岂其然哉？《甲乙经》之序曰：伊尹以亚圣之才，撰用《神农本草》以为《汤液》。又曰：仲景论广伊尹《汤液》为数十卷，用之多验。今考仲景自叙《伤寒论》集，但云"博采众方，撰用《素问》《九卷》《八十一难》《阴阳大论》《胎胪药录》并《平脉辨证》，为《伤寒杂病论》"，不言《汤液》。又云"上古有神农、黄帝、岐伯、伯高、雷公、少俞、少师、仲文，中世有长桑、扁鹊，汉有公乘阳庆及仓公"，下此以往未之间也，亦不言伊尹。《汉书·艺文志》经方：《汤液经法》三十二卷，不著撰人。撰《汤液》者，岂必伊尹哉？玄晏先生不知何所据而云，然使世医承沿谬误，谓经方断自南阳，不能究本探源，宪章《灵》《素》，研求古方制方宜之大法，殊可慨也。《汉志》经方十一家，《汤液》一家外，有《五藏六腑痹十二病方》三十卷、《五藏六府疝十六病方》四十卷、《五藏六府瘅十二病方》四十卷、《风寒热十六病方》二十六卷、《泰始黄帝扁鹊俞拊方》二十三卷、《五藏伤中十一病方》三十一卷、《客病五藏狂癫病方》十七卷、《金创瘛疭方》三十卷、《妇人婴儿方》十九卷、《神农黄帝食禁》七卷。虽病源、脉证往往见于《内经》，惜诸方世无传本，无从加以论列。若《史记·扁鹊仓公传》所谓"长桑君取其禁方尽与扁鹊""公乘阳庆使意去其故方，更悉以禁方予之"，又曰"尽以我禁方悉教公"，又曰"臣意所受师方"，又曰"菑川唐里公孙光好为古传方"，又曰"臣意欲受他精方"。精方者，禁方也，亦即经方也。古人入室传方，大抵皆斋堂歃血，不肯轻泄于人。即有时笔之于书，而汗简编蒲不能传之悠久，代远年湮，书缺有间。其埋没于寒烟败草中者，更不知其几千万落矣。以故古方悉不传，即传亦不多，传一古方，视同珍璧。例如仲景传侯氏黑散、崔氏八味丸，华陀传扁鹊玉壶丹、葛玄百补交精圆。其于传方人姓名氏族，无不大书特书，垂诸方册，盖方传而后喜可知也。岂仲景述《汤液》而祖伊尹，渊源所自，曾无一字著之于录耶？必不然矣。世医皆曰《内经》无方，今其书具在，其方具在，特为表出，并裒集诸家，参以独见。虽仅寥寥一十二方，亦云少矣。然果会而通之，神而明之，因应而化裁之，不惟千方万方胥于是出，虽谓《汉志》之经方，长桑、阳庆之禁方，皆此十二方之支流余裔焉可也。少云乎哉？扁鹊曰：人之所病，病疾多，而医之所病，病道少。为下一转语曰：古医所病病方多，而世医所病病方少。方在精，不在多。《伤寒论》方百一十三首，《中藏经》方六十首，《内经》方十二首，惟其精也。百十三不为多，六十、十二不为少矣。由是言之，则《内经》十二方，昭昭然如日月经天，江河行地，亘万古而不可磨灭者也。彼遵皇甫谧"仲景述《汤液》"之说，奉为制方之祖，而谓《内经》为无方者，皆不读书之过也，可以休矣。他如方制、方宜诸篇，其于方之大小奇偶，药之君臣佐使，病之调适禁忌，言之綦详，后之方剂学者，如徐之才、王好古辈，乌能出乎规矩准绳之外哉？世医言处方者，盍于《内经》方一致思乎？癸酉阳月张骥。

现存主要版本及馆藏地：

1. 1933年成都义生堂刻本，国家图书馆、中国中医科学院图书馆、北京中医药大学图书馆等；

2.《汲古医学丛书》本，国家图书馆、北京中医药大学图书馆等。

《阐发灵素内经体用精蕴》二卷　　　　　　　1933　未见

黄扫云撰

编者按：《中国中医古籍总目》著录，1933年国医研究社石印本，藏于广西壮族自治区桂林图书馆，据查未见。

《内经学讲义》 1934 存

刘药桥编

现存主要版本及馆藏地：

1934年湖南国医专科学校铅印本，吉林省图书馆。

《秦氏内经学》 1934 存

秦伯未（之济、谦斋）撰

章鹤年序曰：《秦氏内经学》如干卷，吾师伯未主讲中医专校、中国医学院《内经》时所著讲义也。其取约，其所含者广；其文浅，其发挥者详。学子日受提命，无不洞明奥窍，奉为《内经》宗师，以得讲解为幸也。夫昔者张隐庵讲学于白鹿洞，穷《素》《灵》之秘，参天人之理。得其心传者为高士宗，著《素问直解》，即接隐庵讲席。今吾师之盛，何亚于隐庵。鹤年愧非士宗，竟踵吾师之后，掌教于医学院，忽忽二岁矣。见短虑浅，不能著述发挥，捧吾师之书，为教授之用。不烦训诂，读者自得。盖编制完善，适合教材。实数年来心血之结晶，不同拉杂成文者也。今之人曰：《内经》非黄帝之书，后人伪托黄帝以行世，其言阴阳运气，荒诞不可训。要知其议论之精，撷采之富，非后人所能及。而先哲获其片段，每成一代名家。譬之众流奔放，此其大源；群峦起伏，此其主峰。故读《内经》而观百氏，可以洞明家数；否则舍本逐末，徒见事倍功半而已。因请付梓，以广流传，并志数言，藉为绍介。中华民国廿四年一月，受业如皋章鹤年序。

陈中权序曰：《黄帝内经》之为伪书，吾今不辩，特其言多深意，其法多可施，相传为医家所必读，而确有研究之价值，则信受奉行，不必以真伪定存废也。考《汉书·艺文志》有《黄帝内经》《扁鹊内经》《白氏内经》等，大抵上古言内景者俱称内，可垂为法者俱称经，托黄帝、扁鹊、白氏之名以神其说，故其言非一，其词多美，而《黄帝内经》其尤著者也。秦师伯未研究独深，历掌中医专校、中国医学院教务，为《内经》名教授，并自纂讲义，以期适用。采词简要，而发挥特详，学子得之，无索然枯涩之态，故虽辞职近五载，而校中仍奉为教本。今因及门之请，略加修正，付诸梨枣，名曰《秦氏内经学》。此固《内经》之新著，亦吾秦氏同门之圭臬也。秦师曾以科学之方法，辑《内经类证》；以考据之学问，作《读内经记》；以精密之探讨，成《内经病机十九条研究》，时贤张山雷君赞扬甚力。倘能汇而观之，则《内经》之学尤见博大，进步之速胜于习诵张、马等注多矣。中华民国二十三年八月，受业陈中权谨序。

唐思义序曰：秦师伯未，以天赋之才，探《素》《灵》之秘，著《内经学》若干卷。去糟粕，撷精华，阐幽微，抉古奥，作有条有例之归纳，膺承先启后之钜任。曩曾传诸医林，医林庋诸宝笈；今以讲授学子，学子奉为宗师。思义自德才拙，而恩沐独深。每生阙疑，不惮叩问，乍聆师教，如睹青天。更于《内经学》中反覆检讨，若有所获。获者何？《内经》之真义，即吾师注释之独见处也。《方剂学》中，论方剂制度，独以药力之单行、并行而定奇偶，以视历来注者泥于一三五、二四六之品数单骈，以神其妙用，而实际一无所补者，其愚智为何如？《病理学》中，论疾病机要，独以"诸厥固泄，为下焦发病""诸痿喘呕，为上焦发病"，以视张景岳之咬定"下属于肾，上隶于肺"，其圆通滞着，则又何如？偶尔记忆，率书如此。孟氏有言：夫道若大路然，岂难知哉？此治吾道者之大路也欤？中华民国二十七年九月，受业南汇唐思义拜序。

现存主要版本及馆藏地：

1. 1935、1938、1941、1946年上海中医书局铅印本，首都图书馆、重庆市图书馆等；

2.《中国近代医学丛选》本，中国中医科学院图书馆、首都图书馆等。

编者按：据陈中权序，此书底稿为秦伯未任职中医专校、中国医学院时所编《内经》教本，略加修正后，以"秦氏内经学"为名出版。因其底稿成书年不定，今成书年一项仍记为修订年（1934年）。

《内经入门》　　　　　　　　　　　　　　　1934　存

陈景岐编

现存主要版本及馆藏地：

《中国医药入门丛书》本，国家图书馆、中国中医科学院图书馆等。

《内经病理学讲义》 1935 存

梁慕周（湘岩）编

现存主要版本及馆藏地：

1935年广东光汉中医药专门学校铅印本（残），中国中医科学院图书馆。

《内经讲义》 1935 未见

谢建明撰

谢建明自序曰： 人之患在好为人师，以求学之年华，而妄欲振木铎、觉后知，纵能持虚戒满，仍难免盲人瞎马之讥，此吾所以引孟子之言，明志以自警也。承师澹安创办中国针灸学研究社，近更扩展，增设讲习所，冀造成多数物理疗法之专才。以针灸发源于《内经》，遂认定"内经"一课不可少。《内经》辞深旨奥，仲圣犹且认为"非才高识妙，不能探其理致"（见《伤寒论·自序》）。某也不才，竟谬肩此重任。反躬自问，实未能竟委穷源。夜寐夙兴，时思与诸同学作深切之研究。倘诸同学许与论交，则切磋讲益，固所愿也。

昔者，余尝受内经课于谢清舫先生。先生年逾耳顺，以文才著称，幼与蜀中唐宗海氏同入科场。先生之习医，亦唐氏之促成也。今闻先生仍悬壶于南昌，任中医学院之内经教授。昔时风范，犹想象得之。吾今所辑之《内经讲义》，即采先生之《讲义》以为规范，再秉针灸之旨意而参证之也。

《内经》一书，包括《灵枢》《素问》。二者各八十一篇，洋洋百万言，若取原本而读之，恐非短时期间所能毕事。古本如《内经知要》《医经原旨》等，虽皆精简可用，第以学科不同，取用贵当，遂不得不涉猎各家，纂而集之。考近代医家之辑注《内经》，与夫各医校之《内经讲义》，莫不详《素问》而略《灵枢》，以《灵枢》为《针经》也。针灸之式微也，有由来矣。以是知不知针灸之道者，不能释《灵枢》，不识《灵枢》者，亦不能精针灸。吾于此故三致意焉。

或谓《内经》为战国秦汉人所作，黄帝、岐伯皆伪托取信之辞。又谓《素问》《灵枢》之名亦出自后人所拟，《素问》之名，晋汉始有，《灵枢》之名，唐宋乃出。此盖根据张仲景先生《素问》《九卷》之序文，及元吕复《群经古方论》以王冰更《九灵经》为《灵枢》之说是也。此等稽古之学，本与原文经旨无关。姑不论其何人所著作、何人所编改，其言能融会古今，使后世皆可取法。故本编所辑，将黄帝、岐伯、雷公等问曰、答曰之衍文，悉节略之，实亦不失本义也。

谢清舫先生之《素问讲义》，逐节句解，清晰无伦。惜本社以毕业时间较促，不能尽量采用；又以《灵枢》加入半数，所占篇幅实属不少，故《素问讲义》只能再节其精华而已。编者不敏，得偏遗全，未可知也。本篇分上下二卷：上卷讲《素问》，即名之曰《素问节要集注》；下卷讲《灵枢》，即名之曰《灵枢节要集注》。所集各家之注，仍根据古代医学名词，一以贯之。或以为值今科学时代，宜以新说为指归，注解均用新名词，庶可中西汇通。此种似是而非之论，只能为浅人之道。欧西擅解剖，东华重病源，此世界所公认也。《内经》包涵万象，固不独解剖、生理而已，若以欧西新说释《内经》，不免虎头蛇尾，不伦不类矣。又况人之体质、今古、南北，尚有不同，北人嗜葱蒜，南人忌辛温，由是而术语病名讵能一致，新学名词之不能释《内经》也明矣。近见坊间有所谓《新内经》者，顾名思义，实一书贾耳。夫果能自立于科学之场整理学说使有系统，固不失为名家，何必假"内经"之名称，使名符而实不类乎。市贾射利之徒，屡有窃其营业较美之牌号，而贯新字于上，以图鱼目混珠，非学者之所当为也。

《素问》《灵枢》有经脉、经别、经络、经水诸篇，此皆普通医家所略者也，学针灸者于此等处尤宜痛下苦功夫。本社有罗君兆琚专讲经穴学，此皆属于罗君经穴学之范围，其他如脏腑详图，又属于张君锡君之生理解剖学，本篇均可以略之矣。民国二十四年仲秋月，清江谢建明叙于无锡中国针灸学研究社编辑室。

编者按：此书未见单行本，《针灸杂志》第三卷第四期（1935年）曾连载。

《内经类编》　　　　　　　　　　　　[1935]　未见

黄维翰（竹斋）撰

黄维翰自序曰：尝考吾国医书，自《前汉书·艺文志》著录而后，见于历朝史志及诸藏书家目录者，除遗佚外，计现世所存约二千数百种。其典雅宏博，义理精深，能阐三才之奥，会天人之通，探造化之原，诀性命之微，而渊源最古，宗旨纯正者，厥惟《内经》。自秦越人而下，历朝医者莫不奉为圭皋而毕生钻研。考《汉志》载有"《黄帝内经》十八卷"，晋皇甫谧《甲乙经》序称"《针经》九卷、《素问》九卷"者，是也。其《素问》之名，始见于汉张仲景《伤寒杂病论》之自序，《隋志》始著录，然所载只八卷，全元起注已阙其第七一卷。唐王启玄次注，得先师所藏之卷，以补《天元纪大论》等七篇，或疑即仲景所谓之《阴阳大论》。至宋刘温舒，又补《刺法论》二篇。治平中，林亿校正，据皇甫谧之《甲乙经》、隋杨上善之《太素》、全元起、王启玄之注。以四家章节字句各异，纵乃裒集众本，寖寻其义，正其讹舛，十得其三四，余不能臆定。其可知次其旧目、正其谬误者，六千余字。自是以来，医家咸遵为定本。而近人证以剖解，间有未合者，是必文字讹舛之故。夫以岁历四千余年，文经籀、篆、隶、楷数变，其讹乖不待言矣。惟王、刘二氏所补遗篇，盖皆阴阳术数家言，乃与原文辞旨迥不相谋，反为大道之蓁秽、医学之异瑞，有若七经纬书，虽间存古哲之遗言，实无关乎治疗。且甲子纪年，始于新莽，干支纪日，肇乎商汤，三代以前，安有以干支相配纪岁，以推运气之说？证之本经纪日以十干，与虞书辛壬癸甲合，其伪托显然矣。而《灵枢》之名，始见于王启玄《素问》序，以针术微妙，故注者绝少。或据《素问》"黔首"二字，以为秦时方士之伪托；摘《灵枢》"十二经水"，谓黄帝时无此名。此犹《左氏传》有"岁腊"之词，宋儒遂指为秦人所作者。然安知"黔首""岁腊"，非秦语所本哉？矧秦时方士盛谈神仙，而《素问》于养生之道悉本理论，毫无怪诞悠谬之谈。且"十二经水"之名皆见《禹贡》，安得谓黄帝时无诸水名哉？惟《春秋传》载秦医和对晋平公所论六淫之说，殊与《内经》不合，盖别有师承耳。而《周礼·天官·医师》一篇，其文义实提挈《内经》之纲领。是《内经》者，乃西周王朝医师之教典，诚三坟之遗文也。经云"房昴为纬，虚张为经"，较今天度"室轸为纬，尾参为经"，相差已六十余度。民国纪元上距黄帝四千六百零八年，以每岁恒星东行五十一秒推之，若合符节。而刘向指为诸韩公子所著，未见《周官》故也。程子谓出于战国之末，殊失考矣。惜古简错乱，原编久佚，且为术数家之言所羼杂。王启玄而后，纂者纷芜，繁糅无纪，致读者每兴望洋之叹。因不揣固陋，乃取《素问》《灵枢》，删去王、刘所增各篇及重出之文，而补以《甲乙经》所载遗失诸节，合三书为一帙，分类编纂，厘为五纲：曰天运气化，曰人体生理，曰病证原候，曰望闻问切，曰针法方制。每篇各分目若干，庶读者得其要领，别其真伪，而收事半功倍之效，以为初学渡津之筏。叙其考证之意如右云。

周禹锡序曰： 尝览史鉴所载：黄帝，姓公孙，名轩辕，有熊国君少典之子，继神农氏而有天下，都轩辕之丘，以土德王，故号黄帝，又为轩辕。并称若主而具有妙悟天成之神，随感而应之灵。甫离怀抱，行步惟怯之弱小时，便能语成人之言。幼稚之时，则才智徇顺事理而成章，仪表严正而整齐。及其长也，德容敦厚，应事敏达，师事广成，修养上古天真之道。至道成而登天子之位，大兴治化。乃命羲和占日，常仪占月，鬼臾区占星，车区占风，大挠探五行之情，占斗纲所建，始作甲子，容成作浑天仪，史官仓颉作文字，隶首作算数，伶纶占律吕，荣猿铸十二钟，协月笛以和五音，太容作咸池之乐，以谐六律。宁封为陶正，赤将为木正，作杵臼而谷粟始凿，作釜甑而民始粥，作甑而民始饭，作大辂以备法驾巡四方；范金为货，权衡轻重，以制国用。分授各职，治化大兴。又以人之生也，负阴而抱阳，食味而被色，寒暑荡之于外，喜怒攻之于内，夭昏凶札，国家代有，气运推迁，病变加厉。乃上穷下际，察五气，立五运，洞性命，纪阴阳，咨于天师岐伯，而作《内经》。尝味本草，定《本草经》，造医方以疗众疾。复命俞跗、雷公察明堂，究息脉，巫彭、桐君处方饵。坐明堂，召雷公，斋戒歃血，受术诵书。上通天文，下达地理，中晓人事，广揽摄养之法，穷极治疗之变。口传心授，以教众庶，以传后世。由是人无夭札，物无疵疠，四海之内，咸沾圣德，而人乃得各尽其天年。此我中华文化昌明极早于世界者，皆赖黄帝一人而已。惜当时文字简单，凡百学术，多由口授，迫雷公传黄帝之学，乃追述帝师之奥蕴，故以"昔在"二字，冠之于《素问》篇首。夫黄帝禀性聪明，天生至德，登崆峒，访广成，静究天人性命之微，得受保命全形、御神成真之道。悯民疾苦，乃问于道高学睿之岐伯，尊为天师，咨问上古天真之道与民病治疗之法，而作《内经》。内者，生命之道，返观内视，神凝气敛，真息内转，混然复于太极之内也。经者，追溯往圣之心传，纵循事理之常径，而为万世所宗法者也。是故《内经》不仅为治病之书，实亦造乎黄老修养之学。观其出入废则神机消灭，升降息则气立孤危，与夫冲、任、督会合于玄关一窍，三阴三阳之根结，无不息息相通。可谓真得活人之气化，以阐明人体生活之原理，而精义入神者矣。岂若西人解剖之学，据尸体解剖，观其形质部位，支分派别，而其人已死，气血俱停，徒具血肉之形骸，久失性灵之作用，更安得辨晰其有生时之动作行为，某经与某经之若何支配，若何关系。但能详于论血，略于论气，能明脏腑之体用，未识脏腑之性情，究于医学，未臻醇备。此亦治解剖学者，无可奈何之缺憾也。而且怀新旧之见，抵牾中医之脏腑、经络、腧穴为凭空杜撰。不知涿鹿一役，实轩岐剖验之质料，故《灵枢经》谓"八尺之士，皮肉在此，外可度量循切而得之，其死可解剖而视之也"，由此知解剖之学当自岐黄始。惜代远年湮，加之文字屡变，且蒲编竹简亦进化为毛锥纸帛。其简辗转钞镌，或有残阙，或有传讹，或有掺伪，非精于鉴别者不能读。真伪杂奏，遂为数千年蒙塞之根源。此有志读经者，所以废书而三叹；彼研究西医学者，因得乘而排挤之不遗余力也。长安黄竹斋先生，余之神交友也。痛轩岐古学之将就沉沦，思所以挽救而发皇之。于是取《素问》《灵枢》，存真去伪，钩元提要，分头编纂，而补以《甲乙经》所载遗佚诸节，撰为《内经类编》。凡八卷，内容厘为五大纲：曰天运气化，曰人体生理，曰病证原候，曰望闻问切，曰针法制方。每篇各分目若干，条理井然，较张氏《类经》十二类之体例，尤为明切。真近世引人入胜，循循善诱之佳本也。当此别派横恣，国学式微之时，能将古圣之书，通变宜民，以尽表彰之力，使难晓者人人易晓，难读者人人易读。从前累年累月，莫竟其功，今则浃辰之间，已能握其要而采其奥。此其裨益医林，启迪后学之功，堪垂不朽者，吾于是书见之韩昌黎云"莫为之先，虽美弗彰；莫为之后，虽盛弗传"。《黄帝内经》得《类编》之阐发，其传益广，必可传□万世，而黄同志与古为新之功，亦可及于表世也。是为序。

编者按： 此书未见单行本，《光华医药杂志》第二卷第一期（1935年）、第三卷第九期（1936年）曾刊载其序言。

《黄帝内经素问》二十四卷，《灵枢》十二卷　　1936　存

　　附《素问遗篇》

蔡陆仙集注

现存主要版本及馆藏地：

《中国医药汇海》本，中国中医科学院图书馆、北京中医药大学图书馆等。

《内经读本》　　1936　存

王一仁（晋第、依仁）编

王一仁自序曰：《内经》亦中国之宝书也。中国之文物，以周秦为盛。王官既替，百家争鸣，而道家潜修性命之学，至其时而益盛。黄帝为道家之祖，亦即尊为发明医学、撰著《内经》之人。今观《素问》八十一篇、《灵枢》八十一篇，其文字亦甚平易，且不若《易经》《书经》之难解，其为周秦时代之一类子书，义甚明显。中国医学之有《内经》，其轮廓可充实，而根本不可改易矣。时间、空间有变迁，学术名词有更异，而人类之生命，随日月而常新。《内经》者，把握人类生理、病理、诊断、治疗之中心学说也。吾人初无坚持复古之主张，更不愿盲从毁古者之言论。果其中心思想，有益于今日人类之生活者，则当尊之信之，反是则弃之违之而已。有谓世间真理，不能有二。今之所谓真理，俨如前之所谓道。道其所道，未必为整个不漏之道。真理自真理，决无绝对拘墟之真理。吾谓在国医，今日不患无能行医之人，而患无学者；在西

医，今日不患无学者，而患无行医之人。以国医相传经验之多，则于应付疾病之道，较为有利而无弊，中才以上可以胜任而愉快。惟用前人之遗产，而不知整理光大其遗产，于是人之毁阴阳五行者，亦从而毁之，人之毁六经六气者，亦从而毁之。不能于古今学术真面目有肯切之研求，则自认为两脚之验方新编随风飘荡，弋获幸中，终将沦为草头郎中、江湖卖药之流，岂不痛哉？至于西医学者，则在异国不乏埋头试验管、显微镜之人，我则拾其唾余，恐吓乡里而有余矣。中国西医学者之难成，以无完善之科学环境故也，而其行医之难，则以性情、经验之扞格难入耳。世人有言吾人必须接受西方之科学产物，抑知东方遗产尤当有接受之必要。不自治其生产，而妄欲受人之产，天下宁有是理耶？世间人类不免有畸形之心理，为一时有利害之冲突，恨不掘对方之根而强其类我，此实出于痴顽之根性。诚然，地球面积只有此数，而宇宙时空实为无量，一时之得失有限，千秋之公论难逃。即以把握现实而言，其所把握者利弊如何，正不可无深切之认识也。耳目之所接触，无一而非事物；心脑之所执着，无一而非真理。虽起圣哲于九原，岂与痴顽者争一日之是非耶？夫学术虽繁，不可不知原则；药疗虽多，尤不可不明情性。习医者，亦犹人耳。吾人惟自认痴顽，而后可见不痴不顽之真理。小视时空而执着事物，其所得之真理，亦仅得其片面而已。科学事物者，推载时代之舟车也；所以御此舟车者，则别有道。《内经读本》之辑，意犹是耳。中华民国二十五年五月，新安王一仁识。

凡例：一、中国医学，以《内经》为大本营。《内经》为道家之书，以道家为养生之祖，教人长寿之法，以其绪余论病论治，亦自神奇。故《内经》之精深博大，可以雄视千古。今掇其要义为《读本》。

二、本书分道生、阴阳、脏象、经脉、运气、病能、色诊、脉诊、治则、生死十篇。每篇皆有叙论，较张景岳《类经》及《内经知要》《素灵类纂》、唐容川之《医经精义》，编次似觉明晰。注解尤新旧合参，以期人人易解，化神奇之作为普及之书。

三、《内经》全部精义，只在"精神内守"四字。能知精神内守之道者，便能读《内经》，否则简直不能通一字。

四、本书精微之义，有非图解不能明了者。如道生、阴阳、藏象、经脉、运气、色诊、脉诊等篇，最不易读，皆附以最新之图解。新旧陶融，了然心目，一洗往古沉沉晦塞之弊。

五、普通生理，多不及生殖学说。其实世事愈神秘则愈离奇，能早知情景反可避免危险，此本书采辑胎生图及男女生殖器图之微意也。惟生理图有为印局所误，制版欠清者，殊为歉恨，但注名已晰，当与今之生理学对参。

六、关于经脉图，本拟将十二经脉及冲、任、督、带、阳维、阴维、阳跷、阴跷全数绘出，以及分晰动静脉、肌肉、筋骨之区别，以限于时间，不能缕细。今托周子叙君所绘之六图，亦开前古生面，如其全璧，以俟将来。关于经络穴名，已详注释中，且坊间有经穴图，故不另述。

七、《内经》学说，盖以太阳为中心。地球绕太阳之度一日不变，则中国医学一日不灭。除南北极外，东、西两洋无不适用，故《内经》学说原有世界性。即今之在南洋群岛、旧金山之行中医者甚多，日本尤有尊尚皇汉医学之运动，皆当然而非偶然之事也。

八、中国学术历史过于悠久，已至登峰造极之穷境，医药亦然。非吸收西来科学之长，将不足以收穷变通久之效。故本书注释，一破门户间隔之见，而有壁垒一新之象。

九、注释中有同名互见而解释小异者，更有原文中所无而加以注释者，为求易于了解起见，故开历来注家之创例。

十、读书贵在反复温习。有前所不了解者，入后自明；有后所不了解者，复习前文则悟，所谓"读书百变，其义自见"。能勿急勿懒，更留意于时空人事之迁流，则得之矣。

十一、本书原文，虽采辑《内经》之一部，然择肥拣精，益以注释之精详，由此以会通全书，亦自不难。即慎守所已辑集之义而推扩之，措之于实用，不仅足为中国之良医，且将为世界之良医。

十二、世间人类熙扰其所经营，每自忘其生命之重要。故本书之辑，希望医者有明理之日，病家得自治之功，则余愿遂矣。

十三、作者于医虽寝馈日久，而求进步之念，愿与海内外共之，尚期贤达教正。

叙论：《内经》一书，相传为黄帝所作。所谓黄帝与雷公、岐伯讨论于明堂之上，而作《内经》者也。其实书中文字，远不若《书经》《易经》之奇古。从文字言，可断定为秦汉时人所作，为诸子中之一类子书。但其涵思精博，义理详明，必有师授相传，集大成而为之者。故《内经》虽非黄帝之书，不可谓无秦汉以前关于医药所传之学理与经验。按，《内经》原分《素问》《灵枢》两经，大约《素问》详于论生理、病理、治法，《灵枢》详于论述经脉、奇病，以致后人误传《灵枢》为针灸家必读之书，《素问》为内科必读之书。其实两书各篇，皆有精到之论，亦不能强分轩轾。在本书有上下经之说，以《素问》为上经，则《灵枢》为下经，如此，则如一书之上下编，上编未尽之义，于下篇述之也。《内经》之名，始于《汉书》，至今读者以为苦。夫世间事理，不外有形与无形，一切学问，不外于内外。内者为抽象之概念，但必有外间事物之证明，及内心所得之大概，如哲学、心理学者是。外者为一事一物之解释，如天文、地理、社会、物理、化学、算学、生物等科学者是。科学之进步，必须哲学以为之先导。机匠之科学，每感觉索然之无味，有活泼勇健之哲学，以司其枢纽，则进步尤速矣。《内经》并非不科学，唯其含哲学成分较多，历来读者无彻底之了解，实为中国医学一大损失，亦即世界医学一大损失也。吾人研读此书，必须从各种科学方面，证明其哲学思想，从内以知外，从外以明内。打通此关，原非容易，唯在逐步求之。关于《内经》之生理、病理学说，证之今说，别无矛盾之处。且当时之脏腑形态，皆经剖视，并非捏说。在《灵枢·经水篇》有"八尺之士，皮肉在此，外可度量切循而得之，其死可解剖而视之。其脏之坚脆，府之大小，谷之多少，脉之长短，血之清浊，气之多少，十二经多血少气，与其少血多气，与其皆多血气，与其皆少血气，皆有大数"，此非可空言盲揣，而必有可证明者在。但能将今日之生理、解剖学说，融贯以通之，必可发扬光大。中国之医学更能再进竿头，唯在学者勉之而已。

古今中外之学问，盖无不有其切实精神。切者，肯切。实者，实用。

肯切实用，则其真价值永存不坏，然拘拘于实用者，便无实用可言。因世间事物，每因时间、空间而肇成，亦因时间、空间而迁变。其肇成、迁变之端，不可不明其原委，明其原委而执其中枢，则一切可以在握而应付无穷矣。如人所食之米谷，在未下种前，粒籽不多，自春下种插秧，至秋而稻香遍野，此即空间、时间肇成之义也。人之有生老病死，此即时间、空间迁变之义也。以医事言，人之生病原，不可不先明白，而生理病原又有原中之原、委中之委，非加一番深入之功，必有浅尝迷路之叹。人人皆有生理，因生理之机转，即为病。故学医最捷之法，必须反其生理之所以然，以推察生理机转之病理，而施以疗法。《内经》因能执此中枢，故历时愈久，而愈觉其书之可贵也。

（注解）涵：包涵。轩轾：高下轻重也。针灸：治病方法之二。科学：事物之重实验者。哲学：用思想之学问。心理学：论心理之常态及变动之所以然。天文：论述日月星辰变动周流之事。地理：论述各地形势事理。社会：聚群而处，互相往来。化学：有九十几种原子，化合之后，每不易分晰。物理学：有动物、植物、矿物等。矛盾：冲突也。

现存主要版本及馆藏地：

《仁盦医学丛书》本，中国中医科学院图书馆、上海中医药大学图书馆等。

《内经撮要读本》　　　　　　　　　　　　　　　1936　存

四川国医学院编

现存主要版本及馆藏地：

1936年四川国医学院铅印本，北京中医药大学图书馆、成都中医药大学图书馆。

《内经生理学》　　　　　　　　　　　　　　　　1936　存

附《内经解剖学》《内经附翼》

蔡陆仙撰

现存主要版本及馆藏地：

中国医学院油印本，山东中医药大学图书馆。

《内经类要》　　　　　　　　　　　　　　　　［1936］　未见

　　四川国医学院编

　　编者按：《中国中医古籍总目》著录，民国成都祥记彬明印刷社铅印本，藏于四川省图书馆、成都市图书馆，据查未见。

《内经精粹便读》　　　　　　　　　　　　　　［1936］　未见

　　陆观澜编

　　编者按：《中国中医古籍总目》著录，抄本，藏于黑龙江中医药大学图书馆，据查未见。

《新内经》　　　　　　　　　　　　　　　　　　1937　未见

　　承澹盦编

　　编者按：《中国中医古籍总目》著录，民国江阴石印本，藏于河南中医药大学图书馆，据查未见。

《内经讲义》　　　　　　　　　　　　　　　　　1939　存

　　曹仲衡编

　　现存主要版本及馆藏地：

　　1939年油印本，上海图书馆。

《内经精华今释》　　　　　　　　　　　　　　［1939］　未见

　　叶拯民集注

　　编者按：此书未见单行本。《国医砥柱月刊》第二年第三、四期合刊（1939年），第二年第五、六期合刊（1939年），第二年第七、八期合刊（1939年）曾连载。

《注解内经生理学》　　　　　　　　　　　　　［1939］　未见

　　赵子刚撰

　　编者按：此书未见单行本，《国医砥柱月刊》第二年第一、二期合刊（1939年），《中国医学》一卷二期（1939年）曾连载。

《内经学》   1940　未见

　　北平国医学院编

　　编者按：《中国中医古籍总目》著录，见《北平国医学院讲义》，藏于上海中医药大学图书馆，据查未见。

《医经讲义》   1940　存

　　曹渡（养舟）编

　　现存主要版本及馆藏地：

　　北平国医学院铅印本，首都图书馆。

《时氏内经学》   1940　存

　　时逸人编

　　时逸人医师小史：江左时逸人先生，年四十三岁，原籍无锡。洪杨乱时，祖迁仪征，居住已历六十余年。民国年间，曾迁镇江。自民五业医以来，研究医学极多心得，曾散见于绍兴《医药学报》、余姚《卫生公报》、杭州之《三三医报》、南京之《医药卫生报》等。著述甚多，素为医林所钦佩，并兼任其他各地医报之撰述。热心研究医学，且能持之以恒，故有超人之成就。民十七年在沪，创设江左国医讲习所，编《中医建设问题》，并担任中医专门学校教授、中国医学院教授、《卫生报》编辑等职务。民十八年赴晋，任山西中医改进研究会常务理事长、编辑主任、医校教授、医院医师等职，著有《时令病》《传染病》《妇科》《病理》《处方》《审查验方》等，主编《山西医学杂志》垂十载，并又兼任山西省卫生委员会委员、山西国医分馆馆长、太原市医师检定委员会委员、太原市中医公会主席等职，并曾供职中央国医馆理事推行处主任、学术整理委员会专任委员、编审委员、卫生署中医委员会常委、中国医学教育社理事等职。廿八年秋至沪，创设复兴中医社，以谋贯彻整理中国医学之主张。赞臣与先生缔交垂廿载，谨志所知，以介绍于医林之同志。己卯冬月，武进张赞臣谨志。

　　张汝伟序曰：庚辰之春，老友江左逸人时君，新从昆明来沪。越二月，任中医专校教职，著《时氏内经学》，赠伟阅读。伟读书不多，见闻谫陋，对于古学说，犹之立于门墙之外而未登堂奥，乌能辨是非哉？然既承雅意，不得不敷陈一二以复命也。

夫病者何？不合于自然生活之谓也。故上自巅顶，下至足趾，外自皮毛，内至脏腑，筋骨腧穴之间，气血营卫之内，一有所偏，或则颤然而寒，或则烘然而热，或痛或痒，或麻木不仁，或痹着不移，或外腐，或内溃，均得谓之病。

古来治病之书，最古者，必称《内》《难》。《内经》为轩岐所作，《难经》为秦越人所著。然考之时代，则《内经》先而《难经》后也。且《难经》之文体、语义又悉仿《内经》，而理论、诊断均不及《内经》。后之人对于《难经》无甚多论，独对于《内经》，或疑为讹，或疑为不全，或疑为汉儒附会，言人人殊，莫衷一是，安得起轩岐而质问之哉？

今读本书首篇，即反复考证，断为草创于秦汉之际，完成于东汉之时，不为无见。我侪读古人书，择其可用者用之，不可用者删之可耳。孟子曰"尽信书，不如无书"，最为合理。

本书将《内经》之精义，分晰详明，一一指出，俾读是书者，有统系之可循，无模糊之弊病。闻有不可解者，宁缺不论，无画蛇添足之弊，又为历来注释家所不得能企及者。本书对于"经络篇"，略而不论，因古人解剖未精，不及西学之精详故也。对于"运气篇"，删而不列，因不合现代科学，且所涵选论，非观察于数十寒暑之中，不能得其玄蕴，诚非初学者之所宜注重也。

本书对于摄生、阴阳、生理、色诊、脉诊、病理、治法、病机诸篇，则辨论详尽，讲解明白，抽一丝而尽其船，得一流而溯其源，参新知而融旧说，再视河间尧封之说，则味同嚼蜡矣，诚以医者能治病为天职。《内经》所论病情，言简而赅，包括一切，后之作者莫能出其范围。所谓知其要者，一言而终；不知其要，流散无穷，洵不诬也。今得时君之讲解，有如画龙点睛，破壁而飞矣。余读斯书，手之舞之，足之蹈之。因大有祖述宪章之功，故乐而为之序。民国二十九年夏五月，常熟弟张汝伟识于海上寄庐。

凡例：一、《内经》为中国医学之首创者。张仲景《伤寒论》自序云撰用《素问》《阴阳大论》等，可知《素问》实居《伤寒》《金匮》之先。虽其中有经全元起、王冰、林亿等，各以私意补入，不无伪造之嫌疑，然眼明心细、读书得间者，亦不难辨别。况其中精微之处，多有参考发挥之价值，故分别择出讲解之。

二、本论分摄生、阴阳、生理、脉诊、色诊、病理、治法、病机、经脉病、标本、杂病等十一门。取材以恰合实用为主，解释以不违背现代学说为主。原文之后，附以经义，参加管见，于讲解中详之。是耶非耶，尚望于医界明哲之指正。

三、《内经》中全部注重在大自然现象。此种现象，与现今自然科学研究所得者不同。盖远在数千年前，研究之方法，参考之材料，皆不能充实。后世钻研《内经》者，所当略其迹，而原其情也。

四、《内经》对于四时之气候特别注重。因上古民族多沿黄河东下，甘陕省区纯为大陆性，寒暑俱烈。古代交通不便，视所在地方四时气候变化，认为神秘不可思议。现今交通便利，自然科学进步，知热带、寒带、温带气候各有不同。此以《内经》所言四时，语热带及寒带之气候，必不能合辙矣。

五、《内经》中天人相应之理，发源于东汉董仲舒等"天人合一"之说，与近世研究自然科学之方法不甚相合，故略而不言。

六、《内经》中言针灸之处甚多，编者于此，因无专长，不敢妄加议论。

七、《内经》运气之说，最贻攻击者以口实。或谓须设一天文台，以测验空气中成分之变化。余意以为此项办法如果成立，则每一地方皆非有一天文台不可，即使办到，亦不过测验气候变化而已，不足供治疗上之参考。故于此项，亦略为不言。

八、《内经》中所言生理、解剖、病理、诊断诸项，有极精深者，有极疏忽者。因古代参考之材料不多，当时所得之知识，求之数千年后，岂能符合。故现在研究《内经》，择其精当者，发挥讲解之；不足信者，缺疑可也。

九、《内经》注重真气、正气，指身中之调节机能及自然疗能。而"精神内守，正气存内"，指不妄用其脑力、体力，则身中之调节机能，自能维持其生活之常态。

十、《内经》所言治法，多为治病之原则。治疗方法随时代以变迁，而原则亘古不能变也。

十一、学说以不违背时代为原则。现今所有之医学知识，如再经过数千年后，安知不与五行运气、生克制化等说，同为历史之陈迹，只可作博物考古家之参考而已。专心攻击古人，谓非别有作用，其谁信之？

十二、编者于医学，虽经过廿余年之研究，自问所得者，不过沧海之一粟，渺乎其微。求知识之满足，无时或已，尚希医林贤达，随时指正。

十三、关于《内经》史的考证，兹节录黄元同氏《内经九卷集注》叙文于右。

汉《艺文志》：《黄帝内经》十八卷。医家取九卷，别为一书，名曰《素问》；其余九卷，无专名也。汉张仲景叙《伤寒》，历论古医经，于《素问》外，称曰《九卷》，存其实也。晋王叔和《脉经》亦同。皇甫谧叙《甲乙经》，遵仲景之意，以为《黄帝内经》十八卷，即此《九卷》及《素问》；而又以《素问》亦九卷也，无以别此经，因取其首篇之文，谓之《针经》九卷。而《针经》究非其名也，故其书内仍称《九卷》。隋杨上善注《太素》亦同。唐王冰注《素问》，据当时有《九灵》之名，称为《灵枢》；注中又据《甲乙经》叙，于其言针道诸篇，谓之《针经》。宋林亿作新校正，谓王氏指《灵枢》为《针经》，但《灵枢》今不全，未得尽知。不知王氏次注《素问》，文多迁移，于此九卷，王氏虽未注，亦次之，固不同当时《灵枢》本也。南宋史崧作音释，其意欲以此九卷配王氏注《素问》之数，乃分其卷为二十四，分其篇为八十一。元至元间，并次注《素问》为一十二卷，又并史崧《灵枢》之卷以合《素问》，于是古《九卷》之名湮，而矧之者乃谓《灵枢》晚出书，岂通论哉？余以《甲乙》《太素》校之，其文具在焉。或又谓《素问》义深，《九卷》义浅。夫《内经》十八卷，乃医家所集，本非出一人之手。论其义之深,《九卷》之古奥,虽《素问》不能过;其浅而可鄙者,《素问》亦何减于《九卷》。《九卷》之与《素问》,同属《内经》。《素问·通评虚实论》中,有黄帝骨度、脉度、筋度之问而无对语,王注以为具在《灵枢》中,此文乃彼经之错简。皇甫谧谓《内经》十八卷,即此二书,可谓信而有证。《素问·针解篇》之所解,其文出于《九卷》,新校正已言之。又《方盛衰论》言"合五诊,调阴阳",已在《经脉》。《经脉》即《九卷》之篇目,王注亦言之,则《素问》之文,且有出于《九卷》之后矣。《素问》宗此经,而谓此经不逮《素问》,可乎?皇甫谧叙《甲乙经》,谓《素问》论病精微,《九卷》原本《经脉》,其义深奥不易觉。其意盖曰《九卷》之于《素问》,无可轩轾也,故其书刺取《九卷》之文多于《素问》。杨上善作《太素》,直合两部为一书,亦宗斯意云之。

十四、关于古代疾病之讨论,古代交通不便,民情淳朴,故疾病亦因之简单。其浅者,利用心理疗法,可以祝由而已;其深者,多属感冒及食伤等。兹节录《五方异治病》之原文如左。

一病而治各不同,皆愈者,地势使然也。故东方之域,天地之所始生也。鱼盐之地,滨海傍水,其民食鱼而嗜咸,皆安其处,美其食。鱼者使人热中,盐者胜血,故其民皆黑色疏理,其病皆为痈疡,其治宜砭石。故砭石者,亦从东方来。西方金玉之域,沙石之处,天地之所收引也。其民陵居而多风,水土刚强,其民不衣而褐荐,华食而脂肥,邪不能伤其形体,其病生于内,其治宜毒药。故毒药者,亦从西方来。北方者,天地所闭藏之域也。其地高陵居,风寒冰冽,其民乐野处而乳食,藏寒生满病,其治宜灸焫。故灸焫者,亦从北方来。南方者,天地所长养,阳之所盛处也。其地下,水土弱,雾露之所聚也。其民嗜酸而食腐,故其民皆致理而赤色,其病挛痹,其治宜微针。故九针者,亦从南方来。中央者,其地平以湿,天地所以生万物也众。其民食杂而不劳,故其病多痿厥寒热,其治宜导引按跷。故导引按跷者,亦从中央出。圣人杂合以治,各得其所宜。治虽异而病皆愈者,得病之情,知治之大体也。

十五、本书编订中,忽发心悸怔忡宿恙,未能执笔,乃用口述,由邵生仲衡笔录，导论篇并由邓同志逸民参加校阅，一并书此志感。廿九年夏，编者识。

现存主要版本及馆藏地：

1. 1941年上海复兴中医社铅印本，上海中医药大学图书馆；

2. 1941年上海千顷堂书局铅印本，河南中医药大学图书馆、上海中医药大学图书馆等。

编者按：《中国中医古籍总目》著录成书年为1941，据张汝伟序，此书为时逸人庚辰年于中医专校时任职所作，即成书于1940年，今改。

《内经素灵类纂讲义》　　　　　　　　　　　[1940]　未见

廖文政编

编者按：《中国中医古籍总目》著录，民国广东保元国医学校铅印本，藏于广东省立中山图书馆，据查未见。

《医经精义便读》　　　　　　　　　　　　　1941　存

饶凤璜编

饶凤璜自序曰：人身之气血，水与火而已。水蒸腾而为气，火温化而为血。水火润燥合度，则气血调和而身健，否则致疾。古圣格物致知，功参华育，首重民生，俾无夭札。轩岐之作《内经》，著《本草》；伊周之制汤剂，定官政，无非此物此志。所谓阴阳，所谓气运，凡以表示天地间水火，人身内气血动静冷暖之性相，与所需要于药物之气味寒热而已。古圣发明此原理，故能用以保持人民之健康，近世西医所发明之新法，亦不能逾越此原则。唐宋以还，著录庞杂，语涉玄谈，骎失本义，医道以晦，为人诟病，谁之过欤？今欲重光国粹，以进世界大同之化，仍不外根据经义，据握其纲领，期达进化之原理而已。惟医经文义简奥，后世注解纷歧，学者难所适从。近代天彭唐容川，学贯中西，所著《中西汇通医经》，义深能抉发义理，融会贯通，有功古圣。不揣冒昧，窃述其旨，为《医经精义便读》，摘其纲要，缀为短句，以便记诵。应详之义，分注句下，谨遵述而不作之训，不敢稍逞臆说。惟于四诊望形察色中，略举舌胎大旨，及问病应知数端，以标其概。阙略之愆，知不能免。学者苟熟读而明记之，以研求《伤寒》《金匮》、本草诸书，兼讨中西医科学术，庶有以扼其要而观其通乎？民国三十年冬月，施南饶凤璜草于四川北碚中医救济医院。

现存主要版本及馆藏地：

1941年重庆北碚中医救济医院铅印本，重庆市图书馆。

《黄帝内经素问》　　　　　　　　　　［1944］　未见

王趾周撰

编者按：此书未见单行本。《国药新声》第二十四期（1941年），第二十六期（1941年），第二十八期（1941年），第三十期（1941年），第三十二期（1941年），第三十四期、第三十五期合刊（1942年），第四十二、四十三期合刊（1942年），第五十一、五十二、五十三期合刊（1943年），第五十七、五十八、五十九期合刊（1944年）曾连载。

《内经病理学释义》　　　　　　　　　［1944］　未见

骆龙吉原著，史介生集注

编者按：此书未见单行本，《国医砥柱月刊》第三卷第八期（1944年）曾连载。

《灵素阶梯》　　　　　　　　　　　　1948　存

何舒（竟心、舍予）撰

唐瑾序曰：尝考《素问》一书，其名盖起于汉、晋之间。《班志》载《黄帝内经》十八卷，尚未著《素问》之目也，仲景《伤寒论》序、士安《甲乙经》序乃有此称。《隋书·经籍志》著录只八卷，全元起注本且只七卷，王冰补之，林亿等又补之，则今之《素问》，是否汉、晋间之《素问》，未可知也。至《灵枢》，则隋、唐志皆无，其目出宋中叶锦官史崧家藏本。《隋志》仅有《黄帝九灵经》，吕元膺谓王冰更其名为《灵枢》，杭堇甫且疑《灵枢》为王冰托古所作。然则《素问》《灵枢》是否均出轩岐，更未可知也。余少时学医，先仲父课以《内经》《难经》《伤寒》《金匮》，亦以《内经》文辞与典谟不类。顾其时乃出唐虞上，疑为汉人伪托。继而思之，吾国古书，除六经外，多出战国。《论语》

《孟子》，皆门人所记录。要其所述，固孔、孟之言也。医术导源轩岐，历传罔替，能文之士，源本师承，著于竹帛。要其所述，固亦轩岐之言也。汉前无以著书为名务者，而皆能笃守家法，则古称先如。所谓为神农之言，为杨、墨之言，各尊其师，各传其学，则乌可以伪托斥之而薄其言乎！矧吾国医学，一脉相承，初无歧异。越人、仲景之书，纯出轩岐，纵有推阐，理无二致。医家不读《素》《灵》，是犹儒家不读《论》《孟》，将何从得其门径乎？惟苦卷帙浩繁，不易成诵。其后从事教育，强半遗忘。至运气、刺病诸论，当时即未了了。而世之治医者，方掇拾近代浅易方书，贸然问世，非以药试病，则以病就药，于病源且不之辨，更何能上探《灵》《素》？叩之则曰：上古茫昧之说，存而不论可也。用是歉然于中者有年。迩岁得接何竞心先生。先生主讲灵兰中医学会，手编讲义十余种，其《维摩医室问答》《医门法律续编》《时病精要便读》诸作，余既冠以芜词矣。近复出示其所著《灵素阶梯》，一本经旨，括以韵语，衍为问答，取便初学。而五运六气之说，《阴阳大论》之文，出浅入深，如指诸掌，循流溯源，则固纯乎轩岐之言也。嗟夫！为轩岐者多矣！取舍相反，人各不同，非强为之词，则愈解愈晦，而皆自谓真轩岐。轩岐不可复生，《灵》《素》终不可复明，而此汗牛充栋之籍，漫衍荒唐之词，将何所取衷乎？兹编一出，则行远自迩，登高自卑，从容中道，化险为夷，油然而兴道不远人之感。然则岂惟后学之幸，抑亦轩岐之幸也欤！故喜而为之序。戊子仲夏下浣，余园唐瑾谨撰。

何舒自序曰：或问：医果有仙传，或神授者乎？应之曰：否，否。我国自神农、轩岐发明医药，历代相传，不乏神医。大抵皆深有得于《内经》之旨，而神其用。其曰仙传或神授者，乃托辞以化俗耳。尝考越人之著《难经》，假问难以明经也。仲景之传《伤寒》《金匮》，本《热病论》以广意也。孙真人之演《千金方》也，精制汤液，融会经旨，以贯通无穷之理法也。当世之医，求能读越人、仲景以及孙真人之书而致用者，已非易易。至若《灵》《素》全书之澈究天人，门墙高骏者，更非中下之士所能顿超而直入矣。舍予不揣陋劣，妄思于《灵》《素》，原其始而究其归，廿年钻仰，窃叹高坚，一得之愚，尝草《运气百问》

以引其端。继因避难山居，偶检医籍以消闲，见周子澂之《读医随笔》之证治总论，原本经义，提纲挈领，发所未发。窃以为医家苟欲知病之所由生，与夫病之所由愈，舍此别无捷径之可求矣。爰取其论文，演为问答，并附《运气百问》于其次，即题曰《灵素阶梯》，或于困学之士，不无小补云尔。中华民国卅七年劳动节，舍予老人何舒自记。

现存主要版本及馆藏地：
1948年邵阳灵兰中医学会石印本，湖南中医药大学图书馆。

《内经提要》　　　　　　　　　　　　　　　　　　　　1949　存

庄省躬、刘杰雄撰

现存主要版本及馆藏地：
抄本，中国中医科学院图书馆。

《黄帝内经素问灵枢摘述》四卷　　　　　　　　　　　　　　存

著者佚名

现存主要版本及馆藏地：
民国刻木活字本，上海图书馆。

《黄帝内经太素校勘异同》　　　　　　　　　　　　　　　未见

周源撰

编者按：《中国中医古籍总目》著录，稿本，藏于上海图书馆，据查未见。

《医经集要》　　　　　　　　　　　　　　　　　　　　　　存

著者佚名

现存主要版本及馆藏地：
抄本，苏州大学医学院图书馆。

《内经汇读》　　　　　　　　　　　　　　　　　　　　　　存

著者佚名

现存主要版本及馆藏地：
抄本，长春中医药大学图书馆。

《内经篇名解》 存

　　著者佚名

　　现存主要版本及馆藏地：

　　抄本，江西中医药大学图书馆。

《删选内经讲义条例解释》 未见

　　著者佚名

　　编者按：《中国中医古籍总目》著录，抄本，藏于上海中医药大学图书馆，据查未见。

《医经精义》 存

　　著者佚名

　　现存主要版本及馆藏地：

　　抄本，内蒙古医学院中蒙医学院图书馆。

《灵素解剖学大旨》 存

　　叶瀚撰

　　现存主要版本及馆藏地：

　　《晚学庐丛稿》本，上海图书馆。

《灵素解剖学初稿》 存

　　叶瀚撰

　　现存主要版本及馆藏地：

　　《晚学庐丛稿》本，上海图书馆。

《灵素解剖学》 存

　　叶瀚撰

　　现存主要版本及馆藏地：

　　《晚学庐丛稿》本，上海图书馆。

2. 素　问

《素问选讲》　　　　　　　　　　　　　　　1917　未见

陈月樵编

编者按：《中国中医古籍总目》著录，1921年广州医学卫生社中医教员养成所铅印本，藏于广州中医药大学图书馆，据查未见。

《黄帝内经素问注解》十卷　　　　　　　　　　1924　存

孙沛（子云）注

佟滨序曰：《内经》一书，论阴阳则阐发靡遗，论气化则明辨以晰，论脏腑之功用、穴络之部位则详审精微，论天地气候之变迁、人身气血之循环，尤无不入微入妙。是以论法有阴阳之升降，论药有气化之生克，论病有气候之运转、气血之流行。至哉《内经》，医者能事毕矣！惟是书文字古老，义理幽深，苟非颖异之才、博学之士，不克领悟，遑论乎注解。子云贤棣，以沉潜天资，湛深医学，于是书饶有心得，特具只眼，注解所及，羽翼功多。其发挥阴阳气化也，炳若日星；其解释脏腑血络也，了如指掌。揭其特色，尤在任取浅显之比喻，发明深邃之道理，不妄删精确之正解，不泥守晦暗之陈言，义取折衷，法重实验，岐黄功臣，其在是注。倘谓理越前贤，识超百家，非过誉也。甲子荷月六日，佟滨谨序。

王延彩序曰：《内经》一书，为医学开山鼻祖，古义盎然，学者每不易探其奥窔。自启玄子以后，注解不下百种，皆反复发明，为医界指南，究之瑕瑜不免互见耳。子云先生好古嗜学，通六经之旨，窥百子之蕴，不屑举子业，弃儒学医。虽十年读书，十年经验，仍不自信，复闭门精研《内经》者五年。经注善本，搜罗既富，参考斯详，显微阐幽，钩深致远，先生邃于《内经》者素矣。彩尝劝其注解医书，公诸一世，因未遇传人，恐晦医道，搁笔者屡。今幸同堂多隽选，先生出其生平之心得，谆谆然逐日讲授之，逐句注解之。积日既久，渐次终篇。详前人所未详，发前人所未发，以易理为主，以百子为辅。是书也，意深而辞显，理明而法确，诚空前之绝作也。喜拟序言，岂特为一时学医诸子贺，实足为万世医同志贺。甲子正月晦日，王延彩敬序。

何韶文序曰：治国之道，抑强扶弱，调阴理阳，而天下平。医道虽小，负燮理阴阳之任，执生杀性命之权。良相良医，其揆一也。和缓论医，莫不本乎阴阳。《内经》《本经》《伤寒》《甲乙》《中藏》诸书，皆以阴阳立论，而理深辞奥，尤推《内经》。注家虽百余种，求其于阴阳至理，论说透辟者，十不得一。故读者研究毕世，往往索解无从，得粗而遗精，诚为憾事。子云老先生，天赋英资，幼年饱学，专攻岐黄一道。其习医工夫、行医经验愈老愈笃，且学实心虚，惟恐误人，从未以医自诩也。今悲医道之衰微，悯病家之痛苦，不得已讲经授徒，公诸天下，诠释经义，一鸣惊人。读其《内经注解》一书，于脏腑之功能、阴阳之妙用、经血之统系，疏解分明，无微不至，无义不搜。匪特使读者一目了然，尤足为神医宣千载之秘，为庸医挽谬种之传，是则他家注解所望肩莫及者也。文忝列门墙，岂敢谀师，惟以老先生鸿著虽称晚出，实越前人，钻仰高深，不禁表彰于万一云尔。甲子二月朔，何韶文敬序。

陈松清序曰：胸中有万卷书，笔下无半点尘者，始可著书；胸中无半点尘，目中无半点尘者，始可作古书注疏。注书难，注古圣之医书尤难。医本生人之术，医而无术，则不足以生人；医而妄用其术，则反足以杀人。夫医虽至愚，未有忍于杀人者。才不足以应纷纭，识不足以穷古今，其术不精，斯日杀人而不自知。学本草，读汤头，浅尝辄止，妄自尊大者无论矣。即遍涉医书，而不从《内经》寻源探本，亦得失参半，不足为十全之医。《内经》一书为医家所祖述，通阴阳，移精气，审血脉，辨经络，见病知源，审机知要，精微奥妙，无踰于此。仲景得之而为圣，诸家得之而为贤，古今名医如林，无不以此书为根本。第仁者见仁，智者见智，学问不同，识见各异。其中奥义精言，终未阐发尽致。北京医学研究会，以救人为宗旨，以施医为起点。施医而不精医，救人之功小，误人之罪大矣。夫欲求精医，必从《内经》入手。古之注《内经》者，非不详明，第几经兵燹，几经翻刻，脱落者有之，错简者有之。子云先生主讲斯会，首及《内经》。疑者析之，紊者理之，阙者补之，赘者删之。讲解所陈，精义毕露，务使隐旨明，晦句显，以期斯民免夭札，登仁寿，而不负岐黄古圣殷殷救世之苦心。呜呼！《内经》一书，千载上，非圣人无以作；千载下，非先生无以述。故先生注解之有功于《内经》，亦犹孔子删订纂修有功于《六经》也夫！岁在甲子孟春，陈松清谨序。

汪克成序曰：盈天地间皆道也。道无往而不存，天得之以清，地得之以宁，人得之以寿。道无古今，而人有古今，故今人之寿不若上古之人寿也。医术也，而道存焉。故医者，寿民之术，而生人之道也。医书肇自《内经》。《内经》者，记轩岐二圣问答语，非必轩岐所自述。盖后人之知道者，道轩岐之道，因而托轩岐之言也。世衰道微，斯文将丧久矣。今之执医术者，不知道之何存也，道其所道，致畔乎轩岐之道而不顾。故《内经》之在今世，西医不之信，庸医不之见，市医视之不能句读也。茫茫坠绪，担荷谁肩，芸芸众生，身命奚托哉？孙子云先生惧道之将亡，而悯夫业医者之未闻道也，爰取道之显明易知者，以注解轩岐之书，而使道之晦者明，微者显，尽人可读，即尽人可悟也。是书一出，而医道存，而天地之道亦与之俱存。吾愿今之医，毋道其所道，而道孙子之道，庶几以寿民之术，行生人之道。吾尤望世之人，因轩岐之道，而悟天地之道，则上之虽不能于天地同寿而以道生，下之亦可却病益寿，将从上古合同于道也。是为序。甲子初春，汪克成谨序。

孙沛自序一曰：天地交泰，四时往来，男女媾精，兆民蕃庶，雌雄相感，万物滋生，探本溯源，阴阳而已。人首象天，足象地，圆颅而方趾，阴阳之显著者也。既秉阴阳之气以生，故阴平阳秘，寿命永康，阴越阳伏，疾病丛集矣。医虽小道，握生杀人之大权。欲不杀人，须洞达阴阳之变化，庶人无死于病者，即死于病，断无死于医者。《内经》一书，作者不露真名，而于阴阳之变化、脏腑之功能、气味之好恶，发挥殆无余蕴。仲景本之作《伤寒》《金匮》且称医中圣，则作《内经》者之为医学鼻祖无疑也。丹溪、东垣辈亦明《内经》之理，但好名过甚，不注经而自著书，言大而夸，其失也偏。厥后医林亦多名著，惜皆不守中庸，致后人疑《内经》古奥，不易参悟，翻喜他书，辞藻华丽，文理畅达。故避难就易者，或崇丹溪，或师东垣，医道分门，反置煌煌《内经》于高阁。晚近庸医误杀不知几千万人，可胜浩叹！又有以景岳、修园、泂溪、天士之著作为救世宝笈者，尤其下也。今者西医东行，中医日下，徒贻口实，罔识真传。至有号称《新内经》之书出，乱雅夺朱，《内经》更无人过问。是以无学识之医，胸乏点墨，任意盲从，足以杀今世之人；有学识之医，笔逞词华，著书蔑古，匪特杀今世之人，且将杀后世之人。沛虽不文，宁忍坐视？爰积数十年之探讨，萃十数人之钻研，遵守旧闻，参加新义。管见所及，敢诩无讹，一得之愚，要难自秘。不过抛砖引玉，藉以求助于他山，或者拨雾窥天，得以重光乎。斯道事关人命，呼吸存亡之钜。时丁医学一线绝续之交，兴起果有人乎？中医昌明，庶几有豸，如沛愚鲁，亦愿附骥以观厥成也。是为序。甲子二月二日孙沛序。

慈济大帝传略： 大帝姓孙名沛，字子云。在生，因避乱，寄养于汉中黄氏，遂命名为黄道中。在元泰定时，精研岐黄术，凡古今医籍，罔弗读。悬壶有年，活人无算，名噪一时。然学愈实者量愈虚，道弥高者心弥下。每临大症，恒多方审慎，未敢信心。于是毅然变计，弃群书不读，闭户潜修，专攻《内经》《本草经》两书。五阅春秋，富有心得，方自幸成竹在胸，因应庶无差谬矣。讵再出问世，竟少知音，良相经纶，无缘调鼎。悯斯民之疾痛，病博济而未能，抑郁多时，赍志遂殁。此固天命所关，非人力所能胜也。逝世后，蒙柳祖超拔，得列纯阳大帝门墙；蒙点示证果，始改今名，上登仙籍矣。惟仙佛救世，心愿无量。自癸亥（民国十二年）冬，主北京实善社医坛，讲授医经。又创设北京中医院，施诊施药，拯救何止数十万人，迄今北京市民口碑犹载道焉。因而渥邀天眷，仙级递升。己巳春，因救民疾苦有功，由慈济真君晋为慈济帝君。辛未春，因讲学有功，晋为仁寿慈济帝君。是岁冬，又因立生生世世普渡世界愿，晋为仁寿慈济大帝。功德既与日俱增，名位自逐年并进，盖天地之大德曰生，万物之并育无害。大帝性参天地为三才，量包民物为一体。其德泽之鸿施，仁恩之溥被，直推之四海无止境，垂之万世无穷期耳。岂第补偿生前未竟之志而已哉？

江朝宗序曰：《内经》何为而作也？黄帝仁民爱物，殆欲化两间之沴戾而为祥和，弭人生之夭札而登寿考，爰著是书。惟经文简奥，古来注者多家虽竭力发挥，仍不无疏略或偏解之处。美中遗憾，文人不免。其寖失古意，过犹小；其贻误苍生，患实大也。慈济大帝恻然悯之，于北京实善社特创医坛，讲授《内经》及《本草经》《甲乙经》《伤寒论》诸书，以图昌明中华医学，逐字逐句，阐发尽致。自癸亥民国十二年冬开讲，阅十余寒暑，业将《本》《内》二经、《伤寒论》讲毕。社弟子等寻绎讲义，徒事编辑，先勒成《黄帝内经素问注解》及《神农本草经注论》二书。医林宝籍，双璧琳琅，洵青囊之秘钥，丹龟之灵符也。意则毫发无遗，辞则正确不易。理之精微者，显以达之；文之简古者，详以补之。以极深研几之笔，注活人寿世之书，俾天下后世之读古经者，获宗正解，不误歧趋，庶几得心应手。出简编之所诠释，神而明之，以运用于望闻问切之中。虽短命者，容死于病，断不致死于药焉。则煌煌钜制，其羽翼古经之功，顾不大且远哉？所惜者，《本草经注论》已于辛未年出版，而《内经素问注解》，则以卷帙浩繁，印费不赀，迄未印行。呜呼！名山藏稿，无补人寰；苦海拯灾，有需宝筏。朝宗每念及此，辄歉于怀。兹特勉输资金，稍偿宏愿，订印《黄帝内经素问注解》千部，以饷同志，而广流传。窃知名著惊人，价比洛阳纸贵。鸿编经世，光争天禄；藜青将来，良相新猷。神工盛业，胥于是编券之。则生死人而肉白骨，直接惠于医，间接利于病者，皆拜大帝之赐也，朝宗何敢居功万一耶？是为序。佛赐名弥慈弟子慧济江朝宗。

吕嵩序曰：《内经》一书，论阴阳则阐发靡遗，论气化则明辨以晰，论脏腑之功用、穴络之部位则详审精微，论天地气候之变迁、人身气血之循环，尤无不入微入妙。是以论法有阴阳之升降，论药有气化之生克，论病有气候之运转、气血之流行。至哉《内经》！医者能事毕矣！惟是书文字古老，义理幽深，苟非颖异之才、博学之士，不克领悟，遑论乎注解？子云贤棣，以沉潜天资，湛深医学，于是书饶有心得，特具只眼，注解所及,羽翼功多。其发挥阴阳气化也,炳若日星;其解释脏腑血络也,了如指掌。揭其特色,尤在任取浅显之比喻,发明深邃之道理,不妄删精确之正解,不泥守晦暗之陈言,义取折衷,法重实验。岐黄功臣,其在是注。倘谓"理越前贤,识超百家",非过誉也。甲子荷月六日吕嵩序。

孙沛自序二曰: 自欧风东渐,中西医屹然对峙,新旧门户之争以起,甚且互相排斥。泥古意者,鄙西医为粗迹,谓头痛治头、脚痛治脚,讵有表里俱彻之洞见;醉欧化者,又诋中医为蹈空,谓根据理论施治实症,安有确凿证据之足凭。不知党同伐异,两走极端,双方厥失惟均耳。溯中西医之起原,各沿其国俗文化之不同,以致方术有异。中医重气化,西医重实质。平心而论,互有短长,未可轩轾。何者?内外科病之种类多矣,有为中西医均能治疗,或均不能治疗者,亦有中医不能治疗而西医能治疗,或西医不能治疗而中医能治疗者,成案累累,共见共闻。匪特日本于皇汉医学素所重视,即欧美人士亦恒购中国医书多部,航运面西,供厥研究,良有以也。愚谓泰东、西医学,异曲同工,虽不能一一强为牵合,但剖析言之:其理之不谋而合者,不妨同炉而共冶;其法之各具专长者,不妨互助而并行。愿世之攻医学、操医业者,只问其效之良不良,勿拘其技之中不中、西不西焉。斯无愧病家之福星,医国之良相矣。夫释、耶之宗教虽异,而救世则同;亚、欧之医学虽殊,而活人则一。回春即为妙手,起痾自是上工,奚为斤斤计较于望闻问切与实验解剖之间哉?中医、西医允宜引为一家,不容互相水火,所谓志同而道合也。愚近讲中医古经,辑成《注解》,用意凡二:一则期作昌明中医之始基,一则兼为贯彻西营之张本。盖中医之根柢不深,则西医之沟通匪易。温故而后知新,旧学所宜加邃密也。况中医首重五运六气,已开新学测验气象之先声,孰谓中西医截然两事,彼此扞格难通哉。至于注经内容,不过举毕生钻研之一得及经验之小效,为之释文诠义,以求无背古经垂训之本旨。究竟有无误解,匪敢自信,实有待高明之纠正也。《黄帝内经素问注解》行将出版,爰抒臆见,作为序言。质之医界通人,倘不以斯言为河汉乎?民国二十七年,岁次戊寅重阳节,孙沛又序。

王文璞序曰: 善哉!医之为道也,以之养生,可以弭灾于未兆;以之济世，可以泽被于苍生二竖；因之潜形，黎元跻于仁寿。溯源探本，医自谁倡？自《神农本草经》首先发明药物学后，其接踵而起，能阐明医学原理，奠万世不易之基者，其为黄帝与岐伯、天师更相问难之《内经》乎！第经文古奥，窥测綦难，文简意博，理奥趣深。幸代有明贤，不乏注述。虽彪炳璀璨，美不胜收，然瑜瑕互见，持论纷歧，使学者日迷五色，无所适从。惟北京实善社慈济大帝，于《内经》探讨有年，深得箇中三昧，乃聚精会神从事诠注，以分犀之笔，撰探骊之文。经营数载，全始告成。如脏腑经脉之功用，五运六气之变迁，考之极确，言之綦详。法有阴阳升降，用之务协其宜；病有虚实表里，治之必归其要。发明至精至微之妙理，详释极深极邃之经文。凡前贤之所未道者，莫不表而出之；后学之所疑难者，莫不详而示之。发千载不传之秘，为后世指南之针。且义正词明，易于索解。俨如将升岱岳，非径奚为；欲诣扶桑，无舟莫示。后学之津梁，医林之至宝。俾上古深邃之文，昭然炳如日月，不特为黄帝之功臣，学者之大幸，黎庶之生佛也。岁次甲戌季春，博陵王文璞翰卿谨序。

北京实善社沿革记：友人傅静斋、费介宜、白允升诸君，与小儿裕光，慨近世道德沦亡，宗教庞杂，商民失业，救济无方，曾于壬戌年九月，发起在西内大觉胡同二十九号，组织北京实善社，实行维持道德，公开宗教，并办理救济贫民事业。当时所办善业，不胜枚举，以星期讲演、施送善书、编印尚德录、设立慈善基金储蓄会组、设实善小学校为成绩最著。又以医能济世活人，尤为救济贫病中实善之大者，爰于癸亥正月在本社创设施医所，附设医学研究会，恭请慈济大帝临坛，就中国旧有医药等古经，逐次诠释，折衷一是，以期昌明国医。是时侍坛听讲，除寿父子兄弟外，有王旭初、王质卿、傅静斋、白允升、费介贻、关稚杉、白镇东、柯世五、祁子昌、喜如出、王继之、联仲宜、王翰卿、王泽臣、白益斋、贺成甫、刘一之、陈月波、张文薮、徐朴由、夏长春、徐仲贤、刘寿符、陈佩练、傅博恕等二十余人。英俊一堂，风雨弗辍，甚盛事也。旋因社址稍狭，不敷应用，随移至大帽儿胡同，将施医所扩充为北京中医院，山本社董事长江宇澄将军代募捐款暨医院基金。一面施医施药,一面讲学授徒,时经数载,艰苦备尝。除《本经》外,《内经》《伤寒》亦先后讲毕。《内经》一书为医学家鼻祖,通阴阳,移精气,审血脉,辨经络,全真以葆玉璞,导气以臻太和,与谟范训诰、良相医国之道同。后世不察,等诸形下之技,杂于九流之内,以致学士大夫弗屑寓目,而号称心存济物、思以医鸣者,又苦于文字之艰深,学术之微奥,简编句读之舛误讹谬,诸家注释之歧异纷纭,每以不能卒读为憾。慈济大帝本仁慈之心,思有以救之,于是允同人请求,费数年心血,既字释而句训之,复条理而节栉之,务使艰深者显,微奥者明,舛误讹谬者删订之而成完璧,歧异纷纭者融贯之而冶一炉,使学者读之不必另求师友,即易了解于心目。讲毕后亟待付印,只以机缘屡空,事悬格久,致使慈济大帝活人寿世之书未克早传于医界。诸弟子清夜扪心,深觉有负慈济大帝谆谆教诲之初衷。延至癸酉岁,由王质卿等提议,又得李君振文之助赀,始将慈济大帝讲稿搜集编纂,雇人钞录,装订成册。戊寅季秋,本社董事长江宇澄将军捐资付印,藉广流传。是举也,直接固为造医生,间接实为保全民命。岂惟本社诸同人之幸,实天下万世人民之幸也。兹当付梓,谨就事实略叙颠末焉。时中华民国二十七年,岁次戊寅秋九月,受业明振姜祥寿谨识。

凡例:是书取材以王太仆注为宗主,以各家注为辅佐,舍短取长,折衷一是,不为墨守一家之言,亦不作模棱两可之语。

经文有古奥难解处,注家往往阙疑,以不解解之。是书逐字逐句,详人所略,了无遗漏,使读者不虞索解之难。

《内经》流传最古,脱落错简,几于无篇无之。注家望文生义,多所迁就,往往文义互歧,不相融贯。是书本医学之心得,作医籍之注脚,提其纲领则目自张,洞其渊源则源自澈。于经文应增、应删、应改之处,不苟同,亦不苟异。所有补阙删繁,审讹正谬,纯尊经旨,非蔑经文。

《内经》篇名揭橥篇旨,其标名欠当,或释名误解者,于全篇大义之显晦,关系匪浅。是书改正数则。虽标题一字之更易,实内容全旨之表征。读者顾名思义,自不烦言而解。

人身形藏变化之功能,五行生克制化之效力,以及五音与五脏之关联（角徵宫商羽，发于喉舌唇齿鼻，根于肝心脾肺肾），就医道论，在在皆关主要，然在在难测精微。是书于要点所在，均探索有得，发挥尽致，务求义理深入，词语显出。

医学首在阴阳，三阴三阳乃人生之本。是书探原易理，从初卦讲起，次先天卦，次后天卦，次脏腑卦，原原本本，钩深烛隐，贯彻天人。

五运六气为医病施药之标准，各家所注，或略而不透，或泥而不化，甚至误会谬解，使人无轨可循。不知气候常变不一，古人以甲子定气运，遇常则可，遇变非宜。是书以六气定甲子，缘气候靡常，匪特不可以六十年计，并不可以年计，直可权以季计。例如本季燥，下季当为阳明司天；本季热，下季当为少阴司天。推季断症，施药必效，是则法之知经，并宜知权者。

是书系注解经文，自当就原经推绎。至研究改进中西医学，拟另讲述以供研究。[1]

[1] 此条凡例为 1939 年本新加。

现存主要版本及馆藏地：

1. 1925 年北京实善社铅印本（残），中国中医科学院图书馆；
2. 1939 年北京救世新教总会铅印本，首都图书馆、中国中医科学院图书馆、北京中医药大学图书馆等。

编者按：1925 年本有佟滨序、王延彩序、何韶文序、陈松清序、汪克成序、孙沛序一、凡例；1939 年本仍有王延彩序（原书题为《显济大帝序》）、何韶文序（原书题为《普济大帝序》）、孙沛序一（原书题为《慈济大帝自序一》）、凡例，另加慈济大帝传略、江朝宗序、吕嵩序（原书题为《纯阳道祖序》，此序内容与 1925 年本佟滨序文相同）、孙沛序二（原书题为《慈济大帝自序二》）、王文璞序、北京实善社沿革记（姜祥寿识）。

《内经素问节文撮要》　　　　　　　　　　［1925］　存

陆锦燧（晋笙）编

现存主要版本及馆藏地：

抄本，中国中医科学院图书馆。

《上古天真论详解》　　　　　　　　　　1933　存

邹趾痕撰

弁言：《素问》《灵枢》二书，开宗第一论曰"上古天真论"。愚将欲作《素问》《灵枢》全书之详解，故首自开宗第一论作起。兹第一论详解告成，不过算全书作工之始，非此只作一论便已也。况乎只此一论详解，本无出而问世之价值，然而好学同人索观者纷至沓来，却之不恭，应之势难周遍，爰付手民以公同好。自顾孤陋乖谬多，必高明硕学匡其不逮，幸甚。时中华民国二十二年，岁次癸酉二月二十二日，邹趾痕弁于北平东城江擦胡同之寄庐。

题辞：吾蜀有高士，问年符九九。双瞳剪水清，朱颜如被酒。袖出一卷书，直解乾坤纽。千家注素灵，伊谁出其右。九京起帝师，默契应点首。一语破玄局，万言列琼玖。如饮上池水，涤尽胸中垢。如闻空谷音，敢肆谈天口。异地奉乡贤，不觉周旋久。再拜谢南针，风谊兼师友。乡后学叶古红拜题，趾痕先生雅鉴。

趾痕按：古红先生，吾蜀名医也。抱道游于天津，治愈危险大病极多，遂为彼都人士所钦仰，病家求治者踵相接。民国十七年，愚三小儿病卧北平，危在旦夕，爰自四川重庆来平为小儿诊治，幸得转危为安。暇时作《素灵详解》以自勉其学。兹《上古天真论详解》甫成，适值先生自津来平，见拙作，宠以题词，已觉愈分。况又以未成之《素灵详解》并褒许之，益增惭作。愚于是窃有惧焉，惧乎他日全书告成，无所可取，罪滋大矣。惠词奉为南针，藉资警惕。

邹趾痕自序曰：人皆曰孔圣之书，理境精深，不知轩岐之书，理境尤加精深。《素问》《灵枢》，自古注之者多矣，率皆于其浅近易晓者详加解释，其精深难测者则略而不论。如《上古天真论》，求之各家注解，无人将"天真"二字确凿道破。既不将"天真"指实，则"天癸"二字愈无着落。此处不明，医道焉得昌明。此后世俗医将"天癸"误认为月经之所由来也。初意本欲将《素问灵枢详解》全书作成，而后出而问世。同学咸曰："天癸"二字，久无明注。我国医术晦盲痞塞，沦于俗方久矣。医圣真道，无人问津。兹值各国提倡中医，风起云涌。英之巴姆女士著《中医进步》矣，俄之莫斯科创汉医学校矣，美之旧金山创中国医院矣，日本明治大学增汉医学科矣，帝国大学设皇汉医学讲座矣。可见万国医学皆极浅陋，我国轩岐仲景所传之道，万国争来取法。我国医界若不屏弃俗方，□求圣学进步，倘落人后，辱莫大焉。促将第一论详解先行付梓，公诸社会。兹徇同学之请，不暇藏拙，尚希高明硕学，恕其荒谬，匡其不逮，幸甚。时五二纪念日，邹趾痕叙于北平崇内江擦胡同寄庐观海楼之回澜书屋。

现存主要版本及馆藏地：

1933年铅印本，上海中医药大学图书馆。

《内经素问目录注解》　　　　　　　　　　　1934　存

朱振声 编

现存主要版本及馆藏地：

《内经运气辑要》（附录），上海中医药大学图书馆。

《内经讲义》　　　　　　　　　　　　　　　1936　存

朱笫（壶山）编

朱笫自序曰： 黄帝时文字极简，《内经》一书，当是周秦贤达所托。推之《神农本草》、伊尹《汤液》，莫不皆然。其内容分《灵枢》《素问》，各八十一篇。《汉书》班固《艺文志》载《内经》十八篇，无《灵枢》《素问》之名。古文简奥，无足深异，然总为历来医家所宗主。《难经》一书，难《内经》也，于《灵》《素》之微言奥义，设问答以用。宋成无己释《伤寒论》，凡有引用，亦曰《针经》，不曰《灵枢》。明马玄台又专言针而昧其理，俾后世直指《灵枢》为《针经》，习内科者专注重《素问》九九八十一篇矣。本学院为振兴中国旧有之医学，首定"内经"一门。无论是否黄帝所作，总属先达苦心孤诣所结晶。其阐阴阳之秘，穷生克之原：凡风寒暑湿燥火、喜怒哀乐思虑，致病之因，无不备焉；藏腑气血、筋骨肌肤，因病之处，无不具焉；望闻问切、针灸药石，治病之法，无不载焉。欲取是书之精一神化，发扬而光大之，非取《灵枢》《素问》，作概括之研究不为功。而章节之繁难，时间之限制，又予人以不能遍读之憾。若择其要语，略其章节，以便利经脉、证治之印证，与容易探寻其渊源，而论旨不明，立言之意义反隐。本讲义不遍录其章句，只是使原有章次不稍紊乱，就中摘其需要者以供研究，庶不致坊间简刻所惑，且得以徐究其余云。民国二十五岁孟春既望，国医著者朱壶山叙于华北国医学院。

现存主要版本及馆藏地：

1936年北平华北国医学院铅印本，中国中医科学院图书馆、北京中医药大学图书馆等。

《内经讲义（素问）》　　　　　　　　　　　1937　存

张光三（文垣）编

张光三自序曰：欲窥全豹，只就一斑着想，志探骊珠，弗求先睹神龙，虽终世孜孜，吾未见其成功也。犹之读《史记》者，仅记彼辞藻阔我言论，总见赏于当时，而有识之士未许其为已读《史记》也。研史然，研医亦何独不然。吾国医学之精华，尽蕴蓄于《内经》，国工心法，悉传于兹要本。由博返约，非仅研求其中之少数精华而著成效也。本学院有鉴于兹：凡初年级之《内经》课程，悉本原文讲授，纤悉不遗；至高年级时，另择精粹，详加研究。盖亦本由博返约之旨云尔。兹之注释，亦悉从简略。盖一为节省时间，一为诸生留钻研余地。《吕览》有云：精而熟之，神将告之，非神将告之，精而熟之也。古时《内经》注释未备，而国工继起，今则反是。此中关键，不足为智者道也。兹于讲授伊始，略示方针。应升堂入室，拾级而上，此则鄙人之所厚望于诸生也。时民国二十六年二月廿五日，东鲁光三张文垣氏志于华北国医学院。

现存主要版本及馆藏地：

1937年华北国医学院铅印本，中国中医科学院图书馆。

《黄帝内经素问精要》二卷　　　　　　　　　1937　未见

陆石如编，孙瀛仙校

编者按：《中国中医古籍总目》著录，1937年抄本，藏于首都医科大学图书馆，据查未见。

《素问学》　　　　　　　　　　　　　　　　　　［1940］　未见

屠龙编

屠龙自序曰：国医古籍，《内经》夐乎尚矣。学者欲国医原委，读长沙遗渠，非探索《内经》，莫由造其极致。然讲习所规定时间甚少，夫于寸晷分阴，而猥欲研求训诂，抑亦人事之难者也。兹仍袭金氏述义之名而演绎经旨，以为学员等辟一捷径，虽未尝浏览本经，而亦能知概梗焉。屠龙识于国医讲习所。

现存主要版本及馆藏地：

民国成都国医讲习所铅印本。

编者按：《中国中医古籍总目》著录，民国成都国医讲习所铅印本，藏于四川省图书馆、成都市图书馆，据查未见。

《内经素问》　　　　　　　　　　　　　　　　　　1948　存

富雪庵编

现存主要版本及馆藏地：

民国北京聚魁堂铅印本，北京中医药大学图书馆。

《素问学》　　　　　　　　　　　　　　　　　　　　未见

金佩恒撰

编者按：《中国中医古籍总目》著录，民国成都国医讲习所铅印本，藏于成都市图书馆，据查未见。

《素问节选读本》　　　　　　　　　　　　　　　　　存

著者佚名

现存主要版本及馆藏地：

民国济南慈济印刷所铅印本，山东大学图书馆、山东中医药大学图书馆。

《素问篇目论》　　　　　　　　　　　　　　　　　　未见

朱思华撰

编者按：《中国中医古籍总目》著录，抄本，藏于陕西中医药大学图书馆，据查未见。

3. 灵 枢

《灵枢避风法》　　　　　　　　　　　　　　　　　　［1932］ 存

悟虚子集注

现存主要版本及馆藏地：

1932 年石印本，北京中医药大学图书馆。

4. 难　经*

《难经经释补正》二卷　　　　　　　　　　　　　　　1914　存

附总论

（清）徐大椿（灵胎、洄溪老人）注，（民国）廖平（季平）补正

现存主要版本及馆藏地：

1. 1914 年成都存古书局刻本，中国中医科学院图书馆、国家图书馆等；

2. 抄本，山东中医药大学图书馆；

3. 《六译馆丛书》本，国家图书馆、中国中医科学院图书馆等。

编者按：《中国中医古籍总目》著录成书年为 1913，据《廖平先生年谱长编》，此书成书于 1914 年，今改。

《难经笔记》二卷　又名《黄帝八十一难经笔记》　　　1916　存

任锡庚（修如）撰

教育部批第三六九号：

原具呈人万邦等

---

* 《中国中医古籍总目》著录孙鼎宜《难经章句》成书年为 1932，今查其自序，实作于 1909 年。因其成书于民国之前，今不予收录。

呈一件，送《难经笔记》，请立案由。

呈及书两册悉。查所呈《笔记》对于《难经》颇有发阐之处，解释字义悉秉古训，尤见用心。惟此项书籍，不在本部必须审定之列，无庸由部立案，原书发还。此批。中华民国六年四月九日教育总长范。

内务部批第三五三号：

原具呈人万邦等

呈一件，请鉴核《难经笔记》由。

呈件均悉。查审定专门学科书籍，系教育部职权，既具分呈，应候教育部批示可也。书存。此批。中华民国六年四月二十一日兼署内务总长范。

陈守忠序曰： 大凡读书，期在明理，理不明，徒读何益哉？吾乡任修如，明达之士也，读书必求一书之理，于儒书则身体力行，于医书则修己安人。丁巳中，出所著《难经笔记》，忠受而读之。大意于阴阳五行之中别寻实际，阐引《灵》《素》之言辨而证之。其所释诊脉、经络、藏府、病证、穴道、针法，无不以实际为旨归，可谓溯流而讨源，探微以索隐者也。篇章节注，一以贯之，迥非寻常谈医者所得而拟。忠自学医以来，散见《难经》注解达十余家，如吕广、杨玄操、虞庶、丁德用、庞安时、周与权、王宗政、袁坤厚、谢缙孙、陈瑞孙、冯玠、纪天锡、张元素诸说，或于他书略见绪余，或于集注得窥全豹。惟《难经本义》圆转流丽，头头是道，后世颇利赖之。孰意竟为今贤所指正，恨不起滑伯仁告以七十五难之非。张世贤求□不明，徐大椿以经晦《难》，欲得理实融会而一之者，自任氏《笔记》始。是为序。岁次丁巳二月上浣，兰舫陈守忠题。

任锡庚自序曰：《八十一难》者，医经之枢纽也。《黄帝内经》已阐医学之理，仲景之书始昭医学之实，而《难经》承《内经》之理，启《伤寒》之实，谈理之处固多，尚实之处亦复不少，体用兼备，华实并茂者也。微《难经》不足以见《内经》之实，微《难经》不足以得《伤寒》之理。证之七十五难东实西虚，即见《内经》之实；方之四十九难五邪见证，即得《伤寒》之理。六十六难通行三气，束《内经》之归；五十八难伤寒有五，发《伤寒》之始。《灵枢经》《黄帝素问》《八十一难经》《伤寒论》《金匮要略》，其理自属一贯，达其理所以得其实，第《灵枢》《素问》文法散漫，《伤寒》《金匮》条目纷繁，恒以难寻端绪，废而不读。惟《八十一难》，篇章井然，依类而集。故善学者，必先熟读《难经》，而后上诉《内经》之理，下探仲景之实。由《素问》而《灵枢》，由《伤寒》而《金匮》，按序循阶，登堂入室，医经之理虽深，自不难得其原旨也。取数千年人所畏难之书，快然诵读，尤得其理。固宜读之有次，登高自卑，所谓"知其要者，一言而终；不知其要，流散无穷"。须知上古医经，确系身心性命之学，非似后世医书，于意识参悟之中，悬拟想当如是之理，理或有之，实不尽然，空为阴阳五行、八卦干支所役使，于祛病修身之道，有何益哉？盖《难经》一书为千载之秘录，文辞古奥，率以今文解之，鲜能得其万一。汉唐以来，诸家注释学者乃能有所归，而予质性颇钝，二十余年勉能得其梗概。每有觉悟，随时拔笔记之，今则联缀成篇，用示不忘也。中华民国五年小阳月，隐壶生自序于水泽腹坚室。

凡例：《隋书·经籍志》云：《黄帝八十一难》二卷。《旧唐书·经籍志》云：《黄帝八十一难经》一卷，秦越人撰。王勃序云：《黄帝八十一难经》是医经之秘录也，昔者岐伯以授黄帝。究之经史，《难经》作于何人，久为医林之疑。而纪天锡《难经集注表》曰：秦越人将黄帝表《素问》疑难之义合一篇，重而明之，故曰《八十一难经》。此说确其灼见。故上谓《八十一难经》为黄帝时问难之言，而成于秦之越人氏，亦如夫子之《论语》成于有子、曾子。

滑氏《本义》直称《难经》，今既以为黄帝言，故仍写之"黄帝"二字，以还其旧。

吴文正公澄，尝分《难经》为六篇：一至二十二论脉，二十三至二十九论经络，三十至四十七论藏府，四十八至六十一论病，六十二至六十八论穴道，六十九至八十一论针法。颇为切当，今仍之。

依草庐吴氏之说析为六篇，则名其各难为章，每段为节，以成一贯。

鄙人学医几三十年，于《难经》勉能领会，偶有觉悟，即笔之于书，以补记力所不逮。

乙卯小阳，缘事有感，遂取《难经》笔记逐节笔削，且援引《灵》《素》、仲景之书并诸家注解以资考证，然皆冒昧直书，毫无笔法。

越人据圣人之言撰《难经》，补《灵》《素》所未及，尽人皆知。而最足令人注意者为二十二难气血分属；二十五难心主三焦，有名无形；三十六难、三十九难左肾右命；五十八难伤寒有五；六十四难井荥俞经合，别以阴阳五行；七十五难东实西虚，泻南补北；八十一难肝实肺虚，均系《难经》特创，阐医学之要旨者也。

《难经》首重三焦，八难、二十五难、三十一难、三十八难、三十九难、六十二难、六十六难，皆所以发挥三焦者。更立通行三气一语，不第三焦之功用足以蔽之，凡人之有生，无以逾此矣。

丙辰上巳，北平任锡庚修如甫识于水泽腹坚室。

现存主要版本及馆藏地：

1. 1917年油印本，中国中医科学院图书馆；
2. 抄本，故宫博物院图书馆。

《懿庭医训难经》二卷　　　　　　　　　　　　　［1916］　未见

武同文注

现存主要版本及馆藏地：

1916年德全石印局石印本。

编者按：《中国中医古籍总目》著录，藏于山西省图书馆，据查未见。

《难经讲义》　　　　　　　　　　　　　　　　　　1917　存

方闻兴（起南）编

方闻兴自序曰：《难经》一者，乃秦越人所著也。其经文多本于《素问》《灵枢》二经，间亦有补二经所未备者。经内分八十一篇，词若甚简，其中言荣卫度数、尺寸位置、阴阳主相、脏腑内外、脉法病能，与夫经络流注、针刺俞穴，莫不该尽。昔人有以十三类统之者，不知此经之义，大无不包，小无不举。东坡《楞伽经·跋》谓其句句皆理，字字皆法。后世达者，神而明之，如盘走珠，如珠走盘，无不可者。执是以思，其不可以十三类统之也明矣。然则医学之于《难经》，其可不奉为圭臬哉？惟其义深远，难以研穷，故称之曰"难"。虽经前贤诸家集解，尚有未尽发明。苟不为之缕析条分，不第轩岐之奥旨不明，即越人著述之功亦无从而显。今幸诸君热心向道，得与同堂聚首，共切研求。虽自揆驽黔，断不敢轻心以就，用是勉为注疏，务尽征明。此非仅为《难经》计，实欲为万世之医道计也。窃愿有匡其不逮，俾此经之义得以相得而益彰，斯则鄙人所厚望者矣。

难经类例解：读书而不知类，则书之篇什难分；知类而例不知，则书之文辞亦昧。善读书者，不徒求之章句，务必辨别夫书之类例，而书中之义乃不至混淆。即如此经，原有类例，滑氏只详其类，而于例尚未发明。不知类与例，迹相似而实殊。同中见异谓之类，异中见同谓之例，诚不能视为一端。何谓类？如一难至二十一难，皆言脉。二十二难至二十九难，皆言经络，其间或有言脉者，不过言经隧之脉，而于尺寸之脉，殊属无关。三十难至四十三难，言荣卫、三焦、脏腑。四十四、五难，言七冲门为人生资生之用，言八会乃热病在内之俞。四十六、七难，言老幼寤寐，明血气之协盛衰；言人面耐寒，是阴阳之走会。四十八难至六十一难，言脉候病能、伤寒杂病及望闻问切之术。六十二难至八十一难，言脏腑荣腧用针补泻之法。此《难经》之类也。何谓例？如此经每难有三四节或五六节，每难首节为发议之端，中数节为辨论之地，末一节为总结之词。凡"经"字，是越人引《内经》之语。凡何谓、何等、何以、何也、何许、何在、奈何、何耶、几何、是耶、将耶等字，皆越人设为质问之辞，非真有疑而请示也。凡"然"字，是转语词，皆为承上启下而设，滑氏作为"答"字解者非。凡"故"字，在中数节，皆是申明首节或上节；在末节，皆是总结全章。此《难经》之例也。读是经者，苟能于此熟玩之，则此经之门径，不难从此悟入矣。东官河阳方起南闻兴撰于羊城赞春堂医庐。

现存主要版本及馆藏地：

民国广州光汉中医专科学校铅印本，北京中医药大学图书馆、成都中医药大学图书馆。

　　编者按：《中国中医古籍总目》著录，另有 1917 年广州中汉印务局铅印本，藏于广州中医药大学图书馆，据查未见。

《难经编正》二卷　　　　　　　　　　　1919　存

　　司树屏（建侯）编疏

　　沙元炳序曰：南通司建侯著《难经编正》上下篇，其书大旨谓：《难经》经后人窜乱，读者懵如。为移易篇第三十余章，既各述其改正之由，复成荟疏二十一篇，阐发先后相承之义。累属所知，请序于余。读竟乃为之序曰：太史公叙《扁鹊列传》，不言有所纂述。汉《艺文志》无《难经》，《隋志》有《黄帝八十一难》二卷，亦不标注谁某。以《难经》为秦越人著者，始于《唐书·经籍志》，盖从歙县尉杨玄操《难经注释·序》说也。然仲景《伤寒论·平脉篇》称引经说，今在第五难中，张守节《史记正义》于《扁鹊仓公列传》，多引《难经》以释其义，与今本悉合。虽不能确定为卢医，而经以"难"名，犹郑康成答临硕"《周礼》难张，然明《尚书》"记难之例，固非汉以后人所能伪托也。为之注者，历代皆有，而以吴太医令吕博望为最古，其书不传。元滑伯仁采十一家之说著《难经本义》，言多简略。《四库》之所著录，医工之所诵习，独此本耳。明宏治间，王九思等辑吴吕广、唐杨玄操、宋丁德用、虞庶、杨康侯五家之说为《集注》，分标题十三篇，赅洽逾于滑氏。而其书晚出，《四库》未收，医家或奉为珍秘。然吾观明正德中张世贤所为《图注》，叙述宋元以来注释《难经》之人加以品骘，于王氏《集注》外，尚增七家。疑世贤犹及见之，而今皆无闻。医道其果不足征乎？古医书之传于今者，曰《神农本经》，曰《素问》，曰《灵枢》。《本经》多后人附益，《素》《灵》亦咸经窜乱，独秦越人书，明标八十一难，次第厘然，谈古学者，信为原本，未敢有异议也。冯氏玠、谢氏缙孙、滑氏寿、徐氏大椿所为注释，亦颇疑有错简，顾未敢移易次第也。独黄元御氏勇于自信，所著《悬解》，于《素》《灵》《难经》，靡不颠倒部居、点窜章句，以此见訾于通人，而世亦不甚尊奉。夫古人学术，多由口授，往往同一师说而支派歧出相万万，九流皆然，医家为甚。以五行配五藏，高许异义，根本已歧。同一《内经》也，《素问》与《太素》不同。同一《素问》也，王冰所定篇第，与元起又不同。《难经》号称羽翼《内经》，然诊脉独取寸口、以右肾为命门，皆《素》《灵》未发之蕴。至所引经言，或为《素》《灵》所无，或与《素》《灵》显背。且一书之中，后说异前，一难之中，问不准对。或师承各别，旧说已亡；或竹帛相传，遗文互易。必执汉儒诂经之列，一字不敢更定，然则学者从何以阐轩岐之奥，发卢扁之微乎？以《难经》之词简意博，理深趣远，读者能尽其辞者鲜矣。尽其辞，畅其义，会其通，为之爬梳抉剔，究尾明首，非夫博综群言，根柢圣道者，其孰能任哉？今司君破数十家注者之疑，以成斯篇。虽未知于越人本诣若何，要亦尊生者所乐闻也。玄操称越人"受长桑君秘术，能彻视藏府，刳肠剔心"说，盖出于史迁，即今泰西所谓解剖术也。而其术不缀，于经世有好学深思如司君者，能发明以补其亡，庶几吾国神圣工巧之道，或者其终不亡矣乎。已未闰月，如皋沙元炳序。

顾鸣岐序曰：司子建侯，以医名于时。其先德潆斋先生，工诗古文辞，兼通医理，同光之间号称名宿。建侯幼承庭训，湛深好学，于医经无所不读。著有《难经编正》二卷，请序于余。余因语之曰：迁书《越人传》，无著《难经》文。《汉志》医经七家，有《扁鹊内经》九卷、《外经》十二卷，不列《难经》之目。至隋、唐《志》始载《难经》二卷，秦越人著。唐张守节《史记正义》则援引《难经》数章，附注于扁鹊本传，考古者以是知《难经》为越人作无疑。居尝谓秦始焚书禁学，惟医药、卜筮、种树之书得独存，是《难经》未经秦火，当然为完善之本。传至华元化氏，乃毁其文于狱。是以医经为专门科学，传习者寡。及吴太医令吕广重编此经烬余之文，阙佚不免。而诸家之解经者往往得失互见，前人论之详矣。建侯折衷众说，悉心厘正，著为此篇，俾《难经》全文，首尾贯串，脉络分明，一复原书之旧。其精理名言，耐人玩味，而经验之富，学识之充，洵足羽翼医经，嘉惠来学。神而明之，存乎其人，在读者加之意耳，则谓建侯为今之越人也。可余尤嘉之，以请于世之爱读是篇者。中华民国七年季秋月下浣，姻世愚弟顾鸣岐拜撰。

司树屏自序曰：编正者，为不正而反于正也。《难经》为神圣之书，胡为乎不正？盖由古籍久湮，世传多误，秩序紊乱耳。夫越人作是经，悉体《灵》《素》一十八卷之义，尊其序，该其要，一气呵成。如木之有本末，人之于冠履，莫可倒置。并于篇首冠以数目字，秩序井然，了如指掌。岂非轩岐假手于越人而作此合璧之书乎？而犹不免于紊乱者何？书籍传世之难也！嗟呼！世人徒叹已亡之《青囊》，而不思补救未亡之《难经》，数千年来无一过问，是以《难经》晦而《灵》《素》不彰，后学入德无门，医道几乎息矣。愚自知谫陋，不堪问世。先师王公云卿先生尝谓：《难经》为扁鹊手著之书，承轩岐《灵》《素》之旨，晦者明之，繁者省之，缺者补之，复者略之，亦述而不作之书，犹夫五经之《周易》也。于是力攻之，始知前后误列三十余章。层次倒置，气脉隔阂，焉能全体通灵？姑编正之，以复越人之旧。更以所误各章，证明于前，以显其所误之理。既以四难经义，荟作一疏，列于四难之后，成二十有一首，以表编正之义。知我罪我，谨以质诸世之考《难经》者。中华民国岁次己未孟秋之吉，南通司树屏建侯氏，题于城西云台山麓之培兰轩。

司霖泽跋曰：余自高小校毕业，家大人授以医经，出所著《难经编正》一书以示余曰：此周秦越人取《内经》经义之深微者，设为问难，发明先后相承之义，脉理、证治、针刺之法。其文虽止八十一章，而《内经》之全旨以括，诚圣经也。奈年湮世远，所传不无错简。历来注释者颇多，而能明其讹错、为之编正者盖鲜。是以《难经》不彰，而医道日益晦矣。既取编正经文，朝夕督课。越二载，命以四难经义，统作荟疏。其有辞不达意之处，家君加以修饰，以冀显越人之本旨。夫医者，意也。能予人规矩，不能使人巧，要在神而明之，存乎其人耳。谨志数言，以附于是篇之末。次男汝霖泽生氏载拜谨跋。

现存主要版本及馆藏地：

1920年南通翰墨林铅印本，中国中医科学院图书馆、成都中医药大学图书馆等。

《众难学讲义》 1921 存

傅崇黻（筦笙、本善、獭园）撰

绪论：梁有《黄帝众难经》之目。众者，八十一之谓也。难者，问难也。古人执经问难，或与门人弟子问答，或特设问答之辞，以使意旨精奥、理趣深远者，易于明了。故《灵》《素》两经，大多设为问答。《帝王世纪》云：黄帝命雷公、岐伯论经脉，旁通问难八十一，名《难经》，即《众难经》也。《素问·离合真邪论》曰：九九八十一，以起黄钟数焉。是经所论，悉本《内经》之精要以发其蕴奥，实与《灵》《素》两经相表里。学医者不明乎此，其犹正墙面而立与。中分经脉、经络、藏府、病症、穴道、针法六类，凡六篇。首篇自一难至二十二难，皆论脉。次篇自二十三难至二十九难，皆论络。三篇自三十难至四十七难，论藏府。四篇自四十八难至六十一难，皆论病。五篇自六十二难至六十八难，论穴道。六篇自六十九难至八十一难，论针法。洵后学之津梁，而医道中所当首先研究者也。古今之为笺释者，以吕广、杨玄操、虞庶、丁德用、滑伯仁诸家为安适，特采其精者而删繁就简，其余诸说略备参考，庶使学者不至兴望洋之叹焉。

现存主要版本及馆藏地：

民国铅印本，浙江省中医药研究院。

《重订古本难经阐注》 1922 存

（清）丁锦（履中）注，（民国）徐召南评批

徐召南自序一曰：楚荆山之璧，非卞和不能彰于世；晋丰城之剑，微雷焕焉得显于时。虽物之隐显有时，亦俟其人焉尔。如《难经》者，秦越人之所著也。缘取《内经》之微言奥旨，阐发详明，俾畅厥义。自《素》《灵》而下，允推为医中圣著，与《内经》并驾齐驱者已二千余年矣。历时既久，其中未免遭俗工之紊乱，鲁鱼莫辨，亥豕难分，遂致真本隐而赝本行。后起群贤因讹袭谬，故注释是经者一十八家，鲜能窥庐山之真面目也。非敷衍了事，即辨驳成文，殆皆未见越人之真本尔。侬自庚申之春，客同郡高仞千先生之府。先生与高邮赵氏通，家藏有赵氏

重刻《古本难经阐注》，出而示侬。展阅一编，颇与诸家之《难经》迥异。其首尾相应，脉络贯通，如神龙出没，错综参伍，其妙有不可胜言者。及考其原委，乃晋王叔和医范三经之一。清乾隆初，云间丁履中得之而阐注。嘉庆初，始刻于近溪张氏，不幸而遭兵燹，书版罕存。越数十年，高邮赵氏得其书而重刻，又为家藏独秘，宝若兔园册子，无从物色。嗟乎！是书如卞氏之璞，两献而不能显于世，不亦大吐噜乎！侬乃假高公之本，誊录一部，缘备暇时之浏览焉。慨自海关不禁，五族互通以来，东西医学，络绎输入。其解剖、生理、病理、诊断、治疗等学，耀然一新，俾吾国学者目迷心醉，厌故喜新，芥古书而不顾，履旧学其如脱，喧宾夺主，舍己耘人，致四千年固有之学，置而不究，坐视沦胥，可胜浩叹。吾辈抚躬自问，岂真中邦学术，勿若外国精耶？幸当今海内风气交通，俊杰之士洞明底蕴，乃孜孜提倡不遗余力，抱公开之宗旨，除守秘之恶习，搜刮古今哲作流传宇内，盖本温故知新之意尔。予既得是书，乌可自秘？缘不揣谫劣，订其舛误，校其是非，付诸手民，以公同志，冀人人得睹庐山面，或由是如荆山之璧、丰城之剑而昭然于天下，则丁氏之苦心不亦若卞和、雷焕者乎？即漱石区区之寸心，亦可附骥尾而显扬于万世矣。愧侬不文，略述其颠末于篇首云尔。中华民国十一年岁次壬戌季冬，广陵漱石生徐召南伯英氏，序于棠湖东之漱石草堂。

重订例言：是书自张刻迄今，将近百年。予所得者，乃高邮赵氏重刻之本，计分两卷：一难至三十五难为上卷，其余为下卷。予读丁注，乃知原分四卷：一至二十二难为一卷，二十三至四十二难为二卷，四十三至六十一难为三卷，六十二至八十一难为四卷。每卷首尾相应，井井有条。可见赵氏重刻时，卷数已紊。今特为之重订，仍分四卷。

丁氏《凡例》云，撰有"某难发明何义目次"一篇及"证误目次"一篇，冠于首。赵刻并无，想在前业已散失。今于每卷复撰两篇，一曰"章节次序表"，一曰"正误表"，第章节次序为防久而错简，是宜节录原文首数句，标明某难某节，俾次序秩然，庶免久而紊乱。

眉批与圈点，缘为开拓初学之抉择力、颖悟力起见，故与初学颇有裨益。

凡提纲，扼要处用，阐发经义处用，俾学者眉目清醒。

徐洄溪《难经经释》考证最精，故拙批中每引其言外，特增入"姓氏表"中，以备读者欲知注解诸家，阅此则一目了然。

先儒有云"校书如扫落叶"，非识见轶群者不能为之。愧余肤学，故于是书不敢更动。但其所引经文，或中有漏落者，则不能不为补出。其有只字与文义不洽者，则为之改。余则不参片言，以存真象。

漱石生识于拯黎医社。

徐召南自序二曰： 夫《难经》者，羽翼经文之书也，胡为乎而曰"难"？盖凡经文之幽眇者，设难而张皇之；经文之罅漏者，设难而补苴之，故曰《难经》也。自《素》《灵》而下，允推唯一之圣著。虽后著作充栋汗牛，罕有能超乎其外而驾乎其先者也。是以为医门之领袖，后学之津梁，而与《内经》并驾齐驱者二千余年已。特是历时久远，错简谬误颇多。虽有注释，群贤微不因讹袭谬，非敷衍了事，即辨驳成文。淹博如灵胎之以经释经，可谓独具只眼，而其章节紊乱、文义参差者，尚未见及。第以《素》《灵》证《难经》之谬，孰知《难经》视缕已紊，欲求无支离乖戾得乎？且今时之《灵》《素》，非完全为黄帝之书。盖经秦王燔政之余，多当时方士皮傅伪托之语。况越人所引经文，亦非只《素》《灵》两种。如第四卷引《十变》之言，及引"经言"二字而无所考者，是皆别有古经，乃湮没无传耳。然则拘一隅之见，抱残守缺，以证《难经》，能无方凿者乎？甚矣！以洄溪之识见，颖悟轶群，尚且如是，其他更无论已。况欲求得越人之真诠者，诚如凤毛麟角之难于觏也。於戏！《难经》之不彰久已！时至于今，竭古已远，而其颠倒错乱，亥豕鲁鱼，苟非古本再见，其孰能别斋咨？古本之难于见也！召南自庚申之春时，于先生知古斋中，受得赵氏古本，展阅一遍，颇异世俗诸本。如诸本关格次于尺寸之后，积聚浑于脉法之中，实实虚虚、泻南补北之颠倒，三虚三实、一脉十变之差讹。他如文理不贯、义意难明者，不可胜纪。一以古本参详，则群疑冰释。且其错综变化，磅礴贯通，首尾相应，请拟神龙之出没可也。噫嘻！此岂越人之真灵未泯，而使真本再显于世欤！若向之《难经》晦暗者，于此可豁然而开朗已。及考其书之原委，乃晋王叔和医范三经之一。清乾隆初，云间丁履中得之而阐注。嘉庆初，张近溪氏梓以流传。后遭兵燹，书版罕存。越数十年，高邮赵氏获其书，始继张氏之刻。惜乎校堪不精，颇多遗误，且流行甚寡，只限昭阳一隅，未能广被，物色甚难。能无憾而已矣？嗟乎！是书如和氏之璞，两献而不能显于世，不亦深吐噜乎！召南自获是书，朝夕揣摩，间有一得，辄附眉前，非敢示人，乃藉此聊以自鉴尔。慨夫自新学昌明，偏颇实迹。其标名奇异，机械精良，炫人耳目，动人听闻，遂使一般浅知窄见之流从而附和，以为中医专谈气化虚恍之语，不若科学之实迹可凭。繇是厌故喜新，芥古书而不顾，履旧学其如脱。病己之田而舍之，乃耘人之田相习成风，致垂世四千余年博大精微之学，置而不究，将归于子虚乌有。於戏！果真气化无研究之价值，旧学不若新学之精邪？是以有志之士，疾首痛心，乃奋臂竞争，悉心提倡，抱公开之宗旨，除守秘之恶习。刊刻古今佳作，流传宇内，盖本温故知新之意尔。今既《难经》古本之再见，乌可自秘而不传乎？故不揣谫陋，而乐为订正，详加校雠，付诸手民，饷我同志，冀人人得睹庐山面目。或如荆山之璧，丰城之剑，繇是而大白于天下，则丁氏之苦心，不亦若卞和、雷焕者乎？即召南区区之寸心，亦可附骥尾而显扬于万世已。且于竞争提倡方面未必无小补云尔。民国十二年岁次癸亥孟秋月，广陵漱石生徐召南伯英，序于棠湖东之漱石轩。

现存主要版本及馆藏地：

1930年千顷堂书局本，国家图书馆。

《难经汇注笺正》三卷卷首一卷　　　　　　　　1923　存

张寿颐（山雷）撰

张寿颐自序曰：吾国医经，《素》《灵》以外，断推《八十一难》。然今之《素》《灵》，实皆重编于唐人之手，粗杂脱误，确有可据。而唐前旧本，自宋以后，遂不可得见。唯《难经》，则孙吴时吕广已有注解，行世最早，远在今本《素》《灵》之先，是真医经中之最古者。其理论与《素》《灵》时有出入，盖当先秦之世，学说昌明，必各有所受之，不可执一以概其余。其发明之最精而最确者，则独取寸口三部之脉，以诊百病虚实生死，视《素问》所谓天地人三部，更握其要。简而能赅，无往不应，宜乎举国宗之，遂为百世不祧之大经大法。斯其开宗明义，超出《素问》之上者，唯别称右肾为命门一说，几欲以肾中水火两事，分道而驰，大乖先天太极二气之氤氲之至理，未免骈枝蛇足，而转以开后人纷纭聚讼之端，斯亦子书自成一家之恒例。揆之正理，固是瑕瑜互见，而要不失为独树一帜体裁。即其余大醇小疵，要亦时有可议者，唯在后学以正法眼善读之，何可遽以为古人咎？相传是书为秦越人所撰，证以《唐志》，固有明征。然《脉经》所引扁鹊诸说，多不在《八十一难》之中，而所引《难经》之文，又不皆属之于扁鹊，则昔时虽有是书，而尚不以为越人撰述之明证。且班史未著于录，则东汉时亦似尚未行世者。至《隋志》乃始有之，曰《黄帝八十一难》二卷，并不标越人之名。（《隋志》双行分注又曰：梁有《黄帝众难经》一卷，吕博望注，亡。盖其时皆称之为《黄帝难经》，犹《内经》之例耳，亦不言越人。）至《旧唐书·经籍志》乃曰"《黄帝八十一难经》二卷"，而注以"秦越人撰"四字。至宋欧阳氏《新唐书·艺文志》则径称《秦越人黄帝八十一难经》二卷，是为近世共称《越人难经》之滥觞。要之汉季定本可无疑义，所以唐张守节《史记正义》引证《难经》已同今本，非如今之《素》《灵》，俱编成于王启玄一手者可以同日而语。其注是书者，以寿颐所见，吕博望本，《隋志》虽曰已亡，而明人王九思等集注《八十一难》首列吕广之名，书中录存吕注不少，且录杨玄操序文，明言吴太医令吕广为之注解。又曰吕氏未解，今并注释，吕注不尽，因亦伸之，是吕注未尝亡也。（《隋志》注言《黄帝众难经》一卷，吕博望注，亡，未尝以为即是吕广，然博望疑即广之表字，当是一人。）王氏集注本，自吕广外，又有丁德用、杨玄操、虞庶、杨康侯四家。元滑伯仁《难经本义》引用诸家，又有周与权、王宗正、纪天锡、张元素、袁坤厚、谢缙孙、陈瑞孙七家。其单行者正统道藏本，有宋人李子野句解。雍正朝有吴江徐大椿洄溪氏之《难经经释》，后又有四明张世贤之《图注难经》，云间丁履中之《难经阐注》。光绪中叶，又有皖南建德周学海澄之氏之《增辑难经本义》。诸本至今并存，注家不可谓不多。然考其文义，绎其辞旨，大都望文敷衍，甚少精警。就中彼善于此，当以滑氏之《本义》、徐氏之《经释》，较为条鬯，而余子碌碌，殊不足观。盖伯仁、灵胎皆以文学著名，宜乎言之尚能亲切有味。本校课目，向有《难经》一种，选用成书授课，未能切理餍心。且坊间伯仁《本义》已不易得，而徐灵胎、周澄之两家，又皆无单行本。爰为汇集各注，释其精切不浮者，摘取入录，而删除其空廓无谓之语，参以拙见所及，为经文疏通而证明之，颜以笺字。间遇经文之必不可通者，必直抒己见，不欲转展附会，以盲引盲，则别以正字标之，因名之曰《难经汇注笺正》。所持理论，颇有与本经及各家注语显相歧异者，若以汉唐经疏体例言之，则违背本师，大犯不韪。然处此开明之世，自当阐发真理，冀得实用，何可苟同？况医乃人生需要之学，尤必以确合生理、病理为正鹄，则临证时乃有功效，讵能依附古说，姑作违心之论，致蹈于自欺欺人之嫌？须知《八十一难》本文，盖出于战国秦汉之间，各道其道，必非一时一人之手笔，所以诸条意义，各有主张，是亦诸子书恒有之体例，不必视为圣经贤传，遂谓一字一句不容立异，则是其所当是，而非其所当非，又何害于孔门各言尔志、举尔所知之义？非有意于矫同立异，妄炫新奇，导诸同学以离经背道也。尚祈世有通才，明以教我，匪所不逮，则不独寿颐一人之幸，抑或举国学子之祷祀而求者已。时在上元癸亥孟陬之月，嘉定张寿颐甫叙于浙东兰溪之中医专校。

现存主要版本及馆藏地：

1923年兰溪中医专门学校铅印本，上海图书馆、上海中医药大学图书馆等。

《难经释要》　　　　　　　　　　　　　　　[1926]　存

李耀辰撰

现存主要版本及馆藏地：

京江南氏一经堂刻本，长春中医药大学图书馆。

《古本难经阐注校正》四卷　　1929　存

（清）丁锦（履中）注，（民国）陈颐寿校正

陈颐寿自序一曰：《古本难经阐注》原分四卷，为清云间丁锦履中就所得《难经》古本，加以浅注阐发其义。据所自序谓：得于武昌朱参政中峰，乃晋王叔和医范三经之一，异于坊本共三十余条，如三难误列十八难之类。归里以后，因就所得，并采滑氏诸家之切当者，注解字释，赘之于各条之末。授其子侄，久乃刻之，金阊有严茂源为之叙，时为乾隆三年。至嘉庆五年，近溪张基又叙而刻之。张之新叙谓：在吴门访求医学，遇歙友金子赠此。金阊、吴门，皆今之苏州也。其后道光年间又有刻本，首题"王叔和八十一难经阐注，扁鹊神医原本，文光堂梓"，眉端横书"道光壬辰新镌"，未有叙跋。名实离奇，开卷生厌，不知何处书贾之所翻刻，盖坊本中之重刻古本。余所得者，乃此本也。其书得之吾鄞大酉山房林集虚，以刻印未精，索价极廉。然以余旧藏及所见诸本《难经》较之，皆不及此本理明词达，信非伪书。于是日夕研求，逐加校正，而觉诸家之注释《难经》皆据今本。诚有如丁氏所谓前后舛错，文气失贯，以致因讹传讹，愈解愈晦者。虽其间最有条理之滑伯仁《难经本义》，亦只存疑阙误，以俟考证。其于二十九难从谢坚白之说，将"阳维为病苦寒热""阴维为病苦心痛"两节，本在"带脉为病之腰溶溶若在水中"后者，移置"阴维、阳维合病之溶溶，不能自收持"下，谓必有所考而云然。然于所考何本未能指出，究近臆断。使滑若见此，决不从谢，谢若见此，决不移置。而清之徐洄溪《难经经释》，以一代名医穷研《内》《难》，知《难经》为释经之书，而引经以反释其义。先之以随文诠释，申之以经文异同，终乃辨驳是非，加以论定。其好学深思，苦心体认，实足加滑氏而上之。但以原本所据有同今刻，文词之间颠倒错误，求其故而不得，于是积疑生愤，词侵越人，所在多有。此在越人固不任咎，而在徐氏亦非得已。所谓"差以毫厘，谬以千里"者，此也。余于滑氏、徐氏向所服膺，纵有怀疑，亦惟存臆。既得此本，始用恍然。以其可宝，为之重加装订，玉帙金镶，爱逾拱璧，偶有所得，

亦事丹铅，积岁既深，校补几满。相随行李，固无意于问世也。今年旅汉，周子慎甫时与往还。以余于医书薄有收藏，必多善本，勖其刊行。寻见此书，益相敦促，谓"得古人书，不可使古人书自我而灭"。余始未应，继拟印原文以资存古，后以"愚者千虑，或有一得"，且余昔又曾幕武昌为丁氏得书之地，今为校印于汉，相对遥遥，或亦缘有前定，足以附骥丁氏，未可自弃。用是手写一通，于管窥所及，忝列注末，异同所在，罗列眉端，而皆加"诒按"二字以别之，名曰《古本难经阐注校正》。不复别定凡例，以明并非著书。世之君子幸勿以其名为校正，疑其自许能正前人之失也。民国十七年，鄞县陈颐寿叙。

陈寿颐自序二曰：《隋书·经籍志》《唐书·艺文志》俱有秦越人《黄帝八十一难经》二卷之目，而《史记·扁鹊仓公传》不载其说。至唐张守节作《史记正义》，于传中始引《难经》，以为注释。虞邵庵谓：古人因经设难，或与门弟子答问，偶得此八十一章，未必经之当难者止此。且古人不求托名于书，传之者难专门名家，其后流传寖广，官府乃得著录其目，注家得以引而成文。其言信然。至其所称经言，多出《内经》——《灵枢》《素问》，而以《灵枢》为尤多。亦有《内经》无可考者，在越人当时应有所本。难由经发，名曰《难经》，非以《难经》为经也，亦非其所难者尽为经之难解者也。盖《内经》论脉，明以头面手足为三部九候，而结喉旁之人迎往往又与寸口并重。越人当时既自发明独取寸口，则其切脉之法与经既异，其所谓望闻问三者，辨证论治或亦不同，故多取经言以相问难，藉以阐发学说。彼杨玄操谓《内经》幽赜，殆难究览，越人乃采摘精要，伸演其道。纪天锡谓越人将疑难之义重而明之，夫亦一间之未达矣。至其分卷，今本皆二，但仅就滑氏《本义》、徐氏《经释》言之。滑以一难至三十难为上卷，三十一难至八十一难为下卷；徐则以一难至二十九难为上卷，三十难至八十一难为下卷。论其大段，已有不同，其间错乱自所难免。而滑氏之所谓后人，或厘为三，或分为五，更未之见。此本所分四卷，以一难至二十二难为第一卷，二十三难至四十二难为第二卷，四十三难至六十一难为第三卷，六十二难至八十一难为第四卷。观其分卷之间前后章节，首尾相应，必非后人以意为之，其为古本无疑。丁氏注而刻之，其功非细，惟必以九九八十一为合天地之数，此则其蔽也。余之校正此书凡七年，于兹既因周子慎甫之言，付之中央印刷公司石印。其为之督石者，则胡君保甫、秀甫昆季也。颐寿。

冉雪峰序曰： 中医以最古为上乘，西医以最新为上乘。中医之古者，莫《灵》《素》。若《灵》《素》为三坟之一，发明在四五千年前。其中奥义微言，所在多有，虽今科学发达甚速，尚有未企及体到处。惜代远年湮，书缺有间，经后人增纂割裂，瑕瑜互见。且卷帙浩繁，不易卒读，鉴别尤不易。此不独今日，在中古时已然。故秦越人撮取经文之要者发为问难，因而别出手眼解释，俾繁者简、晦者明。简则易知，明则易行，此医学兴□第一紧要关键也。考《难经》学理，多《灵》《素》所无，其所引经文，亦今本《灵》《素》未载。盖《灵》《素》迄今时代愈远，凌乱愈不堪问矣。所以后之学者，多取经《难经》，荀子所谓法后王，取其近是已。由秦越人至今三千有余岁，《灵》《素》至秦越人时凌乱，《难经》至今时亦凌乱。故滑氏《本义》之生疑意，徐氏《经释》不□微辞。苟非丁氏得此古本注释于前，徐氏得此古本按跋于后，一正今本错误，则后人知见无误，证入纷纷藉藉，各是其说，解释愈多，去道愈远。甚矣。著作之难，读古人书者之亦不易也。而尤有进者，学问者无止境之事，业医之秦越人书之《难经》，吾何间然。但方今科学昌明，各种学术，壁垒一新，西医筑基科学，进步之速，至可惊骇。中医当此时代，□谋争存，非研究科学，借经西医，必难知己知彼百战百胜。是编丁注以显明之笔，达深邃之理，与宋人语录相似的是老□轮手。陈氏按疏，并采西医生理以资互证，其有不合者，不惜指出，实事求是，为中西学理根本沟通一□先河，不宁博古，而且通今。秦越人对《灵》《素》问难别出手眼，陈氏对《难经》按疏亦别出手眼。陈氏始得秦越人心传真髓者欤？何知者所见之略同也。诵读一通，老眼为豁，因乐而为之序。民国纪元十八年己巳孟冬，前湖北中医专门学校之长冉雪峰撰。

现存主要版本及馆藏地：

1. 1929年中央印刷公司石印本，国家图书馆、上海中医药大学图书馆等；

　　2. 1929年湖北中医专门学校铅印本，南京中医药大学图书馆，成都中医药大学图书馆。

　　编者按：《古本难经阐注校正》在《中国中医古籍总目》中分列两条，一为陈颐寿校正，一为冉雪峰校正，实则为一书。冉雪峰仅为陈颐寿《古本难经阐注校正》作序，未曾校正《古本难经阐注》。

《秦越人难经剪锦》　　　　　　　　　　　　　　　　1930　存

施麟撰

现存主要版本及馆藏地：

抄本，上海交通大学医学院图书馆。

《难经经释》　　　　　　　　　　　　　　　　　　［1930］　存

叶瀚撰

现存主要版本及馆藏地：

民国抄本，上海图书馆。

《难经学》　　　　　　　　　　　　　　　　　　　　1932　存

邹慎撰

现存主要版本及馆藏地：

1932年成都国医讲习所铅印本，成都市图书馆。

《难经集义》　　　　　　　　　　　　　　　　　　　1934　存

附《难经之研究》

吴保神撰，秦伯未（之济、谦斋）校

　　吴保神自序曰：《八十一难》一卷，始见于张仲景《伤寒论》序，孙吴时吕广为之注，《隋志》载之，不标作者姓氏，其年世不可考。徐灵胎断为两汉前书，盖亦约略言之也。唐初杨玄操补注本书，重次原文，是为《难经》之一大沿革，古人定本遂不可见。厥后注是书者，宋有丁德用、虞庶、周仲立、杨康侯、王诚叔、李子野，金有纪天锡、张元素，元有袁淳甫、谢坚白、陈廷芝、滑伯仁，明有张天成、虞天民，清有徐灵胎、丁履中、黄坤载，日医为之注释者，又有玄医、腾万卿诸家。研究之者，不可谓不多。而《难经》独取寸口、三焦无形之绝大发明，大都随文敷衍；五藏轻重、肠胃长短之无稽伪说，仍属依样葫芦。处今开明时代，吾国医学风雨飘摇之秋，大有整理必要。经为选辑群说，订正错讹，名曰《难经集义》，使古人真旨，不为邪说所蔽，并冠秦伯未氏《难经之研究》于卷端，俾后学入手有所问津云。中华民国二十三年一月，海门吴保神序。

现存主要版本及馆藏地：

1. 1935年上海中医书局铅印本，中国中医科学院图书馆、上海图书馆等；

2.《中国近代医学丛选》本，中国中医科学院图书馆、首都图书馆等。

编者按：《难经之研究》为秦伯未所撰。

《难经丛考》 1935 存

张骥（先识）编

张骥自序曰： 余既辑《难经正本》《难经大全》，其于《难经》之学，可谓始终条理，集诸贤之大成矣。更作《丛考》者何耶？曰：踵滑氏伯仁《汇考》而光大之也。岐黄之道，莫古于《灵》《素》，亦莫详于《灵》《素》。顾今所流传之《灵》《素》，乃王冰、杨上善、全元起、皇甫谧所著录，如《春秋》三传"所闻异辞""所见异辞"之例，未必真黄岐《内经》也。孰若此《八十一难》，以数比次，不列篇名章节，既无脱漏，文亦未经窜乱。其首尾次第，不失黄岐真面，以之校勘《灵》《素》，良多猎获。故余于《难经》一书，尤兢兢审详于《灵》《素》也。滑氏《汇考》采集不满二十家，撰述不过十数条，微言大义，实不免沧海遗珠之憾，何寥寥也。今自吕博望以来五十余家，无古无今，有书存义，无书存目，披沙拣金，悉数登录。更仆无余虽无孟子挟山超海之能，庶几昌黎所谓提要钩玄者也，岂以多为贵哉。丛者何？许氏曰：聚也。类萃群言以成一集，如刘中垒丛谈、天随子丛书之意也，不亦可乎？昔潘景升名《内经》曰"黄海",余于《难经》亦云。学者依是篇而通其旨要,谓医以辅相裁成天地之宜以左右民也,岂虚言哉? 然筚路蓝缕以启山林,不能不以伯仁为开山之祖矣。戊寅仲秋张骥。

现存主要版本及馆藏地:

1. 1938 年成都汲古书局刻本,中国中医科学院图书馆、上海中医药大学图书馆等;

2.《汲古医学丛书》本,国家图书馆、北京中医药大学图书馆等。

《难经讲义录》二卷　　　　　　　　　　[1935]　存

林晓苍编

现存主要版本及馆藏地:

私立福建中医学社油印本,福建中医药大学图书馆。

《难经讲义》十三卷　　　　　　　　　　[1935]　存

斯衡峰撰

现存主要版本及馆藏地:

民国新中国医学院油印本,吉林省图书馆。

《难经》二卷　　　　　　　　　　　　　1936　存

蔡陆仙编

现存主要版本及馆藏地:

《中国医药汇海》本,中国中医科学院图书馆、北京中医药大学图书馆等。

《难经讲义》　　　　　　　　　　　　　1936　未见

孙祖燧编

编者按:《中国中医古籍总目》著录,民国铅印本,藏于天津中医药大学图书馆,据查未见。

《难经读本》　　　　　　　　　　　　　1936　存

王一仁(晋第、依仁)注

王一仁自序曰:医籍中之有《内经》,已如日行天矣,盖无可辨难者也。此如儒家之有五经，道家之有《老》《庄》，佛家之有《心经》《楞严》，耶稣之有新、旧约，习其说者唯有顶礼膜拜而已。果欲设疑问难，则《内经》中之可辨难者又不只此数，越人之《难经》大有可续者在也。虽然，综绎《难经》文义，掇拾《内经》原文者十之七，发《内经》所未发者十之三，故《难经》一书乃《内经》后最早之注家也。凡一学术，历时稍久，有渐失其真意者，则疑难肆起，众论纷纭；而必有俟于后贤之兴起，为之阐扬遗教，释其旧而启其新，乃得复其日月行天之望。秦越人之《难经》，亦犹是也。张仲景《伤寒》自序有撰用《八十一难》之言，仲景因深明于《内》《难》之说者矣。时至今日，医者皆各承方技，以为应世之资。其上者，犹习于《伤寒》《金匮》之书，而能研习《内》《难》者寡矣。果其书如石室中之秘藏，竟非凡夫可解，或其书竟如梦中谵语，略无回顾之必要，则犹可说也。经余之抽绎，觉其蕴义精深，明通简要，关于《内经》之微言大义，苟便于医者之实用，皆为秦越人所采掇。《史记》谓越人能洞垣见一方，于此乃传其心得，学者固不当寻绎而自勉耶？越人生当乱世，怀绝技以游四方，卒不免受人之伤害，抑所理术有余而道不足者非耶。然其书已不朽矣。人谓《难经》与《内经》并行，必其道皆有相吻合者，余则谓其术多于道。医者欲求方技之术，其于此加之意焉，慎勿追逐于世故显扬之术，以自负其生也。民国二十五年六月，新安王一仁序。

凡例：一、《难经》为秦越人于《内经》有所辨难论究为作，颇类于古人之札记体裁。本书就其有心得发挥处，加意释绎。每难皆有长注，补《内经读本》之不及，亦即补以往诸家之不及。

二、《难经》于大义微言，皆摹述《内经》，唯于运气已不论及，专述切于实用之医义。其书之可以独行千古者在此，其书不如《内经》之伟大者亦在此。

三、秦越人究属为方术之士，其学理经验固有独得之见，然思想之欠精密处或亦有之。本书注释不欲过尊前人，亦不肯妄事诽也。

四、以寸口切脉，初非越人所发明，唯其法实始于越人而后大行。今人以脉为血管，谓止可候心，而不可以候他脏他病，盖不明于血液之来源，尤其于肺与血脉之波压太不注意，故蒙然攻之。越人以简驭繁，有其独到处。此义于《内经》中已详为论述，特于此发之，以正观听。

现存主要版本及馆藏地：

《仁盦医学丛书》本，中国中医科学院图书馆、上海中医药大学图书馆等。

《黄帝八十一难经正本》　　　　　　　　　　1937　存

张骥（先识）校补

张骥自序曰：《素》《灵》《难经》，皆岐黄家言，而实非岐黄所为书之旧也。然以《素》《灵》与《难经》较，则《难》为近古。何以言之？《班志》医经"《黄帝内经》九卷，《外经》九卷"，非今所传之《素问》《灵枢》也。《素问》之名，虽一见于张机《伤寒论》集，再见于皇甫谧《甲乙经》序，而其撰注援引成书者，王冰也。王冰之前，有杨上善之《太素》焉；杨之前，有全元起之《训解》焉；全之前，则皇甫谧之《甲乙经》，皆《黄帝内经》之类也。第其篇目不同，文言各异，不知何者为《素》，何者为《灵》，何者为《内经》，何者为《外经》。盖《班志》所载之内、外经，其不传也久矣。今世所传之《素问》《灵枢》，乃王冰所撰注援引、点窜涂改之所成就，去杨、全、皇甫且百年，安可遂定为岐黄书之旧哉？韩愈所谓"不见全经，各守所见，支离乖隔，不合不公"者，非此之谓耶？若《难经》者，史迁《扁鹊传》不举其名，《班志》医经不详其目，不足当《班志》之扁鹊内、外经也固矣。然《隋志》《唐书》皆著之于录，有吴太医吕广《众难经》之目，则注为已古矣。揆以先经后注之例，则经为尤古矣。或者谓为周秦诸子之作，然乎？否乎？其书不在皇甫《甲乙》后可断言也。吕注虽今无传本，而诸家搜采摭拾，缕析条分，斑斑具在。经文又不别立篇名，但以数目为次，前后井然，纲条不紊。谢、袁诸家，间有脱漏，错误之疑，亦只随文笺正，不易一辞，亦不失著作家校雠者之体。是《难经》之不乱不窜，原原本本，犹有岐黄真面目存也。岂《素》《灵》纷纷无定本者所得比拟哉？厥后丁锦滕、万卿之徒，或倡言古本，或自抒新机，颠倒序次，移易前后，犹且注明某难移某某难，脱某又复编旧目于册，以存其真。则《难经》不惟较古于皇甫、全、杨之书，而岐黄之真面目且赖以永存。王勃所谓"岐伯授之黄帝，黄帝以授伊尹，伊尹授汤，汤授太公，太公授文王，文王授医和，医和授秦越人"者，要非无据矣。至可贵也。辑《难经正本》曰"黄帝八十一难经"，从其朔也；又捃摭吕广以来五十余家，冠诸简首，曰"难经题名"，以备参稽。此其略也，若究其详，则有余著《难经丛考》《难经大全》在。丁丑夏日双流张骥。

现存主要版本及馆藏地：

1. 1937年成都义生堂刻本，中国中医科学院图书馆、北京中医药大学图书馆等；

2.《汲古医学丛书》本，国家图书馆、北京中医药大学图书馆等。

《难经草本》　　　　　　　　　　　　　　　1937　未见

胡仲言补注

编者按：《中国中医古籍总目》著录，1939年胡传芳抄本，藏于上海中医药大学图书馆，据查未见。

《白云阁本难经》　　　　　　　　　　　　　[1937]　存

原题（战国）秦越人（扁鹊）撰，（民国）黄维翰（竹斋）校

黄维翰自序曰：吾国先秦医典，相传迄今而完全无阙者，《神农本草经》而外，惟秦越人《难经》而已。然考《史记·扁鹊列传》，不言其著书。而《前汉书·艺文志》有《扁鹊内经》九卷、《外经》十二卷，未列《难经》之目。张仲景《伤寒杂病论》集云：撰用《素问》《九卷》《八十一难》。皇甫谧《帝王世纪》云：黄帝命雷公、岐伯论经脉，旁通问难八十一，为《难经》。《隋书·经籍志》有"《黄帝八十一难》二卷"。王勃《黄帝八十一难经》序云：《黄帝八十一难》，是医经之秘录也。昔者，岐伯以授黄帝，黄帝历九师以授伊尹，伊尹以授汤，汤历六师以授太公，太公以授文王，文王历九师以授医和，医和历六师以授秦越人，越人始实立章句，历九师以授华佗，佗历六师以授黄公，黄公以授曹夫子。夫子讳元，字真道，自云京兆人也云云。《唐书·经籍志》有

"《黄帝八十一难经》一卷,秦越人著",《新唐书·艺文志》作"《秦越人黄帝八十一难经》二卷"。据此,则《黄帝八十一难》与《秦越人难经》同为一书也无疑。盖《难经》乃撷《灵》《素》之精要,阐轩岐之奥秘。经文有引端未发而疑者,设为问答之辞以畅明厥旨。探颐索隐,辨析精微,词简而义博,理深而旨遗,洵医家之宝典也。自吴吕广注后,唐有杨玄操,宋有丁德用、虞庶、周与权、王宗正,金有纪天锡、张元素,元有袁坤厚、谢缙孙、陈瑞孙、滑伯仁。诸家注解,今世仅存滑氏《难经本义》,余书尽佚。惜哉!明王九思辑吕广、杨玄操、丁德用、虞庶、杨康侯五家为《难经集注》,张世贤又广采十二家注,演绎图表,撰《难经图注》。至清乾隆时,徐灵胎以诸家注解多违经旨,乃取《灵》《素》本文以经解经,撰《难经经释》,刊落陈言,直探本源,为注《难经》者独开生面。同时松江丁锦游武昌,客参政朱公所得《古本难经》。其章节次序,分类编纂,纲举目张,脉通络贯,较滑氏以下诸本不同者三十余条。乃采吕广至明十七家之注,撰为《古本难经阐注》,上下二卷。于是《难经》乃有古文一派之学。近人南通司树屏《难经编正》、鄞县陈颐寿《阐注校正》,皆以是为蓝本。丁丑岁孟夏,余在南京罗哲初先生处获睹其珍藏《白云阁原本难经》一册,云得诸先师桂林左修之先生传授。余持归校阅,其书章次虽不异丁氏古本,而文辞简洁晓畅,订正古本讹衍错脱者不遑枚举。原文晦涩支蔓,有经前人注释千百言尚不克了解者,兹乃不烦费辞而义理昭然,较诸丁氏古本实为优胜。余爱不忍释,因手抄一册,并请罗君公之于世。旋余应承淡庵先生之邀,至无锡中国针灸专门学校演讲。该校同学百余人多,有不远数千里负笈而来,其好学之心,诚堪嘉许。愧余谫陋,无以为赠,因将本书分期登刊于该校出版之《针灸杂志》,以供同仁先睹为快。仅登三期而国难作,无锡、南京相继沦陷,承君逃难于湘,罗氏不知去向。幸兹副本尚存余家,张公伯英捐赀,将余获罗氏之仲景十二稿《伤寒杂病论》锓版,并刻此经以广流传。因考其渊源如右云。中华民国二十八年仲夏,卫生署中医委员会委员、中央国医馆理事兼编审委员黄维翰竹斋甫,识于西安中医救济医院。

现存主要版本及馆藏地：

1. 稿本，中国中医科学院图书馆；
2. 1940年樊川乐素洞刻本，中国中医科学院图书馆。

《难经会通》　　　　　　　　　　　　1939　存

黄维翰（竹斋）撰

任子靖序曰：吾友黄君竹斋，关中名士也。余昔遇于临潼王敬如先生之所，观其器识之宏深，听其言论之渊博，窃叹真天下之奇士，侪辈中殆莫之及也。愚以樗栎庸才，不足与共学，遂退而藏拙于南野。而竹斋抱有大志，欲有为于时，自兹以往，或一岁一见，或数岁不见，如是者盖有年矣。今竹斋年逾花甲，知时之不可为，且厌城市之嚣尘，卜居于书社之间，樊川之浒，少陵之麓，凿土为室，匾曰"乐素洞"，率妻孥而居焉。掩关著述，意谓虽不克行其所学于时，或可传之于后也。愚闻而叹曰：洵古之高人也，岂今世之士哉？竹斋敏而好学，老而弥笃，祁寒盛暑，手不释卷，于经史子集之余，兼通堪舆星象，尤精于医。戊子夏，五过我南野山庄，手一编示余曰：此吾所注之《难经会通》，请子序之。予闻而愕然曰：仆学谫陋，又不知医，乌足以序其大注乎？竹斋笑曰：子虽不知医，亦忘曩者为子疗痼疾耶？余恍然而悟。仆于庚辰初夏偶患风痹，口目㖞斜而言休离，手足挛拘而体半枯，其不复举动者，几月余矣。中西医士迭经二十余辈，针灸熨洗，外治已遍，汤膏丸散，内服殆尽，厥疾不惟不瘳而反沉滞，人竟束手而无策，予亦奄奄而待毙矣。吾友闻而自至曰：子曷而获斯疾乎？我其为子针之。余瞿然而拒之曰：前一医者与仆针，而溃浓血流至数碗，现犹腿肿如盎，苦不堪述。仆虽至愚，抑不鉴前车之覆乎？竹斋粲然曰：吾之针，其诸异乎彼之针。待疾者褰予衣，捧予手，竹斋抽针，刺其臂之曲池、肩髃，股之环跳、绝骨。针斯拔而手斯举，不待扶持而自作矣。遂手舞足蹈，周旋于庭者，十有四匝。即投杖而拜曰：真神医也。恐扁鹊复生，南阳再世，殆莫之过欤。愚知妙术必有所自，询之再四，笑而不言。及去，愚送至门外，高歌子朱子赠医者之诗以颂之曰：十载扶行仗短节，一针相值有奇功，出门放步人争看，不是从前勃窣翁。呜呼！畴昔愚叩而不答者，今则方悉其妙术之果有自也。忆仆少时，尝读修园《三字经》云"医之始，本黄岐。《灵枢》作，《素问》详。《难经》出，更洋洋"，亟搜《难经》，而获余姚滑氏《本义》及四明张氏《图注》。而经之辞严义奥，读不易晓，考诸两注，颇有发明，然倍厥经旨而穿凿矛盾者，亦复不鲜。兹虽有《难经》，而犹茫然不可涯涘矣。今读吾友是注，盖折衷乎群言，参经验之自得。凡向之略而未尽者，今则详且备；向之疑而未晰者，今则辨且明。发前贤之未发，悟后人之未悟，所谓融会贯通者，岂徒云哉？虽以愚之不敏，一览即能领略，矧颖悟乎？而世之专业医者，苟得此编熟读而精究之，讵惟《难经》获厥门径而已，即《素问》之堂，《灵枢》之室，庶乎跻此阶而升矣。著雍困敦徂暑初吉，同学弟任子靖竹石甫，序于南野山庄之竹深处。

黄维翰自序曰：丁丑夏，余在南京，得罗哲初所藏白云阁秘本《难经》。越二年己卯，为之序，刊公世。顾其书辞简义赅，非注莫明，因不揣谫陋，爰采群注，间摅鄙臆。以其继余所撰《周易会通》而成书，因亦命名《难经会通》焉。其书原文与丁锦阐注之古本《难经》章辞咸同，而字句多异。按，日人丹波元胤《难经疏证解题》载"吴文正公赠医士章伯明序"曰：昔之神医秦越人撰《八十一难》，后人分其八十一为十三篇。予尝慊其分篇之未当，厘而正之，其篇凡六：一至二十二论脉，二十三至二十九论经络，三十至三十七论藏府，三十八至六十一论病，六十二至六十八论穴道，六十九至八十一论针法。夫秦氏之书与《内经》素、灵相表里，而论脉、论经络居初，岂非医之道所当光明此者欤？愚读医书，以其书比他书最古也。文正公，名澄，字幼清，学者称草庐先生，抚州崇仁人。《元史》有传，称其于《易》《春秋》《礼记》，各有纂言，尽破传注穿凿，条归纪叙，精明简洁，卓然成一家言。又校定《皇极经》《世书》《老子》《庄子》《太玄经》《乐律》《八阵图》、郭璞《葬书》。《四库全书总目提要》"易纂言"下云：澄于诸经好臆为点窜，惟此书所改则有根据者为多。其解释经义，词简理明，融贯旧闻，亦颇赅洽。据此则知，是书为吴草庐所校定未刊，为医家所秘而佚其名者也。丁氏所得之古本，盖为草庐仅依原文分类，厘定其章次，而未及修正其辞句之初稿也。今既为之注，爰掇辑"秦越人事迹考""历代《难经》注家考"，附列卷后。因稽其书之所自如右，以质正当世博雅君子云。中华民国三十四年孟夏，中南山人识于樊川乐素洞，时年六十。

米锡礼跋曰：《难经》者，何为而作也？秦越人阐发《灵》《素》之微言奥旨，辨论疑难而作也。盖自吾华医学道统之传，有自来矣。而其书见于历代史典以及《经籍》《艺文》各志，授受渊源详于《文苑英华》王勃序中。是书为医家之宝典，《灵》《素》之阶梯。吾人业斯学者，欲启《灵》《素》之蕴，必先明斯经之旨，方能深造精诣而登于堂奥圭斋。欧阳公曰：切脉于手之寸口，其法自秦越人始，盖为医者之祖也。惟其书文简意奥，非注莫明。自吴吕广迄今，注者五十余家，皆据通行本，多不免承讹袭谬，曲解失真。吾师长安黄竹斋夫子，于十年前往鄞访求仲景遗书，并得桂林罗哲初秘本《难经》，较诸通行本，条理区别，甚为的当。喜其数千年之讹谬有所订正，越人之活人书得以重光，遂为之序刊以大其传。乙酉岁，于著成《周易会通》《老子道德经会通》《针灸治疗会通》《本草考正》等书，脱稿之余，复取此秘本《难经》为之注释，详稽而博考，援古以证今，独抒心得之秘，阐发是经之蕴。谬误疑义，无不尽晰，诚医林之鸿宝，当代之杰作也。又以越人道衍农、黄，仁被万世，不能不考索事迹而彰诸天下，遂纂辑"越人事迹考""历代《难经》注家考"，附于卷尾，以集是书之全。其先生之用意精微，古今来注此经者，未能有若是之备，可谓集《难经》之大成者矣。此稿于立春日着手，至春分日告成，命曰《难经会通》。先生为吾关中博学有道之士，素甘淡泊，不鹜名利，隐居樊川，专事著述。于民初著有《伤寒杂病论集注》《六经提纲》《针灸经穴图考》《竹斋性理丛刊》等书，早已风行海内，久为医林所重。脱稿未印者，有《伤寒杂病论新释》《人体生理略说》《经方药性辨》《伤寒杂病论类编》《类证录》、歌括数种。其外有《各科证治全书》，已脱稿者十余卷。关于天文、地舆、算数、兵农、经史、名学，均有专著。其稿盈积数尺，皆洋洋大观。近岁犹有

《伤寒杂病论第十二稿会通》之撰，尚未刊行。先生今已六旬有三，而精神矍铄，健步如飞，终日正襟危坐，手不停披。其庄敬康强，为人所欣慕宾服者也。尝见今世之士，假医名而鬻文书局，恃才华而疏注医籍者甚夥，临证则瞠目咋舌，无术可施，所谓"著述虽有千言，治病实无一方"。其先生者则不然。不特专于著述，而犹精于治疗，凡遇沉疴痼疾，着手莫不立愈，病者辄以"扁鹊复生，无以加此"誉之。先生之学，可称体用赅备，乃非一般著述者所能及也。所以社会人士每求先生大著公世，以利人群，礼亦辄请之。先生尝谓商订之处尚多，不宜早印，待他日斧正妥当，再行公世未为晚也。今春世局突变，陕境频于阽危。礼虑先生数十年之心血，倘付劫灾，殊为可惜，极怂恿付印存稿。先生意果，遂同印局酌商。不意物价狂涨，竟为经济所限，弗能随欲。乃购置石印机一部，在家觅工书印。工具已备，书家尤难。礼应分负此劳，以襄伟业。自恨体力薄弱，不克胜任。而先生竟不畏难，援笔亲书。先生素重大业，不屑小技，所以字迹虽不秀丽，而笔力刚劲丰润，颇有鲁公之风韵。《周易会通》已印讫，刻拟书印《难经会通》。礼抱疾兴起，窃念先生于世局阽危，物价狂涨，金融波动，经济掣肘之下，完此巨工，令人实有望尘莫及之感。而先生志学之坚苦，撰著之劳瘁，经营之惔淡，书印之艰辛，皆有不可没灭者也。礼追骥先生之后，自分庸愚，不能宏扬先生之丰德伟业，增愧益甚。谨将先生志学之苦行公诸海内，以勉后之学者，且以自勉焉。岁在戊子暑月，泾阳门人米锡礼敬跋于樊川止园之定性洞。

现存主要版本及馆藏地：

1948年樊川乐素洞石印本，国家图书馆、北京中医药大学图书馆等。

《难经讲义揭要》二卷　　　　　　　　　　　［1940］　存

张俨若编

现存主要版本及馆藏地：

民国中兴石印馆石印本，吉林省图书馆。

《难经注论》　　　　　　　　　　　　　　　　1942　存

吴琴侪撰

初稿征正启（第一册）：医之为道，理阴阳，仁民物，故有良相之称。著述之事，尤不敢冒昧为之。十年读书，可以魁天下；十年研医，不敢谈著述。盖医理广大精微，上而天文，下而地理，中而人情，皆宜洞达，即细而格物致知，亦莫不与医药有关。是以阴阳之变化、五行之生克、动静之相因，虽穷讨终身，未易造其极。呜呼！至矣！余生也晚，研医有年，略识皮毛，罔窥奥窔。今承孙师委命，与同仁姜明振、姜凤九、白允升、傅敬斋、姜潜庵、车健平诸君，研讨《内》《难》。同仁俱受孙师薪传，才颖学深，余不过贡一得之见而已。《难经》甫讲十余章，同仁欲将讲义所积梓而传之。用意固善，第丛稿芜杂，删润未遑，若不就正通儒，仅我辈闭门造车，则自误误人，恐将下阿鼻地狱，不足赎其罪矣。爰草宣言，惟希同道明达之读是编者，不吝金玉，纠正疵谬，俾成较完之作，则匪特积德一己，抑且荫福子孙，添一卷之《青囊》，活万世之白骨。诸公孰非医界功臣乎？是则区区隐衷所祷祀以求者也。

初稿征正启（第二册）：医之为道，理阴阳，仁民物，故有良相之称。著述之事，尤不敢冒昧为之。十年读书，可以魁天下；十年研医，不敢谈著述。盖医理广大精微，上而天文，下而地理，中而人情，皆宜洞达，即细而格物致知，亦莫不与医药有关。是以阴阳之变化、五行之生克、动静之相因，虽穷讨终身，未易造其极。呜呼！至矣！余生也晚，研医有年，略识皮毛，罔窥奥窔。今承孙师委命，与同仁姜明振、姜凤九、白允升、傅敬斋、姜潜庵诸君，研讨《内》《难》。同仁俱受孙师薪传，才颖学深，余不过贡一得之见而已。《难经》甫讲三十章，同仁欲将讲义所积梓而传之。前已印第一册，兹续印第二册。用意固善，第丛稿芜杂，删润未遑，若不就正通儒，仅我辈闭门造车，则自误误人，恐将下阿鼻地狱，不足赎其罪矣。爰草宣言，惟希同道明达之读是编者，不吝金玉，纠正疵谬，俾成较完之作，则匪特积德一己，抑且荫福子孙，添一卷之《青囊》，活万世之白骨。诸公孰非医界功臣乎？是则区区隐衷所祷祀以求者也。

王士青序（第三册）：《难经注论》乃北京实善社吴琴侪夫子所讲，门人所窃闻而手录者也。仆亦实善社弟子，只以糊口四方，未能立志习医，愧歉良深。然闻之本社同道言：医之为道，非深求农轩，无以探其原；非精研仲景，无以穷其变。《内经》《本草经》《伤寒论》诸书，曾经本社孙子云夫子先后讲毕。《本》《内》二经早已付印，《伤寒论》现正在校对中，惟《难经》文古辞奥，与《本》《内》二经同。吴师受孙师之托，讲解此书，教授弟子，意在继续孙师之志愿，发扬国学，振兴中医。并创立中医学院，以此为课本。不意事与愿违，讲至四十一难因事中辍，诚憾事也。一难至二十九难，已分两期付印。三十难至四十一难，讲稿虽存，尚未整理。仆恐此稿日久散失，拟编辑成书，捐赀续印。商之姜君瑞年、凤九、潜庵诸君，皆欣然赞同。遂由姜君瑞年搜集遗稿，嘱托姜君叔来从新钞写校对。今甫蒇事，付诸铅印，真幸事也。兹当付梓，谨缀数言以志其实。壬午二月，北京实善社弟子元真王士青谨识。

现存主要版本及馆藏地：

1942年北平慈济施诊所铅印本，中国中医科学院图书馆。

编者按：据吴琴侪征稿启示及王士青序言，此书实为吴琴侪在北京实善社讲授《难经》时所编课本，共出版三册。第一册1935年出版，为一难至十二难；第二册1937年出版，为十三难至二十九难；第三册1942年出版，为三十难至四十一难。

《难经秘解讲义》　　　　　　　　　　　　　　　　[1948]　存

孟世忱编

凡例：《难经》一书为医学中最重要之书，以《内经》切脉法为古法，今用之法皆为《难经》切脉法，不可不知也。

《难经》之"难"字，应读为平声，不易之意也，不可读为去声，致使意义不合。

《难经》一书，乃秦越人先生所著。传至华佗，烬文于狱。后为吴医吕博，重为编次。故文义欠缺，错误难免，直至于今。

错文不改，遗害无穷。非但学者不明，且妨碍医道之进步。故逐条改之，以除后患。

注解《难经》诸家，见解各有不同，对于要法未能明解，故本讲义中皆不引用。

本讲义中先解要意，再解问答中之理法，为使读者便于施用。

本书所引经旨，非全为《内经》，佛、道各经亦有之。不指出章节，因所引经文多有不合者，察之不合，反误光阴。

本讲义中加以流行对待之名者，为使读者深明阴阳之用、物理化学二性之理，以助医学之进步。

本讲义中多证以科学原理，详明用法，专备实用，不涉空谈。

现存主要版本及馆藏地：

民国北京孟氏诊所铅印本，国家图书馆、中国中医科学院图书馆等。

《黄帝八十一难经简释》　　　　　　　　　　　　　　存

著者佚名

现存主要版本及馆藏地：

抄本，中国中医科学院图书馆。

5. 内经难经合类

《内难经病理医理学》　　　　　　　　　　1918　未见

著者佚名

编者按：《中国中医古籍总目》著录，1918、1925年广东医学实习馆铅印本，藏于广州中医药大学图书馆，据查未见。

《黄帝内经分类讲义》　　　　　　　　　　1919　存

附《难经讲义》

陈月樵编

现存主要版本及馆藏地：

1919年广东中医教员养成所铅印本，上海中医药大学图书馆。

编者按：《难经讲义》为方起南集注，成书年代不详，陈氏附于其《黄帝内经分类讲义》之后。

《鬼傤术》三卷　　　　　　　　　　　［1925］　存

陆锦燧（晋笙）编

徐相任序曰： 人生最难得者，其惟学术上之良友乎！廿余年来，逝者过半，若福州郑肖岩、宁波徐友丞、绍兴何廉臣、同里陆晋笙、嘉定张山雷，或则墓木已拱，或则遗书待梓。人才之憾，亦学术之厄也。之数君者，皆年长于余，惟肖岩寿最高，友丞未逾中年，余皆在花甲外；于学术上均有相当之努力与成绩，诚国医界之先觉，海内一致推服无异辞。今国医未有学校系统，学科尚未确定，学术尚在过渡时代，而回首良友，都成异物，人琴之痛，曷其有极！顷者，晋笙先生哲嗣成一世兄，以其尊人遗著欲刊以传世，索序及余。余虽亦垂垂老矣，学殖荒落，所志所事，百无一成，然对于亡友，固犹耿耿在念也。今其哲嗣箕裘克绍，能善体先人之志，不没其心血所萃。卒能刊而行之，与及身所刊者同传于世，俾后学者得窥其全豹。有子如此，于是晋笙为不朽矣。晋笙故为吾吴著族，早岁蜚声庠序，文名藉甚；中年入政界，其治迹班班可考，未遑悉数；医学造诣甚深，且虚心不自以为是，受其回春之患者，至今犹称道弗衰。其课子女也，文字之余兼及医学。所生丈夫子四人、女子子六人，皆钦闻庭训，无不知医，尤为难能可贵。成一世兄由苏来沪，少年老成，能世其家学。余嘉其能成父之志也，故乐为之序。中华民国二十四年八月二十五日，同里徐相任谨序。

弁言： 黄帝召集良医鬼臾区、傤货季、岐伯、伯高辈作《内经》。其书失传，明医理者撰集遗闻賸义，成《素问》《灵枢》两经，传世即名曰《内经》。虽非原书，而博大精微，实万古不磨之作。其博大也，推原于一气，化为三清，参天地，包万物，六纪变迁，气运之递嬗，五方高下，气候之异宜，在在与人身生理学、病理学相贯通。其精奥也，津液血气变化之神奇，经脉营卫运行之迟速，如璇玑玉衡，同七政以斡运。其细微也，脉络之多少，筋骨之长短，膜原腧穴之所在，莫不一一详细。惟文义艰奥，难于卒读。扁鹊作《难经》，发八十一难以阐明之，文亦简古。迨张景岳作《类经》，薛生白取其书删订之，名曰《医经原旨》，颇有功于医家。但其书皆就医家合用者而录之，似乎遗其精义取其粗迹。然布帛菽粟实为日用之资，至可宝可贵也。我今以后学惮于读《内经》也，于是摘《素问节要》《灵枢节要》两种。复以先读《难经》再读《内经》，易于明了也，于是摘《难经节要》一种。又以《原旨》一书文义浅明，非若《内》《难》古文辞之艰涩也，于是摘是书，名曰《雪梯》。先阅此书，为读《内》《难》之梯阶，此简而又简，循序渐进之法，后学其有意乎？

陆培初跋曰： 世人多诟中医徒尚气化不务实验，不知人体脏腑、脉络、筋骨之所在早载《内经》。第以病症之来顷刻万变，仅恃形迹不能穷其情，是以推原立论，将人之所以生、所以死、所以病，一归诸阴阳气化，为后世宗法。惟其言简古，难于卒读。先君凤通训诂小学，尤好岐黄家言。曾择其浅明正确者，分类编纂《医述》十种，为由浅入深、循循善诱计。复节《内》《难》之精义及《医经原旨》之说论，摘录成帙，俾后学者明人体之结构、病症之原理。乃未及厘定，溘然长逝。初幼承庭训，讨研医学，偶读遗泽，曷胜泫然。谨付刊印，以公于世。乙亥仲夏，培初谨识。

现存主要版本及馆藏地：

1935年苏州毛上珍印书馆铅印本，天津中医药大学图书馆、山东中医药大学图书馆等。

编者按：《鬼儆术》一书分为四部分：《雪梯》《难经节要》《素问节要》《灵枢节要》，故归为"内经难经合类"。

《内难精华讲义》　　　　　　　　　　　　1933　未见

谢汇东撰

谢汇东自序曰： 宇宙间之万事万物，惟学问可以演绎之，真理可以归纳之。虽宇宙间一事一物之微，莫不附具有学问，范围以真理。不过世界万国，文字不同，而其学问有天然不能一致。苟能即事物究心钩考，从学问上演绎，向真理方面进行，必万殊归纳于一本，而出于自然化合。

以宇宙事物之真理，皆能出于自然化合，况最有标准之医药学术乎？时至今日，中西医学酿成新旧争潮，诚天然不能一致。然中西医学之目的，同为人体谋健康，虽中西医学分歧，而其真理有可以化合者。据我国医学，本筑基于阴阳。考伏羲之作阴阳，原藉以分配天地人物，以发明化生之原理。至神农氏作，始以本草分上中下三品，作为养身疗病之具。及黄帝著《内经》，特取阴阳以发明医药之真理，而近世所谓生理、病理、药物调剂、诊断诸大原则，无不赅括其中。以《内经》所详医药之真理，而与今之生理、病理、药物调剂、诊断等学，逐一融会，实多相符。《内经》一书，诚可谓集医药之大成。迨后数百年，秦越人著《难经》，取《内经》八十一篇命名，即本《内经》之真理，又从而发挥。是《内》《难》二经，诚足以垂法千古矣。然今之评《内》《难》二经者，谓其中所详之阴阳为玄学，非科学；又以《内》《难》乃秦汉文字，非黄帝、越人之作。殊不知《内》《难》之取阴阳，原所以代名人体药物，藉以发明医药实用，非空究夫阴阳玄理。且不知《内》《难》流传，在具有医药真理，切符乎医药实用，宜不必拘拘乎传人。究之《内》《难》二经，相传数千年，兵燹叠见，原书不无脱简，后人从事搜罗，恐非全璧。是《内》《难》中之学理，切符今之科学者固多，其间文近古奥，理涉玄虚者，亦复不少。以《内》《难》全书，令后学卒读，不免稍有遗误。余忝列医界，不忍神圣绝学日就退化，特奉令创办汉口医药学社。根据中央国医馆整理国医药学术之旨，采《内经》中之精华，逐一释以科学，以求归纳于真理，演绎成有系统之精确学说，即颜其名曰《内难精华》，藉以发扬炎黄大道，而纳后学于新径，臻群众于健康云。中华民国二十二年三月八日，湖北天门谢汇东序于汉口医药学社。

编者按：此书未见单行本，《国医公报》第一卷第四期（1933年）、第一卷第五期（1933年）曾连载。

《内难概要》　　　　　　　　　　　　　　1934　存

蔡陆仙撰

现存主要版本及馆藏地：

1. 1934年上海新中医研究社铅印本，中国中医科学院图书馆；

2.《中医各科问答丛书》本,中国中医科学院图书馆、上海中医药大学图书馆等。

《内经难经》　　　　　　　　　　　1935　未见

杨叔澄编

编者按:《中国中医古籍总目》著录,1935年北平华北国医学院铅印本,藏于内蒙古自治区图书馆,据查未见。

《内难经生理学撮要》　　　　　　　[1935]　未见

何佩瑜撰

总论:治疗疾病,要素有五:一曰生理,二曰病理,三曰医理,四曰治疗物质,五曰施用方法。五者俱备,然后克尽治疗之能事,亦知所先后,然后能下探讨之工夫。五者之中,生理居首。知生理之常,然后知生理之变。病理者,即生理受各种冲动而变异。医理者,即排除冲动之障碍,使复生理之常。治疗物质及施用办法,则恢复生理常态之工具也。然生理学者,尤为治疗疾病要素中之要素,可断言矣。我国治疾病之学(统称医学),发明在四千余年以前,为全世界医学之先导。炎帝神农,黄帝轩辕,周之秦越人,汉之张仲景、华元化,对于生理、病理、医理、治疗方法,无不研而精之。而黄帝内外经、越人内外经,论人体生理尤详。可知先圣、后圣,莫不以研究生理为医学要素中之要素矣。兹欲表露生理学为我国先圣所发明,故单就生理立论。至于病理、医理、治疗方法,虽同载先圣医经,以不在吾人现所欲言之范围,故概从阙略。夫生理云者,言人体生存之理也。故生理学之原则,含有两种意义:一曰组织,一曰体功。组织者,言身体构造之形状,从解剖其全体,用器械检视而得之,可名曰实质生理。体功者,言身体活动之功用,从天气地气之交感,七情六欲之激刺,受种种环境支配,而显现各部分之机能,用充分理想而得之,可名曰气化生理。以实质纳气化,以气化运实质,然后有生机可见,有理性可寻。故必合实质、气化,两者统其全,然后可以言生理学。《内》《难》诸经所论人体生理,详于体功之气化,而略于组织之实质,且散见于各篇,作混合之理论,以视近世发明之体学专书，纲举目张，有条不紊，则我国先圣之生理学，似乎不合逻辑矣。职是之故，而"中国医学不重解剖""不合科学方法"，种种无稽谰言，风起云涌矣。岂知近世体学专书，系言组织之实质，故应当纲举目张，有条不紊也。《内》《难经》论生理，系言体功之气化，故不妨散见各篇，互相发明也。各得生理之一端，未窥生理之全豹。彼此皆未合逻辑，亦犹五十步笑百步耳。而近世之体学专书，则居然自称体功学矣，居然自称生理学矣。舍天地之交感，遗情欲之激刺，而谓人如机械，由各部分之机官自动，遂曰此为体功，此为生理。动物之生机理性，岂若是其简单者哉？试思死人之尸体，其各部之组织不犹是耶，而何以既死则机官不能自动？单以组织为生理者，思之能勿哑然失笑乎？然而我国先圣，既能发明生理之体功，何独不能发明生理之组织？非不能也。代远年湮，散失不全之故耳。有说乎？曰：有。何从而知之？曰：一以事实比较而知之，一从他书所载而知之。《内》《难经》虽专论体功，而对于骨骼、筋肉、皮肤之位置、形状，与夫消食、循环、呼吸、排泄、神经各系统，以及五官器、生殖器各机能，无一不与近世体学专书相符合。以此比较，则知《内》《难经》论生理体功之外，必另有专书以论生理组织。又考《汉书·艺文志》，载有"《黄帝内经》十八卷，《外经》三十九卷；《扁鹊内经》九卷，《外经》十二卷"。所谓"内经"，乃言体功之运于内者，今所传《灵枢》《素问》《难经》是也。所谓"外经"，必言组织之现于外者。有其名不见其书，其为散失无疑，此从他书所载而知之者也。生理组织既由解剖而得，而我国解剖学亦发明最先，且历代皆有继起者，试为列举如下。《史记》载黄帝臣俞跗"剥皮解肌，决筋搦髓，湔浣肠胃，漱涤五脏，以治百病"，此解剖家之鼻祖也。《灵枢·经水篇》曰"八尺之士，皮肉在此，外可度量切循而得之，其死可解剖而视之"，此解剖学之先河也。《抱朴子》仲景穿胸纳赤饼，《三国志》华佗擅破腹针刺术。《汉书》王莽诛翟义之党，使太医尚方与巧屠共刳剖之，量度五脏，知所终始以治病。崇宁间，泗州刑贼，郡守李夷行遣医并画工往视，决膜摘膏肓，图之，校以古书，无少异者。《赤水玄珠》何一阳云："余以医从师征南，历剖贼腹，考验藏府。心大长于豕，而顶平不尖；大小肠与豕无异，惟小肠上多红花纹。"又如王清任自行剖验死尸，著有《医林改错》。此皆中国发明解剖学最先，历代皆有继起之明证也。西洋解剖学之发明，尚后于中国数千年。近人丁福保有曰：考西国古时，未有解剖人体者。当希腊隆盛时，恩氏、毕氏等哲学家与当时之科学家，始行解剖动物。至吾国西汉时代，埃及之亚历山大学派若海氏等，始实行人体解剖，而高氏则解剖猿体，以测度人之内脏。至十六世纪之初，有庵氏、乌氏者出，再行人体之解剖，辨正猿体解剖学之谬误。由此观之，解剖生理，果为孰先发明？谓中国医学不重解剖，于科学全无根据，说者不自知其陋，抑亦大可怜矣。惟然。而吾国生理学专书，已失却《黄帝外经》《扁鹊外经》，实缺少组织生理之一部分，乌可不礼失求野，取人之长，补我之阙？犹幸西洋解剖学输入中国已有百数十年，其中不少专书堪为吾人借镜。溯自有清道咸之世，英医合信氏著《全体新论》，德贞著《全体通考》，美医柯为良著《全体阐微》，惠亨通著《体学新编》，施尔德著《体学全旨》，已灿然大备。又如英人哈利勃吞所著之《哈氏体功学》，日人森田氏所著之《解剖学讲义》，皆为最新最详，脍炙人口。有志精研体学者，不可不深致意也。兹为表明先医之学说，发扬民族之精神，取《内》《难经》所言生理体功学，撮其大要，著之于篇，而择西说附于其旁，以相印证。至于编述次序，则取西洋解剖学，分骨骼、筋肉、皮肤、消化器、循环器、呼吸器、排泄器、神经系、五官器、男女生殖器，以次排列。如吾友黄新彦博士所言"打破门户之见，造成系统之学"云尔。至于学问空疏，望高明进而教之。

编者按：此书未见单行本，《国医杂志》第十六期（1933年）、第十七期（1934年）、第十八期（1934年）、第十九期（1935年）、第二十期（1935年）曾连载。

《内难科讲义》　　　　　　　　　　　　　　1936　存

马乐三诊疗院编

绪言：《内经》《难经》，为国医之宗，治疗之本。后人多畏难不前，共趋捷径。殊不知后世杂书虽易，距道则远。欲速不达，入室尤难。本院专为保存国粹，先解决根本医学，然后归纳科学，整理以最新方式，并立法院长孙赠本院之讲义题词"发扬国粹"四字，足征本院讲义之取材也。兹于《内难科》内分九大章，向详说之，摘取《内》《难》两书之菁华，以飨同学，庶不忘国医基础之所在也！

现存主要版本及馆藏地：

1. 1936年马乐三诊疗所铅印本，中国中医科学院图书馆、广州中医药大学图书馆；

2. 1940年天津中国国医函授学院铅印本，中国中医科学院图书馆。

编者按：《内难科讲义》一书在《中国中医古籍总目》中著录为两条：一为"《内难科》，1936，马乐三诊疗所编"；一为"《内难科讲义》，1940，中国国医函授学院编"。查1936年本与1940年本版权页，确如《中国中医古籍总目》所记。但中国中医国医函授学院为马乐三于1928年创建，且两书正文内容相同，实为一书的不同版本。今著录为一条。

附　皇汉医学医经

1. 素　问

《素问识》八卷　　　　　　　　　　　　　　1806　存

（日）丹波元简撰

提要： 本书为东都丹波元简氏所辑，氏夙承箕裘，又奉庭训，而治《素问》之书，究读太仆之注，旁考嘉祐诸辈，咸感未臻精备，遂采诸家之说，参以经传之籍，补遗正谬，阐发经旨，而辑《素问识》，所谓识也者，以《素问》词简义深，不易通晓，非读其书则不能识其义也。全书一帙，厘为八卷，卷首先列《素问解题》，以便检考，次述《素问汇考》，以明真相，再次列历代注释家之书目。全书八卷，六十八篇之卷目，一一揭示编撰程序，本书一卷为《上古天真论》至《阴阳应象大论》凡五篇，二卷为《阴阳离合论》至《平人气象论》凡十三篇，三卷为《玉机真脏论》至《阳明脉解篇》凡十二篇，四卷为《热论》至《咳论》凡八篇，五卷为《举痛论》至《厥论》凡七篇，六卷为《病能论》至《长刺节论》凡十篇，七卷为《皮部论》至《调经论》凡七篇，八卷为《缪刺论》至《解精微论》凡十篇，各篇撷取精要，并摘先辈注释，分条详述，颇见明畅，而钩取经旨深义，较明清诸家，尤为精备也。

丹波元简序曰：丹溪朱氏云：《素问》，载道之书也，词简而义深，去古渐远，衍文错简，仍或有之，故非吾儒不能读。信哉言也。余蚤承箕裘之业，奉先考蓝溪公之庭训，而治斯经，专主王太仆次注，矻矻菲枕，十余年矣。然间有于经旨为惬当者，又有厝而不及注释者，虽经嘉祐阁臣之校补，犹未能精备焉。于是探择马莳、吴崑、张介宾等诸家之说，更依朱氏之言，参之于经传百氏之书，以补其遗漏，正其纰谬。至文字同异，释言训义，凡可以阐发经旨者，简端行侧，细字标识，久之至侧理殆无余地矣。迨庚戌冬，擢于侍医，公私鞅掌，呼吸不遑，遂投之橱中，不复为意。辛酉秋，以忤旨被黜，而就外班，遽为闲散，是以再取而翻之。欲有所改补，奈何年逾半百，双眸昏涩，不能作蚕头书，因窃不量荒陋，别为缮录，厘成八卷，名为《素问识》。如其疑义，则举众说，不敢决择是非。诸家注解与王旧说，虽异其旨，亦可以备一解者，并采而载之。虽未能择斯道之至赜，钩经文之深义，然视之明清诸注，句外添意，凿空臆测，以为得岐黄未显之微言者，其于讲肄之际，或有资于稽考欤。呜呼，先考逝矣，而六年于今，其将质谁？稿初完，不禁废卷而三叹也。文化三年丙寅岁秋九月十有一日书于柳原新筑丹波元简廉夫。

丹波元坚跋曰：医家之有《内经》犹儒家之有六经焉，仲景则绍圣而述者也，《内经》之所既言，仲景略而不论，《内经》之所未尽，仲景推而演之，其说互相为表里，本非分镳而驰者，近世有一二，安庸人既臆错仲景书，又横生訾议，目《素问》为诐说，无识之徒受其簧鼓，争相附和，响然一辞，不可究诘，良可叹也。先教谕蚤奉家训，笃志复古，天明以来，主以《内经》讲于医庠，使生徒知所向方，既又撰《素问识》一书，以为后学梯航矣。大旨以为今世所传，莫旧于次注，然朱墨杂书，字多讹误，林亿等颇有是正，犹未为赅备，于是核之晋唐各家，悉加校勘，又以为读古书，必先明诂训，《素问》文辞雅奥，非浅学所能解，而明清诸注，往往望文生义，舛驳不一，于是一以次注为粉本，博征史子，洽稽苍雅，句铢字两，凡文义之疑滞不通者，莫不可读焉。又以为诂训既明，理蕴可得，而绎然注家或骛之高远，或失之粗莽，少能有实事求是者，于是芟其繁，掇其要，涵泳玩索，务推阐秘颐，且参对仲景之书，以示互相发明之旨焉。独至夫论运气诸语，终身驳正，不遗余力者，何也？盖《天元纪大论》等七篇及《六节藏象论》七百十八字，论司天在泉胜复加临之义，在六朝以前实所未经见，而其言大抵迂阔穿凿，无可足取，自王太仆屦入《素问》，而后沈存中、刘温舒始张皇之，至金元诸师，奉为科条，注家莫觉其非续为之解，又援其义以释经文，无怪乎经义之湮塞，而医道之日就固陋也。于是凡言涉运气者，概乎屏却，不敢使伪乱真焉。盖先教谕之薾枕《内经》实自弱冠，而屡经星纪，遂成是书，故能极其精核云。是书出则世，得祛前注之缪辖，窥轩岐之心法，而彼无识之徒必有所警悟，其功顾不伟乎哉！校刊始竣，不敢自揣，更叙先教谕之意，以谂世之读者，如《灵枢识》最成于晚年，将续刻以行焉。天保八年岁在强圉作噩十月戊午不肖男元坚稽首谨跋。

现存主要版本及馆藏地：

1. 1935年上海中医书局铅印本（《聿修堂医学丛书》本），中国人民大学图书馆、天津医学高等专科学校图书馆；

2. 民国上海大同书局铅印本，湖南省图书馆；

3.《皇汉医学丛书》本，国家图书馆、首都图书馆。

《素问绍识》四卷　　　　　　　　　　　　　　1846　存

（日）丹波元坚撰

提要：本书继《素问识》而作，阐扬《太素》之原理，繁征博引，颇称确当。其采用杨上善《太素经注》，亦足以补缺订误，宜为当世所传诵。名曰"绍识"，示述而不作之义。凡研究《素问》学者，皆当奉为圭臬也。

丹波元坚序曰：《素问绍识》何为而作也，绍先君子《素问》之识而作也。先君子之于斯经，自壮乃为人讲授，称为绝学，考究之精，宜无复余蕴，《绍识》之作，当为赘旒，而敢秉笔为之者，抑亦有不得已也。杨上善《太素经》注，世久失传，顷年出自仁和寺文库，经文异同，与杨氏所解虽不逮启玄之核，然其可据以补阙订误，出新校正所援之外者颇多，则不得不采择以赓续，此其一也。先兄柳沜先生夙承箕业，殚思研索，将有撰述，而天不假之年，中岁谢世，其遗言余论，卓卓可传者仍有读本标记存，固不得不表出以贻后，此其二也。近日张宛邻琦著有《素问释义》一编，其书无甚发明，然其用心亦挚，兼有可取，他如尤在泾等数家之说，或有原识之未及引用者，更有一二亲如寄赠所得者，俱未可全没其善，此其三也。乾隆以来，学者专治小学，如段若膺、阮伯元、王伯申诸人，其所辑著可藉以证明经义者，往往有之，亦宜摘录以补原识者矣，此其四也。此皆《绍识》之所以为作，而愚管之见亦僭录入，以俟有道是正之。昔姚察为《汉书训纂》，其会孙班续而著书，题云《绍训》，今之命名，窃取其义云。弘化三年岁在柔兆敦牂八月望江户侍医法印尚药兼医学教谕丹波元坚撰。

现存主要版本及馆藏地：

《皇汉医学丛书》本，国家图书馆、首都图书馆。

2. 灵 枢

《灵枢识》六卷　　　　　　　　　　　　　　　　1808　存

（日）丹波元简撰

提要：考《灵枢》之命名，起自唐中叶，王冰注《素问》，引本经文曰《灵枢》，马玄台云："灵枢"者，正以书为门户，合辟所系，而"灵"乃至神至玄之称，此书之切，何以异是。张氏云：神灵之枢要，是谓"灵枢"。王九达亦云：枢，天枢也。天运于上，枢机无一息之停，人身如天之运枢，所谓守神守机是也。其初意在于舍药而用针，故揭空中之机以示人。空者，灵，枢者，机也，既得其枢，则经度营卫，变化在我，何灵如之。考《道藏》中，有《灵轴》《玉枢》《神枢》等经。马玄台有云：晋·皇甫士安以《针经》名之，案本经首编《九针十二原》中，有先立《针经》一语。又《素问·八正神明论》亦有岐伯云：法往古者，先知《针经》也。是《素问》之书，亦出自《灵枢》首篇，后世王冰释《素问》，以《灵枢》《针经》杂名之。宋成无己释《伤寒论》，及引各医籍，凡引《灵枢》者，皆不曰《灵枢》，而曰《针经》，实始于皇甫士安也。但"针经"二字，只见于本经首篇，其余所论营卫腧穴、关格脉体、经络病证、三才万象，靡不毕具，虽每篇各病，必有其针。自后世易《灵枢》以《针经》之名，遂使后之学者，视此书以讹传讹，弃而勿学，深可痛也。不知《素问》诸篇，随问随答，头绪纷繁，入径不易，《灵枢》则大体完全，细目咸具，诚治医之南针也。日本丹波元简，精究斯经，乃引据各家注本，再从心得经验，阐发奥义，辨正讹误，著为《灵枢识》一书，实为治《内经》学者必读之书。原书用日本活字排印，初印仅百部，久已绝版，即日本亦不易得，今以重值购致，重为校雠，铅椠行世，以供同好。

引用书目：

校订各本并引据诸家注本

周曰校重刊本二十四卷　案此本于史氏旧帙，今举经文一依也

赵府居敬堂本十二卷　此盖《明史》所载赵简王所刊大字大板，纸刻蠲洁，尤为善本

吴勉学校刊本十二卷　收在《医统正脉》中

熊宗立重刊本十二卷

道藏本二十三卷　题云集注，而其实原文耳

马莳《注证发微》八卷　王九达合类全袭马氏，故不复录

张介宾《类经》四十二卷　薛雪《医经原旨》全抄节张书，故亦不复录

张志聪《集注》九卷

汪昂《类纂约注》三卷

案"黄帝内经"四字及八十一篇之义，详具于《素问识》，凡本经义训，《素问识》已解释者，今并省之，学者宜参考。

文化五年戊辰小春丹波元简廉夫识

元佶、元琰跋曰： 右先祖考所撰《灵枢识》六卷，向仅行钞本，琰先君深憾其传之不达，将为刊本，以公于世。乃与佶先兄谋，命佶、琰从家所藏稿本，重加订正，未及付梓，而先君、先兄不幸后先即世。不肖等以菲材猥恭先职，恒恐是举之荏苒不果，无以仰奉先志，会医黉新开活字局，遂俾千贺久征、余语瑞信及佶嗣子元昶等，更相雠校，从活字刷印，装成数部帙，庶乎与《素问识》并行，均为读此经者之津筏，虽未能若板本之精善，而抑亦先君、先兄表章遗书之意欤。盖尝考之，此经与《太素经》互相参对，旨意较然，不假旁引曲证者有之。从前诸家之说，更似骈拇枝指者有之，惜当日其书仍未出，俾其出先祖考在日，其所辨订补正，宜何如也。刻已告竣，并附著斯言，使后学有考焉。文久癸亥仲秋孙元佶、元琰拜手谨志。

史介生跋曰： 古人治病有针砭灸焫也，有按摩导引也，有祝由禁咒也，有汤液服啜也，有金石熨烙也，而近世治病除丸散膏丹之外，惟注重汤剂而已。如遇病在经络筋骨，势难奏其远效也，且善于针灸者，今亦寥若晨星矣。宜乎徐洄溪之言曰：《内经》治病之法，针灸为本，而佐之以砭石、熨浴、导引、按摩、酒醴等法，病各有宜，缺一不可。盖服药之功，入肠胃而气四达，未尝不能行于脏腑经络，若邪在筋骨肌肉之中，则病属有形，药之气味不能奏功也。故必用针灸等法，即从病之所在，调其血气，逐其风寒，为实而可据也。今丹波廉夫君以异国之人，亦能鉴及于斯，而勤求古训，博采众法，观其《灵枢识》之注释，详征博引，既参吾国前贤之名论，复采《难经》《诗经》《礼记》《左传》等书，以注解字义，即天文地理，亦了如指掌，嘉惠医林，厥功其伟。但

针刺固宜候其呼吸，而行疾徐补泻之法，即针之浅深，又分四时之不同。如春气在毛，夏气在皮肤，秋气在肌肉，冬气在筋骨，故有春夏刺浅，秋冬刺深之异。而其尤要者，在于神志专一，手法精严。《经》云：神在秋毫，属意病者，审视血脉，刺之无殆。又云：经气已至，慎守勿失，深浅在志，远近若一。如临深渊，手如握虎，神无营于众物。又云：伏如横弩，起如发机。古人之专精敏妙，据此可见一斑矣。且《灵枢经》为医学之权舆，发明经络脏腑之生成，疾病侵犯之原因，凡属医家，固宜详究，而针灸家尤为要书也。岁次乙亥绍兴史久华介生谨识。

现存主要版本及馆藏地：

《中国医学大成》本，国家图书馆、中国中医科学院图书馆。

3. 难 经

《难经注疏》二卷　　　　　　　　　　　1679　存

（日）名古屋玄医撰

宜春庵玄医序曰： 凡天下之理，特圣人之言为至善，《内经》《难经》俱圣人之作，而其言咸以为至善而不可疑怪也，其"三焦、命门俱有名无形"之说，胡特为疑怪哉。诸贤或出私意，新立有形之说，是非纷纷者，以为秦越人之作故也。且其"狂癫痫""伤寒有五"及"阳虚阴盛，汗之则愈，下之则死。阴虚阳盛，下之则愈，汗之则死"之言，疗病之机关，医家之模范也，而终无有明说，故欲因此取法而遂不能矣。间有读之者，已为文具，但随文解义而已。呜呼！仲景方之祖也，其书皆自《难经》《阴阳大论》而立方设法，而皆助阳抑阴之意也，又以"圣人治未病，不治已病"之言，置诸《金匮》之端，开卷第一之义也，请试论之。人感于风寒有头痛、发热、上逆、呕哕等之症，温散之不解，则退而治脾气温胃，则久则自解矣。若只用除邪清热之药，则脾气自然消衰。为难拯之症，然则此言圣人示人者切而邃矣。故我以为叔世无断膜刳肠之术，则宁不治病惟无杀人可矣。夫治未病者，保胃肠也，保胃肠者，无杀人之说也。非特治未病之言，知三焦命门而养之亦然，非特知三焦命门而养之，八十一篇无不皆为之而发也，仲景之书一言一句亦皆然矣。予有一得，曾作之解，或扣予曰："三焦、命门有名无形之说及其他所得者，顾应得听之乎，而不若与众，冀毕卷注之，施诸天下则大化忾于宇宙焉。"予曰："汝之言甚过矣，我恶敢关焉。"然因此生疑研究经义，则或可得真理乎，遂出《难经注疏》三卷与之。时延宝己未六月丙丑宜春庵玄医。

伊藤素安序曰：往昔圣人作《内经》以极其详，又制《难经》以提其要，医之有斯二经也，犹树之有根柢而乃统百氏之区别矣。后人以《难经》为秦越人之作，于其三焦命门则是非旁午矣。夫《难经》者古书也，夫人皆能知尊之，而翅信之者非知《难经》者也，斥之者将知《难经》者也，阐其非而终至夫是者，为真能知《难经》者也矣，盖以三焦命门者人身之枢要，医术之表的，假令《难经》为越人之作，若不宜谬然也，矧有说以通，未始悖乎《内经》，则以为圣人之作也，不亦宜乎。然而今也辨圣人之作，果其何为乎哉，辨圣人之作者，所以信三焦命门也，信三焦命门者，所以治疗之得则也，治疗得则而心有权衡而应变不穷，是医家所宜尽心而有能用其力者鲜矣。吾先生阅甫翁广穷医林，无书不见，而必质诸二经以检藏否其于三焦命门之说也，是非战乎方寸，而累年未决，一旦恍然似有得其说者，乃于三焦则辨形之字，义于命门则味为以二字，诸贤之疑顿释，而益知《难经》为大信矣，于是折衷诸注，作《难经疏》，至若夫癫痫狂证分辨亦孔昭矣。盖平昔之所得非但随文解义，每遇一病，必征之经，一理之不通也，必求之病。历试奕岁，开悟不鲜，且雅喜仲景书。近读程应旄《后条辨》有适其素襟，乃悟仲景之立方悉原乎《难经》也。是其所见岂浅浅也乎哉，门下诸生欲听《难经》解尚矣，先生尚恐噬脐未肯容焉，乃问荐请不已，迺出示之。唉，知《难经》者其惟三焦命门乎，罪《难经》者亦惟三焦命门乎，先人非之，后人是之，知是之之由非之，则《注疏》之作亦不无望于后贤也。延宝己未六月下浣宜春门人伊藤素安序。

现存主要版本及馆藏地：

1929、1932年上海中医书局铅印本，中国中医科学院图书馆、山东省图书馆、河南中医药大学图书馆。

《难经古义》二卷　　　　　　　　　　1760　存

（日）滕万卿撰

提要：《难经古义》二卷，日本滕万卿撰。《难经》旧有滑寿《难经本义》二卷，所采凡十一家，诵习者皆以宏富多之，滑注多笃实，亦有随文顺释者，是书所释，时有新意，间视滑注为胜。《难经》传写既久，文字恒有错简，滕氏为前后移易，故编次亦异于旧本。明方中行、喻嘉言更迭《伤寒论》篇章，著《伤寒条辨》及《尚论篇》，此书以己意更易《八十一难》，盖《难经》注家中之方、喻已。

附言八则：斯书历年之久，简残篇缺，曾经吕广重编，文辞楷尚差池，且以数目蒙诸难字上，恐吕氏编次时所加，以为后世不可更易之式，顾是古之所无也，今悉削去。

"难"，"问难"之"难"为是。皇甫谧《帝王纪》曰：黄帝使扁鹊旁通问难八十一，古之义也。滑寿《汇考》中所载虞、欧二氏之说得之。

说者言曰：《难经》乃烬余之文，余乃谓不然。夫古籍旧典，不免乎散逸蠹鱼之患，固其所，岂唯《难经》，虽《素》《灵》亦复尔尔。矧华佗焚《活人书》云云，则不可指为《难经》，而后人动辄啧啧，以烬烬目之，故予言以雪其冤云。

《难经》一书，大月氏论辩《灵》《素》之奥，故其问答与《内经》异义者，前修稍疑其异，故徒依达竽滥其说，不则仇视攻击，或鸡肋斯书，将厌厌以废焉。是无他，不知其所以斡轩辕之蠹，卤莽枘凿，断以臆度，不足论已，试举一二。《灵枢》云：命门，目也。《难经》以为右肾。《素问》云：三部者头及手足，九候九穴动脉。而《难经》以为寸关尺浮中沉，其余或冲脉并肾经，反为胃经之类。每每若是，不暇枚数，学者察诸。

余所撰注，专息所以立问答之由，夫训字释名，诸家既已具，故不复赘。

前代注家卷首，多图各篇诸脉，以备初学便览，余谓徒画饼耳，安得知其真味哉！矧脉之为物，其犹水邪，观水有术，故圣人深得诸心，而象诸物，建名立号，欲令后人思以得之，图岂能明之哉！学者莫按图索骥。

全篇每句以白黑字分解者，白以弥缝正文语路，黑以直释其义，盖正文本简古，故不介以字诂，则其言难通畅，矧阴阳虚实字，最易混同。凡此书所谓阴阳，有指血气言，有指经脉言，有指尺寸及表里而言之，其虚实亦有邪正血气之分，非添字诂，何缘能别其义？览者莫以白字解为等闲看。

八十一篇，阙文错简，十居其半，滑氏《本义》中，仅出阙误十九条，其间所是正，或有未妥帖，余所撰次，备考前后问答接续，私考其简编，设虽未必得其本色，宁使学者连续易了尔。

滕万卿序曰：史称扁鹊饮上池水，洞视垣一方，观夫起虢尸、谶赵梦、相桓侯也，尽唯一长桑君之遇也，若非有探赜于鼎湖，安能中其肯綮。世医崇奉《素》《难》，犹且佚岐、扁之言，遣遣有所支离，以余观之，抑在扁鹊，则支离其辞，而不支离其道要之，不过干城轩岐，羽翼《灵》《素》，以补其阙，拾其遗焉尔，古之义也。予以轩岐之学，三十年于兹，讲究《难经》，日盛一日，顾其为书，编残简碎，非复扁鹊之旧也，注家因循，滥吹不鲜，具曰予圣，谁知乌之雌雄，亦唯人心如面，谁毁谁誉。夫医之为书也，要须理会，苟能若是，则所谓湔肠浣膜，非特传奇，二竖六淫，何尝申诞乃至空洞之峻，坦平可蹶，赤水之深，冯焉为涉，隆然而生于数千载之后，而推于数千载之前，极知僭逾，无逃壹是，皆因无所理会。吁嗟，道无今古，视古犹今，则今犹古，苟求其故焉，则上池可饮，垣方可洞，岂唯一长桑君之遇哉！亦岂唯起虢、谶赵、相桓哉！孟轲氏有谓苟求其故，千岁之日至，可坐而致也。果哉，未之难矣。略述端倪，题曰《古义》。宝历庚辰春正月望信阳滕万卿识。

正文末：余缵前修之业，自壮岁时讲究此书，业已数百遍，至今三十年所，无日不钻研。古人云：读书百遍，其义自通。不佞如万卿，虽未曾中其肯綮，然且莫寓意，以俟左右逢其原之日久矣。顾其距春秋时邈焉，则其言亦渊乎深哉。故其历世所注传，自吴吕广至明吴文炳，凡十有九家，愈繁愈杂，辟犹百川派分，无繇寻源，于是舟之方之，渐得观溯洄之澜，以问渤海之津。尝读《韩非子》《说林》，其中有言秦荆有郄，荆人傍说晋叔向，叔向论城壶丘可否，以令二国和焉。余读至是，喟然叹曰：乌乎！扁鹊设难之意，于叔向乎尽矣。无乃刻意叔向，以体扁鹊乎。乃余所注解，有取乎尔，亦有取乎尔。

仲实跋曰：家大人历年讲书之暇，折中诸家，独断为说，先是庚辰之春，将竣上木之事，不图罗祝融氏之灾，半已乌有，嗣后稍稍起草，今北复旧。然大人为业，奔走四方，不遑宁处，故门人泉春安再三校正，不佞仲实与焉，检阅已竣，乃请父执山公介净书，剞劂告成，因述其事，以谢迟滞之罪云。壬辰冬十月男仲实识。

现存主要版本及馆藏地：

1. 1930 年、1940 年上海中医书局铅印本，中国医学科学院图书馆、北京大学医学部图书馆；

2. 《珍本医书集成》本，国家图书馆、首都图书馆。

《难经疏证》二卷　　　　　　　　　　1819　存

（日）丹波元胤撰

提要：《难经》一书，即《黄帝八十一难》之简称也。本帙为《聿修堂丛书》之一，日本丹波元胤氏所撰，以近代如徐大椿之《经释》，浚明诸家未发之义，可谓后学津梁矣。元胤氏始究于诸家之注，继讲于家塾之徒，于是别编一书，名曰《疏证》，厘为二卷，以还隋旧，考经文以寻指归，采群籍以资佐证，每节原文之次，选辑滑伯仁、吕广、丁德用、虞庶、杨玄操等诸注，末附己所见解为按，则疏而可通，疑而可阙，此其所以名为《疏证》，而析理剖切，颇属精审，洵足启幽前秘，发蒙后学者也。

难经解题：《难经解题》一篇，先君子所撰也，元胤今仅以过庭所受之说，并著于录，举众说而证之，若其滕义，窃又补之，冠乎拙著之首。"八十一难"之名，昉见于汉张仲景《伤寒论》自序，而梁·阮孝绪《七录》，有《黄帝众难经》之目。《隋书·经籍志》曰：《黄帝八十一难》二卷注：梁有《黄帝众难经》一卷，吕博望注，亡。盖众，乃八十一之谓，《集注》题曰《黄帝八十一难经》，本义无"黄帝八十一"字，非其旧也，其以"黄帝"冠者，正与《内经》同。《淮南子》曰：世俗之人，多尊古而贱今，故为道者，必托之于神农黄帝，而后能入说。详见于先子《素问解题》。《素问·离合真邪论》曰：九九八十一篇，以起黄钟数焉。古书多以此为数，《素》《灵》《老子》皆然也。虞伯圭曰：古人因经设难，或与门人子弟问答，偶得此八十一章耳。未必经之当难者，止此八十一条也，此说不可从。陈祥道《礼记讲义》曰：太玄八十一家，象八十一元士，少则制众，无则制有，盖太玄取诸太极而已，故其数如此。老子之书，终于八十一，《难经》止于八十一，皆此意欤。王伯厚《困学纪闻》曰：石林谓，太玄皆《老子》绪余。老氏：道生一，一生二，二生三。三之为九，故九而九之，为八十一章，太玄以一玄为三方，自是为九，而积之为八十一首。"难"，是问难之义。《帝王世纪》云：黄帝命雷公、岐伯论经脉，旁通问难八十一为《难经》事物纪原。隋萧吉《五行大义》、唐李善《文选七发》注并引此经文曰："黄帝八十一问"云可以证焉。唐《艺文志》有耆婆八十四问、许咏六十四问，盖本此。陈振孙《书录解题》载《难经》二卷曰：难，当作去声读。欧阳圭斋曰：《难经》，先秦古文，汉以来答客难等作，皆出其后，又文字相质难之祖也。元胤按：《史记·黄帝本纪》云：死生之说，存亡之难。《索隐》：难，犹说也。凡事是非未尽，假以往来之词，则曰难。又上文有死生之说，故此云存亡之难，所以韩非著书有《说林》《说难》也。八十一难之难，得之其义益明。或读为平声，非也。杨玄操序曰：名为八十一难，以其理趣深远，非卒易了故也。僧幻云《史记附标》载杨玄操《音义》曰：难，音乃丹切。黎泰辰序虞庶《难经》注曰：世传《黄帝八十一难经》，谓之难者，得非以人之五藏六府隐于内，为邪所干，不可测知，唯以脉理究其仿佛邪。若脉有重十二菽者，又有如按车盖，而若循鸡羽者，复考内外之证，以参校之。难乎！纪天锡进《难经集注》表曰：秦越人将《黄帝素问》疑难之义，八十一篇，重而明之，故曰《八十一难经》。滑寿曰：按欧、虞说，则难字当为去声，余皆奴丹切。此经不详何人作，隋以上则附之于黄帝，唐而降

民国医籍考

医经卷 附 皇汉医学医经 难经

则属之于秦越人，隋《经籍志》云：《黄帝八十一难经》二卷，盖原于《帝王世纪》之说也。杨玄操为秦越人之所作也。杨玄操序曰：《黄帝八十一难经》者，斯乃勃海秦越人所作也。越人受桑君之秘术，遂洞明医道，至能视彻藏府，刳肠剔心，以其与轩辕时扁鹊相类，乃号之为扁鹊。又家于卢国，因命之曰卢医。世或以卢扁为二人者，斯实谬矣。按黄帝有《内经》二帙，帙各九卷，而其义幽赜，殆难穷览，越人乃采摘英华，抄撮精要，二部经内，凡八十一章，勒成卷轴，既弘畅圣言，故首称黄帝云。元胤按：王惟一集注本，亦题曰卢国秦越人撰，盖据杨玄操之言者，《扬子法言》曰：扁鹊卢人也，而医多卢。王勃云：秦越人始定章句。盖勃序见《文苑英华》，其言迂怪可疑。王勃序曰：《黄帝八十一难》，是医经之秘录也。昔者，岐伯以授黄帝，黄帝历九师，以授伊尹，伊尹以授汤，汤历六师，以授太公，太公授文王，文王历九师，以授医和，医和历六师，以授秦越人，秦越人始定章句，历九师以授华佗，佗历六师，以授黄公，黄公以授曹夫子，夫子讳元，字真道，自云京兆人也。盖唐《经籍志》云：《黄帝八十一难经》二卷，秦越人撰。按：开元中，张守节作《史记正义》，于《扁鹊传》首，引杨玄操《难经》序，则玄操开元以前人，而其属诸越人者，岂创于玄操欤。司马迁云：天下至今言脉者，由扁鹊。盖论脉莫精于《难经》，则其说之所以起也，然谓之扁鹊所作，唐而上无说，实为可疑矣。《八十一难》之目，已见于仲景自序，而叔和《脉经》，士安甲乙，往往引其文，则汉人所撰，要之不失为古医经，亦何必论其作者。《本义》曰：《史记·越人传》无著《难经》之说，《隋书·经籍志》《唐书·艺文》俱有秦越人《黄帝八十一难》二卷之目，又唐诸王侍读张守节作《史记正义》，于《扁鹊仓公传》，则全引《难经》文，以释其义。后附载四十二难，与第一难、三十七难全文，由此则知古传以为越人所作者，不诬也。详其设问之辞，称经言者，出于《素问》《灵枢》二经，而见于《灵枢》者尤多，亦有二经无所见者，其越人别有撼于古经耶。《经释》曰：云秦越人著者，始见于《新唐书·艺文志》，盖不可定然，实两汉以前书也。元胤尝考《素问》，其言雅奥，其理亦精，虽有汉人之所补缀，其实多周秦古书之文，若《灵枢》，则朱子称为浅易，较之《素问》，殆为雁行，而《八十一难》，则又其亚也。何者详玩其文，语气稍弱，全类东京，而所记亦多与东京诸书，相出入者，若元气之称，始见于董仲舒《春秋繁露》，杨雄解嘲，而至东汉，比比称之。"男生于寅，女生于申"，《说文》"包"字注、高诱《淮南子》注、《离骚》章句，俱载其说，"木所以浮，金所以沉"，出于《白虎通》，"金生于巳，水生于申，泻南方火，补北方水"之类，并是五行纬说家之言，而《灵》《素》中，未有道及者，特见于此经，其决非出西京人手，可以见矣。且此经诊脉之法，分以三部，其事约易明，自张仲景、王叔和辈，取而用之，乃在医家，实为不磨之矜式，然征之《素》《灵》，业已不同，稽之仓公《诊籍》，亦复不合，则想以其古法隐奥，不遽易辨识，故至东汉，或罕传其术者，于是名师据《素问》已有三部九侯之称，仿而演之，以作此一家言者欤。丁德用曰：《难经》为华佗烬余之文，吴太医令吕广重编此经。王文洁曰：扁鹊者，轩辕时扁鹊也，隐居岩岳，不登于七人之列，而自作《八十一难经》，以后秦越人注之，今书故称秦越人扁鹊，是特无稽之谈耳。姚际恒《伪书考》曰：《伤寒论》序云：撰用《素问》九卷，《八十一难》者，即指《素问》九卷而言也。六朝人又为此书，绝可笑，是亦臆测。胡应麟曰：《班志》：扁鹊有《内经》九卷，《外经》十二卷，或即今《难经》也。此说难凭。此经所论，一本《内经》之精要，以发其蕴奥，而较诸《素问》《灵枢》之义，往往有相诡者，是果何也。《素》《灵》称古之《内经》，而取两书较之，亦往往有歧义相乖者，《内经》中已如此，又取《素》《灵》，而篇篇较之，其言有前后相畔者，一书中亦复如此，况《难经》虽原《内经》，而其实别是一家言。《春秋》三传，各异其辞，古之说经立言，率皆为然，亦何遽取彼举此，而致轩轾耶！徐大椿《难经经释》：以此经有以《内经》文为释者，有悖《内经》文者，有颠倒《内经》文者，掎摭得失，而辨驳之，是未通古人立言之旨。吴文正公曰：昔之神医，秦越人撰《八十一难》，后人分其八十一，为十三篇，予尝慊其分篇之未当，厘而正之。其篇凡六，一至二十二，论脉，二十三至二十九，论经络，三十至四十七，论藏府，四十八至六十一，论病，六十二至六十八，论穴道，六十九至八十一，论针法。夫秦氏之书，与《内经》《素》《灵》相表里，而论脉论经络居初，岂非医之道所当先明此者欤。予喜读医书，以其书之比他书最古也。赠医士章伯明序。按吴氏六篇，视之于杨氏十三类，条理区别，甚为的当。元以后注《难经》者，未有表章者也。本义汇考，亦论分篇之义，与此约略相类，不及吴氏甄别之精也。夫《八十一难经》，古今之为笺释者，亡虑数十家，若吕广、杨玄操、虞庶、丁德用，其书虽亡，而王翰林《集注》，存其金说，滑伯仁《本义》所注，稍为妥适，而周仲立、王诚叔、冯玠、袁淳甫、谢坚白、陈廷芝等解，因其纂录，而得概见一二矣。纪齐卿《集注》，则《本义》所援，殊为仅仅，顷览宋本《史记·扁仓传》，其附标多载医家之言，中有纪注，及张洁古《药注》数十则。近代徐大椿《经释》，以《内经》之文，议《难经》之失，其言虽似乖雅道，注中浚明诸家未发之义者，亦不为少矣。若此数家，其传于今者，可以为后学之津梁也。其他则佚者居多，至于明熊宗立、张世贤、王文洁辈，不过剽袭《本义》之说，托名于作者之林耳。客岁戊寅，元胤窃读此经，以王氏《集注》为本，识其栏外，以诸家之注，备一时之研查，既为及门之徒，讲于家塾。奈何病目视短，不可快读细书，于是别编成一书，起稿于仲冬至日，至于今春三月念有五日，而始断手。颜曰《八十一难经疏证》，厘为二卷，以还《隋志》之旧，且据草庐胡氏之言，劚以六篇。噫！元胤识庸学梏，虽不能以闻圣言之蕴奥，评古贤之传注矣。谨考经文，寻其指归，旁探群籍，资为证左，质以过庭之所受，对床之所闻，而后反之蓓暗，以竭吾陋，疏可通而阙可疑，必有契于鄙意而止矣。然岂敢谓析理剀切，足以启幽前秘，击蒙后生耶。唯在讲肄之际，取便翻阅也。览者勿以赘述见罪，幸甚。东都丹波元胤识。

现存主要版本及馆藏地：

1. 1935 年上海中医书局铅印本（《聿修堂医学丛书》本），北京师范大学图书馆、河北医科大学图书馆；

2. 《皇汉医学丛书》本，国家图书馆、首都图书馆。

二、伤寒卷

《伤寒论讲义》　　　　　　　　　　　　　　1912　存

包识生（一虚、德逮）编

现存主要版本及馆藏地：

1. 1915年上海神州医药书报社铅印本，天津医学高等专科学校图书馆；
2. 1930年著者铅印本，上海图书馆；
3. 民国上海医学院油印本，上海图书馆；
4. 《包氏医宗》本，国家图书馆，北京中医药大学图书馆。

《伤寒表》　　　　　　　　　　　　　　　　1912　存

包识生（一虚、德逮）撰

查凤冈序曰： 尝闻火隐于石，非敲不见；泉伏于地，非掘不流。倘无敲掘之者，则亦万古千秋，终于石中地中而已。然敲之不善，火不发现；掘之不力，泉不尽流。此敲掘者之咎，而非石与地之咎也。岂知理之显也有其时，时之至也有其人。如《石鼓文》之注释百余家，至后人而《音训考正》著焉；《玉尺经》之混淆数百年，至后世而《地理辨正》出焉。盖创造者彼一时，发明者此一时，前后历数千年，一若待其人而后行者，非虚言也。今者欧风渐被，国粹将亡，扬西者不复扬中，喜新者几无喜古。斯何时乎，非否极则泰之时乎！苟无人以振作于其间，我中国圣经贤传，几湮没于断简残篇间矣。今有包君识生者，见中邦之医学，黑暗堪怜；仲圣之真传，幽光未发。幸先生家学渊源，克承手泽，先师衣钵，独得心传。兹将所著《伤寒讲义》诸书，付梓行世。是书一出，彼叔和之钓誉沽名，修园之遗经背旨，经先生数十年面壁之功，索其隐而阐其微，得以《伤寒》经旨，晦而复明，潜而复出，犹石与地之善敲善掘。而能事见矣。是书也，实大有造于天下者也。爰为之喜，而为之序。民国三年冬月，云间查凤冈贡甫氏拜撰。

包识生自序曰：《伤寒论》一书，世尚久矣。诸前贤称曰圣书，以为扁鹊、仓公无以加焉，后之学者莫不奉为矩范。但其文义古简，不类寻常，若非上智灵敏，终难洞悉其理。所以精斯道者，历代无闻。痛夫！先师已后，此论尘封。作注者数十百家，互相争讼，皆不能阐明其旨。行道者几千万人，缘儒入墨，鲜有成道之徒。或疑原书失散，卷帙不全；或疑兵燹残篇，文次已经遗乱。于是无学之徒，各创臆说，移多就少，删减增加，类表类攻，并寒并热。竟将我神农、黄帝遗下，历代相承，汉医圣张仲景先师，济世救民之书《伤寒论》，湮没千余载。遂使真学失传，庸书日盛，医术日形退化，以致弱种弱国，有由来也。呜乎！先师仲景，生于汉季乱离之际，疫祸兵灾，频年不已。目宗族成千之众，建安纪年以来，犹未十稔，死亡者三分有二，向余二百而已。因疫伤寒而死者，十居其七。感往昔之沦丧，伤横夭之莫救，乃作《伤寒杂病论》，匡救当时，垂教后世。晋之叔和，作辨脉、平脉、伤寒例三篇于首，附汗、吐、下宜忌八篇于后，欲使学者易读之意。宋成无己不分玉石，概作注之，误写叔和编次。元明以降之医，作注者日多，读其前后之文迥异，以为叔和编次遗乱，各是其说，擅改经文，后者贬前，莫宗一是。惟最近名医陈氏修园，颇有见解，遵成氏创注之本，删去叔和前后所附八篇，于是一卷白玉无瑕，活人至宝之书，复见于世。惜乎陈氏虽删去叔和之序例，而《伤寒》真义，毫无发明，大道茫茫，如璧在璞。读者无味，用者不灵，裹足不前，转习时书者众。虚束发受书，家君训以《伤寒论》。手抄无注白文，听讼六寒暑，研究八春秋。十余载煞费苦心，专门是道，颇知《伤寒》之奥，遂作《伤寒表》一卷、八篇、二十四例、五十章、三百九十七法，次序炳然，圣经复灿。自非才高识妙，岂能探其理致哉？夫农黄之学，书于《内经》《本草》，传于长桑、扁鹊，统于先师仲景。作《伤寒论》，为方书之祖，据天人合化之理而论，非临症汇集之书也。总凡三百九十七法，数法同症者曰章，数章同病者曰例，数例同经者曰篇。《伤寒论》凡八篇，自太阳、阳明、少阳，以至太阴、少阴、厥阴、霍乱、阴阳易，差后劳复，为六经经气相传，及后天先天之序也。

太阳篇凡十例：

曰太阳病总论例，凡一章，所论六淫之邪，伤寒之总论者也。曰表病五规总论章，凡十一法，所论太阳病诸法之总论者也。

曰表病风寒五规例，凡七章，所论风寒之邪，中伤头项表病者也。曰表虚阳病表里传章，凡十二法，以桂枝汤诸方，治头项中风虚证，及传入少阴者也。曰表虚阴病表里传章，凡六法，以桂麻合剂诸方，治头项伤寒虚证，及传入少阴者也。曰表实阳病经气传章，凡四法，以葛根汤诸方，治头项中风实症，及传入阳明少阳者也。曰表实阴病经气传章，凡三法，以麻黄汤诸方，治头项伤寒实症，及传入阳明少阳者也。曰阴阳邪化反形章，凡四法，以大小青龙诸方，治头项风寒实症，风化为寒、寒化为风者也。曰虚从实反章，凡七法，以桂枝汤、麻黄汤，治头项风寒之病，一虚一实，一从一反之治法者也。曰脉症相似假真章，凡九法，以桂枝汤、麻黄汤治头项风寒之病，有真虚假虚、真实假实之脉症，一补一攻之治法者也。

曰表病救误禁误治法例，凡四章。所论头项表病汗下，已误治者，有救误之法；未误治者，有禁其误治之法。汗下治法，有先后不同也。曰表病误治脏腑诸伤章，凡十三法，以干姜附子汤、新加汤、麻杏甘膏汤、桂枝甘草汤、苓桂草枣汤、朴姜夏草人参汤、苓桂术甘汤、芍药甘草附子汤、茯苓四逆汤、调胃承气汤，治其汗下误伤阴阳脏腑表里经气者也。曰三焦三部阴阳伤章，凡十三法，以五苓散治误伤三焦诸阳，栀子豉汤治误伤三部诸阴者也。曰诸虚家禁汗章，凡八法，以真武汤之法，统治上中下焦营卫阴阳诸虚者也。曰治法先后章，凡五法，以四逆、桂枝比论，治法有先救里后救表，先治表后治里者也。

曰半表里病例，凡一章，所论风寒之邪，中伤颈项胁下，半表半里者也。曰半表里病阴阳邪表里经气传章，凡十六法，以桂枝汤、小柴胡汤、小建中汤、大柴胡汤，治颈项胁下中风、伤寒，表里经气虚实之病者也。

曰半表里病救误禁误例，凡二章，所论颈项胁下半表里病，火吐误治者也。曰火误诸伤禁误章，凡十一法，以救逆汤治火误阳里诸病，桂枝加桂汤、桂枝甘草龙骨牡蛎汤治火误阳表诸病者也。曰吐误诸伤禁误章，凡四法，以温胃之法治其吐误虚症，以调胃承气汤治其吐误实症者也。

曰里病例，凡五章，所论风寒之邪，中伤胸腹里病者也。曰表病里传阴阳邪结下部章，凡四法，以抵当汤治风寒之邪结在下部少腹者也。曰表病里传阳结上部章，凡十三法，以陷胸诸汤治风邪结在上部胸上，六经之病者也。曰假阳结章，凡八法，以五苓、陷胸、白散三方治其寒结，以肺俞、肝俞、期门三穴治其热结，以柴胡治其血结，以柴胡加减治其气结，假结胸者也。曰表病里传阴结中部章，凡十六法，以半夏泻心汤、十枣汤、大黄黄连泻心汤、附子泻心汤、五苓散、生姜泻心汤、甘草泻心汤、赤石脂禹余粮汤、旋覆代赭石汤、麻杏甘膏汤、桂枝人参汤、大柴胡汤诸方，治其阴邪结在中部腹中，六经气水之病者也。曰假阴结章，凡二法，以瓜蒂散治其邪结假结痞者也。

曰暑病例，凡一章，所论暑邪伤太阳者也。曰暑病章，凡三法，以白虎加参汤，治暑伤表里之病者也。

曰火病例，凡一章，所论火邪伤太阳者也。曰火病章，凡三法，以黄芩汤、黄连汤加减，治火伤枢开阖者也。

曰湿病例，凡一章，所论湿邪伤太阳者也。曰湿病章，凡二法，以桂枝附子汤、甘草附子汤，治风湿寒湿者也。

曰燥病例，凡一章，所论燥邪伤太阳者也。曰燥病章，凡三法，以白虎汤、炙甘草汤，治燥邪伤表伤里者也。

阳明篇凡四例：

曰阳明病总论例，凡一章，所论表邪传里之总论者也。曰里病总论章，凡二十九法，所论阳明病之总论者也。

曰燥金表病虚实例，凡三章，所论燥邪在表，虚实之病者也。曰少太正三纲燥病章，凡三法，以调胃承气、小承气、大承气三汤，治少阳、太阳、阳明燥病者也。曰燥伤神病章，凡十三法，以承气汤、白虎汤、栀子豉汤、猪苓汤治三阳三焦谵语之病者也。曰燥病三阳虚实章，凡二十法，以四逆汤、栀子豉汤、小柴胡汤、蜜煎导法、桂枝汤、麻黄汤、茵陈蒿汤、抵当汤，治阳明、少阳、太阳虚实燥病者也。

曰燥金里症虚实例，凡三章，所论燥邪在里虚实之病者也。曰燥伤形病章，凡五法，以大承气汤治胃肠燥屎之病者也。曰燥病阳虚阳亡阳实章，凡八法，以五苓散、麻仁丸、调胃承气、小承气诸汤，治胃府虚实燥病者也。曰六经燥病章，凡七法，以大承气汤、抵当汤，治六经燥病归府者也。

曰燥病表里相传湿病例，凡一章，所论阳明传入太阴之病者也。曰湿病章，凡四法，以茵陈蒿汤、栀子柏皮汤、麻黄连翘赤小豆汤，治表里湿病者也。

少阳篇凡一例：

曰少阳病总论例，凡一章，所论表邪传入半表里之总论也。曰半表里病总论章，凡九法，以柴胡汤，治少阳火病风寒之邪者也。

太阴篇凡一例：

曰太阴病总论例，凡一章，所论表病传入太阴脾脏者也。曰太阴病总论章，凡八法，以桂枝汤、桂枝加芍药汤、桂枝加大黄汤，治太阴表里虚实之病者也。

少阴篇凡二例：

曰少阴病总论例，凡一章，所论表病传入少阴心肾者也。曰少阴水火总论例，凡二十法，所论心火肾水诸病之总论者也。

曰少阴水火虚实例，凡四章，所论心肾虚实之病者也。曰水火标本病章，凡五法，以麻黄附子细辛汤、麻黄附子甘草汤、黄连阿胶汤、附子汤治其水火表里之病者也。曰水火三焦病章，凡八法，以桃花汤、吴茱萸汤、猪肤汤、桔梗汤、苦酒汤、半夏散及汤，治其水火伤三焦诸病者也。曰水火涉经下利章，凡六法，以白通汤、白通加胆、真武汤、通脉四逆汤、四逆散、猪苓汤，治其水火伤六经之病者也。曰水火竭灭章，凡六法，以大承气汤、四逆汤，治其水竭火灭之病者也。

厥阴篇凡三例：

曰厥阴病总论例，凡一章，所论表病传入厥阴肝脏者也。曰厥阴病总论章，凡十二法，所论肝脏诸病之总论也。

曰厥病出入热厥例，凡三章，所论肝气为病，出热入厥者也。曰热厥生死章，以乌梅丸，治厥病出入，热厥从本者也。曰热厥六经章，凡六法，以白虎汤、当归四逆汤、四逆汤，治六经热厥之病者也。曰热厥三部邪水血章，凡三法，以瓜蒂散、茯苓甘草汤、麻黄升麻汤，治上中下三部，邪水血厥之病者也。

曰厥病下上利呕例，凡四章，所论肝气为病，下利上呕者也。曰厥阴下利六经总论章，凡七法，以干姜连芩人参汤，治厥病下上利呕从中者也。曰五脏利脉生死章，凡五法，所论厥病下利生死脉症者也。曰六气为利章，凡六法，以四逆汤、白头翁汤、小承气汤、栀子豉汤，治其厥病下利，涉六经者也。曰上逆呕哕章，凡六法，以四逆汤、吴茱萸汤、小柴胡汤，治呕哕虚实之病者也。

霍乱篇凡一例：

曰霍乱总论例，凡一章，所论风寒伤后天之病者也。曰霍乱总论章，凡十一法，以四逆加参汤、五苓散、理中丸、桂枝汤、四逆汤、通脉四逆加胆汤，治霍乱虚实之病，及传入太阴、少阴、厥阴者也。

阴阳易差后劳复篇凡二例：

曰阴阳易总论例，凡一章，所论风寒之邪，由交媾传来，伤先天者也。曰阴阳易章，凡一法，以烧裈散，治交媾传染之病者也。

曰差后劳复总论例，凡一章，所论病愈复病者也。曰差后劳复章，凡六法，以枳实栀子豉汤加大黄、小柴胡汤、麻黄汤、承气汤、牡蛎泽泻散、理中丸、竹叶石膏汤，治六经三焦寒热表里虚实之病者也。

观上所论，纲举目张，莫不层层有序。先论头项，次论颈、胁、胸、腹，以至脾、肾、心、肝，由上而下之序也；先论皮毛，次论经脉、肌肉，以至筋骨、脑髓，由外而内之序也。悲乎！汉太守煞费无限脑力，始成此千金一字之书，不料道大莫容，难行当世。一班蒙蒙昧昧之徒，各承家技，颠倒经文，淆乱后学，遂使道术庸劣，误人性命。生道杀人之咎,孰谁尸之？而《药性赋》《汤头歌》,奉为枕中之秘。经络脏腑,名识不齐；三部九侯,尺寸莫辨。朝习暮行,终始顺旧；相对斯须,便处汤药而已。甚有瞽聋残废,目不识丁,亦皆为医。草菅人命,莫有甚于此辈也。兹际五州交集,西学东传,改良医科,渐次普及国内。趋时之士,无不喜谈西医。不知"取人之长,补己之短；弃我之短,从彼之长",徒以市上庸书庸医,比较中西良劣。一概弃之,良可叹也！将来三十年后,中医中药,恐绝传也。幸天道好还,不绝我种,海内保存国学之士,颇不乏人。各称其能,公诸宇宙,而《伤寒论》魂灵再世,汉家之国手重生。得以处此竞争时代,执诸薄海同人,群相研究。俾医学日有进步,实为强种强国之助,亦以光复我祖黄帝之学也。务使扫尽医魔,同研至道,共享康宁幸福,乐哉吾民！病夫弱子,一变为世界健儿。汉学西传,虚之愿也。伤寒序终。

现存主要版本及馆藏地：

1. 《包氏医宗》本,国家图书馆,北京中医药大学图书馆；
2. 1915年神州医药书报社本,国家图书馆。

《伤寒方讲义》　　　　　　　　　　1912　存

包识生（一虚、德逮）撰

绪言：《伤寒论》一百十有二方,《杂病论》一百四十三方,统称之为经方,乃仲圣所著,为方书之鼻祖,功效奇著,迥非后人所作时方可与比伦。数千年来,习医者莫不奉为金科玉律。其采用药品,虽取材于《本经》,然间亦有为《本经》所未录者；且其性格又自成一家,治病效能,往往与《本经》药性不符。各药经其配成方剂,施之于病,功效捷如影响,其分两更神妙不可思议。如桂枝汤,治有汗中风之太阳病也；加重芍药,则变为治腹痛下利之太阴病矣；加桂,则治奔豚病矣；加芍、饴则为补中之品；加芍、黄则为攻腐之方。又如四逆,加重姜、附,则变为通脉；去甘草,则为干姜附子汤矣。药味之增减,分两之轻重,差之毫厘,失之千里,诚神乎其神矣。后世方书,多有不注分两者；医生临证处方,亦任意填写；药肆售药,更轻重不符。如大承气,本四黄、八朴、五枳、三芒，时俗竟有用六分川朴、钱半枳实、三钱元明粉、二钱大黄，而敢大夸其口曰"今日某姓病，某用大承气矣"，其实调胃之不若也。桂枝汤，本桂、芍同等，乃有已用白芍三钱、复用桂枝三分者。愈病乎？增病乎？又今之所谓读仲景书，用经方者，大黄、石膏、黄芪、潞党、附子、干姜，竟有用二、三两，而至于一、二斤者。请问古戥如是乎？古方如是乎？人乎？兽乎？是固，一则不及，胆小如鼷；一则太过，心狠如狼。呜乎！草菅人命，谁之过欤？吾中医药之退化，有江河日下之势者，未始非若辈有以致之也。识生幼承庭训，改儒习医，十一龄即读《经方歌括》，继而《伤寒》《杂病》，而《内》《难》各书。至廿岁，遂出而问世，迄今近三十年。所处方药，莫不谨遵成法。若方与证符，则投之厥疾顿瘳，捷如桴鼓。从不敢减少、加多于其间，偶或随意加减，而试验结果，总不若原方之灵而且速。此则学问粗浅，初未窥得仲圣立方之堂奥也。故作《伤寒章节》时，对于经方，未敢著一字。作《伤寒讲义》时，虽粗知经方门径，间一论评，然犹恐学术未精，一字之差，杀人无数。《讲义》之编辑，仍未敢率尔操觚也。今也年将半百，精力日衰，时不我待矣。益以《伤寒》诸著，皆已杀青，独《经方讲义》，尚付阙如，常耿耿胸臆间。不得已乃秉其历年教授诸生之所得者，再事推敲，日夜思维。三月始胸有成竹，二旬而初稿粗具。乃以诸务纷繁，无暇删易，仓卒付印，错误难免。还希海内外贤达，有以教正之，则不但识生之幸，亦中国医界前途之幸也。

现存主要版本及馆藏地：

《包氏医宗》本，国家图书馆，北京中医药大学图书馆。

《沈读伤寒论》　　　　　　　　　　　　　　　　　　　　　　　　[1912]　存

冠时撰

现存主要版本及馆藏地：

《医学汇编三种》本，中国中医科学院图书馆。

《伤寒经方阐奥》三卷卷首一卷　　　　　　　　　　　　　　　　　1913　存

何仲皋（汝夔）撰

何汝夔自序曰：上古嚼药疗疾而无汤液，自伊尹出，汤液之法始传。

汉张机作《伤寒论》，仿其旧制，爰立一百一十三方，其气味之组合，阴阳之构造，皆有君臣佐使。标本从逆之奥窔，数千年来效如桴鼓、炳若日星，真天球河图之可宝贵者也。然理蕴深邃，不易领会，虽经前贤发明，而议论繁滋，又非一索可得。后之习医，往往用其方，而不究其理。旨归既昧，不无斋酒投鸩、遗食置砒之嫌，诚斯道之大憾也。余丙午岁，设学成都，与诸生研究《伤寒》，作《经方阐奥》三卷。抉南阳之精理，而以韵语出之，取其言简意赅，明晰易记。历十二学期，门下钞录以归者，不仅千人。辛亥秋，避兵至渝，寄居王生清如家，与之讨论是书，遂力劝付梓。又复斟酌损益，以臻至当，小注之后，复赘数言，以发其余蕴。非敢云著述也，探古人立方之精意，偶有所得，取怀而笔之于书，亦聊以商诸同志而已。有因不合，而凿其枘焉，则尤幸甚。时大清宣统三年岁次辛亥秋八月朔日，蜀郡成邑仲皋何汝夔谨识。

伍生辉序曰： 嗟乎！医道之不讲也久矣。自轩、岐、华、扁而后，汉、唐、宋、元、明，著书立说，代不乏人，而务著作者，各执其是，逞驳辩者，每有所訾，其文字鲜当，理解不明者，勿论矣。成都何仲皋先生，天资纯粹，博洽典坟。游泮后，潜心斯道，竖辨其二肱折以三。能会通法外之意，而不离其宗；能操纵折中之权，而不涉于杂。活人无数，济世何穷，名振一时，心折久之。前著有《脏腑通》《伤寒引解》各种，今复著《经方阐奥》一书。本仲景《伤寒》一百一十三方，苦心孤诣，致远钩深，阐先哲之精微，示后人以门径，洵为医学津梁、医宗机括。余二十年来，公余之暇，参读《内经》，略识阴阳造化之理蕴，始知是书之足以问世而传也。爰为之序。壬子年秋八月介康伍生辉拜撰

王开品序曰： 昔范文正公有云："不为良相，当为良医。"伟哉斯言！非以天下为心，民物为命，道德为宗旨，仁义为设施者，不能有此最高之目的。品古鱼凫之鄙人也，时年十岁，怙恃早失。苦哉！祖父鳏居，抚品教养，以至成人。而祖父犹复拳拳以品为念，虑品立志未坚，遂择师于郫之襄平陈夫子，延家训导，启迪有年。品受益不少，方憬然曰

"人生世上，不能以才济世，亦当以术活人"，然有志未逮。庚戌春，有友以成都仲皋何夫子所著《医学脏腑通》及《伤寒引解》等书示品。每读一过，觉心为之怡，神为之爽，手足为之舞蹈，而不自持。辛亥岁，遂担簦赴都，从侍于仲皋夫子之门。夫子步趋示教，风雨谈经，启品以《灵》《素》之华、《本草》之秀，侍讲虽数月，尤胜读书十年矣。是岁秋，成都以路事发难，因静扫闲轩，延夫子家于舍。每于酌酒吟花之下，论及襟期，鲜不以生民之沉疴为痛。更著有《经方阐奥》一书，阐发仲景之微言奥义，深入浅出，最能引人入胜。因请付诸剞劂，饷饲后进。孰谓夫子非仲景之功臣欤？是为序。时大清宣统三年岁次辛亥仲秋望日，蜀郡温邑受业清如王开品拜题。

杨濬源叙曰：轩帝为黄族鼻祖，医学即元胎于是时代。后有俞跗者，治病不以汤液醪醴、镵石桥引、案抗毒熨，用能割皮解肌、诀脉结筋、搦髓脑、揲荒爪幕、湔浣肠胃、漱涤五脏、练精易形，是为针砭极轨术微矣，然成绝学。汉兴，南阳张氏仲景，创立经方。言医者主之，医学于以昌明光大。厥后，分门树帜，众喙争鸣。非失之肤浅庸陋，即纷纶繁黢如棼丝，未有专线求其洁净精微，足承先绪而津梁后学者，殆不数数觏。源不敏，幼于业儒之暇，寝馈岐黄，历有年所，然博猎方书，浩若渊海，未能窥其窾窍。嗣于友人处得仲皋夫子所著《脏腑通》《伤寒引解》二书，浏览一遍，顿觉破乾坤、换胎骨，深叹斯道无涯。源钞而读之，然后知业医者衣钵在是，而学医者梯航亦在是也。爰约同人担簦垣会，升堂请业数载。于时绅佩之士、缨绶之徒，望形表而影附，聆嘉声而响和者，犹百川之归巨海，咸鼓舞欢欣，以服膺所授。夫子则雄辨剧谈，穷源竟委，若河决下流而东注。举凡脏腑之伏、血气之留、经络之塞、关鬲之碍，靡不剖析微芒，无毫末织尘翳障。源以获益久，每当年暑假返梓时，出其术以济人。乡人之踵门而请诊者，捡药疗之，屡试如桴鼓响应，罔不洗沉疴以去。辛亥下期，束装入学，值争路风潮纷起，道途阻滞，不良于行，旋反簪，就夫子所讲学科，研精穷理，撷华寻根，而源之学又蒸蒸益上焉。壬子春，民国成立，卧鼓灭烽，关驿宁谧，于是山川跋涉，再造门墙。旧学商量，益求遽密，始知夫子道大思精，非小试浅尝可尽其高厚。今夫子又以前所著《经方阐奥》三册，出而示源。披阅再三，执是书以摩息脉血、调和药饵、约计先后，全活者不下数千人。具见此书得经方之精华，而又能折衷至当，非寻常医方类编可比。兹复重为校录，付诸剞劂，普救生灵。嗟乎！医学传人渺矣！自《内》《难》诸经而外，首推仲景《伤寒》经方，为医家治病之标准。而释其义者，或依样葫芦，或另寻枝节，或各承师技，自逞臆说，鱼目混珠，碔砆胜玉，致令学者置之高阁，皆繇未尽合经方之意耳。夫子探讨是书有年，尊崇古训，表章经旨，揭仲景经方神妙隐而未发之理，独出新裁，得古人弦外音。世常说，古今人不相及。今夫子羽翼仲景，其济世岂有异耶？源观夫子之书，始终参以注解，前后括以韵歌，言简意赅，明彻如指掌。俾后之学者，开卷了然，无劳记诵，寻绪以窥其堂奥，不至南辕北辙，如瞽者之伥伥无之焉。洵可谓仲景功臣也！嗟嗟戎马，倥偬流离，播迁自计，阻隔云山，不复沾春风化雨矣。何幸前度刘郎，重来旧地，师弟复聚首一堂，谓非天假之缘耶？兹特表而出之，既以明是书之所由成，而更以生平所得于夫子者，与同志共之。是不独源之幸，亦同志之幸也。复赘数言，以为之序。时中华民国二年癸丑仲夏月，受业本清杨濬源拜撰。

凡例：此书阐仲景《伤寒》经方之奥。凡伤寒病论，余著有《伤寒引解》六卷，兹不赘入。

此书阐经方之奥，或出自心裁，或兼采前说，总于平正通达中寻出至理，从不穿凿附会以失本旨。

经方之奥，多本《灵》《素》，而《灵》《素》与《周易》相表里，故此书于征引《内经》之外，兼引牺经以发明之。

经方所治病证不一而足，故此书特阐其奥旨之所在，不复于所治之病而尽言之。

每方所录病证一条，皆于本论中择其要者而列之，使知本方证治之所在。

此编小注，取其音韵谐适，便于记诵，不稍事雕琢，致蹈以辞掩意之弊。

经方之旨，有发明一方可兼通数方之义者，则一小注举一二方之义而并言之，不必各自为注，如三承气汤、抵当汤、抵当丸之类是也。

小注后所赘数言，或于本方阐其奥，或于本方之外推其效，或引经方以前后互证，或引时方以彼此参观，皆断章取义，不拘成格。

此编经方药品，多以一二句括之，取其易记。其不载原本铢两者，以铢两之轻重，古今异宜，脏腑之病证，浅深各别，不可以成法拘也。

经方药品，若方中药数无多，已尽列于汤名之内者，此编于汤名之后，亦不更注方歌，如苓桂枣草汤、甘草干姜汤之类是也。

此编分为三卷，以太阳方为一卷，以阳明、少阳、太阴、少阴、厥阴方为一卷，以合病及伤寒差后劳复诸方为一卷。

医学之理多含于《易》，此编卷末附录《泰否卦气通》《伤寒霍乱》二说，使学者知医道之指归，而得深造之门径。

此书汤方目录，原仿《医宗金鉴》次序，取其以类相从，便于参观而得。其后痉湿数方，与仲景原书有别，因既仿其例，亦从之。

现存主要版本及馆藏地：

1. 1913年成都何氏刻本中医学堂藏版，中国中医科学院图书馆；
2. 民国成都时和医社曹禹山抄本（残），四川省图书馆；
3. 民国陶鼎勋抄本，成都市图书馆。

《伤寒总论》 1913 存
附《太素内经伤寒总论补证》《太素四时病补证》《疟解补证》《伤寒讲义》

廖平（季平）撰

现存主要版本及馆藏地：

《六译馆丛书》本，国家图书馆，中国中医科学院图书馆等。

《伤寒讲义》 1913 存

廖平（季平）编

现存主要版本及馆藏地：

1917年成都存古书局刻本，吉林省图书馆。

《伤寒古本考》　　　　　　　　　　　　　　　　1913　存

（日）内藤希振撰，廖平（季平）补注

现存主要版本及馆藏地：

1. 1917年成都存古书局刻本，河北医科大学图书馆；
2. 《六译馆丛书》本，国家图书馆，中国中医科学院图书馆等。

《伤寒平议》　　　　　　　　　　　　　　　　　1913　存

廖平（季平）撰

现存主要版本及馆藏地：

1. 1917年成都存古书局刻本，上海中医药大学图书馆；
2. 《六译馆丛书》本，国家图书馆，中国中医科学院图书馆等。

《伤寒杂病论古本》三卷　　　　　　　　　　　　1913　存

廖平（季平）撰

现存主要版本及馆藏地：

1. 1919年成都存古书局刻本，南京中医药大学图书馆；
2. 《六译馆丛书》本，国家图书馆，中国中医科学院图书馆等。

《伤寒古本订补》　　　　　　　　　　　　　　　1913　存

廖平撰

现存主要版本及馆藏地：

《六译馆丛书》本，国家图书馆，中国中医科学院图书馆等。

《伤寒六经标本杂抄》　　　　　　　　　　　　　1914　存

著者佚名

现存主要版本及馆藏地：

1914年抄本，中国中医科学院图书馆。

《杂病论章节》　　　　　　　　　　　　　　　　1914　存

包识生（一虚、德建）编

现存主要版本及馆藏地：

《包氏医宗》本，国家图书馆，北京中医药大学图书馆。

《杂病论讲义》　　　　　　　　　　　　　　1914　存

包识生（一虚、德逮）编

现存主要版本及馆藏地：

《包氏医宗》本，国家图书馆，北京中医药大学图书馆。

《包氏伤寒三种》　　　　　　　　　　　　　1914　存

（清）包桃初（育华、白髯叟），（民国）包识生（一虚、德逮）合撰

子目：

(1) 伤寒论章节

(2) 伤寒表

(3) 伤寒方法附经方歌括伤寒方加减歌

现存主要版本及馆藏地：

1915年神州医药书报社铅印本，中国中医科学院图书馆。

《伤寒讲义》　　　　　　　　　　　　　　　1914　存

朱鸿渐编

现存主要版本及馆藏地：

民国北洋医学堂木活字本，中国中医科学院图书馆。

《伤寒论章节》　　　　　　　　　　　　　　1915　存

包桃初先生传略：包君桃初，名育华，一号白髯叟，福建上杭县人，近世伤寒大家也，著有《无妄集》《刳剧方》。竟而其令郎识生君之《伤寒章节》适脱稿，先生喟然长叹曰："吾道已传，吾书可不传矣。"遽将所刊《无妄集》束之高阁，不为发行。海内医林罕睹先生之著者，职是故也。先生直接长沙之薪传，治疾概以经方变化，用之皆奇中，神医之号争传遐迩。先生卒于清季戊戌岁，享年六十。有二子，三人皆知医，识生君即其长令郎也。乙卯秋，出先生遗著重校付刊，并以遗像摹印篇首，使读先生书者，亦得一瞻先生之道貌。丰神弈弈，固将与遗篇同垂不朽焉。中华民国四年九月，后学余德壎伯陶敬撰。

包君天白小传：余与天白，交最久，知最深。其为人寡言笑，好深

思奇想，笃学不倦，其诗歌文字久见称于艺苑。惟落落寡合，无以展其怀抱，乃遁而为医。任上海中医专门学校及中国医学院两处教授，亦有医著刊行。君家以医鸣者，盖三世矣。其尊人识生夫子博学多能，尤为医林所景仰。天白承家学之绪余，秉趋庭之严训，别具手眼，自有会心，固能阐灵素之奇，发长沙之奥者。语云："医不三世，不服其药。"天白当之无愧矣！世多未知天白者，故为志之如上。中华民国十九年一月，程门雪撰。

包识生君小传：包君识生，字一虚，古闽上杭人。童年承庭训，潜志于《伤寒杂病》诸书，埋案十载，虽寒暑弗辍，深得长沙之奥旨。年二十即出而问世，乃本其学之所得，著成《伤寒论章节》一书。旋游粤东，治疾辄效，声誉鹊起。嗣鉴于吾国黄农之学日就衰微，慨然以振兴医药为己任。岁壬子来海上，荟集同志组织神州医药总会，主辑《医药学报》。授讲上海中医专门学校，及创办神州医药专门学校，教授诸生，作有《伤寒杂病讲义》及《诊断学》等书。同时并设神州医院，以为学生实习之所。一切皆君之所擘画也。君复勤于著述，有《解剖学》《生理学》《病理学》《治疗学》《药物学》等正在整理中，近已梓行于世者有《包氏医宗》二集，皆足作后学之津梁，正各家之讹谬，使圣道复昌，薪传勿替，有裨于医林岂浅鲜哉！中华民国十九年一月，扫波朱豪撰。

余伯陶序曰：仲景《伤寒论》立法三百九十七条，著方一百一十二则，举六经之见证为纲，假六淫之所伤为目，酌古准今，神明变化，为中医最有统系之作，尤为医家奉为圭臬之书。但词旨古奥，探索云难，虽代有明哲，历经注释，然各立门户，议论纷纭，其辞益繁，其理转晦，以致后之学者，竟难溯流穷源，徒兴望洋之叹，良可慨也。曩者仆忝长神州医校，而总其教务者为包君识生。每叹吾国医籍虽博，而无浅显明晰之讲义。以为后学辟一捷径，爰请包君按伤寒条例，设为问答，编成讲义。阐发仲景之精理，摈弃各家之谬说，分章列表，立言明彻。展读一过，了如指掌，不啻迷津之宝筏，航海之南针也。书成，嘱余一言以弁诸首。夫包君医学一以仲景是宗，此书不特羽翼先圣，尤能独抒卓见，表彰国粹，嘉惠后学，其功匪浅鲜已。是为序。中华民国十九年一月，嘉定余德壎伯陶甫谨识。

蔡济平序曰：汤液治病始于《伤寒论》，为辨证处方之矩范，后世学者莫不奉为科律。寻绎注释凡数十家，虽见智见仁，各有同异，然辨证愈多，真理益出，适足征国人之富有研究性也。余弱冠后，游武昌吕用宾征君之门。初读《内》《难》，继授《伤寒》，以修园陈氏注本为经，以韵伯柯氏注本为纬。耳提面命，旁及诸家，得失瑕瑜，指示详尽。体"尽信书不如无书"之旨，辄令抄读白文，以待后之考正。嗣因宦游辍学，未能探究精微，回首师门，良多愧负。岁丁巳，息影海上，思以医术问世，遂重理旧业，获交包君识生于神州医药总会，相与商榷医理，探索古今。包君家学渊源，尤具卓见，崇论闳才，闻者叹服，称世无匹，而于《伤寒》《金匮》诸学，尤能阐扬仲圣言外微旨，每于无字句处得真精神，发前人所未发，知于此道所得深矣。间常劝君将所辑之书发行问世，启迪后进，公诸同好。今之《包氏医宗》，即君之宏著也。其中援古证今，学兼科哲，上窥灵兰之堂奥，旁揽世界之新知，发挥光大，有功医学不朽之业，端在于兹矣。吾师所谓后之考正者非是耶？呜呼！中西医潮日益澎湃，出主入奴，是丹非素，综其流弊，宁独学问？然数典忘祖，治古厌今，均足为进取之障碍，欲求实际之真学者，诚不可不熟读是书而深究之也。中华民国十九年一月，吴兴蔡济平谨序。

现存主要版本及馆藏地：

《包氏医宗》本，国家图书馆，北京中医药大学图书馆。

《伤寒讲义》　　　　　　　　　　　　　　　1915　存

曹运昌编

现存主要版本及馆藏地：

民国北洋医学堂木活字本，中国中医科学院图书馆。

《伤寒论讲义》　　　　　　　　　　　　　　1915　存

王溶编

现存主要版本及馆藏地：

1915年陕西医学讲习所铅印本，中国中医科学院图书馆。

《六经指髓》　　　　　　　　　　　　　1915　　存

（清）唐宗海（容川）撰，裴荆山编

现存主要版本及馆藏地：

《裴氏医书指髓》本，辽宁省图书馆。

《伤寒指髓》二卷　　　　　　　　　　　1915　　存

（清）陈念祖（修园）浅注，唐宗海（容川）补正，裴荆山编

现存主要版本及馆藏地：

《裴氏医书指髓》本，辽宁省图书馆。

《伤寒论溯源详解》八卷　　　　　　　　1916　　存

高愈明（骏轩）编

刘逢泮序曰： 吾乡高骏轩先生，具颖悟才，精岐黄术，岁活人以千百计。近因时局变更，而尊重人道之心愈笃，当自言曰："医病只医个人，不如医医其功倍之。"遂请私立医学讲习所，招集生徒多人，分门授课，研究古书而外，类多附以讲义。而于《内经》《难经》《伤寒》《金匮》《本草经》等书，尤皆详为注释，抉择不遗馀蕴，以开后学之法门，其用心亦深且远也。乙卯秋，延余应助教一职。余素不知医，然经先生之提示，耳濡目染，亦觉稍启愚蒙。每于功课余暇，辄取先生所著之书，浏览披阅，如《脉理溯源》《妇科维新》《鼠疫问答》《温病革弊》《温病说略》各种，无不确有心得，为当时名医所称赞，然此不过为救一时计耳。惟《伤寒论溯源详解》一书，语尚平易，为浅人所能解，但其义精微。每析一理，必探气化升降之源；每解一方，必详君、臣、佐、使之用。不抄袭旧说，为阐发经旨，较之前贤诸注家，意旨迥不相侔，诚可谓独树一帜矣。余以是书之成，如得付梓行世，自必风靡一时。昌明医学，羽翼圣经，其裨益于天下后世，岂浅鲜哉！是为序。丁巳冬，奉天盖邑海珊刘逢泮，序于私立医学讲习所。

高愈明自序曰： 医理根柢《内经》，至汉·张仲景著《伤寒论》，以六经立法，专明汤剂，后世因之始有方药，是《伤寒论》为方书之鼻祖，仲景为医中之圣人也。前贤有言，"不识《伤寒》，无以云医"，以

故注者三十余家，虽皆各有发明，而诋此驳彼、任意删改者，往往于仲圣之心传，竟未能窥其底蕴。至陈修园之《浅注》，唐容川之《补正》，为今时所盛行，亦不过袭取诸贤之精华，参以己见，编次成帙，以启后人，然犹有遗憾焉。余不敏，殚心医术数十年矣。参经旨，合易理，深知不洞悉方书，无以承医圣之统，不神明气化，无以开后学之门。故于《伤寒论》一书，穷搜冥索，溯源详注，不剿说，不雷同，匪惟于医理求其贯通，即证之儒、释、道三家之言，亦无不期其符合。至于随证知病，随病用药，随药处方，更必溯源以推其极。每脉必详其部位，每药必悉其性能，每方必讲明其君、臣、佐、使，务使学者遇病知源，用药不乱，又乌有寒热补泻之偏哉！是书本为初学而注，其中之辩驳诘责处，非敢故薄前贤，亦聊以阐发原文之精义而已，高明者谅之。奉天盖平高愈明骏轩叙于私立医学讲习所，中华民国五年岁次丙辰秋九月。

跋一曰：按医学以方剂治病，始于仲圣《伤寒论》，但词多深奥，人难索解。后贤动欲注释，以发明其意，究之非剿说，即属驳辩，注愈多，而理愈晦，读者终难得真诠。惟我夫子不惜资财，自立医学讲习所，以阐明医理。蒙等入学次年，讲及《伤寒论》一门，各持陈修园《伤寒论浅注》一书。经夫子大声疾呼，力破群疑，谓"陈氏特以文笔欺人，并非门内之汉，其说不息医道，难明诸生"，遂坚请夫子详加注解，以广流传。夫子乃本其心得，于《伤寒》原文中增以小字，逐节逐句，详加解释，编为讲义，历一学期，方臻完璧。使后学读之，不但与前贤注者不同，即一字一句，无不针针见血。语虽浅白，理却真实，使芸夫牧子一目了然，绝非妄抒己见、多谈空理者所可比也。谨跋。民国六年岁次丁巳季秋受业刘国权、王新辅、张英贵、孙绪宗、贾宗政、侯邦葵、李培增、李培霖、秦家友、李建库、刘铭新、王吉升、阎庆瑞、李郁枝、李鸿勋，同跋。

跋二曰：世传朱、张、刘、李为医学四大家。考历代医书百余家，岂乏过人之才，皆未能称家者，岂尽学无根柢，考据未精与。盖四家各有卓见，独树一帜，不杂前人论说；余多附合，抄袭古书，杂凑成章，其中虽间标新意，究不出四家之外，故虽称名医，终难成家。惟我夫子，尊经旨，参易理，究天人之变，推气化之源，另开医学法门，不剿说，不雷同，非但远超百家之上，与四家亦不相袭承，可谓远述岐黄，独标新论，自成一家者矣。然我夫子，非但立言不同，而处事亦异。家计本非甚丰，以医学不明，害人实深，本活人之心，请立医学讲习所。蒙等自受业以来，见其终日忙迫，毫无暇晷，资用虽艰，教育之心未尝稍辍。其济世救民之心，殆天授，非人为也。是为跋。民国六年岁次丁巳季秋受业徐荣堂、尹国忠、于怀善、高振镛、苏治勤、高振德、陈汝楫、李世伟、贾果、崔明谟、郑宝信、林育增、孙继昌、曲作民、李纯耀。

现存主要版本及馆藏地：

1917年奉天盖平私立中医学讲习所铅印本，辽宁省图书馆。

《通俗伤寒论》十二卷　　　　　　　　　　　　　　　1916　存

（清）俞根初撰，（民国）何廉臣（炳元、印岩）增订

何廉臣序曰：前哲徐洄溪曰：医者之学问，全在明《伤寒》之理，则万病皆通。故仲景之书有二，《伤寒论》治时病之法也，《金匮要略》治杂症之法也。而《金匮》之方则又半从《伤寒论》中来，则伤寒乃病中之第一症，而学医者之第一功夫也。俞东扶曰：伤寒为大病，治法为最繁，必熟读仲景书，再遍读后贤诸书，临证方有把握。仲景书为叔和编次，或有差误，而聊摄注解，殊觉稳当。续注者张卿子、王三阳、唐不岩、沈亮宸、张兼善、张隐庵、林北海诸人，总不越其范围。程扶生经注尤为明白易晓，然亦不敢直指原文之错误。自方、程、喻三家，各以己意布置，而仲景原文从此遂无定局。至柯氏《来苏集》，始放胆删改，而以方名编次，又是一局，徐灵胎《伤寒类方》实宗其式。然予细绎柯氏删改处，万不及《医宗金鉴·伤寒论》之精当，先刊仲景原文，另立正误、存疑二篇，应改者注小字于旁，可删者摘诸条后，是非判然，智愚皆晓。他如江西舒诏《伤寒集注》，大半斥为伪撰，并取数方痛加诋毁，别拟方以换之；以视汪琥将阴阳二候分为二编，各补后贤之方。意其均欲使初学者不泥古方以害人，而汪犹拘谨，舒则放纵矣。惟

吴绶《蕴要》、节庵《六书》、王宇泰《伤寒准绳》、张路玉《伤寒缵论》，俱有裨于后人，即有功于仲景。合二家之说观之，仲景《伤寒论》为千古用方之祖，且其阐明医理，尤为中国至精之本。惜其书难免错简，必参观后贤诸书，核对互勘，始有头绪。嗣阅周澄之读《伤寒论》法颇有见地，爰节述其说曰：伤寒，非奇症也；《伤寒论》，非奇书也。仲景据其所见，笔之于书，非既有此书，而天下之人，依书而病也。读者须每读一段，即设一病者于此，以揣其病机治法，而后借证于书，不得专在文字上安排。总之，读《伤寒论》只当涵泳白文，注家虽有数十，以予所见二十余种，皆不免穿凿附会，言似新奇，莫能见之行事。鄙见只当分作四层：曰伤寒初起本证治法，曰伤寒初起兼证治法，曰伤寒日久化寒并误治化寒证治，曰伤寒日久化热并误治化热证治。其霍乱、风湿、食复、劳复，以杂症附之。再参之陶节庵书及各家论温热书，互相考证，庶于读书有条理，而临证亦可有径途矣。盖经脉部位，与夫形层表里浅深之事，固不可不讲，而究不可过执也。著力仍在气化上推求，不得专在部位上拘泥。此书在唐以前，已非一本，其章节离合，本无深意。论中叙证，有极简者，有极繁者，有方证不合者，有上下文义不贯者，一经设身处境，实在难以遵行，安知非错简脱简耶？读者只应各就本文思量，不必牵扯上下文，积久自能融会贯通。此真善读《伤寒论》之活法也。

　　前清俞根初先生，在乾、嘉之间，盛行四五十年，著《通俗伤寒论》十二卷。第一编第一章，勘伤寒要诀；第二章，六经方药。第二编，病理诊断。第三章表里寒热；第四章，气血虚实；第五章，伤寒诊法；第六章，伤寒脉舌。第三编，证治各论。第七章，伤寒本证；第八章，伤寒兼证；第九章，伤寒夹证；第十章，论伤寒坏症；第十一章，伤寒复证。第四编，调理诸法。第十二章，瘥后调理法。其辨析诸症，颇为明晰。其条列治法，温寒互用，补泻兼施，亦无偏主一格之弊，方方切用，法法通灵。其定方宗旨，谓古方不能尽中后人之病，后人不得尽泥古人之法，全在一片灵机，对症发药，庶病伤寒者其有瘳乎？善夫俞惺斋先生有言曰："读书与治病，时合时离；古法与今方，有因有革。

善读书斯善治病，非读死书之谓也。用古法须用今方，非执板方之谓也。专读仲景书，不读后贤书，譬之井田封建、周礼周官，不可以治汉唐之天下也。仅读后贤书，不读仲景书，譬之五言七律、昆体宫词，不可以代三百之雅颂也。"俞氏此著，勤求古训，博采众法，加以临证多年，经验丰富，故能别开生面，独树一帜，多发前人所未发，一洗阴阳五行之繁文。真苦海之慈航，昏衢之巨烛也。学者诚能从此书切实研求，广为探索，则历代伤寒名家，皆堪尚友矣。廉臣研究之余，略附臆说于后，阅者谅之。民国五年丙辰四月望，何廉臣印岩识于绍城卧龙山麓之宣化坊。

何秀山序：吾绍伤寒有专科，名曰绍派。先任君澜波而负盛名者，曰俞根初，行三。凡男妇老少就诊者，统称俞三先生。日诊百数十人，一时大名鼎鼎，妇孺皆知。其学识折衷仲景，参用朱氏南阳、方氏中行、陶氏节庵、吴氏又可、张氏景岳。其立方不出辛散、透发、和解、凉泻、温补等五法。其断病，若者七日愈，若者十四日愈，若者二十一日愈，十有九验，就诊者奉之如神明。内子胡患伤寒，延聘者三次，诊病即有转机，三诊热退神清，能饮稀粥，自用调养法而瘥，从此成为知己。赴安镇诊病毕，即来晤谈，对余曰："勘伤寒证，全凭胆识。望形察色，辨舌诊脉，在乎识；选药制方，定量减味，在乎胆。必先有定识于平时，乃能有定见于俄顷。然临证断病，必须眼到、手到、心到，三者俱到，活泼泼地，而治病始能无误。熟能生巧，非笨伯所能模仿也。"余啧啧赞叹之不已。一日，出《通俗伤寒论》视余。一一浏览，其学术手法，皆从病人实地练习，熟验而得，不拘拘于方书也，一在于其经验耳。著作体裁，一曰勘伤寒要诀，二曰伤寒本证，三曰伤寒兼证，四曰伤寒夹证，五曰伤寒坏证，六曰伤寒复证，七曰瘥后调理法，直捷了当，简明朴实，余遂珍藏箧中矣。嗣晤任君澜波，询及俞君方法，据云："有根初之胆识则可，无根初之胆识则动辄得咎矣；有根初之盛名则可，无根初之盛名则所如辄阻矣。"旨哉言乎！虽然，俞氏经验多，阅历深，确有见地，岂容貌视？爰为之随选随录，随录随按，务使俞氏一生辨证用药之卓识雄心，昭昭若发蒙，而余心始慊。若听其尘封蠹蚀，湮没不传，他年旧雨重逢，能毋诮让我乎？余之私意，盖欲以良朋实验之专书，为吾绍留一传派，亦医林之风土记也。夫岂好博一表彰同道之虚名哉？毋亦以经验学派，有不可尽废者欤！是为序。乾隆四十一年乙未三月望，何秀山识于安昌镇之碧山书屋。

王恕常序曰：自仲景作《伤寒杂病论》，而治疗大备。辨证立方，靡不穷原竟委，移步换形，变化神明，洵为百世医宗矣。厥后大家踵兴，立说虽异，总不能越其范围。至刘河间、陶节庵、吴又可辈，渐明温病之理，而寒温尚浑，温瘟不分。长洲叶氏起，乃著《温热论》并《续论》，而学者始知伤寒、温热，显然各别。往昔尚多聚讼，谓热病不外伤寒；今则界说分明，各标证治。如吾邑章虚谷氏、淮阴吴鞠通氏、海宁王孟英氏、嘉善俞氏、丹阳林氏，以及杨栗山之《寒温条辨》、柳宝诒之《温热逢原》，阐发温热治理，至详且尽，于是寒自寒、温自温，各有定义。盖以伏气新感，所受不同，温散辛凉，所治迥异，万不能浑也。谓《伤寒论》中有治温法则可，谓伤寒即温病则误也。若误以治温之法治寒，则表邪必至内陷；误以治寒之法治温，则津液立见消烁。因伤寒以通阳为主，温病以救液为宗，法不同焉。故当今医家咸尊长沙为医中之先圣，长洲为医中之亚圣，非虚誉也。廉臣何先生医学宏通，著述甚富，恕常夙所严事，尝语曰："先祖秀山公精医术，与根初俞先生友善。俞氏以南方少伤寒而多温热，治法必当变通，其学识雅与张路玉、顾松园相近。医名噪于乾、嘉间，所著《通俗伤寒论》三卷，乾隆丙申，先祖序而刊之。越一百二十余年，民国丙辰，廉臣又序而印之。当时版出盛行，书即售罄，索者甚多，余当再布于世，君为撰一序可乎？"予唯唯，谢不敏。越岁己巳，先生归道。今哲嗣幼廉世兄重加排校，颇为精审，前岁亦参与其事，踵请作序。恕常以前后两序语甚明晰，而书以"通俗"名者，以治病之法不能泥古，亦不能背古。根初先生之书，上宗仲圣之《伤寒》，旁通叶氏之《温热》，酌古斟今，通变宜俗，义甚明了，虽浅学亦能晓之。诚活人之宝筏，医林之通识也。既乐是书之重布，又喜幼廉兄之继志，爰为之序。民国二十二年癸酉仲春，会稽素臧居士原名积文王恕常谨序。

张寿颐序曰：国医之学，导源于四千年前。虽秦汉所存轩岐《内》《难》、炎帝《本经》，未必果为上古神圣所手定。要之天生烝民，既得衣裳粒食，一变邃古茹毛饮血、穴处野居之风，未免藏府官能渐以柔脆，肌肤腠理渐以通疏，于是疾疢荐兴，痾恙间作。圣人者出，为之医药，济其夭死。爰取草木偏颇之性质，以御阴阳迭胜之侵凌，纵使杂病繁多，或非一二人之心思才智所能透澈其症结，然而既开其端，必有其继。作者为圣，述者为明，数千百年，其术大备，盖亦犹在唐虞三代之先。所以后之学者推本穷源，归其功于在昔制作明备之圣皇，是为中古相传医家者言署名黄帝、神农所缘起。惜乎皇王时代载籍，留贻始百无一二，几令先圣危微精一心传，无以昭著于天下后时。其幸而承先启后，俾吾侪生乎今日，犹能窥见秦火以前国学一线余绪未坠于地者，独赖有建安纪元吾宗长沙太守手集之《伤寒卒病论》一编，差堪考证三千年前审脉辨证、选药制方具有轨范，而后六气四时之沴戾，得乃藉人力以补救天灾，仲景成功不在禹下。逮乎六朝隋唐、宋金元明，群贤继起，一脉相传，孰不祖述仲师，笃信惟谨。独是运会迁流，古今不能无递嬗之变；山川修阻，南朔不能无寒燠之殊。加以人事日繁，嗜欲日胜，凡足以干天和而致乖气者，尤其层累迭出，变幻靡穷。所以晚近病情，太半都非仲师本论固有之证状。尝考六朝唐人已以"温病""时行"名称独标一目，藉以区别于仲圣《伤寒》，昭示同中之异。然试推敲其治疗之门径，则桂、麻、柴、葛，犹然步武南阳成规，无以拔帜立帜。金元之间，则又羌活九味、防风通圣等方风靡一世，自谓通治四时。虽药量固视经方为轻，而岂知辛燥温升，相竞以劫汗为能。名为变则能通，实已大犯太阳禁例，学子因仍故习，多有利未可必而害已随之者。此固千百年来国医之朱紫相淆，瑕瑜不掩，陈迹具在，何庸讳言。洎乎有清，人才辈出，凡百学术胥有以驾前代而上之，谈医群彦亦复远迈近古。康雍之时，如喻氏嘉言、徐氏洄溪诸贤，著书垂教，其精警处已非宋金元明所能几及。最近百年以内，更有浙之王氏孟英、吴之陆氏九芝温热专家，审证精详，治验确当，尤推独树一帜。虽较之自唐以上不可知，而六七百年断然未有其匹，国医之学叹观止矣。寿颐于二十年前，得见绍兴何廉臣先生

《增订广温热论》《感证宝筏》两编，皆注重于近今之病态变迁，究其原因，详其现证，救偏补弊，阐发靡遗。不拘拘于《伤寒论》百十二方成法，而变化错综，无往不合仲师矩矱，可以想见其经验之富，识力之专。以之颉颃孟英、九芝两家，差堪鼎峙成三而无愧色。盖求之当代作者，几有不可无一、不容有二之感想。嗣于民国纪元五六年间，更得裘氏吉生《新印通俗伤寒论》出版，寿颐受而读之。则康乾之际，绍医俞氏根初衷其毕生阅历所得，发挥治验，笔之于书；而同邑何秀山先生手录俞稿，参加按语；厥后，秀老文孙廉臣先生再加勘断，汹为一编。不才始知浙绍何氏家学渊源，芝草灵根，其来有自。所述兼证、变证、审脉、辨舌，罗罗清疏，如指诸掌，一仍《广温热论》《感证宝筏》之大旨，而又加密焉。后有学者，果能从是入手，深造有得，揣摩十年，以治时病，宁独事半功倍，亦且举一反三，将所以针膏肓而起废疾者，胥于是乎在。且言虽浅近，而取之无尽，用之不竭，智者见智，仁者见仁。老医宿学，得此而且以扩充见闻，即在后生小子，又何往而不一览了然，心领神悟。斯可谓之愚夫愚妇能知能行，而圣人有所不能尽者。金针度世，玉尺量才，必如是而始克尽其医家之天职。彼一知半解之庸材，其奚足以语此。惜乎裘氏所传，仅仅原书上卷全，中卷之半，中卷下至下卷戛然中止。迄今将二十年，未闻全帙续成，几令此通俗适用之书，有神龙见首不见尾之慨。海内学士颙颙引领，望之久矣。曩年中央国医馆成立之始，不才参与筹备之役，始识廉老次公子幼廉君暨曹炳章君于秣陵旅舍。晤言之顷，即扣以廉臣先生全稿所在，怂恿刊行，俾得拯救斯民疾苦，则幼廉君与炳章君俱毅然以较勘为己任。乃岁月易逝，又已裘葛屡更。去腊，得幼廉君手翰，谓已偕同炳章君校订就绪，厘为一十二卷，付之手民，行将竣事。以不才久读廉臣先生著述，于何氏家学略谙源委，谆嘱序言，藉以表露此中结构。寿颐不容以不文辞，爰为参考国医学家累世变迁之涯略，以及秀山、廉臣两先生殚心竭虑，有以成就此时病之苦海航为读者告，俾知何氏阴德在民，世泽方长，固未有艾。语有之曰"读三世书"，其在斯乎！其在斯乎！时中华民国纪元甲戌季春望后三日，嘉定张寿颐山雷甫拜撰于兰溪城中天福山麓之寓庐。

杜子极序曰：古有《伤寒论》矣，长沙张先生标六经，揭证治，胪方药，纲举目张，二千年来，率奉为圭臬。迄今稽百十三方、三百九十七法，谁则敢畔援而离其经。虽然，执古方以治今病，时或有锲舟之谯。余故友廉臣何君，穷心岐黄，四十余载。其治伤寒，尤为专门名家。平日于古近中西医籍，糜不浏览而伸以己见，削稿待梓者不下数十种。其最服膺而确有心得者，则为其大父秀山君所选按之《通俗伤寒论》。兹书也，推原六经，区分诊断，辨虚实，察舌脉，旁及兼证、夹证、坏证、复证。洒洒十二卷，如烛龙照耀幽都，纤悉毕举；如温峤燃犀牛渚，物无遁情。乃清乾隆朝越人俞君根初手著本，秀山君为加按而箧藏者也。昔班孟坚序志艺文，谓"医经者，原人血脉、经络、骨髓、阴阳、表里，以起百病之本，死生之分，用度箴石汤火所施，调百药齐和之所宜"。若然，治病而不明经络腑脏、表里阴阳，犹瞽之无相也。今俞君之论伤寒，神明于长沙之法，变通夫长沙之方，在越言越，自出心裁，斟酌损益，必剂其平，腑脏经络，必勘其微，辨之析之，因之革之，独成一家言，由是而名之"通俗"，其与古《伤寒论》一而二、二而一者也。西昌喻氏有言曰："仲景于黄岐之道以述为作"。廉臣君奉祖庭手泽，悉心校勘，将俞氏一生经验之作发挥透辟，补苴罅漏，资以疗病，犹佝偻之承蜩、扁之斫轮也，此其善继善述为何如？《记》有之"医不三世，不服其药"，是故三折肱、九折臂始谓良医，知经验之不可缺也。岁己巳，廉臣君归道山，哲嗣幼廉世讲，传祖砚而绍箕裘，将取梓书付剞劂氏，丐序于余。余惟何氏自祖若父迄于孙、曾，代精医术，宁止三世。今睹是编，其按勘各语，缕缕本心坎中经验，倾筐倒箧而出之，既以阐俞君之幽光，并堪上翼长沙，下饷来学，其功德洵不可思议。余喜其家学渊源，聚精会神，将相得而益彰也，故乐得而序之，以谂世之研究伤寒科者。时民国第一甲戌，病月社愚弟杜子极同甲谨序于章家桥之寓庐。

何佗跋略曰：《通俗伤寒论》者，吾越陶里乡名医俞根初先生之原著也。其书名"通俗"者，以文辞浅近易晓，能使雅俗共赏。根初先生，与先曾祖秀山公相友善。其原著三卷，秀山公阅之甚喜。先曾祖亦精医术，曾将俞氏原著选按创刊于前。先君子廉臣公，不忍二公遗著湮没，缘为校勘于后，已详载先君序中，兹姑从略。但先君为此书费尽心力，几易寒暑，将欲告成，惜天不假年，已巳秋，遽归道山，以致功亏一篑，深为遗憾焉。不肖幼廉，幼承庭训，稍长侍医，备聆教诲，垂三十余年。无如赋性愚鲁，且系先人著作，不敢贸然执笔，因与曹世兄炳章讨论，共同编校，以竟先人遗志。今年冬幸告蒇事，亟付印刷。于其将出版也，爰志其事实于简端，是为跋。民国念壹年壬申冬月，越医何佗原名拯华幼廉谨跋于卧龙山麓之宣化坊。

现存主要版本及馆藏地：

1. 1916、1927年绍兴医药学报社铅印本（残），中国中医科学院图书馆；

2. 1932、1933、1934年上海六也堂书药局铅印本（附历代伤寒书目考），中国中医科学院图书馆等；

3. 抄本，长春中医药大学图书馆；

4.《医药丛书五十六种》本。中国中医科学院中国医史文献研究所。

《六经定法》　　　　　　　　　　　　　　　　1917　存

刘鳞（疢螯）编

现存主要版本及馆藏地：

《梅城刘氏编医书六种》本，中国中医科学院图书馆。

《伤寒论讲义》　　　　　　　　　　　　　　　1917　存

冯应琼编

现存主要版本及馆藏地：

1917年广州中汉印务局铅印本，广州中医药大学图书馆。

《仲景伤寒论方记诵编》　　　　　　　　　　［1917］存

张寿颐编

现存主要版本及馆藏地：

《兰溪中医学校讲义》本，内蒙古自治区图书馆。

《伤寒论大义》　　　　　　　　　　　　1918　存

罗绍祥（熙如）编

现存主要版本及馆藏地：

《广东医学实习馆讲义》本，广东省立中山图书馆，山东中医药大学图书馆。

《伤寒症经验谈》　　　　　　　　　　　1919　存

王立才撰

现存主要版本及馆藏地：

1919年铅印本，复旦大学图书馆。

《伤寒心悟》三卷　　　　　　　　　　　1920　未见

杨福增编

现存主要版本及馆藏地：

1920年抄本，南京中医药大学图书馆。

《伤寒论汇注精华》九卷　　　　　　　　1920　存

汪莲石编

恽敏龄序曰：余不能医，喜涉猎医书，不为人治病，粗知方药，案头常置《医门法律》及陈修园之书。家人偶婴小极，医或投药不效，辄讽以己意，正其伪误，医随吾意定方，辄霍然此无他医所据者，《温病条辨》，《叶天士医案》；诸书吾所据者，《伤寒》也。虽然，吾于《伤寒》总不能无疑。陈氏循文释义，谨守绳墨，于不可解处，委曲言之，其斡旋之迹象显然。喻氏眼高于顶，不惮以己意改定《伤寒》章节，谓为武断，当亦无辞。自来注《伤寒》者言，人人殊采其书为仲景原书，安得莫衷一是，可知必有错简伪脱之处。错简伪脱可以考证，不可以己意倒置也；可以阙疑，不可以曲说穿凿也。陈、喻两家为晚出善本，而其知如此，则有注转不如无注之为善也。余固无意于医，然苟有津梁亦不厌深入，特苦于无可质疑。时医读书者少，余恐窭之，亦不问也。而有时值戚友大病临危，群医束手之顷，余又绕室彷徨为唤，奈何不置凤闻。

先生有神医之誉，屡起沉疴，震于耳者久而未由识面。己未之秋，因族孙铁桥得闻绪论，心结顿开。又读所纂《伤寒汇注》，大旨汇集诸说，比短较长，复附以论断，明白晓畅，不事穿凿，亦无纤屑武断之处。余向所疑者，涣然若冰释。余于此道鲜有阅历，所涉猎者亦浅，何足以序先生之书。惟以此得窥见灵兰秘奥，则此书实释迦之宝筏，天龙之指头也。岁在庚申二月，阳湖恽敏龄谨叙。

汪莲石曰：余年二十，即橐笔游江浙。夏秋间，忽病发热，二三日不退。延医诊视，曰暑热也。连进数方无效。更一医，曰此伏暑也。数日亦不效。复更一医，曰秋温也。如是延缠月余，饮食渐减，体渐消瘦，愈甚，愤不服药。渐觉热晨退晚作，继又为寒热，延至冬初始愈。次年夏秋间，又病如前状，医至亦曰暑热。视其方药，似与前病时所服大同小异，无效亦如之，遂决意不服药。病月余，自愈。如是三年。先君示曰，此不服水土，且勿游。遂止家中，设帐授徒焉。先君体弱，有脘痛旧病，发即呕吐，饮食不能进，每年必发一二次。甲戌秋病作，医治罔效，七日而见背。予痛甚，深恨不知医之苦。叩诸本家前辈，学医入门应读何书，均谓《脉诀》也、《汤头歌括》也、《临症指南》《温病条辨》也。家中藏书颇多，一一检阅，始知前客浙病时所服方药，二书中悉具。以曾服之无效也，遂不信之。堂叔某设帐在外，文名籍甚，知医而不行道，往叩焉。叔示曰："须读《灵枢》《素问》《伤寒》《金匮》，多阅各家《伤寒》注释，药性必《神农本经》。所谓群言，淆乱尊诸圣也。"乃发藏书遍索之，凡所指示悉备，遂从此自力焉。此学医之原起也。

汪莲石曰：《伤寒》一书，注释者数十家。予家藏书中，搜之约得十种，遂细研究。觉各有所长，各有所偏，议论纷纷，莫衷一是。惟江西喻氏、钱塘二张、长乐陈氏，俱能发挥透辟。喻氏于三阳三阴，均分为上、中、下三篇，于合病、并病，另为析出。颇觉有条不紊，较之原书，眉目更为分明，具有绝大识见。二张则以五运六气，援引《内经》以为指证，使论中精谊了然纸上，有功后学不少。陈氏则于无字句中衬以小注，使读者豁然开爽，原文之奥旨毕宣，尤为煞费苦心。然于原文不能令人无疑处，亦曲为之解，颇觉于心未惬。如太阳篇云：表未解，医反下之，阳气内陷，心下因硬，则为结胸。是结胸，明明为误下所致，理无可以再下，况又称为"阳气内陷"，何得复主以大陷胸汤，无怪是书前贤多谓王叔和伪撰。如此者颇多，怀疑者十余年莫释。后得进贤舒驰远先生《伤寒集注》读之，凡予所疑难之处，先生直斥之为非仲景之法，先得我心。于是疑者焕然冰释，益憬然于读书之不可不多也。因念尽读诸书，非竭十年之力不可，然读之而不能尽记忆，读如未读也。以予之鲁钝，每强半遗忘，于是思为汇成一书。择诸家注释之详明者，去其闲字闲句，无甚深义之文，而录其切当不移，合于《灵》《素》之旨者。萃诸名家之精华，句句可诵，字字可法。虽未读《灵》《素》，而《灵》《素》之要旨，五运六气之制化，罔不略具。俾读者省查检之劳，而学者得真传之道焉。此汇是书之原起也。

汪莲石《述汇注编次已经两易》曰：予三十年前，曾汇《伤寒论》注，以喻嘉言先生《尚论篇》之先后为次序。书成细思，似失原文之本来面目。盖嘉言尚论古人，不妨独抒己见。兹仍名之为"伤寒论"，自以仍原文之旧，为名实相符。其时有友人陈君，力劝梓以问世，并愿助刊资。予以编次未惬于心，遂搁之书笥中，欲待更易，旋亦忘之。年余，忽念笥中书久未曝晒，恐其霉坏，乃启笥。则一角之书，尽被白蚁蛀烂，是册亦与焉，恨甚。以虽无甚足贵，而实费数年之精神，且有数年来经验。治愈之重候，于此书有合者，附录于后，一旦损坏，无从追忆，不比各家著作，尚有原书可查，悔恨交集。自甲午移家侨沪，多暇，乃出各家书，追忆从前所采择者，复汇是篇。次序一仍原文之旧，其平脉、辨脉、可与不可与诸篇，概置不录。霍乱一篇，原文列痉湿暍篇之前者，为之易置于后。盖二篇多有谓为叔和所添者，且多已见于《金匮》，即置之亦可。但痉湿暍篇，其文皆言六经病，则以附《伤寒》之后，未尝不可。

至霍乱篇，更无六经症候，似甚可删。然《伤寒论》则《卒病论》也，无非治六淫外感之书，并非伤寒是另有一种之病，则霍乱亦卒病之一，何尝不可附及。如必谓非伤寒之类，并痉湿暍诸篇而尽除之，直不啻误认伤寒为另一种之重病，而为造南边无真正伤寒之说者之助矣。以其无六经之见证也，故附于诸篇之最后。

汪莲石自序曰：《伤寒论》一书，前贤多有谓其散佚于兵燹，得诸传者之口，非仲景全文，其中多王叔和所撰补者。此语不得尽谓为无稽之谈。修园谓，汉晋仅两朝，岂有散佚，皆因后人学问未深，不能解其奥妙，遂疑是叔和伪撰。此亦先生笃信之过，而于时务未之深究也。两汉之末，以至于晋，其间王莽、董卓篡窃于朝，赤眉、黄巾扰乱于野，其他流寇，时有窃发；蜀、魏、吴三国，寻仇吞并，乘舆屡迁，宫禁被毁，而谓仲景之书不致遭于兵燹，未免失之一偏。平心而论，各篇之先后次序，似不能免倒置紊乱之可疑，且不能免矛盾悖法之病。其经舒驰远指驳之处，确有见地，能启后人之聪明，不为前人蒙混，实能合乎理法。惟舒先生信用参芪，亦未免有过当处。不揣鄙陋，于各家注释未能切当不移之条，窃附己意，补其阙漏，俟高明之教我焉。是为序。

恽树钰跋曰：读书贵心知其意，死煞句下则无益而有害，凡学术皆然，治医尤甚。不佞于丁巳始闻先生为某君愈中风重病，心焉慕之。嗣于友人处见先生所定方，以吾向日所读之书按之无一合者，而能起死回生，反复探讨，不得其故。询之老于医者，亦仅谓先生《伤寒》有工，夫卒莫能言其所以然也。然先生之方实不尽出自《伤寒》，谓先生长于《伤寒》固非，知先生抑亦未读《伤寒》者也。去年与先生值于病家，大蒙青眼。余病重听，先生不以为恶，促膝谈移晷，所以诏余者良殷，然学浅质钝，虽耳提面命，卒多不审。返寓发箧陈书印证，所闻复不可得，于是斋宿而往请为弟子。先生示以所辑《伤寒汇注菁华》，拜受而归。读之数过，见所采各家学说陈修园、喻嘉言为多，而先生所最推崇者为舒驰远。舒氏说甚创，其所用方药，强半为吾向者证之各书索解不得者，因于坊间购舒氏书读之。桂枝汤不当有芍药，麻黄附子细辛汤之细辛不可用，乌梅丸方药味庞杂不可为训，陷胸汤于误下之后更用下法于理不可通。类是种种，皆未之前闻者也。凡治医当先读《伤寒》，《伤寒》未通，枝枝节节，读书虽多，终属外道。陈氏、喻氏皆以此为训，讵知通《伤寒》之难，有非意拟所及者。盖旷代或遇一人，并世医林中实未易覯也。余尝上溯金元，杂取河间、戴人以下十数家书，反复研读。

既又试之于病，凡小疾应手辄效，大病多不能治疗。其所以然之故，《伤寒》六经可解者，至三阳而止，一遇三阴，界说即不明了。因之《伤寒》方自麻、桂、青龙、三承气能详其用法，四逆、真武、通脉、复脉未能通晓其意，不敢以人命为试验矣。学识与经验如车之两轮，相辅而行者也。于三阴证既无学识，即于真武、通脉诸汤当然无有经验。虽毕生读书，毕生临诊，亦限于能治小疾，不能治大病也，是《伤寒》终不可通。《伤寒》不通，更何有于杂症。然且悬壶问世，则不得不以术欺人。于是，医者之人格堕落，医道之晦盲否塞，不可问矣。元和陆九芝先生撰《后汉书·张机补传》，引吴兴莫枚叔之言曰《伤寒杂病论》十六卷，后人改题曰"金匮玉函"，《外台》引之概称"伤寒"，唐慎微《类证本草》引之概称"金匮"。当时以十六卷文繁而有删本二。其一就原书删存要略，并为三卷，题曰"金匮玉函要略"。其一就原书存脉法及六经治法，又诸可不可等十卷，题曰"伤寒论"，而削"杂病"二字，即今本《伤寒论》也。此书行，而十六卷之原文不可得见矣。林亿等又以所存三卷，去其上卷而分中、下二卷为三卷，题曰"金匮方论"，即今本《金匮要略》。此书行，而并删存之三卷亦不可复合矣云云。《伤寒论》非仲景原书，更非叔和定本，斑斑可考。如此，唐宋人于古书卷帖敢任意分割，书名则一再改题，书中方药必有讹传脱简之处无疑。若泥定《伤寒》为仲景之论，《伤寒》方为仲景之方，则有杀人而已矣。不仅此也，一孔之见，以为诸大家之书，亦复难信。河间刘守贞以善治温病闻于世，乃所著六书不用一《伤寒》方。其双解、凉膈诸方，皆窃取《伤寒论》中和解并用诸方，改头换面、避重就轻而成者。且全书用药偏凉，致后人纷纷聚讼，疑仲景偏温，又疑仲景别有《温病论》佚而不传。夫病在三阳，自非清凉疏解不愈，一入三阴，即有非温热不疗者。清凉疏解，葛根、芩、连是也；温热，萸、附、姜、桂是也。以吾近日所愈病证之，有今日用凉，明日当用温者；有上午用凉，下午当用温者。用则愈，不用则否。此即《内经》所谓奇之不足则偶之，偶之不足则反佐以取之。非谓漫无把握，叠用温凉尝试之谓也。曾是河间大医乃不知此，著书垂后教人偏用凉药乎？昔叶天士负盖世盛名，其医案备诸恶浊。

九芝先生谓天士不著书，医案乃其门弟子所为。前数年，上海有张聿青，余不识其人，而藏有《聿青医案》，恶浊甚于叶案。往谒先生，先生盛道聿青之能。余因言其医案，先生曰是盖其门弟子所为，聿青之罪人也。天士、聿青去今未远，其书不可信乃如是。然则，金元以下诸家，年代夐远，安知其可信哉？书不可信，师不易得，沉沉前古，茫茫后来，兴废继绝又安望矣。虽然，未之思也。昔喻嘉言创医界道统之说，自以为直继仲景。舒驰远为喻氏再传弟子，何以于喻氏之言多不相合。舒氏亦千百古名家之一人耳，先生何以推崇舒氏甚于其他各家。私意以为，能参透此中消息，衣钵即在其中；不能参透此中消息，读书万卷，总隔一层，纵遇明师，失之交臂而已。夫《伤寒》虽非完书，毕竟有仲景之语在，知论中不可用之方为误，则凡可用者皆仲景之原方也。既知去取，然后毅然去其不可用，用其可用者。用之而当，则于本文六经分际当有神悟。观舒氏书中，不泥定蜷卧、但欲寐为少阴，而耳聋不专属少阳，直欲改《伤寒》定例。舒氏岂欲改《伤寒》定例，亦悟澈方药不尽仲景原文，即论文亦不尽仲景原文也。舒氏前无古人，何以能知去取？其苦心孤诣有流露于字里行间者。如论喻氏进退黄连汤，谓试之而验，然不明其理，终不敢据以为法。是可知舒氏发见《伤寒》讹误处，盖不知几经试验。先生曰：吾读《伤寒》见有不中理处，怀疑久之，嗣读舒氏书，始恍然有悟。是可知未见舒氏书以前，盖不知几经探讨，后之学者能如是乎？安知绝学之不复昌明也？先生治医四十余年，七十而后手订是书，非出自门弟子者所可比拟，后人宜如何珍重，思所以发挥而光大之。虽曰未能，要不容不存此志。是则先生辑是编之志愿也。夫医书汗牛充栋，或为名高，或因利诱，往往工为掩著，互相非难，门户之见甚于宋明讲学。善读之，多读一书，多得一书之益；不善读之，多读一书，多得一书之障碍。不佞前此亦尝以障碍为苦，然苟窥见舒氏之苦心孤诣，又安有所谓障碍者？故曰读书当心知其意，不可死煞句下。读是编者，当先知其意也。或见先生处方多用萸、附，舒氏亦然，以为偏温。夫病不当温，虽生姜足以杀人；病果当温，附子有时不能胜任。不佞于侍坐之顷，间尝请益，先生勖以读《窦氏扁鹊新书》。退而肆习，见书中多用硫黄，不知所谓，作千余字长函为寸莛之扣。先生逐条批答，末复诏之曰：吾早岁读此，曾三展卷而三弃之，迨阅历有得，视为慈航宝筏矣。审是彼议者，学力自不足，知先生偏云乎哉。鲁钝之质，虽蒙谆谆教诲，其实去学问之途尚远。惧世俗读是书者，负先生苦心也，敬举所知以告如此。岁次庚申春日后学武进恽树钰谨跋。

张焘跋曰：医者，圣神之业，不可以近名，尤不可以近利。苟近名，则必有非其力之所及而强治焉，以为市者矣；苟近利，则必有敷衍苟且而侥倖焉，以为市者矣。由前之说，是谓君子之过，实足以误人于死；由后之说，则是小人而无忌惮，日以杀人为事者也。婺源汪莲石先生精研医理五十年，非但无利之见存，亦并无名之见存。故虽从事医局十余年，治愈数千百人，皆为知己所敦聘，从未悬市招行道。焘少读《内经》，喜其文之简奥，辄心识之，稍稍知医，因益钦先生，尝从先生请受业。先生以为医之精微，有心知其意，口不能言者；言之微妙，有明其然，而未明其所以然者；非尽读前辈医书而辨其是非疑似，则未有能豁然贯通者也。出所辑《伤寒汇注精华》以示焘，焘受而读之。举平日所疑于医理者，顿释十之八九，以为学医者于此始有途径可循。先生则谓，数十年之心力，仅而得此，所自信者，不致贻误后学而已。呜呼！医者搽人生死，而六经之辨不明，经络腑脏亦不了了，徒欺世以盗名、罔世以取利。彼何足责，吾独哀矣。疾痛惨怛，忍死须臾，以待医者之救而愈，以自促其生也。而说者遂以为中国医术失传，不如从西来治法之为愈。然亦当于欺世盗名、罔世取利之外求之乃可，若吾侪既于医理有所窥测矣，固不能因世俗之所偏重，而自弃所学。学焉亦必期其不至专于杀人，是则焘之志也。循途径以求其通，焘请自此书始。岁次庚申七月，长沙张焘谨跋。

伊立勋跋曰：光绪初业，立勋随侍甬江，从周敬庵先生游。先生为镇海名孝廉，于举业外，时谈医理，案头常置《灵》《素》及《神农本草》等书。立勋正疲于科举，虽偶尔翻检，未请业也。嗣闻先君谈及莲石世文医学之精，活人之众，亦心识之而未尝研究。迨辛亥之后，举目沧桑，隐居沪北，始悉世文即寓近邻，得聆謦欬。眷属亲友偶婴小极，造庐求治，应手回春。且知无不言，言无不尽，于长沙法理，时有证明。立勋半解一知，亦觉心领神会。与周先生所论，均为正法眼藏，而世文则经验尤深，神乎其技。今所辑《伤寒论汇注精华》得行于世，想海内不乏明眼人或者医学正宗，断而后续一线曙光，亦庶几挽颓风于晚近乎。立勋校读一过，谨述大凡，不足以阐扬秘奥也。庚申长至节，汀州伊立勋谨识于春申浦上。

现存主要版本及馆藏地：

1. 稿本，上海图书馆；

2. 1920年上海扫叶山房石印本，中国中医科学院中国医史文献研究所。

《伤寒方歌》　　　　　　　　　　　　　　　1920　存

附《伤寒本草药性》

吴羲如（炳耀）编

现存主要版本及馆藏地：

1933年尚德堂铅印本，上海中医药大学图书馆。

《伤寒论新元编》四卷卷首一卷　　　　　　　1920　存

王正枢（立庵）编

王正枢自序曰：议曰：仲景《伤寒论》，吾意原非六经分编，盖为一篇，首尾贯彻，有统论、有分论、有比论、有推论之条文。王叔和以编类书之体裁，割之分隶于六经。故于其条文中有阳明字者则隶之阳明篇，有少阳字者则隶之少阳篇，于太阴、少阴、厥阴各篇亦然。然亦有因上下文义联续而随隶者，除痉、湿、暍、霍乱、阴阳易、差后劳复另立篇目外，余则一概隶之于太阳篇。惟其抉择不精，专凭字面分割，故少阳、太阴二篇之条文独少，而太阳篇乃多他经之证。假令仲景原以六经分编，叔和抑何所见解，而谬出他经之文入于太阳，决知其不然已。夫人之行事，必有惯例。吾谓叔和为类书家者，观其所编《脉经》，皆割取古籍首尾完具之文，分隶于类目之下，可知其编《伤寒论》亦复如是也。叔和亦非故乱仲景之例，当时原书具在，分类割隶不过取便检阅而已。所谓"疾病至急，仓卒寻按，要者难得"叔和语见成本《伤寒论》不可发汗篇，是其所为类编之本意。不谓后之学者，亦皆苟且取便，不探本源。自叔和之类编出，而仲景之原编废。是虽叔和之过，抑亦后学者之陋欤。至明代方仲行，始极辩叔和编次之失，厥后喻嘉言、程郊倩继之，各肆掊击其他承拾牙慧，率议改编者尤不可胜数，要之一皆类书家之手眼焉耳。然叔和惟抉择不精，专凭字面分割，故于原篇次序尚未十分大乱，前后条文仍多贯属，学者犹可藉是以窥仲景之意。递诸家分析愈细，则其失仲景之意抑愈甚矣。夫每标一证，辄骈列条文数十，其间病证无异、方论相同者，重出叠见，有何意味。且学者甫读一桂枝证，遽与论吐下温清之要，嫌疑转变之繁，讵惟不识为何法，亦且不解为何语矣。况数经合病，阴阳两感，杂证互见，变候靡常者，究应归于何经，殆难截然分划。柯韵伯、徐灵胎感其如此，于是又有类证、类方之编，甚且于无药方之条文尽行删去。义例似通，然是以死方治活病，乌足以究病情之繁变欤。

故吾谓《伤寒论》为有统论、有分论、有比论、有推论，首尾贯澈之条文者，以吾平生教授之经验。由叔和之旧编，窥仲景之遗文，合之人人心理，意其当如是也。夫读统论，于六经六气既挈其纲领，本病本方已正其初基，则全书证论，皆有根据，诸病治法，已扼要领，固以纲举目张，六辔在手矣。然病候多方，虚实辩于一字；病情万变，寒热转于须臾。又非神明变化，不足以极医之能事，故分论尚焉。夫如是，故一证而属嫌疑，则再三比论，以究其真因。本经可与他经并提，同病而因误治，则转辗推论，以穷其去路，此经必与彼经相因。斯吾前所云"重出叠见，有何意味"者，兹乃深有意味矣，故谓仲景旧文当如是也。今兹编纂，窃本斯意，务使由浅入深，因常达变，尤要在前论足为后论之基础，必不致上文反须下文之疏释，尽祛陈编之困难，谅为读者所愉快也。然叔和搜采仲景旧论，据云录其有神验者见王叔和《伤寒例》，然则彼所谓无神验者已从割弃矣，是今之《伤寒论》已非全文，固无能复其旧，抑不必复其旧也。第求吾所编，便于人人之诵，习合于人人之心理，斯可耳。

夫古今注《伤寒论》者，无虑数十家。虽复递相非訾，然各本其数十年之经验，时有独到之处。故今编注释，多从采辑。惟夫于病证曾无发明，专以五行演绎者，在所屏绝耳。夫古代医术，非必不论五行，要以实验为重。不然，则神农何必躬尝药性，黄帝胡为论理人形耶？

抑吾新编特以校理旧文，近世医学日精，学者尤须参伍新法，庶于古学益有发明尔。日本五十年前，医家皆修中法；中间专研西医，自以为亚于德意志；近复取吾古代医学书，重加考论。而吾人顾可任古籍之灭裂，而勿日求精进欤？下走时过而学，自知难成，然不敢避其勤苦，冀述新编，用供提案。世有积学君子，出其意见，勿囿一隅，将吾国医术发挥而光大之，深所企望已。中华民国九年元月，浏阳王正枢撰。

王正枢自序曰：余既有改编《伤寒论》之提议，同志多促成之。适值兵争，教育停顿，余遂得一志于斯。于是将成无已《注本伤寒论》，割之为数百条，分布案上，转辗迁移，当其潜心默运，与神为谋，不闻车马枪炮之轰烈也。战事既，编亦成。

正枢生十一岁而孤，六兄三姊。子姓既多，疾病时有。余父深于佛学，好行其德，戚属病苦，多来相依。母黄博学知医，性尤勤慈，皆躬自调护之。经验既多，故其论病，原原本本，一时名医，靡不叹服。余虽幼承母训，从诸兄治经之功为多，于医道实未能深研。兹编不过以经生之义法，用科学之条例，整齐而序次之耳。黄舅心尧先生，学有师承，精研医术，三十年矣，乃云此编"统系分明，理论贯属，不敢谓能复仲景之旧，但使仲景复生，亦当舍其旧而新是谋也"。

然余以末学因感疾病，遂发洪愿，而成此编。偶得其天然之顺序，初亦不图文章之妙至于斯也。讵非天悯前圣之学术紊乱将坠，而假手于鄙人以发扬之欤？编次条例，略述如次。

脉法上第一_{略序常变，揆度阴阳，审察残贼，诊诀病脉}

脉法下第二_{错综繁变，消息反逆，揣测解期，参伍杂候}

伤寒六经纲要第三

伤寒类病大要第四_{痉 湿 暍 温}

伤寒本病经方第五

论太阳病第六

论伤寒坏病上第七

论伤寒坏病下第八 结胸 痞 脾约

论阳明病第九

论少阳病第十

论合病及并病第十一

论太阴病第十二

论少阴病第十三

论厥阴病第十四

论伤寒杂病第十五 下利 吐 哕 霍乱 阴阳易 差后徒病

仲景自序云"平脉辨证，为《伤寒杂病论》十六卷"，然则脉法原在证治之先也。脉法，先以韵语略述要妙，因常达变。纪纲已具，此可为脉法之序。今本此意，编次"脉法"为上下二篇，阐明大义，下篇致其精微也。

病情万变，不离阴阳。三阴三阳，别为六经。其于病要，若纲之在纲。学者必先明纲要，乃可论于精详也。故于证治，首编伤寒六经纲要之篇。

叔和所编仲景旧文，惟阳明、少阴二篇之证论，未甚紊乱。今就成本，于此二篇之证论，各删出其意义之横梗者数条，编于六经纲要篇中，为阳明章、少阴章，余仍存为阳明篇、少阴篇。证论所出、所存，两皆从其旧次（条文下注明旧次），文义便各自贯属。所谓"离之则双美，合之则两伤"，以此益信仲景旧文，必原有纲要也。

风寒暑湿燥火，天之六气也。《伤寒论》多属于风寒之病，然六气不辨，往往误湿热于风寒，斯为反矣。故六经纲要之后，即次以痉湿暍温等伤寒类病。夫其论证而不论方，此有精意，盖先示学者以风寒暑湿之大要也。若学医者于此绝相反对之大方向，尚不能辨，其何以治病？《汉书·艺文志》叙经方云："及失其宜者，以热益热，以寒增寒。故曰：'有病不治，常得中医'。"此医家之大耻也。

夫学医者必先明本病，乃可以论及变病、坏病。又病有通治之方，不能专属于一经者，如白虎、四逆，其最著也。故于治法，先编本病经方之篇，其经方虽亦依证序次，而不分经，为学者导其源而汇其通也。

学者既读本病方之后，再详论病证之转变与药方之加减，议论乃有基础。太阳者，表也，为邪气从入之门户。治法之顺逆，所宜早辨。故次论太阳病，及伤寒坏病。结胸、痞、脾约，亦坏病也，以更复杂，故自为一篇。

夫人常因一气之偏，外邪即乘之而为病，故六经各自有其受病之源，非专篇分论，不足以极病情之繁变。惟太阴篇证治，雅不完备，则亡佚者多也。其三阳之合病及并病，未便入于一经者，因别为一篇，次于少阳篇之后。又下利呕哕诸条，旧在于厥阴篇，今亦以不能拘于一经，故以与霍乱、阴阳易、差后复病相从，为杂病篇终焉。凡十五篇也。

叔和旧篇，药方原另为一卷。孙奇乃以逐方次于证候之下，今从此例。若仍旧另编药方为一篇，则本编为十六篇，适与仲景自序所言卷数符合也。《隋书·经籍志》有张仲景方十五卷，即《伤寒论》或隋以前已有取药方次于证候之下者欤。孙思邈《千金翼方》之伤寒方全取之仲景，亦是次药方于证候之下。

叔和旧编，后附不可发汗等篇。成无己作注，而云前经注已具者，更不复出，便颇为删削。虽失叔和本意，今玩其残文，雅不类仲景之言，故本编并此残文亦不取之。吾今正告学者，以考古之效，此不可发汗等篇之完文，具在王叔和《脉经》中，顾后来注《伤寒论》者勿深考耳。学者如欲过而存之，可迳取《脉经》读之，尤胜于抱残守缺也。

郑康成注经，虽明知经文错简而移易之，亦必注明其旧次，矜慎足式。吾既云《伤寒论》一乱于叔和，再乱于改编者，安知后人又不以吾为再乱，故条文之下，皆注明叔和旧次据成无己注本次序，以便学者之检校。

《脉经》及《千金方》《翼方》《外台秘要》等书，征引《伤寒论》条文，往往有文义正于今本者，本编颇资以订正。学者须知诸所征引，皆据晋唐古本，并非以后人之说妄改前人之书也。其文义重要者，仍于当条下注明之。至本论中疑义，虽经讨论确凿，而古书无可考正者，则但存其说于注中，不敢窜改本论，庶免武断之诮。注书最忌武断，兹举一例，以戒学者。王叔和《伤寒例》，首述《阴阳大论》云"春气温和，夏气暑热，秋气清凉，冬气冷冽"云云（巢氏《病源》、孙氏《千金方》、王氏《外台秘要》皆引此文，仲景自序云"撰用《阴阳大论》即此书也，今亡。），而喻嘉言乃驳之曰引用《内经》。查《内经》不惟无此语，并无《阴阳大论》之篇名。开口便错，而以诋人，岂非笑话。又本论脉法，有载在《脉经》者。明明标题"张仲景脉法"，而柯韵伯乃亦疑为叔和所集，而任意去取。至闽中有妄人作《伤寒浅注》，则竟削去脉法，而谬谓"不可使叔和之文，紊入仲景之论"。以是为尊崇仲景，则谬妄之甚者矣。

本编证论之布置，方治之排比，具有精义，略批明于简端，以供讨论。仲景自序云"若能寻余所，集思过半矣"，今犹此志也。

本编因同志多欲以先睹为快，权且付印，注释之事，非仓卒能成，尚望大雅有以教之。中华民国九年七月，王正枢序。

现存主要版本及馆藏地：

1922年湖南省教育会铅印本，北京中医药大学图书馆，中国中医科学院图书馆。

《增补舒氏伤寒集注晰义》十卷　　　　　　1921　存

（清）舒诏（驰远、慎斋学人）撰，（民国）刘鳞（疾鳌）增补

刘鳞自序曰：仲景《伤寒论》，三百九十七法，一百一十三方，万为法之祖。但代远年湮，中间不与错简，传写既久，难免不无讹字。惟有阙疑阙殆，创斯注者□有林氏、成氏，太抵随文释解，不能透发精义也。创始者实难，不为无功。喻氏超而作《尚论篇》，补其阙略，发其所未发，诚仲景之功臣也，□其间勉强释解者□多，未免失之穿凿。舒氏之《集注》，一以喻氏为主，其不烦三订四订，累烦剖厥，予亦不烦三订、四订，累易其稿也。是冬三序。时在民国八年己未月既望新化疾鳌子刘鳞神□氏谨识。

现存主要版本及馆藏地：

抄本，中国中医科学院图书馆。

《伤寒七十二问汤证讲义》　　　　　　　　　1921　存

张之基、杨海峰合编

现存主要版本及馆藏地:

1922年铅印本,湖南中医药大学图书馆。

(最新)《伤寒论精义折衷》二卷　　　　　　　1922　存

朱芾(壶山)撰

康孝人叙曰: 壶山同年,非故,桐柏山人。清嘉庆初,尊人绳武公随世父上蔡令读于朱楼,年饥就食桐柏,遂家焉,原籍吾乡婺源也。性聪颖而醇朴,弱冠即以学行显,著《读史一得》《壶山诗集》《中国民法释义》行于世。通籍后又以法律、政治名家,出其门下者达三千人。历官秦豫,所至有声。初未闻以医学传,抑活人术为经世学掩耶。甲戌秋,孝人东游观海,由皖而赣而吴越而淞沪津沽。为一亲故旧,迂道燕京,访同年于味姜草舍。案头满列医药书类,丹黄炫烂,点校批评,书家笔墨,烟云歌舞,俨然身入清苑后庭。半亩园林,参苓一色,想亦晚年何求,作海外三神山,种长生药耳。酒罢茶初,更长炬继,同年出所著《伤寒杂病论精义折中》。一书积十年始成,正于余并叙付刊。回环浣诵,真切详明,俾后汉文章人人可读,毫无疑似两可之言。南阳医学之流行久且远矣,嗟嗟医林浩瀚,久叹望洋千里,毫芒慄慄滋惧。后贤每成一书,不知经几番攻苦,就正多方,何尝予智自雄,独树一帜哉。吾愿览是书者,本进取之心,补未尽之义,神明于寻引之外,全人类之生成斯,亦著者与孝人馨香以祝之者欤。乡年弟徽州康孝人谨识。

施今墨序曰: 壶山先生名著。丝竹之音隔壁喧,南阳衣钵有真传。何尝气化乖生理,为振沉沦作救船。切磋十年资寿府,陶镕册载铸容川。从心不袭模棱语,融贯中西出自然。萧山施今墨拜题。

朱芾自叙曰: 近世科学昌明,化学、物理、病理、解剖,日研日深。习西医者,本实验之所得,为治疗之工具,视吾国医药几同敝踪。岂果无存在之价值耶?夫以解剖之术、化验之方与之较中医,诚有所未逮。然取黄帝、南阳诸书而读之,其理论精深,体验微奥,绝非浅尝者所能领会。而《伤寒杂病论》一书，又开经脉证治之先河，为学者之圭臬。独惜自汉以来，国家衡文取士，专注重于词章一途。即号称学问者，非从事训诂，即专心性理。对于攸关群众生命、民族强弱之医学，视为微技末艺，鄙不足道，反流为求仕不能、求学无成者，谋生之具。其学识之浅陋，甚有任取一书，与之几百索，不得一解者。"庸医杀人"一语，遂为举世所诟病。可胜叹哉！虽南阳而后，代有其人，而《千金》之馀，可传有几。或理论错误，或意见偏执，求一精当明确，可为后学津梁者，殆不可多得。至就固有之学，发扬而光大之，更无论矣。无惑乎吾国发明最早之国粹，至今竟落人后也。予性嗜医，寝馈其中，已念易寒暑矣。不揣固陋，窃拟于斯道有所阐明。取南阳《伤寒杂病论》潜心研释，采历代各家之注解，去其驳杂，取其精切，附以个人实验所得。时阅十年，稿凡五易，书成名曰《最新伤寒杂病论精义折中》。且以浅近之文言，释汉文之古奥，冀易了然，略识文义者，亦可窥探门径，次第推寻。邓夔门曰"医医所全优于医人"，予愧其言，窃取其义云尔。至以科学方法整理中国医药而改善之，有志未逮，徐以俟之异日。中华民国甲戌岁冬日，著者桐柏山朱弗，叙于北平味姜草舍。

例言：南阳《伤寒》《杂病》二论为《内经》之注脚，《本经》之化裁。本编为易读是书起见，凡百注家与《内》《本》二经不相贯彻者，概不收入。

原论文字，古奥不易领会，本编以通俗文言，逐句解释，俾阅者一目了然，句读自明。

本编依原论次第，按节标题，以醒眉目。

原论注家甚夥，各本所见，莫衷一是。本编择其精切与脉证适合者，参以著者所见，折中立论，免与阅者游移。

本编取一家言，著其姓氏；合数家言，不著姓氏；著者所见，上加"按"字。

本编解释字句，于前后钩斗呼应之处，均极贯注，不另标章节。

生理、解剖，书出人体构造组织，考核较真，随时取裁，更正注家错误。

南阳《伤寒论》与《杂病论》(《金匮》)一经一纬，本编仍分二部完成南阳十六卷。

《杂病论》即《金匮要略》，读南阳原序只云《杂病论》，而《金匮要略》系后人所更，本编仍遵用原名称《杂病论》。

编内唐天彭，名宗海，著者师也，以复审《补正》嘱；张盐山，名锡纯，著者友也，以统编《衷参》托；特进一尊，均书其地而不名。

现存主要版本及馆藏地：

1922、1934、1936年北平华北国医学院铅印本，国家图书馆，北京中医药大学图书馆。

《伤寒杂病论精义折中》　　　　　　　　1922　存

朱莃（壶山）撰

现存主要版本及馆藏地：

1922、1934、1936年北平国医学院铅印本，中国中医科学院图书馆，北京中医药大学图书馆。

编者按：《伤寒杂病论精义折中》一书叙、自叙及例言与（最新）《伤寒论精义折衷》一书相同，此处不再录入。

《伤寒易知录》　　　　　　　　　　　　1922　存

郑业居（修诚）撰

序曰：仲景先师作《伤寒论》，以垂后世。多历年所，不无残缺，再经后人颠倒杂乱，茫无头绪，而各注疏家自鸣己意，言人人殊，益令人莫衷一是。以迄于今，有黄坤载《伤寒悬解》书出，若纲在纲，有条不紊，而仲师之精妙遂跃然于楮墨间。然其言烦，其篇夥，人难卒读，往往苦之。余读书之暇，究心《伤寒》，本去肤存液之法，作删繁就简之图，将仲师原文所载之脉证选辑成歌而为一卷，将《伤寒悬解》书所列之方法节取其长而为一卷，俾《伤寒》朗若列眉，不至乱人心目，名之曰《伤寒易知录》。非欲立异鸣高也，实欲使人易知也。海内名贤有能摘弊补遗，使此书果成为易知之书者乎，是则余之所厚望也已。壬戌长夏湘东医隐序。

现存主要版本及馆藏地：
1922年长沙明道中医学校石印本，中国中医科学院图书馆。

《伤寒论研究》 1923 存

恽铁樵（树珏）撰

恽铁樵自序曰： 余谓《伤寒》六经，因病状而定之名词；《灵枢》经络，为病后推得之径路。此言乍视之，似无关紧要，其实不明此理，中医总无由入科学轨道。

《伤寒论》从《灵枢》《素问》产生，《灵》《素》为中国医学之祖，而此两书于脏腑部位及其作用均不明了。例如肝之部位偏右，而《灵》《素》以肝配五行之木，木主生气，其位在东，于人体在左。为之说者，不明《灵》《素》肝脏在左之理，乃云"肝虽在右，其气在左"，此种曲说，何能服人。又如《灵》《素》所言膻中与脾，此两物以今日实验一相比附，几莫可指名，宁非怪事。凡此皆极粗极浅者，犹且如此，至略言体功作用，乃无一相合者。虽欲曲为之说，而不可得。

如余君云岫《灵素商兑》所言，已昭然在人耳目。余君尝函余，谓"阁下总无由为《灵》《素》辨护"。当时复函，仅言"但能澈终明了其理，自足成一家之言"。骤视之，似答非所问，其实余所欲言者，初非八行笺纸可以了事。且余之所欲言，皆古人所未言，苦无书可以佐证，故竟不答复也。夫《灵》《素》为医学之祖，而脏腑部位不明，体功作用不晓，安得不受攻击。纵余君不言，他日亦必有言之者。而今日中医界中人，道及"余云岫"三字，辄为蹙额。须知余云岫无德于中医，不为中医维持饭碗；亦无恶于中医，不蓄心打破中医饭碗而后快。不从学术进退大问题着想，仅于余云岫个人而生恶感，等是妄谈六经六气之颠顸头脑而已！

余夙闻东国二百年前中医盛行，有吉益东洞者，专攻仲景之学，排斥当日彼邦盛行之丹溪学说，号称"复古，治病奇验，彼邦推为医杰，而亟欲一见其著述不可得。近著《伤寒研究》既脱稿，有骨董商以东国旧医书数十种来售，就中专论《寒者》二十余种，余悉购之，乃能略见东洋医学渊源。其所言大都明白了当，贤于我国陈、喻诸家。惟于仲景撰用《素问》之语，多不能贯通，似以仲景学说与《素问》无甚关系，故多疑仲景《自序》一篇为后人伪托者，此实不可为训。又于医学太初第一步，亦不甚明了。意者东国中医衰落，即以此欤。

夫吾所谓太初第一步者，即五行六气本于四时之理。所以必以四时为言者，即因四时为生物所从产生之故，故曰太初第一步。语详拙著《见智录》，兹不俱赘。必明所谓太初地一步，然后知《内经》所由发生；必明《伤寒》六经为人身所著病状之界说，《灵枢》经穴为病后推得之径路，然后知中国医学之所由成立。知其所由发生与所由成立，然后《灵》《素》《伤寒》之言，有研究之价值；其讹字错简，有整理之方法；从来注家妄言曲说，有纠正之标准；西洋医学，有他山攻错之效用，此即吾所谓"新中医"。虽举世皆左袒余云岫，虽类似《灵素商兑》之书有千百种，吾亦自反而缩，不加贬矣。癸亥十二月九日，铁樵自识。

现存主要版本及馆藏地：

1. 1924 年上海商务印书馆铅印本，河南中医药大学图书馆；
2. 1924、1935 年恽氏铅印本，国家图书馆；
3. 1948 年新中医学出版社铅印本，中国中医科学院图书馆；
4. 抄本，上海图书馆；
5. 《药盦医学丛书》本，北京中医药大学图书馆。

《最新伤寒问答》　　　　　　　　　　　　　　1923　存

萧屏编

萧屏自序曰：吾国医士，重视伤寒证。其意盖谓凡百病证，不离六经，《伤寒论》言六经证状甚详，能治伤寒，即无病不能治也。日本维新以前，民间盛行汉医，其医士之重视《伤寒论》，亦犹其理学家信仰朱、陆，文学家推尊韩、柳，诗学家崇拜李、杜。近虽酷信西医，汉医仍未绝迹。不第日本，即美之某州、英之加拿大，亦时有汉医露头角，虽有警察干涉，而居民要求官厅准其行道，联名至数万人。西医在吾国者，动谓中医不足信，而中医在彼土者，乃为人欢迎至此，抑又何也？西医之肠窒扶斯证，日人译为"伤寒"。观其所论证状，中西初不甚远，所异者——西医于看护预防之法，不惮再三之渎，方剂只寥寥数味；中医无所谓看护，更无所谓预防，方剂则条分缕析，不厌求详。试以中医治疗伤寒之方剂，问诸稍知中药之西医，吾知仅能訾为药无特效，不能指出有何流弊。又试以西医之看护预防问诸中医，亦只能谓伤寒非仅看护预防所能治，不能指出有何流弊。夫习惯已久之事，断非旦夕所能尽改，而天地间真理，亦不容吾辈一隅之见始终劫持。今之欲以西医尽改中医者，心不可谓不热，见不可谓不明，力则断有所不及。而欲以中医拒西医者，是直以一苇障狂澜，片石填大海也。然则欲图吾人之健康，又不背斯世之信仰，计惟有师西医之看护预防，用中医之方剂药味，兼收而并蓄之，其庶可乎。秋间傭书新堤税关，笔墨多暇，辄本此意，演成《伤寒问答》六章。意取通俗，不尚高深。末章专论古法，某病证用某方剂，言简意赅，不作支离疑似之语。世之保存国粹及研究新法者，或皆有取于斯欤！民国五年十月二十七日，萧屏序于新堤榷署。

现存主要版本及馆藏地：

1923年无锡锡成印刷公司铅印本，上海中医药大学图书馆。

编者按：《最新伤寒问答》与《中国中医古籍总目》中归为："四时温病"中的《伤寒自疗》一书，自序、凡例及内容基本一致，《伤寒自疗》一书有1916、1933、1936年上海大众书局铅印本。

《分经辨证定法》　　　　　　　　　　　　　　1923　存

曹荫南（秉征、孟仙）撰

现存主要版本及馆藏地：

《新注医学辑著解说》本，中国中医科学院图书馆。

《六经法门》　　　　　　　　　　　　　　　　1923　存

曹荫南（秉征、孟仙）撰

曹荫南自序曰： 夫人生天地之间，无论男女老幼、富贵贫贱，不外血肉之躯，而外邪易中焉。上古神农氏忧之，尝百草，制医药，以御外邪，而活人济世。暨轩辕与岐伯问难，发明身中之理，而作《内经》。至伊尹作《汤液经》，而医道益明。汉张仲景先生集其大成，作《伤寒论》。深知伤寒之证，其邪但传足经，不传手经，故只论足六经之证治，而不及手经，大开法门。虽病变无常，总不出六经外，诚千古上乘法也。惜代远年湮，其书每有讹阙。余乃以六经证伤寒而辨其讹，以伤寒证六经而补其阙，俾后之业医者皆通六经。凡外邪由毛孔而中太阳之表，传遍三阳以及三阴，按六经法程皆可施治。以故不敢自私，因述之以公同好云云。晋原曹荫南谨识，民国十二年岁次癸亥仲春月中浣。

现存主要版本及馆藏地：

《新注医学辑著解说》本，中国中医科学院图书馆。

《伤寒杂病论集注》十六卷卷首二卷　　　1923　存

黄维翰（竹斋）撰

焦易堂序曰：《伤寒卒病论》乃医圣张仲景之遗著，其价值等于四书五经，医家所奉为金科玉律者也。顾文词古奥，义理深微，读之固难，注之尤不易。先贤注《伤寒》《金匮》者，无虑百数十家，除陈修园《浅注》比较完备外，善本绝少。近日东邻医界，如松园渡边熙、汤本求真，诸人曾倾全力以研究，而仍自谓误漏尚多，谦让未遑焉。长安黄君竹斋，夙好医术，详稽博考，引古证今，历二十年，而《伤寒卒病论集注》始成。阅其原书，纲举目张，理明词达，其解释六经原理，复能自出心裁，发前人所未发，则其识见有独到，而学问有足多，可知矣。余忝长中央国医馆，有发扬国医之责，窃以为黄君此书，实发扬国医之良好材料。因请其早日付印，公诸当世，并略识数语，用志钦佩云。二十三年一月焦易堂序于中央国医馆。

谢利恒序曰：西安黄竹斋先生，重订《伤寒杂病论集注》十八卷，都七十余万言。据生理之新说，释六经之病源，贯穿中西，精纯渊博。可谓集伤寒学说之大成，诚医林之鸿宝也。民国二十三年三月之书。中央国医馆常务理事武进谢利恒题。

陈逊斋序曰：予酷嗜医术，寝馈《伤寒》《金匮》几三十年，南北遨游，未尝遇一知己。非真无人才也，实予交游不广耳。长安黄君竹斋，远道来京，邂逅于中央国医馆，出所著《伤寒卒病论集注》见示。归而读之，爱不忍释，因有知己之感焉。黄君于本书脱稿之后，尝亲至南阳，谒医圣张仲景祠墓，勒碑拍照。其志弥苦，其行弥坚！国医有斯人，国医之幸也；斯人而仅为国医，斯人之不幸也。黄君之书有三长。论六经六气，则自成一家之言；论三阴三阳，则独翻古人之案。心细如发，语必惊人，是其才高也。上自《本草经》《内经》《难经》《中藏经》《甲乙经》《玉函经》《巢氏病源》《千金》《外台》诸书，下至五代、宋、金、元、明、前清诸家学说，旁及近代生理、卫生、物理、化学诸种科学，无不详稽博考。书计十有八卷，都凡七十万言，是其学博也。删叔和之序例，订仲景之原编，正诸家之瑕疵，驳运气之乖谬。折衷至当，断制谨严，是其识超也。具此才、学、识三长，黄君之书，可以传矣。虽然，予窃有感焉：今日国医著作，汗牛充栋，或则投机取巧，而妄议革新，或则一知半解，而强为附会。学无根据，而侈谈科学，卒为科学之门外汉者，比比也。黄君于国医，童而习之，长则升长沙之堂，而入其室，近复研究西洋医学，互相印证，以成其大。《集注》一书，即黄君毕生学术之结晶，亦即国医真正科学化之梯阶也。予识黄君，不敢谓秦无人矣；予读黄君之书，益愧从前所见之不广矣！民国二十三年元旦日中央国医馆学术整理委员会专任委员陈逊斋。

周柳亭序曰：仲景《伤寒论》，何为而作序？观其自序云，"余宗族素多，向余二百。未及十稔，其死亡者，三分有二，伤寒十居其七。感往昔之沦丧，伤横夭之莫救"，又曰"观今之医，不念思求经旨，以演其所知。按寸不及尺，握手不及足，相对斯须，便处汤药。夫欲视死别生，实为难矣"等语，其悲天悯人之旨，溢于言表。是《伤寒论》三百九十七法，一百一十三方，多为"庸工误治"而设也。故论中正治之法，一经不过三四条，馀皆救误之法，故其文亦变动不居。读者能知此书皆"设想悬拟"之书，则无往而不左右逢源矣。虽然，《伤寒杂病论》

流传至今，经五胡十六国之乱，难免散佚。虽中外古今学者注释，凡一百三十余家，或改窜经文，而才辩自用，或前后攻讦，而聚讼纷纭。注者愈多，致真理愈晦。长沙绝学，湮没不彰也。几何年矣，章叟太炎曰："自金元以来，不落前人窠臼，独能创通大义，莫如'浙之柯氏'；分擘条理，莫如'吴之尤氏'。"嗟呼！解伤寒者百余家，其能卓然自立者，不过二人而已。余谓今之私淑仲景者，名而已矣，其才识不足以见病知源，其理解每流于各承家技，去仲景著书之途径，盖益远耳。自《伤寒》《金匮》传及日本千五百余年，虽明治维新后，改用德医，然什九应付无术，时露捉襟见肘之窘态。现恢复汉医，忽忽二十年，回溯仲景之学"吉益东洞""丹波元简"等宗述于前，"浅田栗园""渡边熙"辈阐发于后。其随文释义，颇视中土为审慎；其采集众说，合百余家为一炉。卒能于科学隆盛时代，以"哲学革科学之命"，谓非羽翼仲景，大张旗帜之功欤？使仲师泉壤有知，必欣然色喜曰："吾道东矣！"长安黄君竹斋，博通经史、天文、数术，尤邃于医学。寝馈《伤寒》《金匮》者，几三十年，参阅医籍数百种，潜心探讨，竟能入南阳之宫墙，而与仲景"救误之本旨"，息息相通。故毕一生之精力，而成《伤寒杂病论集注》十八卷，都凡七十余万言。其变化从心，参以东邦诸说相证明；其有所疑滞，又与欧西新学相汇通。丁兹洋医力持门户之见，扰攘尘上，而黄君固欲为"中医立极"者也。仲景之学，因时推进，现供全球人士所研究，而为"世界医"矣。黄君祖述之功，何可没耶？昔朱子注四书，稿凡七易，而圣道大彰；今黄君释伤寒，稿经五窜，历十八稔，使仲景心传之结晶，赖以不坠。其艰苦卓绝，弥足多焉！尤以提纲六篇，废运气之玄谈，辟百病之锁钥。是书一出，则棘荆除而康庄在前，鱼目弃而隋珠自耀，俾黑暗已久之《伤寒论》，大放异彩于今日。内可与先贤"柯韵伯""尤在泾"辈相颉颃，外可与东瀛"松园渡边熙""汤本求真"等相仲伯。黄君《集注》，永垂不朽，而为后学之津梁也夫！中华民国二十三年仲春，中央国医馆编审委员周柳亭识于都门本馆。

赵和庭序曰：长安市上有隐君子者曰黄竹斋，抗心希古，博极群书，升室盱衡，慨然以昌明国学、利济天下为己任。而世逢巨运，昕遇维艰，俯仰环顾，无术救世。遂取仲景《伤寒杂病论》旧注多种，上考《灵枢》《素问》《难经》《本草》，下据《脉经》《千金》《外台》，穷采其源，雠校其讹，撷百种方书之菁华，笔之于书，命曰"集注"。盖已无义不析，无疑不释，章句节目，灿然可观矣。又著三阳三阴提纲一篇，自辟蹊径，除去陈言，发仲景之篇论，启中医之门户，诚空前未有之杰作也。部约七十万言，稿经四易，时历八年，成书十有八卷，黄君之心苦矣。记曰：天下国家之本，皆在于身。凡有身者，果能取而读之，则病夭可免。而机神活泼，学识皆可至于高明。强国之基，即肇于此。庶亦黄君昌明国学，利济天下之一端也。中华民国十四季重阳日盖田赵和庭书于日涉园之澹远山房。

  序曰：《伤寒》《金匮》虽为仲景所著，而其方实为仲景以前，世世相传之验方，其法亦为仲景并世，师师相承制妙法，可谓集古医学之大成矣。历代医家奉为科律，以救生民族苦，又为一切方剂之津梁矣。夫《伤寒》《杂病》，当宋以前，盖属合璧，经林亿校刊，分析为二。于是《伤寒论》为治外感病之专书，编次《杂病》而名"金匮"，为治内伤病之专书，失其旧由来久矣。此后人不善体医圣仲景著书之意之过也。试援其说而证之。柯韵伯曰：按仲景自叙言，作《伤寒杂病论》，合十六卷，则《伤寒》《杂病》未尝分两书也。凡条中不冠"伤寒"者，即与杂病同义。如太阳之头项强痛，阳明之胃实，少阳之口苦、咽干、目眩，太阴之腹满吐利，少阴之欲寐，厥阴之消渴、气上冲心等证。是六证之为病，不是六经之伤寒，乃是六经分目诸病之提纲，非专为伤寒一证立法也。盖仲景于《伤寒论》后接著《杂病》，为详言外感病于前，不得不详言内伤病于后也。特欲世之医者，认识何者为外感、何者为内伤，由此而进可以见病知源矣。然仲景之历史，亟欲知其详者，颇不乏人，第苦难考据，不禁废书三叹而已。近人郭象升著有《张仲景事迹考》一文（见《上海中医世界》第二卷第十期）。愚爱斯篇道前人所未道，故不避抄袭之嫌，摘录如下，藉资研究。医圣张仲景，世传其名曰机，南阳人。建安中，官至长沙太守。而《后汉书》无传，生平事迹无所考论者，憾焉。《范书·刘表传》，建安三年，长沙太守张羡率零陵、桂阳二郡畔表。《陈志·刘表传》云，表攻之连年不下，羡病死，长沙复立其子怿。张羡父子称兵历年，仲景作守竟在何时耶？以余论之，则张羡者，是仲景也。《范书·刘表传》李注，《陈志·刘表传》裴注，皆引《英雄记》曰：张羡，南阳人，先作零陵、桂阳长，甚得江湘间心。然屈疆不顺表，薄其为人不甚礼也。羡由是怀恨，遂叛表。籍则南阳，宫则长沙太守，年则建安，其为仲景何疑？仲景名机，而史以为羡者，羡非仲景本名，则必别名也。夫羡之为言慕也，而景亦训慕字。仲景而名羡，于义允协，机则与景义不相切。附抑南阳张氏之显者，在汉之东，莫如河间相衡。机同物，或以机比迹于衡，寓高山仰止之意，因是不废仲景之字欤？仲景自叙《伤寒论》云：余宗族素多，向余二百，建安纪元以来，犹未十稔，其死亡者三分有二。据此知《伤寒》之作，在建安十年之内矣。使仲景非羡，则其官长沙太守当在建安三年以前。而《伤寒论》一书，既系衔长沙太守，又叙中自言建安纪元犹未十稔，明其为将近十年之语，而非建安三年以前。可知古今读史之人，谁不知之，而卒无一人疑羡即是仲景者，岂非病羡之叛乱，谓仲景不至此耶？羡之叛，特叛表耳，非叛汉也。岂惟不叛汉，又且以叛表者忠于汉？夫曹操虽为汉贼，而建安初年未有逆迹，叛刘应曹未为非也。仲景有道之士，何必不出此乎？晋之殷仲文、唐之许敬宗、宋之高若讷，皆奸邪小人，而医术皆精绝。人品于技能，从不相掩矣。假使仲景屈疆不顺，怀恨而叛，如《英雄记》之所言，亦不足为医学之累况乎？乃心王室大义昭然哉！用特附志于此，以彰郭君搜集印证之苦心，广其传焉。慨自欧风东煽，美雨西来，事事专尚形质，摒绝气化。讵知得失参半乎？每览湖北王和安先生曰：气化即形质之气化，形质即气化之形质，形上形下为物不二。西医之精者必进言气化，中医之神者何尝离乎形质耶？按，此诚千古不易之论也。夷考昔之华佗剖脑、搦髓、刳腹、截肠，医术如此神妙，惜乎失传。不然欧美剖解虽精，恐亦不得专美于前也。当今之世，医学受潮流之澎湃，几濒于危。幸我国医界有识之士，秉大无畏之精神，勤求古训，博采新知，整理国粹，俾农黄绝学放异彩于全球，而跻斯民于寿域，厥功永垂于不朽甚矣。作者谓圣，述者谓明，著医书固难，注释医书尤难。苟失之毫厘，即差以千里，关系生死至重且巨，自非大觉大悟，岂能穷微探本哉？宗兄竹斋先生，潜心医学历二十年，上承先圣之旨，以尽仲景变化之用，近复研求生理、解剖、物理、化学，无不参详，以至于极力矫诸家之谬误。根据科学之原理，而撰成《伤寒杂病论集注》十八卷，凡七十万言。又撰成《仲景传》一篇，列于卷首。犹有一事，人所不能为，亦所不欲为，而竹斋独仗大义走南阳，专诚拜谒仲景祠墓，考索遗迹，访询祠产。已知早经拨归师范学校，特函南阳县长，务使该校将所占祠产照数退还。则竹斋为仲景之畏友，亦为农黄之功臣，信不诬也。愚与竹斋既未谋面，又未函件往来，惟其热心医药事业，足以令我心折不已。特见斯书出版后，不胫而走，无翼而飞，可预卜焉。愚故喜而为数言，以弁之简端。中华民国二十三年六月上浣，同宗弟杓星楼氏序于如皋寄庐餐菊轩，读黄竹斋先生惠赠《伤寒杂病论集注》，如饮芝露，心目俱爽。感激之私，莫可言宣。率成七律两则，尚希郢政。冰雪聪明理化全，渊源仲圣得薪传。纂编鳞次头头道，注释雄文面面园。金石千秋垂不朽，珠玑万斛喜皆聊。术云迢递怀风范，何日芝眉谒几筵。发明新理指迷津，后学南针总率循。纸贵洛阳才迈众，书行世界奉如神。韩潮苏海辞俱丽，岳峙渊澄品可亲。无翼而飞名鼎鼎，开篇席上有奇珍。同宗弟星楼未是草。

周禹锡序曰：我国汉代医圣张仲景，探天人之奥，握百病之枢，撰用《素问》《九卷》《八十一难》《阴阳大论》《胎胪药录》并《平脉辨证》，为《伤寒杂病论》，合十六卷。盖当时《素问》八十一篇，内有遗阙，故举其卷；《灵枢》《八十一难》，君臣问难，毫无遗阙，故举其篇；《素》《灵》之外，尚有《阴阳大论》七篇，皆论五运六气、司天在泉、阴阳上下、寒热胜负之理，凡此皆在撰用之中；胎胪，胪列也，药录，如神农《本经》，伊尹《汤液》，长桑、公乘阳庆《禁方》之类，凡此皆在胪列之中；并《平脉辨证》，著《伤寒杂病论》十六卷。医学之大成，于斯始集，汤剂之定律，至此归宗。自汉至今，近二千年以来，被其惠者，岂惟我中华民国四百兆之民族？将见久而愈光，举凡有血气之方趾圆颅顶天立地者，行将胥受其赐焉！夫天地以生人生物为心，恩也；而有时不能无缺憾，所谓害生于恩也。圣贤者，思所以弥缝而匡救之，此其所以参与位育，亦即我医圣之所不得已而为之著书立教保民万世者欤！间尝以管蠡测高深。医圣立言，以人合天，首重气化。以上天下地，气为之主，人生其中，不离空气。空气之变化有六，故曰六气，合之为三阴三阳。是人身之阴阳气化，本乎天也，此形而上之之道也。彼形下而器之学，不信气化，则何不排去空气而寝处其中。如其能也，则中国医学，根本可以推翻，医圣可以不圣；如曰不能，则国医学于世界前途必有以立者，自有其确定不移之中心在也。由是更知汉代至今千余年间，医哲叠出，代有发明，岂鲜予圣自雄之想？而咸宗医圣，彼岂甘为低首下心也哉？亦以人生空气之中，实不能离开六气范围也。六气本以生人，亦能害人者，犹水能载舟，亦能覆舟也。得其和则养生，失其和则生病。其实非天之六气有所偏，即人之六气有所未和也，故感而为病者名曰六淫。淫者过也，过则失其和矣。感者引也，谓人身气化，必先有所招引，而后六淫得以乘客之也，此天人之相合也。以此立论，不但括外感六淫，而实握百病之总枢，故但举伤寒六经之气化，而杂病亦寓在其论中矣。何也？以人身不离乎气化也。病之所舍，不离乎六经也。经者何？谓气化所经过流行之道路也。书名《伤寒杂病论》者，即论气化无形之外感，器质有形之杂病，所传变之互词也；亦即经谓"邪风之至，疾如风雨，善治者治皮毛，其次治肌肤，其次治筋脉，其次治六府，其次治五藏"等等之浅深互异也。彼形下而器之学，不明天人之所以相通，所以为病，全在气化之理，论病理归本于细菌，诚属舍本逐末，倒果为因。试问细菌生气化乎，抑先有气化而后生细菌乎？排去空气，即是真空，试置细菌于真空之中，能培养繁殖乎？近贤衡阳曾觉叟氏谓"地球一日不坏，此书一日不毁"，太炎章氏谓"他书或有废兴，《伤寒论》者，无时焉或废者也"。二氏之学识眼光，固上览千古，旁瞩五洲，虑周当世，默察将来，而下此最后之论断也。果也！曾几何时，近自日本，远迄欧美，文明各邦，莫不推重中医，购书籍，设讲座，增汉医科学，创汉医校，设中医院矣，亦物极必反，气化征服细菌之明徵也。故吾谓仲景不但为我国之医圣，抑且为世界之医圣，而人类将永受其赐，为信然乎！第其书言简理深，不易究阐，任百氏之钻研，而义蕴仍有未尽；且百家有百家之《伤寒》《金匮》，而非仲圣之《伤寒》《金匮》为可叹也。长安黄君竹斋国医泰斗，博通经史，兼精科学，寝馈轩岐，服膺仲景，于《伤寒》《金匮》二书，专心致志几三十年，乃上穷下际，旁搜博采——上自《本经》《灵枢》《素问》《难经》《中藏》《玉函》《甲乙》《脉经》《巢源》《千金》《外台》，以至五代宋金元明清，并及东瀛诸家学说，旁参生理、卫生、物理、化学——将仲景《伤寒论》《金匮要略》二书，合为一帙。列《仲景传》于篇首，更采用《古本伤寒杂病论》之旨以补其阙，另成三阴三阳提纲及通论等，条分缕析，为之广集注释而浅显之，名之曰《伤寒杂病论集注》，共十八卷，诚近代之名著也！考梁特岩太守自述云，"后汉人杨绍基者，长沙太守张仲景之婿也，学医于仲景，记其师说，有《传薪集》八十卷，《仲景秘传》五十卷，《金匮玉函》三十卷，《长沙医案》二十卷，《伤寒论》二十卷，共二百卷，名曰《仲景全书》。家六世祖于明季得之，系旧刊本，累世守此书以治人多效云"。今观黄君所述，证之梁氏之说，其得仲圣之薪传欤！以能孤诣苦心，阐先圣之奥理，整百家之不齐，并且高出百氏，奄有众长；使二千年经文割裂、颠倒窜易、散佚未泄、欲绝如缕之旨，一得此书之指导，如冰斯开，如结斯解，如拨云雾而见青天。际兹医学紊乱，异端争鸣，中外学者，方苦圣学高深，欲升堂入室而莫由也，必将先赌为快焉。他日译本远播，则黄君之学说，必随医圣之道，遍行于世界，永垂不朽矣！不学如我，又不能文，不揣谫陋，欣欣然勉为之序。中华民国二十四年二月四日泾南周禹锡谨序于四川隆昌县国医专修馆。

贺绂之序曰：自三物教分，吾国人士研究学术者，莫不贵德行而贱技艺。故史迁载学派曰六家，班志析为九流，而等医科于卜筮、种术、农业。孔子巫医浑为一谈，是以习技艺者乏上智，使分科之学大衰，百家之艺不进。夫医者，活民寿世之学也。关系人之寿夭，国之盛衰，种之强弱，宜如何重视以精其业，而竟认为可有可无，无惑乎？医术每况愈下，诊疗寡效，吾民死于病者百一，而死于医者辄九十焉。即或深于斯道者，著书宏富，手术卓越，往往各骋己见，不相承袭精研，徒事纷纭，莫可适从。故仲景之著，越人之作，岐伯、轩辕、炎帝之册籍，歧途迷津，处处皆是，求其综合统一，神明变化者，殆乏其选焉。吾友黄君竹斋，于儒术之余，究心医学。不特精吾国旧术，兼摭欧美新说，附以所得，综为一家，以注仲景《伤寒杂病论》。洵千古之大著，医科之北针。真所谓有德有业，合道与艺，以扫千载之陋见矣。今将所著出而问世，为弁数言，以质诸世之君子。民国十四年清明日渭南贺绂之书。

贺景贤序曰：庄子称庖丁解牛，批却导窾，进乎技矣。盖形下者，技也；形上者，道也。二者固同物，天下之绝技，而至道存焉矣，进乎技则几于道矣。医在曲艺之中，其关系于人也尤巨；其为道也，玄之又玄。惟吾国阐明最早，自神农《本草》、黄帝《素书》、扁鹊《难经》、元化《青囊》，《金匮玉函》之篇，《铜人针穴》之图，圣作贤述，浩博渊微，宣阴阳之奥秘，极变理之能事，至今研究医学者宗焉。吾友黄君竹斋，好学覃思，博综九流，新旧学术，靡不贯通，其知道者矣。君尤善医，间一施术，触手成春，著有《伤寒杂病论集注》，撷诸家之英华，集众说而折衷，卓然成一家言。予惟君之善医，亦庄周云所好者道也，进乎技矣。惟进乎技而能见大道之源，斯君之独以善医名也。中华民国十四年季秋，渭南贺景贤敬书。

田序曰：夫人生天地气交之中，外有六淫之侵，内有七情之感。于是气失其平，则中和乖而疾病作。圣哲知其然也。故神农尝百草，黄帝著《内经》，伊尹制汤液，周官设医师。以草木气味之偏，济人民生命之危。其所为尽人物之性，赞天地之化，医功固与治功同也。迨后世衰道微，贤圣不作，治教分途，等医道于巫卜，侪其人于伎流，于是业斯术乏上智，致生民横夭而莫救者有由来矣。仲景丁医学沉晦之日，世乱兵燹之际，乃勤求古训，博采众方，著《伤寒杂病论》一书，集方书之大成，开儒医之正宗。承其绪者，历晋迄唐，仅有王叔和、孙思邈二人，遥相祖述，然皆传述其文而少所发明。赵宋以后，注释渐众，迄于清季，盖已无虑百十家矣。求能综合群注，折衷一是者，实未尝觏致。仲景之书，暗而弗彰，活人之术，隐而不显者，盖千五百有余岁矣。余友黄君竹斋，志识超卓，好古敏学，于中儒、西哲、畴人、术数诸学，莫不究其精微，洞彻本源。尤喜攻研方书，尝谓仲景《伤寒杂病论》，乃医家体用俱备之书，但汉文简奥，致世之读者未易了解其义。于是旁搜博采，选集诸注之精华，以发挥南阳之本旨。复自抒心得，著提纲六篇，以证明历来三阳三阴之谬误，为注《伤寒论》者开一新纪元。其忧斯学之不彰，伤横夭之莫救，立医家之准绳，设济世之宝筏，为何如哉？此书果行寰宇，则中华数千年湮没不彰之医术得以昌明，世界之人民得以永寿，岂止吾亚一色一种之福星耶？时在民国十五年孟夏城固田呈璧识于长安围城旅次。

黄维翰自序曰：昔贤称张仲景为医中之圣，其所著《伤寒杂病论》一书，文辞简奥，义蕴宏深，尚论者推为方书之祖。自晋迄今，注者无虑百十家。《纲目》间有发明而微言未析，章句笺释虽详而贯一有待，其余非拘泥经脉枘凿之论，即傅会运气悠谬之说，甚或割裂章句，颠倒节目，纷纭淆乱，罔可适从。致医家菽粟布帛之文，成神秘不可究诘之书。余年弱冠，即尝读玩而窃疑之，逮后详究仲景以三阳三阴钤百病之义，乃能读论则触类咸通，临诊则见病知源。体验积思者阅九稔，征古质今而信弥坚。惧斯文之失坠，述医林之巨观，刊诸注之谬异，集群哲之雅言。上考《灵》《素》《本草》《难经》《甲乙》，穷究其本源，下据《玉函》《脉经》《巢氏病源》《千金》《外台》，校正其乖讹，撷百种方书之精华，集一贯古今之真诠，尝字栉而句比，庶纲举而目张。稿经四易，时历八年，始克告成，汇众流而为海，合百虑而一致，惟期经旨之昌明，庶几于世有小补。中华民国十三年岁次甲子孟春月元日长安黄维翰识。

凡例：案仲景论集云"并平脉辨证为《伤寒杂病论》合十六卷"，自晋太医令王叔和编次以后，《伤寒》《杂病》析而为二，隋唐书志所载，卷数分合不一。孙思邈谓"今江南诸师秘仲景伤寒要方不传（见《千金》伤寒门）"。考《金匮方论》见于《千金方》者十之八九，而《千金》所载仲景方论则有《金匮》未见者，惟《伤寒论》方文多节略。盖孙氏所本者，《杂病论》耶。迨其晚年，方获《伤寒论》，收之《翼方》。而天宝中王焘撰《外台秘要》，所引张仲景《伤寒论》方，注出卷数至第十八。此盖仲景全书存于台阁中者，其间多出二卷，疑王叔和之所增也。至宋治平中，命高保衡、孙奇、林亿等校正医书，其札子谓"今世但传《伤寒论》十卷，《杂病》未见"，其书或于诸家方中载其一二矣。翰林学士王洙在馆阁日，于蠹简中得仲景《金匮玉函要略方》三卷，上则辨伤寒，中则论杂病，下则载其方并疗妇人，乃录而传之士流才数家耳。其所校定《伤寒论》十卷，总二十二篇，证外合三百九十七法，除复重，定有一百一十二方。校定《金匮要略》三卷，仍以逐方次于证候之下，使仓卒之际，便于检用也。又采散在诸家之方附于逐篇之末，以广其法。以其伤寒文多节略，故所自杂病以下，终于饮食禁忌，凡二十五篇，除重复，合二百六十二方，勒成上、中、下三卷，依旧名曰《金匮方论》云云。今世传仲景之论，以此二书为最善，故取以为本论云。

莫枚士曰《伤寒杂病论》十六卷，后人改题曰"金匮玉函"，王焘《外台秘要》引之概称"伤寒论"，唐慎微《证类本草》引之概称"金匮玉函方"，一从其朔，一从其后也。当时以十六卷文繁而有删本二。其一就原书删存要略并为三卷，题曰"金匮玉函要略方"，后为宋仁宗时王洙所得。其一就原书存脉法及六经治法又诸可不可等十卷，题曰"伤寒论"，而削"杂病"二字，即今本《伤寒论》也。此书行而十六卷之原书不可得见矣。林亿等又以所存三卷，去其上卷，而分中、下二卷为三卷，以合原数，改题曰"金匮方论"，即今本《金匮要略》也。此书行，而并删存之三卷亦不可复合矣。吁！唐宋间人于仲景书任意分并，一再改题，而其去古也愈远矣。

案《伤寒论》十卷为王叔和之所编次，第一卷"辨脉平脉篇"是荟萃《素问》《难经》等书，并搜采仲景旧论而成。辨脉法"脉蔼蔼如车盖"一节见《素·平人气象论》及十五难。"脉来缓时一止"一节见《伤寒论》太阳下篇"脉弦而大"一节。《金匮要略》三见"脉浮而紧"一节，见《玉函经》太阳中篇平脉法首章，《脉经》引此云"张仲景论脉"。详其文气不与上下相同，颇类《金匮》，其为仲景之文无疑。"上工望而知之"一节见六十一难。"脉有三菽五菽重"一节见五难。"东方肝脉"一节见《素·玉机真藏论》。"脉浮而大"一节见《金匮》水气病篇。其余趺阳、少阴各诊，疑亦仲景旧论也。其蹈袭之迹，历然可征，以视仲景撰用《素问》《八十一难》等书，而论中却无引用一句成语者，不辨自明矣。第二卷"伤寒例"一篇引《阴阳大论》之文以释本论者，《外台》及《总病论》所引揭以王叔和曰信矣。痉、湿、暍三种本《杂病论》文，以其为太阳病，与伤寒相似，故列其证于六篇之首，而不著方以区别之。第七卷以后至第十卷诸可与不可与等六篇，王叔和以为疾病至急，仓卒寻案，要者难得，故重集此，附之论后。今考《玉函》《脉经》《千金翼》等书皆有其文，其分篇大抵相同。统计王叔和增入十篇，其文与仲景本论，有相袭而无所阐发者，殊异而意旨远悖者，兹概删去，而选录精要以为注文。盖仲景之书，非王叔和搜辑表章不能传迄于今，其增入各篇，不过欲补其未详，非有意变乱伪托也。而方、喻、程、柯诸家，辄横肆诋諆过矣。《薛时平原病式注》仲景之书甚平易明白，本无深僻，但王叔和杂以已说，遂使客反胜主，而仲景所以创法本意沦晦不明耳，非仲景之文隐奥难读也。

案《伤寒论》从太阳篇起，至辨阴阳易差后劳复止，计论十篇。林亿校正谓证外合三百九十七法，张隐庵云本论六篇，计三百八十一证成无己踵其说，以后晦昧者近八百年，至陈修园以法为节而其义始定。明洪武时芗溪黄氏作《伤寒类证辨惑》云仲景之书六经至劳复，而其间具三百九十七法，一百一十二方，纤悉具备，有条而不紊也。其章节起止照应，王金坛谓如神龙出没，首尾相顾，鳞甲森然。熟读详玩后，自信其言之不虚。今考《外台》所引张仲景《伤寒论》，注出卷二至卷六之方，与宋本《伤寒论》大抵符合，可知三阳三阴等篇之文原自不错。《千金翼方》所引本论，为孙氏分类排比，然其次第亦约略可寻。迨方中行谓为王叔和之变乱，其后喻、程、魏、柯诸家任意颠倒，愈排愈乱。兹从二张及陈修园之说，仍以宋定为正。《金匮方论》，宋定三卷。考唐贾公彦《周礼》疏所引张仲景《金匮》云神农能尝百药，及《千金方》载张仲景论数则，成无己注《伤寒论》引《金匮玉函》见伤寒例者二条、厥阴篇者四条、可汗篇一条、可吐篇一条，皆宋本所佚，今皆无考，知其佚文脱阙亦多。又其篇次与《外台》所引卷数次第先后悬殊，是盖《杂病论》之残编也。今姑以宋定之二十五篇，挨次接于《伤寒》之后，而冠论脉于首，合为一十六卷，共计三十六篇，以存仲景原本之厓略。案高湛《养生论》云王叔和编次仲景方论为三十六卷，而隋唐书志皆无三十六卷之目。今考《伤寒论》脉法一篇，太阳病至阴阳易差后劳复辨证并治法十篇。《金匮方论》自杂病终至饮食禁忌，凡二十五篇。统计三十六篇即其数也，"卷"字盖指"篇"言也。其杂病之方已见《伤寒》者则不重出，合二百六十二方。外有附方十一，及杂疗方以下之方不在其数。以复《伤寒杂病论》之实云，非谓仲景之书尽于此也。其《杂病》有论中未备者，当于《千金方》中求之可也。《酉阳杂俎》谓孙氏获龙宫秘方三千首，散之《千金方》中。盖以诸葛武侯当隐南阳，有卧龙之称，仲景南阳人，故神奇其说，亦示人以禁方之意耶。顾氏曰仲景原书先以六经提其纲次，以诸证详其目，伤寒中兼有杂病，杂病亦不外于六经也。

案仲景论中三阳三阴之名称、次第虽本《素问》，而其义旨则从人身全体表里上立论。自王叔和序例引《热论》六经之说以释本书，而论中之义反因以晦。其后庞安常、朱肱、成无己以下，注者无虑数十家，大抵皆陈陈相因，不能出其窠臼中，惟方中行稍有见地，而语焉不详。余自弱冠后始读《伤寒论》即疑其不是仲景本意，迨后观生理学书，见其以人身体分三系统之说乃恍然大悟。于是撰三阳三阴提纲一卷，于丁未之岁着手注解，会通全论为一贯。命名"伤寒杂病论新释"历时二载，乃克告成，迄今十有八年矣，而益觉其说之确不易。兹取提纲六篇载诸卷首下，以为读是书者之关键，绳愆纠谬，望诸世之君子。

是书本文谨遵宋定《伤寒论》《金匮方论》二书，书以大字，并参考《玉函》《脉经》《千金》《外台》等书，辨其鱼鲁，补其脱阙，正其谬误，详其音义，凡有增删移易皆详注节后。

是书集注，于本文则字栉句比，条分缕晰，分章别段，参互考证。虽采辑众论，不主一家，而每节详略相因，前后脉络贯通，窃谓于此煞费经营。本注之后，并上考《灵枢》《素问》《难经》以探其源，下参《玉函》《甲乙》《脉经》《巢源》《千金》《外台》等书以别其流。其有未详者，更附鄙案以发其蕴，务期于无义不晰、无疑不释而后已。其诸家之方，有与经方药味相同者，亦录于后，以推广经方之用。孙思邈云"方虽是旧，弘之惟新"，比物此志也。《汉药神效方》多纪茝庭曰："古方之妙，殆不可思议。今举其二三，如牡蛎泽泻散，料或加大黄之治实肿阳水，栝楼瞿麦丸之治肾气丸之证而嫌忌地黄者，黄连汤之治霍乱吐泻不止、心腹烦痛者，栀子甘草豉汤之治膈噎食不下，与苓桂甘枣汤之治癖囊累年不愈心下痛者，白头翁汤之治肠风下血者。为余数年所实验，应如桴鼓，妙不可言。用古方者，岂可不精思哉？"浅田宗伯曰："葛根汤之治头疮及梅毒，越脾加术附汤之治臁疮，甘草泻心汤之治走马牙疳，白头翁加甘草阿胶汤之治肠痔下血，特有奇验。古方之妙，不可思议。而今以当归四逆汤治冻疮，可谓得仲师不传之秘。"

所引诸书，如《灵枢》作"灵某篇"，《素问》作"素某论"，《难经》作"某难"，《金匮玉函经》作"玉函"，《肘后备急方》作"肘后"，《巢氏病源论》作"巢源"，《千金要方》作"千金"，《千金翼方》作"千金翼"或"翼方"，《外台秘要》作"外台"，《医宗金鉴》作"金鉴"，概从简要，以省剞劂。其余注家，或称前哲之字之号，或题原书之名，间有称名称氏者，以录自他书，其字未详，非其所轩轾也。并附所引书目于后，庶读者略知源流而便检查。

所集诸家之注，其本雅俗不一字体各殊，如證作证、症，痹作痺，溼作湿，脈作脉，鬱作欝，衄作衂，谵作谵、呫，裏作裡，薑作姜，苑作苑，韭作韮，决作决之类，不一而足，今依本文悉为厘正，以归划一。又如原本痉讹作痊、糵讹作蘖之类，亦皆随文辨正。其有异体通用之字，如澬涩、疸癉、糖餹、疎疏、搗捣、藏臟、府腑之类，仍照原本。案李时珍《本草纲目》人参释名下云，薓字从浸，后世因文繁，遂以参星之字代之，惟张仲景《伤寒论》尚作薓字。茈胡释名下云茈是古柴字，以木代系相承，古本张仲景《伤寒论》尚作茈字也。兹以诸家相承日久，亦不能尽改也。惟以卷帙浩繁，其中乖讹，在所不免，俟后再为更正，尚希阅者谅诸。

本书自民国十四年付印，嗣后又参考医书数十种历年修订，增者十之二，删者百之五。至二十三年仲夏再版，适获湖南刘仲迈《古本伤寒杂病论》十六卷。民国初年湖南刘昆湘得于江西张隐君，授其宗人刘仲迈，湘省主席何公芸樵为之手书一通，壬申春付印公世。鄞县周岐隐纂其佚文，订误各条，为《伤寒汲古》三卷，癸酉仲冬出版。将其脉证佚方及订误各条，依次附列，以资考证。是冬于宁波遇桂林罗哲初先生，承将其师左修之先生所授仲师四十六世孙张公绍祖所传之第十二稿《伤寒杂病论》十六卷相示。今春在京与罗君同供职中央国医馆，始克钞录全部。与湖南刘本相校，得知其脱佚舛之处不遑枚举，乃将本书重为修订，并据元大德校刊《千金方》《千金翼方》，改正讹误数十条，民国二十四年季冬三版付印。著者识。

叶橘泉读黄著书后：中国医学不能进步而被摈于世界医学之林者，其最大原因，厥为学说之不统一。夫学说之纷歧，实起源于宋元以后诸家之注释经文及著述。或以偏私之意见自逞，或以悠谬之五行傅会，各是其是，淆乱纷歧。后之学者无所适从，致古人经验所得一贯相传医宗之著例，竟成为神秘不可究诘之书。今之谋复兴国医者，莫不曰"非从整理国医药学术书籍入手不可"。至于搜罗历代文献，参证近世科学，则又为识者所同见。夫仲景《伤寒杂病论》为方书之祖，集经方大成，古今来医家莫不奉为圭臬。而因其文辞简奥，义蕴宏深，又经王叔和窜改编次，致诸注家聚讼纷歧，莫衷一是，歧而又歧，所谓大道以多歧亡羊矣。黄君竹斋，潜心仲景之学，寝馈于《伤寒》《金匮》中者垂二十余年。曾走南阳，谒圣墓，抚残碑，探索遗迹，考据古学真传。近复获《古本伤寒杂病论》于湖南，以厘正其缺误，更撷百余注家之精英，及日本名汉医浅田栗园、喜多村、汤本求真等之注释，成《伤寒杂病论集注》十八卷，都凡七十余万言。复参证近世生理、解剖、病理、化学等科学新说，撰六经提纲于篇省。诚今日医家整理国医学术完美著述也！承惠邮赠捧读，惊前辈先得吾心之所同然。盖鄙人于前年曾编辑增纂国药新辞典，亦系搜辑文献，参证科学，籍为整理药学之嚆矢，内容较繁，都凡一百八十余万言，而艰于印费，蹭顿两年，今尚在筹款中。将来出版，或亦可附庸黄君巨著后乎？大著先惠，憾难即时交换，钦佩溢为论赞，谨书数行于后。民国二十三年中秋后四日吴兴叶橘泉书于存济医庐。

贺绂之序曰：医为寿世之术，吾国自黄帝、岐伯开其端，秦越人、张长沙绍其绪，然后其道大昌。今之业医者，多取法于欧西，而遗弃国医。岂以为国医不足以寿世，西医可资以活人者欤？此大误也。夫中医本阴阳之理，探造化之源，取金石、草木、鸟兽，攻伐补养寒热之偏胜，治人身脏腑、筋骨、血肉失其平之疾病。于是，望其气、闻其声、问其状、切其脉，而针之、砭之、食之、敷之，以膏焉、丹焉、丸焉、散焉，则病无不回、疴无不起。亘古以来，代有明哲。造福人群者，乃为中医一派也。迨欧风东渐，学说竞新，西方之医术，亦乘时而起。挟其生理、解剖之说，施其刀割、洗涤之术，痈疽以治，金疮以疗，而注射、灌肠、食敷，又复有剂，疾痛以痊。其用以惠我人群者，亦复不鲜，又为西医一派也。总之，中西医学，其理一也。不过欧西医书，多数陈列举之论，以醒豁人之耳目；东亚医书，为提要钩玄之说，以垂久致远。故其间虽有显晦之不同，非其理有二致也。且夫学说者，有进化，无消灭。中西医学，自为派别。其施术用药，西医重实验，察毫末；中医尚气化，探本源。西医之擅长，在军阵疮疡外科；中医之特征，在内伤外感。而独怪夫习焉者，乃各神其术，秘其技以相互攻讦，形成冰炭，莫能较长量短，持客观以兼习并用。尚何望能衡平群说，折衷一是哉？余友黄君竹斋，于民国乙丑，出其所著《伤寒杂病论集注》以见示。余素不习医，而喜其能光大国学，发明南阳遗意，爰为弁言。而君又有《伤寒杂病论新释》之作，今于卧病之余，延君诊疗，君出此书，谓将持之东南以问世。余披阅之暇，乃恍然曰：不有《新释》，何有《集注》。盖君著《新释》，在《集注》之前，本其积年寤馈所得，著成《新释》。又惧诸家注南阳书者，汗牛充栋，使今之习医者，不能遍读，即读之而无所适从。于是《集注》以成，撷拾群说，衷于一是，以便浏览，而羽翼《新释》耳。《释》首冠人体生理，而证以《灵》《素》之言生理者，与《集注》之三阳三阴提纲，而证以各家论著之言，乃融洽欧亚，证实部位，同为有功医界，发前贤之未发。一为击碎中西医家之壁垒，一为开示中医以标准，将以融汇中西医学，翼息其旗鼓。呜呼伟矣！窃尝谓吾国之秉国钧者，对于政治教育，道德学术，以风俗习惯，必先守己之所长，弃其所短，而后采人之所长，以补其所短，乃为通权达变。吾国今日之商敝工窳，百业衰落；国家财政，人民经济，均濒破产。每岁金钱出超为数甚巨，而医药一端已达英金五百三十余万磅。当道不特漫不加察，犹复推波助澜，摧残国医，为虎作伥。此有志之士，同为感慨唏嘘者也。是以急宜精研国医，补其漏卮，特自制药物，抵抗舶来品。如是，则西医西药，不为吾害，中医中药，日有精进。久之又久，举双力医学之两长，汰其两短，以定于一，俾资寿世。是则又望于业斯业考斯学者，勿河汉余言，谨叙颠末聊作贡献云。民国甲戌季夏朔日渭用贺纯之序于西京日新学社。

现存主要版本及馆藏地：

1. 1926、1935、1936年中和堂黄氏铅印本，北京中医药大学图书馆，国家图书馆；

2. 1935年中央国医馆铅印本，南通大学医学院图书馆。

《伤寒论旁训》二卷　　1923　存

赵雄驹编

赵雄驹自序曰："医书不熟，则医理不明；医理不明，则医识不精；医识不精，则临证游移"，往哲恒言也。曩从关澄弼先生游，先生诏余曰："医读《伤寒》，犹儒读《鲁论》，宜熟读之，以为根柢。然后折衷群书，自容易贯通。"闻命赴坊间购读本，搜罗殆遍弗获，乃归誊抄。噫！劳矣！循诵既久，出而问世，诊多奇中，方悟前之熟习生巧，益佩往哲之言为不诬也。同志知之，劝授梓，公同好。漫思自习课本，弗敢承。洎敦促再三，适值公馀，辑注附旁，仿旁训体例，付诸剞劂。俾同志作读本读之可，读后索究其义亦无不可，岂仅省誊抄读本之劳而已哉。时中华民国十二年，岁次癸亥孟春，赵雄驹识于广州市之寿世草堂。

现存主要版本及馆藏地：

1923年铅印本，天津图书馆。

《伤寒论讲义》　　1923　存

张有章编

现存主要版本及馆藏地：

1. 书勤抄本，南京中医药大学图书馆；

2. 石印本，中国中医科学院图书馆。

《伤寒论讲义》　　　　　　　　　　　　　　　　1923　存

杨则民编

现存主要版本及馆藏地：

1. 抄本，黑龙江中医药大学图书馆；
2. 石印本，黑龙江省图书馆。

《百大名家合注伤寒论》十六卷　　　　　　　1924　存

吴考槃（隐亭）编

秦伯未序曰： 吴君考槃辑《百家注伤寒论》成，以示千顷堂主人，主人将付杀青，以示伯未，并索言序之。伯未曰读古医书难矣，非眼高于巅、心细如发不可，更无霹雳手、斗大胆不可。人之读古医书者，随众附和，曾不知孰是孰非、孰明孰昧。即此以求黄帝、岐伯、越人、仲景之义昭昭于世，大难乎，大难乎！请即《伤寒论》《论》之若"表有热，里有寒"之用白虎汤，服桂枝汤仍"头项强痛，翕翕发热，无汗，心下满微痛，小便不利"之用桂枝汤去桂加苓术汤，俱遵守无异议。安知"寒"字为"热"之讹，而"去桂"当为"去芍"之讹乎？此其一。或以伤寒传足不传手，专从足经发挥，而手经漠视若无睹。安知大承气汤非手阳明方，而黄连阿胶汤非手少阴方乎？此其二。或以原文经王叔和编次，零乱非复旧观，不加考虑。安知若"脉浮数者，法当汗出而愈。若下之，身重心悸者，不可发汗"条以下，"伤寒二三日，心中悸而烦者，小建中汤主之""伤寒脉结代，心动悸，炙甘草汤主之"等，凡十数条，皆就"心中悸"比类出之，其中自成条理，别具系统乎？凡此，详拙著《读伤寒论杂记》及《伤寒论原文次序释》中，兹不备引。要知读书在求明理，固当具信仰心，亦不可无判断力，又岂特古医书然哉？吴君此书，兼收并蓄，不主一家言。譬之叙争讼之人于一室，置读者于裁判地位，细聆双方执词，定其曲直。曲者辟之，直者彰之，破千古之歧说，而归于一。倘亦整理中医书籍之嚆矢也。然非眼高、心细，具霹雳手、斗大胆者，将何以语此。此余所以喟然不能已于言者。主人闻之善，即书以归之。时夏雨初过，微风动天，未披襟，倚槛灵台豁然。

上海秦伯未。

　　吴考槃序曰：《伤寒论》一书，经王叔和编次后，阐扬祖述，代不乏人。但其文辞古奥，义意精微，苟非深得此中三昧，断难窥其美富。故虽注家云集，莫不言人人殊，求其发挥经义，羽翼圣心者，实不多见。即方中行、张隐庵、柯韵伯等，可称注家名宿也。探赜索隐，潜符理要，固属有之；而以辞害义，依样葫芦，亦复不少。有清以还，欧化东渐。外来医说，洋溢中国；华夏医经，转束高阁。黄农绝学，遂下乔木，而入幽谷矣。余恐夫古圣经学，无形淹灭；国粹沦没，靡有孑遗。春花莫问，佳山弗登，取仲师《伤寒论》而细绎之。重编三百九十七法，考订一百一十三方，删脉法、序例、痉湿暍于前，削霍乱、劳复、可汗等于后，始太阳而终厥阴，定为仲师原文。以注家之议论精妥者，附录原文之后，名曰《百大名家合注伤寒论》。使圣教从此不灭，大道因之再兴；挽既倒之狂澜，作中流之柢柱。嗜古君子，谅不无小补云。时中华民国十三年八月，古瀛吴考槃，序于中国医药专门学校。

　　凡例：《伤寒论》一书，系东汉张仲景原著。但其文义古奥，读者每有望洋之叹。是编先录原文，广采百注，俾学者便于记诵，又利参考。

　　林亿校本首尾附有脉法、序例、可汗等篇，玩其文义与六经篇不同，其为叔和所增可知，兹特删去。

　　霍乱、阴阳易差后劳复二篇似应归入《金匮》杂证，不宜于本论六经外另生枝节，今特改次《金匮》痉湿暍症下。

　　痉湿暍一篇及太阳妇人中风三法，乃《金匮》正文重出本论者，今革除之。

　　本论三百九十七法，一百一十三方，议论纷纭，言人人殊。不知条法固可私意分合，方目焉能妄行增减。今以六经一百一十三方订定，六经三百九十七法则，霍乱、阴阳易篇为《金匮》错简已毫无疑义矣。

　　原文证象阳旦一节，似类后贤注释上文，故设问答，以明经义者。及病有太阳阳明一节，似属后人附会之辞。例应一并删之。

　　本论讹字亦不为多。注家每遇不能解处，即指为王叔和所变乱。割草分句，任意删改，以曲遂其说。不知文法自成一家，讹字亦无几许，皆由自用心重，竟不自知其非者。

成无己信而好古，注释本论，毫不假借；舒驰远私意自用，攻讦原文，义多独裁。考槃细审二家执辞，成氏固有未善之处，舒注不无可议之地。学者当以隐庵、韵伯等注合参，则经义自然融贯。

是书搜采前贤注释，辑成百注。自愧才疏学浅，删订尚有未善。惟望海内高明，匡余不逮为幸。

许半龙跋曰：医列科学之一，当具科学之精神。故欲昌明中医者，当先以科学之方法，整理中医学术，使趋于科学之途径，此秦君伯未之主张也。余韪其言，以为中医之昌明，舍此无捷径也。而抑有进者，则凡一学说成立之条件，必有充分之理由、切实之经验，积此理由、经验，而造成不可磨灭之定律为后世法。吾中医书籍中，可以语此者，惟仲景而已。仲景之书，若《伤寒论》，若《金匮要略》，言简意长，皆含定律之意味，故小叩小鸣，大叩大鸣，施之无不当。后世竟尚玄虚，浮而不实，此其所以不能及，而渐趋于靡靡之途也。然则吴君考磐辑此书，处心远矣。浏览一过，为书数语归之，藉以介绍。吴江许半龙跋，时客海上长寿庵。

现存主要版本及馆藏地：

1924、1926年上海千顷堂书局石印本，国家图书馆，北京中医药大学图书馆。

《伤寒辨注》　　　　　　　　　　　　　　　　1924　存

陈金声（子和）编注

现存主要版本及馆藏地：

1924年石印本，河北医科大学图书馆。

《伤寒广要讲义》　　　　　　　　　　　　　　1924　存

恽铁樵（树珏）撰

现存主要版本及馆藏地：

《铁樵函授中医学校讲义十七种》本，上海中医药大学图书馆。

《伤寒论讲义》 [1924] 存

恽铁樵（树珏）撰

恽铁樵自序曰：本讲义中所列古人注释，凡二十五家，非铁樵自辑，乃东国先哲丹波元简之《伤寒辑义》，实为蓝本。吾曾得《伤寒》数十种，均无此本完善者。东国喜多村著《伤寒疏义》，初见觉视《来苏集》为善，然而较之此本，犹觉逊色。自馀诸家，更无有能与抗行者。箧中所藏，更有相州片仓、惟忠子文两家，皆能深入显出，言下有物者，吾皆取而镕入本讲义中。凡此，皆欲使读者于仲景之书，能彻底了解而已，然而犹未尽善也。凡东方学问，初入手，类憒憒懂懂，至于成熟之顷，然后豁然贯通。不仅医学为然，而医为尤甚，竟有终身由之，而莫名其妙者。尝谓《内经》一书，有重重锁钥，虽鸿儒硕学，苟非苦心研索，而又有猝然触机领悟之机缘，则此重重锁钥直无由启发。以故中国医学，终竟与科学异趣。既与科学异趣，则凡有志学医者，能否将来有所成就，须视其人缘法何如矣，是故名医当旷代遇之。吾今为函授，非复如寻常人所为，以谋得数千金利益为目的，吾盖有大愿望，在使吾中国医学能维持于不敝。维持之方法甚多，第一要义在使真正之医学能普及。假使重重锁钥，必待缘法，若何能达吾希望，故非使中国医学入科学之轨道不可。此却非易事，然使欲将中医学编为教科书，固当谨谢不敏。若解说医理使具科学精神，尚非不可能之事。故学者于本讲义集注，若苦捍格，第观篇末鄙人所赘按语，当能涣然冰释也。

现存主要版本及馆藏地：

《铁樵函授中医学校讲义十七种》本，上海中医药大学图书馆。

《伤寒学讲义》 1925 存

冯瑞鎏编

现存主要版本及馆藏地：

1925年广东中医药专门学校铅印本，上海中医药大学图书馆。

《伤寒论崇正编》八卷　　1925　存

黎天佑（庇留）编

左公海序曰：读医书难，读《伤寒论》难之又难。何也？《素问》本出先秦，委托轩辕之作；《本草》但名汉地，谬为神农之词；《难经》割裂《内径》嫁名扁鹊，《灵枢》始见南宋，撰自王冰。凡此诸书，无非赝鼎；前贤论定，具有别裁。今日读书，岂能尽信？况金元而后，百啄纷呶。若刘守真主寒凉，张子和主攻下，李东垣主脾胃，朱丹溪主补阴，各倚一偏，已趋歧路；又其下者，若张景岳之《新方》，吴鞠通之《条辩》，诸如此类，违圣非法，歧之又歧。误天下苍生，岂仅王夷甫清谈哉？此医书所以难读也。汉长沙太守，张仲景先圣，所著《伤寒论》一书，以六经钳万病，约之以阴阳表里，括之以寒热虚实。三百数十法之神化，法外有法；一百十余方之奇妙，方外有方。至博亦至精，至确亦至活。尊为医圣，圣以此也。自王叔和之编次风行，而张仲景之原书日晦。有错简者，有衍文者，有羼入一篇一章者，有窜杂数节数言者。目珠易混，矛盾滋多，《伤寒》一书，遂苦难读。且自成无己以来，注者朋兴，名家辈出，若张令韶氏，若张隐庵氏，若柯韵伯氏，若陈修园氏，若唐容川氏，若喻嘉言氏，及《金鉴》诸家，论难蜂起，各有寸长。毫厘稍差，谬以千里，目迷五色，安所适从，此读《伤寒论》所以难之又难也。吾友黎庇留茂才，博观四部，最癖医书，抗志希文，尊师仲景。读逾万遍，背诵如流，旁览百家，眼光别具。分勘合勘，诸注得失抉其微；以经证经，群言淆乱衷诸圣。如是者有年，既而造车合辙，延诊者铁限为穿；见病知源，处治者刀圭必效。方药时有加减，必根据乎经方；证脉互相权衡，非徒夸乎脉诀。以书勘证，兼胡瑗治事之长；以证勘书，异赵括谈兵之误。如是者又有年，洎乎晚岁，融贯全书，经临万病，积五十余年之学养，正百数十节之窜讹。洵为仲景功臣，叔和净友矣。此茂才著书之宏旨也。公海长沙同嗜，寝馈者历半生，彭泽归来，过从者无虚日。暇时手出是编，命作弁言。卒读一过，佩服五中。从此治《伤寒》者，如迷途之有老马，如暗室之得明灯。向苦难之又难，今则易之又易。事半功倍，学医不惑歧途；起死回生，举世同登寿字。如斯神技，作者乃三折肱。付诸手民，读者当九顿首矣。民国十四年孟冬，顺德左公海仲髯序。

现存主要版本及馆藏地：

1925年崇正草堂铅印本，中国中医科学院图书馆。

《太阳原病》 1925 存

冯瑞鎏撰

现存主要版本及馆藏地：

稿本，广东省立中山图书馆。

《伤寒论蜕》 1925 存

陈无咎（淳白、茂弘、无垢居士）编

现存主要版本及馆藏地：

1929年丹溪学社铅印本，中国中医科学院图书馆。

《伤寒论串解》七卷卷首一卷卷末一卷 1926 存

陈开乾撰

本书脱稿后呈请曰：云南内务教育司审定印行，兹将原呈批令抄录：

呈为呈请事，窃县佐稍读诗书，缺乏知识。往年因家庭里妻妹子女多疾，被庸医误治的很多，因此气愤不过，逼迫学医。所学的是中医，历练了十八九年，自觉毫无所得。论中国医术，以《黄帝内经》同张仲景的《伤寒论》《杂病论》记载的为妥当。就中实际应用，仲景书还尤为的有点把握。但是他那种书文字简古，不容易通晓，在中级知识都难得研究。自来注仲景书的，以陈修园的《浅注》、唐容川的《补正》为善本。其实，两家的学说都有谬误，不为完善的，并且社会变迁，文质递嬗，旧日的辞理多不能适用于现代。县佐留心社会，不忘固陋，早就想将仲景书用国语的文法翻译解释出来，作一种普通的研究，因公务俗累羁绊不果。今到舍资供职三年有余，无事的时间到远多，乃以民国十四年夏历三月整理古籍，采取各家的学说，参以个人的经验，将仲景书翻译解释。以半年多的功夫，成为《伤寒论串解》七卷，《杂病论串解》

九卷，共是一十六卷，约十九万余言。所有编录的宗旨、义例载在卷首自序、弁言内，兹不再赘。查社会著述应送公家审定，况医疗的记录于人类生命尤有密切的关系，这项审定的权限在中央归教育部，在各省归教育司，而社会卫生又隶属钧司职掌。县佐这书本来算不得甚么著作，不过因平日留心社会，不能不尽个人一分子的义务。今全稿缮录标点讫理合，具文呈请钧司俯赐衡核、审查鉴定。如蒙认可，拟即捐赀印刷，分送同人，公同研究，力求改良进步，并将版权送给书局，多为印行。合并声明，伏乞核示，袛遵谨呈云南内务司司长周。计呈《伤寒论串解》四册、《杂病论串解》三册，共七册，计十六卷。舍资县佐陈开乾呈教司文向前，民国十五年一月二十二日奉。

云南教育司批第十四号：呈悉。查《串解》各册，解释原书颇能明了，补证之处亦有见地，应准自由印行。仰即知照此批。计发还原书七册。司长钟动，民国十五年三月十三日奉。

云南内务司指令第四七六六号：呈悉。查阅《串解》各册，系折衷诸家学说，采集所长，出以浅显之语，注释曲当，务使深文奥义了如指掌，洵属苦心孤诣之作。至以《伤寒杂病论》原文为仲景当日之实验方案记录成编一语，尤未经人道破。又以痉、湿、暍三篇为两书线索，足能指导后学，开示法门。惟风、寒、温三纲并列，不无商榷余地。查杨氏《寒温条辨》谓王叔和误将温病列入伤寒篇中，紊乱经旨，贻误后人，乃因伤寒与温病病原、治法各有不同。温病原因，非感受六淫之气，乃天地间别有一种厉气致病。其治法，伤寒有汗、吐、下三法，而温病忌表，非清即泻，非泻即清也。所谓印行应予照准，合将《串解》各册随文令发。仰即知照此令。计发还《伤寒杂病论串解》七册。司长周钟岳。

覆呈：呈为呈覆事，窃县佐编录《伤寒杂病论串解》一书，呈请鉴定印行一案。奉钧司指令第四七六六号，开呈悉，查阅《串解》各册云前令不重录，仰即知照，计发还《伤寒杂病论串解》七册等。因奉此，仰见钧司奖励后进、提倡旧学的盛意，很在的感佩。惟查风、寒、温并列三大纲，系编书时采辑邓云航的学说。今下细考虑仲景原文，风温一条不过是太阳中风偶然的现相，误治的变症，并非温病的真面目，邓氏所说不免牵强附会。应遵照钧令，将采辑邓氏学说一条删去，另加按语更正。至《伤寒论》所列温病一条，在太阳症中原有此例，杨氏《寒温条辨》谓为王叔和窜乱，似有未妥。明清以来，伤寒少而温病多。就以云南而论，以县佐所历验，真正伤寒病百不一二，大都杂感温病、杂病而已。这是运会推迁，地理上的关系了。可惜仲景先生在当日所见的都是些伤寒、杂病，关于温病一门经验较少，所以著作不多。今世治温专书，以吴瑭所著的《温病条辨》为善本。其实吴氏原书夹杂不清，袭其师说，条理混淆，名虽遵仲景心法，究竟未得其半。县佐穷老书生，瘠区困守，今得钧司奖掖劝进，自顾年纪虽大，敢不奋勉吗？以后拟再竭两年多的经验脑力，根据《内经》条文，探讨仲景心法，并采辑各家学理，将吴氏书删改增补，另换一副面目以与社会相见。是否有当理合，具文呈请钧司衡核，示遵谨呈云南内务司司长周。舍资县佐陈开乾，民国十五年四月一日奉。

  云南内务司指令第四八二七号：呈悉。查温病一门，自刘河间创议，谓温热时邪，当分三焦投药，以辛苦寒为主，若拘六经分证，仍是伤寒治法，致误多矣。此说一出，犹如长夜茫茫，独开一线之光。后贤如余师愚、陈平伯、叶香岩、刘松峰、杨粟山、王孟英诸人征诸实验，均服其说。惟杨氏独得此中三昧，所著《寒温条辨》，系从见症既多、实验年久得来，不徒以学理见长。然因《素问·生气通天论》有"冬伤于寒，春必病温"一语，《伤寒论》太阳上篇有"风温"一条，王氏《伤寒序》列有"冬感严寒，中而即病者为伤寒，中而不即病者，寒毒藏于肌肤，至春变为温病"，历代医家奉为金科玉律，崇古太过，莫敢辩驳。总之，医家辨症，学理与实验预期符合，治疗自见效果。若施诸实验无效，无论何等权威之学说，终难尽信，孟轲氏所谓"尽信书，不如无书也"。兹据称"明清以来，病伤寒者百不一二，大都杂感温病、杂病而已"，证之近数十年滇省人民病患，确系亲历经验之谈。该县佐果能采辑众长，探源《内经》，将吴氏治温专书另行删补，务期学理与实验折衷至当，则寿世活人之功良非浅鲜，本司长实深厚望焉。仰即知照此令。

司长周钟岳。开乾按：《难经》云"伤寒有五，有中风，有伤寒，有湿温，有热病，有温病"，这五证都是外感，统名"伤寒"。仲景《伤寒论》，原是从《难经》义例编订成书。青浦陆士谔云：《伤寒论》太阳篇曰：太阳病，发热汗出，脉缓者，名为中风。太阳病，或已发热，或未发热，必恶寒，体痛，呕逆，脉阴阳俱紧者，名曰伤寒。太阳病，发热而渴，不恶寒者，为温病。太阳病，关节疼痛而烦，脉沉而细者，此名湿痹。病者一身尽疼，发热，日晡所剧者，此名风湿。太阳中热者，暍是也，其人汗出，恶寒发热而渴也。是古人以风、寒、湿、暑、温五气为病，皆曰"伤寒"。仲景之以"伤寒"名书，犹《论语》首篇之名"学而"，《孟子》首篇之名"梁惠王"，非首篇之论章章"学而"、首卷之书章章"梁惠王"也。余尝言六经统百病，不仅伤寒属六经，太阳之头痛恶寒，阳明之胃家实，少阳之寒热往来，太阴之腹满下利，少阴之但欲寐，厥阴之消渴气上冲心，伤寒如是，非伤寒亦何尝不如是。故读仲景书者，须知《伤寒论》是治凡百感证之圣法云云。陆氏这段议论，可谓博识宏通。那末仲景的《伤寒论》，原是统风、寒、湿、暑、温而成书。邓云航氏所说的以风、寒、温立为三大纲，犹不免有遗漏了。内务司原批，囿于杨栗山氏的《寒温条辨》，谓寒温各有路子，不能混淆云云。这不过就治病手续立论，其实《伤寒论》全书的义例，尚未详悉考究。今本书付印，补注于此，以召学者。

由云龙序曰：宋范文正公有言"不为良相，当为良医"。为医之功，至等于为相，盖出处职位，虽有不同，其利物济人则一也。自后世趋重名位，高谈道义，乃以巫医末技视之。我国数千年名言精理之医书，至不得大显于世。袛群焉惟西医是趋，舍己求人，数典忘祖，亦可深嗟者矣。夫西医精解剖、重实验，有种种机械以为之辅，有物理、化学以为之用，其长固不可没。然遇内科深微之证，往往囫囵治之，不得要领，则以气化之理，不及中医研究之精也。如伤寒病，在内科中患者甚多，而变动极大，稍一不慎，辄陷于不治之境，故西医往往束手。若中国儒医治之，固不难应手奏效焉。汉张仲景之《伤寒论》《杂病论》，医家奉为圭臬。顾其年代久远，文字简古，读者不易领会。虽有陈修园《浅注》、唐容川《补正》诸书佐之，犹未能畅发其理。吾友陈君健庵，研精是书。历年分治普洱、舍资诸地，复以公余，本其经验学识，各为《串解》。凡十九万余言，都一十六卷，邮寄示余，属为一言弁首。余览之，窃谓其善有三。以通行国语解释，明白浅显，尽人可知，其善一也。折衷诸家之说，言必曲当，义无不达，其善二也。参以后世环境之变迁，科学之证见，无枘凿膈膜之患，其善三也。与健庵共事教育政治有年，而不知其医理之精究如是。自惟孤陋可愧，因愈望健庵以范文正良相良医之言自勉，因益恢宏其功用焉，岂非私心之所跂幸者耶？民国十四年岁在乙丑仲冬月，姚安由云龙撰。

余自铭序曰：予尝浏览元明清各家医集，其能遵从仲景，阐发《伤寒》《金匮》奥义者，首推陈修园氏。修园生前清嘉道间，集众家之长，成《浅注》一书。自来注家，无出其右。但其人拘泥太甚，仲景原文，有脱落处不敢增补，有错讹处不敢更正，以是其所解说，不免有节外生枝、画蛇添足之处。揆其用意，以为不如是，不足以绍后学。岂知汉朝迄今，千有余年，中经兵燹，难免错简，又经王叔和等编次，其中不免窜乱，正赖后人增补而更正之，增补更正即所以阐明医道也。昆明陈健庵先生者，通儒也，尤精医学。奉大府令，佐治舍资。岁次乙丑，舍资地方人民多罹疾疫。先生本其所学，出而诊治，救愈者指不胜屈。每叹以一人一手，纵完全治愈，于人裨益无多，不如编著医书，救人无量。因取《伤寒》《金匮》二书，以国语文法而串解之，凡六阅月而脱稿。予同先生游，稿成代为补助缮录，又为之校阅一遍，觉得解释明了，指正确切，实过修园氏多矣。盖修园所注者，每于错讹脱落处不敢稍易，今则参考明确，一律更正，此其一。修园值八股时代，以八股文义而入著述，其中多有恍惚肤廓处，中人之资，不能尽了。今则以浅显国语文解释，虽稍识字者，亦能了然，此其二。《浅注》趋重理论，而此书则归诸实用，此其三。具此三优点，则是书实突过前贤，真为仲圣之功臣矣。抑予尤有感焉，是书成于舍资公署，方其未成也，值政局俶扰，盗贼遍野。舍资毗连匪窟，警耗传来，一夕数惊，人皆惶恐失措，逃难远避。而先生则置若罔闻，焚膏继晷，手不释管，苦思冥索。冀其书之成，虽粉身碎骨无所怨。是其仁慈之心，精诚所至，足以感鬼神而贯金石，奚止令人起敬而已哉！今是书行将付梓，其传与不传姑且勿论，但先生之苦心孤诣如此，乃予目亲睹见者，特书简端，以告当世。民国十四年岁次乙丑秋八月昭通余自铭西仲撰。

陈开乾序曰：开乾本来是不懂医的，往年因家庭多病妻妹子女被庸医杀了许多，觉得好好的一个人，糊里糊涂的弄死了，真是冤枉已极，因此胸中气愤不过，逼迫学医。购了几部医书，涉猎涉猎，一点意思没有，因求教于太和周华亭先生。周先生长于治温热，路子有些偏处，所以没有尽学，又转向堂兄陈莘陔先生领教。莘陔兄于《黄帝内经》读的很熟，很有研究，脉理也是高明的，谆谆以《黄帝内经》、仲景脉法教授。受学的后，家中子女以及亲故有疾，稍稍学诊，彼时终为门外汉是胡闹的。民国乙卯，先慈病温，又被庸医误治，一病不起，很在的悲痛，于是从根柢研求。将《内经》、仲景书，复加读看，旁及治温各书。越岁戊午，奉大府令委署普洱县佐。值地方温疫流行，人民死亡的很多。医药两缺，因呈准政府，设一个官医局。公余施诊，借此多得些实地练习。在普洱两年余，觉得比从前稍有点把握。辛酉辞职回家，复在教育厅供职。厅中存得有丁福保所译的各种西医书，因借取阅看，觉得关于病理、解剖，与《内经》、仲景书相通的地方也不少。壬戌初秋，官厅改组，复委署舍资县佐。地当冲繁瘠苦，匪警最多，公差又极纷扰，家眷又不敢来。顾影寡欢，日在恐怖烦恼中，也是人生的困厄了。公退多暇，可与谈话的人都没有，只有收视返听，事佛读书。绅有求诊的，随使到处应酬。甲子乙丑，连岁奇荒，群盗如毛，国事更不忍闻。浩劫临头，不知死于何所，于是起立作言。我佛如来，向来舍身救人为职志，对此茫茫，也应当勉强学佛了么？但救人的事很多，自己是贫困没有钱，官不过一县佐没有势，究竟从何处下手呢？继而低头一想，天天同人看病，一个人一双手看不了许多，到不如编部把医书出来给大家看看，能够多活些人，比自己个人看病，到还好得多些。并且现在的中医是很糟的，如果再不求改良进步，恐将来没有立足地点。把五千余年的文明古籍，就此灭没了，岂不可惜吗？起了这两个观念，所以不能不编这部书。

论中国医书，自唐宋以来，著作的真是汗牛充栋，实际研究下来，靠得住的很少。以小子十数年来的历览经验，只有《黄帝内经》同张仲景的《伤寒杂病论》这两种书是靠得住不欺人的。就中实际应用，仲景书尤为的有点把握。他那部书的义理本不深奥，只是文法字句太简略，不容易通晓，所以没有几人能够读看得透彻。人情贪图便宜，因为不容易读看，所以学他的也就少了。孟子云"经正则庶民兴，斯无邪匿"，中医闹得稀糟，就是古籍不彰，没人肯学。仲景书是中医的枢纽关键，这部书的理法不明，中医必得失传。要想将理法弄清楚，必要注解得好。自来注仲景书的，不下数十百家，都不有弄好。福建长乐县陈修园，集各家的长处，以二三十年的探讨经验，成了《浅注》一书。在闭关科举时代，有他那种知识，都为难得了。但是其中说谬的地方很多，又得四川彭县唐容川加以补正，比较的颇有进步。三四年来，多看唐容川的书，而切实经验考虑，觉得唐容川的《补正》也有讹谬，不为完善的。早就想将仲景书用国语文法，翻译解释出来，作一种普通的研究，以俗累公务羁绊不果。今只身到舍资两年余，无事的时间到很多，乃以乙丑仲春，整理旧籍，补偿前愿。客中参考无多，征集材料不易，只有随时阅看的《医宗金鉴》《伤寒杂病论浅注补正》。上下古今，思存了一会，觉得陈、唐两氏的学说，都还大致不差。就中取陈修园的《浅注》、唐容川的《补正》颇多，各家论说间或采入，其余本自己的经验发挥。满目凄凉，焦思苦虑，阅两个多月，第一稿成书，疵谬甚多。又以两月多的工夫，赶成第二稿，较前稍妥。这编是第三稿了，为《伤寒论串解》七卷，《杂病论串解》九卷，共是一十六卷，约十九万余言。书成自恨闻道不早，没有知识，这编本来算不得甚么著作，不过效古人抛砖引玉的那句话编录出来，请大家批评指教，使自己再求得一点知识。世无古今，人无种族，医无中西，学无新旧，三千大千世界，只有一个真理，这真理是公的，不是得私的。只要大家能够发挥出来，日见昌明，使各世界无量众生，都沾利益，广受幸福，这是小子日夜馨香祷祝的了。中华民国乙丑秋七月昆明陈开乾撰。

弁言：本书以研究的态度，整理古籍，阐发蕴义，期于明白通晓，有裨实用。

《伤寒论》《杂病论》系张仲景当日编书的原名,不晓得何时被甚么人,将《杂病论》改名为《金匮要略》,又名《金匮玉函经》,真是无聊巴极。今仍用原名,以复旧观。

《伤寒论》原本,附平脉辨证序例。据陈修园说,出于王叔和撰次,不免增窜,应行删去,以存其真云云。今观其文义,多芜浅处,绝不是仲景的原文,应仍删除。

仲景书文法字句,太于简略,其隐而不发的意义,多在无字句处。兹用国语的文法翻译出来,务期尽情透达,所以解释的文字不免烦冗,但都是原文中应有的意义,并不是得节外生枝,多说闲说。仲景书,原是他看书治病,记录的一种医案,并不是得甚么经文。自后人将他比为孔子,把他的医集看成一种经书,所以注解不下数十百家,都是抱定不敢侮圣的宗旨,依文靠句、扶墙摸壁的强解,他有不是的地方也不敢说,究竟注不出个所以然来。中医没有进步,这也是当日的习俗使然,不能尽说是他们腐败了。据本传自序看下来,张仲景的人品心术固然可取,但他的事业只有这一点,何以能够比得上孔子呢?他著的论说,又何以能够成经文呢?他这书原是一种实验的方案,用来治病是靠得住的,所以我们才遵从他。今将旧日各种观念一概打破,另求新知,以图进步。

仲景原文,有晦暗处,有脱漏处,有费解处,有文法颠倒拙笨处。虽说是被王叔和等窜乱不免错简,究竟他的短处是有的。到了今日,我们不能同他遮盖了。兹逐一匡正,所以《串解》同原文,不免小有出入。

本书除取用陈修园、唐容川两家学说外,其余各家有解说明通的,都采辑附入。至《医宗金鉴》为有清一代的官书,比较私家著述,考核去取是精当的。就中正误两篇,更正《伤寒杂病论》原文,有十之五六,见解不错,本书也间为采录。

仲景经方,前人原有解释。但以小子目光看下来,都是海上三神山,子虚乌有的很多,所以本书没有完全采录。非切实可靠的不取,宁缺后补。

偏重理想，不务实际，这是中医的通弊。本书求有实用，凡旧日高深幽渺、恍惚无凭以及向壁虚造、鄙陋谬妄的各种理论，概行删除。

中医治病原本六经，略形迹而言气化，与西医的路子，截然不同。本书所说脏腑经络、病气往来的道路，一切推本《内经》，多取材于唐容川氏。唐氏切合《内经》立言，与西医的解剖，间有不同。本书的界说，原是整理古籍，没有另行创造。如执定科学的眼光、西医的理法相绳，本书就不敢承认了。

经方目录，旧注各本都是列在卷首，漫无稽考，是不妥的。兹将《伤寒》《杂病》两书所载的各种经方，照旧摘取方目，列为二表，附载两书的卷尾，以便检阅。

本书用标点符号表示一切。其段落分界处，加用大圈，其有要义，用旧式连圈，使看的人注意。本书成于舍资县佐公署，署中有收发员余西仲，系昭通人，曾习中医。每脱稿一篇，多同他商榷，缮写稿本多得他的助力。书志于此，以示不忘。

小子本是不懂医的，书籍看得少，经验也很是欠缺，实在没有甚么知识。编这书的意思，不过因仲景先生是中国医界的伟人，他的心法埋没久了，我们生在这三十世纪（用孔子纪年），想把他的著作从新整理，用在实际上去试验。又因他著的书难得读看，所以才翻译解释出来，作一种研究录罢了。也晓得不妥的地方尚多，务祈高明指教，使真理日明，发挥光大。将来如再有进步，作第二次的编录，那就是万幸了。

现存主要版本及馆藏地：

1. 1926年昆明铅印本，中国中医科学院图书馆；
2. 抄本，黑龙江中医药大学图书馆。

《伤寒科函授讲义》　　　　　　　　　　　　1927　存

尉稼谦撰

现存主要版本及馆藏地：

1. 民国天津国医函授学院铅印本，中国中医科学院图书馆；
2. 《新国医讲义教材十四种》本，北京中医药大学图书馆。

《伤寒借治论》三卷　　　1927　存

附《唯识诠医篇》

张有章撰，张书勋参订

张有章序曰：孔子言"立心之衡，首重仁义"，释迦言"六度之行，不出自利利他"。是心生之大，不出修己、利心两端而已。虽然修己之衡，教亦多术，至若利心之衡，允以医学，实为切要。余习医已历二十季，活心不下万计，推厥本心，莫非利心。又于暇时，就平生经治诸证，凡属借用《伤寒论》诸方获验者，悉以笔述，名曰"伤寒借治论"。约其用意，则有四焉。一曰宁慎毋妄之意也。盖必深通医理，始可治病，又必善用医方，乃能疗病。然而制方配药事号最难，世传之方无虑千万，求其能明阴阳造化之理，浮沉升降之旨，要唯《内经》十二方、《伤寒论》一百十三方、《金匮要略》二百四十三方足以当之。余则不过汇集药品，了无意义，何得谓方？唯是方之难于制配也，如此方之难于尽美也。如彼矧在吝俦，材疏浅浅，草创新方，力实不逮，因袭古方，识或可及，故于临证辄择古方而借治之，盖慎之也。或曰井田封建古制既不可再复，仲景《伤寒》古方又可过泥？抑知井田封建原为经国之制，故必随时推移。仲景《伤寒》乃治民生之疾，斯则终古不变事。非一律，何可强同？二曰用简御繁之术也。八卦之兴，由太极而生两仪，两仪生四象，四象生八卦，重为六十四卦，引伸触类，参伍错综，则互体卦变，斯尚而卜筮之用广大悉博，无不具备矣。六书之起，由象形有指事，因象形、指事有会意，合象形、指事、会意有谐声。同意相受，依声托事，则转注、假借遂出。而文字之行，展转互通，不虞竭蹶矣。夫八卦至互体卦变而止，六书至于转注、假借而极，过此以往，莫之或加亦以损之，固绌于用增之，虽多奚为？唯是天地之物既夥，心事之变复殷，徒擒其本，如治丝必自棼，若絜其纲，斯有条而不紊。万事尚犹如此，医事何莫不然？且疾病之出，纵云万变病象，所见不外六经。揭其六经之方，治其万变之病，操此之术，以简御繁，既免师心自用之讥，又循信而好古之言，学古有获，谁曰不宜？设徒逐末忘本，妄制方剂，适以迷惑心志，多岐亡笔。陈念祖曰《伤寒论》之六经乃百病之六经，非伤寒所独也。《金匮》以《伤寒论》既有明文不复再赘，读者当随证按定六经为大主脑，而后认证处方，方得其真谛。至哉言乎！推陈氏之意亦曰治病宜以《伤寒》为主，《金匮》为辅，相互为用，而后乃能运用不穷，何须增益新方耶？三曰以还古心之旧也。窃尝考之上古方书，久失其传，仅《汉书·艺文志》载有《汤液经》出于商伊尹，而皇甫谧称仲景论伊尹汤液为十数卷，可知《伤寒论》乃伊尹之遗方也，又可知伊尹之遗方本非专治伤寒也。而仲景因著《伤寒论》，集而存之以著其用，推而演之以尽其变，则为仲景之借用也。推之伊尹制方原□括治百病，仲景借用乃以专治伤寒。抑六经诸证，病情万变，仲景既难悉举靡遗，古方妙用，泛应曲当，吾侪何妨因证借治。是故仲景借用伊尹之方，乃穷伊尹之变也，吾辈借用仲景之方，乃复伊尹之旧也。四曰以矫今医之陋也。今之医者，或曰古心之方不可以治今病者有之，或曰伤寒之方不可以治杂病者有之，或曰古心与今心体质强弱不同，故伤寒方剂不可治今心病证者有之，或曰黄河以北无伤寒病，故伤寒之方切不可用之北方者有之。谬说流传，莫止所极，察其病根，厥由不学。余则独辟邪见，尊守圣言，不经之论，俱抨不取。每用小青龙汤治哮，白虎汤治头痛，小柴胡汤治肺痈，理中汤治遗精，皆伤寒之变病也。伤寒之变病既可治，斯伤寒之本病可治矣。小青龙汤治疹与目赤，小柴胡汤治瘰疬，理中汤治脏燥与安胎，真武汤治耳目聋盲、青盲目中云障、喉证，真武加细辛五味干姜汤治齿痛与流注，乌梅丸治小儿消渴，皆妇科、儿科、眼科、牙科、外科也。妇科、儿科、眼科、牙科、外科既可治，斯杂病可治矣。他如劫量之说，佛有明言，一增一减，迁流之常，世心徒知今心体质之胞柔，不若古心体质之伟壮，抑知今时草木之凋零，不若古时草木之蕃硕乎，故虑今心体质不胜古心方剂之说亦臆说也。且余久游北地，所治病证每用伤寒之方，靡不获痊，则是北无伤寒与伤寒之方不可用之于北方之说皆不足辩矣。上陈四意，兹编繁之知哉。罪我听诸后心。噫！余之精习医术，原思利心也，而余之著述此论亦□以利心之心，使利心者采纳吾说转以利心也。若夫著书售说，徇求名利，耿耿此心，窃非所愿。时在民国十六年季岁次丁酉夏至日，广济张有章识于京师融会医学讲习所。

尹桐阳叙曰： 儒家有孔子，医家有仲景，皆世所称为圣人者也。仲景《伤寒论》之作，名虽区分六经，实则括治百病。桐阳少习丙部，因注笺必通训诂，乃遍稽儒先诸书，均不能用以释子。思求剀径，解祛困厄，累月穷岁，难术塙例，心力俱悴，病患喀血，易攻黄岐，聊治一身。仲景之神明，桐阳故得深稔之，而先王父临川公、母舅唐铸局公亦斤斤以之垂教，忾今所以弗敢忘也。奈何举世之业医者，多泥其迹而汩其深，识其粗而遗其精。海通以还，舶来医术流入中土，奇炫解剖，技炼金石，俗子庸夫耳目渐移，而华邦故有气化之学反昧，昧而蔑视之。此人民所以尠老寿，而夭札时有所闻，仁术固如是哉？广济张先文希繇，儒而治医有年，出抒其经验之所得，著《伤寒借治论》二卷，病列五十，方用十三，洵医林扼要之著作，而为仲景不朽之功臣。桐阳前宦游鄂渚，十历星霜，曾耳其精医之名，而以未获读其书为憾。丙寅秋，令郎书勋从学于京师六书讲习所，攻肆雅训，探究转假，以为疏释《黄帝内经》《伤寒论》《金匮》之资。时桐阳《小学定律》《正补编》《合音例证》三书均告竣。故籍读解，分立常则，书勋资以发明者不鲜，厥心韪之常相问难。丁卯秋，携《伤寒借治论》隶所请桐阳一阅，并云奉家公命乞弁言，以述救世之苦衷。桐阳见名而讶之，以为六书有依声之假借，而活人之医书亦可以假借也邪？披读再四，始悉先生之论，执简驭繁，探微□奥，益后承先，其神奇直与六书之假借。倬桐阳以借用而诠故书，海内识者谓深得高密之秘，先生以借治而疗百病，施诸实际功效昭然，迥匪空谈所可比拟，则不得不谓之扬医圣之传，而登后世儳□于衽席。此书盖千秋矣。中华民国十六年十月十八日常宁尹桐阳候青氏谨叙于京师六书讲习所。

贺湘南序曰： 人具五官百骸，原非金石之质，天有四时六气，皆属沴厉之媒。摄卫之术，穷斯救疗之法，起医理药沦之论，四然二反之说。先哲方书，粲然大备，若究心于千载之上，竟秀于千载之下，其惟张仲景之《伤寒论》，洵为昏衢法炬，苦海慈航乎。惟是一孔之儒，咫闻墨守，妨削足之适履，类刻舟之求剑，不知守经达权，曷敢移甲就乙。文希先生特发明借治之法，创后哲所未窥，补前贤所未录。染症有虚实寒热之别，该悉源流定方，得君臣佐使之宜，不容增减。用蠲宿痼，屡获佐验。庖丁善解牛之法借以养生，越人不龟手之药借以胜敌，此物此志，运用之妙，正同虽瞽俗之骇听，非幻说之诳利。恪守旧方，用疗杂症，抗希前哲，牖启后人，当憬然其用心甚苦，操术甚神也。培桐握玩斯卷，移晷忘倦，亟望汇集珪璋，速刊黎枣。非为炫鬻绝技，正以康济群生云尔。民国十五年八月枣强贺湘南培桐识于津门寄庐。

　　凡例：就余平生曾借用《伤寒论》中诸方治病获痊者录以成书，定名曰"伤寒借治论"，盖纪其实也。其有借用《金匮》之方而愈者，俟有暇时再行录出，另为一编，名曰"金匮借治论"。

　　余平生经治之证最多，兹仅以借用《伤寒》之方而验者汇集以成，故凡用时方而愈者不录用，《伤寒》方悉如原证者不录用。《伤寒》一方同治一症，虽痊数人，只录其一。又《伤寒》方，前人已言能治某病，仿用而验，亦不录。

　　历览古今医案皆只详记证治，每于用方之意隐而不宣。兹论所载每方之中，案以叙述其证候，论以发明其意旨，欲令阅者知意所在，误谬之处乃易纠正。

　　兹论所载每一方中，必详搜博引，务求明切。盖欲启人之信，非以炫己之长也。

　　兹论特主温药为多，原思矫正喜用清凉，诚以《伤寒论》一百十三方内，温药独多者。何也？一则以吾人所寝处者则为宫室，所饮食之则为烹饪，所衣复者则为丝麻。御寒愈见其周，外寒愈易于袭，故病证多寒。二则以吾国所居之地偏于寒带，故气候又多寒。是以《伤寒论》一百十三方内温药独多者，仲景之意，或在是欤。余之恒主用温药者，乃师仲祖之意也。

　　古人著书，莫不寓意。兹论卷分上下者，取乎阴阳也；病列五十者，取乎大衍之数也；方用十三者，取乎八卦与五行之合数也。非敢以著述自居，实欲窃取古人之意云尔。

现存主要版本及馆藏地：
1927年京师融会中西医学讲习所石印本，北京中医药大学图书馆。

《伤寒类编》 1927 存

陈庆保编

陈庆保自序： 汉张仲景撰著《伤寒》，实为后世医家之祖。惟经历魏晋，书多散佚。今所传者，幸赖有王叔和之采录耳。成氏无已首为论注，厥功甚伟，独惜其杂入《伤寒例》一篇。盖误以为出自叔和，而混同注释。致使后之攻击该例者，并攻叔和，甚且以攻击叔和，而并攻及《伤寒》之旧论，是何诞妄之甚也。仲景原序本谓"撰用《素问》《九卷》《八十一难》"，今按《素问热论篇》云"热病者，皆伤寒之类"，又云"人之伤于寒也，则为病热"，又云"凡病伤寒而成温者，先夏至日为病温，后夏至日为病暑"，《难经》又云"伤寒有五，有中风，有伤寒，有湿温，有温病，有热病"。是仲景本合论五者，以成书而固非独言寒冷之为病也。俗医不察，反谓该论只合于北方之风寒，而不适于南方之温热，此盖第观卷首之桂麻二方耳，其于全书固未深考也。且尝观《伤寒论》之注释，总计百数十家，而终觉其变乱支离，愈多愈晦者，果何故欤？盖以其不知《伤寒论》命名之义，实本于"伤寒有五"，而"热病者，固皆伤寒之类也"。今惟以本论之六经为纲，再以五种之伤寒为目，类而次之，庶知仲景之所谓"撰用《素》《难》"与叔和之所谓"录取真方，以防世急者"，固自分明切实，而并无须于后人之注解也。至如近译诸书，有以论"肠窒扶斯病"为"新伤寒"论者。究之所论，只为肠坏热证之一，殊未足以括伤寒之有五也。况论气化与论形质，固自有不能悉合者。则与其以"肠窒扶斯"而强附以"伤寒"之名，毋宁照旧目，以肠坏热证之为愈也。往岁授徒，尝编此以为讲义，兹又忽忽数年矣。爰再检定以示及门，因并述鄙意如此。固甚愿精研斯道者，起而商订之也。番禺陈庆保。

现存主要版本及馆藏地：
1927年番禺陈氏家塾铅印本，国家图书馆。

《伤寒论翼义》　　　　　　　　　　　　　　　1927　存

泉唐寿编

现存主要版本及馆藏地：

1927年铅印本，江西中医学院图书馆。

《伤寒论辑义按》六卷　　　　　　　　　　　　1927　存

附《章太炎先生霍乱论》

恽铁樵（树珏）撰

章太炎序曰： 武进恽铁樵，少知棋道、文学，壮而治医方，尤长于中风、五水。晚见医术之偷，穷治《伤寒论》数岁，取日本丹波元简《辑义》为之后按，辨论剀切，要于人人易知，属序于余。是时，中西医师方以其术相倾，而铁樵固欲为中医立极者也。乃序之曰：自《素问》《灵枢》说藏府经脉之状，于今多不验，訾者遂谓中土无医。余闻之庄生，荃者所以在鱼，得鱼而忘荃；蹄者所以在兔，得兔而忘蹄。夫医者以愈病为职，不贵其明于理，而贵其施于事也；不责其言有物，而责其治有效也。治苟有效，无异于得鱼兔，安问其荃与蹄为？今有剧病，中外医工所不疗，而铃医不识文字者能起之，人亦不能薄铃医也，况过于是者哉？且前世医经猥众，《汉志》录《黄帝内经》而外，又有《扁鹊》《白氏》二家，益以《旁篇》二十五卷，而《黄帝》复有《外经》，是数者仲景宜见之。按，以五情归五藏，又以魂魄神志属之者，《素问》之恒论也。然又言："头者精明之府，头倾视深，神将夺矣。"此为自相舛驳，而与《说文》思字从囟、远西以神识属脑者相应。夫以一家之言，犹有同异，况于馀家旁篇。仲景虽言撰用《素问》《九卷》，然诸藏府经脉之状，仲景不明言，安知其必与《素问》《九卷》同也？虽然，前世论生理虽有歧异，必不若近世远西之精也。治锢病者，不素习远西新术，病所不定，诛伐无过，不可以言大巧。《金匮要略》方虽在，不中要害者犹什二已。若夫伤寒卒病，略校脉证，则病所易知，然其因循之害，误治之变，乃危于锢病远甚。微汗小下而疾不去，劫之以冰而变愈多。迁延始愈，则曰病衰待时也；变剧至毙，则曰热甚宜死也。以校仲景，高天下泽，不足以为优劣之比。是故他书或有废兴，《伤寒论》者，无时焉可废者也。观其纲领病状，包五种伤寒，正治、权变、救逆之术，靡有不备。违之分秒，则失以千里，故曰"寻余所集，思过半矣"。宜奉其文以为金科玉条，举而措之，无不应者，固无以注释为也。顾自宋金以下，六经有一日一传之说，太阳病有三方鼎立之论。拘文，则以太阳为旁光，妄称传足不传手，则以少阴为肾。方、喻之徒又以己意变乱，其后张锡驹、陈念祖虽少慎，而更以五运六气相皮傅。瑾瑜匿瑕，川泽纳污，使人违之不能，从之不可。为后按者，但以简前注之误，使《大论》还于纯白，斯止矣。《伤寒论》诸本有注者，以成氏为最先，然于文义或多疏略，而东土训诂独详，故铁樵依丹波《辑义》为本，次下己意，以为后按。其取材博，其持论审，于近世为希有。以《大论》文辞奥雅，方术亦奇正相变，阙疑者犹百之二三。及奋笔以诋大陷胸汤，余按"误下之变，结胸重而痞轻，治痞用泻心汤，犹不舍大黄，况于结胸危剧之候"。且征之治验，亦曾见其有实效，于此不能无所献替，然其大指不合者鲜矣。虽然医者以愈病为职者也，由博而返约，推十以合一者，又精义之事也。吾愿世之治《伤寒论》者，不蕲于为博士，而蕲于为铃医。大义既憭，次当谙诵论文，反复不厌，久之旁皇周浃，渐于胸次，每遇一病，不烦穷思，而用之自合。治效苟著，虽樵采于山泽，卖药于市间，其道自尊。然则渔父可以傲上圣，漉盐之甿可以抗大儒矣，岂在中西辩论之间也。戊辰仲秋章炳麟。

恽铁樵自跋：《伤寒论辑义按》既杀青，徐生衡之，强余为自序，俾全书头绪较有纲领，则读此书者，较易寻得条理。其言未尝不是，惟不佞于今秋病痢后，迄未得稍将息，精气未复，懒于握管。本年夏间，友人庞君，为介绍郑鸿年先生，谓可以合办医校，当时曾拟有说帖。旋以事相左，彼此未谋面，说帖亦未达。所言虽质，尚有鞭擗近理处，爰即移原文为是书之跋。后有欲改良中医者，不敢云吾说可以资考镜，要未尝不足备壤流。宏达君子，或无讥焉。民国十七年九月铁樵自识。

中医有保存之必要。中国医学为极有用之学术，不但有甚悠久之历史，不但极合于我国民性，就现在已发现之优点，与西国医学比较，委实互有短长，未易轩轾。

中医有改革之必要。凡学说流行既久，无不有流弊，必须加以洗刷磨砻，方合于进化原则，故汤盘以日新为教。中医自晋王叔和以后即失古意，至丹溪为第一次腐化，至叶桂、吴鞠通为第二次腐化。今日欧风东渐，相形见绌，惟医学为甚。倘今日中医不加改革，实无保存之价值，亦无幸存之可能。改革之方法有三要素：（一）发明古书精义；（二）采取西国学说；（三）证诸实地经验。

研求古书当以《伤寒论》《内经》为主。因《灵枢》《难经》《针经》等书，皆芜难不可靠，徒乱人意；可以资参考，不足当主要研究。徒《千金》《外台》以下，直至明清各家学说，无可取。验方则当详细选择，加以疏证。

采取西医学说有当注意者三事。（甲）勿蹈日本覆辙。日本自改用西医后，中医渐渐消灭。其有中西医兼治之人，又多将中医药效融入西医药，是中医学不能自存，遑论采取。其所以得此结果，因日本旧有之中医学，本不澈底明了，本无存在之可能。所谓不澈底者，因彼邦旧医不能懂得《内经》《伤寒论》精义之故。我国此后态度，当以真正之中医学理，与西医学理互相切磋，互相中和，而产生一种新中医。（乙）不可蹈唐容川覆辙。唐氏医书号称中西合璧，乃其内容不过拾西医唾余，附会中医旧说，对于中西医双方都不澈底。其价值尚不能如王清任《医林改错》，更何能使中医学昌明。今后之新中医，当媾通中西双方理论。中医学方面，以《内经》《伤寒》之精理为主要；西医学方面，以医化学、诊断学为先务。（丙）不得妄用西药。现在时下中医，往往有为人打血清针者。调查其实际，于西医各种应有之常识，皆所不知。仅仅学得打针，此实自欺欺人之举动。与彼摇串铃，拾一二海上方，为人治病者，何异？且中国药不但积有数千年经验，其医方无在不与理论相合，此但验之《伤寒论》之麻、桂、青龙各方，便能显然明白。故知改革中医，决非采用西药之谓。

实验当以病之形能为主。乾嘉时人治经学以考据，取多种书互证以求一是，结果能发明古书已湮没之精义，近人谓此法合于科学方法。治经学自以考据为长，治医学却无多用处。况考据之学，劳苦多而功效少。王念西以考据大家，而通医学，其所辑《证治准绳》一书，于医学并无发明。所以然之故，因医书承讹袭谬，自西晋以来即如此，故无从互证。又日医丹波元简著《素问识》一书，即用考据方法读《内经》者。吾侪似无须再绞脑汁，治此过时之学术。故治医学不妨断去一切葛藤，侧重实地经验。所谓实地经验，并非某方治某病有效之谓。病理丝毫不同，成方即难取效，故验方新编，非可恃以为改良医学之书。今之所谓实验，专注意于病之形能传变。《内经》《伤寒》不可解之处，以病形病能为证，实有执柯伐柯之妙。而中西医学病名不同，说理不同，欲求互相媾通，亦惟此实地经验是赖，否则空论虽多，于革新无补也。

以上三个改革方法是革新中医学之骨干，亦为改革第一步着手方法。继此所当有事者，更有二事：其一可名为存古，其二可名为维新。

《内经》文字颇古，《伤寒论》为汉文。苟于旧文学无根底，读此两书，总不免捍格，涉猎其他古籍，更不了了。且医学深处，实与儒学道学之言，多相通者。故欲中医真正改革，治医者必须选读几种古书，如《孟子》论性诸篇、《易经·系辞》及《书·洪范》《礼·月令》之类，此存古之说也。

前谓采取西医学以医化学、诊断学为主，特言其最要者耳，非谓解剖学、生理学诸科可以不讲也。凡神经之系统、血液之循环、骨骼之组织、藏府之部位，凡应有之常识，皆当酌量情形，择要研究，则维新之说也。

现存主要版本及馆藏地：

1. 1928、1929年上海商务印书馆铅印本，国家图书馆，中国中医科学院图书馆；

2. 1941、1946年上海千顷堂铅印本，天津市医学科学技术信息研究所；

3. 《药盦医学丛书》本，北京中医药大学图书馆。

《国医伤寒新解》　　　　　　　　　　　1927　存

王趾周编

张用信序曰：余嗜医也久矣，虽有好医之心，殊乏探究之机，亦云遗憾。初读医书，自觉似无若何繁难，后经深究，不似初读之简单。内容精微，博深渊薮，究非易事，余不禁戛然触焉。嗣蒙友好刘君保廷，爱余好学，时以教言。屡次机惊于余，暗示于余，民方识刘君之美意。得效雪门先贤之践，本不耻相师之旨，聆教两载。承示捷径之法，迈弓弦之路。首以《六经定法》为审症之枢纽，次以《尚论篇》为医学之法门，皆不外乎仲景之真谛、嘉言之经验。余方觉研有兴趣，不幸刘君骤返冀中，享乐晚景。此时无形间断，未免有失南针，不能不予兴叹。惟余好奇心胜，客岁曾参加津市医政之甄别。比时因公未罢，致失良机，余不胜感慨禊之。当兹沉寐，欣逢至戚趾翁大著告成。积数十年之经验，耗费数载之心血，精著《国医伤寒新解》一书。经余恭诵全豹，豁然大开胸襟，额首称绝。何也？查该书内容，采国医古道之长，录西法之优，中西合参，融会一体；精注详解，无微不至，一目了然，研究自易，实为嗜医者宝筏也。非若探海底摸针之艰，亦无吴牛喘月之叹。愿吾侪嗜医者，只手一卷，时时研讨，玩索得味，易如反掌，无师自通，诚为后学者大现一线曙光耶。

趾周老先生，津邑人氏。幼而好学，工垂丹青，尤擅医学。素性和蔼，义重乡邻，品高德尚，济世活人，施医多年，普救贫疴。不啻医贯中西，无异扁鹊重生，亦云医界之先进。不畏牺牲耄年之心血，竟成大作，殊属难得之举。余无任旌扬之馀，爰笔略述个人之经历，俾应为序焉。中华民国二十八年四月十日，天津特别市私立簀成小学校兼第二小学校校长张用信哲民谨识。

杨嘉修序曰：余师趾周先生，精贯中西医学。行道数十年，仍锐志追究，手不释卷，以是渊博邃奥，悉粹一身。力行斯道也，有立德，有立言；立德泽普宇内，立言德及后世。先生志在济世，两者兼之。盖言立矣，后者得斯道，继斯志，绵续不已；则先生志不瞑，道不穷，不瞑不穷，则后人赖以得济。用心之深，可谓良苦矣。先生虽德望隆重，然夙行恬淡，不事浮名。余慕其学，敬其德，乃请贽为弟子焉。溯自民九，余在津组织新闻事业，即酷爱斯道，忘食忘寝，孜孜弗懈。然嗣因从事军政职务中阻，犹未能得其一斑。今既贽于先生，乃幸行将得窥全豹矣。古云："不为良相，必为良医。"良相政仁，良医术仁，其道同仁耳。医学之道，知之匪易，能之尤难；既知且能，非有刻苦锐志，不克臻于精。精而后，方可立言。推究稍涉偏见，则乖谬千里，诚非易易。考据以决拟，广博以解惑，考据广博则取中道之言是赖。岐伯、巫彭之教，久失其真，其书皆为后人附托。惟汉·仲圣《伤寒论》一书，为千百年不祧之祖，特其章句篇帙，不无散紊。自王氏、成氏相起编集注释，而仲圣之意为之晦。迨奉议作《活人书》，叔微编《百证歌》，糊模隐约，而仲圣之意为之再晦。即全生《蕴要》《准绳》等书，学者咸为南针，究未能推衍其奥，而仲圣之意终晦。今趾周先生，悯正传之蓁芜，取方中之行条，参以西医学理，委加注释，编梓成册。庶乎仲圣之意，较若列眉，使晦者不终晦，后之学者有所考据，问世者有所准绳。至家庭间，亦当常置案头，以备需求，获益匪浅。先生将付剞劂，嘉惠后学，余有感焉，漫书数言，以弁其首。己卯仲春中浣，序于养怡轩杨嘉修。

董焕之序曰： 吾国旧医，有数千年之历史，其间圣圣相承，医理、药理具有极丰富之经验、至深奥之哲理，确有不可磨灭在焉。惟当此科学发达之秋，医学一道，势必亦随科学发达而日新月异。似不宜再故步自封，墨守成法，坚不改善，使我国古医古籍无所整理，无所阐明，甘为落伍之学术矣。宜急起直追，虚心受益。对西医之生理学、病理学，与夫最新发明之诊断学、治疗学，实有研究探讨之必要。若夫知西医者，对于吾国旧医阴阳气化之学说流传，经验之良方，更宜博览群书，潜心默悟，参酌而运用之，以为实际临床之助。由此言之，中西医籍有急于汇通之必要，以便研医者互相引证，融会而贯通，以期进医学于尽善尽美之境。惜现在汇通中西医理之刊物，甚属寥寥。是故，余有盼于各大医家者久矣。昂知吾师趾翁王先生，素抱汇通中西医学之志，每见其课医之暇，即从事于著作考。考穷年无间寒暑者十年余，兹近将所著《国医伤寒新解》一书，整理成帙，赐之参阅。见其内容依据仲景《伤寒论》，用西医学理逐一解释，俾中西医家阅之，均可以互相会悟，诚吾国医界最需用之书。门弟子咸愿请其刊印，藉广流传，且以了先生一生未了之愿。兹当付梓，谨缀数语，以志景仰，并所以有望于各大医家者殷也。中华民国二十八年春，博陵董焕之谨序。

程介三序曰：盖闻医学一事，道通天地，参赞化育，燮理阴阳，术明中外，理达古今，方称医中圣手，无愧济世国手耶。惟我趾翁夫子，津市名医也。对于医学著作，不下十余种。业蒙市政府卫生局，历任局长无不嘉许，所以请为市府国医考试委员之职。兹以所发议论，不偏中医，亦不袒西术，总以对照方法，用意在取长补短，立志在济世救人，无暇计较中医之非、西医之是、西医之非、中医之是也。并且以中西哲理，古今医道，阴阳贯通，天地化育，参赞与人身，此是《伤寒新解》之大旨也。是以，趾翁本中西古圣先哲之苦心，加以上下数十年之经验，理取乎中庸，言取乎国语，为普遍而设想，因济世以存心。故此，介三约同志学兄董君焕之、任君永安以及王君鹤龄、阎君少廷、杨君嘉修等商酌印订成书，以符群弟子记善言也，是为序。中华民国二十八年四月一日，序于天津河东程氏医寓，山东禹城程介三谨序。

王趾周自序曰：读组织生理学说及哲学之学说，始知构造吾人及动物细胞之理化实验，无不与天地造化有密切之关系。气物交换，代谢不已，因之天地有无形造物之能，吾人亦有无形神思之技巧。《经》曰"三才者"，此言不虚也。考上古天地开辟人初之时，人及动物生活之需要，灾病之避免，未知由何而学；历代首创物质艺术之人，悉由何而习。揆诸此理，不外以体中化学原子之需要，与体外理化亲和力结合，而成为事实。佛说"乘船求珠，不知身内七宝"，旨哉斯言。吾人信何有何，以定静诚正去求，未有不成之理。管子曰："思之思之，又重思之。思之不通，神鬼将通之。非神鬼之力也，精气之极也。"余以此思之诚，将吾国医学之理论，用定静追求。其中之奥秘，虽称为理想哲学的医学，至今数千年来，所谓科学的医学发明之医药学理，其中多有不出旧有医学范围之内。其说不同，其用多有同者。此不过借前人首创之理想成绩，继而学，学而思，思而改善，进化不已。如宇宙间之化学原子，增生其数。大地上万物之变化，若相似也。吾国仲景之《伤寒论》，创在汉时，晋乱失去多章；所余之篇，《论》其中精华底蕴。至今经东西各国医家证明，方剂之学说虽不同，其效有胜于化学药物之效者甚多。其中之奥秘，虽经历代医家注解，不外站在偏面，各以意见参加，互相驳论，各异其词，以致后世学者，漫无所宗。平素理论高唱，至临床上，恐生命、名誉攸关时，将仲师真理如坠五里雾中，以致以药试病，顾彼顾此，毫无成竹。呜呼！惜吾先圣，所遗合科学化之医学，将见沉沦不彰，此甚为遗憾也。余不揣冒昧，站在中西之中，用思思之诚，与仲师起一种化学亲和力。故将《伤寒》之理论，反复追求，再静再思，循回脑内，终日如梦如痴，想何以科学证明此奥秘。一日万籁俱寂，四壁生白，忽焉豁然，秘在此也，秘在此也。故按六经逐条分析，以科学证明，遵仲师之遗旨，俾使学者早窥其秘，临床上可本仲师真理，能可脚踏实地去治，亦无徘徊以药试病之弊。历经寒暑，始将仲师之真理多数证出，故名曰《国医伤寒新解》。拙稿脱后，十七年呈请卫生局备案后，方克贡诸高明。至今医药改善进步，同志促其付梓。是书出后，责我罪我，至所不免，尤望海内大方，有以教我，是余素所祝祷者也。是为之序。中华民国十六年冬月序，津门王趾周序。

现存主要版本及馆藏地：

1939年天津中西医学研究社铅印本，中国中医科学院图书馆。

《皇汉医学》三卷   1927　存

（日）汤本求真撰，刘泗桥译

曹拙巢序曰：刘生泗桥，译《皇汉医学》既成，以愤车之难，死于道。其明月，家人与肇祸者讼，未暇代终其事。后逾月，讼结，章生成之，驰书寓斋，属为之序。略谓成之医林末士，不足为泗桥重，敢藉先生椽笔，冀答亡友于地下。嗟乎！医虽小道，自金元四家出，长沙宗法，扫地尽矣。近世以来，谬说流传，动以轻剂尝试，巧掩其不能辨证之罪，先期危言恫吓，巧避其误治杀人之罪，脱遇重证，有坐待其死耳。西医訾议于后，而欲废除之，亦固其所。传云"礼失而求诸野"，为其醇古存焉尔。原汤本求真原著，本西人新议，释我国古方，所论中西得失，一本持平，而略无瞻徇。然则泗桥此译，宁不足起中医之痿痹，而间西医之谗□哉！抑闻之，古有三不朽，曰"立德"，曰"立功"，曰"立言"。今者泗桥之书既成，泗桥以是死，正泗桥所以不死也。予老矣，于伤寒之学，未敢废弃。始于己巳之春，著《伤寒天荒集》，订其讹误，厘其讲解，迄今已十又五月。岁月不居，精力日瘁，不自知脱稿于何日。他日付梓，泗桥已不及见矣。悲夫！庚午夏五江阴曹拙巢序。

时逸人撰叙：己巳之秋，鄙自沪赴晋。临行时，经同乡章次公先生之介绍，得视教范。先生浙之名士，精邃行医，尤多心得。近译《皇汉医学》一书，以东邻汉医之精华，为吾国中医学说之资助。"他山之石，可以攻玉"，且著者为日本新医之健者，钻研旧学，发挥奥旨，以实质之研究，证明伤寒精义，处此中西激争之际，足为吾党增色不少，是与国医前途，有绝大之关系者也。辱承不弃，面委命序，爰书管见之所及，以作与研究伤寒者一谈。

一、伤寒之正名。以"伤寒"二字，顾名思义，可知究境——不过因寒冷空气之压迫，有伤皮肤之温度耳。后世学者，因《内经》载热病皆伤寒之类，《难经》载伤寒有五之说，惑于多歧，遂以伤寒经有广义、狭义之分。广义之伤寒，为一切外感病之总称；狭义伤寒，指冒寒成病之一种。鄙于此项，尝以私意衡之，觉伤寒与热病之分，在寒重与热重之间。其寒重为热轻者，皆可谓之伤寒；其寒轻而热重者，皆可谓温病。试征之仲景曰："太阳病，发热而渴，不恶寒者，曰温病"。其温病与伤寒之判别，惟以恶寒与不恶寒断之，直接痛快，较胜后人依样葫芦者多矣。推此意也，凡外感病症，在恶寒甚重之时，所当谓之伤寒；若在恶寒已罢，执势正炽之候，则为温病。《难经》所谓"伤寒有五"者，指中风、温热等症初起时皆有恶寒之感觉；非谓中风、温热诸候统纳于伤寒之中。致温病、伤寒之治法，纠缠不清，后人之误也。至东西医家之译本，谓"小肠坏热症""肠窒扶斯"，即中医之伤寒病。非但病状不同，即发病之时期，亦相差甚远。盖中医之伤寒，发于冬令；西医之

"小肠坏热症""肠窒扶斯",发于八九月之间。其病情传变,悉与湿温、伏暑同,而译者指为伤寒,市医亦多以为"肠窒扶斯"即伤寒,可见医者钻古书治学问之少也。

二、《伤寒论》对于医学上之价值。徐洄溪曰:"医者之学问,全在明《伤寒》之理,则万病皆通。"仲景之书有二,《伤寒论》治感症之法也,《金匮》治杂症之法也。《金匮》之方,多半从《伤寒》中来,故《伤寒》乃学医者第一工夫。编中所列一百十三方,为治一切外感之总诀。明其理,则久淫之病,无不贯通。"陆氏九芝云:"《伤寒》无问全不全,苟能用其法,以治今人之病,取给己足,后学能识病,全赖此书。"王秉衡曰:"伤寒,外感之总名也;《伤寒论》,统论外感之书也。"杨明黎曰:"注《伤寒》者,无虑数十家,皆以为专论伤寒之书,故恒支离傅会,不适行用。"王秉衡先生,指为统论外感之书,觉伤寒之全体俱现,此与沈尧封之见相同者。鄞友裘吉生君,今世浙绍之医学家,尝以《伤寒论》为内科、感症全书。以张凤达之伤暑,喻西昌之伤燥,叶天士之温热,叶子雨之伏气,皆为发明《伤寒论》中一部份之学说,能羽翼夫仲景,所有功行医学,此以《伤寒》为治感症之全书。然尚有视《伤寒论》为内科包括内伤、外感而言之全书者,试节录西医阮其煜君之言如下:

仲景《伤寒论》,辨症特详。对于诊断,详其浮大沉弱之种种脉象;对于病状,详其发热、头痛、汗出、恶寒之种种症候;对于预后,详述其辨别死生、吉凶诸法;对于治疗,详述其汗、吐、下、和、清、温诸法。不知者,疑其范围甚小,仅论伤寒而已。其实医理显明,本末兼赅,直可为"中医内科全书"云云。阅此,可伤寒论之价值,宜为识者取法矣。

三、论《伤寒》注释家之大概。俞东扶曰:"伤寒为大病,治法为最繁,必熟读仲景书,再遍读后贤书,临症方有把握。"书为叔和编次,或有差误,而聊摄注解,殊觉稳当。续注者,张卿子、王三阳、唐不岩、沈亮宸、张兼善、张隐庵、林北海数人,总不越其范围。程扶生《经注》,尤为明白易晓,然亦不敢直接原文之误。自方、程、喻三家,各以己意布置，而仲景原文，遂无定局。至柯氏《来苏集》，始放胆删改，而以方名论次，又是一局，徐洄溪《伤寒类方》实宗其式。然余细绎柯氏删改处，万不金鉴之精当。先刊仲景原文，另立《存疑》《正误》二篇。应改者，注小字于旁；可删者，择诸条于后。是非判然，知愚皆晓。他如舒驰远《伤寒集注》，大半斥为伪撰，并取数方，痛加诋毁，别拟方以换之。以视汪琥将阴阳二候分为二编，各补后贤之方。其意均欲使初学者，不泥古以害人，而汪犹拘谨，舒则放纵矣。惟吴绶之《蕴要》，节庵之《六书》，王宇春之《准绳》，张璐玉之《绪论》，俱于《伤寒》有所发明。陆定圃曰："研究伤寒方法，如喻西昌之《尚论》，柯韵伯之《来苏》，王晋三之《选注》，俱独出手眼，直抉心源。"伤寒六经兼证，柯氏发其端；温热病究三焦，叶氏意其旨。吴坤安荟萃群言，辑为《伤寒指掌》，陈载安更名《感症宝筏》，为伤寒之学，无馀蕴矣。

还按《伤寒》注释家之多，不下一百卅余种。清医朱绍溪氏，语《伤寒》注解之精。以《金鉴》为主，为以《聿修堂伤寒辑义》，旁搜博引，独得其全。余以《金鉴》所编之《伤寒》，对于正误、存疑，颇有研究，至三纲之鼎立，讹误亦多，责备求全，实不多见。余若郭雍之《补亡论》，此稿情形补石。尤始之《贯殊集》，陈修园之《医诀串解》，秦涵之云《大白》，合刻之《百家注》，何燫之《全生集》，郭治之《要论》，吴仪络之《分经》，韩祗和之《微旨》，学和之《心镜》，刘河间之《直解》，汪友苓之《辨注》，徐周道之《逞问诸书》，皆以"伤寒"名其编，亦皆各有发明之处。至近代之注《伤寒》者，以鄙所见者录之，有何廉臣、邹趾痕、萧衡先、恽铁樵、包识生、费梦荪、张文希、张书勋、王和安、陆渊雷诸家，所解《伤寒》，鄙皆略见一班，惟未曾以归纳式统计之耳。

四、论先贤对于《伤寒》之钻仰。孙思邈曰："伤寒、热病，自古有之。名贤圣哲，多所防御。至于仲景，特有神功，寻思旨趣，莫测其致。所以医人未能钻仰。尝见太医疗伤寒，惟以大青、知母等冷物投之，极与仲景本意相反。汤药虽行，百无一效。伤其如此，遂披《伤寒大论》，鸠集要妙。以为其方，行之由来，未有不验。旧法方症，意义幽隐，乃令近知所述，览之者造次难悟，中庸之士绝而不思，故使闾里之中，岁致夭枉之痛，远想令人慨然无已。合以方证同条，比类相附，须有检讨，仓猝易知。夫寻方之大意，不过三种：一则桂枝，二则麻黄，三则青龙。此之三方，凡疗伤寒，不出之也。其柴胡等诸方，皆是吐下发汗后不解之事，非是正治之法。术数其深，而天下名贤，止而不学，诚可悲夫！又有奴隶卑下，冒犯风寒，天行疫疠，先被其毒。悯之心酸，聊述兹意，为之救法。方虽是旧，弘之惟新。好古君子，嘉其博济之功，无嗤诮焉。"于此可知，先贤钻仰《伤寒》之深功矣。

五、后贤对于伤寒之研究。吾乡莫枚士先生，于研经言中载云，研究仲景《伤寒》，尤多兼资《脉经》，以稽其异同，披《证类本草》，以观其方法，盖临病之舟楫在焉。然《伤寒》之理，未许其遽通也，又必浸淫乎《肘后》《千金》《内翼》《外台》四书，斟酌乎《本事方》《百证歌》《明理论》等说，参考互订，以徐其悟机，殆别有一境矣。大抵医者之于伤寒，其致力每在杂症未究之先，其心得转在杂症悉通之后，不亲历者，不知也。余于是有慨焉。仓公得《黄帝五色诊》等书，揣摩至五年之久，而后方能问世；越医陈勉亭氏，对于《伤寒》一书，推崇备至，终其身手不释卷，故能善用体方，迭起大症。视今世之研究《伤寒》者，果如何哉？期年耳，匝月耳？剽窃以鸣高，假托以眩世，恃苦辈之研究真理，所谓缘木求鱼者矣。

六、《伤寒论》多救误之处置。徐灵胎曰："伤寒论，当时已无成书，乃叔和之所搜集者。虽分定六体，为语无论次，阳体中多阴体治法，阴体中多阳体治法，参错不一。后人各生议论，每成一书，前后必互易数条，互相訾诋，各是其是，愈更愈乱，终无定论。不知此书，非仲景依体立方之书，乃救误之书。盖因误治之后，变症杂错，又无循体现症之理。当时著书不过随症立方，本无一定之次序。"周徵之曰："伤寒，非奇症也；《伤寒论》，非奇书也。仲景据其所见，笔之于书；非既有此书，而后天下人，依书而病也。读者每读一段，即设一病者于此，以揣摩其病机治法，而后借证于书；不专在文字上安排，只当涵咏白文。注家虽有数十，以余所见多种，皆不免穿凿附会；言似新奇，莫能见之行，鄙见只当分作四层：（一）伤寒初起本症治法；（二）伤寒初起兼证治法；（三）伤寒日久化寒，并误治化寒治法；（四）伤寒日久化热，并误治化热治法；其霍乱、风湿、食复、劳复等，以杂症附之"。再参之陶节庵书，并诸家论温热书，互相考证，庶几读书有条理，而临症亦有途径矣。盖体脉部位，与夫表里、形层、浅深之事，固不可不讲，而亦不可过执，著力仍在气化上推求，不得专在部位上拘泥。此书在唐以前，已非一本，其章节离合，本无深意。《论》中叙症，有极繁者，有极简者，有方证不合者，有上下意不贯者。一经设身处境，实在难以遵行，安知非错简脱简耶？读者但各就本方思量，不必扯入上下文，积久自能融合贯通。此真善读《伤寒》之活法，实足证明《伤寒》原文，多救误之处置。昔人以己意布置之争执，诚为多事。

　　七、伤寒六经所传之误会。自《内经》载"一日太阳，二日阳明"之文，华佗有"一日在皮，二日在肤，三日在肌，四日在胸，五日在腹，六日在胃"之说，后世医者，于《伤寒》原文中，有一日、二日字句，遂即定为太阳或阳明之辨别。鄙以经六之名称，乃体中著病之症状，而名其界限之符号。试征之于日人喜多村氏之言曰：《伤寒论》中，所谓三阴三阳病症，不过假以标表里、寒热、虚实之义，非藏腑经络相配之谓也。阳刚阴柔，阳动阴静，阳热阴寒，阳寒阴虚。凡病属阳、属热、属实者，谓之三阳；属阴、属寒、属虚者，语之三阴。细而析之，则邪在表而热实者，太阳也；邪在半表半里而热实者，少阳也；邪入胃而热实者，阳明也；又在表而虚寒者，少阴也；邪在半表半里而虚寒者，厥阴也；邪入胃而虚寒者，太阴也。若表热甚而里亦化热，里虽热而病未入胃，尚属太阳；表寒甚而里亦化寒，里虽寒而病未入胃，尚属少阴；究少阳与厥阴共病，羁留于半表里间之代名词也；不论表里寒热，病入于胃者，谓之太阴阳明。盖六经为病之总括，阳则太阳、阳明、少阳，阴则少阴、厥阴、太阴。但阳则动而相传，阴则静而不传。至其传变，则太阳与少阴为表里，少阳与厥阴为表里，阳明与太阴为表里。是以太阳虚则是少阴，少阴实则是太阳，少阳虚则是厥阴，厥阴实则是少阳，阳明虚则是太阴，太阴实则是阳明，乃病传变化之定理。三阴三阳之大略也云云。于此可知，柯氏经以六病每篇首之第一节，谓为标题之总纲，实非确论。盖全书原文，皆为救误而设，无固定分篇之必要，其篇首乃发端之词，不得指为提纲而概其馀也。

八、论旧时注解之差误。读古人书，当得其精髓，而弃其糟粕。如求古人于糟粕堆中，则所得者，惟翁仲傀儡而已。注释家当求其神髓，不当拘泥形体。自成氏创三纲之说，和者继起，独不思风寒之感，营卫之伤，病症犹是。在太阳则可分，在他经何以不可分耶。有以升降浮沉之气化者，有以开合枢转之神机解者，有以五运六气之传变解者。近代有以生理细胞之功用解者，有以病理细胞之变性解者，皆在形迹上注重。其失维均，由前之说，则病其空泛；由后之说，则病其敷浅管见以为治伤寒者。宜将其症候、症断、治疗、方药四项，分别考证而发挥之。方药以实地试用为主，治疗以恰合病情为主，诊断以预测其病情传变为主，症候探讨其病情病灶为主。分析《伤寒》原文，均须以切实之经验，发挥而整理之。鄙向著有《伤寒笔记》，本此旨以进行。容当整理旧稿，付印问世，以质诸近世所谓伤寒学者。

九、论汉医学家之可贵。和启田氏，愤汉医精义之毁弃，真理之云亡，故大声疾呼，以唤醒梦之。虽有言之过激者，亦当谅其苦心。大抵以西医治病之方法，注重在一部份之形迹，本症间有可愈，遗患必多；汉医治病方法，注重在全体之变化，药效虽缓，然可使本症、副症、兼症、夹症完全解除，毫无遗患，是真所谓原因疗法。夫日本之汉医，奉《伤寒论》为金科玉律。只知一部《伤寒》之汉医，据日人考察，其成绩已超过西医数倍。使能整理数千年之经验，而对为大观，则将来此奉行原因疗法之经验学派，必能发挥所学以救济世界医学之穷，可断言者，废弃云乎哉。

十、本书对于中国医学上之补救。汤本求真氏，毕业于金泽医学专门，非市人标为新医者乎？供职医院，间或应诊，经过十载时间，尤自恨医术之浅薄。此为学者应有之态度，无殊孤古人求己之训，视妒业竞争者，所当愧死。现今市医之迪病，不咎学识之荒疏，图亡羊补牢之挽救，惟以妒嫉排挤为事，甚或假官厅之干涉，以遂其侵略之阴谋。以鄙之私见衡之，实学不受摧残，真理终难磨灭，医学将来之真谛，不关乎口笔之竞争。汤氏又云，偶读故师和田启十郎先生所著医界之铁椎，为之感奋兴起，于是治修习《皇汉医学》。迄来既十有八年矣，其间虽奔走四方，遭遇困乏，未尝稍变其初志。努力研究之结果，渐明此学之真谛。窃以为虽属旧时代之医学，苟能达其蕴奥，而活用之，足以凌驾现代日新之医学。今举世方趋于欧美医学之下，无复有顾及此字者，致此学日濒于绝灭。斯则余所日夜痛惜，而不忍坐视者也。市医睹汤氏之著，不知其感想如何？刘泗桥先生，医界之有心人也。重行译述，以饷国人，因东人学说之输入，以促国人之觉悟。然则是书，其发扬医学之嚆矢欤！爰不敢藏拙，妄呈管见，而为之序。己巳年冬至前一日时逸人记于太原旅次。

汤本求自序曰：余从父母之命，习医于金泽医学专门学校，于明治三十四年毕业。尝供职病院，间或悬壶应诊，至明治四十三年，长女遭疫疠死亡，自恨医术之浅薄，不胜烦闷懊恼，精神频于错乱者凡数月。偶读故恩师和田启十郎先生所著《医界之铁椎》，为之感奋兴起，于是始修习皇汉医学，迄来既十有八年矣。其间虽奔走四方，遭遇困乏，未尝稍变其初志，努力研究之，结果渐明此学之真谛。窃以为虽属旧时代之医学，苟能达其蕴奥而活用之，足以凌驾现代日新之医学。今举世方趋于欧美医学之下无复有顾及此字者，致此学日濒于绝灭，斯则余所日夜痛惜而不忍坐视者也。余为挽回此颓势，计不遑顾虑自身之浅学菲才，爰作本书，公之于世，以求正于明达之士焉。昭和二年六月著者识于田端之陋屋。

绪言：汉医可分为三派，信医圣张仲景师之遗训者，为古方学派，奉晋、唐、宋、元、明、清之医术者，为后世学派，二派分歧者，为折衷学派。余笃信古方学派，故本书之内容，大半本于仲景师之《伤寒论》及《金匮要略》，此外虽亦引用诸家之论说治验，不过演绎仲景师之所论扩而充之而已。

余所以倾向古方派之理由，尾台榕堂氏所著《类聚方广义》题言中，已先我言之，其言曰：长沙为千古用方之鼻祖，然其方则咸出于三代圣贤之精制，长沙特集其大成耳，其方简明正严，条理秩然，宽猛之治，和攻之法，无不周详赅备，故苟能讲习谙练，以精究其意，推广其义，则万病之治，可运之掌也。

可知师之方法，为中国古文明之精华，备终始一贯之条理，又排斥后世派之理由，亦见于该书问题下：世医动谓古方寡少，难以应众病，于是掇集自《千金》《外台》，至于宋、明诸家之方，曰非如此，则不能悉愈诸病，殊不知诸家异趣，技术不同流，故其立论制方，各不相同，而乃杂乱掇拾，以供施设，宜乎其方法不统一，而治疗无规则也。夫以疾病之多，变化之无穷，苟逐病求方，将何所底止乎？且方莫古于长沙，亦莫善于长沙，实为万世不刊之典型，岂后世诸家私意捏造之方同日而语哉！故从事长沙派医方者，能自幼而壮而老，造次颠沛，必在于斯，犹如身在当时，亲受训诲，则自然术精技熟，遇病处方，灵机活动，意之所向，无不如法，操纵自在，左右逢原，病虽万殊，又何难应付之？此即所谓以简御繁之法也。陈实功曰：方不在多，心契则灵，证不难认，意会则明。可谓至言矣。

又如后世学派者，不过漫然拾集诸家之方剂，其间能统一联络者颇少，且其方剂之组成，多不务本而逐末，故方剂虽因是而增多，后学者反感于取舍，不能触类旁通，然欲求得轻粉等之驱霉药，不得不俟于后世方，但可暂置不问，必须先就古方医术研究有得，行有余力，然后及于后世诸方可也。本书网罗诸家之论说治验，志在说明仲师之古训为本，以便读者之研究，非漫然滥用者也。

本书立论多本余之经验事实为基础，益以理论说明之，理论中或不免谬误，而事实则断不虚伪，若以理论之错误，而并埋没其事实，大不可也。

本书引用书籍，概属中文，若将原文尽量揭载，则于中文素未谙习者，颇难索解，故或意译，或直译之。余生于明治初年，适当汉学衰颓之候，治之不能专精，因是造诣不深，不敢自信其无误，读者谅之。

冯超跋：超尝读陆师渊雷所译日人汤本右门卫《皇汉医学》之一章，深佩日人于学业之深造，艺术之精进，未尝不叹息国人对于中国学术之暴弃，反为邻邦人士所整理而研精。汤本宗我国医圣张仲景之学说，得东洞、丹波、和田启十郎之薪传，广采群籍，以科学原理解释先辈之说，融会中西，成《皇汉医学》，博大精深，洵属难能可贵，非学术深造，识见精卓，曷克臻此。超心仪其人，恨未得窥全豹，曾上书陆师，以迻译全部为请，师因事丛脞，著述未遑。今夏，刘先生泗桥从事迻译，闻之，不禁距跃三百，复得读其书，先生以犀利之笔，雄健之文，直译刊行，严侯官所标信达雅三义，兼而有之，盖医学之难译，较他科学尤甚，必须于医学有深切之研究，方能胜任而愉快，反之，则纰缪百出，贻误后学，甚且流毒苍生，是书杀青之日，醉心欧化之新医，可以一醒其迷梦矣。

总理曰：欲复兴中国必须复兴中国文化自信力始。今者天日重光，我师及刘先生迻译是书，其亦复兴中国文化自信力之先声兴，刘先生者，我师之畏友，共负改进中医之使命，创国医学院者也。

现存主要版本及馆藏地：

1930年上海东洞学社铅印本，中国中医科学院图书馆。

《皇汉医学》三卷　　　　　　　　　　　　1927　存

（日）汤本求真撰，（民国）周子叙译

汤本求真自序曰：余少以亲命学医于金泽医学专门学校，明治三十四年卒业，旋供职医院，嗣复自设诊所，从事诊疗。至明治四十三年，长女以疫痢殇，恨医之无术，中怀沮丧，涉月经时，精神几至溃乱。偶读先师和田启十郎所著之《医界铁椎》，始发愤学汉医。经十有八年，其间虽流转四方，穷困备至，未尝稍易其志。用力既久，渐有悟入。乃知此学虽旧，苟能抉其蕴奥而活用之，胜于今日之新法多矣。无如举世之人，竞以欧美新医相矜炫，汉医之传，不绝如缕，此余所为日夜悼叹者也。既以稍明此学，不忍终默，窃欲振而起之。故不揣浅陋，撰为是书，以俟天下具眼之士。昭和二年六月上旬汤本求真谨识于田端之陋室。

周子叙序曰：予以疾病人所时有，而良医不常觏，遂感愤而学医。

孜孜矻矻，历十余年，未能有所发明也。每见西医诋中医无科学之研究，试验之证明；而中医亦诋西医不识气化之原，不知标本之治。二者交讥，各封故步，不能相通，心窃病之。尝谓中西医术各有所长，亦互有所短。时欲比较同异、舍短取长、融会为一，以见殊途同归之用，然有志而未逮也。近以弘一大师之介，获识马湛翁先生。先生以日人汤本求真所撰《皇汉医学》见贻，且以译事相勖。展而读之，实获我心。凡汤本之所言，皆余所欲言而不能言者也。中医垂绝之绪，庶几可以复振矣！夫资科学之实验，则不偏尚悬解；明古方之妙用，则不徒重机械。是诚医林之准绳，民生之根本也！因不揣谫陋，从事迻译，仍其旧题《皇汉医学》以谂同志。日文则多得韩陶斋先生校订违失，中文则多得叶伯敬先生商榷未允，皆予所当感谢者也。其犹有未能信达之处，所望海内贤达加以是正，幸甚幸甚！中华民国十七年十月黄岩周子叙序于杭州客次。

绪言：汉方中分为三派，一信医圣张仲景师之遗训者，为古方学派，一奉晋唐宋元明清之医术者，为后世学派，一为不分古方及后世者，为折衷学派。余系深信古方派，故本书之内容，亦大半以仲景师之《伤寒论》《金匮要略》为基础，而所引用各家之论说、治验，悉以演绎扩充仲景师之所论为限。余所宗古方派中，尾台榕堂氏所著之《类聚方广义》题言中云：长沙为千古用方之鼻祖，然其方剂咸出于三代圣贤之精制，长沙惟集其大成而已，其方简明严正，条理秩然，宽猛之治、和攻之法，无不周悉赅备，若能精究其意，推广其义，则万病之治，易如反掌矣。

又云，如师之方法，为中华古文明之精华，始终一贯，条理俱备，故其排斥后世派曰：世医动辄古方稀少，难以应付众病，于是有掇拾《千金》《外台》、宋、明诸家之方者曰：非如是，则诸病不能悉愈。殊不知诸家异趣，技术不同，故其立论制方，亦各不同，而捃摭杂乱，以供设施，宜其方法不能统一，而治疗无规则也。夫疾病之多，其变无穷，苟欲趁病求方，胡有底止？且方莫古于长沙，又莫善于长沙，实为万世不刊之典型，岂可与后世诸家私意杜撰之方同日而语哉！故从事长沙方者，能自幼而壮而老，造次颠沛，必在于斯，犹如身在当时，亲受训诲，则自然术精技熟，遇病开方，灵机活动，意之所向，无不如法，操纵自在，左右逢原，病虽万殊，又何难应之有？此即所谓以简御繁之法也。陈实功曰：方不在多，心契则灵，证不难认，意会则明。可谓至言矣。

又谓如后世学派者，不过漫然拾集诸家之方剂，其间能统一联络者颇少，且其方剂之组成，多不务本而逐末，故方剂虽因是而增多，后学者反惑于取舍，不能触类旁通，然欲求得轻粉等之驱霉药，不得不俟于后世方，但可暂置不问，必须先就古方医术研究有得，行有余力，然后及于后世诸方可也。

本书网罗诸家之论说治验，皆所以说明仲师之古训为本，以便读者之研究，非漫然滥用者也。揭诸家及余之治验理由者，非欲自表襮也，读者谅之。本书立论，多本余之经验事实为基础，益以理论说明之，理论中或不免谬误，而事实则断不虚伪，若以理论之错误，而并没其事实，大不可也。

本书引用书籍，概属中文，若将原文尽量揭载，则于中文素未谙习者，颇难索解，故或意译，或直译之。余生于明治初年，适当汉学衰颓之候，治之不能专精，因是造诣不深，不敢自信其无误，读者谅之。

奥田谦藏跋曰：我国自采用西医制度以来，约五十年，其间进步之速，骎骎乎如旭日之东升，尤以最近之进步，达于未曾梦想之高潮，几有称霸世界之势，由此进而不已，竟疑可以夺造化之妙矣。然退而顾其临床之实绩，外科姑置不论，治愈内科疗法，固非无二三之改废，概括言之，殆十年如一日，仅仅一流行性感冒，今日尚有不得安然托治之憾，是亦究因何故而然耶？从来西洋学术，自上古草昧，以至于文化灿烂之现代，统观其一切发达之经过，虽长于演绎的、分化的、及形而下的，然归纳的、综合的、及形而上的，实其所短有不可掩者，医学之发达亦不能免此弊，即于基础医学，虽有堂堂之体系，然于应用医学方面，渐渐分歧扩大，学说之多端复杂，理论之精细致密，每有陷于穿凿之病，因而其研究，远根本而走于枝叶。遂以今日进步发达之美观，而忘其医术之本务，惟夸局部小工之精巧而已，为一专门学术之现代医学，其组织体制，虽斐然成章，其治绩则毫无足观者，非为无故也。

夫医之学术伴世运之进步，其应用局面，自不得不发展，然其本能仍为救疗疾病之仁术，故离治疗无医学，外医学无治疗矣。如徒汲汲于区区局部小工之研究，而忘其大本者，不得不为之医道之异端也！

忆古来盛行之中国医术，至明治初叶，因西洋医术输入，政府当局者，谓"旧医学漫无价值"，而遭其排挤之厄运，然昊天未必弃之，阅五十星霜之间，仅维持其一缕之命脉，至今日殆有绝而复续、败而复兴之机，盖因现代医学临床的缺陷，竟不能使病者安然信赖，非中国医术再振不为功也乎！《史记·伍子胥传》曰："人定胜天，天定亦能胜人"，非诚言乎！

抑我国之医术由太古皇国之医祖，建设一医方，后与中国传来之医方合并，始成学术之体制，尔来经几多之岁月，随本国固有之风土民情，遂其发达，以及于近世，故坊间汎称为"汉方医学"。而此所谓汉方医学者，初见之，似觉漠然，所说粗笨，理论暧昧，无系统，无分类，似不能成为学术者。此皆皮相之观察，其实不然。所谓后世学派，就中如汉元以降，滔滔乎流布于世上之神秘的空说，实可嗤为荒唐无稽，然此非汉方医学之真面目也。距今二千年前，后汉时医圣张仲景，始著《伤寒杂病论》公于世，此为汉方医学之鼻祖，凡医学之真髓，亦不外于此。然此学本出于三代之创设，而张氏集其大成，其方法简明严正，条理整然，变通无穷，由终始一贯之条理而成，宽猛之治、和攻之法，无不周悉赅备，比较现代之医学，彼立脚于"解剖学""生理学"，而此由临床的经验出发，其理论无不本诸实际治验，故虽无"演绎的""推理的"之发达，呈今日之美观，又未达到能说明"生物学"上一切现象之域，然能蕴蓄归纳的实证的学说，使临病床者无些些之遗憾，试翻其方证论，其方与证常如形影之不可离，非如现代医学之治疗法，多为病名而投药，殆如千篇一律，乃其处处根据病证而运方自由，非突进于原因治疗者何欤？又其说有阴阳、有虚实、有寒热、真假、表里、顺逆、脉应、腹证等，悉为汉方医学之特有，更有汉方医学之特长可举者，现代医学之视人体，恰如精巧之机器，而此则善窥其灵妙，必须待之以有机的，诊断病证时，同时参酌其个人之体质、素因，明察其精神之统率状态，然后施治其总括的原因是矣。是以能玩味其学术之立论，推其意，扩其义，造次颠沛，必于是焉能穷究而不怠，则必能达其堂奥，至是能活用自由，操纵自在，神明于规矩之中，病虽万殊，其治法可运如掌上矣。

现今治疗界有一大缺陷之存在，学者渐于现代医学抱怀疑之状者，为不可辩之事实，则真欲救济苍生之病苦，阐明学术之真理，以之全医术使命之天职者，必非深思研究汉方医学不可。况医之学术，始终不能离于实际者乎。孔子曰："温故而知新，可以为师矣。"若能舍短取长，使今日之医学整个的进步发达，其完成当不远矣。

吾师友汤本求真氏，夙注意于汉方医术不可废弃，专心研究二十年于兹，加以明达颖悟之秉性，好学笃信，精力绝伦之士，故凡先哲遗著，苟有关于汉方医学之论文，无不深究，常本其至上之热诚，于真理之阐明，虽迈进而不忘猛省，尊信而力戒盲从，采其实理，弃其空谈，能选拣批判而不懈，设有虽微小之问题，亦精研深究，不尽其全力不止也。且夫医之为学，本非纸上之空谈，悉为施用临床之实学，每临一事，必考学理，试于实地，若有些须之乖戾纰缪，则必穷追其由来，如是者十年如一日，积千辛，凌万苦，尝无挫折倦怠之色，终始一贯，惟尽毕生之力以探斯学之真髓。故其大半由佶屈聱牙之文字，艰险晦涩之章句之古文中，不惟早已掌握含蓄无量，运用无穷之根本条理，玩味古圣之立论，制方之奥旨，且以别具独特之间地，开拓新生面，进而发先人未发之真理，于是始可谓神往于学术。当其临病床也，自然灵机活泼，遇奇病、变证、重患、笃疾，了然无难色，若非达到领悟之域者，焉能至是哉！

晚近医风扫地，炫名牟利之徒接踵而出，或臆造无根之妄说而公然表襮，或粉饰未成之小技，而尽量宣传，惟以羊质虎皮为事，内以欺己，外以欺人，而此辈往往博得荣誉于一时，居然称为刀圭界之大家！熟案此弊，虽莫非由于时俗之轻浮，抑亦因于学术之忘本逐末有以造成之也。

如吾汤本氏则不然，以阐明真理，锻炼技能，为人生毕生之至上快乐，且性情恬淡，毫无荣辱之心，有此气概，有此操守，始可富贵不能淫，贫贱不能移，威武不能屈，是非孟子所谓"大丈夫而何？"氏真足称现代刀圭界之第一人，其任重且大矣。

此书成后，公之于世，所以补正现代医术之谬误缺陷，固无论矣。又将医界之宝库，汉方医学之真谛，一一揭出，负启导后进之大任。呜呼！医圣张仲景之著《伤寒杂病论》已二千年于兹，今日本书出世，有如亲炙，本国医学界之大势，将因此而变动，治术之方法，亦由此而改善，其功岂不伟哉！

余本资质鲁钝，加以浅学寡闻，自入此道后，虽努力追随，未有何等之绩，惭愧良多，然于企望此道之复兴普及，决信不落人后，耿耿之情，不能自已。故披沥平日所怀，以跋于后，倘因是而有玷于本书，无所逃于僭越之罪，惟贤者谅之。昭和二年六月上饶后学奥田谦藏谨跋。

现存主要版本及馆藏地：

1929、1930、1931、1934、1935、1939年中华书局铅印本，国家图书馆，中国中医科学院图书馆。

《伤寒论注疏考证》七卷　《杂病论证疏考证》九卷　　　　1927　存

程铭谦（谦山）考证

程铭谦自序曰：仲景《伤寒》《杂病》二论之著，乃集轩岐、长、扁心法而为一大成，实万世之师也。但其书文义古奥，学者多莫测其高深。虽推阐疏解，代不乏人，或以句节不明，或以理意不达，致有毫厘千里之差，与本书之旨不合。下此者，则以此书难读，置之勿闻而已。于是支离百出，而古圣大法失传。又安知五运之推迁，六气之变化，与夫邪正相传，阴阳相应之理也哉？数千年来，斯道不明，而功效不著，职是之故。所以医不见信于人，大为世人所诟病也久矣。夫以身任活人之经论，而反为世人所诟病。乃不自咎其学之不精，而归咎于古圣立法之不善。用是弃中学，就西学，徒以炫人耳目，复不能愈人病。何也？

考西学专重形质，不明气化。须知人之所以生者，惟此气化耳，病亦在气不在形，必以气治气，使不伤形，伤形则亦晚矣。故彼虽有善者，究不若我中书，探造化之微，随其气之变，以气化治气化，而消患于无形，施之尽善而尽美也。余性嗜医，读书之余，辄览医经，已历有年。见一剂知、二剂已之言，与下乃愈、汗乃解之论，每谓古人必不我欺。乃穷究经旨，寻绎方论，心得其精义，用以施之于病身，其效有如桴鼓者，真神化之至矣。今当邪说横行、莫知所从之际，此为注考一书，意在阐明经旨，发扬其奥义，俾难读者易读，难明者易明，斯圣法从此昭彰，而寿世有准。即不能白璧无瑕，要亦庶乎近是。爰梓之以供同好，或可引正于将来，为医门一臂之助。更愿继起有人，本此旨而申之，则天下后世，生民无夭札之患，符我始志，不亦善夫？时在中华民国十六年岁次戊辰春三月浙芹阳程铭谦谦山自序。

凡例：一、是书仿陈修园《浅注》体裁，考正经文之旨，更为注疏，务使奥义了然。其繁而不当之文，一概勿取，故名曰"注疏考正"。

二、是书条释，多家皆不能道出其所以，无益于学者，故更为注疏，意在求医理详明以尽济世之心。

三、是书所采各家条释，选其有合于经文之旨者则录之，其或白璧微瑕则为之移易数字或数句，仍书其原名，以示不泯人之美也。

四、是书依仲师原文，于句间本其意旨，而续以文义，务求深者浅之，以便于易读。其有奥义难明处，复于节下详之，并不敢移易经文一字，故无改经从己之弊。

五、是书节下详明奥义处，间或证明他注言论之非。盖为一字之差，有关人生性命，非有意于得罪前人，实欲引来者于正规也。

六、是书原文为仲师遗轨，其明六经之气，而推六淫为病，按经论证，按证辨治，何病何药，至精至当，乃轩岐后之大成，为医门中之至圣，后人不能离其规而言医，实万世之师表也。故将节下注文低一字，句间注文用小字，以勿骰乱经文，亦是尊师重道之意。

七、是书经晋王叔和编次，而后卷数已乱，而陈修园删去辨脉平脉等篇，询有卓见，至于分卷，犹失检点。今观仲师原叙云"为《伤寒杂病论》合十六卷"，则六经当为六卷，后附三篇为一卷，合之《杂病论》九卷，适符其数。兹刻照此分之，当有合于原本。

八、是书历代传写，不无错误，如矢气之"矢"误为"失"，痉湿暍之"痉"误为"痊"。又如栀子豉汤本非吐剂，而方注后有"一服吐，止服"之文，兹刻改正而去之，以免滋疑。

凡例：一、仲师原叙云"为《伤寒杂病论》合十六卷"。今计《伤寒论》六经为六卷，后附三篇为一卷，《金匮要略》二十二篇为九卷，二书共合，恰得十六卷。则《金匮要略》原为《杂病论》，即以此卷数而知之矣。人观《伤寒论》后痉湿篇曰此三种宜应别论，以与伤寒相似，故此见之。所谓宜应别论者，即谓应列入《杂病论》也，故此三种复见于《金匮》之首，足见《金匮》原是《杂病论》无疑矣。然则"金匮"之名，乃为后人所更，宝其书之意也。兹刻仍称《杂病论》，以还本来面目。

二、是书论证，穷六经阴阳之变，用方探气味生制之宜。何病何方，面面周到，药到病除，正气不伤。而《外台》《千金》等方，不知何人，附入每篇之末，张冠李戴，自有不合，兹刻削之，恶其乱玉也。

三、此论狐蜮病篇，狐蜮之"蜮"，旧本误为"惑"，经唐容川氏辨正为"蜮"，今书从之。又杂妇人杂病篇，妇人得革脉，应无用旋复花汤之理，当是旋复代赭石汤之误，亦正之。

四、论中如十八病、一百八病、三十六病、六十二种风等，无从考据，不敢强注，兹姑阙之，以待来人。

五、《伤寒》《杂病》二论，本合为一部，故注有详于伤寒者，则略于杂病，详于杂病者，则略于伤寒，善读者，自能知之。

六、二论方注，其主方及理深难知者则详之，其他与浅而易知者则略之。而旧本无方不注，然所注多不合，故不采入，不若略之，俾学者自得之为愈也。即余所注之文，不敢自许为白璧无瑕，如遇有不妥之处，尚祈亦高明有以教之。

现存主要版本及馆藏地：

1927年江西玉山文兴堂石印本，中国中医科学院图书馆。

《新释伤寒论》　　　　　　　　　　　　　1927　存

李遂良编注

现存主要版本及馆藏地：

1. 1927年天津新中医学社铅印本，上海中医药大学图书馆；
2. 福州中医专校铅印本，吉林省图书馆。

《伤寒论类方汇参》　　　　　　　　　　　1927　存

左季云编

左季云序曰：夫伤寒者，外感之总名也。而《伤寒论》者，又总论外感之成书也。故仲景《伤寒论》，实为中医治病群方之祖。论中三百九十七法，一百一十三方，神明变化，包举概况。不仅用治伤寒由来已久，明乎此则六淫之病无不通贯矣。盖《伤寒论》专论六气之邪，而后人误为专论伤寒，无惑乎恒多窒塞不通。自汉唐以迄清末，如王叔和、孙思邈、成无己诸先辈著作，于《伤寒论》多所发明，皆仲景功臣也。然读是书者，非苦辞旨古奥，即訾统系混淆。加以是丹非素，莫衷一是，割截剪裁，愈改愈晦。至有终身诵其书而不能了然于心者，遂使至要之心传不能轩露人寰，讵非憾事。季云肆力医学，念年于兹，窃以为中医之精神意义，出奇制胜，诚有不可思议者。特其著书方式，条理不清，不免贻人口实耳。丁此中西医学互相角逐之秋，但能于《伤寒》精义，显揭披露，明其当然与夫所以然之故，自足有补于世，有功于仲景，固不必沾沾以著述为能也。徐洄溪云："方之治病有定，病之变迁无定。知其病之千变万化，而应用不爽，庶能穷流溯源，病无遁情矣。"后学津梁，其在斯乎？其在斯乎！用是采科学之体例，述仲景之心法，宗洄溪之方式，以方名编次，不类经而类方。且繁征博引，为见证施治之准绳，必不拘于一经二经，单传双传，自与仲景之意无不符合。盖法者，方也，必有法乃可云方。案者，断也，必能断方可云案。若非步武前哲，安能有此学术？是故专读仲景书不读后贤书不可，仅读后贤书不读仲景书亦不可。何则？尚时方者，类少实学，而潜心古训者，又类多不合时宜，必二者兼而能之，乃克有济。兹编以仲景成法、时贤诸案、名医杰作，准古酌今，汇合一编，参以新式标题名目，俾对证而求方，因方而援案，因案而知所取舍。先圣后贤，如晤一室，二千年来大法微言，昭如日月。岂非至简至便，至显至明之法乎？区区之心，窃慕乎此，此《伤寒论类方法案汇参》之所由作也。计自纂集成帙，时阅廿载，稿凡五易，始毕乃事。后之学者，开卷豁然，不至如雾里看山，难得真相。倘所谓梓匠与人以规矩者非耶。诚能以所引诸书，广为搜索，再事增益，俾医学缉熙于光明则大幸矣。公元一九二七年在疆圉单阏春正月中浣，四川江北洛碛左季云序。

现存主要版本及馆藏地：

1957年人民卫生出版社本，中国中医科学院图书馆。

《伤寒论新注》四卷　　　　　　　　　　1928　存

胡剑华（子钰）编注

高思潜序曰：《伤寒论》一书，为医籍中之最古者。《论》造于后汉之张仲景，而编次于东晋·王叔和。自成无己作注以来，后世注释之家无虑百数，顾皆各执己见，议论纷纭，迄于有清，终无定论。且其所据以为说者，又皆不离乎五行谬妄之言，曼衍支离，亦可谓极附会之能事者。已夫《伤寒论》本实验之作，其所持论，往往与近世新说相符，价值之高，古书中殆无其匹。经后人主奴出入，曲事牵强，书之真面目，遂掩而不可复见。譬之大树，藤萝缠其上，砖石压其下，有不生机索然者乎？吾友胡君剑华，后起中之佼佼者也。居尝慨《伤寒论》真相之不明，临诊之余，有《伤寒新注》之作，以为《伤寒论》乃泛论各种急性病者，非专论伤寒也。本斯见解，故于五行，则以符号置之；于六经，则以假设目之；于运气司天在泉之说，则以为宏旨无关，而直斥其妄。此等枝节既去，是一切注家之根本已被推翻。故以解释本书，惟取白文而证明之，就证论证不涉其他；无论何家之言，悉在摈弃之列。于聚讼纷呶之中芟除葛藤，此为最斩截者矣。全书凡若干卷，皆按照最新学理立论，精审透辟，直无与伦，诚空前之著作也。其如论结胸云："由汗证误下而来，伤寒高热性胃停饮也"。论除中云："腹中冷者，系指胃壁贫血。凡胃壁贫血，当拒食而吐，今反能食，是胃全失反应性抗力。仲师以胃为中焦，谓中焦解除功用矣，故断其必死也。"论柏叶汤中之干姜云："此品能亢进血压，而《本经》反称其有止血之功，不能无疑。大约此药须用炮者，取其碱性，与墨止血无异。"论黄土汤中之附子云："凡血症，宜用镇静血压之品，以止其血。反投强度兴奋之附子，必为血压沉降、脉搏细弱者而设，故用附子防趋虚脱也。"其论症辨药，多见到语类此者，甚多不具论。至于《论》中不合之处，如"发于阳者七日愈，发于阴者六日愈"，君则曰"此或仲景偶见，未可论为万世法也"；如"风家表解而不了了者，十二日愈"，君则曰"却不尽然。究竟尽信书不如无书也。"其实此等处，按之于理，本不可通；若曲为之解，则于古人为不忠，于学术为不诚。而君则由求是而怀疑，由怀疑而持正，不阿不佞，一惟真理是。从论古者，不当如是耶？我国医学之敝，即在于医人自视万能，强不知以为知，不当言而亦言。故牵强之病，无人无之。不知凡百学术，莫不以古人发其端，后人继其绪，往往前修未密，后出转精。则古人时有误言，亦固有所，又何必为之曲说乎？又如"病人素有寒，复发汗，胃中冷必吐蛔"，君解之曰："吐蛔者，非因胃寒，实由混有蛔卵之不洁食物入胃而繁殖耳。仲景时代无显微镜之证明，故不能从实际方面立言。细绎仲景之论，确非海市蜃楼。凡患慢性胃加答儿者，杀菌力减弱，易罹此症。则此段文字，定由实验而来也。"君之此解，一面既辨蛔非由胃冷而生，一面又证明仲景实验之论。拥护真理，原谅古人，两不失之，治古书者所宜取法也。昔者，亚里斯多德有言："吾爱吾师，吾尤爱真理。"知此义者能有几人？呜呼！胡君远矣。近顷以还，承学之士，竞言治学方法。学之所造，如何辄视其方法而定。若君之此书，岂徒学说新颖？厘然有当于吾心，即其所用以论证之方，按之逻辑之旨，亦未有不合者也。非所谓"实事求是，温故知新"者哉？"尽扫陈言，独标新谛"斯二语也，即以移赠，亦惟此书始足以当之耳。他日此书出世，不啻为中医辟一新纪元。其津逮医林之功宁有涯乎？抑又闻之，古书中有价值者，《伤寒论》以外，若《金匮》、若《灵枢》《素问》、若《本草经》，皆精深广大，无所不包，若宝藏。然自外视之，沙砾土石也，掘之则金玉奇珍之物出矣。学者苟能以胡君之治《伤寒》者，移而治此，使古义昭然，谬说尽熄，则国医前途，必有灿然复明之一日。世之喜言保存国粹者，其亦注意及此否耶？胡君名子钰，皖之古黟人也。因设砚，故僦居江西之景德镇。庐山淮水，向无一面之缘，而邮筒往来，未尝或间，盖精神之相契也久矣。今夏承以此书稿见示，嘱为改削。余深愧莫之能助，而乐观厥成也。爰为之序，以还之。教弟高思潜敬撰。南阳造福本无讹，附会其如后学何。斩尽葛藤开别面，看来应是世无多。和阳医隐伯陶高思潜敬题。

陈锡圭序曰：《伤寒论》一书，吾国医籍中之名著也。始注之者，为宋·成无己。降至金元明清，注此书者代不乏人，然皆各逞己见，末由适从。时至今日，西医之学流入中华，习西医者几视中医为不足重，而孰知吾中医之学说，在后汉时已灿然大观矣。盖仲师生当后汉，惧医学之无专书也，于是根据伊尹《汤液经》而作《伤寒论》。凡三百九十七法，一百十三方，皆至理名言，从实地经验而成者。世人称仲师为医中之圣，不其然乎？顾自西医盛行，习中医者，若徒胶守陈言，殊不足以昌明国粹，而发挥光大。余酷嗜医学，中西医籍，曾不少涉猎，思欲求一沟通中西，瀣沆一气之法，迄未见诸实行。今因设砚景镇，与同乡胡君敛华，朝夕过从，讨论医理，相知莫逆。一日君出其所著《伤寒论新注》示余，属为作序。余披阅之余，见其逐条解释者，均用最近科学之学说，生面别开，引人入胜。若胡君者，不惟仲师之功臣，亦沟通中西医学之导师也！然余尤有进者。中医之学重精神，所谓形而上者也；西医之学重物质，所谓形而下者也。吾人治学，须补其偏而救其敝，取其长而舍其短。如君此著，将五行生克之陈言、五运六气之腐语，均一扫而空之，而以最新之学理，如生理、解剖、药物、理化等科，而诠绎其义。吾知此书一出，必纸贵洛阳，不胫而走也。其嘉惠医林，泽及苍生者，岂不宏且大哉？爰不辞，而为之序。中华民国十七年十一月吉日，乡教弟陈锡圭谨撰。

现存主要版本及馆藏地：

1. 1930年上海宏大善书局石印本，中国中医科学院图书馆；

2. 1930年上海中医书局铅印本,北京中医药大学图书馆。

《伤寒杂病指南》二卷　　　　　　　　　　1928　存

叶衡隐编

叙言：我国医道,三代以降,咸宗于汉张仲景,称为医之圣者。而仲景之医圣,厥在《伤寒论》与《金匮要略杂病论》两篇,立法立方,启后世之法程。其于《伤寒论》中,立三百九十七法,一百一十三方。其于《金匮要略》,分门别类,包举该括。示人以规矩准绳,可得触类旁通,应变化于无穷。大法微言,昭著千古。然遗书千载,讹错难免。迭经历代名家诠解,类皆依文释义,未能澈底悬鹄,示人标准。后世医书虽多,又类皆欲自成一家,鲜将治术联为一贯。或偏于医案,或详于分峡,烦词驳杂,未足列炬当途,指示迷程。值兹西医日渐澎涨,中医几无昂头余地。举世多以中医之理,由于摸索,不如西医之单刀直入。讵知外科剖解之学,中医失教,原让西医;而内科养护之法,不及我中医远甚。余深有慨,夫中医之不振也。爰述医理一贯之途径,而示人以指南,特编各科指南,宏兹医学。俾士子人人手自一编,间穷其法,不特救人还自卫己,谅举世有同情也。爰弁数言于首,以为序,编者识。

现存主要版本及馆藏地：

1928年上海广益书局石印本,中国中医科学院图书馆。

《伤寒求是注》　　　　　　　　　　　　　[1928]　存

著者佚名

现存主要版本及馆藏地：

抄本,湖南中医药大学图书馆。

《伤寒论集注折衷》七卷　　　　　　　　　[1928]　存

胡毓秀补注

陈善同序曰：吾国医学,发明最早,亦最精。品药始于神农,审病始于黄帝,处方始于伊尹,而集古经方之大成者,则张长沙《伤寒论》也。其书虽似专论伤寒,而究人生万病之情状,考古今方剂之化裁,莫不于是焉资之。特其文义古奥,章节错落,读者颇以为苦。唐宋以降,注《伤寒论》者，无虑百数十家，独陈修园《浅注》盛行一时，业岐黄者，无不奉为圭臬。唐容川为之匡其纰缪，弥其缺陷，名曰《补正》，盖亦一家之言，后学之津梁也。吾邑胡蔼然先生，究心医学，寝馈《内》《难》《金匮》《伤寒》诸书历二十年。常谓陈氏所注《伤寒》，得唐氏补正，固属精当，其未补未正者，仍未能一读即了。罅漏不完，前贤仍有待于后人之继述，爰取陈、唐两注，冶为一炉。精者存之，芜者汰之，阙者读之，缪者纠之。或发前人所未发之蕴，或竟前人所未竟之绪，条分缕析，纲举目张。凡三易稿，阅数寒暑而书成。盖陈得唐而义始显，陈、唐得蔼然而业始完。蔼然其长沙之功臣，陈、唐之诤友也欤！颜曰"集注折衷"，明所因且以诏后学之知所择云尔。抑余又观《内经》三焦水道之说，汉以后此义晦二千年矣。唐氏发明三焦主膜膜之理，于《伤寒》少阳篇之旨，昭然若揭。而蔼然于其中气分血分之别，在太阳、少阳两篇，发挥尤为精到，令后之学者，确知三焦之非谬。是唐注仅引其端，蔼然实抉其奥也。其有功于生民，岂浅鲜哉！余素不知医，不采谫陋，爰率臆而为之序。后世读者，或亦谓余为知言也夫。民国甲戌年夏历八月，同邑陈善同敬识。

董锡赓序曰： 医有张仲景，犹儒有孔子。仲景著《内》《难》诸经、《伤寒》《金匮》，祈以济人之生，亦犹孔子赞修删订，祈以正人之心，非得已也。特仲景书，文义深奥，读难尽晓，纷纷笺注，无虑数十百家，而修园陈氏之《伤寒论浅注》独盛行于世。继修园而著述者，有容川唐氏之《伤寒论补正》，亦为世所重。二氏发挥论辩，见解各别。要知浅注者，注仲景也；补正者，补注所未及，而正之于仲景也。仲景原书具在，有志研究医学者，其知所从事矣。吾邑胡君蔼然，质弱多病，究心医学。初泛览诸家之说，茫无兴趣；继观修园陈氏之《伤寒论浅注》，意尤未惬；最后得容川唐氏所注《伤寒论补正》，认为允当，尤以为未尽仲景之妙也。于是摒弃一切，专读仲景之书，寝馈其中者，历十余年，乃始览于仲景自序所谓"经络府俞，阴阳会通，玄冥幽徽，变化难极"之奥旨悠然有会。辄本钻研所得，而补注经文，列陈、唐二氏后，意在折衷一是，期于救济民生，有所裨益。书成，赐名《伤寒论集注折衷》，而问序于余。余因之有感焉。自医学颓废，以卤莽灭裂误人生命者，所在多有。究其弊，皆由业医者不读医圣之书；或读焉而莫获精研义蕴，提要钩元；又或滞于一家之言转，碍旁通之理。医术既不明于天下，末流所极，必至当生而使之不起。为越人所悲，良足慨已。余不知医，喜胡君之发愤著书，昌明医道，殆有所不得已。近且闻悬壶问世，行将本其所学，造福于人类社会，则坐而言可起而行矣。跂予望之，是为序。民国二十三年夏时六月上浣，次义董锡赓撰。

胡毓秀序曰：余幼羸弱多病，成年后即究心医学。凡前代诸贤之著述，靡不浏览，然殚心竭力数年间，竟一无所得。因慨然于斯道之难能，为之废书而不读者屡矣。壬子岁后，家运多舛，五年之间，子女丧亡相继。丙辰岁，余复媾疾，群医束手，几濒于危。慨庸医之无能，而痛斯道之不明也。于斯复理旧业，读书年余，依然故我。戊午春，于友人处得《唐氏中西汇通五种》，披阅之下，不啻暗室张灯。其注《伤寒》《金匮》二书，颇为精当，余始悟前代诸贤之谬，而悔所学之无益也。于斯摒弃一切，专读《内经》、仲景之书，潜思默索，寝馈其中者，十有余年，始略有所得。然钻研既久，觉《伤寒》《金匮》二书《浅注》，其已经唐氏补正者，固为精当，其未补正之处，读之仍难了解。余于斯不采冒昧，为之补注。凡三易稿，历数寒暑而书成。虽原文奥旨，不无遗漏，注释之语，亦多谬妄，然管蠡窥天，其中不无一二见道语。脱稿有时，自忖浅陋，未敢执以问世。经友人再三谆劝，促令付梓，遂勉将所注之《伤寒》《金匮》先行刊出，以供士君子之采择焉。嗟呼！近世之医，其庸浅者，无论已；其上焉者，不过颂敏秀昔日之所学而已；更有趋时好者，不过以晚近之学说为圭臬而已。其书之当否，姑不具论，究之不能尽合于《内》《难》、仲景之旨，可断言也。乃近之医者，读《内经》、仲景之书，竟百不得一；读之能通其义者，更鲜其人。或畏其艰深，而不敢读；或目为迂远，而不宜近世。邪说愈肆，真理益晦，末流所及，不至沦亡而不已。吾国数千年相传之医学，行将渐灭以尽，吁可慨，亦可惧已。吾愿世之学者，起而共研斯道，提倡宗风，使古圣之学，复昌明于天下后世。不独今日之幸，抑亦天下后世之幸也。敏秀亦将有厚望焉。中华民国甲戌年四月，豫南信阳胡毓秀序。

例言：余注是书，以《伤寒论浅注补正》为蓝本。陈氏采百家之菁华，而为《浅注》；唐氏因《浅注》之不当，而为之《补正》。余取二家之说，又加以补注，是不啻合二家之说，复为之补正也，故名曰《伤寒论集注折衷》。

汉文简奥，一字不能增减。修园于原文内嵌入浅注，虽取便于初学，殊非注经体裁。今余特将浅注移于原文之后，而附以唐注及余之补注。以浅注解原文之字义，以唐注解原文之奥义。读原文不解者，可读浅注；读浅注不解，可读唐注及余之补注，庶可迎刃而解矣。

汉文语短味长，其音多在弦外。陈修园于此书未能通体透彻，安能得其言外之旨，故每遇原文费解处，必竭力附会，以求强通其义。虽用心良苦，然于原文之旨，相背驰矣。第其书盛行百年，业岐黄者，多奉为圭臬，故略存大概，以备参考。精者存之，芜者汰之，有全汰者，有全录者，总期有益经旨而已。

唐氏之注，全以陈修园浅注为根据。浅注义有不当，则正之，加"正曰"二字；义有不足，则补之，加"补曰"二字。今余于浅注，既略有节汰，则"补""正"二字，可以不存。概以"唐容川曰""陈修园曰"括之，意取划一，非故为改窜也。

唐氏言："原文传写既久，难保无一讹字；文义深奥，安能一一尽释。"其说颇为有理。然唐氏未释者，余亦多为补出。至于原文内，或错简，或有讹字阙文，概仿唐氏加"阙疑"二字。庶不得罪于原文，亦不至生弊资也。

诸家注此书，皆不标明节次，使读者前后无从参考，又不能按节分章，尤为缺点。须知仲景《伤寒论》，某章几节，所论何证，条理井然，此章所论之证，与别章毫不相涉。诸家识力不及，每遇前后不能贯通处，皆疑王叔和变乱原文次序。不知叔和添附《平脉》《辨脉》等篇，固属不当，然叔和表彰仲景之书，岂有变乱原文次序之理。修园虽亦有此章几节之说，多不可从。余特于每章之首，先行标明"此为第几章，此章共几节，所论何证"，使读者观之，便知通章之大旨，则絜领提纲，庶几有条不紊。

仲景序中称："撰用《素问》《九卷》《阴阳大论》《八十一难》。"凡我注家，自不应参以后说。然近出西医，其论形迹有足证明《内经》者，间亦采入。惟西医略于气化，是其所短。吾国自唐宋以后，于气血之生化运行，及水气往来，脏腑相通相合之理，多不明了。此诸家注释，所以未能切当也。余注此书，每遇脏腑气化有关处，亦采入西医之说，务必寻根究底，穷其源流。其推阐处，亦颇具著心。读者果细心钓考，自不难通体贯彻。

仲景序中言："经络府俞，阴阳会通，玄冥幽微，变化难极。自非才高识妙者，岂能探其理致哉。"圣如仲景，犹谓其难。则医理之不易明，此书之不易读，可以概见。又言撰用《素问》《九卷》云云，可知《伤寒》《金匮》皆根据《内经》。不读《内经》，不明气化，断难明此书之旨。惟《内经》文简理奥，初学亦难领会。唐氏苦有《中西医刊》，摘取《内经》之语，要言不烦，足为善本。学者须先读此书，再将六篇篇首之总论读熟，方可以读《伤寒》《金匮》。

现存主要版本及馆藏地：

1. 1928 年信阳强华石印馆石印本；
2. 1937 年信阳义兴福印书馆铅印本，中国中医科学院图书馆；
3. 1937 年上海中医科学书局铅印本，山东大学医学院图书馆。

《读过伤寒论》十八卷卷首二卷　　　　1929　存

陈伯坛（英畦）撰

陈伯坛序曰：序中六百一十三字、一百二十八言，程郊倩谓"是一篇悲天悯人文字，为医家苦于不知病，病家苦于不知医而作"，吾谓"当如建安纪年以迄于今，一篇终局文字，为医家自诩为知病，病家自诩为知医而作"。程氏殆欲统一长沙之衣钵，化为万众之津梁，其志非不甚盛。无如圣人恒为盗贼所累，不必望一仲景产出无数仲景也。脱令人皆可以为岐黄，则医门无直道矣。盖有三种世人于此：其一为当今居世之士，荣势是其生前，鬼泣即其身后；其一为今世之医，忍令二百余生齿之繁，致三分二死亡之惨；其一为各承家技之医之似有可观者，无省疾问病之资格，而口给又其代价。凡此皆林立于蠢若游魂之市，日与蒙蒙昧昧者流，以视死别生为已任。是犹入重泉冰谷，以避灾殃，则不祥孰甚。毋宁不自讳言其蒙昧，犹有恻隐之良之流露也。如其不欲贱视百年之寿命如草芥也，则知人必自爱人始，知己必自爱身始，有爱人爱身一念头，方许读长沙知己知人之撰著。其现身说法曰："寻余所集，思过半矣。"集里仿佛有余在，殆亦文琴且梦之真相，从《伤寒杂病论》中显绘而出；且有上古中世之贤圣、汉代之往哲环列其旁，相与探索元冥幽微、变化难极之理致，隐然欲与后人易地以为天下母也。个中情状可以想像，俾之视在乎能寻之者，竭其望古遥集之诚，作并世而生之亲炙。斯过从问道之身即我之神，神与神会，遂形容出当时之平脉若何、辨证若何，一一不啻代我平之辨之。故虽千古而遥之脉证，我得而平之辨之，进我之不知而知者为一境，复进我之知而不知者又一境也。《论》内曰"知"，曰"故知"，曰"何以知"，见"知"字者仅得十八条；本序则竖"见病知源"四字为表率，"诏我"正所以"难我"也。不文以生六十六年矣，蹉跎几及五十载，觉于圣道未尝其肯綮，非不藉启窽之灵也。特倮虫三百六十，而圣人为之长，下此之留神医药、精究方术者，就令放长其岁月之光阴若朝代，亦终其身于倮虫一分子。正如一蠢之微，蠢有知乎哉？窃以为，知医也者，不知师者也；知师也者，不知医者也。自有圣而不可知之，仲景出，而以一十九卷集大成，妙能与《素问》《八十一难》诸旧本，异其辞却同其旨。是即教人从没字句之空白处寻出字句来，还向病人身上寻出有字句之书，简直是仲景全集已藏入病人十二经中矣。失病人便是失仲景，此等昏迷，纵日日觉悟，仍不免于昏迷。诚以仲圣以后无上知，求一才高识妙堪为知之次者，五百年而不一遇，于凡医又何责乎？

邓羲琴叙言曰： 余白首始从先生游，忝以友谊而获师资，用是兼校雠之役者，两易其寒暑。问余起自何时能读仲景书，则三十年来，胥藉各种之注家为读本。一本有一本之《伤寒》，一家有一家之仲景，家家自鸣为的派圣道，所以至今未大同。非后人故与后人异，乃仲圣迥异乎后人。仲圣生而知，以次学而知，学焉又多在中年而后，前此纵有藏修息游之暇晷，何暇及于医？一旦涉猎其素所未习者，转自信为粗观大略而有余。故儒生通术，总不免有轻易立言之消，亦精神岁月两限之。若学术同时并进如先生者，寝馈轩岐之日，正菲枕图史之年，既夙业于艺文，旋少谙乎方技，求诸科举时代，无出其右矣。方其操刀圭者十余载，壮有室，而后登贤书。天不复派之入仕途者，非厄也。不忍以案牍之劳，纷驰其阅历，特留此老以一枝好笔解《伤寒》。盖欲发明奥窔，必属诸深造孔孟之才。故虽晚出者，其书而未经人道者，其辞皆由仲景不复生，转若生在唐宋以后，人人得而遇诸途。其人意中所造出之仲景，实不肖仲景而适肖其人，宜乎昌黎非三代两汉之书不敢读。先生则宁以近世文字，写入长沙鼻孔中，探出其理致。然犹三易其稿者，今乐难为古乐也。又廿年，先生就陆军军医学堂之聘，为总教习。未几，又主任中医夜学馆，于旧学院署之前，是书遂存为科本。于是，同人于门有专师，而余则奉为圭臬也久矣。余侨寓香江，函丈之随非敢望，不谓时局多故，叨于此地立程门。见而知之者，德之修；闻而知之者，学之讲。是又天假以喉舌之灵，直呼长沙而欲出。一般过门外者，余惜焉。维时则有撰杖侍坐，昆若季深以节父劳为念，商请少收生徒。有能堪以钺撅者，俾之卒业，余益叹能继先生之志者，大有人在。晓沧世兄，其冢嗣也，字万驹；仲嗣万鹏，号里天；次万骝，号京辂；次万鸿，号聪雪；次万骧，号昂宇，五子皆能读父书者。若宝祥暨宝瑞、宝琰，其文孙也，箕裘绕膝。余更有请焉："是书剞劂过半，未梓者四帙之一耳。盍完成之，悉付攻木氏？"先生曰："缗钱非所吝，尚有少数稿本俟修正。"谈次，以预作弁言见委。余知有妫之必昌也，是书不患乎不传，爰及其家乘并传之。民国已巳年夏，受业番禺邓羲琴序。

林清珊序曰：仲景书，必跳出旁门方可读；犹乎段师琵琶，须不近乐器十年乃可授。防其先入为主也，亦恐告非其人也。长沙当日无弟子，则隔世后之薪传可想矣。汉代已无两仲圣，迄今且不得为泥塑之神，人间香火又无缘矣。胡为乎既崇拜之，而竟湮没？皆由发挥医书者，实侵略仲景之成书；号召生徒者，特收买仲景之信徒。转令后人不取法于书，而取法乎注。注与注相龃龉，日出其莫衷一是之学说，阻人望道之殷，是注《伤寒》无异删《伤寒》。观诸周末，孔子自卫返鲁，而后乐正。兹则先生取回唐宋以后之原书，还诸仲景，而后书不亡。名其编曰《读过伤寒论》，不读将拾人牙慧，焉能一空二千年来之窠臼，就以《伤寒》句话释《伤寒》。余尝语人曰："是书乃《伤寒论》之文澜，先生即张仲景之书记。两本书若作一本读，则此外如蔓藤。觉有《伤寒论》为之前，是书宜今亦宜古；有是书为之后，《伤寒论》宜古亦宜今也。"先生闻之，虽未韪余言，已若孔子之不答南宫适，余因之有感矣。余素有请缨志，却五日于有司，宦途不复记忆；所难舍者，中医夜学馆之光阴，历六周如一瞬。从此则剑书无定所，尺素问道又经年。迨侧闻乎君子不避九夷之陋，而有绝笔之思，乃诣而言曰："老子挟《道德经》而过流沙，先生抱《伤寒论》而来港岛，何其偶也。《道德经》有关令尹得心传，斯相传者久；《伤寒论》有邓羲琴劝后学，故来学者多，又其偶也。独惜是书停板在前，将尘封欲旧，曷若检出其锓剩者若干卷，踵而成之，及门之责也。"先生曰："昔左菊农与欧阳兆熊亦曾踵刊黄玉楸《医钞》共八种，前人风概，匪易追踪，但吾道不孤足矣，滥奚取焉？"余本此意以白诸同好，佥谓"一纸兴亡，所关远大。"黄氏割裂《伤寒》如擘絮，岂同篇幅若天衣。于是各出其铢圆，为书成之嚆矢。一时争先快睹者，方且欲预期购售券。此固由我夜学馆历年之讲义，早已不胫而走。一再钩校，刊布之后，尤新而益详。盖惟经术发为文章，悉本原于四十余年之实验。识者正乐道其出板之迟，今复梓行之，不致阙如于蠹简，又不啻为是书种落前因也。宜赞助之功不可没，用特记载其姓名、兴起，后来之览者，且愈以见同时聚首之缘，非独余一人之会逢其适。则是举也，踵成兹刻者六人：番禺麦慕仁君、顺德余赞初君、新会陆梓昌君，皆素与先生善；邓君羲琴，亦先生友也，与南海李达三君、新会谢端甫君，同为师事先生者。余既各得其同意，六君复慨然授意于余，以余侍侧之日为最多也。余起言曰："是举也，将与是书同寿也，讵今日事乎哉？"梓成，爰乐为之志。民国己巳岁六月，受业宝安林清珊序。

凡例：是书无所谓之例，《伤寒》自有例。开卷头一句，特书"太阳之为病"，次及阳明之为病、少阳之为病、太阴之为病、少阴之为病、厥阴之为病，非起例而何？五字中尤以"太阳"二字为凡例之头，中风、伤寒为两脚。名中风者，状太阳之发于阳；名伤寒者，状太阳之发于阴。阳主开，太阳已开，邪在外，故易中风之名曰外证。阴主闭，太阳不开，邪在表，故易伤寒之名曰表证。外证、表证，无非因太阳之开不开为转移，于是写不尽之太阳病，诚以中风、伤寒无定例。伤寒五六日，中风者有之；伤寒中风，而得柴胡证、泻心证者亦有之。惟太阳中风、阳明中风、少阳中风，以至太阴、少阴、厥阴中风，句句同一例。太阳病欲解时、阳明病欲解时、少阳病欲解时，以至太阴、少阴、厥阴病欲解时，条条同一例。同句复有句，曰太阳伤寒者，曰太阳病中风，点醒"太阳"字，欲人对于太阳见之熟。同条复有条，曰发于阳者七日愈，曰发于阴者六日愈，点醒"阴、阳"字，欲人对于太阳之阴阳辨之明。夫而后，三阴三阳别开其生面，写阳明、少阳入太阳，曰与阳明合病，曰与少阳并病，不载入阳明、少阳篇者，例在夹写太阳病。写太阳、少阳入阳明，曰太阳阳明，曰少阳阳明，不载入太阳、少阳篇者，例在夹写正阳阳明病。二阳并病，在太阳写太阳，在阳明写阳明，例不涉于少阳。三阳合病，在阳明写阳明，在少阳写少阳，例不涉于太阳。阳明三见太阳病，带写太阳，例看阳明，毕竟太阳病势无存，在阳明、少阳、太阴具见。本太阳病，追写太阳，例看阳明、少阳、太阴，毕竟太阳病势犹存。在少阳篇最特别者，不另提"少阳病"三字，少阳例当少数病，不能乱将太阳种种柴胡证，割归少阳病。少阴篇最简括者，不明露"伤寒"二字，少阴例当多数病，不能泥看伤寒种种太阳证，坐误少阴病。太阳病独与厥阴无关系，缘厥阴篇无"属厥阴"三字，征诸一二日至四五日，而厥显非太阳有恙为之前，则六日厥阴受之不为例。厥阴病独与少阳有关系，缘厥阴篇有"阳气退"三字，征诸厥三日、热三日、复厥，可知少阳有恙在其中，则三日少阳受之不为例。凡可例而不可例之处，例益严。是书正欲与读过《伤寒论》者，读《伤寒》自读例始。

《伤寒》毋庸注，原文自为注。篇首第四条特拈出《素问》二语，曰"伤寒一日，太阳受之"，已坐实太阳受邪矣。第五条曰"二三日，阳明、少阳证不见"，又坐实太阳见证不止一日矣。第七条发于阳发于阴，又曰阳数七、阴数六，更坐实太阳以阴阳为应敌，凡单日可以验阳，双日可以验阴矣。可见第一条第一句，明是想像手太阳以阳受病，脉证若何，足太阳以阴受病，脉证若何，"之为病"三字，具有远神矣。故同是脉浮也，阳先浮，浮在外；阴先浮，浮在表。即或不明言其浮，曰脉缓，曰脉俱紧，阴阳之见端，必形诸脉。同是头项强痛而恶寒也，太阳从标，则恶寒之风，故名中风；太阳从本，则恶寒之寒，故名伤寒。即或见证不尽在头项，病名亦不尽曰中风、曰伤寒。中风久之，有外证在；伤寒久之，有表证在。即或外证久之变为表，表证久之变为外，大都误治使之然。要不离夫从太阳之开不开上讨消息，此皆本论与《素问》现成之注脚，不容节外生枝也。奈何注家将"太阳病"三字尽行抹煞，满纸"风中卫"字、"寒伤营"字，或易其词曰"风中肌腠，寒伤肤表"。原文何尝曰风中、曰寒伤，乃误会风寒先发，以肆行其虐，转自夸为能言仲圣所未言。而仲圣所已言者，如阴字、阳字、外字、表字，正题中最大眼目，其余数不尽之语助辞，如其字、自字、而字、此字之类，莫不有虚神实义于其间。注家所谓字字不能滑口读过者，彼则滑口读过而不自知，皆由其对于神龙之首且不见，必对于鳞甲更茫然。无怪乎向秀欲注庄子，嵇康谓此书讵复须注。盖有注在，恐原书无存在。亦惟有目空余子如嵇康，群言悉被其吐弃，圣道或赖以保存。无如向秀之徒相接踵，则是书又因有惧而作，惧读过《伤寒论》者，未尝专读唐宋以前未经灭裂之《伤寒》。

伤寒无所谓传经，太阳第四条有"为传也"三字，注家遂强凑第八条"再经"二字作传经。岂知第四、第五条两见"为不传也"四字，第八条又曰"使经不传则愈"，是再经云者，亦阳明足经之偶偏，非指邪传经也。乃经传邪，又可以使之不传也。况阳明第六条明曰"无所复传，就令再传，亦至中土而止"，"传"字此后不复见可知矣。彼斤斤以"传经"为话头者，殆误会《素问》"二日，阳明受之"数语，以为有传故有受。《热论》又只有"受"字，无"传"字，惟《玉机真脏论》则五脏皆曰"传"，不云乎传之于其所胜，死于其所不胜乎。如肝传之于脾，至肺而死；心传之于肺，至肾而死。诸脏皆逆死于传，即《难经》所谓七传相克者死，间传相生者生也。故《金匮》第一条曰"见肝之病，知肝传脾"，又曰"中工不晓相传"。第二条曰"血脉相传，壅塞不通"，又曰"经络未流传脏腑，即医治之"。是《金匮》则诏群医以逆传，《伤寒》则诏群医以不传也。明甚！孰意注家对于《金匮》反不从传脏上观察，对于《伤寒》偏从传经上观察。其主营卫受邪者，以营卫行其经，则邪无不传；主肤表肌腠受邪者，以肌肤连于经，则邪不尽传。要皆因一"传"字自难自解。谓"邪气传"固臆说，安有六日六病其经？谓"正气传"尤臆说，安有六日六主其气？太阳篇早已提出一"属"字，柴胡汤"服已渴者，属阳明"，曷尝曰"传阳明"乎？阳明篇因太阳误治致变，而后转属阳明。"属"者连续之义，若尾之在体，故从尾。凡尾太阳之后，续得其病，尾者谓之"属"，非所论于以此递传也。无如注家先存一"传经"之见读《伤寒》，所有"属"字为"传"字所掩。彼所谓能读无字书者，实未能读有字书也。是书又不得不为熟读《伤寒论》者告，勿如注家泛泛读过不可捉摸之《伤寒》，须认定正气之所在，对照邪气之所在，息心静气，逐句逐字读《伤寒》。

原序云"撰用《素问》《九卷》"，而不及九灵经。"灵枢"之名起于唐，晋皇甫谧《甲乙经·序》只言《针经》九卷，《素问》九卷，《皇帝内经》十八篇，即原本也。《汉书·艺文志》亦但题《内经》十八篇，当时《灵》《素》未分卷，而"素问"之名已有矣。仲师撰用之，殆括《针经》而言，但云"九卷"，而"素问"之名已有矣。仲师撰用之，殆括《针经》而言，但云"九卷"者，微示烧针多数不适用于伤寒也。《难经》则自六十二难至经末，带举井、荥、腧、经、合诸针法，以毕其绪。余亦适符仲师，兼收八十一难之微旨。又曰"《阴阳大论》《胎胪药录》"，更明示其立证立方，无非胎息于阴阳，故平脉辨证，可合并《伤寒杂病论》为十九卷。"杂病论"云者，即将《金匮》纳入《伤寒论》中，犹乎将《针经》纳入《素问》卷中也。兹刻分《伤寒论》为十八卷，《金匮》为一卷，《伤寒》分卷不分门，《金匮》分门不分卷，以齐一十九卷之数。其原序则冠诸卷首，另开卷一、卷二为一帙，谬列长沙自序之次，序例、目录、门径、图形、读法附焉。原文篇幅，固以叔和为定本。若谓编次乱自叔和，是蔑视叔和；谓叔和以前必无丝毫之乱，又小视叔和。假令原书具在，叔和何必多此一举，滥邀撰次之名？林亿、成无己，又何好于叔和，而乐为校注？宜乎修园推之为有功千古，特削其增入诸篇等，诸若游夏不能赞一辞，并改正二张阳明篇"病人无表里证"一节分为两节之误，益彰其撰次之功。此是修园之善变处，然亦有误会处。彼谓全论自太阳篇计，至差后劳复止，共得三百九十七节，以为三百九十七法，可勿论。皆由其拈不出难以数计之法，遂拈出容易数计之节，指实痉、湿、暍三种为叔和所附，挂漏十六节而不计，不如就以三百九十七法，约略言之，犹可也。长沙实则以阴阳二字为心法，知阴知阳为眼法，治阴治阳为手法，《内》《难》《伤寒杂病论》可以一揆贯之。注家空言节中字字是法，却莫名其统系于何字，则凡读《伤寒》而不能作"阴阳大论"读者，究未曾读叔和所读之书。

是书非集注体裁，无一句敢取材于注，但求与仲圣之言诠相吻合。方且寻绎《内》《难》《伤寒杂病论》之不暇，何暇搜罗各家之学说，记载各家之姓名。兹刻庶几省却一个"述"字。若引用《内》《难》为《伤寒》注脚，觉《伤寒》还超出《内》《难》，《内》《难》复融入《伤寒》。欲征明其处处有来历，必以意逆志而始得。若引用《伤寒》为《伤寒》注脚，觉下条即上条之变相，彼证即此证之陪客。欲征明其笔笔有照应，必互文见义而始详，则视在乎原原本本以释《伤寒》，令人一目了然其理路。所谓述而不作者，殆如斯，又可以不必声明个"述"字。然迟迟而未锓板行世者，曷以故？缘是书底稿曾为学堂讲义，当日临时起草，涂改甚多，都由门人陈仿周誊正后，随即印刷。每节复备载喻嘉言、黄元御、陈修园三家注式，一一加以批驳。特三家编次各殊，则由友人梁佩赓、门人何筱朗为之汇录，又由门人赵景明绘三阴三阳图十二幅，以公诸同学。凡此渊源所在，纵非流传日广，幸闻道者尚接轸而来。是既有未定稿以为之前，似毋庸亟亟有成书以为之后也。久之，又觉玄草未尽惬心，虽再三易之不为烦，且宜割去三家注驳，另立为一本。《金匮》则分列"杂病论"二十一门，亦以"读过金匮"名编。所有汤方，必对证详注，与《伤寒》相仿。则是书之刻，仅得仲景全书之半。无何岁月不居，时节如流，十载幽思，一朝兴念，于焉自献所得，付诸枣梨，此后愿以衰老之躬，践其未逮，作一篑未成观可也。虽然，是书既羞与注家为伍，难保将来无批驳是书之人。如其识见高出于是书之，上则非我而当者，吾师也。苟是我而无当，正如搔痒不著之誉扬，非真是我者也。彼未读过《伤寒》，于我无加损也。

现存主要版本及馆藏地：

1. 1930年上海陈养福堂刻本，国家图书馆，中国中医科学院图书馆；

2. 1954年北京人民出版社据陈养福堂刻本影印本。

《伤寒论新注》 1929 存

王秉钧（和安）撰

王秉钧序曰： 西文东渐，医成讼薮。谈中医者重气化，谈西医者重形质，各走极端，几分两类。静言思之：气化即形质之气化，形质即气化之形质，形上形下，为物不二。西医之精者，必进言气化；中医之神者，何尝离乎形质耶！我国医学，肇自黄帝，代有阐发。至汉·张仲景，撰用古训，博采方书，著《伤寒杂病论》十九卷，于以集医学之大成，而造其极。惟当时自然现象，概无专书；生理名词，多有未备。故书中精义微言，似偏重气化而略形质。究之气化所指，各有实物。因道识器，固已探赜索隐，极生理解剖之至精。特后贤著述，智慧不逮仲景，生理解剖远逊西人，欲解仲景气化所指，求其说而不可得。每牵引他种哲理附会穿凿，致精义反晦，实理成虚，而中医遂为物质文明家所诟病。钧不敏，读《伤寒杂病论》，各依气化所指，解以生理解剖学之实质，证以物理化学之实理。乃知物质文明所谓标新领异者，圣书已无所不赅，而其变化神明，固非新学家所能企及也。虽非述者为明，或有千虑一得。书成谨以俚言志意，俟教来者。郧西王秉钧和安自叙。

现存主要版本及馆藏地：

1929年武汉印书馆铅印本，中国中医科学院图书馆。

《伤寒切解》　　　　　　　　　　　　　　　　　　1929　存

黄公伟编

现存主要版本及馆藏地：

1929年广东梅县中医学校铅印本，广州中医药大学图书馆。

《仲景学说之分析》　　　　　　　　　　　　　　　1929　存

叶劲秋撰

时逸人序曰：叶子劲秋，撰《仲景学说之分析》竟，索余一言。余不学而又不容辞，爰就仲景学说之原意，而申论之如次。仲景氏于汉季之末，浮沉官海，位至长沙太守，政绩不见于史乘；惟所集医书一帙，传流至今，历二千余年之经过，受百数十家之钻研。而伤寒、金匮、玉函、杂病、卒病等名称，迄无确定之办法。余不敏，以管见研究之所得，注重于伤寒、温病之界限。凡古医所传专门之名词，如六经、六气、三焦、营卫气血、新感、伏邪、气分、血分等说均略伸管见，以资标准。详拙作《中国时令病学》至对于卒病、杂病之名义，拟另编《中国传染病学》及《内科症治》等书。如是办法，管见以为即羽翼中国固有之医学，以彰其道，而使弗坠也。苟不然，执二千余年之陈迹，以印定现代之病症，非凿枘不入，必以讹传讹。二者或免，则保存三阴三阳、手足六经之名词，牵合主客加临、正化对化、从本从标之六气。是以大辂椎轮，欲与铁甲汽车争竞，求其胜利，不可得矣。叶子有见于此，分析仲景学说，使合于治病实际，特汇通《伤寒》《金匮》二书，提取精华，删其繁冗。凡叔和之所依托，注家之所标榜，胥皆大刀阔斧，一扫而空。剪除一切瓜藤蔓葛，截断众流，自成蹊径。重新厘定分别为杂证分辨、病因举要、治法举要、六经形症、脉法方药等项，完全以仲景氏原文为主，□洗历来注家门户争执之成见。夫而后，仲景之门，人人可入；仲景之道，人人可知。是为整理古医学之工作以求发扬光大，使现代学者，不为历来《伤寒》《金匮》注家之所愚也。民国二十年冬十二月江左时逸人氏草拟于太原旅次。

现存主要版本及馆藏地：

1. 1934、1936年上海少年医药社铅印本，中国中医科学院图书馆；

2. 抄本,上海图书馆。

《仲景大全书》　　　　　　　　　　　　　　1929　存

余道善编

现存主要版本及馆藏地:

1929年大理乐真堂刻本(残),云南省图书馆。

《伤寒论释义》七卷　　　　　　　　　　　　1929　存

高宗善(余庆)编

高宗善序曰: 余幼时家严见背,及长,知没于伤寒。余每思及,心甚悲悼。后慈母有疾,延医调治,投药罔效。余览其方,盲若无知。自斯,余遂事于方术。始于《内》《难》两经,继以诸书。惟读仲景之书,则觉异味津津,与众不同,因而手不释卷,起卧与俱。又执原文以参其注,方知注者非仲景之意义也,不由手不自主拉纸挥毫,宗原文以释其义,粘于节末以为预习计。久之,断纸零墨,堆积盈卷,遮掩章节,不利于读,遂逐节抄下以便温习其旨。参天时之气化,合地理之阴阳,较西法之剖割,酌五运之盛衰。论在《中西医粹》或有温凉燥湿之反,或邪气流结于藏府经络之穴俞,且有汗、吐、下、温针之误,与人情强弱嗜好之异。此乃此书之内容总之,必要古理、今理与夫仲景之理,三理合一,贯通一气而后已。是书告竣,执此法普济众生,效如桴鼓,应手而捷,果是一服愈,止后服。余不禁而叹曰:神乎哉仲景之书也!但二千年来,注家多不得其旨,致至圣之书不能盛兴于世。然则仲景之不幸如斯乎!我同胞之不幸如斯乎!余不自揣而忘愚昧,今欲公诸同好以济众生。但余文朴辞陋,学浅才鄙,惟所凭者法,所量者心耳。中华民国十八年己巳冬燕鼓高宗善余庆撰于育生药房。

赵树德序曰: 陆剑南云:事之大可怪者,莫如庸医司性命,俗子议文章。俗子议文章尚无大害,姑即以医道言之,不学无术,仅以耳食之伎俩传食四方。问其何所恃乎?曰:吾家有秘本,藏之久矣,但不欲轻泄于人耳。呜呼!此市井罔利之谋,君子所不取也。汉之末,伤寒流行,民间之得是病,不死于病而死于医者,盖有八九。此水深火热之秋,安得有圣人出而急救之乎？幸有长沙太守张师字仲景者，悲天灾之流行，悯人情之陷溺，于是揭《内》《难》之精蕴，择伊圣之成方，综十二经之脉络，分为三阴三阳，著《伤寒大病论》。夫三阳为表，太阳非表之表乎，阳明非表之中乎，少阳非半表半里乎？三阴为里，太阴非里之表乎，少阴非里之中乎，厥阴非里之里乎？表里分明，汤药简括，可汗者汗之，可越者越之，可下者下之。言言金玉，字字玑珠，诚度世之津梁，救人宝筏也。余友人高宗善字余庆，晋县之南鄙人也。自幼读书即笃嗜《内》《难》《伤寒》《金匮》诸书，既而弃儒就医，将《伤寒》《金匮》朝夕诵咏，寝食几废，于斯道不特三折肱也。读书得间，颖悟大开，因作《中西医粹》《伤寒论释义》《金匮增批》。诸书既成，请余参较，且作序以弁其首。余展卷读之，见其字斟句酌，议论畅达。凡仲师所已言者，不敢易一字，仲师所未言者，本于《内》《难》，合以西理，广其辞而释其义，此可谓信而好古者矣。海内高明，有能匡其不逮者，则又幸焉。中华民国十四年大雪前安愚子赵树德养源序于保华药房。

凡例：一、诸家之说，皆言三焦有名无状，致气血循行之理昧。故余细参《内》《难》，再味是书，复证以西法、《医林改错》。古理、今理与仲景之理，必须三理合一而后已，以明至圣之书与上古、近代之理不谬也。

二、凡观仲景之书，必须先审原文，后参其注，勿为诸家之说先入者所乱也。

三、凡观仲景之书，必需明人身藏府之所主，气血之所游，然后始能明其邪之所结，病之所涉也。

四、凡观仲景之书，必明其水化气、气化水、水凝而为痰之理，然后则治法易知矣。

五、陈修园之注，每至不能解之处，往往借开阖枢中见等说解之，究竟未见说出实在之功用。故余先指出开阖枢实在之功用，以解读者之疑。

六、是书虽指出开阖枢中见实在之功用，却不以开阖枢中见为解法，细心体认其开阖枢中见之义自然在内。

七、余意在伸明圣训，以为学者温习之计，故以原文为主，以释义为副。其字傍有人名线者，原文也，当以此别之。

八、其煎药之法，亦须留意。如麻黄去上沫，谬饴为化者，从药之质也。其泻心等汤，黄连、黄芩以麻沸汤渍之者，取其气味俱轻，以泻其气痞也。以甘澜水者，欲其轻扬而浮也。其他或顿服、分二、分三，或昼或夜，俱是治法，读者宜详之。

九、陈修园书论首有诸家之说十二条，皆是此书内容之旨，故删去，不令重复以乱学者之目。

十、余之初意，本欲将此书分为风、寒、温之三书。及细览原文，却俱为互相比较之语。故余复将此书按表里阴阳之现象，分为手三阴三阳、足三阴三阳。外象虽仍为六篇，其实已分为十二经矣。

十一、诸书论"证"字俱为"症"，其实"症"者"证"也。内有是病，外必有如是之证据也，故余俱更为"证"。窃府者，搜纳之室也；藏者，纳而藏之也。故府纳物多而粗糙，脏纳物少而精微。后人字傍加"肉"，亦非本义。

现存主要版本及馆藏地：

1929年铅印本，中国中医科学院图书馆。

《伤寒论金匮要略新注》　　　　　　　　　　1929　存

王秉钧撰

现存主要版本及馆藏地：

武汉印书馆铅印本，中国中医科学院图书馆。

《伤寒捷径》　　　　　　　　　　　　　　　1930　存

罗东生撰

现存主要版本及馆藏地：

1. 1930、1934、1937年上海国医书局铅印本，中国中医科学院图书馆；

2.《国医小丛书》本，中国中医科学院图书馆、北京中医药大学图书馆。

《伤寒法解正讹》十卷　　　　　　　　　　1930　存

曹荫南（秉征、孟仙）编

现存主要版本及馆藏地：

《新注医学辑著解说》本，中国中医科学院图书馆。

《伤寒论今释》八卷　　　　　　　　　　1930　存

陆渊雷（彭年）撰

章炳麟序曰：《伤寒今释》者，陆子渊雷为医校讲授作也。自金以来，解《伤寒论》者多矣，大氏可分三部。陋若陶华，妄若舒诏，僻若黄元御，弗与焉。依据古经，言必有则，而不能通仲景之意，则成无己是也；才辩自用，颠倒旧编，时亦能解前人之执，而过或甚焉，则方有执、喻昌是也；假借运气，附会《岁露》，以实效之书，变为玄谈，则张志聪、陈念祖是也。去此三缪，能卓然自立者：创通大义，莫如浙之柯氏；分擘条理，莫如吴之尤氏。嗟乎！解《伤寒》者百余家，其能自立者，不过二人，斯亦悕矣！自《伤寒论》传及日本，为说者亦数十人：其随文解义者，颇视中土为审慎；其以方术治病，变化从心、不滞故常者，又往往多效。令仲景而在，其必曰："吾道东矣！"陆子综合中土诸师说，参以东方之所证明，有所疑滞，又与远西新术校焉，而为《今释》八卷。陆子少尝治汉儒训诂之学，又通算术、物理，其用心精，故于医术，亦不敢率尔言之也。书成示余，余以为通达神恉，疗治必效，使汉师旧术，哀然自成为一家。今虽未也，要以发前修之锢惑，使后进者得窥大方，亦庶几近之矣。抑余谓治《伤寒论》者，宜先问二大端，然后及其科条文句。二大端者何？一曰伤寒、中风、温病诸名，以恶寒、恶风、恶热命之，此论其证，非论其因，是仲景所守也。今远西论热病者，辄以细菌为本因。按，《素问》言："人清静则腠理闭拒，虽有大风苛毒，勿能害"。依《说文》，"苛"为小草，"毒"为害人之草。小草害人者，非细菌云何？宋玉《风赋》以为庶人之雌风"动沙堁，吹死灰，骇混浊，扬腐馀"，故其风中人"驱温致湿，生病造热，中唇为胗，得目为蔑"。是则风非能病人，由风之所挟者以病人。混浊、腐馀，是即细菌；沙堁、死灰，即细菌所依；风则为传播之，以达人体。义至明白矣，而仲景亦不言。盖迩之不言病起于风寒热，远之又不言病起于苛毒、腐馀，独据脉证以施治疗。依其术，即投杯而卧者，何也？病因之说不必同，其为客邪则同。仲景之法，自四逆、白通诸方急救心脏而外，大氐以汗吐下、利小便为主。清之则有白虎，方中知母亦能宣泄，则下法之微也；和之则有小柴胡，使上焦得通，津液得下，身濈然而汗出，则汗法之变也。要之，诸法皆视病之所在，因势顺导，以驱客邪于体外。使为风寒热之邪，固去也；使为细菌之邪，亦去也。若者为真因，固可以弗论也。二曰太阳、阳明等六部之名，昔人拘于脏腑，不合则指言经络，又不合则罔以无形之气，卒未有使人厌服者。近世或专以虚实论，又汗漫无所主。夫仲景自言撰用《素问》，必不事事背古。自有《素问》以至汉末五六百岁，其间因革损益亦多矣，亦宁有事事牵于旧术哉？余谓少阴病者，心病也。心脏弱，故脉微细，血行懒；故不能排逐客邪，而为厥冷；偶有热证，亦所谓心虚者，热收于内也。若太阳病，则对少阴病为言。心脏不弱，血行有力，故能排其客邪，外抵孙络肌肤，而为发热，此不必为膀胱、小肠也。篇中唯桃核承气证为热结膀胱，抵当汤丸证为小肠瘀热，然只其一端。阳明病者，胃肠病也。"胃家实"之文，仲景所明著，其极至于燥屎不下。若太阴病，则对阳明病为言。以胃肠虚，故"腹满而吐，自利益甚"，此不必为脾也。篇中有胃气弱之文，又有脾家实之文，知脾本胃之通称。少阳病者，三焦病也。津液搏于邪而不能化，故口苦咽干；其自太阳转入者，则上中二焦皆肿硬，故干呕胁满；津液与邪相结，邪热被阻，不得外至孙络，故往来寒热。若厥阴病，则以进于少阳为言。消渴，甚于口苦咽干也；吐蚘，甚于干呕也；热厥相间，甚于往来寒热也；或在上，则气上撞心，心中疼热，甚于胁满也；或在下，则下利脓血，是为下焦腐化，甚于上中二焦肿硬也，此不必为肝与心主也。然则少阴、阳明、少阳三者，撰用《素问》，不违其本；太阳、太阴、厥阴三者，但以前者相校，或反或进名之，又不规规于《素问》之义也。医者，以疗病为任者也，得其疗术，即病因可以弗论。疗病者，以病所为据依者也，得其病所，则治不至于逆，随所在而导之可矣。前一事，余始发其凡；后一事，柯氏已略见大体。其论亦尚有支离，故为之整齐其说，隐括以亲绳墨焉。陆子读中东书，皆甚精博，以余言格之，其无有龃龉不调者乎。余耄矣，愿后起者益发愤，以求精进也。民国二十年八月章炳麟序。

陆渊雷叙例：《七略》叙方技为四种：医经、经方、房中、神仙。仲景书盖经方之流也。房中、神仙，非疾医所守，其事亦隐曲怪迂，君子弗道。医家所讲肄者，惟医经、经方二种。医经之书见存者，《黄帝内经》十八卷，原人血脉、经络、骨髓、阴阳、表里，以起百病之本、死生之分。若是而冠于方技之首，谁曰不宜？虽然，血脉、经络、骨髓，深藏而不可见也；阴阳、表里，暗昧而难征验也。今有病脑者，号笑无节，举措失常，而医经家指为心病。其持之有故，其言之成理，闻者则以为心病矣。有病内分泌者，肌肤黯淡，支体罢敝，而医经家指为肾病。其持之有故，其言之成理，闻者则以为肾病矣。心肾之不能言，夫孰与发其诬妄？故医经之论，其言可闻，其效不可得见也。经方以草石汤药疗病，视证候以投方。投方中，则覆杯而愈；不中，则不死为剧。岂若医经之大而无当者哉？《七略》著录经方十一家，今尽夫不存。皇甫士安云："伊尹以元圣之才，撰用《神农本草》以为《汤液》。汉·张仲景论广《汤液》为十数卷，用之多验。"案，《七略》有《汤液经法》三十二卷，在经方十一家中，盖即士安指为伊尹所作，而后人推衍其法者。然则仲景书者，经方《汤液》之遗。《汤液》不可得见，得见仲景书，斯可矣。余少壮之年，弃儒学医，受《伤寒论》于武进恽铁樵先生，又请益于余杭章太炎先生。家君亦宿尚方术，过庭之训，不仅《诗》《礼》。以为《伤集论》，经方之冠首，治疗之极则，学医所必由也，是以沉潜反复，研索独勤。自远西科学发明，国医之为世诟病也久矣。金元以后医家，困守《内经》，莫能自拔。单词只义，奉为金科；驰骛空言，不验实效，其谬于科学也亦宜。夫科学岂能反乎事实哉？《大论》用药之法，从之则愈，违之则危，事实也，其必有科学之理存焉。余虽短浅，持科学以寻《大论》之旨，往往庖丁解牛，动中骨肯。乃知国医取戾之道，固在医经，不在经方也。会诸医校延讲《大论》，乃申科学之理以说之，为《今释》八卷。盖《大论》方药之验，古今无二。若其凭证用方之故非科学，则莫得其真。犹有用之验而求之未得其理者，则余浅陋之过，抑亦今世科学所未及知也。用古人之法释以今日之理，故曰《今释》。不然，成氏而降，注者百余家，岂无善本，而犹待余晓晓为哉？教学三年，属稿粗定，自惟急就多疵，未敢问世。而友朋驰书逼迫，不容或缓，因加董理，以付手民，而发其凡如次。

《伤寒论》传世者两本，一为宋本，一为金·成无己注解之本。成本辗转翻刻，已非聊摄之旧。如《明理论》所引《论》文，与正文或异。《本草纲目》谓："人参""柴胡"惟张仲景《伤寒论》作"人蔘""茈胡"。今所见《伤寒论》本，未有作"蔘"、作"茈"者。惟成本释音，有"蔘"音"参"、"茈"音"柴"之文，则知成本多存古字。李氏所见犹尔，今为浅人改易尽矣。宋本者，治平中高保衡、孙奇、林亿等校定，国子监雕印。然今世藏家书目，殊不概见，盖原本绝矣。今所见者，为明·赵开美覆刻之本，文字端好，当不失治平旧面。别有《金匮玉经函》，乃《伤寒论》别本而异名者，文字编次，与宋本、成本小异，与《脉经》《千金翼》《本事方》所引颇同。此书中土罕见，东邦犹有传本。今正文用赵刻本，若他本文字有异，涉及辞义者，于说解中著其校；文字虽异，辞义犹同者，不悉校。赵刻本有显然错误者，则据他本改正，仍于说解中注明。又有俗书讹体，如"针"作"针"，"脈"作"脉"，"卻"作"却"之类，则径为改正，不复注明。

原文中细注或作字，皆林亿等校勘所记，可见古本异文，今故一仍其旧。原文用方诸条下，又有数目字，每篇自为起讫，盖亦林亿等所沾，即林序所谓"证外合三百九十七法，除复重，定有一百一十二方者也"。今既不用林说，概从删刻。

原本自六经及霍乱、阴阳易差后病诸篇外，先之以辨脉、平脉、伤寒例、痓湿暍诸篇，终之以汗吐下可不可及汗吐下后诸篇。今案伤寒例，有搜采仲景旧论之语，明是叔和撰集之文；辨脉、平脉，辞气颇类叔和，义理乖张亦甚；痓湿暍本在《金匮》中；汗吐下诸篇，又皆与六经篇复重，注家自方有执以降，皆弃置不释。今亦但释六经、霍乱、阴阳易等十篇，厘为八卷。

《大论》精粹，在于证候方药。其有论无方诸条，多芜杂不足取，且辞气参错，不出一人。此等不知仲景所撰用，抑叔和所补缀也。自来注家遵汉唐义疏之例，注不破经，疏不破注，随文敷饰。千载沉翳，坐令学术不进。今悉为辨正，惟求心安理得，非敢立异也。又，《论》中厥阴病篇最难审。首条提纲，上热下寒，即乌梅丸证，旧注既是矣。下文寒热胜复诸条，截然与首条不类，且临病细书，胥无征验。篇末下利呕哕诸条，既非上热下寒，亦非寒热胜复，其为杂凑，显然可见。又如所谓合病，成氏释为二经俱受邪相合病，诸家相承无异说。然《论》中凡称合病者，皆无二经已上俱见之证；有俱见之证者，又皆不称合病。愚以为阴证，太、少而外，更无所谓厥阴；合病则别派古医家之术语，仲景沿而用之，其本义已不可知。凡此皆伤寒家所未言，今不避专辄，悍然言之。知吾罪吾，所不敢知。

说解虽以科学为主，旧注不背科学者，仍多采用。集注通例，必先引前贤，后申己意。今不尔者，或顺原文之次，或取讲授诵览之便，无定例也。凡所援引，辄于初见处，著其姓氏、书名，便检索也；其后再见，或单称氏，或单称书，取文省也。惟雉闲子炳之书，标帜乃师之《类聚方》；小丹波之书，绍述厥考之《辑义》。故二子独称名，父前子名，师前弟名也。

援引旧注，多删其繁芜，取其精要，虽剪裁衔接，不敢窜易旧文。又有本非逐条注释，别立论以阐经义者，如小丹波之《述义》等。其原书，大书细字，相间而行，今就其文势，剪裁联系，悉作直行大书，仍不窜入字句。又如汤本之书，和文甚繁冗，不宜直译，则意译为多。

说解中多有引本论条文相印证者，则细字注明条目，以便检对。惟山田之说解多自举条目，而其分条与本书稍异，则改从本书之条目，使归一律。

仲景自序，虽云撰用《素问》，今考《论》中用《素问》者，百仅一二，又皆沿其名，而不袭其实。旧注援《素问》为释者，回曲穿凿，捉襟见肘，甚无谓矣。今于首卷传经诸条下，一发其覆，使无惑人，自谓有功后学不鲜。又有旧说通行已久，习焉而不知其非者，则略引数端，辨驳以示例。所用旧注，有瑕瑜相杂，不可删节者，亦略为辨正。其余小疵易知者，不复辨，不欲毛举细故也。

前贤述作，说理虽多逞臆，其凭证用药，则经验所积。有足多者，今于汤丸散诸方下，广引诸家用法，学者沉潜玩索，不特有裨实用，亦可触发巧思。其有臆决病情，不举证候者，仍不采录。用法之后，继以方解，则因医药之本始，先有疗法，后乃寻其理解故也。前贤治验，可以见活用之法，世有畏仲景方不敢用者，得此亦堪壮胆，今以附于方解之后。验案有与本论某条之证相对者，则以类相从，附于本条之后。惟鄙人一己之治验，概不附入，嫌标榜也。用法治验中，多有兼用后世方者，则细字注明药味，其有不知，则从盖阙。

说解文辞，务取浅显；惟白话俚语，概不阑入。一以便学者，一以矫时弊也。至于训诂考据之处，仍宗汉学家矩矱，范我驰驱，不敢诡遇。

此书本为讲授医校诸生而作，首卷成于上海中医专门学校，次两卷成于中国医学院，后数卷成于上海国医学院。尔时专校诸生，不习生理、病理诸课，药物课又但用张秉成之《本草便读》。余授《大论》，乃如鲁滨逊入荒岛，万端日用，事必躬亲，往往讲一条之文，累数千言而未已。中院课目堪相表里者，亦但有章君次公之药物，余书犹未得简要适当也。至上海国医学院，则诸课配置，指臂相联，余书始得专力于治疗。书成自读，乃觉首尾重轻，删补再三，犹未惬意。虽然，读书为学，亦如破竹，数节之后，迎刃而解，则后半正不妨稍简耳。岁在上章敦牂，十有二月壬辰，陆渊雷记。

任应秋缘起： 昔有黄生借书，袁枚慨其志而予之。斯固黄生读书之佳遇矣，袁氏亦今世之难得者欤。丙子，余负笈浦口中国医学院。院中藏书裕如也，惜因志不学，终无获益。是年秋，国战爆发，浦口危，违沪转湘，借读湘国医端校。校中藏书亦富，惟中余意者颇鲜，每有疑难，参考无资，始知交臂之失于前也。无何远其不急用者，而待期读之，择其急需者，而专攻之，则《伤寒》《金匮》不可后焉。是二书，余致力其中者，已五年矣。虽备注本多种，卒未获门径。及得读沪上渊雷陆先生所著《今释》本，心始篆其大意，而知有所取经。第离沪时，疲于脱险，致二种《今释》本俱遭丧乱。来湘仅得《金匮今释》，而《伤寒今释》，虽学校图书室备有一部，究粥少僧多，卒不可济。乃商请于仁智、克明诸兄，合资函购于苏州国医书社。信既发，价付邮，而日寇犯苏，大行轰炸，去信竟作洪乔也，心焉忧之。复请商于仁智、克明两兄，曰购既不可能，意欲翻印何。得赞同，又邀集男女同学多人，共襄其事。时十一月二十四日也，适敌机犯湘，炸东车站，伤居民二百，毁民房百栋，统计损失财产四十余万。同学惶恐，纷纷假归。余与仁智诸兄，均以书未成，弗知惧，且镇静而奋力为之，各分录一卷。时至夜漏，万籁俱寂，天风怒号，朴窗有声，而铁笔刺刺之声，相应不绝。虽至手冻足僵，无有苦色者。始知诸兄之爱书心切，尤非余所可望其项背者。经半月，书印成，相顾大欢，叹此后虽无人如袁枚者，亦无碍也。是书凡八卷，余书第一卷、第六卷及各卷正误表。女同学戴逯君书第二卷上半，下半由余续成之。张君树德、树薇姊妹书第三卷泰半，下半由学校书记健吾苏君及仁智君续成之。克明黄君书第四、第五两卷，仁智黄君书第七、第八两卷。懋青、李君、杨君、识荆等或事校对，或事印刷，而懋青、克明两君，对于校对印刷尤力。此皆吾辈中之有始终者。民国二十六年十二月上浣任应秋三郎识于长沙湖南国医专科学校生自治会办公室。

冯超谨跋曰：超每读仲景《伤寒论》自序至"竞逐荣势，企踵权豪，孜孜汲汲，惟名利是务，崇饰其末，忽弃其本"，未尝不废书三叹。窃怪仲景所论，曾无异于二千年后之今日，岂汉族民性然与？仲景之书，否塞久矣。注者虽众，多骛空言，忽于实验。其卓然可以为后学之津梁者，徐、柯、尤诸家而已。乃世人不察其方之精，而辄畏其剂之烈。于是叶天士、吴鞠通之谬论，遂风行于世，而仲景之书益晦。丁兹西医衹排国医之日，幸吾恽先生铁樵，以先觉之资，谓"国医而胜西医者，其惟仲景；国医可用科学整理者，亦惟仲景"。仲景《伤寒论》者，治外因病之方法。按，外因病，即西医所谓急性传染病也。今之医界，后又论复古启新者，多出恽师之门。若陆师渊雷，识者方之经，师之有马郑，孟子所谓深造以道之君子也。早岁留心经史、天文、亥步之学，中年研习方药之书。会国医之衰落，慨然怀斯道，觉斯民之任。于是绌绎徐、柯、尤，与恽师及日人吉益、丹波、尾台、山田、汤本诸家之书，以说治疗；采录西医生理、病理、细菌之说，以说病理；会集药征及化学之论，以说药物。观诸上古，验之当世，精思敏悟，成《伤寒论今释》八卷，渊深博雅，与恽师《辑义按》，如靳之与骖也。师于方药，尤多心得，以国医方药之妙，在于配合。东邦研究汉医，以科学解释《伤寒论》者，先于我；考证单味药之功用者，亦先于我，故《今释》参东邦之名著尤多。但其对于方药之配合，尚无论及之者。吉益氏药征虽精审，亦不过考征单味之功用。我师乃发明配合之妙，使吾侪致力于此，举一反三。虽经文所未言者，亦可自我创之《伤寒论》一百十三方，若大易之变化，要在善为运用之耳。超多病，故好医。独学寡俦，见闻浅陋，读师之论，心向往之，因笺请北面，执弟子礼。师不以超为不敏，列诸门墙，于今三年矣。邮书往复，教益良多，固无异于亲炙也。兹于今释之刊，书此以志景仰云尔。庚午冬十二月望，门人冯超谨跋。

　　陆渊雷后叙曰：此书属稿，始于一九二八年之春。修饰付刊，始于一九三〇年之夏。砌版校勘时，复多所删补，印成已在一九三一年之秋。至于今，又九载矣。当排校过半时，已觉前半颇不惬，而不及追改。益以近年知见，发觉谬误尤多。今初版已罄，求索者犹踵趾相错不绝。原存纸版，既毁于兵燹，乃悉心订正，重付手民，举其大纲八端，以为后序。细菌为急性热病之病原，初属稿时，浸润师友门户之见，作意不许细菌学说，释发热恶寒为造温散温之变。夫麻黄证中，容有不染菌毒，纯由寒冒之病，如《金匮要略今释》中小续命汤下引周君价人之说是也。桂枝证汗出而热不减，其脉又缓弱不洪大，既非散温衰减，又非造温亢进，使非菌毒，何由致此？至于服麻黄剂不痊愈，以及少阳、阳明诸证，更无论矣。今以发热恶寒为产生抗毒力之见象，则理论实验，胥无捍隔，一也。发热恶寒既非造温散温之变，则发表解肌诸方，亦非蒸散体温而已。日人多谓为排毒疗法，顾未有以自成其说，今证以麻疹、天花、猩红热、流行性感冒诸病，信而有征。故发表解肌诸方，其主要目的为排毒，副作用则蒸散体温，二也。承气攻下，日本亦以为排毒，今审之，乃排除一种代谢废料，出自病中之特殊代谢者。其故具详阳明篇二百一十四条，此不复赘，三也。先时临病未多，未能质言结胸证为何等病，今确知为浆液性胸膜炎，而十枣汤、柴胡桂姜汤所治，亦有此病，四也。方药为中医术之中坚，近年留意古方，深知药物常以配伍之异而异其用。初非药自为效者，今于方解中特详配伍之理，五也。《大论》条文，质朴简洁者，义皆坚卓；纤巧繁缛者，理多可疑。吉益、山田及山田所引刘栋之说，谓出后人所羼，多所删剟。今审之，有后人羼入，亦有内经家、别派古医家之遗文，然浅尝者未易辨之。兹就管见所及，悉为辨别，六也。《热论》与《大论》异趣，而《大论》经注，时杂以《热论》家言。山田、丹波，已发其端，今释原书，亦尝推论，犹未详尽，今悉拈出，七也。原书议论恣肆，不避枝蔓，虽无妄语，而戏论绮语，在所不免。学佛已后，力戒绮语，又多读内典经论，执笔遣辞，为之拙钝。原书驳难揭发，亦峻刻伤忠厚，今多删除，其仅存者，亦改从温婉，八也。凡所订正，虽出自十余年临病教学所得，及佛学之破除我执，然友朋攻错，惠我尤多，如金君真如、徐君瀛芳、祝君味菊、敬铭昆季、章君次公、徐君衡之等，皆启迪不鲜。寿君守型先后遗书三通，已刊于《遥从讲义》中，皆附书识。感学问与年俱进，今以为是者，安知他日不以为非，订正宁有止境。然马齿已增，涉世良苦，方将专心学佛，用求解脱。且论医之书，属稿而未毕业，含意而未执笔者，尚有三数种，皆欲及此余生刊行问世。使非年寿愈恒，将无余暇复及此书，则姑谓此为定本也可。虽然，并世贤达，赐以匡教，犹所企祷尔。一九四〇年五月，陆渊雷书于上海医寓。

现存主要版本及馆藏地：

1. 1931年上海国医学院铅印本，国家图书馆，中国中医科学院图书馆；

2. 1935年上海千顷堂书局铅印本，湖南中医药大学图书馆。

《伤寒论今释补正》 1930 存

陆渊雷（彭年）撰

现存主要版本及馆藏地：

民国铅印本，上海图书馆。

《伤寒论启秘》 1930 存

叶劲秋编

叶劲秋弁言曰： 当予辑述《仲景学说之分析》的动机，初不过在新旧医学争辩时，于仲景《伤寒论》，应有予以具体的认识和研究的法则与态度，提供一般关心医学者的参考。在当时著笔极为肤浅而草率，乃感于此种过渡研究法的介绍为时极暂，决不作再版之想。可是印行以来，颇获一些好评，不胜惭愧。今者重以多人之怂恿，促为再版。且环顾中国医学界，此类研究法则，尚在需要，而犹未失去时间性。所以先将本书的导言，并益以求古方剂的分两，提前单印，因另题其名曰《伤寒论启秘》。二十三年八月，叶劲秋识于上海少年中医社。

王一仁序曰： 从来以仲景学说分两大部份，谓《伤寒》是论外感的，《金匮》是论杂病的。但是病的来源与其传变，本是十分复杂。风寒暑湿燥火六淫之气，有的说他是病变之根源，有的说他只是诱因，这个问题是很不易解决的。

因为六气的说法，实在是大而无外。人的起居、饮食、性情，无不直接间接受其影响，便是世间一切一切，都可谓肇源于六气。人的生理，固赖六气来维持；就是病理，亦不免是六气的浸淫与酝酿。详细说来，非千万言所能尽；简单的说一句，就是"有形生于无形"。冥冥中的主宰不是菩萨，也不是上帝，却就是这个无形无影的六气。

因为六气是无形的，所以人的肉眼凡身，要窥彻这个无形的真宰，是很烦难的事。那么勉强求知，只有"从有形而寻无形"一法。

仲景的《伤寒论》，分六经为纲领，骨子里就是以六气为权衡。识据题巅，宜乎为万世不易之准绳了。可是六气的致病，可以勉强分析的，便将他纳入《伤寒》一书；其有不能勉强分析，或是混合性酝酿浸淫而成的病变，只好归入杂病，而成功《金匮》一书了。

伤寒要认症，杂病一般是要认症。每种病症，都有他的特殊情形，统括的说来，就叫做"病情"。病症是可以看见的，病情却是要推想的。越推想越穷究，病的情形越明显。假使没有有形的迹象，那无形的气化，就无法可以定谳，用药施治，也就无法措手。这个认症的意思，就是现在倡实验主义的"拿证据来"的那话儿了。

仲景是我们中国的医圣，他的学说，俨似儒门的孔子，隐隐地范围千古人心。仲景的学说不明，也就是中国医学不进步的大原因。

好了，我的同学叶君劲秋，大胆地把仲景的学说分析开来，脱去前人的窠臼，只是认症寻源，还他个本来面目，这是何等可喜的事情。

认症的前提，还有个辨症的问题。辨症的能否精确，就是认症能否清晰的标准。医生到底只是肉眼凡身，未必人人都有窥彻无形的本领，就是有形的，有时也不免要误认与误会。所以科学的整理与器械的研究，实在是一件很重要的事，"工欲善其事，必先利其器"，真是千古名言。分析分析……以至于无可分析。最单纯最幽隐的细胞，却是许许多多变化的原子。"试验管""显微镜"似乎可以帮助医生有形的研究。假使仅仅以前人的学说为满足，放弃自己的创作进取的精神，这是为前贤所鄙笑的，也就不是叶君编撰《仲景学说之分析》的意思了。十九、十一、十二，王一仁识于衢州。

周禹锡序曰： 我国医学，肇始于黄帝岐伯，集成于南阳仲景。其道本天地化育之作用，以明三阴三阳之六气。由气以成形，而生万物；因形而识气，而有生长化收藏。仲圣研几形气，以著《伤寒》《金匮》，昭垂于世，为万代师宗。惜乎伪学张而圣道没，各承家技，各辟歧途，遂使却病延年医道最优之国，几沦于无医。曷胜慨叹！揆厥由来，一以古籍简奥，一以注家庞杂，以致跻真医于万丈深渊。夫以皇皇禹甸，号为东亚大国者，竟无医学闻于世，宁非怪事？我国而真无医学可言则亦已矣，殊不知数千年前早有能识病能治疗之奇书在乎。以是欲涤无医之耻，非复与真医不可；欲济物利民，亦非提倡圣学不可。孟冬之月，叶子劲秋邮示手编《仲景学说之分析》一书。是书将仲圣《伤寒》《金匮》合而为一，并新其体系，著意辨症，内容分杂症分辨、病因举要、治法举要、六经形症、脉法、方药等类，子目百余条。篇首冠以导言，博引各界名论；篇尾殿以结论，总束全部枢要。条分缕析，如线穿珠。诚为一贯薪传之作，引导后学循序渐进之善本。响之读仲景书而茫无头绪者，得此亦如航海之南针，暗室之明灯矣乎。盖圣道匪深，特息难得其门而入。苟得其门矣，则升堂入室，亦易易耳。余与叶君虽未谋面，而书函往还，心契已久。因不暇计夫文之工拙，略述梗概如此，用志数千里外莫逆之神交云尔。中华民国十九年大除夕，周禹锡序于四川隆昌拯癃轩。

张山雷函曰：劲秋仁兄先生大鉴：去夏幸识荆州，备闻尘论，已钦佩学识贯通，非寻常可比。别后六六，未曾通函，只候疏懒之罪，无可粉饰。乃荷不遣在远，邮惠大著，宠以教言。粗读一过，竟将仲师心法，类叙群分，明指诸掌。宵独学子读之爽心豁目，鄙人老眼昏花，得此一编亦如灌顶醍醐，魂梦大醒。窃谓仲师书之不易贯注于初学脑海者，只为条目错杂，难于记忆。而向来注家太多，则又乱道良多，浅显者几不可得，遂令举国医家，长在五里雾中朦胧，莫辨天日，疑为难若登天，不可几及。岂知其中证治，无一非寻常普通，作用却是我远祖黄农神圣心传，譬犹布帛菽粟不可一日而缺。乃习此者，偏视若高深，难寻畔岸者，一则误于各家之庞杂，其二即缘无人能为简明之整理。仲师有知，当亦痛哭。今也，何幸在两千年后，竟得阁下少年英俊，为之逐一各归档案，罗罗清疏简端。仲奇题字恰合分寸，就令至愚者读之，当无不心领神悟，上承吾家长沙遗绪，下开万世聪明，洵为近二十年一大作手，佩服之至。弟向来不愿作妄誉，读此直是五体投地。示以纠正云云，虽不敢当，然或者细目中稍有不当，亦事理之常。竣细细读过，再以奉闻。大约是编出世，定可纸贵洛阳。即敝校同事暨学子辈必多愿拜读一遍者，弟定当尽力推销，昭示正鹄，请多寄数部来。抑鄙人更有请者，读仲景书三十余年，颇思以一己之见解，稍稍为之说解，似乎吾之所见，大都为各注家所未言者。今得大编，窃欲依照足下编次，逐条僭注数句，想吾兄或可许可，以此奉商，是否候覆，兹邮奉拙编数册，非敢云报，亦须请老兄时作品评，指示谬误，切勿客气，作泛泛之颂扬话头，专覆谨颂。著安，弟张山雷拜手，十九年四月三十日。

现存主要版本及馆藏地：

1. 1934年少年中医社铅印本，中国中医科学院图书馆；

2. 抄本，河南中医药大学图书馆。

《伤寒六经指掌》　　　　　　　　　　　　　　1930　存

孙春萱编

孙春萱序曰：伤寒之病，千变万化而不可穷，然其所以为病者，足六经而已。以六经之简，持千变万化之繁，虽其变幻至于不可测知，而终莫能遁乎。吾所以持之者之外。仲圣著《伤寒论》立方无多，而论者谓苟精求其理，变而通之，则岂唯治伤寒，举天下之病亦无不可治。岂非以其一经病有治一经之法，两经兼病或此经传彼经则又各有其治之之法，有条不紊，门户固粲然欤。后人释《伤寒》一书，充栋汗牛。而元刘君守真《分经》一书，独以六经为之纲，而条举脉象、病情及所以治之之方药列于下。某病之何以应属某经，某方之何以能治某病及夫疑似之际，莫不擘肌分理，疏通而证明之。盖仲圣之书得刘氏而大明，而世之治仲圣之书者，亦得刘氏而后有所从。入譬诸儒家之学，则宋五子之畴也。今世医学日衰于《伤寒论》，既以其古奥而置之，即刘氏此书，亦畏厌其繁而束之高阁。然则病者将何所托命，而兹道不几乎熄欤？寿萱谫陋，幼即喜治方书。窃以为治病矣，而不知病在何经；知在何经矣，而不知何经之当用何药。前者为不识病，后者为药不应病，其敝皆足以杀人。视之茫然而行之卤莽，诚可畏也。刘氏一书，实为习《伤寒》之阶梯。爰于暇日，依原书篇次，一一贯串，为之说明。文之繁者约之，词之深者浅之，几历寒暑，乃克告成。庶几阅者，乐其简易，一开卷而了如。虽识鲜学微，尚万万不足以窥刘氏之门庭，何况臻仲圣之堂奥，第使于斯道小有裨益，则虽以蠡测海不敢辞也。其《春温》《夏热》《秋燥》三篇，刘氏意以补《伤寒》之未备。今距汉千数百年，天时、地气与人之体质，皆不无略异。若必为之一一推合，恐宜于古者不宜于今，故是篇遂付阙如。《易》曰：神而明之，存乎其人。观此则知刘氏衍仲圣之绪，有以达仲圣之权。于是可以读仲圣书之法，并可以得读刘氏书之法。而所谓通《伤寒》一书可以治天下之病者，其理亦益明。区区述是书之意，盖在于此云。庚午八月九日寿萱自识。

现存主要版本及馆藏地：

1930年扬州业勤文化社印刷所铅印本，中国中医科学院图书馆，北京中医药大学图书馆。

《六经症治歌诀》　　　　　　　　　　　　　　1930　存

曹荫南（秉征、孟仙）撰

现存主要版本及馆藏地：

《新注医学辑著解说》本，中国中医科学院图书馆。

《伤寒定论篇》　　　　　　　　　　　　　　　1930　存

邓怡如编

锁石澜龢居士序曰： 秉天下安危之枢者，执政也；司人类生杀之机者，医术也。执政良，国虽危足以扶之而就安；医术良，症虽险不难治之以不杀。寿夭之寄，人鬼之关。医可忽乎哉？医可游移无主乎哉？昔范文正有"不为良相，愿为良医"之感，陆宣公罢相，日惟闭门集古良方为事，余如孙、喻二真人，苏沈、两名士，均以名宦邃于医道，各出所学，著书立论，以济当世而垂不朽。医又可贱简为乎哉？慨世风不古！每见庸俗辈，忽视斯道，以为利薮，大都强记几剂陈汤，略谙几味药性。偶诊一二风寒得手，辄诩诩然自命曰某大医士，或某祖传儒医。及遇一症，稍为危难复杂，而技穷矣，即拱手矣。然此犹有自知之明者，甚至刚愎自用，排场门面，俨然大家模样也。其临症也，非如捉影捕风，即类猜谜探锁；其下药也，非尚偏寒偏热，即主偏攻偏补，视人命如草芥，轻医道若弁髦。以是言医，医可知矣。其不为杀人不眨眼之刽子手者几希。若是者，类皆不学无术，中存无主故耳。悲哉！今寻绎是编，暨所附四种，殆若辈之指南棒喝欤，亦疲癃众生之慈航宝筏也。其所云定论者，盖睹累代医家之论《伤寒》者，虽汗牛充栋，而或淄渑交混，议论虽多而不纯；或泾渭同流，主张紊乱而无统。俾庸俗辈如涉大瀚，浩乎罔识其津涯，荡乎莫知其畔岸，其何以权七方，衡十剂，辨君臣佐使耶？无惑乎一症当前，毫无把握，三肱佯折，不解浮沉，其杀人有由来矣。嗟乎！医至此，其何以寄生灵之命，挽之仁寿之天乎？是编之作，有鉴于此，故力搜古今中外诸名家微言奥旨，慎思明辩，剪繁摘要，絜长补短，折衷于《内》《难》诸经、仲景《伤寒》，以伤寒分为广狭二义，将二千年来聚讼之悬案，得以迎刃而解。使世之末学庸众，一旦豁然，摆脱盲人瞎马，夜半深池之险，此定论之意也。所附四种，虽为类无多，要之凤毛麟角、吉光片羽，亦荒花一撮、半夏数丸，已足取效之遗意。良医用药多乎哉？李时珍之言曰："得其精者，可以保身，可以全生，可以养亲，可以济世。"吾于是编亦云："是编出，其将与庞安时一论，并传于世无疑矣。而其仁心仁术，即方诸范、陆、苏、沈诸公，亦相垺也。廊庙山林之势分虽殊，而医国医人之手泽又岂二道哉？呜呼！明德之后，必有达人。我外太祖邓公蔚霞，清名贡生，以闰计年百有余岁。行道七十余载，起死人，肉白骨。赫奕大名，脍炙于奉靖、安高诸邑，迄今不替者，至是而又有传人矣。居士不才，辱邓子怡如缪赏。《定论编》脱稿，将付枣梨，而属之序，特虑扬蹄涔之波，无裨渤瀣之邃；弹萤尾之火，不加日月之明耳。而邓子固居士中表亲也，往来莫逆于心者，数十年如一日。友道戚谊，殊非泛泛比，虽不文，不容郤也。爰不揣谫陋，以老书生为神农言，获以芜词依传余光，挂名简首，以并垂久远。是又靡仅疲癃众生之福，抑亦居士之厚幸已。锁石溷稣居士序。

邓怡如序曰： 自汉以后，医家之论《伤寒》者，指不胜屈。卒之聚讼纷纭，莫衷一是，俾学者靡所适从。可胜叹哉！夫"冬伤寒，春伤温，夏秋伤，暑伤湿，此四时之正病"，实千古之铁案。喻嘉言简直言之，深得《内经》之旨。王履曰："伤寒，即病者谓之伤寒，不即病者谓之温暑。其原不殊，故一称为伤寒；其类则殊，施治不得相混。仲景之书，专为即病之伤寒设，不兼为不即病之温暑设也。"若温病，但一于热耳，后人误为通治，遂疑麻黄、桂枝热药不敢用，是未悟仲景立麻黄、桂枝之有所主、有其时也。苟知非治温暑之剂，则群疑冰释矣。噫！此万劫不刊之论也。他如吴又可之论阴症，世间罕有，曰："治瘟疫数百人，才遇一正伤寒；治正伤寒数百人，才遇一真阴症。苟非历治万人，乌能一见阴症？"其言虽矫枉过正，然亦足征正伤寒之甚少，而阴症更少之又少也。若三子者，可谓有功于世者矣。奈何世之不明古人立方意义者，一遇外感病，便认为正伤寒，即用麻黄、桂枝方投之。不效，又或误为真阴症，继以温补，终至于杀人也而不悟。悲夫！仲景云"病发于阳，而反下之，热入因作结胸；病发于阴，而反下之，因作痞"，皆以下之太早故也。周扬俊云："发阳发阴，二千年来，未有知其解者。果如原注'无热恶寒'，则中寒矣，下之有不速毙者乎？"不知发于阴者，洵是阴症，但是阳经传入之邪，非中阴之谓也。阳经传入，原为热症，至于阴经，未有不热深于内者，此所以去"热入"二字，而成千载之疑也。嗟乎！治病不分四时，不辨脉症，不知七方，不识十剂，不讲君臣佐使，犹自诩为"吾日读伤寒论，得仲景先师之法"，殊不知误解仲景之书，乃仲景之不幸也。予按伤寒有广狭二义，广义如《内经》云"热病者，伤寒之类"，《难经》云"伤寒有五，有中风，有伤寒，有湿温，有热病，有温病。"又如四时之感冒，凡病头痛、恶寒、发热者，皆名伤寒，为外感病之总称是也。狭义如冬时之天气严寒，受其病者，寒邪在表，闭其腠理，非用麻桂之辛温发散不易为功，即仲景之《伤寒论》是也，故有识者名为正伤寒。《内经》云："动作以避寒，阴居以避暑"。劳动界终岁动作，寒邪难以藏肌肤，故冬时病少；至于春夏而多病温热者，正由春夏勤劳，不能阴居，易犯当时之温暑故也。由此推之，益可见正伤寒是冬时之病耳。虽《伤寒论》不独麻、桂二方，然以麻、桂而定《伤寒论》为治冬伤寒者，取其显而易见也。或谓书中白虎、泻心、三承气、大柴胡、麻杏甘石、竹叶石膏等汤，岂不可以治温热病乎？予曰：然治温热病，遇有可以用《伤寒论》中方者，仅可视为借用之法，而不可以《伤寒论》视为治外感之全书也。或又谓《伤寒论》若为专治冬伤寒之书，其立方而不冠以麻黄汤，乃冠以桂枝汤者，抑又何也？岂知桂枝下咽，阳盛则毙，设以桂枝汤治温暑、瘟疫等病，纵或不致立毙，而不变症、加病者，未之有也。如上之说，专指麻、桂汤而言，非谓麻、桂二药绝对不可用之于春夏秋也。神而明之，斯可矣。说者又谓《伤寒》阳明篇言"阳明病，外症身热，汗自出，不恶寒，反恶热"，即指太阳篇所谓太阳病"发热而渴，不恶寒者，为温病"症而言也。呜呼！此症果在太阳经耶，抑在阳明经耶？依违两可，牵强附会，一至于此，吾无以名之，名之曰"医界中之门外汉"可乎？盖医家不明伤寒广狭二义，施治最易混淆，此予之所以晓晓苦口者，良有以也。如秦之桢著《伤寒大白》，岂徒然哉？惜其谓麻黄、桂枝汤，仅可用之北方冬月，不当施之南方三时，未免失之过矣。意者，睹时医之轻用麻、桂，因有所激而云然欤？人各以所见而异，亦无足怪。然而医家之治病用药，贵在对症，不容有所偏执。须知治冬伤寒之宜用辛温发散者，因冬伤寒每郁而后能发热，其病重，故用药也亦随之而重；治感冒之宜用辛平解散者，因感冒即能发热，其病轻，故用药也亦随之而轻。况四时之病，感冒居多，重者十之一二，轻者十之八九，病轻药重，是谁之过欤？反之，重病宜重药，随症施治，各有专书，不待赘言。且近世西医之生理、解剖、病理、诊断、药物诸学，条分缕析，不无可取之处。矧我四千余年之经验，名医论说之众多，岂不可以精益求精也乎？古人有言："尺有所短，寸有所长；物有所不足，智有所不明。"有志医道者，苟能参合古本，会通中外，采其所长，弃其所短，精进不已，何患不臻乎其极！予虽不敏，世业岐黄，迄今悬壶二十二年，治验三万余人。凛先祖遗训，审守秘传主义之非道德，至是稍有所得，不敢自私。因采集诸名家之学说于一篇，稍参鄙见，而折衷于《内》《难》诸经、仲景《伤寒论》、颜之曰《伤寒定论篇》。付之剞劂，聊以应世。海内同志，幸垂教焉。

现存主要版本及馆藏地：

福成祥铅印本1930年，上海中医药大学图书馆。

《伤寒金匮方证类录》三卷　　　　　　　　　　［1930］　存

著者佚名

现存主要版本及馆藏地：

稿本，中国中医科学院图书馆。

《伤寒杂病论方歌括》　　　　　　　　　　［1930］　存

余炳焜编

现存主要版本及馆藏地：

抄本，中国中医科学院图书馆。

《伤寒论今释选》八卷　　　　　　　　　　［1930］　存

陆渊雷（彭年）撰

现存主要版本及馆藏地：

祥记彬明印刷社铅印本，天津中医药大学图书馆。

《曹氏伤寒发微》四卷　　　　　　　　　　1931　存

曹颖甫（家达）撰

曹家达自序曰： 拙巢子少治举业，常以文学谭医理，空明研悟，自谓今古无双者，殆不减乎玉楸。夫人之一身，水寒而血热，液清而气浊。然汤谷温泉，严冬无冰；萧邪寒焰，盛夏不热；阴阳相抱，内藏乃和。长夏土湿，潦水不澄；秋高气寒，白露始下；升降轻重，损益悬殊。固尝踌躇满志，以为足治仲景书矣。不意开卷以来，辄生艰阻，九折之坂中截，十仞之渊无梁，则又为之徬徨瞻顾，慨焉兴叹。故不为之开山凿石，则夷庚不通；不为之伐木成桥，则彼岸不达。昔张隐庵《集注》既成，自序云："经寒暑，历岁月，废寝食，绝交游。"谅哉斯言！予研核《伤寒论》，起于丁卯之秋。每当不可解说之处，往往沈冥终日，死灰不炀，槁木无春；灵机乍发，乃觉天光并露，春红结繁，夏绿垂阴；又如幽兰始芳，野水凝碧，神怡心旷，难以言喻。匝月之中，屡踬屡兴，不可数计。书于庚午季夏告成，盖三年于兹矣。嗟乎！神禹畏龙门之峻，则化条洪河不奠；鬻熊惮荜路之劳，则南荒山林不启。仲景之学，湮晦者几何年矣？自张隐庵出，始能辨传写倒误，而尚多沿袭；自黄坤载出，始能言三阴生死，而狃于五行。然则予之为此，正欲继两家心苦，以复旧观云尔。若徒以改窜经文为罪责，则是惜山泽而不焚，纵其龙蛇禽兽；惮荆棘而不剪，养其狐狸豺狼，此真庄生所谓"哀莫大于心死"者也。世有达人，予将拭目俟之。辛未端阳后三日，江阴曹家达。

丁仲英序曰：江阴曹颖甫先生，余先严甘仁公之道义交也。精邃国学，诗名尤著，以逊清光绪之季登贤书。尝以选班赴山左，无所合，困而归，爰整岐黄之术以拯生民。有所感慨，则托之于山水草木、虫鱼鸟兽之词，故大江南北莫不知有曹诗人，而不知先生之又工于医也。先生之于学，上自经史，下至诸子百家，均有精深之研究。至仲景之学，则尤别具心得，尝谓其门弟子曰："医虽小道，生死之所出入，苟不悉心研究，焉能生死人而肉白骨？今之所谓宗仲景者，名而已矣，实则因陋就简，胆识不足以知病，毅力不足以处方。真能宗仲景之说，用仲景之方者，曾几人哉！且仲景原书，经王叔和收拾于荒残散乱之余，字句不无缺失，任意增补，已不能吻合原著。加以数千年来传写之讹谬，笺注者非惟不敢置议，抑且于不可解者而强解之。甚至救表之当用麻黄者，不能正桂枝之失；汗家重发汗至于液虚生燥当下以大承气者，不能正禹余粮丸之失。去仲景著书本旨，盖益远矣。"今岁春，先生所著《伤寒发微》将以付梓。余信先生之书经艰难困苦卓绝而后成，为历来注《伤寒》史上可放一异彩，而永传勿替，是为序。辛未孟夏，元彦丁仲英识。

沈松年序曰：仲师原序自述作《伤寒杂病论》之经过曰："余宗族素多，向余二百。建安纪年以来，犹未十稔，其死亡者三分有二，伤寒十居其七。感往昔之沦丧，伤横夭之莫救，乃勤求古训，博采众方，撰用《素问》《九卷》《八十一难》《阴阳大论》《胎胪药录》，并《平脉辨证》，为《伤寒杂病论》十六卷"云云。书经五胡十六国之乱，已不无散佚；复经王叔和之编次，林亿等之校刻，改窜损益，参以己意；至成无己氏注《伤寒论》时，已久非最初之完书矣。且历代之注《伤寒》者，不下百数十家，大率皆妄易次序，颠倒经义，攻讦聚讼，支离破碎，蒙蒙昧昧，莫宗一是，致后学者傍徨歧途，无所适从。吾师拙巢夫子，为逊清大儒，文声医誉，传闻海内。念仲师作《伤寒杂病论》之本旨，原为教民治病用药之道有所标准，不意传至今日，真义晦塞沉沦，惜效方之反足以杀人，使排斥仲景学说者，得乘隙而横行一世。故忿然而起，行道三十余年研究经验之心得，注释《伤寒》《金匮》，垂示后来，一洗空泛之浮论，专务实学，考据精详。凡无字之处，必反复探讨，一再解说，而仲景之不出方治者，综核尤为周密，此岂常人所能望其项背者哉！历三年，书始脱稿，意欲付梓。商诸章君次公，次公无以应。延及年许，今春乃由丁君济华慨然助之，遂得杀青。印至二卷，适值丁君嘉礼之期，后二卷乃由石顽校订完成。仲师之学，医家之布帛菽粟，不可一日离，所以师表万世。而吾师此书，以经解经，独得仲师之奥，更足以光大仲师之学，其功岂小也哉！刊印将成，爰谨誌志颠末，以志景行。辛未端阳，门下士石顽沈松年拜序。

跋：余八九岁入塾时，家君即酷嗜岐黄家言，间为人治病，辄著奇效。时年甫三十，以当时肆力举业文字，未遑问世。嗣后南走湖湘，北游齐鲁，行箧中恒以方书自随，未尝一日暂废。及自潍县归，家居数载，暇即与里中钱性芳、朱翔云、冯箴若诸先生互相讨论，以阐发经旨为要务，而以刘、李、张、朱之溺于一偏为非是。里中时医闻之，多河汉其言而不之信，以是不洽于众口，道尼不行。岁己未，因悬壶于沪上，以利济世人疾苦为事，亦不屑屑于诊金之多寡，以是贫病者咸感赖之。嗣是孟河丁甘仁先生复聘主广益中医专门学校讲席授课之暇，益肆力于医。于《伤寒》《金匮》二书，尤多所论著，于经文之错误多所改正，不取前人之望文生训。庚午年，始成《伤寒发微》一书，命男及吴县门人陈道南分任钞写，稿藏于家。今年春，始托丁君济华担任剞劂，而校正文字之役则嘱沈君石顽。二君皆曾受学于家君者，故尤服膺师说。昔汉人治经，贵重师承，故两汉经生多以经术名世。若二君者，其亦有汉人之遗意乎？余不文，乐二君之相与有成，而家君之书行将传世也。爰略书数语于后，以志其梗概云。辛未五月端午节后二日，男锡嘉谨跋。

凡例：本书一日、二日、三日，为一候、二候、三候。伤寒七日一候，中风六日一候。以下五六日、八九日等，均不在此例。所以不言四候者，以阳明居中土，无所复传。凡传三阴，大概为误治之坏病，否则别有感受也。

本书讹谬处甚多，鄙人不避讪谤，辄为更正，使学者视病处方有所信从，不致自误误人。知我罪我，听之而已。

内藏解剖，当以西说为标准，不当坚执旧说。西医所谓胸中有淋巴系统，即中医所谓脾阳及上中二焦之关键，所以发抒水谷之气而成液与汗者，皆由于此。西医所谓输尿管，即中医所谓下焦。西医谓胃底含有胆汁，足以证明少阳、阳明之同化及消渴厥阴、跗阳同病之理。故注中间采其说，与谬托科学者固自不同。

本书有会通前后而其义始见者。诸家注文，每有顾此失彼之弊，致前后意旨差谬。鄙注幸免此失，愿与明眼人共鉴之。

著述之家辄有二病：一为沿袭旧说，一谬为逞新奇。鄙人以考验实用为主，要间附治验一二则以为征信。非以自炫，特为表明仲师之法今古咸宜，以破古方不治今病之惑，阅者谅之。

药性不明，不可以治病。芍药苦泄，通营分之瘀；葛根升提增液，能引太阳经输内陷之邪，使之外出。意旨俱本张隐庵，似较以芍药为酸寒敛汗、以葛根为阳明主药者为正，明者辨之。

三阴之病，纯阴则死，回阳则生，黄坤载说最为切中。凡阳亢而死者，皆医之过也。鄙注特申黄说，而补其所不及，似较原注为胜。

霍乱之证，浊气不降，清气不升，纵然有热，吐泻交作之后，中气必属虚寒。故仲师以四逆、理中为主方，足证近代霍乱新论之谬。

以上八则，不过略举大端，微者阙之，以俟阅者自悟。倘海内同志，有能匡予不逮、正予讹误者，不胜荣幸。

现存主要版本及馆藏地：

1931年上海昌明医药学社铅印本，国家图书馆，中国中医科学院图书馆。

《伤寒新义》 1931 存

祝味菊撰

凡例： 国医之言伤寒，系广义的统外感热病而言之，其着眼处纯在诱因；西医之言伤寒乃狭义的，其着眼处仅在病菌。唯其注重诱因也，苟治疗得法，足使病菌无发生之可能；亦唯其注重病菌也，则不免遗却诱因，故必至焦头额烂而始谋曲突徙薪。孰为根治，不辩自明。此国医与西医，对于伤寒观察上之出发点不同所致耳。审是，然后读吾书者，则方针有定，迎刃而解矣。

本书对于伤寒六经病证之认识别有见解，与前人意旨颇不相谋，盖本书之于六经病证，一是皆以人身抵抗力为准。兹述其提纲如次：太阳病，谓放温机能始受障碍时所起之抵抗现象，而无太过不及之征候；阳明病，谓抵抗有余，胃肠充实之候；少阳病，谓抵抗不及，淋巴环流壅滞，病势机转，介乎表里之候；太阴病，谓抵抗不足，生温低降，水谷失化，小肠吸收官能薄弱之候；少阴病，谓抵抗衰弱，神经疲惫之候；厥阴病，谓疾病过程中出生入死之候，如其人抵抗力逐渐回复者生，反之了无抵抗者死也。以上所言，虽云创获，未敢自矜，愿质宗工，藉资讨论。

《伤寒》注家，贤者辈出，精义互发，各异其言。然衡以时代潮流，似觉均难吻合，故皆摒而不录，非敢谓前无古人也。

《伤寒》全书以代远年湮，不无脱简。就中何者为仲景原文，何者为后人羼入，本书目的重在实用，苟有意义者均随文诠释之，不则姑为存疑，以此皆属于考据家之责任也。

本书对于《伤寒》方义概不加以诠解，盖药物学为专科之学问，自有其独立之基础，未便于此拉杂叙述，故另撰《伤寒方解》一编以释之。

本书之作，专为便于临床实习者设，例重于经验方面，而多忽于理论。故非于生理学、病理学研究有素者，恐难彻底了解，幸阅者审之。

本书全文系根据赵开美翻刻宋本，唯伤寒病理重在六经，就中如霍乱、阴阳易、差后劳复等篇与六经无关，故皆摒而不录。非敢割裂经文，盖欲求副实际焉耳。

医理精深，学无止境。本书乃系综合个人平日所研究者而言，虽千虑之中容有一得，然缺点所在仍知不免。尚望医林先进赐以指教，俾将来再版时得所更正，是则岂仅身受者一人之幸已也！

现存主要版本及馆藏地：

1. 1931年上海祝味菊诊所铅印本，中国中医科学院图书馆；

2. 1940 年上海中医卫生局铅印本，北京中医药大学图书馆；

3. 抄本，南京中医药大学图书馆；

4.《祝氏医学丛书》本，中国中医科学院图书馆。

《伤寒方解》 1931 存

祝味菊编

现存主要版本及馆藏地：

1. 1932 年著者铅印本，中国中医科学院图书馆；

2.《祝氏医学丛书》本，中国中医科学院图书馆。

《伤寒纲要》 1931 存

原题·孟承意撰

现存主要版本及馆藏地：

1931 年上海中医书局铅印本，中国中医科学院图书馆。

《伤寒论讲义》 1931 存

邓伯游编

现存主要版本及馆藏地：

广州汉兴国医学校铅印本，中国中医科学院图书馆。

《伤寒讲义》 1931 存

胡书城编

绪论： 昔古神农《本经》为药性真诠，轩辕《内经》穷阴阳奥旨，而于药物、病理粗有端倪，然治疗处方就未发明。至后汉张仲景得伊尹《汤液》，更上溯《本经》《内经》之精义，并分阴阳，析六经，立方治，至是医学始乃大备。汉魏迄今，各名家之所以能名盛一时者，皆不能出仲景规矩准绳。盖因六经主病之理及变症之原剖别明晰，且一病一名，治有主方，一病数症，症有主药。明乎此，则临病知原，处方达变。故《伤寒》一书，为医学中之一种主要学科也。虽然后世学医者，类皆读《伤寒》之书，用《伤寒》之方。及至临症每多不能奏效者，何也？此讲求之未当耳。从古迄今，注《伤寒》者多至数十百家。求其能明经旨者，固不乏人，而牵强附会、一知半解者，亦复不少，甚有倒列篇幅、指牛为马以致流毒于后世者，岂浅鲜哉？此无怪学者不能窥其堂奥。所以见一症则茫然，立一方而掣肘。病既不愈，故病家不得不求之于西医。然西医学科，固有裨益于吾国者，而于伤寒一科，实不能出于吾国之上。吾国医学向无专校教授，大半从一二医师学习，多走直径。因《伤寒》理深，不细讲求，以致原理日渐湮没。现当学科发达、中西竞争时代，欲国粹之保存，非亟研究仲景《伤寒》而不可。

现存主要版本及馆藏地：

民国湖北省医会夜校铅印本，中国中医科学院图书馆。

《伤寒论浅说》   1931   存

邱崇（宗山）撰

徐永昌序曰： 世界各国物质文明一日千里，而吾国则故步自封，瞠乎其后。近三十年来积极研究科学，自恨太晚，可不谓识时之俊杰乎？然数典不可忘祖，南冠而絷犹操土风，若以革新之故，举一切国粹旧学铲除无余，不又太过乎？医学其一端也，自欧风东渐，吾国浅识之士，惊其手术之精、解剖之妙，群起若鹜，竞袭皮毛。有以《内》《难》《伤寒》诸书为言者，莫不目为空虚，訾为腐败，甚且视为雠敌，任意摧残，以致中医学术一落千丈。内之不能列系统于教部，外之不适用于军学各界，仅一二无聊庸医藉以糊口耳。夫《本草》《内》《难》《伤寒》《金匮》等书，乃我国相传数千年来，最有系统之国学；而四百兆人民，繁衍之盛，甲于全球者，皆轩岐、越人、仲景、孙真人诸神圣之赐也。其学昉于上古，盛于周官，汉唐而后视为方技，始弁髦视之。政府既不提倡于上，而历代医家复派别纷歧，漫无统系；至于今日，加以西学之喧夺，日就消亡。噫！可慨也矣！而近世欧美学者，转积极研究吾国之医经，日本亦深悔其当日维新废除汉医之失计。何则？物质文明末也，精神文明本也。由末返本，中西沟通，则精神出焉。不如是，不足以臻远大而期永久也。而此岂一二无聊之庸医借以糊口者，所能胜任者哉？必先存一救世活人之切心，明了夫历代医经之真理，而又有贯通新旧之特识，本其家学，证以经验，出其心得，而后著书立说，藏之名山，以待其人。吾意中西学术必有融会贯通之一日，则其书殆为百世计，非为一时计也。环顾吾国如斯人者，殆不数数觏也。宗山邱先生有志于此，悯国学之衰微，应时势之需要，举平日所著医书六种出而问世。其书远绍长沙，近本家传，历数年之久，都百万言之多。今者，中央设立国医馆，而各省中医学校亦逐渐设立，俨然有反本之望焉，而苦于讲义之编纂。若此书者，非良好之教授法乎？因怂恿梓行，序而归之。民国二十一年三月，崞县徐永昌序。

赵明远序曰：邱心佛先生，诸城望族，有明以来，书香累世，代有闻人。先生生具异禀，幼颖悟，勤学问，淹贯新旧百家，并通著有诗文、医卜、堪舆等百数十种。医学则去五行存阴阳，不拘之于古人窠臼，别开生面，蔚然成一家之言。喆嗣宗山先生，世其学针灸、堪舆，无不精妙。因谨遵庭训，推演家法，著《内科大纲》。书成后，更经其先君子心佛先生逐一指正。父作子述，尽善尽美。相信其内容丰富，理说新奇，嘉惠后学，定匪浅鲜。当今中西之争正烈，中央又有《中医条例》之颁布，吾知是书一出，厥后中医必于世界大放异彩。岂特中医之幸，抑亦民生之福也！余素不知医，因忝系世契，故略述梗概如此云。益都赵明远序。

例言：读《伤寒论》本注，必须先读此例言，方能胸有成竹，不至为群言所惑。

学术只问其适用与否，无所谓新旧。今人攻抵中医，强加以旧的名词。余目睹国人之盲从，未尝不慨然叹其幼稚。余家累世通医，至先孝宣公，更取诸家之精华，去其渣滓。余因推演家学，以科学上明白浅显、极合论理之文字，解释整理，令读者了然。于《伤寒》《金匮》等书，均系极适用之科学，为吾国数千年人民生命所利赖。其所以隐晦不彰者，系诸家注释之过，熟读本注自明。

"伤寒"之名见于《难经》。伤寒有五，曰风、寒、温、湿、暑。而伤寒实为诸病之原，故总名之曰"伤寒"，仲景袭其名而用之。若将温、湿、暑划于伤寒之外，则为大谬。虽风、寒、温、湿、暑，证各不同，而初起之邪，由皮毛侵入者，率皆病太阳，由口鼻吸入者，即迳中各本经，至其传变，无论如何总不出乎六经之外。故《伤寒论》决非风寒所专有，应更将温、湿、暑各病分别列入各经，始符伤寒之义，而复仲景之原。

《伤寒论》以六经为总纲。凡六经之病，见于何经，即为何经之证，因认为何经之病。如风寒之头项强疼、发热恶寒，为太阳病。温病之热渴、暑病之寒热、湿病之一身尽疼，亦为太阳病。故除风寒之太阳证外，其温、湿、暑三者，亦应列入太阳。痉病因过汗伤津，为太阳坏病，应与结胸、痞气同列为太阳坏病。疟之为风、寒、温、湿、暑，各有不同，而皆中于半表半里，故应列于少阳。霍乱为邪，由口鼻吸入，虽有湿寒、湿热之别，而吐泻实为太阴见证，故应列入太阴。王叔和编次，以痉、湿、暑列于太阳之前，以霍乱列于厥阴之后，均未编入各本经。至疟疾见于《金匮》，而更不列于伤寒其后。黄坤载注《伤寒悬解》，更将温、湿、暑、痉、霍乱等，列为伤寒类证。均于仲景原义不合，都不可从。

无论何病，一经传变入里化寒、化热，即失其本来面目。治法不无可通，惟其初病太阳，各有其个性及现象，不可稍混一经，误治即有毫厘千里之谬。诚以太阳风寒在表，不必兼里，解表即愈。至温、湿、暑三证，有表更兼有里，解表更须治里。各类分立同化、异治同治，随时有别，不可不知。

各证各有主方。如伤寒之麻黄汤，中风之桂枝汤，温病之麻杏甘石汤，暑证之白虎汤，湿证之桂枝附子白术汤，太阴之四逆汤，厥阴之乌梅丸，少阳之小柴胡汤，阳明之承气汤，少阴之附子细辛汤。学者应各就其所主运用变通，各随当时之机会，与病者之环境而化裁之。但能洞晓主方之意，自可举一反三。

三阳以表里为纲，三阴以寒热为纲，中间更有虚、有实、有本病、有变证、有坏证、有死证、有自愈、有禁忌。此书于每经分若干章，以类别表里、寒热、虚实、本病、变证、坏证、死证、自愈、禁忌等。眉目清楚，系统厘然，易于寻绎，便于后学。经文无长篇大论，文简意赅，各节均有独立之精神。余之解释，或用"者"字，或用"故"字，以分别本文或注语。"者"字上为本文，"者"字下为注语，"故"字上为注文，"故"字下为本文。但求其简明易晓，文词工拙，在所不计，读者注意。

卷字本，唐以前之书式，唐以后，即用线装成册，而不用捲。后世仍用"卷"字标数目，是沿旧称。《伤寒》为后汉之作品，自当仍其旧观。且吾人所注者，解释耳，非改本文，故仍用"卷"字标数。每卷中分章分节，如卷一太阳经中分若干章，第一章风寒本病，第一节太阳提纲，余类此。

六经所属，凡质能合化，以成生活之体，阴阳变演，以成六经之证。少阴之化为暑，太阴之化为湿，厥阴之化为风，少阳之化为火，太阳之化为寒，阳明之化为燥。太阳、膀胱、小肠，化水而外达，故为表。阳明、胃、大肠，化食而内营，故为里。少阳胆汁化食，三焦化水，而居太阳阳明之中间，故为半表半里。太阴肺、脾，以主气与血，其作用动以养。厥阴包络、肝，以藏气与血，其作用静而守。少阴心、肾，居中统驭，心以驭血，肾以统气。血不统于心，则有泛溢冲决之虞；气不统于肾，则失其传播潜纳之力。本书以六经为纲领，六经即六种病气。各经之根本，原义已说明，在各经之始，合参终卷，其理自明。

今之学者，以中医阴阳、五行之说玄空腐败，科学发达之今日，何容此腐朽老物。不知阴阳之说，系代表二元一体生化质能之义，发明最早，决非神秘，又非空玄。至五行之说，神农《本草》及《伤寒》《金匮》等书内实未一见，后人注书迷信五行，甚至每章每句无不将五行生克等字样拉杂羼入，失医学独立之尊严，故遵家法黜去之。

《伤寒论》原本，久已失传，今世所传者，为晋王叔和搜集成编。其编列系统，殊未尽合。就中脉法一篇，乃独立学说，非《伤寒》所独有何必与伤寒合并故此书略而不谈俟考据明白另行注释。

此书分为八卷，太阳因条文繁多分为二卷，余五经各为一卷，差后劳复条文颇简与宜忌合为一卷，因各经义理已尽阐明于本经之首，为节省篇幅及读者精神计宜忌，各章但列原文不加注语，以便易阅读者谅之。

医本属专门技艺,当然各有家法之遵循,吾门家法创始于家先孝宣公,务在存阴阳而废五行,凡属吾门应确守师承以求深造,万不可东见东流,随风转柁以自淆其定见。

现代西医学校林立,吾中医学院,虽经同人创设多处,尚未得教育部认可,其地位殊不巩固,固由于执政者昧于国情,亦因中医书籍庞杂,求一可充教材者颇不易得。今中央设立国医馆,吾医学术渐为当局所重视,欲竞胜图存,必须从教育着手,然从事中医教育又必须有通用之教材。本书注释理论,力求翔实,以期合乎科学,不背真理,倘承海内同志,更就此而推演改进,以成教育应用之科本,尤为幸甚。

现存主要版本及馆藏地:

1. 1937年北平和平印书局铅印本,首都医科大学图书馆;
2. 《邱氏内科大纲》本,北京中医药大学图书馆。

《伤寒论校勘记》　　　　　　　　　　　　　　［1931］　存

秦又安编

现存主要版本及馆藏地:

《国医小丛书》本,中国中医科学院图书馆、北京中医药大学图书馆。

《伤寒杂病论章句》十六卷　　　　　　　　　　1932　存

孙鼎宜注

现存主要版本及馆藏地:

1. 成都铅印本1934年,成都市图书馆;
2. 《孙氏医学丛书》本,国家图书馆,北京中医药大学图书馆等。

《伤寒杂病论集》十六卷　　　　　　　　　　　1932　存

黄维翰（竹斋）校订

郭毓璋跋曰:长安黄子竹斋著《伤寒杂病论集注》十八卷,既脱稿,嘱余校字。余于医道素未问津,然向读班氏《艺文志》,医经七家,二百一十六卷,经方十一家,二百七十四卷,其书多不传。今观黄子,删叔和序、例，订仲景原编，上考《灵》《素》《难经》《本草》《甲乙》，下据《脉经》《病源》《千金》《外台》。引用参考书目不下百余种，又博观西哲生理学系统之说。恍然于仲景以三阳三阴钤百病之义，足徵中外沟通。凡古今难解之结，均可冰释理顺。甚矣。黄子之嗜学也。抑余又闻古之名医，论病以及国，原诊以知政，后世略识之无，即思悬壶以疗疾，其不草菅人命者几希。谚云"有病不治，常得中医"，良有以也。今东西洋各国均以医学为强国之本，是书出，不特昌明吾国之旧术，并可吸收世界之新理。黄子学识渊通，年华方富，由技而进道。上医医国，是书其嚆矢也欤？咸林郭毓璋跋。

现存主要版本及馆藏地：

1. 1939年张钫捐刻本南阳医圣祠藏板，中国中医科学院图书馆，北京中医药大学图书馆；

2. 1980年河南科技出版社据张钫刻本影印本。

《伤寒杂病论读本》三卷　　　　　　　　　　　1932　存

孙鼎宜编

周岐隐序曰：《伤寒论》非仲景之完书，固夫人而知之。自长沙刘氏得张隐君所授古本以来，或以为真，或以为伪，辨者哗然。而踵其后者，又有罗氏所谓《伤寒十二稿》。刘氏古本，崐湘仲迈二子已详加义疏，印行公世。而《十二稿》，则见者尚少。吾尝录刘本佚文，订误诸条，别为一集，名曰"伤寒汲古"，间取其文与通行本相校。优处甚多，则古本疑为可信。及取罗本以较刘本，则刘本疵谬又复迭见，则罗本自称为《十二稿》者，疑亦可信也。张绍祖之以《十二稿》授左修之先生也，其言若曰仲景著《伤寒论》，经易十三稿，叔和所得相传为第七次稿。如其所言，则《十二稿》虽非完书，与真本相去或不远乎。长安黄君竹斋，殚心著述，服膺长沙，其所著《伤寒杂病论新释》与《集注》二书早已传流海内。自得刘、罗二古本之后，更详加编订，又有《校订伤寒杂病论》之辑。此书之出，足为伤寒学放一异彩，诚医学上之新贡献也。黄子之功不亦伟哉？吾治《伤寒》书三十余年，每疑其文有望道未见之叹。或问吾读书所得，则直应之曰：读医圣书如临残碑断碣，得其点画自成家法耳。原拓碑文不可得，则自以旧拓为可珍。盖旧拓必较近拓为清晰，且字句点书亦能多于近拓也。夫通行本之《伤寒》，犹之近拓，刘、罗所得，犹古拓耳。今黄君尽取其文加以校订，虽非仲景原书之本来面目，较之通行本，优处自不胜屈指。以读者以残碑之最古拓本拟之可也，质之贤达君子以为然否？乙亥冬至鄞周利川岐隐序

黄竹斋绪言曰： 医圣张仲景《伤寒论》《金匮要略》二书，久经中外医家所公认为医学之要典。凡业医者皆当熟读以为圭臬，而坊间尚乏善本以资诵研。考《伤寒论》仲景序，集其书原名《伤寒杂病论》，合十六卷。仲景没后，天下变乱，几经兵燹，原书散佚。晋太医令王叔和，搜撮遗文，篇次方论，为三十六卷。而梁《七录》载"《张仲景辨伤寒》十卷"，《隋书·经籍志》"《张仲景方》十五卷，《辨伤寒》十卷，《评病要方》一卷，《疗妇人方》三卷"，《唐书·艺文志》"王叔和《张仲景药方》十五卷，《伤寒杂病论》十卷"。《千金方·伤寒门》云江南诸师秘仲景药方不传，孙氏晚年始获《伤寒论》，收载于《千金翼方》。天宝中王焘撰《外台秘要》，所引《伤寒论》，注出卷数至第十八，《金匮》亦在其。是仲景书，自晋至唐，卷数、篇次，分合不一，而其书迄今无一存者，殊可惜焉。逮宋治平中，林亿等奉敕校定雕印《伤寒论》十卷，《金匮方论》三卷。其后成无己、赵以德诸家所注皆以是为蓝本，相传迄今。又有《金匮玉函经》八卷，乃《伤寒论》之别本。而《宋史·艺文志》"《张仲景脉经》一卷，《五藏荣卫论》一卷，《疗黄经》一卷，《口齿论》一卷"，今皆尽佚。此外仲景之书，见于《脉经》《千金要方》《千金翼方》《外台秘要》者，吉光片羽，足资考证，皆堪宝贵。余于民国三年，尝取《伤寒论》《金匮要略》合为一帙。撷近世西哲、生理学说，阐发南阳以六经钤百病之本旨。仿陈修园《浅注》之例，撰成《伤寒杂病论新释》十六卷。嗣后又纂辑百余注家之菁华，撰成《伤寒杂病论集注》十八卷。业经后先贡世二十一年，壬申春，湖南主席何公芸樵，手书刘昆湘得于江西张隐君之《古本伤寒杂病论》十六卷，付印其

书。订正通行本讹误处虽有可取，而温暑、湿热、燥病诸篇，辞气卑弱，方药蹖驳，且缺杂病方论，而羼诸可与不可等于卷末，殊多可疑。最近余获桂林罗哲初先生珍藏，其师左修之所授仲景四十六世孙张公绍祖相传之《第十二稿伤寒杂病论》十六卷。与湖南刘本相校，除多《金匮》各杂病方论外，检出古本讹谬之处，不遑枚举。惟罗本终于辨妇人病脉证并治，而无杂疗方以下三篇，似亦未尽。因不揣谫陋，乃取宋本《伤寒论》、正脉本《金匮要略》二书为主。以论集论脉冠首，自太阳篇起，至差后劳复止。删其辨脉、伤寒例、痉湿暍、诸可与不可各篇，而次《金匮》方论二十五篇于其后。并参考《玉函》《脉经》《千金》《外台》，成无己、赵以德以下数十家之注本，及湖南古本、桂林罗本，详细考核，严加订正。删其重复，补其脱佚，以供初学之诵习。略述其考订之意如右云。时在中华民国二十四年五月中央国医馆理事兼专任编审委员长安黄竹斋识。

现存主要版本及馆藏地：

1. 1932、1936 年上海中华书局铅印本，中国中医科学院图书馆；
2. 1936 年中国医药书局铅印本，上海中医药大学图书馆；
3. 《孙氏医学丛书》本，国家图书馆，北京中医药大学图书馆等。

（古本）《伤寒杂病论》十六卷　　　　　　　　　1932　存

原题（汉）张机（仲景）撰，（民国）刘瑞瀜校

左盛德序曰： 余闻吾师张绍祖先生之言曰："吾家伤寒一书，相传共有一十三稿。每成一稿，传抄殆遍城邑。兹所存者，为第十二稿。馀者或为族人所秘，或付劫灰，不外是矣。叔和所得，相传为第七次稿。与吾所藏者较，其间阙如固多，编次亦不相类。或为叔和所纂乱，或疑为宋人所增删，聚讼纷如，各执其说。然考晋时尚无刊本，犹是传抄。唐末宋初，始易传抄为刊刻，遂称易简。以此言之，则坊间所刊者，不但非汉时之原稿，恐亦非叔和之原稿也。"余聆训之下，始亦疑之。及读至《伤寒例》一卷，见其于可汗不可汗、可吐不可吐、可下不可下，法尽在其中；于六经已具之条文，并不重引，法律谨严。始知坊间所刻之

辨可汗不可汗，可吐不可吐，可下不可下，以及发汗吐下后各卷，盖后人以读书之法，错杂其间，而未计及编书之法，固不如是也。不然，孔氏之徒，问仁者众，问政者繁，何不各类其类，而惮烦若此耶。吾师讳学正，自言为仲氏四十六世孙，自晋以后，迁徙不一。其高祖复初公，自岭南复迁原籍，寄居光州，遂聚族马。吾师虽承家学，不以医名，亦不轻出此书以示人。余之得受业者，殆有天焉。余宿好方术，得针灸之学于永州邓师宪章公，后随侍先严游宦岭南，与吾师同寅，朝夕相过从。见余手执宋本《伤寒论》，笑问曰："亦嗜此乎？"时余年仅弱冠，答曰："非敢云嗜，尚未得其要领，正寻绎耳。"师曰："子既好学，复知针灸，可以读《伤寒论》矣。吾有世传抄本《伤寒杂病论》十六卷，向不示人。得人不传，恐成坠绪。"遂历言此书颠末，及吾师家世，滔滔不倦。先严促余曰："速下拜。"于是即席拜之，得师事焉。今罗生哲初，为吾邑知名之士，从习针灸，历有年所，颇能好余之所好，余亦以所得者尽授之。余不负吾师，罗生亦必不负余，故特序其原起。罗生其志之，罗生其勉之。

周禹锡序曰：《伤寒论》为后汉医圣张仲景所著，西晋王叔和所编次，莫不尽人而知之者。第其书在叔和时已经散佚不全，后世引为憾事。自湖南刘崑湘得古本《伤寒杂病论》十六卷完帙于江西隐士张老，传之宗人刘仲迈，相与诠次师傅，演为《义疏》以行世。顾其书，虽则发扬圣经之处固多，而淆乱经文，欲明反晦，疑点可驳之处，正复不少。吾友黄君竹斋，当代医林中之博学士也。所著《伤寒杂病论集注》《伤寒杂病论新释》《针灸经穴图考》等书，早已侩炙人口，而其向学之心，日进无已。且生平服膺仲景，常以抱残守缺为憾，故立意访求仲圣遗著为职志。因《千金方》有"江南诸师，秘仲景要方不传"之句，遂决意南游，膺编审《国医学术》于中央国医馆。旋之宁波，邂逅于桂林罗君哲初，得获仲圣遗著十二稿，较之刘氏古本尚多三分之一。不图长沙之旧文，复显于今日也，快何如之！夫仲师之事迹，典籍已不可考，但就余平日之考究，尚可借镜于本书之一证焉，兹胪举如下：

宋·林亿引唐·甘伯宗《名医录》称："仲景，南阳人，官至长沙太守。"

《长沙方歌括》陈元蔚曰："仲景居卧龙岗。"

陆九芝《补仲景传》称："仲景少时，见知于何颙。既至京师为名医，于当时称上手。见侍中王仲宣，时年二十余，曰：'君有病，四十当眉落，半年而死。今服五石汤可免。'仲宣不信，后二十年果眉落，一百八十七日而死。"

《陈志·粲传》："粲年十七，司徒府辟不就，乃之荆州依刘表。建安二十二年卒，年四十一。"

《英雄记》曰："张羡，南阳人，先作零陵桂阳长，甚得江湘间心。"

《范书·刘表传》："建安三年，长沙太守张羡，率零陵桂阳二郡畔表。"

《陈志·刘表传》："表攻之，连年不下。羡病死，长沙复立其子怿。表遂攻并怿。"

《魏志·桓阶传》称："太祖与袁绍相拒于官渡。阶说其太守张羡曰：'夫举事而不本于义，未有不败者也。故齐桓率诸侯以尊周，晋文逐叔带以纳王。今袁氏反此，而刘表应之，明府必欲立功明义，全福远祸，不宜与之同也。'羡曰：'然则何向而可？'阶曰：'曹公虽弱，仗义而起，救朝廷之危，奉王命而讨有罪，孰敢不服。今若举四郡，保三江，以待其来，而为之内应，不亦可乎？'羡曰：'善！'乃举长沙及旁三郡以拒表，遣使诣太祖，太祖大悦。"又曰："太祖与袁氏连战，军未得南，而表急攻陷羡。羡病死，城陷，阶遂自匿。"

何廉臣《序梁氏辨舌要略》引梁特岩太守自述："后汉人杨绍基者，长沙太守张仲景之壻也。学医于仲景，记其师说。有《传薪集》八十卷，《仲景秘传》五十卷，《金匮玉函》三十卷，《长沙医案》二十卷，《伤寒论》二十卷，共二百卷，名曰《仲景全书》。家六世祖于明季得之，累世守此书以治人多效云。"

陆氏《补传》末段谓："江南诸师，秘仲景要方不传。所传于世者，《伤寒杂病论》十卷，或称十五卷，或又称《黄素药方》二十五卷，《评论要方》一卷，《疗妇人方》二卷，《五藏论》一卷，《口齿论》一卷。弟子卫汎有才识。"

《太平御览》七百二十二引《张仲景方·序》云:"卫汎好医术,少师仲景。"

《中国医学史》引丁福保曰:"诸书所记仲景不一,皆出附会,特以晋皇甫谧所说为最古。其他有见于隋唐赵宋之史志者,《隋书·经籍志》曰'《张仲景方》十五卷,《老妇人方》二卷',《梁》有'《张仲景伤寒》十卷,《疗伤寒身验方》一卷,《评论要方》一卷',《唐书·艺文志》曰'王叔和《张仲景药方》十五卷,又《伤寒卒病论》十卷',《宋史·艺文志》曰'张仲景《金匮玉函》八卷,王叔和《集金匮要略方》三卷'。据此则知仲景之书,必出于晋魏间,为吾国方书之鼻祖,不得以守长沙无考少之。"

山西图书馆长郭允叔作《仲景姓名事迹考》谓:"张羡者,实即仲景也。羡非仲景本名,则必别名也。夫羡之为言慕也,而景亦训慕,名羡字景,于义尤协。张氏之显者莫如衡,机比迹于衡,机衡同物,寓高山仰止之意,因是不废仲景之字欤。自序云:'余宗族素多,向余二百。建安纪元以来,犹未十稔,其死亡者,三分之二。'据此知《伤寒论》之作,在建安十年之内。《范书》称张羡以建安三年叛表,《陈志》称'表攻羡连年不下。羡病死,长沙复立其子怿'。所谓连年不下者,约略建安三年至十年内外也。使仲景非羡,则其官长沙太守,当在建安三年以前,而《伤寒论》一书,既系衔长沙太守。又序中自言建安纪元犹未十稔,明其为将近十年之语,而非建安三年以前可知。又谓羡之叛,特叛表耳,非叛汉也。岂惟不叛汉,又且以叛表者忠于汉。夫曹操虽为汉贼,而建安初年,未有逆迹,叛刘应曹,未为非也。况乎乃心王室,大义昭然哉。"

综上各家之言,医圣姓张名机字仲景,官印名羡,南阳卧龙岗人,灵帝时举孝廉。建安初年,与王粲字仲宣同作刘表客。旋授零陵桂阳长,莅任甚得民心,遂擢长沙太守。袁绍既反,刘表应之,桓阶劝仲景明义远祸,举兵拒表应曹。时曹操逆迹未显,仲景明达之士,不附割据者雄,而响应讨逆之师,大义昭然。且刘表外貌儒雅,心多疑忌,为排除异己,遂移兵攻之。仲景才兼将相，虽大兵困攻，运筹帷幄，连年困于戎马仓皇之中，感宗族死亡者三分之二，乃勤求古训，博采众方，一面应付军机，一面抽闲著书。撰用《素问》《九卷》《八十一难》《阴阳大论》《胎胪药录》，并《平脉辨证》，为《伤寒杂病论》，合十六卷。书成，更及诸作。其婿杨绍基，以至戚相近，亲为记录，或得其副本，至相传共有十三稿者。昔朱子注四书，稿凡七易，医书关系民命，虽倍之亦复何疑。而其他各著，或已脱稿，或未脱稿，遂抱病以殁。子怿贤，长沙人乃复立之。表乘丧急攻，城遂陷。怿必于城陷后，仓卒挟乃父之遗稿而自匿，其所遗剩之残稿，则或为卫汛所拾去。迨至王叔和为晋太医令时，当或与汛相见，乃出其所获《伤寒》《金匮》第七次之残稿，于是而有重为编次之举，有不全处，或又为汛之所能记忆者，凭口而补之。因其能记诵传述也，故称卫汛有才识。按，"识"亦作"誌"，记也。观通行本之前后错落，颠倒窜易，迥殊于十二稿者，其为记述重编明矣。再观《金匮》杂疗、禁忌诸篇，则为残稿编次更无疑矣。至梁特岩六世祖得《仲景全书》二百卷，谓系绍基所遗，抑或信然欤。绍祖为仲师四十六世孙，世代递传，故能珍藏此千年以上之真本，传至今日。张氏之真著述，仍由其嫡系后裔而出之。传之桂林左氏，而左氏又传之同邑罗君哲初，罗君感黄君访挚之诚，因出示而梓行之，此中岂非有定数耶！际此国医否极时代，我辈何幸获觏圣经，又岂非天之将使圣道重光也耶！顾是书一出，如日丽天中，群霾尽破，虽下学得之，亦可上达。当今之世，异学争鸣，崇尚形质，不究气化。苟今后得读此书，亦当自知返省。从此国医学有法可循，无扪烛扣槃之慨，天下后世，胥有利赖。浅学如余，亦欣欣然而为之序。并志黄君有志竟成之，素愿已了云。民国二十四年三一七纪念日，泾南周禹锡谨识于四川隆昌县国医专修馆之拯癃轩。

现存主要版本及馆藏地：

1. 1932年长沙石印，国家图书馆，北京中医药大学图书馆；
2. 1932年贵阳文通书局铅印本，吉林省图书馆；
3. 1934年涪陵刘氏雨春楼石印本，重庆市图书馆；
4. 1936年上海大成书社铅印本，中国科学院国家科学图书馆；

5. 1938年常德国医公会铅印本，湖南中医药大学图书馆；
6. 民国六石山房抄本，宁波市图书馆；
7. 民国成都日新印刷工业社铅印本，中国中医科学院图书馆；
8. 民国铅印本，河南中医药大学图书馆；
9. 杨文蔚抄本，广西壮族自治区桂林图书馆；
10. 抄本，河南中医药大学图书馆。

《伤寒汲古》三卷　　　　　　　　　　　　1932　存

周岐隐（利川）编

张山雷叙言曰：宣圣有言："述而不作，信而好古。"诚以春秋之季，世道陵夷，邪说诐辞，所在多有，荒经蔑古，道统几湮，圣人忧之，特为揭橥正义，昭告愚蒙。是以赞《易》删《诗》，修史正乐，无一非远绍往昔神圣之遗绪也。推而言之，守道宜然，即在艺术之末，亦何莫不然。国医之学，导源最远，惟是邃古载籍，留贻无多，不可概见，而《内》《难》两经，亦久为谫陋者有所屡杂。吾侪学子，生今之世，所赖以窥见西京而上之证治涯略者，《本草》经文以外，惟有南阳张氏《伤寒杂病论》一帙。顾其书撰集于建安之季，下逮典午，历时未久，何以西晋之太医令王叔和氏，已有重为编次之事。今人章太炎氏《蓟汉微言》，据《御览》七百二十所引高湛《养生论》，及《千金方》二十六卷《食治篇》所引河东卫汛语，知叔和名熙。又据《御览》七百二十二引《张仲景方·序》曰"卫汛好医术，少师仲景"，因谓卫汛得引叔和之言，则叔和必与汛同时，疑其得亲见仲景，可知叔和身世，略迟于仲景一辈，其间相去，更无多时。考"仲景名机"见宋人高保衡、林亿所引唐甘伯宗《名医录》，称仲景南阳人，官至长沙太守。《太平御览》七百二十二引《何颙别传》称"同郡张仲景，总角造颙"，颙谓之曰"君后将为良医"，卒如其言。按何颙见《后汉书·党锢传》，与荀爽同时，诚为仲景之先进。颙乃南阳襄乡人，而仲景为其同郡，正与《名医录》符。合据本论自序，谓"建安纪年，未及十稔，宗族死亡，三分有二，伤寒十居其七，乃勤求古训，博采众方，撰用为《伤寒论》"云云，则仲景著书，必在建安五年以外、十年以内可知。虽范氏《后汉书》、陈氏《三国志》，建安中之长沙太守，未尝有张机其人，然范书《刘表传》称"建安三年，长沙太守张羡，率零陵、桂阳二郡畔表"，陈志《刘表传》且云"表围之连年不下，羡病死，长沙复立其子怿，表遂攻并怿"，叙述视范晔为详。惟羡之卒、怿之败，史不载在于何时，而刘景升卒于建安三年，则具有明文，更可知张羡考终、长沙被夺两事，正在建安十年前后，与仲景自序所记，年岁彼此相应。是以今人郭象升允叔氏，著有《仲景姓名事迹考》一篇。见《太原医学杂志》第二九三十两期谓羡即仲景，盖一人二名。羡之字义训慕，而景亦训慕，名羡字景，于义允协。且范书表传李注、陈志表传裴注，皆引《英雄记》，称张羡南阳人，则籍贯官职年世，事事与仲圣相合，羡即仲景何疑？寿颐谓郭氏此说最堪征信，原文引证甚为详核，然则仲景著述本论之时，正在刘表围攻连年不下之际，编纂于戎马仓皇之中，而未几且抱病以殁，其子不久即被景升攻并，身家存亡均在不可知之数。意者，仲景是书，行世未广，兵火之余，当已有残缺陵乱之事。抑或军事倥偬，仲圣尚未尽整理就绪，是以叔和得之，必需重为编次。否则书成孔迩，手泽尤新，叔和亦何为不惮烦而多此一举。惟是既经王氏重次而后，建安旧本世固无复并存。洎乎宋仁宗朝，始命医官校定刊布，则上距西晋，又已七百余年，万手争钞，传讹何限。今之学者，果能得魏晋旧物，而稽核同异，审订文辞，宁非博古家之至愿。无如世传晋唐医籍，可为仲圣本论参证者，自王氏《经脉》所录诸条以外，惟有《千金翼方》之伤寒两卷，尚是宋校以前之旧，而大体多同，仅字句间小有出入，或未能厌嗜古者之奢望。近闻长沙省府主席何芸樵氏，印布《古本伤寒论》一书，颇与通行古本时相歧异，惟其书流布不多，寿颐未获一见。兹闻四明岐隐周君，已举佚文佚方，订误各条，录为《伤寒汲古》单行之本。业经付印，冀得遍行国中，为吾道一新耳目。且命不佞弁言简端，以诏读者。或谓迩来地不爱宝，往古旧籍，出世频仍，如甘肃境内敦煌石室，所得旧藏，虽是残缺不完，而赖以纠正今本不少，确为无上珍奇。然研究其储藏之年，尚在李唐时代，从未闻有魏晋六朝已佚古帙犹得完美复显于今日。意者展转贻传，或有踵步三坟六韬之故智，而不佞则谓古今病理原无二致，读者但据阅历经验，而折衷于治疗之实在，则所得参考资料，必有可观。岐隐怀古之遐思，夫岂侪辈所可几及耶？爰为略考仲圣成书颠末，及历代相传沿革。书此以报岐隐氏不耻下问，殷拳谆嘱之至意云尔。时在癸酉孟冬月吉，嘉定张寿颐山雷甫属稿于浙省兰溪城中福山之麓。

刘仲迈序曰：岐隐周君，见古本《伤寒杂病论》，欢喜赞叹，深信以为长沙旧文复显于世。辄取古本所备、今流通本阙佚之条，比类参互，成《伤寒汲古》一书。刊行问世，重以书抵余，乞为弁言，以志缘起。余惟下士闻道，则大笑之，不笑不足以为道。今长沙旧文，阙佚于世者，且二千年，私怪君独具只眼，不以龙宫海藏之藏，目骇心眩。及读君所著书，知沉潜于仲景之学，既深且久，宜乎针芥之投，通玄以合漠也。窃叹仲景之书，虽流传至今，盖名存而实道丧。世且等之告朔饩羊，平辨一贯之旨之不行于时，犹孔子之道之未尝一用于世。不佞受书以还，垂二十载，深以望道未见为叹。然读之日久，集义日多，钻仰高坚，方诠次师传，草义疏以就正于海内同好。乃以衰病侵寻，汗青有待。君独能先我成书，以破流俗拘墟之见，勇猛精进，弘我医明。倘国学之未中绝，他日广张学于天下者，知必自君始矣。癸酉九月，浏阳刘瑞瀜仲迈父序。

附序"从古本伤寒杂病论转录"：尝闻故族兄月秋言："《伤寒论》，济世之书也，宜读之"。余以志不在医，虽留意未之钻研。辛未春，流亡将复，雨旸失序，寒燠不时，惧荒乱之后，疾疫之贼吾民也。感求预防之策，得《古本伤寒杂病论》，盖刘崑湘先生之所藏也。先生得之异人，授于刘仲迈君，秘之枕中久矣。乃请于仲迈出之。则全书十六卷，加于常本三之二。展而读之，亦得其解，如聘医顾问焉。然后叹为古今寿世奇书，转惜其出之晚。且征故族兄月秋之言为足取耳，军政余暇，辄写数页。积久既竣，将付印，乃为之言。曰：《伤寒论》之为经，历二千年，注者甚众，从无所谓古本者。突出而余信之，非偶然也。其文古而隽，其义精而约，其法周而密，其用药立方，纯一而不杂，信非后人所能增减矣。且孔门心法，今有传人，道家秘录，今得正解，天将启万古之秘钥，以仁寿斯民也。是书之出，不亦宜乎？民国二十一年壬申春月，醴陵何键芸樵序。

周岐隐序曰：古本《伤寒杂病论》，湖南刘崑湘得之江西张隐君，一十六卷，首尾完好。其宗人刘仲迈，取世传最古之宋林亿本校雠之，而湘省主席何芸樵氏，手写以付印者也。夫黄石授书，千古传为佳话，今张隐君传经于刘氏二贤，岂非亦有意乎？当其书之未见也，举以语人，殆莫不哗以为伪，及得而读之，则动色惊喜，群议翕然。藏之名山，传之其人，使长沙遗文，仍归之长沙而发皇之，彼张隐君诚有心人哉！夫《伤寒》原本，在王叔和时已经散佚，林校亿本，非仲景之原书，人莫不知之。宋元以还，注疏《伤寒》者，不下百数十家。或仍叔和、林亿之旧，或以平脉、伤寒例，为叔和所补，非仲景原文。或以《伤寒》《金匮》为一书，自林亿校刊，遂分为二，于是或割裂经文，以方类病。或逞其私智，颠倒窜易。扣槃扪烛，众难塞胸。叔和、林亿，并被千古不白之冤，而《伤寒》真义，日益支趋离灭裂。夫仲景自序，谓撰用《素问》《九卷》《八十一难》《平脉辨证》为《伤寒杂病论》合十六卷，可知仲景《伤寒》，固始于平脉法，且十六卷自有完书，彼注家妄意指摘，皆武断语也。今得古本，千载疑团，一朝大白，瓦釜雷鸣，都成废语，岂不大快人心。且仲景撰用《内》《难》，向无全书可证。今按各卷佚文，与《内经》往往若合符节，而奇经八脉之治，五脏脏结之分，又与《难经》互相阐发。不有古本，何由窥其全豹乎。此可珍者一也。温暑、燥湿、霍乱各篇，义精而法纯，辞约而意赅。凡通行本之佚文，皆有仲景之心法，通杂病之治，即以穷伤寒之变。其可珍者二也。通行本于大青龙汤症，一则曰治伤寒脉浮缓，再则曰治中风脉浮紧，致注家望文生义，自作聪明，谓大青龙治伤寒见风脉，中风见寒脉。今得古本，而通行本之讹误，不攻自破，注家之牵强附会，亦不及识者一笑矣。此可珍者三也。至于服桂枝汤，大汗出脉洪大者，通行本谓与桂枝汤如前法，而古本则曰与白虎汤。"太阳病发热恶寒，热多寒少，若脉微弱者，此无阳也，不可发汗"，通行本谓宜桂枝二越婢一汤，而古本则宜桂枝二越婢一汤云云，乃在热多寒少句下，而无阳不可发汗，则曰宜当归四逆汤也。"伤寒六七日大下后，寸脉沉而迟，手足厥冷，下部脉不至，咽喉不利，唾脓血，泄利不止，为难治"，通行本谓麻黄升麻汤主之，而古本则曰宜人参附子干姜阿胶半夏柏叶汤主之，不差复以鹿茸附子人参干姜汤救之，此条之后，即为麻黄升麻汤证，谓"伤寒四五日，腹中痛，若转气下趋少腹者，此欲自利也，麻黄升麻汤主之"。霍乱篇曰"病发热，头痛，身疼恶寒吐利者，此属何病"，通行本答曰"此为霍乱。霍乱自吐下，又利止，复更发热也"，而古本则答曰"此非霍乱。霍乱自吐下，今恶寒身疼，复更发热，故知非霍乱也"。如此种种，片羽吉光，不胜枚举，则古本之可珍可贵，盖可具见矣。余治伤寒二十余年，曾著有《伤寒心解》十卷，并制有《伤寒图表》，自谓颇有一得之愚。今得古本《伤寒》，不禁嗒焉自失，因叹前乎此者，皆望道而未之见也。爰亟录佚文及订误诸条，别为一集，名曰《伤寒汲古》，计分三卷，共佚文一百六十五条，订误七十九条，佚方八十有八，将付印以公之于世，俾吾侪同志，并得先睹为快焉，癸酉秋月，鄞县周利川岐隐序于四明怡怡书屋。

附录浏阳刘仲迈校雠古本伤寒凡例：

一、按古本《伤寒杂病论》十六卷，自晋太医令王叔和搜采旧论遗文时已散佚。今所刊行，为张传秘本十六卷，首尾完备，仍复旧观。兹沿写本旧名，曰"古本伤寒杂病论"。

二、世传《伤寒论》，以宋林亿校本为最古，故据林本为通行本。其余笺疏各家，擅有更变删削，益乱旧观，悉不引据。

三、凡古本经文全条，为通行本之所无者，注"通行本佚"四字于各条之下。

四、凡古本经文一句或一字，为通行本所无者，注"通行本缺"四字于各该字句之下，以清眉目。

五、凡古本经文，较通行本字句不通之处，以古本正通行本之误。所改之名曰"订正"，所加之字曰"增"，所减之字曰"删"。每篇之后，各总其数曰计订正若干字，增若干字，删若干字。一卷有数篇者，更综计全卷各篇之数，附于卷后。

六、有全条字句，古本为通行本所错乱者，随字句注明外，并低格录通行本条文于后，以便对勘。

现存主要版本及馆藏地：

1. 1933 年四明怡怡书屋铅印本，北京中医药大学图书馆；
2. 抄本，复旦大学图书馆。

《伤寒论纲要》　　　　　　　　　　　　　　　1932　存

朱阜山撰

现存主要版本及馆藏地：

1932 年中国医药学社铅印本，北京中医药大学图书馆。

《伤寒全书》　　　　　　　　　　　　　　　　1932　存

邓源和编

现存主要版本及馆藏地：

1932 年上海新医编译社铅印本，兰州大学图书馆医学馆。

《伤寒心法》十五卷　　　　　　　　　　　　　1932　存

陈绍勋（云门）著

现存主要版本及馆藏地：

1932 年石印本，北京中医药大学图书馆。

《增订条注伤寒心法》八卷　　　　　　　　　　1932　存

陈绍勋（云门）编注

周禄元序曰：世称"医为小道，不过耳食"，韩退之、朱晦庵之说耳。其流弊遂至于士君子果耻言医，而凡民夭寿强弱之枋，竟委诸市井之略识之无者。于是医技斯贱且夥，而生人斯费矣。悲夫！是谁之过欤？士君子立言动关社会，可不慎乎？夫医，昔在黄帝，讲明属乎君相，降及有周，职官列于冢宰，岂非以其玄通造化技也而原本于道，事关人命艺也而隐重乎刑。故非圣哲莫能发明，非俊秀无以传述，果小道也欤哉？吾师云门先生，幼承家学，名列黉宫，以两赴秋闱皆报罢，乃感范文正"不为良相，当为良医"之言，遂就医道。其学渊源于前清太医院，故凭脉辨证处方迥异庸流，而初临证即起周姓垂危之风温人、生但氏已僵之痰厥等险证，于是名大噪而从学者日众。马先生既悲医学之不讲也，人命之如营也，又恐论旨渊深，医者不易入门，乃采用宋许氏叔微之《百证歌》、清御纂《医宗金鉴》之《伤寒心法》，补遗订误，编为歌括。初名《普济医学堂教科书》，次更定为《增订条注伤寒心法》。词虽开门见山，旨则于论则尽符节合也。属者守之，得以临证处方而不惑；贤者玩焉，于是由港达海而可诣。是乃先生医病不如医医之志也，岂第为为门人说法而已耶？已而受聘于通江、巴州、渝内江等处，讲授之余，又将《伤寒论》原文逐条详注，类列各证歌括之次，至是稿经数易而定矣。乃若谈理必有物，非徒空言生克者可比，旁引以证经，亦与但重死质者不同，是又先生之所独到者也。虽然乃积世余年之专精学问，详审经验，乃此此岂易言哉？盖先生自业医以往，即束阁文学儒术之篇，一唯寝馈于医籍，今老矣犹日持手一册，夜分乃休，寒暑不辍，精专为何如哉？吾愿同门以读是书者，皆于同中之异认定经界，异中之同留心表里虚实、阴阳水火及错杂往复等，则仲景之门不难入矣，而又能学先生之专而精也。于医乎何有不然？医道自大，而人自小之，以下侪于市井庸流，人谓之小道也，亦宜即谓之民贼也，尤当不识世之知医之为医者，谓吾言何。元于斯道浅尝者耳，从事先生有年，幸聆绪余。适会四次付印，谨述所知，以为读者导。中华民国二十一年夏六月既望岳池门生周禄元谨序。

陈绍勋自叙曰：余少承庭训，游艺文学，两赴棘闱不就，知以儒术济世非吾命也，乃从合州周先生可全讲医。先生受术于同里姜氏大燿，大燿别号一回，以其一诊愈病，故邑人称之云初姜之旅。有令浙江者，大燿氏从而游，因得受术于浙故太医院七年焉。

余既卒业，亲串求诊。以初临证，而病又多被误治变逆，凡医不能措手者，私心亦未尝不惴惴也。然以师法往，卒十救七八，始信济人之道果在此而不必在彼也。于是昔者文学及门与戚里俊秀及市医之知内省者，往往从余问道矣。

窃以医之一技，后汉张仲氏之《伤寒论》，上之而括《内》《难》之精，次之而为方书之祖，实事求是。则以六经临百病，譬如匠人之规矩，陶人之型范，舍是以言医，犹偭规矩以求方圆，弃型范而为簠簋，不衰则凹，不死则痼，恶可哉？然而医理密致，汉文深奥，读之者即术有师傅，文有根柢，犹苦诘诎难解，不能一贯以通。三十年来遍涉古今注家，瑕瑜互见，且多不免况下焉者乎，亦何异于世医动称是仅专论《伤寒》，而不知斯乃百病之权衡，其置焉不顾也固宜。至于《灵》《素》之为医经，其文愈古而意愈深，《金匮》之论杂病，其辞益简而绪益繁，更无论矣，且门之不入，堂于何升哉？

余即悲医术之艰深如彼，又虑学者之难窥如此，不以一得之愚，遂怀灵蛇之珠，辄为及门诸子开一方便法门。仿宋人歌括以便记悟之意，采用许学士《伤寒百证歌》《金鉴·伤寒心法》等，于其略者详之，阙者补之，谬者订之，晦者显之，既期符合论旨，而于同中见异、异中伏同等分介处尤三致意焉，洵为入门之惟一阶级也。苟不以其近而忽，诸将之滥熟胸中已可临证矣。又能详说《金匮》《内》《难》，则六经之正变尽审，而权衡悉在我矣。再阅魏晋而唐而宋以来各家之编，甫能定去取而极时变也。不然医学迷楼入门之未能，辄侈谈其术，不犹宫墙外望而曰，我已知宗庙之美矣。岂值识者一噱，学者勉哉。

是固足以辨表里虚实、寒热水火矣，然病有繁复诎诘者，又非韵文所能详尽，且学者于讲课时不无听焉，弗憭记焉，弗悉之弊，故又将《伤寒论》原文随证类引于歌括之后，并详加注按。而其注虽未标明引自谁氏，实概简摭古今医家之吻合论旨者，余所发明大氐亦十二三耳。其旁引欧西医说者，不过借以证明藏府经络之形质，而破元人虚拘之谬见，无谓郢市燕说也。此又深造者之梯航，练习者之椎砧钦。颜之曰"增订条注伤寒心法"，实则余廿余年来讲授之第一种教科书也。

夫医，活人术也，愿业斯道者皆顾名思义，先从事于斯编，以正其经界，以明其同异，审方药之性，量别去取以参合，而更考虑乎时会之气候，世运之升降，病者之强弱，然后处方施治，庶几病者死于病而不死于医斯可矣。此又余编注之意也，学者勉乎哉。

余之所编虽未敢云尽是然，为岐轩之正轨则堪自信矣。世界医学明达有能以其所得正我之失固所愿也，若曰古法不宜于今，抑以西医迥胜乎中，是又立诸国医门外者，吾亦不敢就而与之言矣。中华民国二十一年夏长至日绍勋叙于江北鱼嘴镇医学传习所。

现存主要版本及馆藏地：

1. 1932年四川省江北县鱼镇里医学传习所石印本，北京中医药大学图书馆；

2. 1932、1942年邻水县国医讲习所石印本，首都医科大学图书馆；

3. 宏文石印局石印本，河北医科大学图书馆。

《伤寒百十三方证药略解》 又名《伤寒百十三方注解》　　1932　存

于有五编

绪言：《伤寒论》一书，中医奉为圣经，西医引为参考，诚一有价值之书也。余尝取以熟读，加以精思，觉其中之论证处方，虽根据古圣人之传授与古遗方之经验，而其大而化之、神而明之之处，非物格而后知至者，何能至此耶？其论三阴三阳也，无非指人之用能与体质，而分寒热虚实与表里邪正而言也。用能消失，属热属实，属表属邪，三阳之病也。用药以恢复其用能，而病自愈。体质损伤，属寒属虚，属里属正，三阴之病也。用药以健全其体质，病亦自愈。果能大用外腓，真体内充，则阴阳俱无病矣。观其临床之际，见有此证，即用此方，如用此方，即用此药，因病下药，药必对证，丝丝入扣，毫厘莫爽也。若不了解生理之构造，病理之起因，又焉有此明确之诊断、妥善之处方与用药耶？其论证既莫不根据生理、病理而予以明确之诊断，其用药又莫不视组织中应有之成分何者太过、何者不及，取药物之成分，加适当之配合，以补益之或分解之，务使中和而后已。虽当时无科学之名，而考其实际，与今日之科学，则有若合符节焉。故吾谓《伤寒论》一书，诚一有价值之书也。谓为生理学可，谓为病理学亦可，谓为诊断学可，谓为方剂学亦无不可。惜遗稿残缺不全，后世注家多所搀杂及附会，令人怀疑之处在所不免也。兹将书中一百一十三方，及其主治之证，与所用之药，逐条列后，并参考各家，附以简明之解释焉。如遇各家缺疑及含糊之处，管见所及，亦不敢私也。

现存主要版本及馆藏地：

1. 民国铅印本，中国中医科学院图书馆；
2. 染素斋抄本，成都中医药大学图书馆。

《伤寒证治述要》　　　　　　　　　　1932　存

陈邦镇编

黄嗣艾序曰：阴阳二气之周流于天地间，畅其神化之用，以乘日月往来之陈迹、寒暑递代之经由，而后氤氲之以成万物，此固乃千岁可承衍之者。然其中晦明或有所舛错，冷热或有所佛逆，以及夫水旱风雨、日月薄蚀、山崩地震，一切妖孽之为异，庸遽在二气之自失其宰乎？毋亦谓常变相为倚伏，非能知消息自然之序，而随为之准酌，有莫之补偏救弊者。故圣人之赞育立极，《易》且有"穷则变，变则通"之说也。已世之为医，功亦彰。夫补救阴阳二气之偏弊，而万物之最灵贵者曰人，咸赖之以利生耳。举凡芸芸滋众，惟饮食男女为一生，涸精戕性之原，而又鲜垣方视见者为之先，几致戒迨。既真元内烁，邪袭环乘五藏六府之微芒，靡可扞四时五行之乖厉。浸焉而疾在腠理，浸焉而疾在血脉，浸焉而疾在肠胃，浸焉而疾在骨髓，虽俞跗亦未如之何已。即或营卫自慎，诊视方殷，而悬壶之庸陋者多，更每墟拘墨守，奋一呷之药，遂暴蹶不兴。噫！悲矣哉！盖偏弊之气，所以感之为病者，初不越乎中风、伤寒、湿温、热病、温病。著之于《难经》，析之于仲圣，而统谓之"伤寒"。其投剂之途，亦不越乎发解和攻救五者。如古今号为医家王肯堂、徐灵胎、黄元御、曾香田辈，皆竞竞分条探源，必知患之所自，理明而法宜，触手以起，洵莫胜书。若昧于天时、水土、气候之参差，暨其人之性质趋向，则仅恃诊脉以立方，悍然罔问端委。挟《伤寒浅注》，几且妄用辛味，激发颠狂，使后之人反归狱于仲圣。并谬言桂枝、芍药为大补阴阳之秘品，即王叔和"桂枝下咽，阳盛则毙"之语，亦未曾闻。夫岂得曰补救之两穷欤？不善于通而已矣！然则阴阳二气之周流于天地间者，适有待于医之助其神化，而有以转变为常。乃医也，滞泥来临，拨应因输，务偏其所偏、弊其所弊而不已。是又奚符彼天地生人之心欤？世之无年及中寿也，何惑之有？况症象变更，旦夕迥殊，时而发，时而解，时而和，时而攻，时而救，弗能忽也。伤寒与伤风相似，中热与中暑相似，顾曰治病定症主乎诊脉，而扁鹊之特以诊脉为名，究未可不信。症结之明，亟先望闻与问也。唯厥弗急，俶免迂塞，彼草菅人命者，邦有恒刑。谁无父母，谁无妻子，是而可忍孰不忍乎？同学鄂城陈君宜生为医，服膺仲圣之遗言，间复博综诸家之心得，慨然撰《伤寒证治述要》一书。知夫阴阳二气周流于天地间，常变相为倚伏，将补救其偏弊，必待参消息以求通感之，于人之与时调节，一一审证，期期于服汤复，故能生死人。语不云乎："不得为相，起为良医。"陈君其有领悟夫易说乎！乃亦赞育立极之初步。陈君学道日笃，世犹引重，恐有待畅天地间神化之用者，在其勉兹小试也。欤哉！读竟，敢书所见闻以归之。岁在玄默涒滩孟夏之月汉阳黄嗣艾。

现存主要版本及馆藏地：

1932年武昌永盛印书馆铅印本，国家图书馆。

《伤寒三字经》　　　　　　　　　　　　　　1932　存

刘懋勋编

黄汝梅序曰： 医学之作，由来尚矣。自仲景立《伤寒论》，名流著述浩如瀚海，初学无以从门津。比之童蒙入塾，非赖王伯厚先生著《三字经》，则难于口诵心惟，业医者亦赖孝廉陈修园之《三字经》也。陈于公余著书凡十余种，独《三字经》自简而赅，俾学者易于入门，究莫若《伤寒浅注》之剖判六经，尤能批郄导窍也。但所注虽曰浅，而实非浅，非具有学识者，方能领悟。余尝欲取其编《三字经》之义而仿效之，不谓竟有先得我心者。庚申季冬，吾友刘君允德，家学渊源，复嗜古书，所撰《伤寒三字经》见示。余受而读之，窃喜其能将各经之旨，条分缕韵而编之，令阅者开卷了然，且便记诵，询足为寻路者指引迷途。由此升堂入室，其有裨于医道，岂浅鲜哉！因撰管而为之序。石阳清溪居士黄汝梅逸壶氏撰。

刘懋勋自序曰： 嗟乎！医之为道，至难言矣！不通仲景《伤寒》

书，不足以言医；通其书不得其要旨，亦不足以言医。夫《伤寒》一书，天苍地符，为众法宗，为群方祖，本不易通也。虽三百九十七法，屡经历代名贤，依法条析，阐发神明，而学者犹若。其文义浩渺，难以精研，且反为尘羹土饭。莫若于用医道，晦黑不振已久，其能通之者盖亦寡矣。余初举业即涉猎于《伤寒》诸书，辄掩卷叹曰："仲景之书，何其扞格难通也！"自是处前，忘行前遗。俨乎其前思，茫乎其前迷。二十余年来，靡刻不以此为萦萦焉。后得吾赣喻嘉言先生《尚论》诸编，又复广求《伤寒》秘本反复研究，参互考订。久之，忽有了悟，始觉仲景之微言大论，无一不足为后世之梯航。于是殚精竭虑，旁搜百家之精善，录而成帙，命曰《医学精善》。并将伤寒之要旨，分经而韵编之，另成一册，藏之箧中历有年矣。民国丁巳岁，高安家先生谦吉君，编有医书多种，将梓行世。振铎于临族澧水，往来晋接，数载盘桓，每于医学常相讨论。因出稿商之，先生曰："《精善》一书，采集固为美矣。然诸名家书所载，美不胜收，此尚可缓图。所韵《伤寒三字经》实补前人所未备，盖详为引注，先付剞劂，俾初学者得有捷径，不致有茫然无津涯之叹。嘉惠后学，岂浅鲜哉！"余闻而歉然，惭皇然谢先生悉悉，盖坚不得已将原稿重加考订，梓以问世。固知学浅才疏，尚未窥《灵枢》《难经》之万一，区区陋词敢云尽善。深愿同志，寻瑕索瘢，攻余之短，鄙人当有荣施焉。时维中华民国九年，岁在庚申季秋月吉旦，石阳刘懋勋允德氏自识于幢衍之最乐轩。

编辑大意：童子入学，塾师先授以《三字经》者，原欲其便于记诵，并识古今之大要也。学医亦然。盖方书汗牛充栋，设入门时先授何书，如大海茫茫，错认罗经半字，便入牛鬼蛇神之域，此陈修园先生《医学三字经》之所由作也。第从医之流源叙起，次及杂症。而于六经诸病，寥寥数语，略而未详。余不揣固陋，特增补之。学者先学陈氏，原本次及此编，则于病症治法，自无遗漏矣。

此编次序悉本陈修园《伤寒医诀》，而其注释大半仍采仲景《伤寒论》原文，并参以诸家之说，亦述而不作之意。虽体例简单，而仲景三百九十七法、一百一十二方，无不包括其中。学者从兹入门，临症自有所据。

历代时方，每方之下必逐详主治印定眼目，遂起后人议方不议病之风。殊不知古人制方非为一病而设，观于仲景法倍于方可悟矣。兹编所选诸方不载主治者，所以尊古也。

　　仲景一百一十二方本伊圣之经方，其方最古，取效极神。后人因其分量太重，畏不敢用，兹遵取陈氏折中分量，以便时宜。

　　现存主要版本及馆藏地：

　　1932年上海千顷堂书局石印本，国家图书馆。

《伤寒原旨》　　　　　　　　　　　　　　　1933　存

　　何仲皋（汝燮）编注

　　何仲皋自叙曰： 昔子舆氏有言曰：天下之言性也，则故而已矣。故者，以利为本，余谓解经亦然。《伤寒》一书，其理深邃，其文奥衍，其脉络之相贯，节次前后，句法上下，则如天之有星辰躔度，地之有山川源委。苟求其故，仲景之书，仲景自有注释。其易解者固解，其不易解者亦解，且一解而无不解，即所谓利也。虽然，岂易言哉？禹之行水，行所无事，而其先之探险穷源，已竭舟车辐檩之力，三江九河，乃得迤逦而归于海。《伤寒》之理，本于《灵》《素》，与《金匮》互相发明。苟非于歧黄之学，素有究心，于仲景全书，深知窾窍，则虽欲解之，而亦不可得。自汉迄今，阅数千余载，注《伤寒》者，凡数十辈。其不堪屈指者无论矣，他如徐氏、柯氏、喻氏、黄氏，罔不名著一时，独割裂《伤寒》原文，以病证方治分类，虽欲比例而观，已知其昧于本旨。盖《伤寒》一书，如人之一体，耳目手足，自相连属。如割一臂以示人曰，此某人之臂也，其孰从而辨之。故其注有支离者，有简略者，有勉强而附会者，皆不足以羽翼圣经，启迪后进。至依经作注不敢自行编辑，妄为改易者，则有钱塘张氏之《集注》、长乐陈氏之《浅注》，其识较高于数子，然其学术少薄。陈氏之注，肤浅中多扭捏，于本旨仅得其一；张氏之注，平正中多朦混，于本旨仅得其三。医学乃救世之实筏，伤寒即医学之金针。中国地大物博，以数千年数十辈，而犹然长夜，亦大可慨也。余不敏，酷好医学，初读《伤寒》，多不了了，虽废寝食以思不能解。其后复检《内经》《金匮》，读之十余年，始觉《伤寒》一书，文皆有义，言皆有意。凡前此之不了了者，乃洞悉微芒，如悬巨烛于广庭。然后叹仲景之书，固非浅尝者所能窥也。丙午岁，各学林立，余倡办医学，又与诸生研究《伤寒》。于授课余闲，因将讲录撰作注解，或证以《内经》，或证以《金匮》，或证以本经之前后文义，务使其中奥义，昭然若揭。书成凡四十卷，名曰"伤寒原旨"。然圣经之理，广大精微，有限之心思，必不能尽无穷之义蕴。此书虽成，不过以蠡测海，后之视今，亦犹今之视昔。苟精斯道者，有心得而不秘，更使圣经本旨，灿若日星，则又余之馨香而拜者也。中华民国七年岁官戊午仲夏四川中医学校校长仲皋何汝夔谨识。

  伍生辉叙曰：仲皋先生，蜀之名士也。余历任四川州郡，尝观风成都，见其文思静谧，每一题必发前人所未发，窃契之。采芹后，常置酒招饮，始知并长于医学。于是家人有恙，辄延诊视，罔不立起沉疴。先生事尊翁永常公暨母氏李太夫人至孝，余尝亲造其门，见其慈孝一堂——尊翁皓首怡颜，温文恭谨，太夫人勤纺织，亦和蔼可亲——更钦佩焉。每以必掇巍科相期许，乃中东战事和后，遂停制科。先生于是锐心歧黄，以范文正良相医自勉，创立医校，以饷饲生徒。尝著医书数十种，皆足以羽翼圣经，启迪后进。其中《伤寒原旨》四十卷，尤能阐先哲之秘奥，为医学之大观。余之于医，虽未深造其诣，然于各家著作，亦略有究心。《伤寒》注释凡数十家，不浅索，即支离，随文敷衍者有之，强经就解者有之。今先生此书，能以经解经，不于本义之外妄逞博议，凡本义之所包括者，罔不阐发殆尽，洞达本源。以其注释，按之于经，无一字不清真，无一语不奥衍，故愈读而味愈长。以他注相较，如于暗室之中，忽见光风霁月之宇。《伤寒》虽三百九十七法，一百一十三方，既得先生阐发，已不啻千百法千百方矣。世有谓仲景《伤寒》未能完备者，岂未完备哉，亦不善读其书，未知其包孕之无穷也。嗟乎！仲景之书，数千百年始见天日，何人才之难得如此。方今各国竞欧西医学，日异一日。《伤寒》为中医之宝筏，天或者特生先生以阐其微欤？但高坚之学，钻仰维艰，先生独能批穴如是，导窍如是，俨如仲景复生，亲为指点，谓先生为仲景之后身亦可也。余尝以此书遍视诸友，莫不叹曰：先生虽一介士乎，千载而后，必尚有斯人，我辈特蜉蝣耳。民国以来，余亦欲精其业，拟与先生请业，先生坚不受，赘然而亲奉教言，其获益于先生者已多矣。今常读先生此书，以消余闲，特为之序，以表其欣慕云。中华民国三年孟秋介康伍生辉谨序。

曹肇修叙曰：医人之术古矣。孔孟之道，无非医国；医民之道，灵素之书。犹是修性修命之书，医岂易言哉？溯自轩歧以来，汉张长沙千古一人，著《伤寒杂证方论》，不啻圣人作经，独标正旨。吾谓不读《金匮玉函》者，门外汉也。厥后代有传人，晋太医令王叔和，附以己意，编次淆乱。述者之明，究不及作者之圣。注经而经晦，改经而经亡，前人非之，不得为仲景功臣也，明矣。其他如晋之葛稚川，唐之孙思邈，金元之四大家，大都得其偏而未得其全，弗能汇通一贯。至大明前清，如徐、柯、喻、黄、陈、张诸大名家，医学极备，非不以术名。然管窥蠡测，自居仲景之徒，抑或别开生面，法多不经，胥未能媲美前人。嗟夫！古籍云亡，经口授者，半多篇目差错，幸赖有三百九十七法，一百一十三方，犹得宣扬妙义，仰溯渊源，以流传于不替。夫书须读生平未见之书，著书宜注古人未发之旨，不能如高蜜郑氏、成都两司马氏，徒欲以考据词章之末附于人之后，不自谅矣。然前人之负其名以去者，必有所学也。汉贾生之言曰：至人不居朝廷，必隐于医。范文正公云：不为良相，当为良医。其言与之相似，则医之为医艺也，而可通于道矣。若邑名孝廉何君仲皋，博通经史，殆深于古者，不仅以医名，即以医论，亦我国医界中第一伟人。试取以前之注医书者，一一与之互相比较，则无一可与何氏书相颉颃，此诚空前之巨著矣。吾知后世学医之士，欲推医学界改良巨子，舍何君其谁与归？余平生困于场屋，昔研究医学有年，偶窥一斑，未鸣一得。十数年前，已仰慕何君，未曾晋谒。壬戌夏五月，同人等组织一群善医馆，亟望先生莅馆救治，藉资圭臬。一日偕同人直造先生之庐，一言投契，得阅先生所作《伤寒原旨》，乃请归而读之。盖以经诂经，不溢仲景一词，如获至实。遍示本馆诸老之深于医者，皆曰其书必传。爰志数语于简，以鸣钦佩之意云尔。中华民国十一年壬戌闰端阳日成都七十四叟曹肇修仙九暨群善医同人等同拜序。

杨祖唐叙曰：予尝谓医至仲景而丕显，亦至仲景而转晦，何也？仲景书言简意深，包罗万象，非浅尝彻止者所能窥其涯涘，亦非谫陋无文者所能知其端倪。故世之业医者，惟从事方书，侈谈师授，束古圣之书于高阁，不细加研究，此医道之所以一落千丈。如吾国文字学，一代逊一代也。生人转以杀人，寿世反以祸世，良堪浩叹。慈溪柯氏，旁门歧路，莫知适从。又云，能言拒杨墨者，圣人之徒也。杨墨之道不熄，孔子之道不著；诸家异端之邪说不明，歧伯仲景之圣教不行。伟哉斯言！洵不愧为医宗金鉴！简阳何仲皋先生，以经世名儒，操活人事业。深知医自唐宋后，异说纷歧，著述之多，几于汗牛充栋。即注《伤寒》者，亦不下数十家。然多驳杂不纯，各私其学，是非混淆，已失仲圣精义。爰举仲景伤寒原旨，逐条详为注解。每证以本经之前后文义，并援《内经》《金匮》互相发明，循流溯源，探骊得珠，诚超出古今之注《伤寒》者万万。当今欧风亚雨，相逼而来，肤浅西医，亦盛行于吾国，而盲从无识者，又舍父忘母，崇拜外人。噫嘻！医学荒芜，至于此极，孰知仲景高深之理，精微之论哉？仲皋先生此注，真渡世之实筏，指迷之金针也。每读一过，钦佩无量，世有知医者，当不可汉斯言。大中华民国二十三年岁次甲戌季夏，古遂州蜀尧杨祖唐拜序于先忧后药轩。

凡例：此编发明《伤寒》原旨，全书皆依原经次第，逐条注解，不更行编辑，以致参混。

此编注解，以串讲出之，取其于节中病证无所遗漏，解则但解其中之精义，故于病证不必悉举。

此编注解，以其义详尽为宗旨。有一义而前后各节皆宜发明者，则并发明于前后各简，以便互证。如太阳篇"发汗后，腹胀满"二节，与阳明篇"胃家实"二节是也。

此编注解，重在以经解经，所有引证，皆不出《内》《难》《金匮》《神农本草》及本论前后各节文义，其他诸书，概不阑入。

此编引本论前后各节作证，有标明第若干节者，皆依全经之次第，不以一经而各分其次第也。

此编引本节之前后数节以证其义者，其在本节之上下一节则谓上下节，余皆以前后节名之。

此编方义，凡于前节已曾注解明晰者，后节不赘。

古今录两轻重不同，兹编录两仍依原本，以存古制。选方用药，须因其病而轻重之，不可泥古以致误也。

现存主要版本及馆藏地：

1933年四川高等国医学校铅印本，中国中医科学院图书馆，北京中医药大学图书馆。

《伤寒条辨》 1933 存

费通甫撰

蔡济平序曰：费君通甫，抱陆范活人之愿，便为良医，读岐黄最古之书，以通今学、悬壶海上，历有岁年，十全为上，声名籍甚，犹复覃思述作，下笔不休，含英咀华，探赜索隐，本其心得，以叶嘤求，近顷以所著《伤寒条辨》见示，余受而读之，知其服膺医圣者至，而于伤寒一书，遂能极深而研几也。综其恉要，厥有三端，其一，《伤寒论》不难读，《伤寒论》之章节条次，实难分晰，若不纲举目张，详为考订，诚有童年肄习，白首无成之概，是编以贯珠集为编纂之大纲，而复分门别类，例如大阳表病之三承气白虎，及可下不可下，阳明经病等，凡五苓散、桃仁、承气、抵当、大小陷胸、各泻心等法，阳明府病之三承气、白虎及可下不可下，阳明经病等，凡汗吐下解救逆诸法，靡不各从其类，乃一篇之次第，而病因病理病名治法，皆有线可索，一目了然。其二，首经文，次章节之按语，次字句说明，次全节论解，乃逐条诠解之大法，若论中辨证切脉，处方用药，均求其切合实用，而不敢剽袭前人之说。其三，是编对于前人所未阐明者，例如桂枝之调和营卫，越婢汤节之无阳也不可发汗，而用麻桂法、麻杏石甘之辛凉开肺，表里未解，或汗下战汗而解之证，阳明篇白虎加人参解。少阳篇小柴胡用参解，三阴篇见证之异同，汗下温清之法，他如浮沉促结弦紧芤革洪大滑数微迟细小诸脉，或脉同而证异，或一病而数脉，或推演受病之理，或为用药之准则等，皆明体达用，详为譬喻，虽不习医者，读之亦能了解。本此三端，旁通百虑，可谓滴滴归源，途途是道者矣。夫《伤寒论》，一诊病实用之书也。表里、阴阳、寒热、实之病，汗、下、吐解，温凉清补诸法，纲提有要，详载无遗，所患不善读者，或侈谈玄理，或拘泥经方，转使后学迷惑，不得其门而入，又或拘墟而不能应用，是犹刻舟求剑，还珠买椟，良堪叹惜。今是编之出，足以矫群失而衷壹是，学者引申触类，沿波讨源，则辨证用药，病无不治，嘉惠医林，非浅鲜矣，是为序。中华民国二十有二年九月吴兴蔡济平拜撰。

傅然雍序曰：读书所以明理，读医书尤贵明理。今人读《伤寒论》一二月，即曰：吾能诵法仲景，其有注伤寒论，至不可解处，即曰：此叔和所误。岂真能明理而得仲景之心传者耶。闻之庖丁，目无全牛，吾谓读古人书亦然，初则研其微旨，继则明其大义，终则前后融会，脉络贯通，而目无全书，然后出其所学，脏腑可语，奥穷暴露，而目无全病，是故仲景书，虽读之十年可也，其不可解处，神会之可也。所谓贵明理者是也。武进费君通甫，受业于丁先生甘仁，既获其衣钵，复致力于仲景之学，尝谓仲景之书，非细心体味，不能知其玄妙、凡数易寒暑，左右逢源，乃撰《伤寒条辨》一书曰：条辨者，逐条细辨，参伍观变，深有恶于断章取义，望文生训之弊也，故其编制，以证为纲，类列以资比较，其注释，先述提要，再求论解说明，不拘泥于章句，不墨守乎成规，与柯钧伯之《伤寒论注》，尤在泾之《伤寒贯珠》，盖俱胸有成竹，别出机杼，非明理而得仲景之心传者，乌乎能哉。雍言幼读仲景书，惭未得其要害。今马齿徒增，学益荒废，得费君新著，不禁心往久之云。民国第一癸酉七月朔日大仓傅然雍言敬序。

郭柏良序曰：汉长沙守南阳张仲景，受术于同郡张伯祖，时人已誉其识，用精微，过其师，才重许洛，文高杨预。而陈寿《三国志》，王隐《晋书》，遣此不录，将谓仲景事何颛，依刘表，交王粲，所与游者，皆名士。疑其言行可称者众，不徒以医术著者耶。抱朴谓：其能穿胸以纳赤饼，以与淳于能解颅以理脑。元化能刳腹以湔胃，其绝技之相类，不见于所著之书，复不为其徒杜度、卫汛之所传。千七百年来所流传者，仅此三百九十七法，一百一十三方之《伤寒论》，与《金匮要略》三卷而已，而《伤寒论》尤为天苞地苻，群方所宗，当世兆民，赖以生全，贻诸万代，日月同光，乃后之读者，不察大意，补缀编次，颠倒篇章，令学者画蛇添足，买椟还珠，煌煌圣言，千古无色，前贤徐灵胎云：仲景《伤寒论》，编次者不下数十家，聚讼纷纭，不知作书之旨，观仲景序所述，乃为庸医误治而设，所以正治之法，一经不过三四条，余皆救误之法，故其文变动不居，读之者皆设想悬拟，则无往而不得其义。又云：病变万端，传经无定，古人因病以施方，无编方以待病，洵至言也，考《伤寒论》，自成注后，如：李东垣略举治法，朱丹溪仅摘疑问，迨明季方中行著《伤寒条辨》八卷，清初喻嘉言广方氏未发之旨，著尚论篇五卷，程郊倩仿二书意，著《后条辨》八卷。今费君通甫，出示其所著《伤寒条辨》八卷，分别章节，一目了然，解方释药，不袭陈说，上不离乎古，下不悖乎今，与方程两氏之所著，后先颉颃。夫仲景之书，一字不同，则治法迥异，读之者其可忽乎？柏良忝长中国医学院，延费君主讲席，即以是书为教本，受业者都奉为治病之典型，爰乐而为之序。中华民国二十年五月江阴郭柏良。

  余无言序曰：治伤寒难，读《伤寒论》尤难。伤寒一书，古今注者，无虑数十百家，类皆随文训释，是其是而不敢非其非，以是经义乃愈晦。而不知仲圣分六经以论治，亦不过示人以规矩准绳，而实则不愿后人为六经之说所囿也。盖病之来也，有传、有不传、有顺传、有逆传、有越传，有错杂之传。有并病、有合病、有兼病、固不可以定例绳之也，故伤寒论中、于论症审治、处处反复叮咛，曰：某某汤主之，曰：宜某某汤，曰：可与某某汤，曰：不可与也，曰：必自愈等，此间活套，非熟读而深思者，不能辨其病之轻重，治之顺逆也。故吾人读伤寒一书，必当于"主""宜""可与""不可与""必自愈"等之中求之，认清见证，始克有济，否则未见其成也，通甫先生，以医林望族，出其渊源之家学，主讲伤寒于上海中国医学院，余因先生养疴返常，暂作庖代，得睹先生之书，知先生之得于仲景者甚深。如：麻黄汤证，解曰"吾所说之两方，不在风寒上而分者，非两方完全与风寒无涉，亦非桂枝仅治中风，麻黄专解风寒，乃两方对于风寒二症，皆可互治之，其所要者，必须认定见证，既有何证，即用何药，若拘拘于风寒二字，以异其治，则风可侵犯肌腠，寒亦未尝不可内袭，寒病皮表，而风亦可随之以入也"，此等论解，最足启悟后学，可见肌腠皮毛之说，不可胶著，而六经传变之说，亦不可泥矣，总之吾人治疗伤寒，苟见何证，即用何药，讲六经也可，不讲六经也亦可。夫如是也。方可入仲景之室也。初、余之治伤寒学也，于古人注释，未敢宗一家言，是者是之，非者非之，而于今人亦然，如曹颖甫先生，恽铁樵先生，包识生先生，于伤寒皆各有心得，而为余所钦佩者也，今得读先生之书，发明之处，正复不少，仰慕之私，将较曹、恽、包诸先生而上之矣。然余教授之时，除引证前哲之学说外，间引曹、恽、包三家之说以相映证，又或参以余之经验，聊备参考，倘亦先生所乐闻欤，而余亦深敢自信，为先生之功臣，而非先生之罪人也。中华民国念六年五月余无言拜序。

现存主要版本及馆藏地：

1. 1933年上海读者书局铅印本，山西省中医药研究院图书馆；
2. 1937年上海中国医学院铅印本，北京中医药大学图书馆。

编者按：《中国中医古籍总目》记载该书为"《伤寒条辩》"，但实际查北京中医药大学图书馆1937年上海中国医学院馆藏本，其书名为"《伤寒条辨》"，故改。

《伤寒要旨》　　　　　　　　　　　　　　　　　　　　1933　存

何仲皋（汝夔）撰

现存主要版本及馆藏地：

1933年四川高等国医学校铅印本，云南中医学院图书馆。

《二十世纪伤寒论》六卷　　　　　　　　　　　　　　1933　存

附《静坐疗病法》

刘亚农（幼雪）编

陈宝琛序曰：医之为道微矣哉！非邃于古，不足言医；而泥古者，亦非医之至者也。及门刘幼雪，年少治经，有声里党间。患咯血，偃卧床蓐数载，中西名医束手，乃于病中枕籍岐黄，遍尝百草，由中而西，涉猎殆尽，卒能自起沉疴。既入仕途，犹手不释卷逾三十年。平居尝谓《内经》《金匮》《伤寒》等书，学说虽可不朽，汤液多不适用于今日。累上书当事，请设医校，召集人材，厘订教科书。而清末全国中西医学会之设，即其所倡导，用心亦良苦矣！去岁，以所编今世《伤寒论》一书，乞序于余。书中矫正古人之偏见，并阐明其所不及者。侧重时令、地气、人事之推移，而运用其诊断下药之诀，知医及不知医者读之，皆可以恍然。学医之门径与夫受病之根源，是书之成，有功于世，诚匪浅鲜！夫泥古与蔑古之交失，又岂独医乎哉！幼雪盖已知之，而于医发其凡耶。癸酉立冬八十六叟陈宝琛序。

刘亚农自序曰： 汉张机著《伤寒卒病论》，为中医有方案之鼻祖。张，南阳人，为长沙太守。本其拯救乡人经验所得，笔于书以惠人，厥功甚伟。然非谓垂为法典，一成不变，未可因革损益者也。况今去汉且二千年，幅员之广，习尚之殊，体质之厚薄，气候之变迁，迥不相若，何可墨守汉代长沙一隅风土之经验，蹈之袭之，不思通变，以应时求乎？余蕴蓄此见于二十年前，益以历来临诊所得，尤觉编著《二十世纪伤寒论》为当今急务。孟子曰："梓匠轮舆能与人规矩，不能使人巧。"巧者，通变之谓也。同一病也，随人而异治；同一病同一人也，随时而异治。明清以还，名医辈出，诊断不离古法，汤液多所发明，终未闻于张氏《伤寒论》外，引伸增益，纲举目张，堪为指导后学之津梁者。余不揣冒昧，就《伤寒论》中之汤液学说，引而伸之，增而益之。又搜索近代名家著作，适于时用者，裒集成书。而《内经》中察四时、辨五方、审形气诸要旨，更郑重阐明，以飨于世。所望阅者匡其不逮焉！

现存主要版本及馆藏地：

1934年著者铅印本，国家图书馆。

《伤寒病药歌诀》　　　　　　　　　　　　　1934　存

金柏森编

王荫嘉序曰： "伤寒"者，急性流行病之总名也。《内经》曰："人伤于寒，则为病热。"又曰："今夫热病者，皆伤寒之类也。"《难经》亦曰："伤寒有五，有中风，有伤寒，有湿温，有热病，有温病。"湿温、温热既属伤寒，故世代名贤治温热之方莫有违异仲景法。盖仲景《伤寒论》也，范围至广，诸温之病莫不赅焉。固不仅狭义伤寒而已，约言之，有近世鉴定之流行性感冒、支气管炎、肺炎、斑疹伤寒、急性喉炎、回归热、疟疾、卡他性肠炎、急性胃肠炎与真性霍乱及其他热病并发证诸病，岂特肠窒扶斯病哉？其辨证探隐知微，制方神机赞化。病有主证，亦有主方；方有主药，亦重配合。分汗、吐、和、清、下诸法，寒、热、温、凉之方。辨证鉴病，据病撰方，表里先后，上下异治。法虽错综变化，规矩则肃然不紊。师其法，世无疑病；精其术，覆杯取愈。诚医界之圣，万世之师表也！晋唐诸公，笃守师法。金元而降，学说变迁，温热说渐行，医道职是日衰。迨乎胜清之世，叶桂、吴塘辈出，倡说温热与伤寒抗衡，法分三焦异治，药尚轻清平淡，谓可已病，亦可寡过。学术肤浅，深中庸夫心理，故其术大行。仲圣之道由斯湮没而不彰，国医学术乃至萎顿无生气。可慨也！夫顾视东邻汉医，取吾仲圣余绪，日事研究，反乘时崛起，实验成绩远出西医之上。征之吾国医，受西医攻击而岌岌乎垂危者，不啻有霄壤之别。噫！仲景有知，亦有憾焉！今世忧时之士，虑民生之夭折、国粹之将亡，乃以科学整理，重兴仲景学。为近世推重者，陆师渊雷、恽氏铁樵。发皇经义，征之新说，而自成一家言。从游者亦多，并世后艾。今之医界，论复古启新者，多出陆师之门。近数年来，仲景绝学乃得复兴，其功岂浅鲜哉？今有金君柏森者，精内外科，好仲景学，乃博雅明达之士也。悬壶济世已告十余载，与余有医学交。因感《伤寒论》文古义奥，辞简洁朴，绝非初学者可得而卒读，乃著《伤寒病药歌诀》一卷，出以问世。语简义赅，明显阳达，最便初学肄习，乃不可多得之佳本也。书成乞序，余笑曰："仲景学术，余固好之，何乐而不为？"是以为之序。岁在癸未季夏，浙善西塘王荫嘉写于介秀医庐。

宋翼序曰：长沙大论，炳耀千古。其精神之寄托，全在六经之分证论治，原不拘执于伤寒、温热也。盖伤寒、温热，为一时间、空间之假定名词。同一热病，在太阳经未化热之前，虽暑月亦可谓之伤寒；在太阳经已化热之后，虽冬月亦可谓之温热。《经》曰："热病者，皆伤寒之类。"其含义之博，非后世所谓伤寒派、温热派者也。能明辨六经经证，则麻、桂、柴、葛、芩、连、知、膏、硝、黄、参、附，无有发而不中的者。伤寒然，温热亦何独不然！岂复有越出六经证治范围之外，而能以麻、桂、柴、葛，治阳明白虎、承气证；芩、连、知、膏，治少阴白通、四逆证；硝、黄以治三阴虚寒，参、附以治三阳实热者乎？致欧医以肠窒扶斯为正伤寒，余则为副伤寒，此削足就履。在东西医学，原各有其立点在也。金君柏森为余同学，有《伤寒病药歌诀》之辑，以三百九十七法为经，一百一十三方为纬。从此六经经证、汤醴调治，厘然可考，不复为伤寒、温热所惑。是与余有同慨焉！回忆芸窗同研，孜孜矻矻，每有下问于余。固知好学者必有所成，《歌诀》之作犹嚆矢耳。爰为之序。癸未季夏重修南阳医圣祠董事前中央国医馆理事翼庐主人爱人宋翼序于吴门。

金柏森自序曰：《伤寒病药歌诀》何由而作乎？不得已也。盖思医学一道，至深且繁，举凡生理、心理、病理、药理、化学、技术，甚至天时、地理、物理、卫生、数学等等，莫不为其因素，而在其规范。观乎古圣经典，如《灵》《素》《难经》、仲景《伤寒论》《金匮要略》等籍，便知余兹说之非虚语矣。仲景而下，代有名贤，著书立说，盈车累椟，何计其数。初学者，遍读为难，每苦无门可入、无径可循，遂兴望洋之叹。或畏难却步，或稍尝辍止，甚或有不怪己之无攻读之智、肆习之能，反目之以不是，指摘诽谤，任意抹煞，而诩诩然自负为卓见、自以为识者，亦不乏其人。此则余为之千惜而万叹者也！虽然，古今医籍，岂皆尽是无疵？曰：又不然也。如叶氏之《临证指南》、吴氏之《温病条辨》等类，词旨浅薄，药尚轻淡，延误病机，杀人遂无底止，皆不足为学者之教本、医界之善卷，而弃之为得计也。顾书籍、药物之夥，病证无限之多，而我人一生之精力有限，虽属上智，岂能毕读尽晓？中下固无论矣，即如伤寒一端，关系至巨。仲圣明鉴于此，创作《伤寒论》一书，方证具备，寿人济世。历代名医学士，殚精竭力，孜孜不倦，攻之于书册，征之以实验，依经注释，犹不免有相互之不同、错谬之百出。惟可得而为此中之标本者，则为东医山田正珍《伤寒论集成》、丹波元坚《伤寒论述义》，吾国先贤恽铁樵《伤寒辑义按》、曹尹甫《伤寒发微》。而以科学整理，征之以新说者，莫若近贤陆氏渊雷之《伤寒论今释》。然初学读之，犹有莫解其理，而畏难中辍，致趋岐途。此余之《伤寒病药歌诀》之所由作也。且诵阅医书，要在得其精义。而长篇广幅，多诵已告不易，岂能心得已哉？此卷《歌诀》，字简义明，既便多诵，又便易记。且较之以旧说，正之以新学，和之以事实，不尚空谈，专求实是。可为初学读本，亦可为医师实用。所云由作之不得已者即在斯也。但先犹逡巡，不敢出而问世。乃有友人王君荫嘉，好学有文，精内幼科，学识经验，堪称超群，因事驾寓，余以出而示之。其捧读再三曰："六经具备，方证显著，正古启新，发皇圣义。可谓初学之阶梯，暗室之明灯！"此虽过誉之辞，余佞大胆多多矣，乃不揣谫陋，慨然付梓问世。管窥之失，纰漏之处，或有难免。若海内达士、道中同仁，苟以为可教而辱教之，则幸矣！是为序。中华民国三十二年癸未岁四月，浙善西塘金柏森序于一大医庐。

凡例："六经"之名出自《内经》。《内经》为先秦时诸子所作，而伪托于轩岐，为医经之最古者。征之近世解剖学，则几乎莫一而是，于是西医执此为攻击中医之鹄的。吾人则要须知人度世。当《内经》作时，五行家言最为兴盛，一切学术多属理想。斯时科学尚未萌芽，显微镜又未发明，故其学说不无支离附会，六经之说亦其一端。此因时代所限，古人实有不得已之苦衷，在吾人未可一例抹煞也。惟今科学昌明之世，一切学术皆当实事求是，此种玄虚学说理宜屏废，而后可入科学正轨。恐读者疑怪，故特表而出之。

仲景《伤寒论》之六经用义，与《内经》之六经，名同实异。《内经》是实指经脉，仲景则假以为六种不同之证候群之代名词，藉此以别病型阶级，而为汗、吐、和、清、下诸法治疗之标本耳。先贤柯韵柏云："仲景之六经，是经略之经，而非经络之经。"方有执云："六经，犹言界也，亦犹言常也。"中西惟忠云："六经之名，出于《素问》，本是经络之义，而仲景假以分表里之部位，配其脉证，以为之统名也。"山田正珍云："《伤寒论》六经之目，虽取诸《素问》，非以经络言也，假以表里脉证而已。"余今简捷以解之曰："仲景《伤寒论》之六经，乃分病证为六个阶段之所经也。"本书不尚玄谈，惟求实是，故特辟之。仲景六经之意义既明，则本书所说之六经不言可知。

本书取仲景《伤寒论》为理法，参之西说，征以经验而成。《伤寒论》之胪列六经，首篇为太阳，其次为阳明，而少阳，乃为太阴、少阴、厥阴。本书则次阳明于少阳之后，与《伤寒论》违异，余则同征诸临床实验。三阳顺传，始病太阳，病进为少阳，最进为阳明。至于错综传变，亦绝无阳明传变为少阳之例。本书惟依事实，故互易之。《伤寒论》如是胪列，是否仲景原意，抑王叔和依傍《内经》而臆为之，是皆不可知。此则无关宏旨，可置而勿论，惟恐读者疑异，因揭表之。

本书以《伤寒》各经病理、病变、脉搏、证象、用义、治法、方汤、药名、药性等等逐条，或分述或一贯作成，而尤先以六经病理、主证、主方综立在前，以示最关重要，为治疗之大法，而其后再详述一切。本书不惟为初学读本，亦为医师临床实用。但各说各条之意义、字句，非尽为单独性质，间有相互呼应，更有承上启下、连互关系，读者注意。

本书作成歌诀，每句七言，便于学者诵习。对于字句，力求浅显合理，使一般读者易于懂憬。对于意义，切实畅明，新旧共采，又撰凭今世贤明之学说加以矫正，更按凭自己临床实验之心得加以发明，尤使读者得能彻底通晓。

本书所用各汤药，既在歌诀内说明于前，而又复依次综立于后，以便检用。且载明以市戥秤，大人普通轻重之病证，每日一帖，为标准之各汤药量。并煎服之法，以便实践施用。

本书对于丸剂，仍载以每丸制一料之药量，为多人多日服之量，非指一人一日服之量。其数似较大论原方为少者，非少也，为因计合于现时法定制之市戥秤数故也。盖当时四，大约等于现时一之数。至于本书之度量器，亦为现时之法定制者。其丸法服法，各载明于各本方之后，请读者注意。

现存主要版本及馆藏地：

1934年著者铅印本，南京中医药大学图书馆。

《伤寒论笔记》 1934 存

范念慈编

现存主要版本及馆藏地：

抄本，南京图书馆。

《群经大旨伤寒论》 1934 存

秦伯未（之济、谦斋）编

现存主要版本及馆藏地：

1934年中医指导社铅印本，中国中医科学院图书馆。

《伤寒六经辨证要诀》 1934 存

黄了凡撰

现存主要版本及馆藏地：

1934年梅县同仁药房铅印本，上海中医药大学图书馆。

《伤寒入门》 1934 存

陈景岐撰

现存主要版本及馆藏地：

《中国医药入门丛书》本，国家图书馆，中国中医科学院图书馆。

《伤寒概要》 1934 存

朱志成撰

现存主要版本及馆藏地：

1. 1934、1935年上海新中医研究社铅印本，中国中医科学院图书馆；

2. 《中医各科问答丛书》本（残），上海中医药大学图书馆。

《伤寒杂病论义疏》十六卷　　　　　1934　存

刘世祯（崑湘）撰，刘瑞瀜义疏

刘瑞瀜序曰：《伤寒杂病论》何为而作也？伤古学之支离，忧后世之疾苦而作也。上天眷佑下民，自神农尝草，黄帝传医，民生始有医术。而十口相传，载籍脱简，家技授受，源远而末益漓，加古法惟详针砭，师传矜秘，承习者难。降及秦汉，乃重禁方，汤液之用粗传，诊法之全未备。我先师长沙君，负天禀之聪，秉生知之圣，上穷下际，乘愿示生，著《伤寒杂病论》，以平脉辨证、见病知源为宗，继往开来，垂法万世。其辞简，其义微，理缘物彰，例随文见，举以析疑，似于微茫，正权衡于毫发。若大《易》之包罗万象，微妙难穷；似《春秋》之褒贬一言，高坚莫测。极博闻多识之功，穷格物致知之奥。盖其意非以医病，实以医医。医宗之有长沙，犹吾儒之有孔子。

先师生当汉末，遭时多故，其书传百余年，至晋太医令王叔和，始显于世。乃典午既东，传习已多讹阙，学者抱残守缺，罕通作者之意。下逮唐宋，治《伤寒》者，类如《外传》之例。至元成无己，始为治其章句，然师传久失，纵竭审思明辨之勤，亦但随文演义而已。迨有明方有执起而为《条辨》，清初喻嘉言踵而为《尚论》，各以己意妄为删削，有所弗解，辄归咎于叔和。方、喻以还，笺疏颇盛，终清之世，毋虑数十家。本之不明，道以终晦。

瑞瀜少承庭诰，独好医经，拳拳服膺，实在兹论。寝馈斯学者二十年，泛览百家，废书屡叹：诚见末学纷纭之失，莫窥先圣制作之源！魏晋以前，书阙有间矣，虽欲整齐辨章，其道无由。嗣从宗人崑湘先生，受得先师张公秘本，既启发以昔所尊闻，复因之得受教师氏。同心赏析，刻意研精，幸遇真经，如开宝藏，致曲有得，积义遂多，大旨粗明，微言犹滞。于时第四、五卷，师氏藏之，寒暑十年，乃复相付。瑞瀜弱龄慕道，欣喜胜缘，得与声闻，益动愤发，往复明辨，咨诀心疑，寻波讨源，因指喻月，乃得洞其旨归，厘其章句，始知百家有百家之《伤寒》，而非长沙之《伤寒》也。盖《本论》之晦，使学者钻仰难明者，厥有数端。

其一曰古名之失正也。伤寒有五，为外感之通称，古说相仍，由来旧矣。先师痛宗族之沦亡，因所感以起教，沿袭旧名，随俗易晓。乃以暑温、燥热，证治久佚，后贤高谈古学，虽知《本论》为统治百病之书，尔乃披会论文，未备六气。温暑之治，实有忌于桂麻；燥热之方，难取法于柴葛。既不能详其旨趣，将何以敷畅玄言？于是视《本论》为但明客寒一气之书，而《伤寒杂病论》名存而实亡矣。

其一曰论旨之失真也。先师以"伤寒"古名，本赅六气，"伤寒杂病论"者，犹曰"外感杂病论"云尔。故首《脉法》以示诊要；次《序例》明运气方宜，立伤寒传经正治之法；次则暑湿、燥热、温痉、霍乱，各有专篇；次乃演六经为病，以究病变；而终之以可与不可，申误治之戒而垂医律。凡客邪正病，悉统于伤寒；坏证末传，即兼乎杂病。至夫温发伏气，暑伤气府，湿邪有外内上下之分，燥热析五藏干移之辨，六气中人，各有法度。立诊道一贯之宗，垂料度府藏之法。学者苟能辨外感杂合之诊，权藏气乘行之变，则如执规矩以御方圆，见病知源，奇恒备矣。

其一曰传经之未明也。自轩岐以来，于传经、化热、伏气、病温之理，引而未发。后贤失于论旨，遂于传经之义不能究明。或谓经气传而病气不传，或谓热病传而伤寒不传，乃有别立循经传、越经传、表里传、误下传诸名者，此皆不晓传经、转属、合并之辨。原经气之在身形，犹电之流空，若星之绕日，虽有环周之度，而无轨迹可寻，内有顺接之起止，外具形层之次第。所谓传经病者，伤寒中之一病耳。举万有动象之生，资水火鼓荡之力。故传经之证，由其人内蓄府热，外感严寒，二气相争，速于传命，循经计日，程限无爽。其但伤于寒而无府热之争者，随体秉之异，为合并转属而已，于传经无与也。其他五气之感，各有传变，必无传经之证。且伤寒亦惟中足经者则传，中手经者不传。真宗既绝，群言淆乱。《内经》所举热病，无不曰法当得汗而解。夫壮火灼津，宁堪复汗！乃经文混热病于伤寒，后贤复误伤寒为热病，汗下妄施，冤魂塞路。此非先圣之过，坐流传授受之不明尔！

其一曰脉法之失传也。夫证为共相所同，脉乃气血先见。圣人究物性变化之理，以定藏府血气之诊。综之以四法，明之以象势，析刚柔、滑涩、大小之殊，辨俯仰、升坠、出入之异，于是有举按异相、浮沉异相、间至异相之法，示明堂阙庭、五色五声参伍错综之妙。理则通于玄微，用乃贯以易简。高矣，美矣，蔑以加矣。后贤论脉，因果倒置，责某脉以当主某病，指何病以当见何脉，不达气血之源，惟假印证之助，故有舍脉从证、舍证从脉之疑。效象之故未明，因果之推多误。旁考瀛寰，悉罹此境，夭枉莫救，疾苦何堪。乃以奥理渊源，流传浸失，西医东渐，国学日微。盖道之丧矣，亦时之为也！

其一曰执方而遗法也。府藏经络之在人，各司其用，用或失常而病作焉。故外感有六气杂合之分，内伤分藏府干移之辨。邪客身形，如工施色，青黄化绿，黑朱成紫，病之万变，缘体秉之各殊。故《本论》既示六气正病之方，复演病由体变之例。法因体异，方以证成，散则万殊，理归一贯。方者，法也。先圣举法垂教，导学者以规矩云尔。后贤不通论旨，乃谓古方不足以治今病，于活法一贯之道，慨乎未之能明也。其有执古炫奇，锲舟求剑，或建三纲，或类方治，离体求证，执病有途，乖时同弊，其失均焉。五义不明，触途成滞，兹论难读，有由来矣。

今幸千载绝学，复明于世，虽以瑞瀜之不肖，亦得感通而与有闻焉。遂乃述其师传，次其编简，举其正义，而百家支离之说，学者自能辨之。曲畅旁通，积疑尽释，使作者立论之旨，纲举目张，呫吟之微，条分缕析。而后知或倡治火之谈，或崇脾胃之论，或擅长乎攻伐，或独重乎补养者，皆执一废百之见。下之更离脉证而高谈医易，索之于无极、太极之渺茫，纷岐于补阳、补阴之争论，释尺寸而意短长，废绳墨而起平水，则又医学之乡愿也。瑞瀜自知固陋，恐失论旨，述义成疏，多承师说。崑湘则早亲指授，先我廿年，笃守心传，时贤莫测。瑞瀜秉笔属草，疑义与析，更端违复，不厌十反，恐辜付嘱之重。爰与敬述所闻，以传强学，不敢谓有以接夫道统之传。其诸海内君子，乐于考镜折衷，讲明斯业，则亦无隐乎尔。太岁在柔兆摄提，孟陬之月，浏阳刘瑞瀜仲迈父，序于天潜阁。

刘世祯序曰：余自少体弱多病，为父母所偏怜，读书从其意所好，不设程限。性喜泛览，不以疲困自休。既弱冠，得岐、黄、扁、张之书，尤笃好之。每苦其奇奥难通解，于人有诵及四圣之言者，无不就而问也；于书有涉及四圣之言者，无不求而观也。先母之丧，以求葬地，漫游江西，于山谷中遇一人曰张老，皓髯而丹颜，遒然类有道者。即与倾谈，遂及医术，质以平生疑滞，应口疏通，余大骇服。张老亦深喜余精审善问，且曰："吾乐山林，不与人接久矣。家有古本《伤寒杂病论》，与世所传异，长沙旧文也。目前无可授者，今以授君，与君邂逅，亦前缘也。"余谨受而读之，乃知今本讹脱错乱，注者纷纷数十家，而其理愈晦，亦何怪其然哉！余得此书，钻研益勤，其于病也，犹执规矩以御方圆，不眩于心矣。而未尝辄以示人，人亦囿于所习，自不省也。惟吾友刘君仲迈，一见而叹为千古奇书。仲迈才高而学博，独具卓识如此。如是吾两人者，朝读而暮思，欲遂穷其底蕴，往往窒极而遂通，若有鬼神者为之助焉。积十余年，所发挥益多。余尝欲整次其语，以为此书之注，而年老不任伏案，乃属仲迈推本师传之义，更互演绎，以为《义疏》十有六卷，总若干万言。创于甲子，终于甲戌。呜呼！斯道之难，难于一贯。智者过之，愚者不及，名传道丧，晦盲至今。今幸《义疏》告成，两无遗憾。后有作者，不易斯旨，虽未能尽发阃奥，以穷千载不传之绪，学者苟循是研精，旁通触类，由平辨制方以上，求乎权衡轻重之妙，则兹《疏》者，庶亦升堂之户也欤？民国二十三年甲戌秋月，浏阳刘世祯崑湘甫序于六石山房。

何键序曰：余欲启悟医界，有所资以深入，致人民于康强，已手抄《伤寒杂病论》付诸影印，分赠知交及志于医者凡千编。读者来书多所赞叹，间有疑于新增之文为伪作也，或犹有深入无从之感者。夫增文奚自？余于本论序中已略及之。余欲启医界之悟而增民生之福，以为是非歧出，当准诸理，理说纷纭，当取其益。果其有益，牧竖樵夫之言我择焉；如其未也，虽发圣人之冢而得蝌蚪之文，无补人世，又何取耶？若夫深入无从之感，戚戚有动于余心，顾无术以益之，仍询崑湘先生。先生曰："余师张老亲且久。凡论中疑义、密义，悉质而记之，存仲迈箧中，可往问也。"余因请仲迈出而公诸世。仲迈于是有《伤寒杂病论义疏》之作，六阅月而稿成，以授余。余观其逐章解释，旁征远引，其命意也精以正，其措词也详以显，深入而浅出，即故以生新，依据经文而广义伸旨，反覆譬说，有博辩连篇而不能自已者，而因文求义，若尚嫌其询之简也。仲迈资敏学优，于世落落，不为苟同，人第知其善医而已，而其师承有自，深远之怀，始于本编见之也。吾知是编出，学者有所资以深入，疑义可释，堂奥可窥，精术善用，大可减少人民夭札之患矣。虽然，余因之重有感焉。夫《尚书》虽有古今文之分，而经文则两存而并重。读商周圣贤告诫之词，欣奋憬动，若圣贤可企而及，浑忘其文之为今古也，取其义而已。仲圣《伤寒杂病论》原文，后人不易为伪，读其词，绎其义，即能知。今兹新潮汹涌，士囿锢习，发尧舜周孔之心，传复明于世，有格格严拒而不可入者矣。独医学也哉？独医学也哉！民国二十三年十二月，何键序于长沙。

曹伯闻序曰：余夙善病，中西医诊治数年，病益困。后遇浏阳刘崑湘先生，治之即瘳。余亲友久病，介先生治之，亦瘳。余以是叹服，疑先生必有异闻焉。岁戊辰，与先生避暑庐山，俯仰古今，对景伤怀。示余《伤寒杂病论》，曰："此南阳张氏古本也，吾素仰其人，潜究其书数十年矣。"余受而读之，其义精，其词确，其法备，殆今之学者所未尝闻也。亟思取以付梓，先生不可，曰："吾方取成无己注本校之未竟，且与宗人仲迈先生皆有诠释，仲迈方撰辑为《义疏》，亦未竟也，子其待之。"越甲戌，书成，盖先生述师传之义，而仲迈疏通演绎之。夫医道之为术尚矣，苟不师乎古，则或拘于形质，或囿于气化，支节以鸣其学，其庸有当乎？今《义疏》出，而古本之微蕴，乃益阐发而光大。根之茂者，其实遂；膏之沃者，其光晔；功之深者，其致用也远。况今兵革未息，灾害并作，人民之劳苦疾病于是邦也久矣。是书告成，得行于世，不特可以苏当今人民之困，即后世婴病苦者，亦受其惠，而学医者更可以取法矣。若古本仅存而《义疏》未成，则此书之奥义恐难窥测，而今而后，乃知古本之足贵，《义疏》尤不可缺者耳。长沙曹伯闻序。

梦游跋曰：先蔚庐府君，本《儒门事亲》之旨，宿尚方术。不肖兄弟，幼从塾师授经，于《素》《难》《伤寒》，皆教使成诵。随宦四方，见府君为人治疾，起废苏枯，不拘拘于成法，尝曰："我师古人之意以自制方，方者示人以规矩云尔。用药之烦简，一如为文，宜较辞意多寡为衡，非计篇简之短长也。"不肖少于医经，独深好之，庭训启迪，粗有心解。厥后遇崑湘先生于桂林，相与纵谈医术，多闻新义。时方泛览百家，亦复溺于所习，于先生之所得，未之奇也。迄府君晚岁，每叹指法老而渐钝，不复为人诊视。先夫人壮岁后，日亲药裹。不肖以侍疾，致力医学益勤，每有疑难，辄约崑湘为之咨诀，屡濒于危而竟以无恙。府君尝谓崑湘曰："人各有能，有不能。君于医，固天才也。"崑湘弱龄多病，以母病误药，益发愤而遂于医，少有神医之誉。与余姊夫欧阳力耕，齐年投分；其尊公鸿卿先生，又与欧阳瓣姜丈及府君旧相好也。崑湘后移家长沙，因相与过从益密，以两世之交，为忘年昆弟之爱，复申之以婚姻，其第二子妇，余姑之女孙也。因使其诸子皆从余游，两人者莫逆于心，始述传书始末，以壁经汇昔所尊闻者相付，曰："吾老矣！叹师传之幸遇，岁月不居，恐无以圆付嘱之重。吾子有志乎不朽之业，盖诠次师说，以弘绝学不传之绪，子之意其在兹乎？"余既受而读之，于以叹千古奇书复见于世，于是专力尽思，考观审辨，与先生朝研而暮诵。盖于今二十寒暑，往往因窒得通，更发新义，相与拊掌笑乐，若有神助者。及积义日多，始慨然有与于国医复兴之志。而甲子至今，死丧忧患，或作或辍，草创十年，稿凡数易，卒幸《疏》成而书传焉，亦天之所假也。窃叹夫医道失真，疾苦莫救。在昔长沙君首撰《伤寒杂病论》，脉证并治，条理分明。流传讹阙，遂失本义。后之人以意逆志，有得有失。或指《伤寒》《金匮》本为一书，乃参互排比，终难合十六卷之旧；或传《伤寒论》所演为三百九十七法，一百一十三方，妄削脉法序例，独取六经论治之文；甚乃立《伤寒钤法》，支离附会，益怪诞而不经。注者愈多，论旨愈晦。世又谓长沙之书，本不详于温暑，复以脉法为叔和伪作。叔和为晋太医令，搜集旧论，校书官府，宁可以己意乱天下耳目？且其撰《脉经》也，备载《伤寒》《金匮》证治，又序例明辨温暑之异，析冬温之复有先后，而申之以为治不同，证如后章，知本论旧文，固当备温暑明甚。其序例之传于张氏，抑作于叔和，又可弗论也。至若《伤寒》自序，讥承家技者以明堂阙庭之尽不见察，则作者于此，宜三致意，乃文缺至今，未闻有议之者。是学者于长沙著论之旨，亦未尝反覆以深思也。今所传古本，是否复建安之旧，莫由明证，然脉络承接，首尾一贯，学者苟虚己精思，沉潜往复，必叹圣人复起，不易斯旨。壁经之显于世，其所以大济蒸人者厚矣。往者东安唐公孟潇，归心佛法，恻然有意乎宣扬医明之愿。丙寅之岁，余与崑湘曾有长沙国医院学校之设。唐故受知于府君，与余昔同袍泽，有异姓昆弟之契，私意宜相与以有成。乃适当龙战玄黄之会，彼方驰骋以就当世之业，遂以不暇为而中罢。余于孟潇幕府，获交长沙曹君伯闻，伯闻复由余以交于崑湘先生，既服先生治效之神，久之因得读古本《伤寒论》文，遂慨然以大弘斯道为已任。越三年，醴陵何公芸樵主席于湘，伯闻佐公为民政厅长，何公于余亦宿有一日之雅。两君子者，皆拳拳于民生疾苦之隐，且忧真宗妙道之不传也。公为政于湘之四年，中经大乱。公私扫地赤立，上下懔懔，若涉大水。惟公愈抚循，不躁不矜，薰以太和，积以岁月，昔者愁怨，今为笑歌。乃以政暇留心于翰墨之娱，旁探乎孔老之旨，既手写论文行世，复出廉泉，刊行《义疏》，恳恳焉以广斯道之传。知公仁政之迹，自此日大而益远也。呜呼！昔在黄帝，咨于岐伯，其言曰："得其人不教，是谓失道，传非其人，慢泄天宝。然众子哀其不终，愿夫子保于无穷。"知圣人于救世疾苦之道，固至贵而极宝之。余尝慨政令紊乱，系乎黔首一时之殃；医术支离，实乃百世生民之祸。本不忍人之心以施于有政者，宜有感于斯文。甲戌八月，梦游自记于学无学斋。

例言：一、本论经文，根据张传秘本，共十六卷。是否复建安之旧，无从引证，以俟海内明哲，共相研讨。

二、按世传《伤寒论》，以宋刊林亿校本为最古。其《千金方》所载，与林本间有出入。今以张本与林本对勘，凡字句增损不同之处，各附记本条之下，并标林本为通行本，名张本为古本，以资识别，以各本皆自林本翻刻故也。其余笺释诸家，各有更易删削，悉出己意，不足引据。

三、凡古本经文，全条为通行本所无者，注"通行本佚"四字于各条之下；其古本字句为通行本所缺者，注"通行本缺"四字于各字句之下。

四、义疏之名，仿古德诠经之例。义者，本崑湘先生述师传之大义，汇以尊闻所得，述正义以释论旨之谓。疏者，由不肖疏通引证，演绎以释本义者也。因医经专名，每难据训诂为释，且疏义含意甚多，不得不注中加注，俾便研讨。大旨皆参证《灵》《素》，发挥师说，间有比类辞达之难，绝无向壁虚造之见。学者沉潜钻仰，自得平辨一贯之用，知圣作明述之道，决非妄想思维所能亿中而幸得也。

五、近者环海交通，西学东渐，其生理、病理之谈，多可发明古义，疏中间加引证，取印经旨，原以明殊途之同归，非求执两端而共治。生理既无中外之分，病理宁有东西之隔？但西学偏重形质，国学偏重气化。质力即体用之殊，形气非水火之异。上工因气求形，因形知气，如广域内之观，必求形气之合。为学日新，后来争胜，本疏聊为洋溢国学之先导云尔。为学日新，后来争胜，挽近国医之新著，或兼采中西之说，或料简二者之间，沟通未能，故步先失。不佞于丁卯岁，草国医科学化讲稿近五万言，流通不多，大旨述整理国医学之意见。所谓科学化者，在求诊治之定理定义，非参合声、光、化、电之说，便为科学化也。如不能得定理定义，即西医病理、诊断诸书，其中亦多不全科学之处。科学化之意义，幸勿误解。

六、《义疏》以演绎师传、救世疾苦为旨，中间草创十年，稿凡屡易，仍惭奥义难达，润色未周。凡崑湘与不佞经验赏析所得，一皆和会其中，不敢稍存近名之意。或有未安之处，一俟再版时补正。

七、论旨博大深奥，钻仰难穷。且古无病理、生理专书，凡府藏气血变化之用，皆随文散见，读者会通为难。爰约义疏大义，引证中西，别为《达旨》两卷，冠于篇首，兹以争待汗青，尚多未尽洽心之处，拟于再版时加入，或加紧印单行，就教海内，以期学与年进，庶得多所贡献也。《达旨》大意，在引证中西，俾西方学者得国医之认识。内容分纳外合于府藏，约病源以气血，寓神机于形质，归病变于体秉。明阴阳，演五行，统六气，分六经。外感明六气杂合之分，内伤分府藏干移之辨，终之以平脉辨证、制方、权轻重，示医道研精之次第。

八、国学十二经脉度之发明，由上古圣神，以定功得之内照，故旧释一名内景。井荣原合，各有尺寸，按穴行针，历验无爽。既非下学所能亲证，更非世智所能妄参。但针法宜详经穴，若汤液平脉辨证之用，则惟在求府藏气血之功用性情，明经络运化之升降出入。邪有干移，证有传变，不可据俞穴以定治，尤难依部位而分经，抄袭陈言，无裨诊道。故本疏于经脉起止，一概从略。学者欲广参证，自有经籍可考。

九、前年曾由何芸樵主席手写论文行世，因军事倥偬，校准之处，尚多未及改正，急于印行，不免亥豕。兹刻重加精校，非经文之有出入也。

周禹锡序曰：《伤寒论》为后汉医圣张仲景所著，西晋王叔和所编次，莫不尽人而知之矣。第其书在叔和已经散佚不全，后世引为憾事。湖南刘崑湘先生，得古本《伤寒杂病论》十六卷完帙于江西隐士张老，传之宗人仲迈先生，相与诠次师傅，演为《义疏》，以阐长沙真道于天下后世。夫仲景医圣也，崑湘仲迈医明也。圣作明述，其道大光，奚待序之表彰哉。然不能已于言者，则以仲景书垂千余年始见于世，骤闻之不能不发生疑议。但就余之研究，则为长沙旧文复显于今日无疑也。兹将考据仲景事迹各书而引证之。

宋·林亿引唐·甘伯宗《名医录》称："仲景，南阳人，官至长沙太守。"

《长沙方歌括》陈古愚曰："仲景居卧龙冈，其《伤寒》《金匮》方，即为龙宫方。"

陆九芝《补仲景传》称："仲景少时，见知于何颙。既至京师为名医，于当时称上手。见侍中王仲宣，时年二十余，曰：'君有病，四十当眉落，半年而死，今服五石汤可免。'仲宣不信，后二十年果眉落，一百八十七日而死。"

陈琳《三国志·王粲传》："粲年十七，司徒府辟不就，乃之荆州依刘。建安二十二年卒，年四十一。"按，粲即仲宣也。

《英雄记》曰："张羡，南阳人，先作零陵桂阳长，甚得江湘间心。"

范晔《后汉书·刘表传》："建安三年，长沙太守张羡，率零陵桂阳二郡畔表。"

《陈志·刘表传》："表攻之连年不下。羡病死，长沙复立其子怿，表遂攻并怿。"

《魏志·桓阶传》："太祖与袁绍相拒于官渡，表举州以应绍。阶说其太守张羡曰：'夫举事而不本于义，未有不败者也。故齐桓率诸侯以尊周，晋文逐叔带以纳王，今袁氏反此，而刘表应之，明府必欲立功明义，全福远祸，不宜与之同也。'羡曰：'然则何向而可？'阶曰：'曹公虽弱，仗义而起，救朝廷之危，奉王命而讨有罪，孰敢不服。今若举四郡，保三江，以待其来，而为之内应，不亦可乎？'羡曰：'善！'乃举长沙及旁三郡以拒表，遣使诣太祖，太祖大悦。"又曰："太祖与袁氏连战，军未得南，而表急攻陷羡。羡病死，城陷，阶遂自匿。"

何廉臣《序梁氏辨舌要略》引梁特严太守自述谓："后汉人杨绍基者，长沙太守张仲景之婿也。学医于仲景，记其师说。有《传薪集》八十卷，《仲景秘传》五十卷，《金匮玉函》三十卷，《伤寒论》二十卷，《长沙医案》二十卷，共二百卷，名曰《仲景全书》。家六世祖于明季得之，系旧刊本，累世守此书以治人多效云。"

陆氏《补传》末段谓："江南诸师秘仲景要方不传，所传于世者，《伤寒杂病论》十卷，或称《方》十五卷，或又称《素药方》二十五卷，《评论要方》一卷，《疗妇人方》二卷，《五藏论》一卷，《口齿论》一卷。弟子卫汛有才识。"

《太平御览》七百二十二引《张仲景方·序》云："卫汛好医术，少师仲景。"

《中国医学》以引丁福保之言曰："诸书所记仲景不一，皆出附会，特以晋皇甫谧所说为最古。其他有见于隋唐赵宋之史志者，《隋书·经籍志》曰'《张仲景方》十五卷，《老妇人方》二卷'，《梁》有'《张仲景伤寒》十卷，《疗伤寒身验方》一，《评论要方》一卷'，《唐书·艺文志》曰'王叔和《张仲景药方》十五卷，又《伤寒卒病论》十卷'，《宋史·艺文志》曰'张仲景《金匮玉函》八卷，王叔和《集金匮要略方》三卷'。据此则知仲景之书，必出于魏晋间，为吾国方书之鼻祖，不得以守长沙无考少之。"

近人郭允叔《仲景姓名事迹考》谓："张羡者，实即仲景也。羡非仲景本名，则必别名也。夫羡之为言慕也，而景亦训慕，是羡字景，于义尤协。南阳张氏之显者，在汉之东，莫如河间相衡。机衡同物，或以机比迹于衡，寓高山仰止之意，因是不废仲景之字欤。自序云：'余宗族素多，向余二百，建安纪元以来，犹未十稔，其死亡者，三分之二。'据此知《伤寒论》之作，在建安十年之内。《范书》称张羡'以建安三年畔表'，《陈志》称'表攻羡连年不下。羡病死，长沙复立其子怿'。所谓连年不下者，约略建安三年至十年内外也。使仲景非羡，则其官长沙太守，当在建安三年以前，而《伤寒论》一书，既系衔长沙太守。又序中自言'建安纪元犹未十稔'，明其为将近十年之语，而非建安三年以前可知。又谓羡之叛，特叛表耳，非叛汉也。岂惟不叛汉，又且以叛表者忠于汉。夫曹操虽为汉贼，而建安初年，未有逆迹，叛刘应曹，未为非也。况乎乃心王室，大义昭然哉。"

综上各家之言，医圣姓张名机字仲景，官印名羡，南阳卧龙冈人，灵帝时举孝廉。建安初年，与王粲同在荆州幕府作刘表客，旋授零陵桂阳长，莅任甚得民心，遂擢长沙太守。袁绍既反，刘表举州叛汉以应绍，桓阶劝仲景明义远祸，举兵拒表以应曹。时曹操逆迹未显，仲景明道之士，不附割据者雄，响应讨逆之师，大义昭然。且刘表外貌儒雅，心多疑忌，排除异己，遂移兵代之。仲景才兼将相，虽大兵围攻，运筹帷幄，连年困于戎马仓皇之中，一面应付军机，一面抽闲著书。撰用《素问》《九卷》《八十一难》《阴阳大论》《胎胪药录》，并《平脉辨证》，为《伤寒杂病论》，合十六卷。书成，更及《金匮》诸作。其婿杨绍基，因至戚相近，亲为记录，得其副本。或未脱稿，遂抱病以殁。子怿必贤，长沙人乃得复立之。表乘丧急攻，城遂陷。怿必于城陷后，仓卒间仅挟得乃父著成《伤寒杂病论》十六卷完帙之遗本而自匿，其所遗残稿，则谅

□卫汎所拾去。迨至王叔和为晋太医令时,当必与汎相见,而出其所获《伤寒》《金匮》之残稿,于是乃有重为编次之举。其不全处,或又为汎所记忆者,凭口述而补之。因其能记诵传述也,故称卫汎有才识。按"识"亦作"誌",记也。观通行本之前后错落,颠倒窜易,迥殊于古本,其为记述重编明矣。再观《金匮》杂疗、禁忌诸篇,则更为残稿无疑。至梁特岩六世祖得《仲景全书》二百卷,谓系绍基所遗,抑或信然欤。推之张老,必属仲景嫡系后裔,故能传此千年以上之古本。传之今日,长沙之真著述,仍由长沙而发皇之,此中岂非有定数耶。矧此国医否泰相交之际,我辈何幸获觏璧经,又岂非天之将使圣道重光也耶?况张老久乐山林不与人接,邂逅传经,殆亦前缘。今更得仲迈先生受书以还,积念余年之精密钻研,苦心孤诣,演绎真传,畅发明论,成为《伤寒杂病论义疏》,都六十万言。是书一出,如日丽天中,群霾尽散,虽下学得之,亦可上达。当今之世,异学争鸣,崇尚形质,不究气化,得读此书,亦当知返省。从此国医有法可循,无扪烛扣槃之慨,天下后世,胥有利赖。能述仲景薪传由明而圣者,其为刘氏二贤也乎,故僭为之序以传不朽云。时在大中华民国第一甲戌年,仲春月中和节后三日,泾南周禹锡谨序于四川隆冒拯瘵轩寓次。

现存主要版本及馆藏地:

1934年长沙商务印书馆铅印本,国家图书馆,中国中医科学院图书馆。

《伤寒方歌》 [1934] 存

张寿颐(山雷)撰

现存主要版本及馆藏地:

民国兰溪中医专门学校油印本,浙江中医药大学图书馆。

《伤寒赋》二篇 1935 存

著者佚名

现存主要版本及馆藏地:

1935年彭美扬抄本,湖南省图书馆。

《伤寒评志》 又名《急性传染病通论》 1935 存

谭次仲（星缘）撰

杨医亚序曰：《伤寒论》为方书之祖，文简意深，令人百读不厌，愈研究愈有味。往往一言一节，可使人终身用之不尽。古人云能统治万病，实不虚言也。余寝馈《伤寒》已十有余年。为便于初学者之研究，曾编著《伤寒新解》行世。惟因个人时间关系，未能达到理想之目的，实为遗憾。今吾友谭次仲先生有《伤寒评志》，一名《急性传染病通论》之作。内容之丰富翔实，别具匠心；而编著之方法、体裁之别致，尤为新颖，堪称独步。较之平素口头研讨，粗制滥解，得之一鳞一爪者，诚不可道里计也。其中对于中医空洞之腐说力加更正，新说则极力提倡，使旧医学发扬为新医学，新医学则参合于旧医学，即所以引先哲学说，不背科学原理。并能寻得其原理原则，逐节逐方，依原文次序注解，不稍变易。且立为五个定法，举全书三百九十七节，一百一十三方，皆不出五定法之外。而五定法则以经证经，均完全为仲景所出，且并为全中医之定法，亦全西医之定法。定法者不可易，所谓圣人为万世之师也。

然而中医书籍，汗牛充栋，后之学者，何走何从，是非有待于整理不为功。惟整理中医旧籍，务使其精义常存，是为整理改进不二法门，如本书者乃第一声也。爰附数语，以表佩忱。中华民国三十六年六月一日，中州杨医亚序于北平国医砥柱总社。

谭次仲读法曰：一、急性传染病之原因为细菌，而诱导该病发作者类由于感冒。然则春温、夏暑、秋凉、冬寒等气候之变化，每为感冒之原因，即不啻为急性传染病之副因耳。古人未有显微镜，仅能察知诱因，未能判觉其正因，亦固其所。仲景对于猝然发热等急性传染病，所以有"伤寒"之命名欤，读者顾名思义可也。

二、伤寒即为急性传染病，则所谓汛发病也亦曰全身病。故本著对局部的脏器病，虽略有记录而不详。欲求脏器的局部病，则留待《金匮》详之。且本著只能就急性传染病之通共症状与疗法，略论述之而已，故名之曰"通论"者以此。至分析急性传染病之个性，就其个性的原因、病理、症状、诊断、预后、疗法等，详为记录，则留待篇末之各论述之，诚以病症统系当如是也。读者须明了病症的统系，则如纲提纲，如衣挈领矣。

三、《伤寒论》如满盆散沙，注家又复连篇累牍，故治斯学者几于蒙头盖面，有穷老尽气而不能卒业之叹。本著寻得其原理原则，立为五个定法。读者能紧按定法，则尽三百九十七节，一百一十三方，皆可包蕴靡遗，了如指掌，有执简驭繁，吾道一贯之妙。

四、夫定法者，不可易者也。然仲景定法虽不可易，而仲景之药，则容有推广必要，使人得变通审择之余地。

五、本著章节排列概照原文，中分若干回，回包若干节，为注释之便也。又注以明经，疏以明注，重要说理，则在于注。

六、本著药理根据《中药性类概说》，病理根据《再呈国医馆十则》，俱见拙著《中医与科学初集》。初学者宜各手一本，以便参考。

七、近来中日两国以科学注《伤寒》者多矣。然科学是事实的，必有事实资证明，不容以无根之言，作武断之解，一也。科学是真理的，真理只有一个，不容言人人殊，同是一人，尤不容前后矛盾，处处冲突，二也。科学是中庸的，是形质的，人人能晓，个个可明，不容以四诊所不能求之情，五官所不可及之事，妄拟虚构，使人终身迷惑，三也。孰是孰非，还以质之治斯学者。民国二十四年十月一日谭次仲志。

现存主要版本及馆藏地：

1947 年北平国医砥柱月刊社铅印本，中国中医科学院图书馆。

《伤寒论句解》　　　　　　　　　　　　　　　　　　1935　存

江谐（幼三）编注

现存主要版本及馆藏地：

1935 年福建仙游国医专校据作者稿本影印本，国家图书馆。

《伤寒纲要讲义》　　　　　　　　　　　　　　　　　1935　存

吴锡璜（瑞甫、黼堂）撰

现存主要版本及馆藏地：

1936 年厦门国医专门学校铅印本，中国中医科学院中国医史文献研究所。

《伤寒杂病论读本》十六卷　　1935　存

黄维翰（竹斋）校订

周岐隐序曰：《伤寒论》非仲景之完书，固夫人而知之。自长沙刘氏得张隐君所授古本以来，或以为真，或以为伪，辨者哗然。而踵其后者，又有罗氏所谓《伤寒十二稿》。刘氏古本，崐湘仲迈二子已详加义疏，印行公世。而《十二稿》，则见者尚少。吾尝录刘本佚文，订误诸条，别为一集，名曰"伤寒汲古"，间取其文与通行本相校。优处甚多，则古本疑为可信。及取罗本以较刘本，则刘本疵谬又复迭见，则罗本自称为《十二稿》者，疑亦可信也。张绍祖之以《十二稿》授左修之先生也，其言若曰仲景著《伤寒论》，经易十三稿，叔和所得相传为第七次稿。如其所言，则《十二稿》虽非完书，与真本相去或不远乎。长安黄君竹斋，殚心著述，服膺长沙，其所著《伤寒杂病论新释》与《集注》二书早已传流海内。自得刘、罗二古本之后，更详加编订，又有《校订伤寒杂病论》之辑。此书之出，足为伤寒学放一异彩，诚医学上之新贡献也。黄子之功不亦伟哉？吾治《伤寒》书三十余年，每疑其文有望道未见之叹。或问吾读书所得，则直应之曰：读医圣书如临残碑断碣，得其点画自成家法耳。原拓碑文不可得，则自以旧拓为可珍。盖旧拓必较近拓为清晰，且字句点书亦能多于近拓也。夫通行本之《伤寒》，犹之近拓，刘、罗所得，犹古拓耳。今黄君尽取其文加以校订，虽非仲景原书之本来面目，较之通行本，优处自不胜屈指。以读者以残碑之最古拓本拟之可也，质之贤达君子以为然否？乙亥冬至鄞周利川岐隐序。

黄竹斋绪言曰：医圣张仲景《伤寒论》《金匮要略》二书，久经中外医家所公认为医学之要典。凡业医者皆当熟读以为圭臬，而坊间尚乏善本以资诵研。考《伤寒论》仲景序，集其书原名《伤寒杂病论》，合十六卷。仲景没后，天下变乱，几经兵燹，原书散佚。晋太医令王叔和，搜撷遗文，篇次方论，为三十六卷。而梁《七录》载"《张仲景辨伤寒》十卷"，《隋书·经籍志》"《张仲景方》十五卷，《辨伤寒》十卷，《评病要方》一卷,《疗妇人方》三卷",《唐书·艺文志》"王叔和《张仲景药方》十五卷,《伤寒杂病论》十卷"。《千金方·伤寒门》云江南诸师秘仲景药方不传,孙氏晚年始获《伤寒论》,收载于《千金翼方》。天宝中王焘撰《外台秘要》,所引《伤寒论》,注出卷数至第十八,《金匮》亦在其。是仲景书,自晋至唐,卷数、篇次,分合不一,而其书迄今无一存者,殊可惜焉。逮宋治平中,林亿等奉敕校定雕印《伤寒论》十卷,《金匮方论》三卷。其后成无己、赵以德诸家所注皆以是为蓝本,相传迄今。又有《金匮玉函经》八卷,乃《伤寒论》之别本。而《宋史·艺文志》"《张仲景脉经》一卷,《五藏荣卫论》一卷,《疗黄经》一卷,《口齿论》一卷",今皆尽佚。此外仲景之书,见于《脉经》《千金要方》《千金翼方》《外台秘要》者,吉光片羽,足资考证,皆堪宝贵。余于民国三年,尝取《伤寒论》《金匮要略》合为一帙。撼近世西哲、生理学说,阐发南阳以六经钤百病之本旨。仿陈修园《浅注》之例,撰成《伤寒杂病论新释》十六卷。嗣后又纂辑百余注家之菁华,撰成《伤寒杂病论集注》十八卷。业经后先贡世二十一年,壬申春,湖南主席何公芸樵,手书刘昆湘得于江西张隐君之《古本伤寒杂病论》十六卷,付印其书。订正通行本讹误处虽有可取,而温暑、湿热、燥病诸篇,辞气卑弱,方药蹖驳,且缺杂病方论,而羼诸可与不可等于卷末,殊多可疑。最近余获桂林罗哲初先生珍藏,其师左修之所授仲景四十六世孙张公绍祖相传之《第十二稿伤寒杂病论》十六卷。与湖南刘本相校,除多《金匮》各杂病方论外,检出古本讹谬之处,不遑枚举。惟罗本终于辨妇人病脉证并治,而无杂疗方以下三篇,似亦未尽。因不揣谫陋,乃取宋本《伤寒论》、正脉本《金匮要略》二书为主。以论集论脉冠首,自太阳篇起,至差后劳复止。删其辨脉、伤寒例、痉湿暍、诸可与不可各篇,而次《金匮》方论二十五篇于其后。并参考《玉函》《脉经》《千金》《外台》,成无己、赵以德以下数十家之注本,及湖南古本、桂林罗本,详细考核,严加订正。删其重复,补其脱佚,以供初学之诵习。略述其考订之意如右云。时在中华民国二十四年五月中央国医馆理事兼专任编审委员长安黄竹斋识。

现存主要版本及馆藏地：
1936年医界春秋社铅印黄氏医学丛书本，国家图书馆。

《伤寒简要》　　　　　　　　　　　　　　　1935　存

陈微尘撰

现存主要版本及馆藏地：
《陈微尘医书五种》本，北京中医药大学图书馆，首都图书馆。

《伤寒论》　　　　　　　　　　　　　　　　1935　存

王哲中编

现存主要版本及馆藏地：
1935年北平华北国医学院铅印本，内蒙古自治区图书馆。

《伤寒病问答》　　　　　　　　　　　　　　1935　存

附《中伤寒风病问答》

蔡陆仙撰

蔡陆仙《民众医药指导丛书编辑大意》：昔人有云："医家所患，患不知病；病家所患，患不知医。"诚哉是言！夫惟其不知病，则温凉颠倒，补泻乱投，而致人夭折者多矣。夫惟其不知医，则熟魏生张、朝钱暮赵，而委命庸妄者多矣。夫医家非欲存心杀人，惟因不识病，而遂致杀人。则误治杀人，固非其本心也。使有识病之可能，必就治病之轨范，岂甘终始颠顸，自承其为庸医哉！病家非不自宝其生命，惟因不知医，而遂茫无适从。则增困益危，固非所逆料也。使有知医之可能，必当慎审其选择，岂甘自作牺牲，而任人宰割哉！惟医家当如何而后可识病，病家当如何而后可知医，斯实为一大问题，非徒托空言，即可能解决者也。

所云医家识病难者，非病之难识，所难者，在辨症耳。何为难在辨症？曰："凡一病，必有一病之见症。认症苟真，则断病斯确。然有万变之症状，复有错杂之病情。有同一病而症遂异，有同一症而病迥殊，则将从何作诊断标准，故曰难在乎辨症也。"苟欲知所辨症，自非多读书、多经验而不为功。能多读书、多经验之医，虽症状万殊，病情复杂，当诊断时，亦不难胸有成竹，迎刃即解。然欲具读书、经验二者之兼长，又岂易事。夫医书汗牛充栋，非特皓首钻研，难于卒读。即能卒读，而朱紫杂陈，瑕瑜互见，亦不易判其精粗，知其取舍，遑论率尔操觚。即欲其广有经验，讵非尤难事哉。然则欲求从简要处，而收读书与经验之效，当如之而后可。曰："是非有明白确切辨病审症之书，以为之作标准。指导不克有明白确切标准指导之书能读之？夫而后可辨症，夫而后可识病，夫而后可为能治病之良医。此余《民众医药指导问答》之所由辑也。"

《民众医药指导问答》即为研究医药最浅显了解，抑即淹有众书之精华，而为辨症审病最确切之书，而灌输最丰富经验于最初习医者也。是医者欲求不误治病，欲人人求为良医，舍是书将无适从之途径。语云"医病莫若医医"，今是书将以既医之医，普医未医之病，讵非大快事耶！虽然，此犹就研究医药者而言。若乎素未研究医药之普通民众，而欲其有病知所择医，其将以若何方法，令其适从。有之。当从灌输其医药常识始。以素未研究习医药之民众，当如何而后灌输其医药常识？在中国，医药未列入教育系统，欲期医药常识普及民众，此尤一最难解决之问题。况国药之书，非短少期间所能研习，非少数经济所能购买。是则，非有极易了解、极搜罗丰富之标准医药常识之书，不足以为民众医药常识灌输之研习途径。此余《民众医药指导问答》实为灌输民众，普及医药常识而辑。既能了解医药常识，则有病自易择有学识之医，而不为庸妄者所蒙惑矣！是则，《民众医药指导问答》盖为病家延医必读之书也。

既读《民众医药指导问答》，不特有病知所择医，即不择医，亦可据症辨病，对病检方，不须多费金钱，跋涉求医。自病自疗，不尤为极便利之快事耶？当今之世，社会之不景气，生活之程度澎涨增高，人民之经济日趋穷促，普通民众偶婴疾病，安能再负担此一年医药巨资。夫欲求节省医药经济，必普通疾病，人人可以自医自疗，而后始可减免其经济担负。是此《民众医药指导问答》一书，不特有自病自疗之便利，不尤为经济节省之医药治疗所必备耶？

且夫为一国之人民，其身体羼弱健康，关系乎国家强弱至钜。欲为强国之民，必具其最当注重者，即首在不使疾病之侵害也。欲避免疾病之侵害，当首重卫生，此世界各国之所公认。而以卫生一科，为人民所应有应具之常识，而不容稍加以忽略者也。我国四万万民众，向以"病夫"见诮于人。而我国医之卫生一科，又素不列入教育系统，在上者不知提倡，而民众遂忽视之。殊不知国医所讲究之卫生，尤合乎国人之性情禀赋习惯。其所注重，在天时、节令、气候、七情、六欲，与夫饮食饥饱、起居动作。必如何而后使情志愉快？必如何而后使精神充实？又必如何而后使体魄壮健？非若西医之呼吸运动、杀菌防疫等之表面文章，粗浅工作，所能代表一切者也。试思我国上古时代，尚未有西医学说流传，而人民反多享高龄上寿者，其故安在？非我国医之擅长卫生，其何能臻是卓效哉？故欲强种强国，必先使人人避免疾病始；欲人人避免疾病，必先使提倡国医之普及卫生常识始。是《民众医药指导问答》又为提倡国医卫生，使普及民众之卫生常识而辑。是则，欲为强国之民，欲免"病夫"之诮，其可不人手一编，而作为必需之常识研究乎？

综此数端论之，则《民众医药指导问答》为业医者研究所必读，为民众经济自疗所必读，抑又为民众灌输卫生常识，人人所必读之书也。而况病时之看护，病后之调养，及医家、病家所应有之常识，靡不遍搜博采，语不厌详。而内容各病症，靡不包举。每病又总别为病名、病因、症状、治法、方药，五大类方药之后，又殿以验方，务使无病不明，无症不列。对症检方，人人可自病自疗，而验方尤极经济简便而特效焉。在昔医书之辑，每不尽附验方，而验方所采集之书，又多疏于辨症。惟此一书，能网罗众长，兼备美善，拟之曰"健身洪宝""医药大全"，当亦无愧，岂特指导而已哉？编辑既竣，爰志其旨趣于简端。云阳蔡陆仙识于上海中国医学院。

伤寒病问答提要：伤寒一病，为一切外感中最重要、最复杂之病。仲景《伤寒论》，又治伤寒所必读之书。其间分经别症，罗列详明，按症治疗，有条不紊。且六经为治百病之准绳，不明六经，不但不能治伤寒，抑亦不能治外感百病，此《伤寒》一书之所以为千古圭臬也。特其书文辞简奥，章节散漫，十年埋首，领会尚难，遑论初学耶！本编所辑，六经既首畅明，症治又复备列，条分缕析，纲举目张。熟览是编，胜读医书十年，而临症之顷，自可以按图索骥，对症检方。即不知医者，一遇斯病，亦不致以身试药，委命庸医矣。夫以最难研究、最难治疗之伤寒，今一旦如暗室张灯，昭然大白，又甯非一快事耶！编者识。

现存主要版本及馆藏地：

《民众医药指导丛书》本，国家图书馆，北京中医药大学图书馆。

《伤寒论改正并注》　　　　　　　　　　　　　［1935］　存

陈逊斋撰

陈逊斋自序曰：仲景《伤寒杂病论》，原书共十六卷。后人以其卷帙浩繁，几加删改，而伤寒、杂病乃分而为二。今日通行之《伤寒》《金匮》，皆宋定《伤寒论》及《金匮方论》两书是也。其书已非仲景原文，实晋隋唐宋以来，一再分割之残篇断简，讹传脱漏，无可讳言。古今注家，必视同圣经贤传，不敢增减一字。明知文义不可解，必强为解之，词句不可通，必强为通之，牵扯附会，曲圆其说。间有自命不为古人所欺，如舒驰远辈，则又矫枉过正，每有疑难，皆归咎于王叔和之伪撰，不能求思经旨以演其所知，其不足与尚论古人等也。不佞读仲景书，垂三十年，每就管见所及，有所论列。近年寄居都门，设立医学讲座，与从游诸君子研论仲景《伤寒论》，因折冲各家之意见，参合一己之心得，撰成《伤寒论改正并注》一书。虽半解一知，不足博大雅之一粲，而随文释义，初学得此，不致扞格难通，且可为成无己以下百数十家注《伤寒》者，得一有系统之结论焉。原书曾交医学讲座同人加以校正，兹出版在即，爰书数语，以弁其简端。时在民国二十三年仲冬之月，福建陈逊斋识。

孙科题辞曰：医圣仲景，论著伤寒；识高千古，木本泉源。二百余家，注释疏笺；鲁鱼亥豕，讹误相沿。陈君逊斋，仁术精研；青囊淑世，远绍薪传。融合古籍，纠谬绳愆；著书博济，功赞前贤。中医陈君逊斋近著《伤寒论改正并注》题辞，孙科。

陈立夫序曰：甚矣！学问之难也！古之人有终身寝馈于一书，穷日月孜孜焉若不及者，岂其人求知欲之特强，与好名心之逾切？盖其求有所贡献于人类，其志弥以坚，其为学亦逾苦也。

吾国医学，衰歇久矣！以仲景《伤寒论》而言，其间精蕴，类多人所未抉。虽自宋以来，研究者实繁有徒，如宋许叔微之作《仲景脉法》，元王好古之作《仲景详辨》，李浩作《仲景或问》，明卢之颐作《仲景论》，降至于清，尤多以伤寒国手驰誉者。然海禁以还，垂于今日，古来邃奥之医学，久为世人所鄙弃，过激者甚或倡废弃国医之说。国家文化之环宝，至是几同广陵散失矣！逊斋先生，辄于此时，奋然投袂而起，竭其心力，撰为《伤寒论改正并注》一书，将以步武昔贤向学之殷。其事足多，其嘉惠尤无既也！读其书，渊渊而入，乙乙而抽，虽未尝习医，而启迪已多，诚令后学者，闻风而起。取我国古来医学，一一撰为专书而论述之。彼动以西学为标榜，而数典亡其祖者，几何而不憬然惊服也！逊斋先生读吾序，倘亦辗然一笑乎！

林森序曰：仲景《伤寒论》一书，为中国医学之精华所结聚。徒以年代湮远，字句之错误颇多；义理精深，各家之诠释互异；遂使学者茫然，莫从窥其涯际。陈君逊斋，辄发宏愿，取原书而读之，而注之。且就各家所注释，原书所错误者，疏别而改正之，使仲景原论于以阐明。嘉惠医林，厥功甚伟，爰书数语，以弁其简端。民国二十三年十月，闽侯林森。

焦易堂序曰：陈君逊斋，医宗仲景，以擅经方得名。近在都门设立医学讲座，一时知名男女之士慕名纳贽，愿拜门墙执弟子礼者数十人。陈君首为诸生讲仲景《伤寒论》，凡论中文义详细为之解释，论中错误分别为之改正。迨授原论既毕，复就其所解释所改正者，加以撰记而整理之成《伤寒论改正并注》一书。余取读一过，实佩其识之高，且叹其才之秀也。书中如"桂二麻一""桂二越一"各脉证，新旧注家及近日所谓古本者，均无一能自圆其说，而陈君仅纠一二讹字，即能使全文畅达，真相毕现，则其书之价值可知矣。今陈君将以原书付印，余因述崖略，以为之序。中央国医馆馆长焦易堂。

黄谦甫序曰：逊斋先生，酷嗜医术，宦游所至，医誉鹊起，治愈中西医所不能治之重证奇疾，不可胜数。癸酉之冬，予初抵南京，屡在报章见其门第子李韵芳女士所撰《逊斋医案》。运用经方，肆应不穷，欣然神往者久之。未几，邂逅先生于中央国医馆。畅论新旧医学，妙绪涌泉，相见恨晚，遂订交焉。先生精化学，能制化学兵器，于生理、卫生、解剖诸书，无不深造。曾著《内经问答》《本草大纲》《病邪病菌论》《金匮释疑》，融合中西学说，蔚然大观。近年研究愈富，见解愈高。尝谓"现代医学，皆偏重机械，比之国医，实有形下、形上之分。阴阳六气之说，自有其基本理由，国医之可訾议者在此，国医之不可轻视者亦在此"。去年设立医学讲座，先后拜门墙执弟子礼者百数十人，泰半为国内外大学生，及一时知名之士。人才之盛，得未曾有。首都国医教育，先生实为最先提倡之人也。先生鉴于仲景《伤寒论》文词古奥，错误尤多，初学每苦不得其门而入，特将平日演讲笔记，加以整理，成为《伤寒论改正并注》一书。词达理举，一目了然。其改正各节，无不以经证经，确有征信。焦公易堂谓解释"桂二麻一""桂二越一""麻杏甘石"各脉证，为任何古本所不能及，诚非虚语。今原书刊刻在即，予不文，不足为先生之书序，但就耳之所闻目之所见者，拉杂述之，如是而已。时在乙亥初春，长安黄谦甫斋谨识。

现存主要版本及馆藏地：

1935年著者铅印本，北京中医药大学图书馆。

《伤寒脉证式》八卷　　　　　　　　　　　［1935］　存

张骥（先识）撰

跋： 家君之少也，学《伤寒论》于中西深斋翁，盖十有余年矣。既而熟考其说，觉于本论颇有径庭。于是励志覃思，精练研究，三十年如一日矣，遂至以窥其渊奥矣。尔来讲授之后，更自就文而指示之使，有邦从录焉。虽每不过二三条，其稿之所积，周编悉已具。乃校而第之，总八卷，名曰"伤寒脉证式"，则本论脉证之式例较然甚明。四方从游，皆莫不竞求转写也，唯恐致亥豕鲁鱼之误。今因与同志谋刻藏诸家，乃尔男有邦谨书。

现存主要版本及馆藏地：

《汲古医学丛书》本，北京中医药大学图书馆。

《伤寒方症歌括》　　　　　　　　　　　　　　　1936　存

罗振湘撰

罗振湘自序曰：医学之难，难于识症，症既识，则病无有不治矣。然亦有症候显然，用药鲜效者。此无他，非处方欠精，即方不合症。操斯术者，宁不为之束手长叹耶！余自承庭训及入医校研究方术以来，读先师仲景《伤寒》书，见其论症精详、处方周到，果能依此治病，虽数千年如一日，未有不应如桴鼓者。但苦于原文之难熟，方药之难记。虽《金鉴》与陈氏著有歌括，或叙方药而略病症，或重分量而嫌冗长，于是自作歌括。而凡一方所治病症、所需药味，无不于三四句间包举殆尽。且有并二三方或五六方以为一歌者，欲其言简而赅，使读者减省脑力与时间耳。技虽雕虫，书颇有用，兹特修正付梓。后之学者，苟能熟此一书，则《伤寒》全部精华，无不尽在胸中矣。颜曰"伤寒方症歌括"，但句法为药味、病症所限，不能求工，并有方名平仄难调之处，读者谅之。中华民国二十五年十一月谷旦，浏阳罗振湘瑾仁氏序于长沙之医社。

现存主要版本及馆藏地：

1936年长沙振湘医社铅印本，首都图书馆。

编者按：《中国中医古籍总目》记载该书名为"《伤寒方症歌括》"，经查首都图书馆藏本改正。

《伤寒杂病论》　　　　　　　　　　　　　　　　1936　存

原题（汉）张机（仲景）撰，（民国）蔡陆仙等编

现存主要版本及馆藏地：

1. 1941年上海中华书局铅印本，国家图书馆；
2. 《中国医药汇海》本，北京中医药大学图书馆，中国中医科学院图书馆等。

《张长沙原文读本》　　　　　　　　　　　　　　1936　存

南宗景（振镛）校

南宗景序曰：汉长沙太守张仲景，作《伤寒》《金匮》二书。证详

法备，药简方效，医林硕士，莫不宗之。宗景不敏，寝馈于斯，十有余载矣。老马识途，深知欲得其中奥旨，非先专读原文，后览注释不可。盖《伤寒》《金匮》，文字简古，虽先贤成无己、刘河间、张子和、朱丹溪诸家各有撰述，足以阐发经义。但元明以来，笺注之书汗牛充栋。其命意无非使学者深入仲景之堂，时人不察，以为终身治医，必于医圣之书加以笺注行世，庶附骥尾而名益显。于是《伤寒》《金匮》之注释，几与年代俱增矣。其甚者，附会阴阳，妄陈传变，拾前人之唾余，逞一己之臆说，阅之令人悗口，适足以诬圣经耳。闲尝余之授课，必先命屏去一切注释，专读长沙原文。精思冥悟，研索真理，胸有主宰，然后浏览各家注释，孰是孰非，孰去孰从，则我人图有之心思，不致为注家所束缚矣。故每谓诸生，读仲景书，须于无字处思索，闻一知十，真理无穷，不然，即穷年兀兀，皓首亦无所得也。兹特依据赵刻本之《伤寒》，暨《仲景全书》中之《金匮》，汇订成册。二书之原文与汤方，各分集成篇。每条原文之上，加编口数，每方之后，附以陈修园之《长沙方歌括》。汤方及歌括，已见《伤寒》中者，则《金匮》不再录出。凡此非敢擅移次序，聊便初学诵习，是则宗景之区区命意也矣。岁在柔兆困敦清明日。雁荡下工南振镛宗景序于苏州国医学校校园忘忧亭。

现存主要版本及馆藏地：

1936年苏州南氏医药事务所铅印本，国家图书馆。

《伤寒杂病论读本》　　　　　　　　　　　　　　1936　存

章炳麟（太炎）撰

现存主要版本及馆藏地：

1936年铅印本，天津医学高等专科学校图书馆。

《仲景学说讲义三种》　　　　　　　　　　　　　1936　存

周介人编

现存主要版本及馆藏地：

1936年北平华北国医学院铅印本，中国中医科学院图书馆。

《伤寒论广训》八卷　　1936　存

巫燡（伯荣）编注

巫燡序曰：以血肉躯，处人间世，禀赋虽笃，未有终身无病者。而病之多，莫若余，病之危，亦莫若余。余年十五即病梦遗，初以为欲念所致。成婚后，月仍五六次。年二十三，乃至肾囊湿冷，一劳心力，则白浊淫淫下。加以咳嗽、咯血，渐成劳损。乃弃举子业，专意岐黄。而造次不得其门，延名医诊治，卒乏效果。至二十六岁，病益加剧，发见背心烧热、怔忡不寐、强阳不倒等证。自分已无生理，于是冥心静摄，药服平淡清补之剂，日进人乳三钟，待死而已。乃调养年余，诸证渐减，始知轩岐妙旨，足以起死回生。从此究心玄学，励志方书。于中国名医著述，既无弗览，更购西书，悉心研究。后虽偶染疟痢，随手奏效。余之攻医，遂自兹始矣。

二十九岁，病少阴喉证，甚险。按伤寒法治之，遂愈。续得五更泻，饮食大减，屡濒于危。按法施治，久之亦愈。亲故中知余病状者，不料其再生，咸惊为神，延诊者日众。余初未敢自信，每临证，穷思力索，立方务期尽善。经验既多，屡着奇效，年中必手起沉疴大证十余人。余之由自治而医人，又自是始矣。

辛亥事变，重罹惊恐。壬子春初，发见呕吐、腹痛、泻痢涎沫、日夜三四十度、不思谷食者二三月。乃按经穴灸疗，内服温补之剂，逾年始有生机。而少腹黑硬，阴茎黑木而色黑黯，口鼻呼吸气冷，稍不慎即发寒热。将息调治，又逾年，始勉强能出户。春夏必手蒙口鼻，否则风气入腹，隐隐作痛。秋冬则处必掩身，如蛰藏焉。幸而温剂大进，加以静养之功，元阳遂复。至四十五，而诸病皆愈。由是而余之医已医人，自信始益坚矣。

回忆此二十余年中，少而病，病而危，危而复减，减而又增，增而几死，死而复生。病固出奇无穷，医亦随机应变。故曰病之多，莫若余，病之危，亦莫若余也。然而因病攻医，服药休养，又以其余暇，遍访高人，旁及炼丹、催眠等术，兼览《说文》、相数等书参稽互证。遂于轩岐、仲景之说，窥见隐微，又于诸家著述之中，得其精要。然后知历年之病魔缠绕，天之所以厄我者，其即所以玉成我乎！私心喜慰，直以为不幸中之大幸也。

嗟乎！性命至贵，医理至深。数千年来，缙绅以方技薄之，鲜克精究。有病，则以性命付之庸俗；其不效也，则以为中医不足恃矣。西医入华，乘势狂逞，趋者如鹜，而圣学之精，仅存硕果。余甚愤焉。窃谓仲师学术，确能浚发炎岐奥旨。论病则面面周详，立方则丝丝入扣，称为医圣，良不愧焉。成无已后，注《伤寒》者凡数十家，动辄变乱叔和原本，遂使仲师精意完全丧失。隐庵张氏崛起，独具只眼，集注一书，实为长沙功臣。但先生临证甚少，而西人剖解，当时尚未发明，所著未免偏于理论，势使然也。余不揣固陋，思补先生所未备，爰辑成《伤寒广训》一书，都凡三十余万言。非敢以自炫也，抑以阐圣学之精微，破世俗之谫陋而已。

日月不居，岁序如流，六十之年，忽焉已至。鄙著竟未发表。惟于民国十九年，设中医研究所，悉本此旨，为及门讲授而已。前阅日人丹波氏所著《聿修堂医学丛书》及《医心方》，诊病奇俊。诸作于吾国医经及名人医籍，可称博洽。近又得浅田唯常著《伤寒论识》，悉本原文。及汤本求真著《皇汉医学》及《汉方医学解说》，皆有功仲圣。窃幸中邦医术，渐及东西，已有朕兆。同时吾国巨公，又设国医筹备处。现在中央国医馆组织成功，各省分馆亦纷纷建立。先圣遗言大放光明，其在斯时欤！拙著虽陋，然半生辛苦阅历所得，事皆实践，不尚空谈，庶于强国强种，稍稍有助焉。特为刊印，贡献同胞。海内明达，若以为可教而辱教之，又幸矣。中华民国二十六年丁丑五月初八日巫熛序于蓉城寓所时年六十有四。

凡例：《伤寒论》，叔和本早亡，今所传者，以成无已注本为最古。兹则据赵刻成本，参以别本异同。

《伤寒》编次，原本并未错乱。以仲师自序为第一，辨脉、平脉次之，皆统伤寒、杂病而言。本是仲师序中之旨，后人动云叔和变乱，无识之甚。

叔和《伤寒例》，列于仲师自序及辨脉、平脉之后，深得大体。盖叔和只序《伤寒》，而未序《杂病》也。后引与伤寒相似之证，即仲师《金匮·痉湿暍》诸条，不知何人妄添入"辨痉湿暍脉证"数字，横断叔和之序，使后人疑为错简。今削去数字，则千古疑团，涣然冰释。

六经分篇，惟太阳分为三篇，自是本旨。成氏上篇终于阳旦节，殊嫌未确。张隐庵分为上、下二篇，陈修园以上篇终于小青龙节，中篇终于"太阳伤寒者，加温针必惊"节，皆误。今以上篇终于"伤寒发汗已解，半日许复烦"节，中篇终于"太阳病，小便利者，以饮水多，必心下悸"节。不但篇幅之长短相称，其义理亦浅深有别。

诸可与不可篇诸篇，列于阴阳易差后劳复之后者，所以补六经中三法之未备，是仲师详尽无遗之意。修园削之，未免卤莽。

原本厘为十卷，多有应分不分、应合不合之处。今厘为八卷，以辨脉、平脉为一卷，太阳三篇为三卷，阳明合少阳为一卷，太阴合少阴为一卷，厥阴合霍乱病及阴阳易差后劳复为一卷。因前人有三百九十七法之言，并之恰合其数。可与不可诸篇合为一卷，共成八卷。与仲师自序"为《伤寒杂病论》，合十六卷"之旨相符。盖《伤寒》八卷，《杂病》八卷，是也。至于"第一""第二"等文及辨发汗吐下后脉证并治一篇，均系后人妄加，今削去之。

《伤寒》传自王叔和，注始成无己，皆为仲师功臣。成注不论瑕瑜，一概取录，不没前人之苦心。但每节加以圈点，使后学有所辨别。

《伤寒》传世千余年，注家虽多，未曾变乱原文者，成氏后，只有张隐庵、张令韶、陈修园及日人浅田氏而已。陈氏原本二张，有时取张而略陈者，陈无发明故也；有时取陈而略张者，陈注更加详悉也；有时二注并取者，各有精义，不可没也。唯浅田氏，日本国人，专心圣学，独有见地，诠注《伤寒》原本，特全录之，以嘉其志。其余诸子，或宗方氏《条辨》，亦或自为编纂，大纲已错，但支节处亦多可采，故间取之。

《伤寒》各注家，均以时代为次第。但行文繁冗者，略加剪裁；辞意未醒者，略加窜易；语句钉饾者，略加修饰。非敢僭妄也，务在理明辞达，言简意赅，不失前人之长，使后学易于了解为是。

《伤寒》分段，始于张隐庵，可谓独具只眼。然亦有未尽善处。兹注则分为大段、小段，愈加详密。将仲师精义明白揭出，知承接贯串皆有至理。后人读之，不至再疑条文错误。

《伤寒论》本合《杂病》为一书，仲师序云"为《伤寒杂病论》，合十六卷"是也。论中不提三阳三阴，而但云病人，或但言脉，或但言证，皆合杂病而言，学者当知之。

《伤寒》书，每节或言脉，或不言脉，或立方，或不立方，皆仲师示人以活泼泼地。言脉者，脉有定象也；不言脉者，脉无定象也；立方者，方有一定也；不立方者，方无定也。后人补脉、补方，反形胶柱。

《伤寒论》，长节有分数段者，有连立数方者，正是仲师教人随证立方之精粹处。成本多分为数节，有失本旨。兹皆并合之，且详加解释，使后学易于体会。至于短节，亦有应分不分、应合不合者。兹皆细玩上下文义更正之，总以不失圣师本旨为是。

《伤寒论》，每节有意在言外者，有彼此互通者，其文笔有用倒装文法者，其字句有轻重悬殊者，其论证有先后不同者，皆一一注明，使读者易于了解。

诸注，或特批其可否，或总评其是非，务使学者易为明了。如诸家均未中肯，或未尽完善者，复加注以明之，以补前人之未逮。诸注中最佳者，加多圈以别之，次则加圈，再次则加点，余俱单圈而已。

古圣洞明阴阳至理，详言气化，略言形质。盖以形质为气化所生，重本轻末之意。《灵枢》云：八尺之士，皮肉在此，外可度量切循而得之，其死可解剖而视之。故仲师穿胸、华佗刳肠，皆医工能事。奈后世医术日卑，往往专凭理论，言之不能确凿。今得解剖、生理、病理诸书以发明之，庶仲师经论更觉明晰。

《广训》详于论文，略于方药，使人先在认证，用药次之。况药物有生用、熟用、单用、合用，宜汤、宜丸、宜散、煮法、服法种种制度，又当专门研究。另详方解，即是西人医药分科之意。

补注引证，皆有根据。国医则据《本经》《灵》《素》、仲师本论与

《金匮》及《病源》《脉经》《肘后》《千金》《外台》等书，西医则据近今各家解剖学、组织学、生理学、病理学等书，决不敢自为臆说。

注文但求显豁，弗取深晦，不比作文家，定要炼字炼句。博雅君子，幸勿以言词浅俚为诮。但释字义，多用《说文》者，期在得古人之真谛也。

每节虽无补注，必提出扼要一语，使学者易于明了，知各节皆有精义存焉，非闲文冗笔者可拟。故昔人谓读《伤寒》，如读《春秋》，是也。

注书之难，古今同慨。李善注《文选》，初注再注，以至五注。苏辄注《老子》，晚年犹多改正。况医学高深。仲师自序有云："经络府俞，阴阳会通，玄冥幽微，变化虽极，自非才高识妙，安能探其理致。"愚敢居才高识妙之人哉？恐有疏漏，义理恐未精确，尤望海内大方家匡其不逮。

现存主要版本及馆藏地：

1937年铅印本，国家图书馆。

《伤寒论新解》　　　　　　　　　　　1936　存

潘澄濂编

潘澄濂自序曰：《伤寒论》在医学上，早已取得有相当的威信，尤其是在内科疗法领域里，占有重要的地位。况且他自身也有一千八百余年的历史，在中医的著作界，享有老前辈的资格。我们对他，似乎只有绝对的信奉，无所用其怀疑，亦无所用其批评，更无所用其整理。然今日科学猛进，诸凡病理治疗，悉本科学，蒸蒸日上，可谓盛矣！如今生在它——指《伤寒论》作者，医圣张仲景——一千八百余年以后，"不学无术"的我，居然怀疑起来。由怀疑而批评，由批评而整理。这我应该向《伤寒论》的读者和《伤寒论》的著者，告一个罪，道一声歉。但是我之所以敢对《伤寒论》而怀疑者，却也有两个理由。

第一个理由，我认为无论哪一种学术，它的进步，完全以怀疑为动机。由怀疑而改革，由改革而进步。不论他的怀疑，是确实不确实，既有怀疑，就有改革的动机，而有求进步的机会。陆九渊曰："为学患无疑，疑者有进。"我根据这个理由，也不问我的疑义，准确不准确，我便对他怀疑起来了。

第二个理由，我对《伤寒论》固然有些怀疑，但是我对于《伤寒论》的读者，尤其是怀疑。《伤寒论》明明是一部内科处方学的书，为什么读者多拿它为惟治伤寒不治杂病。尽有谓"《伤寒论》的方，宜北方之真伤寒，不宜南方之温病"，而绝少拿他当内科处方学的书去研究，这不是值得怀疑的吗。

《伤寒论》固然是一部临床实验录，而且是包涵三代医方的大成，为最有研究价值的古医书，和假设事实、专重虚玄理论的，到底是不同。我们总不该抹杀他的本质，只欣赏他的皮毛。

《伤寒论》的注者和读者，虽也有下研究工夫，和发生怀疑的人，但是他们的结果，和我们所研究所怀疑得到的，一定是不同。过去的注家，大都以"阴""阳""五行"作出发点，并没有科学的参证。如今以科学的方法注释后，预期有两种的结果：

（一）从此以后，一般读者们，肯拿科学的眼光，去读《伤寒论》；

（二）从此以后，《伤寒论》所记载的"方"和"法"能供我们临床的应用。

中国的医学，不论为急性传染病，抑或其他的杂病，都以六经来概括，所以仲景的《伤寒论》也是如此。柯琴氏曰：

"原夫仲景之六经，为百病立法，不专为伤寒一科。伤寒，杂难病，治无二理，咸归六经节制。六经各有伤寒，非伤寒中独有六经也。"

六经在中国医学里面，既是一种重要的东西，它的真相，我们要明了。究竟是怎样？六经在前人的眼光看去，如：

"足太阳经，自目内眦，上额交巅……"

"手太阳经，自小指之端，起少泽，循手上腕，出踝中……"

其他五经，也都分手足，合为十二经。以今日解剖学考证之，十二经都是无形的虚线，躯体里面绝对是找不到的。所以研究他的真相，只有抽象——尤其是仲景《伤寒论》的六经，在他的原文上，并没"什么经，起于××，交××"等的记述——非似西洋医学里的消化系、呼吸系……有显明固定的分界，有一定不移的规矩。例如：咳嗽、鼻鸣、喘逆，是呼吸系疾患的证状；下利、呕逆、腹满，是消化管变化的证状。但中医没有此等鉴别的方法，惟恃六经定证。例如：一个患者，不问他罹的是什么病，假使在他的疾病经过中，发现"脉浮，头项强痛而恶寒"的证状，那么便可称它为太阳病；若发现"胸胁苦满，往来寒热"，就称它为少阳证。并不似西洋医学，有杆菌侵入肠内，而发"脉浮，头项强痛而恶寒"者，曰"肠窒扶斯"；胞子虫侵入血液，而现"胸胁苦满，往来寒热"者，曰"麻拉利亚"。所以中医对于一般的疾病，素来没有固定原因上和病理上的命名。

中医治疗的方法，也是笼统的。如桂枝汤，治"太阳病，发热，汗出，脉浮缓"。不论患者罹的是肠窒扶斯，或为流行性感冒，或为恶性疟疾，苟有是等证状——即发热，恶寒，汗出，脉浮缓——发现，便可使用桂枝汤，这就是中医疗法真趣的所在。虽然这种疗法不是原因的疗法，与头痛治头足痛治足的疗法，又有异趣。例如：疟，它的主要证状，为间歇热——即往来寒热——其病原为胞子虫。《伤寒论》虽无显著说明，然有"寒热往来""胸胁苦满"的证状，投小柴胡汤可得良好的效果。柴胡，经日本仙台医大周朝木、黄登云两氏的证明，对疟原菌得阻止其发育，并有消灭之作用。观此中医之所谓"对证疗法"，与西医的"原因疗法"，是异曲同功。

《伤寒论》以太阳篇包涵最广，范围亦大，所以太阳篇分上、中、下三篇，为六经之冠。我们读者假使不仔细的去读，似乎只有伤寒、中风两种疾患。但是除却桂枝汤，麻黄汤……以外，为什么又有大陷胸汤，泻心汤……，难道都是治伤寒和中风的吗，不能兼疗他种的疾患吗。更进一步的研究，便可明了太阳病的提纲，"脉浮，头项强痛，而恶寒"，是指一般疾病初起时候的证状而言，非专指伤寒和中风，故有大陷胸汤，泻心汤……的方子，以治胸水，胃加答儿……等疾患，这是一个确切的证明。所以我认定，太阳病的提纲，是诸病的先兆证，尤其是急性传染病的前驱证。

各种传染病，初起为什么先有"脉浮，头项强痛，而恶寒"的证状发现呢，这是应该要研究的。凡能致人疾病的细菌原虫，它侵入身体，必潜伏其所适宜的处所逐渐繁殖，如结核菌喜宿于肺和肠，胞子虫喜生于血液，使细胞机能失了抵抗的力量，复感诱因，于是始发。然其初起所现的证状，未必即为局部的。譬如肠窒菌斯，我们都知道是一种杆菌寄生肠内作祟起来的，然其初并无显著的肠证状，经过了一两个星期以后，才发生下痢、秘结的肠证状。以这样看来，可知道能致人疾病的细菌原虫，其生息之处，虽各有所宜，然亦因人而异。

发热，为一般急性传染病的全身证状，这就是细菌原虫的毒素直接或间接侵入生体，使温的调节机能首受障碍。故曰"或已发热，或未发热，必恶寒……"是万病一例。太阳病，其"发热有汗者，为中风""发热无汗者为伤寒"。风寒，依物理上言之，总之是空气的变幻。人类在这种变幻无常的气交里生活着，体温老是保持在 C 氏三七度左右，不因气候的寒暑而升降，此即为治理体温机能的作用。假使有某种的异物侵入体内，体温调节的中枢变生差等，那么生温和放温的机能失却平匀，恶寒、发热等的全身证状，马上实现出来。观此，我们可晓得，各种传染病的恶寒和发热的原因，绝不因风和寒的关系，必犹有他种的异物所诱发。所以今日学者都深信它起于微生物的毒素，因毒素攻击热的中枢，或直接影响体素，使体素的生质精起过度的氧化，则发热和恶寒，便不断地而发作起来了。

其次阳明病，它的提纲只谓"胃家实是也"。依古说，都言它——阳明经——是胃疾患。我们以阳明篇里面那些承气汤的脉证，便明了仲师所说的"阳明"和"胃家实"简直是肠的充实。倘使真的是胃家的充实，那么停蓄于胃的废形物质及病原毒素，当向食道而上逆。例如胃加答儿，胃溃疡，胃酸过多……等的胃疾患，呕吐是它们必有的要征，然阳明篇中有"伤寒呕多，虽有阳明证，不可攻之"的明文。以这种事实来参照，仲师之"胃家实"实际上是里面充实，那是没有疑问了。

弛张热、谵语、大烦渴、腹硬满、便秘结，这都是阳明病的重要证状，如肠窒扶斯，再归热，恶性疟……等的热性病经过中时常有看到。

叶香岩，吴鞠通，王孟英……他们把仲师的《伤寒论》研究得不彻底，创温热病学，自谓为补仲师所未发。我们以他们温热书所记载的证状和所施用的方，与仲师《伤寒论》阳明篇来对照，未尚各殊。在科学未明的时代，以风寒燥湿暑火为疾病唯一的原因。降及金元明清，章虚谷等于六淫之外，又唱一温，变六淫为七淫，并且以一"温"字，把肠窒扶斯，再归热，败血脓毒证……等一网打尽。哪里知道这些急性传染病，各有各的原菌，与温无涉，况且"温"是多么的抽象呢。今日显微镜学已大进步，各种传染病的细菌原虫，皆历历可见。怎样吾人仍死守"温"的圈子，裹足不前，自匿败端，可慨也夫！

少阳，我们素称他为半表半里的脏器，以十二经配合之，为胆及三焦_{三焦古有两义：一说是指一个固定的脏器，即解剖学上的横膈膜；一说是把人身分为上中下三部，如《伤寒论》的"理中焦，此利在下焦"这是假设的分界。}依少阳病的提纲。

"少阳之为病，口苦，咽干，目眩也。"

口苦、咽干，是唾液腺分泌障碍，唾液发生变化时所现的自觉证。目眩，是视神经的障碍。这种证状在临床上常有遇见，仲师为什么用这样极普通的证状，来作提纲呢。因为少阳的半表半里，便是指身体里的胸腔和胃一段间的脏器而言。口腔是消化管的最上部，咽喉次之。肋膜腔里面脏器，不论起何种的变化，必影响于分布口腔的唾液腺，口苦、咽干为必有的征象，所以拿它作提纲。师曰："伤寒五六日中风，往来寒热，胸胁苦满，默默不欲饮食，心烦喜呕，或胸中烦，而不呕，或渴，或腹中痛，或胁下痞硬，或心下悸，小便不利，或不渴，身有微热，或咳者，小柴胡汤主之。"

这是少阳篇里记载得最详细的条文，从"胸胁苦满""心烦喜呕""咳""痞""渴"等的证状推想，足见少阳是代表肋膜腔里面的脏器，丝毫不错。

脾胃，古人有阴土、阳土之别。脾为阴土，胃为阳土。太阴属脾，《经》曰："脾为胃行其津液"，脾似乎为消化系之一器官。但今日生理学猛进，脾藏的作用，已彰彰大明，非似古说的模糊。它唯一的工作，是制造白血球、破坏赤血球和抗拒病毒，与消化系无直接的关系。但太阴篇的提纲：

"太阴之为病，腹满而吐，食不下，自利益甚，时腹自痛……"

都是消化机能衰减的象征，并不是脾脏的病变。古代生理学未明，惟恃理想阴土阳土等。无稽玄说，层出不穷，这不是缺乏科学智识的遗恨吗。

太阴篇中较主要的证状，便是"伤寒本自寒下，医复吐下之，寒格更逆。若食入即吐，干姜黄连黄芩人参汤主之"及"发汗后，腹胀满者，厚朴生姜半夏甘草人参汤主之"。以上面两条的主方，依照药理的作用，都为治疗胃肠肌弛缓的要药。假使太阴真的属脾，那么上面的腹胀必为脾肿，为何不采用鳖甲煎丸……等来消肿呢。从是种地方，便可证明太阴和阳明是指同一的脏器，有"对待性"的意义。阳明病，是消化管系充实的、热的、阳性的、积极的疾患；太阴病，是消化管系虚弱的、阴性的、消极的寐变。

少阴病的提纲："脉微细，但欲寐是也。"按，吾人的脉搏发源于心脏。心脏为一唧筒形的脏器，中有四腔，曰左心房，曰右心房，曰左心室，曰右心室。血液自左心室出大动脉循环全身，分歧为毛细管，由毛细管集合而成上下空静脉，还流右心房，是为大循环。自右心室出肺动脉，经肺脏营气体交换后，再集合而成肺静脉，入左心房，是为小循环。心脏的肌肉或分布于心脏的神经，一旦发生衰弱的病变，它的搏动便受影响，同时血压也会降低，则脉搏亦随"微细"，不复如健康人那般的充实流利。

循环作用，为输送养料，布达周身。心脏衰弱，则循环障碍，于是周身的组织、各器官，不得充分的营养，便逐渐萎顿。少阴篇里的"下利""厥逆"……皆因心脏衰弱的关系而诱发，所以医者临床的时候必先按脉以决生死，这并非是探索病灶的所在，简直是测量患者的心力。假使患者的脉搏沉细无力，即使有"发热""恶寒""头痛"的太阳证，我们便知道，患者虽罹的是外感病、热性传染病，但心脏已弱，不宜纯投发汗的解热剂，必挟以壮心剂，始获两美。少阴篇的麻黄附子甘草汤、麻黄附子细辛汤，即为是等证而设。

心脏衰弱，其原因甚多，大别之不外两种：一种来自慢性病，使心肌疲劳；一种来自热性病，使心肌或心脏的运动神经，受病菌毒素的刺激而陷于麻痹。属于慢性病者，固可以四逆汤附子汤，急强其心。但属于热性病的，一方高热不减，神识昏迷，一方心肌麻痹，交感神经障碍，那么四逆汤，附子汤便有些不宜，不若采温热家的冰、麝等为适应。余故谓："仲师强心之方，治慢性病的心脏衰弱而有余，疗热性病的心脏衰弱犹未足也。"

"心藏神"是我们中医的古说，科学的学者他说："人们意志作用，皆出于脑。"

中西学说，虽有不同，其实"心"与"脑"有连带的作用。若罹心脏衰弱者，脑神经未尝不弱。例如我们受了惊怖之后，脑部固然有说不出的烦苦，同时在心尖部，也觉得忐忑不宁，以这样测度起来"心"与"脑"当然是"相依为命"。所以少阴病的"但欲寐"，及黄连阿胶汤证的"心头烦不得卧"，都是因心脏衰弱而并发神经衰弱的证状。

至于厥阴病，它的提纲，复杂异常。其中如"消渴"一证，根据《金匮》的"男子消渴，小便反多"似乎是一种血糖过多证。按，血糖过多证，是胰脏兰氏岛激动素的变化，使肝脏的脏粉积蓄不住，而成为血糖过多证。盖血糖过多证，虽也有"消渴""心中撞热"的证状，然未必有"饥而不欲食""则吐蛔"的病征。所以吐蛔，又是一种病，与血糖过多证，不可同日而语。

厥阴病，普通都知道，它是极危笃的。但是以《伤寒论》厥阴篇细玩之，觉到厥阴病，较少阴病反为轻些。例如少阴病"脉沉细，四肢逆冷"，体温下降是心力萎惫的的危候，生死存亡，间不容发。但是厥阴病的"下利""厥逆"虽亦有死证，实不若少阴病之严重。总之，厥阴病，寒热错杂，虚实混淆，其证有属肝、属肠之不同。故余认定，厥阴病也是消化管系疾患之一部，未尝不宜。

《伤寒论》六经的见解，大概如上所述。然文词奥古，且又简略，如同一之"心下"有指胃的，有代胁肋的，其命意各不相属。所以我们今日研究《伤寒论》，必具有科学的眼光才得下手。苟仍墨守"阴""阳"，遵奉"五行"，虽尽毕生精力，亦无美满效果。濂注释是书，本之于解剖，征之于实验，范围于自然科学之定律，审慎于客观唯物之现象，能解者解之，不解者不解之，不敢唱异鸣高，自标异帜。惟愿吾道同仁，共登科学领域，作改造的先锋。濂才识谫陋，乖误必多，尚希海内宏达，时赐指教，不胜幸甚！民国二十五年五月，永嘉潘澄濂识于温州中医学社。

凡例：一、本书分太阳上篇、太阳中篇、太阳下篇、阳明篇、少阳篇、太阴篇、少阴篇、厥阴篇等八篇。

二、本书条文先后，依照《医宗金鉴》编次。

三、本书所解释诸病理，不涉阴阳五行，皆凭客观据实验。

四、本书各方用量，根据汤本求真氏所著之《皇汉医学》。

五、本书各方之后，附适应证，以期切于应用。

六、本书所有各种医学上专门名词，无义可译者，录原文，不敢强释；音其译义者，必附原文于下，以免歧误。

现存主要版本及馆藏地：

1. 1936、1937、1947年上海大众书局铅印本，中国中医科学院图书馆，北京中医药大学图书馆；

2. 1947年中医书局铅印本，四川省图书馆。

《伤寒论评释》　　　　　　　　　　　　　1936　存

阎德润编

阎德润自序曰：世之解《伤寒论》者，百有余家，但率多遵汉唐义疏之例，注不破经，疏不破注，随文敷饰，了无心得。既不然，则假借运气，附会《岁露》，以实效之书，变为玄谈。又不然，则因六经定分，语无诠次，惹起后人各生议论，互相訾议。以致其说愈更愈乱，终无定评，坐令学术不进，千载沉翳。仲景依经立方之意既失，神农尝草别药之功安在。故不避颠倒旧简之嫌，从事条分缕析，更发明其所以然之故。绳之以学理，规之以新术，使读者于病情药性，一目了然。则书为晓者传，事为识者贵，后之读《伤寒论》者，其无失津之叹欤。丙子秋岁在中秋，古临溟东里阎德润序。

新版序曰：本书于1936年初版，因系我个人公诸同好，所以出版册数有限，在很短的年限里就绝版了。后来很多同道催促再版，但因个人财力有限，终未实现。

此次党和政府号召我们医务工作者，将祖国医学遗产发扬光大，作出统一的新中国医学，贡献于祖国及全世界。人民卫生出版社能为再版此书，我个人非常兴奋，同时也感到责任重大。因此，重新修订，并绳之以巴甫洛夫学说。其尚未明白者，暂付缺如。

深愿与我同道，共同努力，从速整理发扬具有重大意义的医学遗产。1955年迎接五一佳节，阎德润序于沈阳。

刘佩卿序曰：方今之世，或问中医西医熟善。崇中医者，必曰：汉法传自神农，开世界文明教化之先导，国粹之学不可厚诬。彼西洋蛮夷之论，又乌足信。反斥尚西医者，为数典忘祖矣。尚西医者，亦必曰：新医倡自西哲，尽人力科学研究之能事，毫末之微，皆经实验。彼汉医空洞之说，焉能济事。直指崇中医者，为落伍为顽固矣。人各有说，言各有理，何是何非，非但病者无所适从，即为医者，亦多徘徊歧途，莫衷一是。似此优劣未辨，轩轾难分，关于个人疾病生命者犹小，影响于社会保健卫生者实大也。余滥竽医界几四十年，始治汉医，愧未得其三昧，继攻西法，亦不过略窥一斑。但溯本求源，以考察比较之，知所谓汉医理想之学，究不若西医之侧重实际，于人体研其构造组织，于疾病考其病理病因，于药材详其成分效用，倡以学说，继以实验，然后始用于临床，理论、实际了如指掌。人明乎此，则中医、西医之谜，可迎刃而解矣。虽然我国医学发明最早，其学理深微，固可睥睨一世，如由是进而研究真髓，阐发原理，恐东西洋医学最发达之邦，亦将瞠乎其后，望尘莫及。惜乎承继之人，昧于斯旨。由汉而降，迄至两晋南北朝，诸学杂出，邪说横行。以阴阳五行、生克制化虚无玄想等说，夹杂医学之内，牵强附会，荒谬绝伦，致我国发轫最古之医学，渐离科学正轨，进入歧途。此汉医之落伍，所以不可以道里计也。可胜言哉！可胜言哉！

然是乃当代时势风气之所趋，固未可厚非古人。而于今世，东西文明并进，各与各国相竞争，欧美医学跃起，齐与汉医相角逐，学者若再泥守旧法，不自谋振兴，将何以使吾医学与东西洋相抗衡？将何以使汉法不失国粹之真正价值？此关国粹，重视古法者之所宜日夜□思，应有以阐发考察者也。盖汉医传统，垂五千年，先哲遗迹，古色苍然，名医辈出，著述亦汗牛充栋，非独其人至足钦佩，即其功绩，亦不可使之湮没无闻。苟能于古人之书，就其原说，绳以真理，沟通贯彻，使理想复归实际，则我国持有世界荣誉历史之国粹医学，又焉知不能与西医分庭抗礼乎？哈医学专门学校校长医学博士阎君东里，笃志好学之人也，既成名于西医，复攻错于汉法。公于之暇，草仲景《伤寒论评释》一书。内就仲景《伤寒论》，按句评注，逐节推敲。择其立论晦而不明者，导以医学真理，取其药物之漫无可考者，详以化学功用，使古人伟大之主张，一一范于现代科学轨道。耗心血几三载，都数十万言。书成示余，余略读一过，觉琳琅满目，美不胜收。其中阐扬国粹，启发后进，镕中西医于一炉，于新旧学术之发展上，裨益诚非浅鲜！赏鉴之余，觉有所不能已于言者，适值现世中西医互攻互争不已，人民求医之心无所依归之时，权作数语。非敢言序，略志余之所感而已。丙子年桂月辽阳福辰刘佩卿谨识。

凡例：一、本书改纂仲景《伤寒论》原著次第，分为"症状明理论"及"治疗辨证论"上、下两篇。

二、"症状明理论"编中，附以新志，以改正历来旧说之误点。

三、《伤寒论》原著，以论六经病症为主，故"霍乱"及"阴阳易差后病"诸篇之本文，付于不议。

四、《伤寒论》原著精粹，在于症候方药。其有论无方诸条，取其有益者，并入"症状明理论"编中，余者概删减。

五、《伤寒论》原著以治疗为主，故本书并"霍乱"及"阴阳易差后病"诸篇之方药而评释之。

六、本书"治疗辨正论"编中所载方药之分类，概从徐大椿著之《伤寒论类方》为之，但稍有损益。

七、《伤寒论》原著中所见之药品，悉按科学方法及近世化验发明，分条考证而纂述之，其不得征者，概阙之。

八、本书对于《伤寒论》中之药品，悉付以外国名词_{原名学名}，以资考证。

九、本书对每味药品，必首引本草，盖经方用药，悉根于《神农本经》，与他书所论药性不同，故备载之，俾读者便于参照。

十、本书对于药品之考证，必首仲景之治验，以示医圣体验之重要。其后依历朝先后为序，分别标明唐宋元明清及近世专家之理论，而撮要记事，并编入东邻之名著，以资借镜。

十一、本书引用古今学说，皆注明书名及人名，附于书后，以便检索。但关于不甚重要者，则从文记其姓氏书名，以示简约。

十二、古人用"证"字，与今之"症"字通。本书除引用文之外，概改用今"症"字，以明示为病症之意，以免读者之误。

十三、书后另附处方例、古方权量之考证及索引，各备条目，以便检查。

现存主要版本及馆藏地：

1936年满大印书馆铅印本，国家图书馆。

《伤寒读本》　　　　　　　　　　　　　　［1936］　存

王一仁（晋第、依仁）编

王一仁自序曰：或问曰：人何为而病伤寒也？以块然肉体，呼吸饮食于天地之间。其生也养也，谓之为思；其病也死也，谓之为毒。为思为毒，在天地无所容心，而人类乃亟亟以谋补偏救弊之法。是以伤寒之病，盖随有生以俱来；而《伤寒论》一书，将随人类以终古也。综计一年之空间气温，每低于人身之温度。人身温度之造成又甚繁复，举凡营养、分泌、呼吸、排泄、代谢以及神经之传导作用，无不与此温度有关。故非明于整个生理系统者，将不足明伤寒之治变。此《伤寒论》以六经分病，有其千秋独绝之论据也。是以研习《伤寒论》者，必先明于六经生理之说。欲明六经生理，又当留神于空间流传之气压，以影响于生物人类者为何。如生理之常应能明，则病理之变幻可测矣。自"肠窒扶斯"之名词流入中土，乃以伤寒为肠炎且必有菌，其言似是而实非也。夫谓伤寒为肠炎，此就手太阳症言之耳；谓伤寒为有菌者，特指湿温之症为然耳。湿温之病，在我则为阳明太阴合发之病。若单纯之太阳病、阳明病、少阳病、太阴病、少阴病、厥阴病，又不能必其有菌可验也。《伤寒论》为中土之病理学，与《金匮》俨成合璧。而其博大精深，则《伤寒论》又笼罩其巅，范围今古而无遗，放之中外而皆准。夫《伤寒论》固以六经为纲，六气为本，风寒暑湿燥火六气云者，乃一年之气压分析名词。世间生物，藉此以成；六经生理，赖此以全。研习《伤寒》而不深究六气，此无本之学也。或者谓地水火风之说，同于六气之空洞，不知彼为物质本原之抽象名词，六气则含二十四节气之分析意义。是以候病诊察，必明节气，定方疗治，并究天人，而后可以穷本知源，智珠在握。若谓以症象为依归，忘时空之流转，幸而获中，所失已多；更无论蒙昧于名利，影射新词，以方试病者矣。长沙而后，自《千金》《外台》、金元四大家，以至方有执、喻嘉言、吴又可、张隐庵、叶天士诸贤，虽所造之不同，实同条而共贯，论其精粹，举不能外于《伤寒论》。即以杂病而言，似与伤寒异途，亦有可以参合为治者。如承气、陷胸，何尝非破积之神剂；炙甘草汤、黄连阿胶汤，何尝非调补养液之圣方。古今同此躯壳，同此节候，果其脉症符同，类可措之实用，又何疑于时代科学之云云乎。夫伤寒与杂病，非截然可分者也。将谓有寒热剧变之症象者，名为伤寒；有脏腑久固不移之症象者，名曰杂病。要之，生理随大气而造成，病理亦因大气而变化。能调节而吸收者，虽病甚，不死；不能调节而吸收者，虽病浅，亦危。体温脉搏之变更，固无间于伤寒杂病，并宜重视者也。且世间最占胜势者唯大气，气聚而质以成，气散而质以坏。伤寒之病，虽兼气质而治，然其重视无形之气机，尤胜于重视有形之体质。气机云者，乃就病者呼吸、脉搏、神色及其寒热之情而言；体质，则谓身躯、脏器也。两者相衡，揆度以定病情，医者之能事尽矣。故《伤寒论》一书，诚实验之病理学，且不第此也。诊断治疗，随时伸述，又因生理之机转，从其反面以悟平时之生理，微言大义，启迪后来。

观其自序有撰用《素问》《阴阳大论》及《八十一难》云云，则《伤寒论》虽成于张仲景，而其滥觞已起于内难。今之学者，可不知所宗尚乎？又尝怪今之医学，分生理、病理、诊断、治疗而分述之。以言习绎，或亦不无裨补；以言临床应用，则非互为抽述，安能措之裕如哉？

现存主要版本及馆藏地：

1. 1937年仁盦学舍铅印本，中国中医科学院图书馆；
2. 《仁盦医学丛书》本，上海中医药大学图书馆。

《伤寒辑注》　　　　　　　　　　　　　　　[1936]　存

罗绍祥（熙如）编

现存主要版本及馆藏地：

《广东中医药专门学校各科讲义》本，广州中医药大学图书馆。

《伤寒论概要》　　　　　　　　　　　　　　[1936]　存

冯守平编

现存主要版本及馆藏地：

《广东中医药专门学校各科讲义》本，广州中医药大学图书馆。

《伤寒金匮折中》　　　　　　　　　　　　　1937　存

杨育曾（叔澄）编

现存主要版本及馆藏地：

华北国医学院铅印本，天津中医药大学图书馆。

（古本）《伤寒杂病论平脉增条》　　　　　　1937　存

张子英编

现存主要版本及馆藏地：

《脉学丛书》本，上海中医药大学图书馆。

《伤寒简学》　　　　　　　　　　　　　　　1937　存

周佑人撰

周佑人曰： 夫学医者，不得不读《伤寒论》，而行医者，更不得不用《伤寒》方。考《伤寒论》一书，始自汉代张仲景先生，以手足六经为题，计著原文三百九十五条之经方，加减而治斯症者又一百一十三条继之，后人注解不下数十万言。余早些从师学业时，师嘱曰：原文重要，须熟读而背诵之方有心得。余照法读诵，觉身倦神疲，历年逾载，甫告纯熟，遂开始参阅各家注释。但注解固多，无非大同小异，各圆其说，使初学者莫衷一是。乃进而习歌括，日夜研诵，几不离口。但熟原文，知注解，诵歌括，是否可谓成功，然学医者，不止此也。倘未明症状，莫知致病之由，纵有伤寒方以某汤主之，使未知其法，何详其义主于药石之功能，君臣之佐使。本症着眼提纲，本方服药禁例，虽有一知半解，轻者无效，重者误之。噫哉！非道难，学医更难也！思此非前人立论之不确，亦非学者其心之不专，盖医学之深奥，学易精难。良有人命关心者，每临床抱卷，则临喝掘井，何济于事。余有感及此，遂下帷攻研于榕垣赛月亭畔。崇原文经方为主，集各家注解，摘原文提纲，作是症之案。考致病原因，循金方之用，追其法行君臣佐使，采提纲着眼放方义编中，更编歌括朗诵，使学者易于印心。掘山路之崎岖，驾浮桥于隔水，作《伤寒简学》一书，俾学简知易，一目了然，可供批案处方之用，或而作教材。故敢出诸世，希吾道先进，有以教而正之。是为序。儒医周佑人，民国廿二年题于榕垣赛月亭畔。

凡例：分绩六经一图，指明标本中气，使学者知其从化。以六图合成圆形，则显示脏腑之气血贯通，循环不息，特赞图于后，以供参考。

三阳者，阳气也，故其病时各有发热，然其热则有异。三阴者，阴气也，其病时或有发热，但其热则有别。录发热提纲于后，以资便览。

太阳主表，阳明主里，少阳主半里，太阴乃至阴，少阴为封蛰之本，厥阴为阴交，能从阴交阳。故三阴三阳脉症各有不同，附之提纲于后，便于识别。

伤寒之传经，有正气传，谓之正传，有邪气传，谓邪传，或曰伤寒传足不传手。故特立传经，分晰于后，为读者思而知之。

本编中每题医案病状，是遵仲景先生之原文，其病因乃据各家注解。治以何法，主之何方，并列药仲，详其药之功能，分君臣佐使，列本症着眼提纲，本方服药禁例及加减法统括，详载于方义之中。意精语简，躬读者一目了然。

本编每题编有歌括，以廿八字中，语含症状、病因、药味、用法，使读者朗诵易于印心。

本编末页，从一百一十三条经方内所用之药，一一详明功能，俾用者更能正确运用。

现存主要版本及馆藏地：

1937年抄本，中国中医科学院图书馆。

《伤寒折衷》二卷　　　　　　　　　　　1937　存

杨叔澄撰

杨叔澄绪言曰：仲圣《伤寒论》一书，为医门矩矱，百世尊崇，人所共喻，无俟赘言。然攻治研讨颇为匪易，何则？伤寒之名有偏于表证，故后世蒙昧者流，辄云"仲景善治外感，东垣善治内伤"，而不知"风为百病之长，善行数变，外因之病杀人最多"。仲景原本《内经》，推求治法，尤足以仁民而救世。况伤寒原兼杂病，后世始歧《伤寒》《金匮》为两书。则所谓内伤如饥饱劳役之类，即仲景所称"房室勿令竭乏，服食节其冷热，苦酸甘辛不遗形体有衰"之类，又安有仲景不能治者。此不可不辨者一也。仲景原书经三国之乱，散佚无存，晋太医令王叔和奋起纂辑，始免湮没。观叔和序例云："今搜采仲景旧论，录其证候、诊脉、声色，对病真方有神验者，拟防世急。"则晋代原书已亡，今之所存，乃叔和所搜集而成。后世注家以为原本必不如此，每改叔和之次序，或以此条在前，或以此条在后，移改任意，聚讼纷纭。甚者集矢王氏肆口诋諆，以为仲景之学至叔和而斩，何其癫也！善夫徐洄溪之言曰："不有叔和，安有此书？"而长乐陈氏亦以为："叔和生于晋代，与仲景相去未远。若仲景另有原书，叔和何能尽没，以致今日所存，只有叔和之编次。"故治伤寒者，应从诸贤论定。将平脉辨脉、伤寒例、诸可与、不可与等篇，断为叔和所增，存备参考。其余六经各篇，均按原次，以免纷扰。此不可不辨者二也。且《伤寒》文义简古，不有注释，难通奥义，亦犹儒家不读郑马训诂，无由明六经大义也。惟此书自成聊摄首注之后，至明时注者已八十余家，至清已百余家。虽各有发明，而瑕瑜不掩。自非甄采诸家，折衷至当，必感无所适从之苦。此不可不辨者三也。综此数因，则知研究伤寒之书，诚非易事。仆束发受书，即从事研讨，只以赋性钝拙，略无所得。三十年来，随时体会，仍愧未能淹贯。幸读张隐庵、张令韶、柯韵伯、徐灵胎、陆九芝诸贤之论注，始略窥门径。岁壬申，滥竽北平国医学院，为同学解说《伤寒》，曾编辑教本，共大体。系采诸家之说，著为通论，弁于卷首。至于本论，则分节注释，抉择诸贤之精华，以期臻于至当。属稿未竟，因事中辍。兹在本院暂为承乏，从事于《伤寒》之研讨。窃愿仍本前旨，以求贯通。或谓此编不应只采陈言，或谓宜参合西法，而仆则以为，今人之学，未必能过于前贤。与其蹈袭穿凿，不如善善从长。至于中西学术根本稍歧，与其牵强附合，何若存其本真。区区之愚，窃愿与海内明达共商之。噫！通经贵乎致用。方今道丧文敝，医术陵夷，自非人材蔚起，难期挽回。窃愿诸君，沉湎此书，得其奥窔，将来必能发皇圣学，作吾道干城，是则仆所馨香祷祝者也！民国廿六年，岁次丁丑，春正月，述于华北国医学院，乐陵杨叔澄。

现存主要版本及馆藏地：

1937年华北国医学院铅印本（书口题伤寒论讲义），国家图书馆。

《伤寒新释》 1937 存

陈拔群编

包识生序曰：《伤寒论》为方书之祖，文简意深，令人百读不厌，愈研究愈有味。往往一言一节，可使人终身用之不尽。古人云能统治万病，实不虚言也。余寝馈于《伤寒》者近四十载，著有《伤寒讲义》，以便学校授课之需。十数年来，诸生发奋者，固不乏人；而能知而行者，诚罕睹也。今同学陈拔群君，有《伤寒新释》之问世。观其注释之文，深得长沙之义；且日常治病，又能以经方治疗各症。知而能行，中医前途之幸也！民国廿六年一月一日，闽杭包识生序于上海新中国医学院。

陈拔群自序曰：《伤寒论》乃治疗疾病之准则，为余年来临床经验所确信者也。惜乎文义深奥，往往意在言外。学者历多年之研讨，尚有不能会通而活用之者。故一般初习国医之士，率皆视为畏途，而不敢问径。复有谓"南方无真伤寒""古方不能治今病"，此皆拘拘于伤寒之名词，而胶柱鼓瑟者之谬说也。夫治病之道，虽不能尽依其原方，而辨证实难离乎六经之大法。所谓"神而明之，存乎其人"，其斯之谓欤。自古以来，注释《伤寒论》者多矣，无奈皆侧重于五运六气之玄理，使论中意旨，反因之以晦。回忆余年弱冠，即开始研究此书，虽蒙家兄爱群之指导，并参考各家之注释，然尚若隔纱睹物，半属模糊，雾里看花，终嫌彷佛。及近数年来，得读日本各家之著作，与在本院各师长之训导，始增一番新觉悟。爱本其平日心得，编著此书。其所以名为《伤寒新释》者，盖亦根据现代之学理，以解释论中意义。期使适合乎实用而已矣，并非标奇立异，以徒乱人意者也。民国廿六年孟春，陈拔群序于上海新中国医学院研究院。

例言：一、本书之注释，乃以简明为主体，一切不关实用之浮文，概不采入。

二、所谓六经，即为表里寒热虚实之代名词，此外并无深义。故本书除指定某经属某界限外，对于古来五运六气之解说，概不妄为附和。

三、凡原文之不可理解处，或付阙疑以待质高明，或独出已见而加以申辨，意在使本书适合实用，并非志存攻讦也，识者鉴之。

四、本书各方之下，概未解释。盖以其一方，不特可治伤寒，亦可活用而治杂病。苟站在伤寒之立场而解释方义，未免失之过狭，故特另于拙著《伤寒方义》中详释之。

五、本书注释，仅凭本人年来之心得，未必即为中肯之言，其所以敢公于社会学者之前者，殆欲抛砖以引玉故耳。

六、本书出版，因时间仓卒，校对方面之讹误，在所难免。深望各地读者，随时来函指示，以便于再版时更正之。

黎寿昌跋曰：溯我国医学，其来甚古。据医学史上记载观察，可大别之为理论与实用两途。所谓实用者，即汤液时代是也；理论家，则倡五行生克之说，以证医学者是也。惟汉仲景张氏，实用与学理，两兼而有之。故一般学者，均以汉为中国医学至盛时代，而以仲景著作代表中国医学。近世治中国医学者，亦以仲景所著之《伤寒》《金匮》为依归。顾文词古奥，非浅学者所能了了。以故虽注家百出，然非失之繁，则失之简，使后学者茫然不知所宗，良可慨也！一九三六年冬，同学陈君拔群，本其读书所得与临床经验，著《伤寒新释》一书。书成付梓，语予曰："斯书之面世，目的在引起学者之研究，至予书之得失，在所不计也。"予曰："善！"因谬委校对重责。予以课程关系，时间无多，幸陈君能谅我，自分任其半，始抵于成。因附数言于编末，聊志雪泥鸿爪。一九三七年一月廿日，增城黎寿昌于上海新中国医学院。

现存主要版本及馆藏地：

1937年上海涵熙庐铅印本，北京中医药大学图书馆。

《九芝先生伤寒选方类方表》　　　　　　　［1937］　存

丘尼园老人辑注

现存主要版本及馆藏地：

民国抄本，齐齐哈尔市图书馆。

《伤寒万全歌》　　　　　　　　　　　　　［1937］　存

著者佚名

现存主要版本及馆藏地：

1. 民国济阳丁承伯抄本（附针灸穴名分寸歌），上海图书馆；
2. 抄本，上海中医药大学图书馆。

《伤寒论金匮要略集注折衷》　　　　　　　［1937］　存

胡毓秀编撰

现存主要版本及馆藏地：

1937年豫南信阳义兴福印书馆铅印本；

上海中医科学书局铅印本。

《伤寒门径》　　　　　　　　　　　　　　［1937］　存

陈伯坛（英畦），鞠日华合撰

现存主要版本及馆藏地：

广东光汉中医药专门学校铅印本，上海图书馆。

《伤寒论讲义》　　　　　　　　　[1937]　存

许振庆编

许振庆自序曰：以古医籍编学校课程，所以明系统之别，而收简易之效也。欲收简易之效，非抉拾医学精华，采集诸家理解，引证而发挥之，难收速成之功。然抉集医家精华与理解，非精通医学兼有志于编述者不可也。我国医学，肇自轩岐，继以伊尹，名医迭出，代有闻人，然繁杂而无条理。是欲穷古人之秘奥，究病源之轻重，察四时气节变迁，参藏府经俞道穴，寒热虚实，温清攻补，惟有各承家技，口授相传，指示学者津迷。疾病之变化，症状之深浅，既未追渊穷源，而学者资质敏钝，尤无方书以示其道。是虽发医学之端，未臻至善者也。及汉张仲景出，集群医方剂学术之大成，著《伤寒杂病论》十六卷，以六经之深浅，配六淫之变化。藏府形身，气血经输，无不详言其位置生始；阴阳之变化，五运之生克，上下交合，水火相济，无不悉言其相会变制。合汤方而融会之，施之于病，病无不愈。穷之于理，理无不通。方外有方，法外有法，而医学始臻大备。然汉迄今，千百余年矣，注解《伤寒》者，何止百家，其阐发仲景精义者甚多，而欲将《伤寒》适合学校课程，分别系统，以图收简易之效者，未之有也。际此国医凋零晦朔之秋，外受科学之摧迫，非集医家之精英，引证熔冶而发挥之，何以收昌明之进步？非以课程方法而分配之，何以别系统之异？此编本书之旨也。虽然，医学之旨奥矣，研究者众矣，欲昌明而光大之，惟待于来者。民国二十年冬月，许振庆撰于方便医院之医室。

凡例：《伤寒论》为汉张仲景原著，章节排列，具有微义。本篇谨依原文编述，不敢紊其秩序，免乱经文之讥。

《伤寒论》为医家鼻祖，精义微言，每述于无字句处。本论先于各章各节揭明，以为初学南针。

《伤寒论》原文，文义衔接，读者不知其意，每生误解。本篇特将原文遵序，分别章节，较易明了。

仲景原文，注者甚众，讼众纷扰。本注依经文推阐，俾便初学。

论后列方，方后即注明方义，裨读者于一病始末，澈底了解。

本篇释词，采之前贤者，必裁以鄙见。其全录整段或数语者，谨述芳名，间采一二语或更参以他说者，则略名免赘。

本篇专以研究《伤寒论》原书而施于实用为宗旨，学者欲求深造，可参考各家注解。

现存主要版本及馆藏地：

广东光汉中医药专门学校铅印本，中国中医科学院图书馆。

《伤寒论讲义》六卷　　　　　　　　　　　[1937]　存

附《六经定法》

陈绍勋（云门）编

现存主要版本及馆藏地：

成都彬明印刷社1936年铅印本，天津中医药大学图书馆。

《伤寒发微》　　　　　　　　　　　　　　[1937]　存

包天白编

包天白序曰： 仲景《伤寒论》一书，为古今学者之圭璧，而书之包罗万有，条举目张，化合天人，神通虚实，诚为救世南针、活人宝卷。识者称为圣书，良属不诬。唯上道不传，千古同慨。《伤寒论》以文词古奥，不类寻常，遂致舍学者，随意附会，妄加訾议。或竟视为残阙之文，或敢指为乱遗之藉，甚至各凭臆造，斗胆增删，致令真学失传，邪说得用。仲师圣书，湮没不足惜，其贻误民生，轻忽人命，为可痛恨也。唯以《伤寒论》之不易读解，历代注释者乃不下数百家。其他按注之是与不是，姑置不论。而《伤寒论》之"伤寒"二字，并无人能解。其命名之义，只认《伤寒论》者，即论感冒伤寒之专书也，更谓读《伤寒论》，只可以医伤寒标病，而不能治其他，并宜施于北方，而不宜于南土。噫！此说一出，贻害千秋，曷可遏止？且不但庸伪之人作如是说，即能识"伤寒"二字之流，亦必作如是说。古今通达，竟如是而已，可不然乎？白幼读《伤寒》，长后庭训，更悟求先师言外之奥旨，敢将"伤寒"二字释为新义，敬与好道诸君共研论之。即以包氏伤寒章节为条例，亦冀读者之能一隅及三且易贯也。

伤寒者，邪伤寒水之经，然感冒伤寒之伤寒也。《伤寒论》者，即论邪伤寒水之文，然论感冒伤寒之书也。《伤寒论》之"寒"字即为六经太阳寒水之寒，然风寒之寒也。夫六淫感人，必先伤太阳，所以列太阳为首篇，序为首法，即其明证。若以"伤寒"二字，即属中风伤寒之伤寒，则当改"伤寒论"为"中风论"，为尤有理说。按先师列太阳为第一法，中风为第二法，伤寒为第三法，此伤寒列在中风之下，而不列为先，可知先师之意。论名"伤寒"者，其然论感冒伤寒之伤寒可知。《伤寒论》可分八篇，包尽人身万病治疗之法，曰太阳、阳明、少阳、太阴、少阴、厥阴、霍乱、伤寒易差后劳复是也。按《伤寒论》虽分八篇，实尽可归纳于六经六篇，六经六篇又可吸纳于太阳一篇，太阳一篇又可归纳于表病一例，表病例则又可吸纳于□总一章十一法之内，然十一法又不出乎风寒暑湿燥火、寒热表里虚实十二个字也。学者能明乎此，熟味于是，则以之断生死，处百病，真有如了掌矣。

现存主要版本及馆藏地：

《中国医学院讲义十四种》本，中国中医科学院图书馆。

《伤寒读法与伤寒门径》　　　　　　　　　　[1937]　存

鞠日华撰

现存主要版本及馆藏地：

广东光汉中医药专门学校铅印本，山东中医药大学图书馆。

《伤寒论讲义》　　　　　　　　　　　　　　[1937]　存

刘彤云编

现存主要版本及馆藏地：

民国私立山东国医专科学校铅印本，天津市中医院图书馆。

《伤寒论注》　　　　　　　　　　　　　　　[1937]　存

党墨之撰

现存主要版本及馆藏地：

民国抄本，济南图书馆。

《伤寒论新诠》 1938 存

廖鼎新（勤氏）注

吴去疾序曰：余初习医时，先师郑公笏廷授以陈修园《伤寒论浅注》，命之熟读。余资质愚钝，读之不得其解，请易他种方书之浅近者，以为入门之资。郑师不可，复以其家传《大方脉》中之《伤寒心法要诀》一书，授余读之。其书盖以《医宗金鉴》为蓝本，而稍加更易，使文从字顺者。余以其为韵语，读之略能上口，自时厥后，再读《伤寒论》原书，似觉有一隙之明矣。时丁清季，凡百改革，余亦浮慕新学。以体弱多病，改而习医，冀以自强其身，初未尝出而问世也。会无锡丁福保先生由北平来沪，著书立说，极力提倡西医，并译印西医书多种。余读之而大喜，谓："中医不足学，吾向之所学，非是也。"乃尽去其所学，不复措意。然亦未尝从丁先生游，以余时方有经世之志，不屑屑于学医耳。顾心有所著，已成染相，舟车所至，常携医书数种自随。无事时辄取观之，以备缓急；时或小试其技，颇有效验。嗣后阅历日久，以西医与中医两两相较，见有许多病症，西医所不能治者，中医独能治之，始知吾中医自有其特长，不宜轻视，遂捐弃百事，复精研中医之学术。历年以来，所得为不少矣，然于《伤寒》仍未有所获。邵餐芝先生，吾乡名宿也。余初不相识，以徐相任先生之介，得读所著《素轩医语》，深伟其才，亟为之登载于《神州国医学报》，以饷学者。由此书札往来，并时以佳作见贶，余皆一一为之披露。其中《伤寒论新诠》一书，尤为余所心赏。即医报读者，亦尝贻书询问，是书何日出版，亟欲一得先睹为快。余以能事不受相促迫，未尝与先生言及。顷接先生来书，属为是书作序，先生其将以是书行世矣。夫医家之有仲景，犹儒家之有孔子，其《伤寒论》一书，如日月经天，江河行地，自古及今，莫之能外。使世界尚未至末日，则《伤寒论》将长存于天壤，殆无可疑。顾伊古以来，注《伤寒论》者，无虑百数十家。余虽贫薄，不能多购书籍，然耳目之所见闻，亦不下十余种，皆名家之作也。其间尺短寸长，瑕瑜互见，欲求惬心贵当者，殊觉戛戛乎其难，甚矣，著书之不易也。今先生此书，其体裁与昔贤徐灵胎之《伤寒类方》，尤在泾之《伤寒贯珠集》，殆相类似。惟徐、尤二先生，生当清之中叶。其时万国尚未棣通，西学尚未输入，即有天纵之才，所能感悟触发者，亦殊有限。今先生英年奋发，学贯中西，而文笔又足以达之。故虽陈义甚高，而罕譬曲喻，明白易晓，令人读之有涣然冰释、怡然理解之乐，诚佳书也！或有以本书编排次序，未能尽合《伤寒论》原书为言者，此盖未知著书各有体裁之故。试取徐、尤二先生之书观之，其果能适合《伤寒论》原书之次序耶？余不才，于先生无能为役，因承谆嘱，谨书身世之感，与夫意见之所及。为先生陈之，亦聊以应命而已，不敢谓所言之悉当也。中华民国二十四年，乙亥季夏之月，淳安吴去疾，序于海上之云起轩。

现存版本及馆藏地：

赣县春华印刷所1938年铅印本，上海中医药大学图书馆。

《伤寒学讲义》 1938 存

王仲香撰

现存版本及馆藏地：

《浙江中医专校讲义八种》本，上海中医药大学图书馆。

《伤寒卒病论简注》六卷 1938 存

宋汝桢撰

宋鞠舫序曰：《伤寒卒病论》，谓凡病之卒然而来者，乃指一切感证也。故王学权曰："仲景《伤寒论》，为治时感之要集。"然读长沙之书，当如王安道所谓求真所以立法之意。苟得其所以立法之意，则知其书足以为万世法，而后人莫能加、莫能外矣。苟不得其所以立法之意，则疑信相杂，未免通此而碍彼也。《内经》谓"人之伤于寒也，则为病热"，言常而不言变，仲景乃推寒热之故，究其因也。奈《伤寒论》文辞深奥，句读不明，何能究其因，穷其法哉？虽宋人有郭氏之《补亡》、许氏之《百证》、庞氏之《总病》，为之辅翼，自成注后，更有方程之《条辨》、柯氏之《来苏》、徐氏之《类方》、吴氏之《分经》、尤氏之《贯珠》。或注疏其文，或分析其证，或类集其方，或斡旋其法，悉遵汉唐义疏之例，注不破经，疏不破注，故仍未得明其旨，畅其义。迨自东邻皇汉医学兴，《伤寒》之藉，得他山之助，更属繁赜。如丹波氏之《辑义》《述义》、山田氏之《集成》、中西氏之《辨症》、东洞氏之《皇汉》，或阐明其文，或办正其法，或揭櫫其讹，直言无讳。虽未能尽符原旨，已破汉唐义疏之例矣。癸酉春，曾汇参众说，编纂《伤寒讲义》，为补习班课范，犹有如顾氏所云求简而繁之病。药再重为寻泽，删繁就简，阐晦显明，不用东西译名新词，以免炫惑，名曰《伤寒卒病论简注》。若以太史公作史记，萃古籍而镕冶之，文字多数更易，用成一家之言，则吾岂敢是为序。

现存版本及馆藏地：

抄本，上海中医药大学图书馆。

《伤寒症保全性命之道》　　　　　　　　　　1938　存

陈存仁编

现存版本及馆藏地：

远志精舍铅印本，中国中医科学院图书馆。

《金匮伤寒补遗合编》　　　　　　　　　　　1939　存

附《碎玉补拾》

原题·惠和祖撰

张玉书跋曰：世道崎岖，难莫难于医者；人情淡薄，谲莫谲于病者。风从虎，云从龙，趋向不同；箕好风，毕好雨，物随其性。对瞽者而使其辨五色，对聋者而使其辨五音，不能也。辨五色，必师离娄；辨五音，必师师旷。余研医数十载，未出伤寒之路，无一知音者。绝病绝方，无不研求，每以知音难遇为憾。幸道出蓬茅，水照山槛，得遇钟期。或言性与天道，或衍数而定周易，或言岐黄之术。其中趋向，以伤寒为大旨，以碎玉为归宿，庶几济世无穷。余承道长祥翁之命，选录斯书以成卷，而了知音之愿。五夜清思，闻鸡起舞，兴发而歌曰：山清水秀兮，道出无极，而透医始终如一兮，上下一体天地齐。卯年乙亥月念三日弟子张玉书敬跋。

现存版本及馆藏地：
1941年铅印本，国家图书馆，中国中医科学院图书馆。

（图表注释）《伤寒论新义》　　　　　　　　　1939　存

余无言（择明、愚盦老人、不平）编

张伯熙序曰：仲景《伤寒论》，注者何止百数十家，少精粹允当，而多以辞害义，使后之学者难于适从。今读余君□言所著之《伤寒论新义》，其整理方法悉遵科学，附以图表，注释详明。舍玄虚之陈说，取实际之新知，诚中医改进途中，有裨来者之佳作也！行世有曰，题此志佩。民国二十八年冬月，武进张伯熙谨识时年六十。

丁福保序曰：逊清光绪末叶，予鉴于泰东西医学之勃兴，日新月异，而环顾国内医学界，不知改进，几奄奄无生气，怒然忧之。爰纠合同志，迻译新书，整理旧籍，用资提倡科学，改造中医。此心此志，四十年来如一日，未尝或渝也。然誉我者，推为洞达；毁我者，消为投机。余亦不暇作辩，辄一笑置之，我行我素而已。盖是非自有是非，黑白自有黑白。真是非、真黑白，留待第三者之评判，又何庸哓哓为哉。乃年复一年，忽忽三十余寒暑矣。年齿差长，精力亦渐衰。近年以来，罢于译述，盖将让诸来者。昔尼圣有言，焉知来者之不如今也。倡者有人，而和者有人，汇通中西医学，何患无成功之一日耶！

余子无言，有志之士也。鼎革后十年，余即耳其名；于沪杭各医报中，时见其著作及言论，心许为有心人。二十三年，见其《混合外科学》行世，知其于汇通医学一途，另辟蹊径，中心辄喜，以为吾道不孤。而陈生邦贤，亦将余子之《外科》著作，编入其《中国医学史》中。盖臭味相同，有如此者。而爱美之心，陈生与余，亦有同情也。

余子之主张，既深入人心，于是苏州国医研究院、上海中国医学院、第七中华职校国医专科、中国医学专修馆，先后延主讲席。教授伤寒学及外科学等。余子乃得行其素志，纂辑《伤寒论新义》以为教本。于中医空洞之旧说力加排斥，于西医崭然之新说力加提倡。将旧学发扬为新学，新学参合于旧学。即所引先哲学说，类多不背科学之原理。并附图表多幅，互相勘证。其有钩鞘格磔之伪文，不可理解者，概行删去。此诚空前整理之巨著矣！然余子不敢自足，因廉学士建中，乞序于余，并请参正。批阅一过，大体甚佳。而其自注，不背乎古，不背乎今。于汇通大旨，多所折衷；于仲景原文，多所发明。余不禁而有感焉。

夫仲景《伤寒》，岂易言哉。六经分证，源溯《内经》。仲景为当时学术所挟持，不得已而引用之，此是事实。而仲景书，不泥言六经及阴阳，此亦是事实。余子于卷首《辟六经》《辟阴阳》两文中，能历历言之，如数家珍，实先获我心者也。曩者，余编《删定伤寒论》，亦以其中多后人作伪者。今观余子之作，条理井然，整理工夫，堪称独步，余亦私心自喜。余子与予有同调。汇通医学之成功，余子必后来者之一人，而其将来之成就又岂仅《伤寒新义》一书而已哉！爰乐而为之序。民国二十九年一月，无锡丁福保仲祜识。

谢观序曰：仲景《伤寒论》，为医门之六法全书。六法既立，识证有定法，疗病有主方，垂之百世而不能越其轨。诚圣书也！惟疾病之变与人类以俱繁，古代方治间有难合今病者，然大纲具在，神而明之，存乎其人。苟熟读此篇，自当取之不尽，用之不竭，而足以应变化于无穷也。

惟时至今日，欧风东渐，新学说崭然露头角，有喧宾夺主之势，此时代使然，无足深怪。然反求诸己，《伤寒》一书，岂能尽如人意？盖自叔和移易其次序，附益以伪文，真面目已不可得。纵使坚若长城，代远年湮，岂无修葺时耶？

自中央国医馆成立以来，于整理医籍，曾再三求其实现，惜未得具体方案，迟迟无成。且人心不同，各如其面，求以少数人之意见，合于多数人之心理，诚大非易易。此所以年耗国帑钜万，而依然无所成功也。此种情形，不佞已早知之。但改造中医之志，不甘后人，然亦不敢强人以同乎我，惟我行我素而已。乃于十八年前，纂辑《中国医学大辞典》一书，作有系统之尝试。较之李时珍之《纲目》，杂沓而成者，或差胜一等。盖就余力之所能及者为之，将以求天下之共鸣者也。

今余子无言，亦以整理医籍为己任。运其聪颖之思想，抒其教学之经验，编为《伤寒新义》，以惠来兹，诚盛举也。而其编纂方法，尤为新颖：折衷诸家注释者，十之三；发扬原文古义者，十之三；汇通新医学说者，十之四。使三百九十七法，成为一合乎科学之新书，与一般粗制滥造之作，窃取日人《皇汉医学》而为之者，诚不可以道里计矣。

然而中医书籍，汗牛充栋，后学涉之，何去何从，是非有待于整理不为功。惟兹事体大，中医之存亡系焉，必趋于改造之一途，始可有存在之一日。是则中医之兴亡，匹夫与有责也。余子勉乎哉！中华民国二十九年元旦，武进利恒谢观识于海上之澄斋。

陈无咎序曰： 吾侪之一切智识，都是由经验而得，而一切经验，又都由先民启发。没有《内经·热论》，就没有仲景《伤寒论》，也就没有中医的伤寒学。

《墨经》曰："知，材也。知，接也。知，明也。虑，求也。"庄周释之曰："知者，接也。知者，谟也。知诸之所不知，犹睨也。"此言吾侪之智识，都由接续而来，都由模仿而得，间有所不知，但获得其端绪，也可推想而明了。天赋吾侪以手与脑，在于运用思维，以追求一贯之知识。懂得这样理由，仲景与吾侪，可以图而域之；中医与西医，也可图而域之。

我本写过一部《伤寒论蜕》，后来想再写一部《伤寒论析疑》，但因整理中国文化学术，工作太繁，没有空闲时间可以抽出。今得余子无言先我着鞭，为之喜而不寐。

余子对于中西医学，都有研究。曩年依我嘱托，为中央国医馆起草《外科病名表解》，识者服其确当。今以科学方法，整理《伤寒论》，而著《新义》，吾知其必有合于现代之需要，而解决《伤寒论》的内在和外在关系。

《伤寒论》的内在，固在于端治伤寒；而《伤寒论》的外在，则在于不仅端治伤寒。《伤寒论》的外在，原在于拯救误治之失；而《伤寒论》的内在，则利用吾侪之经验与思维，以矫正一般误治之失。这样弧区，叫做科学。

现代科学最高原则，是根据人类生理学和动物进化史而来。有斯根据，才有颠扑不破之价值；没有此根据，便无价值。医学而不根据生理自然形态，是谓买椟还珠。

此理一般学者知之者盖寡，而余子则知诸凤稔。虽其著书立说，与我微有出入，那系环境使然。其说在《内经》异法方宜。余子将本书请叙，因写出我的一些抽象概念。抽象就是分析，而且不使主观吞噬客观。与读此书者，借资扬榷。中华民国二十七年九月，黄溪陈无咎在上海。

张赞臣序曰：自来同声者相应，同气者相求，无言先生与予有之矣。其于现代医学问题诸大端，与予道相同而又相谋者也。近出其大著《伤寒论新义》以示予。内容之丰富翔实，别具匠心；体裁之别致新颖，堪称独步。较之平素口头研讨，得之一鳞一爪者，奚啻天壤。此殆得窥其全豹者欤！六经纲领，融汇西学之新奇；阴阳剖解，未背南阳之古训；生理学说，足以矫正《内经》；药物实验，可以直追《本草》。正误格非，叔和之芜杂已去；存真删伪，仲景之精义常存。整理旧籍，此为不二法；改造中医，是乃第一声。爰志数语，以表佩忱！民国二十九年元旦，中央国医馆编审委员，武进张赞臣谨识。

余无言自序曰：中国医学，至近世而沉沦极矣。六经阴阳之说果有凭乎，而称道之者，仍不少衰。不知随时代以俱进，而欲与新学抗衡，宁不危哉！环顾国内，中医学校，虽不下数十所，以教材不能统一，而教本之有系统、有标准者，仍不多见。中央国医馆之成立已近十年，虽百废待举而仍一无所成。何哉？盖庖人不治庖，又无司祝越樽俎而代之，故无功耳。

曩者，余有《混合外科学》之刊行，即为整理中医书之初步尝试，颇得学者之谬誉。近复辑《伤寒新义》一书，用科学方法整理一新。盖从医经开其端，以冀收根本改造之效也。其编辑方法有四：一曰以经注经，即举仲景原文，纵横驰策，以相呼应也；二曰以精注经，即采诸家学说，择其精英，以相发明也；三曰以新注经，即引西医之新说，矫正中医之谬误，以资汇通也；四曰以心注经，即以予个人之心得及诊疗之经验，以资参考也。

四纲既定，乃始着手，网罗古今善本、新旧书籍，无虑数十百家，折长补短，择善而从。凡引古说，不以背科学原理为准；凡采新知，以能阐中医真理为率。虽篇章仍因六经之旧，而提纲已合科学之新，并附图表多幅，互相映证，俾成一实用之教本，研医之捷径。稿经四易，时阅三年，始得蒇事，而与世相见，余不禁重有感焉。

夫予之纂为此书也，岂无病而呻吟哉？推厥动机，约有六端，而使予不能自已也。

一、西医界欲借政治手腕而消灭中医也。近二十年来，吾国之为西医者，只知泰西医学之长而不知其短，只知中国医学之劣而不知其优。惟持片面主观，妄肆攻击，不思发扬固有。任意摧残，数典忘祖，甘作人奴，而使中医学术，日在飘摇之中。此启予动机者，一也。

二、中医界偏多封建思想而不求改革也。以表面观之，中医集团，有学校之创，有医会之设，倡言改进，竞说汇通，宜若可以有成矣。而孰知言之匪艰，行之维艰，凡百待举，均若鹽蜳之不得成。于中医学术之存亡问题，曾无回顾却虑于其中。此启予动机者，二也。

三、提倡汇通者今不如昔，几将中断也。溯自丁先生仲祜，倡为汇通之说，实为改造中医之嚆矢。编译医书，无虑百数十种，嘉惠后学，实非浅鲜。顾光阴忽忽，已三十余年，近数年来，未尝有新著续出。此岂丁先生之过哉，我辈后学之过也！盖丁先生年事已高，精力非复往昔。兴灭继绝，端在我辈，正所谓有事弟子服其劳耳。此启予动机者，三也。

四、有志改革者格于环境，不能实现也。曾忆二十三年，陈先生无咎，任中央国医馆编审委员会主席时，以过去之学术整理委员会，收效甚微，乃决从编审入手。初编各科病名表解，曾委予及张赞臣先生助之，分任其事。旋即通令各省采用，嗣因供献未能尽行，乃退让贤能。后先生每以整理旧籍相勖勉，意至殷切。此启予动机者，四也。

五、投机西医批评讨论，藉以求名也。自汤本求真之《皇汉医学》出，乃有余氏之《批评》；自阎德润之《伤寒评释》出，乃有张氏之《讨论》。无如其所批评讨论，主观太深，中肯者少，于中医真理多未明了，有隔靴搔痒之嫌。盖只能运用西医药而不能运用中医药者，岂汤本及阎氏比哉。予意不能运用中医药者，其批评或讨论，均无价值也。此启予动机者，五也。

六、青年学子嗜痂成癖，期待至殷也。曩予先后任苏州国医研究院及上海中国医学院教授时，任伤寒学及外科学，每引新说证明中医旧说之谬误，以期符我初衷。后虽以不合去职，而从者仍众。群以整理昔日之讲义，另出专书为请。复思一编讲义，原不出一二学校之门，今成专著，公之同好，计亦良得。此启予动机者，六也。

今者予书既成，而与世相见矣。予以为是者，不敢强人以为是；予以为非者，不敢强人以为非。要之，时至今日，中医地位之危险，尽人皆知之矣。中医改造是否切要之图，整理旧籍是否入手之方，玄虚旧说应否摒弃，科学新知应否采取，此皆有研讨之价值者也。予虽不敏，宁不知兹事体大，非一人之力所能为功耶。顾中医学术之兴亡，匹夫亦与有责。予之纂为此书，盖将抛砖引玉，求多数之同情，而共负此艰巨。他日者，中国医学发扬光大，得占世界医学之一位，则尤下走之愿也。知我罪我，所不计耳。中华民国二十八年九月江苏射水余无言谨识。

凡例：仲景《伤寒》，其次序为叔和所乱。晋以后，为历代注家所乱者，又不知凡几。孰为原本，不可究诘。兹就余个人意见所及，条文略有变更，务求其次序妥顺为得。

《伤寒》为中医书之根本医学，其立法之妥善，变方之多端，不独为治伤寒之善本，亦且开杂证治疗变化之门。惟旧说太近玄虚者，均以科学眼光，一一整理之。

《伤寒论》之六经及阴阳学说，久成为西医攻击之焦点，而故步自封者，仍以抱残守缺为务。试一抚心自问，其于医学应用上，究属何如。处此科学昌明时代，何必乃尔。本编篇首，即为《辟六经》《辟阴阳》两文，以纠正其谬误。

自细菌之学兴，人人均知伤寒病有伤寒杆菌（肠窒扶斯杆菌），而不知西医书中之伤寒，乃中医书中"伤寒有五"中之湿温证，非《伤寒论》中之伤寒也。又或谓流行性感冒，相当《伤寒论》中之伤寒，其说亦难自圆。故本书注释，不言细菌，其详见后说《细菌》一文。

阴阳之说，在中医古代书中，原有所指。总之，凡立于对待之地位者，皆以阴阳代表之，殊属欠当。本编皆将其阴阳之所指，究为何物，以科学的眼光说明之。

历来注家，每将前人注解，改头换面，攘为己有，此为最可耻之事。本编引证前人注解，悉标前人姓氏。盖前人之功，余不敢夺。岂可将前人心血，装成自己之皮肉哉？

余对于经文有独到之处，悉以科学之眼光，说明之，纠正之，务使学者得一真理之所在。其惟一信条，即是每立一说，脚踏实地，不自欺，不欺人，求吾心之所安而后已。凡为余之意见，悉标余名。盖余之发明，余公诸来者。

关于生理方面，中说之六经，谬误滋多，较之西医生理解剖学说，其不如远甚。故本编每篇篇首，均冠以最新之生理解剖精图，并加说明。其于中医旧说，可通者通之，误者正之。开中医改造之途，辟中西汇通之径，识者谅焉。

经文错乱，至于不辨眉目。本编一一为之订正，分别门类，并于每类之末附一简明之表，使错乱之经文，成为一有系统之读物。

凡经文有法无方者，依据历代注家意见，补出方治，惟于表中该方上加一"补"字，以分宾主。

经文中有最牵强、最费解者，或决为伪文者，悉删去之，附于每篇之末，另为评正。盖删之，所以清本书之眉目；附之，所以备学者之参考，使知所去取焉。

凡原书条文中，有某某汤主治者，即标曰某某汤证；而于不出方治者，则无标题，检查殊感不便。兹特仿黄氏《悬解》例，于不出方治之条文，每条立一标题，以清眉目，而便检查；凡原有汤证标题者，悉仍其旧，并于目录上，加一"○"以识之。

仲景为当时学术所挟持，沿用六经之名，而不袭其实，此是事实。余既有辟六经之文，而仍以六经名篇，不将为识者所笑耶。盖余深信丹波氏说,仲景系将许多病证,分成六个阶段耳。故余在每篇篇名下,指明确为何病。例如太阳,指明为头项背脊病;阳明,指明为肠胃一系病。是亦仲景沿用六经之名,不袭《素问》之实之意也。

现存版本及馆藏地:

1. 1940、1949年上海中华书局铅印本,中国中医科学院图书馆,首都图书馆;

2. 民国张伯熙抄本,江西中医学院图书馆。

《伤寒漫谈》　　　　　　　　　　　　　　1939　存

程天灵编

凡例:《伤寒论》全文,并无"六经"二字联用,更无六经经脉起止的文字。自王叔和引《内经·热论》之三阴三阳经以作叙例后,于是后之注者,不知从它的病变去研究,只知在《内》《难》空论中去寻源头,舍本逐末,硬以仲景指体温变化之三阴三阳认为经脉,穿凿附会,竟弄得莫明其妙。故古今注《伤寒》者虽不下二百家,结果人人都是入室弟子,然而没一个不是八阵图里的陆逊,找不出东西南北的出路。

《伤寒论》中,有"过经""随经""再作经""使经不传"之文,千余年来,注家无有能讲明者。所谓"经常之经"、"经脉之经"的说法,都是不通。其实仲景以七日为一经以推病变,论中之"太阳病,头痛至七日以上自愈者,以行其经尽故也"之句,就是指此。这是与西医考察肠热证,七日为一阶段者,不谋而合。若以此七日一经来讲它,自然可得到圆满答覆。

《伤寒论》全文的病变,可以气候性病及细菌性病概之。所谓气候性病者,即六淫病;细菌性病者,即急性传染病,即瘟疫。仲景不是不知温、不知疫,不过他行道北方,因气候寒冷关系,温与疫少而寒病为多之故。是以辛温药特多,但治温与疫病之苦寒清降,亦不少其实例,读者宜细为玩索。

仲景书譬如整块豚肘,我们要吃豚肘,必须要经过脔切,必须要经过熟煮，这才有味，这才到腹能化。读仲景书者，要知道归纳，要知道演绎，来代脔切与熟煮，才能悟出仲景言外之意、方外之法。

《伤寒论》中肠溃下血和脑症状是最危险的，兹把它集中来研讨，可看出仲景处变症的裕如。虽药不及犀、羚、金箔、牛黄等，而确有四两拨千斤之手腕。

现代是科学化时代，重实际不重玄理。兹篇虽非彻底的科学化，但可说是实际的经验化，即以新头脑来读它，亦可得相当趣味，而无扞格难入之处。

《伤寒论》文字平易近人，并无高深晦涩之处。读者苟心不存"六经"伪说，则一见了然。故兹篇虽未把原文逐字逐句解释，然而提纲挈领，已得款窍。读《伤寒论》之先，先读此，则《伤寒论》全文，可迎刃而解矣。

现存版本及馆藏地：

四川泸杲建文石印社石印本，中国中医科学院图书馆。

《伤寒论概要》　　　　　　　　　　　1940　存

陆渊雷（彭年）撰

引言：不佞初业医，即任医校教课，初任教课，即教《伤寒论》，继又教《金匮要略》，因成《伤寒论今释》《金匮要略今释》各八卷。友好督责，匆促付印，颇不自慊，而《伤寒今释》为尤。当制版校对时，即觉前半部必须修改，而后排弃教课，欲专究方药证候，遂无暇及此。今职校国医科，又强不佞教《伤寒论》，以《今释》分量太多，不得不别草讲义，遂乘便修改《今释》。讲义既不拟刊行，国难方殷，修改之《今释》亦未知付印何日。爰举大纲若干条，先借本刊发表，就正有道。

所举诸义，有《今释》已发其端，今始畅发其蕴者；有《今释》所未及，今始得之者；有一反《今释》之主张者。凡草《今释》时，自觉概念浮泛，或稍涉骑墙者，今草讲义，皆觉沉着确实，信夫教学足以相长也。篇题本拟"伤寒论要略"，为疑涉《金匮要略》，故从俗称"概要"。

陆渊雷跋语曰：此篇之作，所以应《国医新声》之要求初属草，止于"六经名义"章。以下四章，虽略于腹稿，拟于次期续完，而主编者强令续完，必欲一次登出。时日既促，竭力欲缩减篇幅而不得，草率脱略在所不免，大教明达幸不吝赐教匡正焉。或因此篇而引起意气之争、笔墨之战，鄙人殊无暇作此周旋，恕不答辩，特先声明。廿九年一月廿日，陆渊雷草于上海医寓。

现存版本及馆藏地：

1940年稿本，上海中医药大学图书馆。

《伤寒论通注》 1940 存

朱莘（壶山）撰

熊伯序曰：壶山年兄医家名著：物我同赓教永昌，南阳之后又南阳。万殊气化归生理，一本仁慈谋健康。识卓书更前注误，术工论比古人详。况当陆海交通日，学贯中西医更良。年愚弟熊伯干拜读。

凡例：著家每成一书，例藉文人序赞，增价篇章。既非学识专门，又无长期考究，纯是应酬文字，冠冕堂皇。于作者主旨毫不贯彻，徒劳阅者心目，耗费时间。本编不沿此陋习。

南阳非科学专门，建安非科学时代。论文说理施方，自成统系。与近代医学，立足于科学上者，虽不至全不贯彻，而实难融会之处亦夥。强使杂揉，势必两败。果与论文有深切发明，当然归纳于科学途径。若欲增新知，转失故步；假名改进，实自摧残；甚者大肆门外之批评，致丧固有之声价，本编悉一一矫正之。有益民生，斯为国粹。既不同轨，何为倒车？期以并行不悖为主义，兼通并进为指归。

本编题名《伤寒论通注》，凡论文合乎科学者从今注，论文属于气化者从古注，取会通中西医学之义。

前著《伤寒杂病论精义》，系遵唐师遗命修正《浅注补正》而成，已呈准内政部审定，警字第五零一八号注册给予著作权。本编别为一部，又值科学竞进时代，与前著命意不同。

《精义》中凡词意简明，理解真切，与本编意义贯彻者，亦为择采，不故事翻新，政乖实用。

本编依原论次第，按节标题，以醒眉目。

原论创始于后汉建安十年，至今计一千七百四十余载，解家不知几十百数。对于传钞仍其错误，曲为之解；句读仍其疑似，略而不详。本编除多方考校不得其正者外，悉为断定分晰，以便读者。

本编引各家言，著其姓氏，著者所见上加"按"字。

古今中外解家，本编认为于论文翻陈出新，稍涉勉强牵扯，或增删移挪，有乖纲领指趣者，逐一辨正，绝无门户意见攻击。

生理脉络之详明过于古。因未病循其常轨，《内经》脉络之横恣异于今，因既病改其常度。动脉无逆流之血，吐衄之色何有鲜红；静脉为回旋之血，便溺之色何见紫黑。本篇于未病之脉络，依生理；既病之脉络，依《内经》。

古无动脉静脉之说，只云经脉络脉。《灵枢》经脉篇曰："经脉十二者，伏行分肉之际，深而不见。脉之现者，皆络脉。"是经脉即伏行深处之动静脉，络脉即浮行浅层之动静脉。不得以静脉为络脉，亦不得以动脉为经脉。若指络脉为经脉之别枝，可指络脉为经脉不到之处，纵横错杂，出入联络，以为流通之用亦可。本编主《内经》经脉络脉之说，有时亦根据生理之动静脉。

编内唐天彭，名宗海，字容川，著者师也。特进一尊，书其地而不名。

《杂病论》与《伤寒论》，一经一纬，本自贯彻。当继本篇次第进行，名曰《杂病论通注》，完成南阳十六卷。

现存版本及馆藏地：

1940 年北京朱壶山医庐铅印本，国家图书馆。

《伤寒科讲义》 1940 存

天津国医函授学院编

现存版本及馆藏地：

1940 年天津国医函授学院铅印本，天津医科大学图书馆。

《伤寒论讲义》 1940 存

杨医亚编

现存版本及馆藏地：

民国北平国医砥柱总社铅印本，山东省图书馆。

《伤寒学讲义》 1940 存

黄櫆门编

现存版本及馆藏地：

民国广西省立南宁医药研究所铅印本，广西壮族自治区桂林图书馆。

《伤寒针方浅解》 1941 存

承澹盦编

李宗渊序曰：庚子之秋，应德阳国医讲习所之聘，主授针灸课。未一月，伤寒教授某君，因事他去，一时难得继任之人，同学员佥要余讲授斯课。余尝谓："《伤寒》一书，为疗病之轨范，亦医门之法律。习中医而不由此入手，穷其玄奥，犹窥宝山而不循蹊径，其所得所见也亦微矣。"彼自来治医享盛名者，靡不熟读《伤寒》，第《伤寒》之文，言简意远，字义亦涩，复因年代久远，错简屡出，读之而能深切了解，亦殊不易。每欲以浅易之词，为之疏释，使阅之者，能心领神会，洞彻其义，参入针治之法，为方剂之助，疗治之术可益臻完善。盖补救之方愈多，夭亡之率自少也。怀之即久，以环境不适，东迁西移，未能着手。今诸同学以《伤寒》要余讲述，余正可乘机完成素愿，亦一举两得之道也。因即按条注释，文字力求浅易，释义务取明白，反复重译，不嫌词费。使读之者，无复书难解之叹，有亲切明白之感。此为编撰本书之本旨，因名此书曰《伤寒针方浅解》。民国三十年夏，序于德阳李氏陶然斋。

本书编述大意：既以浅显明白为原则，不嫌词费，反复重叠，按条分别注释。

一、于本文之下，先提其原文纲领，如文章之点明全篇立意然。

二、继就原文直译，如从文言文之译成白话文然，便于明了其意义，免推索之苦耳。

三、以直译之词，犹未能畅达原意者，再作补充于后，依句或段而疏释之。

四、犹嫌其未能尽意，乃采各大家之注以申明之。

五、原文中有错简之疑者，则从理解或前贤改正之意而校正之。

六、原文中言证不言苔脉，或及脉不及苔、及苔不及脉者，则将脉舌之见状依平时经验之所见而补出之，虽为续貂，亦便于初学者研读之意云尔。

七、病固汤药可愈者，亦可不用汤药，以简捷之针灸法可愈者，因将针灸法补于后，复约略释其取穴之意义于后，俾读者于穷乡僻壤，仓卒不及配药时择用之。

八、本方原方分量、煎煮，悉照原文，近代应取之分量，于第一方后涉及之。

九、原方之后，采日人之注述，提明本方之主证，应用时得有标准可循。

十、最后附录日人以本方治杂病之验案，藉见经方之神奇，为读者治病上之启迪，非从充篇幅计也。

现存版本及馆藏地：

1941年石印本，上海中医药大学图书馆。

《最新伤寒折中》　　　　　　　　　　　　1941　存

欧阳履钦编

现存版本及馆藏地：

1941年湖南中华国医讲习所铅印本，安徽中医学院图书馆。

《伤寒述略》　　　　　　　　　　　　　　1941　存

著者佚名

现存版本及馆藏地：

民国抄本，湖南省图书馆。

《伤寒论之研究》三卷　　1941　存

伍律宁编

伍律宁自叙曰： 伤寒论之研究，予研究《伤寒论》所为作也。书既成之，明年岁在壬午，暮春三月，亟谋付梓，公之同好。伍律宁乃自叙之曰：《伤寒论》，后汉长沙太守仲景张机著，晋王叔和撰次。经六朝隋唐，而未见表彰者。至宋治平中，始命儒臣校定。高保衡、孙奇、林亿等叙载，开宝中，（开宝宋太祖年号）节度使高继冲曾编录进上，然文理舛错，未尝考正。历代虽藏之书府，亦阙于校雠。金元以来，解是书者，三百有余家，文献多至四百三十有余种（连日本）。中土学者，大抵可分三等：陋若陶华，妄若舒诏，僻若黄元御。怪若托古派，弗与焉！依据古经，言必有则，而不能通仲景之旨者，成无己是也；才辩自用，颠倒旧编，时亦能解前修之执，而或甚焉者，方有执、喻嘉言是也；假借气运，附会五行，变实用之书为玄谈者，陈念祖、张志聪是也。去此三缪，其能创通大义，有所贡献者：浙有柯氏（韵伯），分擘条理；庶几可读者，吴有尤氏（在泾）。近顷西化东渐，科学是尚。国中以科学原则整理而诠解之者，日益以众，若杭余章氏太炎、武进恽氏铁樵、川沙陆氏渊雷、南海谭氏次仲其著也。然章氏祖述柯氏、日人喜多村之说，以论断六经相表里之义，及表彰其实用精神外，概未解释，尚少贡献。恽氏未脱小说家作风，虽有经验可取，但理想色采太浓，凿说重叠，客观精神斯灭。陆氏以朴学方法标榜，商榷文词，多所创获，然缺乏中心思想，无一贯条理，又轻引东人学说自重，未免雷附为憾。嗟夫！自有《伤寒论》至于今，千有余岁，差能自立者，不过数人，而之数人者，又未足以语于科学著述。其能首尾一贯，发见仲景之科学的精神与价值，卓然出于柯、尤……而上者，能有几人？

予之为是言也，盖有充分凭据，非徒信口雌黄已也。今请以显例实吾说焉。《伤寒论》包括五种伤寒，以六经钤百病。正治、权变、救逆之术，胥由是出。对此纲领，无真切了解，而曰能了解仲景，未之有也。不图宋金以来，六经有日传一经之说，太阳有三方鼎峙之论。拘文，则以太阳为膀胱，妄称传足不传手，则以少阴为肾。方喻之徒，又以己意变乱。其后张锡驹、陈念祖虽少慎，而更以气运相皮传，瑾瑜匿瑕，川泽内污，使人违之不能，从之不可。自斯学传之日本，为说者亦数十家。其解释，其运用，变化从心，不执故常，颇视中土为精进，然亦多昧于大体，惟琐屑之是务。若吉益东洞、若丹波元简父子、若中西惟忠、若山田正珍、若汤本求真，对六经问题，皆无的解，勿庸深论。有喜多村者，尝辑《伤寒疏义》，序文中有讨论六经一节，尚有新义，其言曰：

"本论无六经字面，所谓三阴三阳，不过假以标表里寒热虚实之义，固非藏腑经络相配之谓。……所谓三阳三阴，所以标病位也。……凡病属阳属热属实者，谓之三阳；属阴属寒属虚者，谓之三阴。……然其传变，则太阳与少阴为表里，少阳与厥阴为表里，阳明与太阴为表里。是以太阳虚则少阴，少阴实则太阳；少阳虚则厥阴，厥阴实则少阳；阳明虚则太阴，太阴实则阳明。是乃病传变化之定理，三阴三阳之大略也。"

是说也，恽氏得之，视若瓌宝，以为道在是，色然喜，以告于余杭章氏焉。章氏曰："此义柯氏已先发之，独不及少阳、厥阴耳。"章氏乃补为之说，曰："夫仲景自言撰用《素问》，必不事事背古。自有《素问》以至汉末五六百岁，其间因革损益亦多矣，亦宁有事事牵于旧术哉？余谓少阴病者，心病也。心脏弱，故脉微细，血行懈，故不能排逐客邪而为厥冷。偶有热证，亦所谓'心虚者，热收于内也'。若太阳病，则对少阴病为言。心脏不弱，血行有力，故能排其客邪，外抵孙络肌肤而为发热，此不必为膀胱小肠也。（原注——篇中唯桃仁承气汤证为热结膀胱，抵挡汤丸证为小肠瘀热，然只其一端。）阳明病者，胃肠病也。'胃家实'之文，仲景所明著，其极至于燥屎不下。若太阴病，则对阳明病为言。以胃肠虚，故腹满而吐，自利益甚，此不必为脾也。（原注——篇中有胃气弱之文，又有脾家实之文，知脾本胃之通称，）少阳病者，三焦病也。津液搏于邪而不能化，故口苦咽干；其自太阳转入者，则上中二焦皆肿硬，故干呕胁满；津液与邪相结，邪热被阻，不得外至孙络，故往来寒热。若厥阴病，则以进于少阳为言。消渴，甚于口苦咽干也；吐蛔，甚于干呕也；热厥相间，甚于往来寒热也；或在上，则气上撞心，心中疼热，甚于胁满也；或在下，则下利脓血，是为下焦腐化，甚于上中二焦肿硬也，此不必为肝与心主也。然则少阴、阳明、少阳三者，撰用《素问》，不违其本；太阳、太阴、厥阴三者，但以前者相校，或反或进名之，又不规规于《素问》之义。"

章说如此，恽、陆之说亦如此，故六经问题，迄今仅得似是而非之解答而已。吾谓太阳、少阴，可相表里；阳明、太阴，可相表里；独少阳、厥阴，则不可以表里释之。何则？厥阴词义，本自支离。《易》曰："中心疑者，其辞支。"起仲景于九泉，亦将无词否认也。而所以有此篇之设者，徒以因循《素问》，以符古说之目，乃出于凑集耳。柯氏之不论，良有以也。喜多、章氏强作解人，义果通乎？渊雷陆氏，素依章氏以自重，对此问题，独不苟附，亦曰"真理所在，不容苟附"而已。若谭氏次仲，则异于是，"融会新智，发皇古义"当之而无愧色。谭氏曰："《伤寒论》，急性传染病之总论也。六经者，六个证候群之代名也。有五定则，是仲景所守，而为全书之骨干。曰对证疗法，曰体质疗法，曰三藏四变之诊察法，曰无范围应用解热剂，曰禁汗吐下之滥用，是也。"又曰："体质可以不讲，病理不可不明。"呜呼！是亦足矣。吾所谓首尾一贯，发见仲景之科学的精神与价值，卓然出于柯、尤而上而者，谭氏而已。

章公太炎曰："余闻之庄生，'筌者所以在鱼，得鱼而忘筌。蹄者所以在兔，得兔而蹄'。夫医以愈病为职，不贵其明于理，而贵其施于事也；不责其言有物，而责其治有效也。治苟有效，无异于得鱼兔，安问其筌与蹄为？"章氏又曰："医者，以疗病为任者也。得其疗术，即病因可以弗论。疗病者，以病所为据依者也。得其病所，则治不至逆，随所在而导之可矣。"《伤寒论》为论证状、定疗术之书，诚如所论。然亦知论证状不及病因，重经验而轻原理，其始也；不能以原理活用经验，整理经验，其终也。将必并经验而失之之弊欤？'逆流操舟，不进则退'，医学亦然。苟不日深其研究，将必不能保其粗浅之经验。从庄生之说，进步无望，曷足为贵？仲景当日，科学未明，受种种限制，病因无由探讨，又不满气运生克之说，故略去弗论。然原因不明，疾病之个性亦不明；个性不明，则处置之方法亦必粗疏。如以一般对证疗法，施诸有特殊严重之病，则盲人瞎马之险，所不免矣。夫见病知源，岂仲景所不欲哉？徒以时代限制，无由致之耳。假令仲景而在，其必曰："吾兼攻究病因，明其个性，续为《伤寒各论》，弗敢以此自划也。"奈之何，章、陆二子，生今之世，持此空疏之论，不鼓励后学为病原之穷究乎。为古人辩，不觉自入歧途，以此为仲景之特点，为仲景精神之所在。又以为有此精神特点，即可与进一步之医学分庭抗礼，真所谓'渔夫傲上圣，漉盐之氓抗大儒'也，岂不谬哉？

客曰：吾子何为而作是书哉？宋元之时，科学未明，气运之说弥漫，故缪论充塞。今子生逢开明之世，以科学整理之者日益众，且有谭君之书在，纲举目张，循序日进，斯可矣。今子所论，欲以何明？夫著述，欲遂其志之为也。昔西伯囚羑里，演《周易》；孔子厄陈蔡，作《春秋》；屈原放逐，赋《离骚》；左丘失明，厥有《国语》；孙膑断足，而论《兵法》；不韦迁蜀，世传《吕览》；韩非囚秦，《说难》《孤愤》；子长腐刑，《史记》以成。仲景"感往昔之沦丧，伤横夭之莫救"，乃著《伤寒》。此人皆有所郁塞，不得通其道，故述往思来，垂空文以自见。今吾子亦有所郁塞乎？律宁对曰：唯唯，否否，不然。予闻之"为天地立心，为生民立命，为往圣断绝学，为万世开太平"，大丈夫立天壤间，固当如是，宋儒岂欺我哉？且夫谭氏之书，善则善矣。然详于大纲，而略于细节——细节为施疗据准，细节不详，是不便于实用也。详于解释仲景，而忽于旧注之辨正——群言淆乱，滋蔓难图，是不便于研究也。拘于叔和之旧编，漫立回次——（全书连霍乱，阴阳易，分为二百八十七回，或数节作一回，或一节一回。）回无节目，缺乏中心，不成单元，概念难得，是不便于记诵也。矧其书于仲景原著之错误，未能作具体而不客气之批判，是不能完成学术建设之使命也。有此四蔽，美犹不足，故学者以为叹！

若夫拙著，根柢科学，摈绝玄谈，不作迷离仿佛之辞，与谭著相同外，则严守学术立场，不循汉唐义疏之例。大刀阔斧，作分析的、综合的、批判的研究，务使原著之真伪得失，皎然毕呈。"是者扬之，错者舍之"，吾爱仲景，吾尤爱真理，区区之心，窃慕此耳。

根柢一定原则，爬疏整理，贯串全书，使有明确之系统，亦与谭著相同。然将正文寻出各个中心，以病状、疗法、方药三者，为之分组，合并解释。组有子目，自成单元，则谭著不吾若也。至节文次序，不复拘于叔和之旧次。绪论性质者在前，各论性质者殿后；无方药者在前，有方药者在后。病状之次序，亦虚而实，实而虚，浅而深，深而浅，使组组之间，层次衔接，条理井然。仲景之大纲领以明，节目亦了如指掌，固不止于便记诵已也。夫中国学术，向乏逻辑，中医尤甚。今欲发皇古人之幽光潜德，舍此其何之？

根据文化建设原则——批判既往，把握现在，创造将来——对仲景为忠实之批判，对荒谬注说，严加纠正，亦谭著所不及。夫为发皇真理，保持学术立场。律宁不敏，不知医圣与道统之为何物也？《伤寒论》自宋以还，在卫道思想与奴隶根性浓沃氛围之下，尊为圣经，声誉扬溢，孰有敢发其误者。然《伤寒论》岂真无错误哉？甚易见耳。如过言汗禁，过言早下，以误下为结胸之原因，以尿癃涩为黄疸之原因，以发汗利尿为热病增恶之原因。由此遂开后世温病派养阴清热方法之厉阶，非误而何？如不脱经脉观念（由六经之组织及系统知之）、五行思想（例如太阳篇廿六组末二节），界说不明，（如结胸与痞，合病与并病），针灸无方。凡此非一派糊涂概念耶？在三百余节书中，将病情任意割裂，系统零乱，使读者如观云端游龙，见首不见尾。又如厥阴篇之不顾病理，迷离惝恍，凑集成书。凡此诸端，非《伤寒论》之缺点乎？窃谓指出仲景之错误，其功德尤大于为仲景文过。今发春秋之笔，为严正之词。岂好辩哉？不得已也。

自宋元以来，《伤寒论》已支配全部中医，全部中医亦依以为命焉。然《伤寒》自《伤寒》，读者自读者。拼命钻研，垂老气尽，仍不知《伤寒论》之为何物，亦不能运用《伤寒论》之方法，举国如斯，迄今依然。即四百三十余种之文献考之，豪无进步，即其明证。是仲景书之不可以读耶，抑中医之为低能耶？斯又二者之互为因果矣。据吾估计，今日全国正式中医，仍有三十万人。三十万人者，又皆受《伤寒论》之支配，而不知应用之者也。今以每医日诊十人计，即每日受《伤寒论》之支配者，有三百万人。医者瞎马盲人，病者午夜临渊。此情此景，深可悲悯！今本著根据"把握现在""切合实用"之旨，抉之劙之，淘之扬之，务期词义憭然，方法可用，使《伤寒论》之庐山毕露，无所遁形。药理、疗法、病理诸大端，更以新近发明者补充之。经此次清算之后，是者存之，非者去之；真者扬之，伪者黜之。一以拯众生之疾苦，一以节来哲之精神。庶不再以仲景为治疗傀儡，与陈死人为邻，向故纸堆中讨生活也。

律宁顶立天壤间，五七寒暑，际兹抗建时代，正庶类贡献一技之时，只以先人乏丹书剖符之封，交游遂少青云之助。上之不能急国难，兴师雪耻；下之不能走私屯积，发国难财。一事无成，固其宜也。在此家园两度沦陷，饿殍载途，人将相食之日，予亦全家忍饥，待死须臾。所以焚膏继晷以成此书者，何也？曰：仁心一点，坚贞如佛家舍利，劫火虽烈，烧之犹不失也。客曰：美哉！请书以为叙。

现存版本及馆藏地：

1942年台山伍氏铅印本，中国中医科学院图书馆。

《伤寒论讲义》　　　　　　　　　　　　　　　1942　存

宋志华编

现存版本及馆藏地：

1942年长春国风印刷社铅印本，首都图书馆。

《伤寒论释义》　　　　　　　　　　　　　　　1942　存

邓绍先注

邓绍先自序曰： 自成无己迄今，注《伤寒》者，指不胜屈。就中言气化，言枢机，或专本旧说，或参以新知，几已尽善尽美，何须绍先续貂。第注书虽以阐发前人秘奥为标的，要亦须顾虑读者之应用。凡书皆然，何况医学？《伤寒》为汤液治病之祖书，后世之以汤液为治者，舍此莫属。论中无方法不备，而精严细密，毫厘不可稍爽，否则转以活人者□人□。历代注家，就条文以阐发义理，堪称详尽。殊本论皆后先互发，逐条贯串，若不以之比较而观，实难抉出底蕴，并昧其用法矣。初读本论，动兴望洋之叹者。以此，仲景原序"绅感往昔之沦丧，伤寒夭之莫救。乃勤求古训，博采众方，为《伤寒杂病论》，合一六卷"。去云："虽未能尽愈诸病，庶可以见病知源。若能寻余所集，思过半矣。"其悲天悯人之心，溢于言表。则著书本旨，自欲后人一目了然，万无固深□说之理。后人乃由六气而牵涉五行，由阴阳而牵涉《周易》《河》《洛》以及《释典》《丹经》，显背仲景注书本旨。比绍先，之所以不能□于释义也。仓卒付梓，谬误兹多。知我罪我，悉任高明。中华民国三十一年壬午孟秋，华阳邓绍先序于蓉寓。

凡例：一、本书条文次第，仍依成无己之旧。以读书若能融贯，自可得其奥妙，正不必割裂混合，以惊奇炫能也。

二、阴阳五行气化之说，由来已久，若弃而不用，殊不便于读者，兹释故仍旧。

三、阴阳五行，不过为一种代名词，但其涵义□□□□，□本虚不实之弊，兹释则凡可指实者，为指实之，其有万不能指实，或指实而反欠□切者，则仍旧□，免□穿凿附会之嫌。

四、本论方药，前人虽加解释，惜语焉未详，不知一病有一病之方，一方有一方之药，匪特不能任，意进即以性味相似者易之，其结果亦必不良。如黄芩汤与栀豉汤，栀芩之不能互易，黄连汤与泻心汤，芩连需同□，此□而易知者也。至其他各方，苟加减一味，亦必不能□其预期之效。古方精严如此，岂后世诸方，所可此□哉？兹释对一方之药，必遂一一详述其特效；对于方义，亦反复说明其所以如是配合之故。务使一览了然，得取舍自如之妙。

五、手少阳三焦即淋巴，手厥阴心包即神经。揆之旧说□科学，其理论及事实，无不□……□命者。读者于此等处，须细心研究，勿谓为杜撰炫奇可也。

六、胸中为三阳交界之所，升降出入之枢纽在此。论中述胸中之病机□，兹注释此亦□□详尽，不敢忽略毫厘也。

七、□病，□病，论中治法，有一□□□者，有治此研究自□，治□□此之解者，其□…□读者□应□□者也。

八、□□之穴□□□□，□□□□，据事实，以说明之，因医不应有国界也，但论中不能说明之处甚多，亦只有仍其□，俾免谬误。

九、论中方药，煎法各异。如小柴胡汤之煎后去滓再煎，附子泻心汤之久煎附子，余□□□以麻沸汤。其中各具至理，能解其义，可得用药之巧，注中持□说明，读者务须切记。

十、余注本论，系以二十年来研究及经□之心得，一一披落。但注中采用旧说及科学之处，正复不少。不过某说出自某人，有时多未将其姓名□□，读者幸勿以窃取为诮。

十一、兹释□说明药理及效用，多采用□□安氏一说，以其引《伤寒》《金匮》《千金》等方之用药为例，一一比较而观，所述无不精当确切故也。间有以科学说明者，则斯药之成分功能，苟非真知确见者，概不采入，用免牵强不实。

十二、论中□条之首，不指明太阳、阳明之病位，而但言中风、伤寒者，大多将成舍病、□病、未□之病，读者须究心焉。

十三、本论三百九十七条，大都前后互发。彼□□互相印证，若执一条而观，属无殊于以管窥天，安得悉其底蕴。注中凡属有关□□，均□项举出，读者再加隅反，不难直趋堂奥矣。

《伤寒折中》　　　　　　　　　　　　　　　1942　存

欧阳逸休编

欧阳逸休自序：仲圣所著《伤寒》，未经秦火，竟有谓残缺遗失，殊非全豹。或谓叔和编纂失次，变改原文。余疑其说而未有以正之，然终不敢以人言为信。乃日取原文而熟读之，坐卧而苦思之。有半日而得解者，有数日而得解者，有求之《内》《难》而得解者，有参之事物而得解着。积之三十年，无一字一句一节有不能解之处，乃知前之所言诬也。于是明其体例，表其络脉，显其照应，平淡中见高深，玄微处合简易，详加诠解，互证经文，病状类似，尤析毫末，编辑成书，名曰《伤寒折中》。盖古注之先得我心者，应仍其旧，间加引伸，不敢没古人之名。或合诸家而稍有去取，即非取自古注，亦得之明师益友之启迪，非立意以为高，实折合而得其中也。方后附汤头歌括，于病脉、药品分量、煎法、服法，赅括无遗，欲为学者开一方便法门，且近博而约之之义，或不以虫技见讥于大方也。大乱方殷，愧余不能执干戈以卫社稷，又不甘虚生为社会蠹，午会中天乱，极当治医学国粹，势濒绝续，聊存一线，其亦有补于文明之先导也乎？民国辛巳仲冬，欧阳逸休序于湖南中华国医讲习所。

谭天相序曰： 余尝读仲圣《伤寒论》，辄叹吾国文化之盛集，医学之大成，无逾于汉代。文人学士莫不奉为圭臬，即外人之研究医学者，亦无不以此为强种之基也。无奈欧风东渐，日趋简易，遂束斯书于高阁。余少有志于此而未逮也，乃于民二十五年入湖南国医专校，二十八年得聆欧阳履钦先生教诲，《伤寒》疑团了然，胸中顿开茅塞矣。先生早岁留学东瀛，道隆望重，回国后历任湖南南路师范及各校重职。嗣因太师母年高，承欢膝下，谢绝人事居。恒以阐发先圣医学之精微为己任，冀开后学之捷途。著有《然犀录》《药性表解》，并修订《汤头歌括》，早已脍炙人口，诚活人之宝筏也。民三十年春，余供职湖南中华国医讲习所，天假复会教授之暇，执经问难，无间晨夕。时念《伤寒》艰深，学者终难领悟真义，同人等请求先生详加注释，名曰《伤寒折中》。自春徂冬，寝馈不忘，始得成书。窃念注《伤寒》者，自宋以来不下百余家，求其毫无疑义则不可得。惟先生积久功深，精思独到，虽于其介字、状字、助字，亦不肯率尔操觚，至于钩玄摘微，以经解经。如伤寒之发热为抵抗热，麻桂所以助其抵抗方，合以热治寒。太阳病未解，脉阴阳俱停，停后脉微，为混沌初生。五苓重在丙辛化水，栀豉治汗吐下未误之余邪。伤寒以太阳始，厥阴终，及厥阴终篇，尤发抒绝大伟论。全书精义，大抵类是，皆道人所不能道。大义微言得以大白，寰宇千载下，如获仲圣耳提面命矣。当此沧海扬尘之时，竟有此空前之作，先生不自秘惜，行将公诸同好。知其著意，发扬国粹，即所以巩固国基，识见有独到也。说者谓先生名逸休，为修园再世，竟前生未竟之志。逸休亦修也，殆其然欤！民国三十年冬受业谭天相敬序于湖南中华国医讲习所。

桂楫序曰：衡阳欧阳履钦先生，吾师也。吾师自东瀛留学归，历任湖南南路师范及各校教授。嗣因母老辞职归养，且体古训为人子者不可不知医之旨，遂于定省之余，潜心岐、黄、仲圣之遗书，不数年深入堂奥。藉此以济人之急，救人之危，虽费不吝，虽劳不辞，多不受酬，踵门者则概谢之。求方取药，络绎于门，欢声载道，数十年如一日。故衡清人咸呼为仁人孝子，良有以焉。此吾师治医之一梗概也。

余幼羸弱，历普中后入湖南国医专科学校，以期体智俱进。旋适七七事变，母校由长迁衡。余教务长刘公岳崙，见履师《药性表解串要》等杰作，阅其文即深慕其人，三四往聘。履师屡以母老不远游辞，继感聘延之恳切，思为振兴国医计，义难坚却，遂从所请。每周教授三日，余则归家待亲。弹指韶光一期过去，太师母日就衰颓，乃不复出。

越庚辰，余与先辈萧翁湘楫，创办湖南中华医学讲习所于耒阳，惟教务一席莫获骈襟。深念非借重履师，不足以坚学子之景仰，决然往聘，幸蒙俯就。是时，太师母已归真有年矣。

履师来所，教授《伤寒》《金匮》两科。感原文之词古义深，注家之卷帙浩繁，尚有多数条文为诸家所略，以及互文演义、囫囵嗑下者，亦复不少，难合授受。履师心痛于此，遂执犀利之笔，折中于《伤寒》百家注，略者详之，缺者补之，为俾一辈莘莘学子读之了然，以除往日莫中缺疑之叹，此《伤寒折中》之所由作也。

是编吾师执笔于辛巳春，阅十月而始成。其中发前人之所未发，释诸家之所莫详，千载多疑之《伤寒》，一旦冰释无疵。而今而后，吾辈读《伤寒》者，迎刃而解矣！

兹及本所第一班学生行将毕业，束简成册，聊赘刍荛，为示《伤寒折中》之渊源，行见吾国医学从此发扬光大，卜作者之精神，足以充贯宇宙也。受业桂楫行舟谨识于中华医学为讲习所教导室。

桂炳南序曰：炳南十二失怙，从母授书，闲阅医籍，余母见而感曰："汝父自归田后，昼夜执医书不释卷，弱女继父志，嗟慰我心。"然医者，民命之所司，非精研其奥，难免杀人之咎，遂于庚辰岁，考入中华医所。辛巳得读履钦夫子所注《伤寒折中》，于教授时详加发挥，领悟之下心花怒放，跃然而喜。我夫子本有金炉大愿，欲救民间未来疾苦，医学特发见之一斑耳。从来注《伤寒》者，不下百家，而其议论多歧，各执所见，以致千余年来，学者莫衷一是。今我夫子之注解，释千古疑难，实为余等之万幸也。其注阴阳传变、气化盈虚、章法照应、语句颠连者，夫子旁征曲引，罕譬而喻。如太阳，释太阳寒水为阴阳之升降；阳明，释太阳阳明得寒水，濡润燥土；少阳，释三焦实包全身，风火清畅，生机条达；太阴，释土得其位，气自和平；少阴，释脉微细，心肾又各有阴阳；厥阴终篇一大结，作明前后何部为腹背，详为致辨。此皆我夫子之确论，空前绝后之妙义也。尤其具广长舌，口吐莲花，抑扬顿挫，听之令人忘倦，故同学各有心得。讲授完成，适值毕业，感恩厚待，视同慈父，援笔为序，喜得夫子之心传，从此能继父志矣，非敢为文也。女弟子祁阳桂炳南拜序，辛巳仲冬序于中华医学讲习所。

郭陶汉序曰：范文正公有言："不为良相，便为良医。"盖良相之惠于世也，总其功不外安民。而良医之惠于世也，救人命于未危，起垂危以再生，其功不亚于安民。动念及此，跃跃欲试。洎民三十年春，投入中华医学讲习所，服膺欧阳夫子之讲授。夫子担授者，《伤寒》也。《伤寒》一书，汉张仲景所作。通之者，不徒今世罕见，即历代亦凤毛麟角耳。夫子究是书者三十余年，其于奥义微旨，靡不了如指掌。尝摘注中要点，语余侪曰：读《伤寒》法，虽于虚字不可稍忽，否则难免黑白混淆之虞。如六经提纲，均言"某经之为病"，"之为"二字大有意义。"脉浮而紧"，不可视与"浮紧"同例。"浮而紧"，言以浮为主而带紧，"浮紧"则平举也。"无汗而喘""喘而汗出""汗出而喘"，"而"字以上为因，"而"字以下为果。"续得寒热复厥者"，"续"字、"复"字，表前另有证状。全书虚字皆作如是观。又如表热、里寒，白虎、四逆治之各别。因脉有浮滑、浮迟之不同，证有下利清谷之特异。戊癸合化，各有偏胜，一则从戊土之化，一则从癸水之化。厥阴见证多同太阳，以辰戌太阳司天，巳亥厥阴司天，巳辰同属巽卦，亥戌同属乾卦，为天门地户之枢纽。诸如此类，不胜枚举。无如夫子如长江大河，汪洋而下，吾侪不能如尾闾之收也。注释既竣，署名《伤寒折中》，更取而反复读之。见其辨证辨脉毫末不遗，处方用药批却导窾，曩昔疑团一旦尽释矣。或有疑于心者：今世科学盛行，夫子留学东瀛有年，且以科学擅长，曷不以科学释之，而仍执往昔之哲理，舍其新而旧是谋乎？岂知科学产于哲学，犹有形生于无形。科学之用固大，惟不适于医药。假令以科学法制成药汁、药精，余独见其不可。夫用药者，用其性也。人心之不同如其面，药之有形以藏性，犹人之有形以藏心也。根主升，梢主降，头主补，茎主通，枝达四肢，中空发表，内实攻里，轻清走上，重浊走下，臭味液色不同，各走其道。造为精汁，形之不存，是毁其性而用之矣！化学上有二物原子量、原子价、方程式均同，而为用不同，性不同也。故根者不可枝，叶者不可子，丸者不可汤，散者不可胶，分煎、合煎、久煎、暂煎、重煎、各种水煎、麻沸汤浸煎，均具至理，凡以用其性耳。此皆闻之。夫子因于其序首发之，群疑可释，信心可坚矣。民国辛巳仲冬，受业郭陶汉拜序于中华医学讲习所。

《伤寒六经新解》　　　　　　　　　　　　　　　1942　存

雒镛编

杨恩锡序曰：尝羡秦地昔为文化发源之处，亦名医生聚之区也。若夫文武、周公，圣人也；政治、平隆，盛德也。兹姑不论焉，且以名医而言之。春秋之时，则有秦和、秦缓，继之者则有医竘。秦汉之时，则有扁鹊、仓公_{均临淄人}，继之者则有华佗_{沛国谯人}，彼虽非秦人，均留连于秦，游历于秦，生活于秦，死亡于秦，故有称伊等为齐派，而出于秦派也，皆有由矣。隋唐之时，则有孙思邈_{古华原县今耀县人也）（均陕西属}，继之者则有王焘_{陕西郿县人}，此皆明医而著名于后世者也。盖因黄帝，虽生于轩辕_{今河南新郑县}，而终于桥山_{今陕西中部县}；神农虽生于烈山_{湖北德安府随州北}，而长于姜水_{陕西凤翔府岐山县东}。故医之精明者，皆接踵于秦，以其近圣人之居使然也。今则有雒君声峻者，亦秦人也陕西长安人。医道昌明，著作甚多，而《伤寒六经新解》一书，尤为惊奇发挥。二千年汉灵献时至今民国未有之杰作，开通万世后所无之珍本也。表扬医圣之德者颇大，洞明医界之功者诚高也。否则，《伤寒论》外治十二经络，内治五藏六府之书，岂不终误于区区传足而不传手之说。舍去手之三阴三阳经，除却手之三藏三府，病拘束足六经，遗失手六经。韬悔古圣人，缩小古圣经，讵不憾焉？查雒君声峻者名镛，清宣统元年，以儒生而考入陕西巡抚恩提学使。余所倡办之医学专校，余则忝充教务长之职。当时，徐观察德立、张观察燮堂，为先后监督；王知县溶号菊生、杨知县宝年号梦竹，皆充教员。其余教员，余忘之矣。教授生徒正额二十名，雒君列于正额之中，其余副额百余多名。每届学期考试，雒君辄冠首名，当时教师皆器重焉。后余摄篆山阳县，未几反，正徐、张观察均回原籍，王、杨教师相继而逝，独余存焉，时年八旬有六。岂敢云大德者寿耶？雒君请为序，余以师生之谊，又感青蓝之义，略言颠末，稍列梗概。始叹培养医学人才之力，今则收效，不亦懿欤？又睹《陕西通志·技术类》，有雒君所编《种痘常识》，列于孙思邈等十一人中，更光荣耳，因为之序。民国卅一年端阳节前云南八旬有六老人晋三杨恩锡序。

曹文焕序曰：雒君声峻者，秦之良医也。声名洋溢，峻德修明。既通岐黄，又明申韩。四书五经，诸子百家，有则皆习，无所不知也。且舍政法之途而不仕，见慈善之事而勇为。家计贫寒，每遇穷苦而犹周济；人情冷暖，辄逢富豪而自傲慢。不以富贵动其心，不以权豪移其性，其志争争有如此者，斯余区区所深知也。今著《伤寒新解》一书，余则反复详阅数次。余虽昧于医道，余则明于理路。人之一身及其百骸，外而十二经脉，内而五脏六腑，全体原系整个周身，并非零碎。所谓"牵一发而全局动，伤一指而痛彻心"，岂有邪传足而不传手之理乎？若非雒君兹将伤寒六经一书，详细分析，一隅三反，发挥无遗，阐明已尽。吾恐医治十二经脉之书，终日仅治足之六经；医治五脏六腑之书，终日仅治足之三脏三腑。遗手之三阴三阳经而不问，置手之三脏三腑病而不顾，岂不怪哉？今经雒君说穿说通人身成为一体，穷经穷理，医圣即是大圣。斯真解释圣经者，斯真尊崇圣人者！近又著就《最新经验疹科》，前睹编有种痘常识各书，诚为保护患疹痘者之宝库，亦为拯济众婴孩者之慈航也。是为序。中华民国三十六年十二月长安俊生曹文焕谨序。

雏镛补语曰：余所著之《伤寒六经新解》一书，迄今已有七载之久，未有质问于余曰"此书前已有之"。偶云有之者，不过一句两句，东鳞西爪而已；间曰有之者，不过一知半解，南辕北辙而已。前者零碎而不全，后者含混而不通。余将六经详细而分析之，又将六经周密而精辨之，本温故而知新之义，从革故而维新之宜，因名之曰"新解"，即名之曰"通解"亦无不可，而有何伤乎？《大学》云："人之有技，若己有之者，吾曰君子也。人之有技，娼疾以恶之者，吾曰野人也。"叹甘霖润物，路人怨尤；明月映户，窃盗憎嫌。天地之大，且有所憾，况于人乎？跖犬吠尧，非尧不仁；司马厄孔，岂孔无德。圣人之尊，亦有所忌，况其他乎？所谓"德修谤与，道高毁来"者，此也；所谓"道高一丈，魔高十丈"者，此也。总之，有弗辨辨之，弗明弗措也；有弗行行之，弗笃弗措也。兹再正之达人君子，访于博学通儒，"余之书有雷同于人者否，有风行于世者否，有抄袭剽窃者否，有人云己云者否"。不过引经据典以证之，而又发挥所得以言之。宣传古圣之精蕴，改革后世之误解。彼言足而不及手，舍手而专言足者，违背经之深旨，错注经之精义，晦医圣之病论，缩医圣之方法。余既为国医之份子，则当尽国医之责任。凡对于国医之经传，倘若有欠缺之注解者，应有补充之自由，亦有更正之义务。发扬而光大之，扩充而高远之，方为崇圣，始为尊经。知我罪我，功之毁之，余不计，亦不顾焉。昔者文王演《易经》，孔子删《诗》《书》，发古圣之奥旨，改前人之虚无，如斯而已，有何言乎？中华民国卅六年十二月一日，声峻雏镛书于老当益壮室。前陕省熊主席斌，题"学遵仲景"；王民政厅长典章，题"深明经义"；省府辜秘书长仁发，题"解释新颖"，各四字。又省府李秘书长问渠所拟之序，因警报期间收藏过密，搜寻不着，以后觅出再印，特此声。长安声峻雏镛敬启。

雒镛自序曰：《伤寒》一书，仅列六经。传至后世，不知细读书旨，三隅可反，辄云古训，居然遵为铁案，一成不变。讵知千头万绪，蕴藏于内，绝非一知半解，洞见其中也。盖往往以遵重先圣者，反晦先圣；自为上工者，竟非上工也。何则？夫《伤寒》所论六经，即分明阴阳十二经也；《伤寒》所称六经，即包括藏府十二门也。如太阳病，即指手足太阳病也；如阳明病，即指手足阳明病也；如少阳病，即指手足少阳病也；其余太阴病、少阴病、厥阴病，均指手足太少厥阴经而言也。岂非阴阳十二经耶？又如太阳病，即指膀胱与小肠病也；如阳明病，即指胃与大肠病也；如少阳病，即指胆与三焦病也；其余太阴病，即指脾与肺病；少阴病，即指肾与心病；厥阴病，即指肝与包络病而言也。岂非脏腑十二门耶？惟其兼手足十二经而言也，古圣仅以太阳、阳明、少阳、太阴、少阴、厥阴六经而代表之，不分手足，而手足自在其中矣，十二经自在其中矣。惟其兼脏腑十二门而言也，古圣不以膀胱、小肠、胃、大肠、胆、三焦、心、肾、肝、包络多门而代表之，不言脏腑，而脏腑自在其中矣，十二门自在其中矣。是犹《伤寒》一书，统治风寒暑湿燥火各证，则仅以"伤寒"二字，而命名之也。须知古圣一言，包罗万象；古圣一书，参合三才。后人不慎思之，明辨之，辄云"伤寒传足不传手"，又曰"伤寒仅治寒邪"，聚讼盈庭，莫衷一是。余今分别而明经旨，将其提纲而加解释，俾后世研究斯道者，知古圣遗留此经也。而其范围广大，意思深长，绝非肤学狭小、末技浅近者，仅以管见微识，拘束六经，宜即洞明巨理，反复三思也。至于毁誉则不计，功罪亦未思也。尚望世界君子，中外人士，正误指谬，据理批评，以便再版，而更正焉。是为序。中华民国三十年中秋节，长安声峻雒镛敬序。

现存版本及馆藏地：

1942年西安克兴印书馆铅印本，陕西中医学院图书馆。

《伤寒入微》 1942 存

沈伯超编

沈伯超自序曰：科学对于医学的补助，已为近代所公认，惟科学发端于哲学，每为大家所忽略。我国医药学术，它不只保障了世界上四分之一人数的健康，甚至成吉思汗的铁骑无敌，几乎踏遍全欧，也受它的实惠不少。可见它比较任何学术，并无逊色，更可见这五千年伟大学术的存在，决非偶然。那么古代医药学术，它没有科学的帮助，怎么会这样的澎勃起来呢？其中主要的原因，就是哲学的确为科学的鼻祖。万象无所不包，万物无所不容，医学信了哲学的大部，而科学仅占了哲学的抽象的一点，如自然产生于哲学，科学亦即自然的卵子。只要洞澈上述一切，自可运用于无穷，否则虽假科学之名，终有何益耶。

即以伤寒论之，中医取其病因而名曰伤寒，西人视其病状，而名之曰肠室腐斯。吾人再依其治疗之技术论之，中法则初用表，中则和，末则下；西法则以解热代表法，灌肠代下法，而不知有和。要知伤寒所得归转有二。一曰燥粪，乃血液滤毒功能消失。血毒生热，吸收粪便水分，因而大便燥结。复因血循环生碍，波及细胞循环之代谢功能，则细胞之原有组织变态。西人之所以取名肠病者，亦即针对肠细胞组织变态之意义。灌肠只能针对燥粪，而反遗忘其肠病的意义，亦即西人对于伤寒无法治疗的最大癥结。

中法胆导法针对燥粪，承气法以舒畅血行，恢复血液滤毒功能。而细胞代谢功能自复，组织变态之癥结自已。只要认症无误，倾杯立效。中西之优劣，妇孺皆知。惟以中法同仁，只知固守岗位，谁肯将此优点公布社会。中医的堕落，是自趋堕落；西法的弛张，乃社会的不景现象。伸之一切传染病症，西人偏信病菌，试问其结果如何。中医利用血循环，发挥其滤毒排菌功能，则百不失一。社会父老对于中医的不认识，不过每年误杀数千万的青年，对于中医价值毫无所损。愚虽站立中医岗位，决不敢稍存中西之偏，惟不忍每年睹此数千万青年同胞的趋向黄泉！

编撰大意曰："伤寒"这两个字的声势，久已振撼了中外人士的肝胆，即在妇孺，也都知道这病的可怕。我们要知局外人所指，乃狭义的一个病症，而我们所要谈的，则不只包括了整个的内科。甚至你只要明白了病理，则人类任何病苦，无不立生倾杯效奏之感。

中医对于内科，已为社会所公认之优点，惟于外科病症，则仍大多数迷信于手术方面。譬如肝癌、胃癌、肠痈（西名盲肠炎）、悬饮（西名肋膜炎）等症，因为医人不知支配科学，只图了皮毛，见了上症，便以为非手术不能图功，又焉知病者非手术不死。三三年元月，重庆大学教授朱森先生，曾因气郁伤肝作疼，如与大黄甘草汤，则其疼立止，癌何由生。惟以医人的无知，以致连次开刀，终于惨死。

乡友高赓虞先生，介其友人赵某，自绥来陕治疗悬饮。赵君自称于一六年，在北平某外人医院抽水，至今已达八年之久，仍为半月一抽，否则右肋鼓起如覆碗其上，抽后则又陷下数寸。以三十岁之青年，面如枯木，骨瘦如柴，每有卧如僵尸之感。吾人目睹上述二症，皆由医人不能利用科学，而反戕害了人体自然抗能的过失。

现在医人大都高悬科学招牌，而反不知科学为何物。西装革履，不知先祖宝藏，那里称得起科学。血液的滤毒溶菌，为人类生活第一要素。刀剪戕害自然抗能，岂非以刃杀人而何？

近贤时逸人、陆渊雷二君，每于其大著中，依科学的视线，示后学以三阴三阳所代部位，颇能引起读者幸趣，俾其一目了然，可谓步入科学之端。依笔者意见，仲圣奥处，每在言辞之外，惟视吾人是否有举一反三之见地耳。如太阳病欲作再经者，针足阳明三里，使经不传则愈。由上述仅十二字，已足证仲圣为利用血循环排泄病毒之鼻祖，更可证出泄足三里静脉的郁血，以恢复血循环的滤毒功能。它第一可有预防病毒传经之效，第二有代承气汤以恢复肠藏固有机能的意义。以及酒客不可与桂枝汤，服桂枝汤者，其后必吐脓血。盖仲圣早已知道，饮酒者潜发汗增多，可以直接消耗血液水分，以致造成胃脏郁血与高热。桂枝性热，所以造成吐脓血的复果。不料学者，那能写出这段文字。前此《伤寒》著者百余家，大都未能将这些要点公之社会，以供吾人步入科学的基础，实为美中不足。吾人如果能针对此显明目标发射，则今日之视吾如蔽屣者，则翌日未必不为吾友。

舍弟冠德，于十八年十一月十八日，即以伤寒在太原被陆军医院冰死。痛定思疼，遂促起笔者发掘仲圣宝藏之决心。盲目的医人，只知病人发热，乃不知高热之发，实由外寒刺戟毛孔，以致毛孔固有散热改良血质功能消失。那里知道，冰镇实在增深了毛孔的收敛程度，无异直接以刃杀人。

再按，近医冰镇的过失固已消失，但是它们对于这一个病症，仍然是不知热从何起、毒从何生。见发热只知投以解热，而不知去其致热的原因。见到病人的不食，乃不知这是病人的主要，病徵代谢壅滞，正向血变质和细胞组织变态途径上前进。

结果是不排除上因，反而投以葡萄糖类，以增速其血变质和细胞组织变态的步度。此而不除，不只造成百分之二十的死亡率数，甚至胸神经、肝、脾、肾诸病变，也都从这里产生。如果要把这些病变加入，我们估计它的死亡率，最低也要超过百分之五十以上。尤以彼既忽略上述一切，肺脏受到严重打击，即令病者幸而免死，但是从此接近子结核病的防区。吾人如果不顾正义则已，如果稍具良知，则决不敢冒然加以赞同。这并不是笔者稍存中西之见，要知所谓科学者，贵乎运用。有察微知机之明，有临机应变之法，决非拘泥物质，老此句下之比也。譬如血循环，具有排泄病毒功能。某人血液对于伤寒菌抵抗力较弱，则其人必易患伤寒；某人对于霍乱菌抗能较弱，则其人必易患霍乱无疑。这并不是病菌足以致病，实因病者血液抗能发生变化，吾人不知针对此点施治，是为不智。

尤以只知消灭病菌，而不知血循环可以排泄病毒于体外，更不知利用血液诱导细胞代谢功能，第一可以排除病菌所造成之病灶，第二可因细胞循环而启发其新生机转。所以每他们治疗的结果，不只病菌不能除去，返而戕害了血液的自然抗能和细胞的新生机转。其所以变症百出者，即此故也。此端不予革除，世界人类永无健康保障可言。

凡例：晋唐至今，《伤寒》著者百余家，大都只知注意章句之间，至于以哲学为基地而步向科学，用以改进中西医药学术者，则尚未一见。如医人分科，而内科以外的科门，甚至儿、妇、肺劳等科，亦视伤寒为赘瘤，外、眼、喉、耳、花柳诸科则更无论矣。笔者对本书，采一贯之道，俾读者阅读之后，即在上述诸科者，亦可依病理而运用无穷。

本编将《伤寒》原文所述病症，依症状、病理、诊断、疗法逐次详为叙述，俾读者有无师自通，庶收精研改进之妙。

采唐容川民大著为蓝本，其他各著从略，俾读者阅之醒目。惟于科学上的发掘，则博采近代生理、病理，去粕取精，以便读者步上混合、化合、改进三级之极峰。

本编着眼点，在使读者于临症之际，于望闻问切之下，立辨病者之标本原因，俾矫正读者抄袭成方、削足适履之恶习，再见于社会。发掘本经各证的证状原因、先贤处方原理得失等，而加以评语、解释、辅助、改进等方法。

本编完全为发掘先贤结晶，证以先贤久已步入科学之堂奥，吾人只要循经觅源，则决可减低死亡率字不少。

本编为文外发掘，俾读者明了本书，决非狭义《伤寒》专著，而为内科的总枢，外科杂证的科学基础。

现存版本及馆藏地：

西安竞业印刷社石印本，北京中医药大学图书馆。

《伤寒病治疗教本》 1943 存

宋慎编

现存版本及馆藏地：

1943年长春益智书店铅印本，辽宁省图书馆。

《伤寒汇证表解》 1943 存

黄茂生撰

现存版本及馆藏地：

1943年中国医药文化服务社铅印本，重庆市图书馆。

《伤寒论讲义》 1944 存

于有五编

现存版本及馆藏地：

1944年光华国医学社铅印本，甘肃省图书馆。

《伤寒质难》　　1944　存

祝味菊述，门人陈苏生记

周宗琦序曰：这一部大作——《伤寒质难》，我拜读过了。自惭对于我国旧医科是十足的门外汉，不敢妄加按语。然而本书作者祝先生是学贯中西的通人，立论也有涉及科学的地方，而且同我谈过好几次，这使我这一知半解的人也感到绝大的兴趣。本来整个科学的发展是一部工具论与方法论的发展史，每种工具与每种方法都曾完成过它的使命，可是每种工具与每种方法都有它技穷的时候，所以有不断的新工具与新方法产生。如果竟有历万世而不变的工具与方法，这不是工具与方法的绝后空前，而是研究技能的自封故步。

我很佩服发明"百搭"的人，这种工具与方法使麻将局面顿改旧观。祝先生在治疗方面的独得之秘，也似乎有了"百搭"一样的得心应手。医疗中有了"百搭"，这合乎理想的要求。实现到何种程度了呢？

作者说：（一）"病"是病体与病原的合成品。

对的。

作者说：（二）治病方针，把主力对准病体为一法，把主力对准病原为一法，把主力分对两者亦为一法。

对的。

作者说：（三）病体在功用上之表现，不外"过"与"不及"。不问病原是什么，这种异常的功用总得矫正。

对的。

作者说：（四）矫正了异常的功用，有些病就可以好了，或有些药始能见效。

对的。

作者说：（五）矫正了异常的功用而病竟还不好转，那就得对付依然存在的病原。

对的。

当然，作者也知道。（六）对付了病原，有些病就可以好了，或有些药始能见效。

当然，作者也知道。（七）对付了病原而病竟还不好转，那就得对付病体。

然而，这种医疗中的"百搭"是适应于矫正异常功用的。作者对于功用异常的诊断，或"过"或"不及"，颇能自信，对于矫正异常功用的药物及用法亦颇能自信，故在照例地强调病原之外，对于病原的对手方格外的加以强调。我很希望有一种不问病原的"百搭"在医疗上崛起。

麻将中的"百搭"给竹林之贤以头头是道的无上便利，虽然有时拿到三张"百搭"也可以不和。医疗中的"百搭"是否也如此呢？我们退一步讲，"百搭"并非万能，更退一步讲，"百搭"只适应于某种病例，即矫正了异常功用而病就会好的。这样，"百搭"之为工具与方法，已经是一件至宝。由于"百搭"的发现，作者自信于紊乱的旧说之中建设了一个系统，自信于广漠的砂砾之中寻着了一座金矿。

然而作者仍是非常的谦虚，他说这不过发现了一点矿苗，指示了一点苗头，要知是否为金矿，矿藏究竟有多少，还须继续发掘，而且还希望科学家来一同发掘。

我，这对于科学一知半解的人，现在只能举出下列几个希望：

（一）希望道地药材的道地程度有一个划一的标准，否则国手在那里高下随心而国药却在那里上下其手，这是不免要授人以口实的。

（二）希望有合理的对照，一组病人用"百搭"，另一组病人不用"百搭"，由统计数字以表示治疗效率。（所谓合理的对照，即两组病人的年龄、性别、体格、环境、病情、病历、临床诊断、实验诊断，都在适宜于比较的条件下之谓。）

（三）希望以伤寒_{狭义的伤寒}——肠窒扶斯及失眠为初步的对象。理由：第一是病例多，适宜于分组对照。第二是即使不用"百搭"，现在还不能算是延误病机的业务过失。第三是一般经过都须有相当时日，这正是观察比较的有利条件。

（四）希望在伤寒，除了自觉症象、体温记录之外，"百搭"对于血像左移及凝集价有显明的影响。

（五）希望在失眠，"百搭"对于血钙移动另有其作用。

如果一一天从人愿，那么这种"百搭"就成了"科学百搭"。根据推崇最先发现者的惯例，合该称之为"祝氏百搭"。于是医疗中的"百搭"，由作者的自信进而为全体医疗人员的共信。

医疗方面的简化与方便，是所有医疗人员的一致要求。当"百搭"正式公认之日，医疗人员有小儿得果之乐，而研究人员却是埋头苦干之初。干什么？开矿呀！上面的工作，不过证明了矿苗，踏看过矿地而已，我们如何能够就此而止呢！我们当然要开矿，要看里边有没有金，有多少，有没有铀，有多少。当然，我们追求的对象不是原子炸弹，而是"原子百搭"。

如果工具与方法历万世而不变，这不是科学已到了绝顶的表示，而是科学的停顿、科学的夭折。

祝先生很明白"医"与"学"的联系与分工，所以他说，他不过指示矿地与矿苗，至于开矿炼金是另一部份人的事。我很感谢他的诚意。三十六年丁亥之夏桥下客序。

徐相任序曰：盈天地之间，阴阳而已矣。阴有形为质，阳主动为力，力必附质而后存，质必赖力而能运。大地山河，质也，无日之热力，则万物莫能生长矣；藏府四肢，质也，无内蕴之阳气，则生理毫无作用矣。故阴为体为质，阳为用为力。人无论修短胼瘠，有力便是强者，无力便是弱者；病无论表里标本，阳气能抵抗，便能却病，不能抵抗，病必告危。推之而呼吸也、消化也、循环也、升降也、开阖也、工作也、生殖也、排泄也，皆吾身阳气之热力作用也。作用强者人必强，作用弱者人必弱。人一刻一分一时无阳气，则全身之生理绝矣。病理者，生理之反常状态也。医有治病而为病所窘，竭尽心力，不得一当者。忽过有特识之良医，能知其生理上为病，即从生理上设法，往往有意外之收获、惊人之成绩，起死人而肉白骨。此无他，病重体力不及（即生理不支）。当此之时，惟有补充其生理机能，发挥体力作用，则正胜而邪自却矣。

拘拘于治病，不知顾生理，未有不终于偾事者也。今人治外感受邪，初治既不敢重用开达，延至三候四候以上，日久正伤，又不知扶正，以为外邪始终无补法（根本误在以身热为邪热，而不知乃人身阳气之反抗作用）。庸讵知日久正气衰，生理已告不支，不补其正，邪何由退。故有身热不已，延至一二月乃至百日者，皆病能待人，医反不知扶正补正耳。大凡人有外感，阳气乃反抗之先锋，先动者必先伤；阴血乃反抗之后盾，后起者必后及。仲圣之理中、四逆、吴萸、真武，何莫非扶阳之方；小建中、炙甘草、阿胶鸡子黄，何莫非救阴之剂。《伤寒》一百一十三方，用人参、附子者五十有奇，用桂枝者四十。即以应用最广之桂枝汤论，辛、甘、酸同用，可以解肌表，可以调荣卫，为驱病逐邪乎？为扶正却邪乎？即其开手第一方用法，即深刻研究之，治外感之大要亦可以思过半矣（今人以为外感始终不能扶正，则此等方、此等治将作何解释）。吾故曰，"人不能无病，病之生死，恒不在受邪之轻重，而特在体力之盛衰"，盖扼要之谈也。本书最有力之主张，举其荦荦之大者言之——第一为体力重于病邪，第二为阳气重于阴血，第三为以五段代六经（即公式人体之五大防线）——此作者之创获，亦即苦心孤诣之独到处也。夫由博返约，古人所尚，执简御繁，用功之要。病证方药虽繁，而病因、体气、治法则屈指可数；变化虽无穷无尽，而原理、原则则无往而不可。烛照数计，所谓公式定例是也。古昔先哲，如越人、仲景、河间、东垣、丹溪、又可、立斋、景岳、天士，各有独到处，无不各有其创获。所以能自成一家者，盖非欲矜奇立异，以求胜于古人也。一人之耳目心思有限，其发明即不能漫无限制。孔子儒中之圣，仲景医中之圣，谓其学说臻于绝诣也，非谓其学术已完备无所缺，而后起者不能再添蛇足也。孔子、仲圣如此，而凡不逮孔子、仲圣者，更可知矣。学术之所以需要后起者，为其能有所创造、有所发明耳。若惟是绍述阐发，则世界凡百学术，又安有进步之望，亦焉用是后起者为。中国学者不知从创造发明上努力，所以事事落人之后，而无法以自强，今后之世界，岂再有若辈立足地乎？老友祝君味菊，浙人而生长于川，辩才无碍，辟易千人，国医中之不羁才也。是书于作工方面，则兼采新理，于治法方面，则独运匠心，开中西沟通之先声，成古今未有之巨著。有此勇气，有此毅力，非铁中铮铮、庸中佼佼、吾道中豪杰之士乎哉？抑昧菊之为此书，其意并不在推翻一千余年前仲景之《伤寒论》，取而代之，而意在利用西来之名词，发挥固有之真理，使彼欧美学者，借此认识吾国之医学。故谓其有所阐发、有所补充则可，谓其有所不满、有所轻视则误矣。盖其所作乃借宾以定主，非反主而为客，纯粹不失中医学术之立场。凡我读者，所当谅其苦心者也。余故乐观厥成而为之序。

武进陈子苏生，英年好学。初从其同乡名幼科沈仲芳学小儿医，中间又得钟符卿（符老海宁人，宦于川二十年，至西川道尹，有神明之颂，工诗古文词，尤精于医。生平服膺孟河费氏之学，晚年作海上寓公，见陈子而爱其诚，尽以所学授之。）虚劳调理之传，而学益进。悬壶海上，道况颇不恶，复不自满足。年三十五，复执贽而师事祝君。夫善学者必善问，善教者必善答。是书之成，陈子与祝君，实有起予之功。至其用笔犀利恣肆，无意不搜，又恰如祝君之所欲言者。有是师，有是弟，遂有此伟大之成就。两贤相遇，亦一时之佳话也。陈子例得附书，因并及之。丁亥五月五日徐相任序。

兰纳序曰：I feel highly honoured to be requested and it is also a great pleasure for me to write an introduction to Dr. Veitch Chu's Book on Typhoid Fever. First of all, I want to congratulate my old friend Dr. Chu on the occasion of publishing his book, on which as I know he worked for many many years.

I had the opportunity to work with him in prewar days together in our joined clinic and during this time, I had the possibility to learn and to appreciate deeply his profound knowledge and valuable assistance at our mutual work, his charming and excellent personality and his great experience in the medical practice.

Dr. Chu is not only a famous Chinese Physician who works according to the Chinese medical study using Chinese medicines but he has also a great knowledge of the Western medicine. Having been practicing medicine in his country for 27 years, I know it very well that the Chinese native physicians have the tradition of keeping secretly everything in their practice and especially about their medicine. If they during their many years´ work discover some new treatment of a disease, they are selfish enough to keep that for themselves and they never publish anything for the medical profession and keep it in their family , father is giving over to son and nobody else can use their invention for general benefit.

Therefore I must print it out that Dr. Chu is an exception in publishing his book in which he writes down all his life studies, and clinical experiences.

I hope that his very valuable work will be a great help and advancement both to the Chinese and to the Western Medicine , and I wish him at this occasion the best of luck, good health , a happy and successful long life. Shanghai October 1947 Dr. Med. A. Rennner.

译文：祝医师味菊，将以累年所著《伤寒质难》付梓行世，属为之序。斯诚盛举，足为先生贺者，予且引以为荣焉。战前与先生合组会诊所于沪上，益信其学识高深，经验宏富，性情真挚。与之合作，获益良多。盖先生海内名医，学贯中西，不仅熟谙中国医药，而于西方医学亦莫不精通。予莅是邦二十七年，深知所谓中医素重门户之见。不论在医在药，偶有发明，例必自秘，仅以传之子孙，不容宣泄于人。独先生卓见超出流辈，将一生学识与经验所得之创获，荟为琳琅，公之于世，共策进化。中西医学，实利赖之。敬祝先生康疆永寿！一九四七年十月兰纳识于上海。

陆渊雷序曰：佛家以生住异灭四相，观世间有为诸法。生谓本无今有，住谓相似联续，异谓运转变易，灭谓终竟消亡。近世所谓进化，所谓发展者，皆四相中之异相也。既终不免于消亡，则苦思焦虑，纷争斗杀，以求获得异相者，宁非庸人自扰。虽然，业既为世间之人矣，苟不学佛，又谁能知有为诸法之幻妄。故一切进化发展，苟非空言欺世、利少害多，世人犹共相赞叹，称其贤智焉。医学亦有为法也。以其出于作为而非法尔（佛家言法尔，犹道家言自然），故中西不同术。从四相言之，中医住相多，异相少，西医反之，住相少，异相多。欧西自古研究形而下之学，文艺复兴以后，物质科学进步尤速，西医术亦随以俱进，短短百十年中，医术之进步不可以道里计也。中土自昔趣重形而上之学，述古不作。自东汉迄今二千年，医术仅得小变异二：宋元之际，熏染理学，翻腾空论；明清以降，务取轻淡，逃避责任，此外无他变异。医学者所以疗病者也。病于何在？在于血肉皮骨之身体，乃物质也。何以疗之？疗以草根树皮之药物，亦物质也。用物质之药，疗物质之病，乃中土之言医者，不求诸物质科学，而求诸形而上之空谈，此真所谓无有是处，岂止少变异相而已哉！予尝主张，道德宗教，欧西宜学我中土；物质科学，中土宜从彼欧西。故予治中医，虽犹用草根树皮疗病，而说理多从物质科学，提倡中医科学化，将以救中医之危亡。而国民党所设之中央国医馆，授意全国医界邮电反对，予遂成众矢之的。后二十年，共产党当局主张中医科学化，全国医界始翕然景从，谓中医诚宜科学化。尔时，予已不敢复谈医，惟专心学佛，将以救斯世人类之毁灭矣。当予从事中医科学化之时，请益诹諏，得力于师友者良多，祝君味菊其一也。君心思敏锐，又自幼专力治医，其造诣非予所及，年龄亦长十年以上。予每有所问，君必详为解释不稍隐。君善疗伤寒，尝起危证为群医束手者数人，至今谈者虎虎有生气。君虽精于医，故不喜弄文翰，未暇著述以广其传。陈君苏生向守其师承轻淡之术，业务颇不恶，犹以为但能养身肥家，而不能救横夭、已疾苦，将何以医为！于是旁求师资，闻祝君之名，亟往谒见。纵谈辩论，既经悦服，始折节称弟子。祝君亦喜得传人，悉以所学授之。陈君遂录平日问答之词，成《伤寒质难》六卷。于是祝君之医，陈君之笔，相得而益彰。陈君之友读之而称善，祝君之友读之亦称善。称善赞叹之不足，或为之出资印行，于是祝氏之医学始得广其传，而与当世学者共相商讨焉。予交祝君久，知其虽工医，颇不汲汲于著书。既得陈君而著书矣，复不汲汲于印行。今竟印行者，诚所谓因缘凑合，非有所勉强也。《质难》稿初成，予尝为之稍稍润色；及其砌版，又为校阅一过。祝君因索序，并言"我书之出，不过供治医者商讨研究，初非欲以此变异中医学，亦非欲自成一家言，与当世贤豪较其短长也"。祝君性忼爽，无城府，予信其为由衷之言，因并书以序之。嗟乎！中医至今日始谋科学化，我不知化成之后，将复何似？祝君之书固以科学说中医者，适于此时印行，虽于中医之变异上不欲居有力之因缘，我知其不可得也。庚寅六月朔，教小弟陆渊雷谨序。

秦伯未序曰：中医学说是不是完全不合科学姑且不谈，单就治病时运用经验的技术而言，确实值得宝贵。这种数千年积下来的经验，绝非侥幸偶然的收获，其中必定含着精到不磨的理论，只苦拿不出真凭实据的纪录来供给一般人观摩，未免等于自吹自擂，甚至遭受虚无缥缈的讥诮。所以欲发扬中医，应从经验以寻求其原理，不当单恃经验而自以为满足。换一句说，应该把经验认做研究的出发点，不应该把经验认作终点。作为终点，便是止境；认为出发点，便是进展、便是创造的动机。可是环顾中医界，除了唱高调之外，谁能明此，谁肯下此刻苦功夫？有之，惟吾友祝味菊先生。

味菊先生学识渊雅，神情萧散，与我比邻而居。我时常挈了孙女圆儿去闲谈，互相引逗以为乐，很少涉及医事，真可谓善《易》者不言《易》。且努力中医革命四十年，平常很少著述，最近始有《伤寒质难》的刊行，纯粹把经验做中心，研究其所以然之故。再把研究所得，证之于科学是否相合，更征之于古籍核其得失。虽以"伤寒"为名，绝不囿于张仲景一家，上而《素》《灵》，下而叶、吴，均有论及。知无不言，言无不尽，惟其如此，可以想见其问难之际，答辩滔滔，有左右逢源之妙。

今后的中医，必须科学化。中医一部份经验与学说，决不会磨灭。真实为中医前途着想，务要心地光明，胸无城府。读了味菊先生的大著，加强了我的信心和景仰。一九五〇年七月二十日上海秦伯未。

章次公序曰：世界上的一切学问，都有其历史的背景，不同姿态的学问，乃不同时代所反映。社会不断在发展，文化也不断在前进，某种社会产生某种文化，观察某一种文化，就可以反映出某一时代的内容。

我们拿历史眼光来观察一切，就可以看出，整个社会在变，整个文化也在变。在大时代的转变中，一切一切，无论形式或内容，都有其转变之趋势，属于上层文化的医学，自然也不能例外。

谁都知道，中国的历史，从西周以迄清末鸦片战争，这遥遥二三千年，长期逗留在封建社会的制度下。所谓帝王的更替，朝代的兴废，不过是后来的统治者推翻或是蝉联先前的统治者罢了。这种统治的方式，一贯地是封建的。有此封建社会，就有此封建文化。汉朝罢黜百家、独尊儒学的"独断政策"，使孔孟学说支配了学术界近二三千年，直到"五四"运动后，中国的学术思想才大大地起了动摇，孔家店的霸业就此垮了下来。这是说明，时代环境改变之后，整个文化也跟着变了。中医是中国文化之一环，它的转变当然也无可例外。

中医学术，是中国亿万人长期创造出来的，它和其他学术一样，同样是建筑在社会的基层上，它的发展与变化，当然也有其时代背景的。历史上秦汉统一的天下，使纷乱的学术界趋向于统一，"儒定于一尊"就是一个显明的例子。在中医，从汉张仲景以后，"偶像崇拜"的思想盛行一时，因此养成了"捧经"的恶习，限制了学术的自由发展。汉以后名家固然不少，他们只是在注解上用功夫，尽管他们学说分歧，观点不同，可是对于"维持道统，尊崇先圣"的见解是一致的。偶然有少数"疑古"的学者，发出些微革命的论调，亦因环境的限制，未能发扬光大，或者渐至于湮没无闻。然而一般玄学色彩的古典医学，却托庇于"尊古"思想的掩护下，得以顺利地跟着封建社会的延长而延长。这种思想包袱深深地印在每个中医头脑里，和中医发生了不解之缘，因此把中医界迷惘了数千年。余岩曰"儒□于思孟，医锢于岐黄"，这句话好像思孟、岐黄是儒学、医学的罪魁祸首，我却认为学术之所以不克进展，都是社会环境造成的。

自从鸦片战争之后，海禁大开，随着帝国主义的侵入，西洋医学也输入了中国。这蓦地里兴起的一种学说，激动了整个中医界，使一般自命不凡的中医，大大地动荡起来，从此开始了新旧医学的斗争，也产生了"容新"和"排新"的两个阵营。

在旧的势力未完全崩溃、新的势力尚未建立前，"容新"的学说是抬不起头的，唐容川就是一个好例子。那时的旧医们对于新医的看法，大都抱着"敬而远之"的态度，直到余岩一篇《废医论》发表后，针针刺痛了中医的疮疤，因此唤起了中医界的醒觉运动。当时适应这种思想的有恽铁樵先生。他的著作虽有不少问题，可是他在中医改革运动中，曾经起了极大的作用。换句话说，唐氏、余氏、恽氏，他们都曾努力于学术上的改革，完成了历史上的使命，这是值得表扬的。

随着时代的转变，科学的哲学的发展，旧中医的思想，无可规避地也跟着变了，"中医科学化"的口号，已渐渐为国内一般中医的一致要求。从"五四"运动到解放前夕，这种思想像洪水一般的达于最高潮。在这个过程中，产生了不少前进的积极分子，像吴涵秋、叶劲秋、姜春华、叶橘泉、洪贯之等，都是一贯地站在时代前面，和旧势力猛烈搏斗。他们有坚忍不拔的宗旨、客观唯物的头脑，他们对于新中医的建设，有很大的努力。这几位杰出的斗士，无可否认是时代怒潮里所孕育出来的。

"存在决定思维"，任何一个区域，任何一种思想，任何一种著作，都不能例外。我们面临转变的过程中，有一种转变中的著作，来反映这转变中的思想，这是适应时代的一般要求。

现在我得郑重介绍这部《伤寒质难》，它是一部新旧思想矛盾斗争中的产物，它又是新旧医学转变过程中的代表作。

《伤寒质难》是祝味菊先生口述，陈苏生君笔受。全书都十数万言，反复辩难，用《内经》笔调来商量科学，从各家不同的学说，归纳到一个简明的系统，这是祝君三十年来治学的结晶品。在二十年前，我和祝君及陆渊雷君一同在上海国医学院教书。在那时，祝先生就主张中医要革命。他说"要发皇古义，一定要融会新知"，这种主张，当时除我和陆渊雷君以外，宗兄巨膺、盟兄徐衡之，也是竭力支持的，此外就很少同志了。

陆先生新知邃密，旧学深沉，一支笔更是生龙活虎，所向披靡。祝先生博闻强识，辩才无碍，他那张嘴，也是锋利无比，所向辟易。

祝先生治起病来，心狠手辣，一针见血。我还记得在上海国医院同事的时候，我的同乡徐庚和的弟弟徐五和，生了极重的伤寒，名医如云，摇首却走，祝先生却"一力承揽"，转危为安。古之名医是不是为病家"具结"来完成治疗任务，我在文献上还没有找到材料，然而这种治疗方式，在祝先生竟是家常便饭。

总之，这两位都是全国第一流名手，我生平非常自负，常常瞧不起人，但是一遇到陆、祝两先生，只有奉手承教，俯首无辞。我和他两位交朋友，真是很幸福，很光宠的。

上海国医学院因为里无粮草、外无救兵，终于停办关门。我和祝、陆二君分了手，从此就离群索居，疏懒自怡，变成了"三上医人"，就是上午猴在诊所的凳子上，下午靠在出诊代步的车子上，回家以后，躬行实践林语堂的艺术生活，放浪形骸似的躺在床上。为了使"唯躺哲学"的知行合一，曾在床头，写上前人的成句"书似青山常乱叠，灯如红豆最相思"，就这样胡里胡涂过了十数年。虽然和祝君相距非遥，但不常见面，而祝先生却能学与年俱进，政治观点又搞得非常正确，这更是难能可贵的。

《伤寒质难》一书，虽然在形式上是讨论伤寒，其实已经包括了一般中医的原则大纲。这里有很丰富的辨证材料，对于彷徨歧途的中医，大有启迪作用。

祝先生个性很强，对于中医，颇有自信心。他既不鄙弃旧的，也不盲从新的；他不做古人的应声虫，也不做新医的留声机。他有勇气，有毅力，他不怕叛经离道，也不怕得罪故人。他对于旧观点、旧方法的错误，不问今人前人、识与不识，都不客气地加以无情的批判。他掌握了分析归纳的武器，说明中医治疗的原则，那些是对"人"，那些是对"病"，那些是"合理反应"，那些是"盲力冲动"，如何去控制官能，如何去诱导气血，从广泛的经验中找出一般的规律，从彼此的关联上去把握总体的概念，这些理论都是有其实践价值的。我们知道一切法则，存在于一般事实之中，我们应该利用科学的知识来充实自己，吸取古人的经验来建立自己。祝先生的"五段八纲"，就是拿科学的成果，来构成哲学的材料。这种思维法则，在临床上的确可以收到"思想经济"之效。

有了客观存在的条件，才会产生具体内容的理论。祝氏书之能于这个时候付梓，无疑地也是时代转变中的一种适应与需要。

陈君苏生，本非祝氏弟子，但他是一个很用功的学者。因为追求真理，与祝先生展开舌战，几经辩论，始折服称弟子。这事和明代王心斋之投王阳明很近似，心斋未拜阳明为师前，学问已卓然成家；拜师之后，学乃大进，名亦大噪。苏生兄就不同了，未拜师前，已是头角峥嵘、声誉鹊起；拜师以后，因为作风改变，医业大受影响。苏生兄并未因此而有沮丧之态、懊恼之意，相反地加紧学习，卒能尽获祝氏的心传，完成时代的著作。这种坚忍不拔精神，下走只有欢喜赞叹，拱手拜服。

现在我们可以总结一下，我和祝先生的交谊是莫逆的。祝先生治病的狠劲，是我所熟悉的，陈苏生是祝派发扬光大的传人。《伤寒质难》一书，其重点在告诉我们，要放弃主观，从各个不同角度去观察疾病，不要情感地对证用药。我们要认识了"病"，又要认识了"人"，理解了局部，又要理解到全体，这样才能使新形式与旧形式统一起来。祝先生在这一方面已经为我们找到了新的出路，不但在现阶段中西医间筑成了联系的桥梁，而且指示着今后医界研究工作中所应努力的方向。一九五〇年五月章次公序。

祝味菊自序曰： 今日批评中医的人，大都认为中医学理基础根本不健全，其理论疵谬百出、一盘散沙、毫无系统。因为它本身的不科学，所以有人主张要废除。但是中医能够治愈病却是事实，而且有时竟然能够医好科学西医所未曾医好的病，这真是奇迹了。事实既不能完全抹煞，同时又不甘承认奇迹的造成是中医的学术。他们判断中医愈病之理，一部份是病的自然痊愈，而中医掠为自己的功绩；还有一部份是经验的中药，无意中吻合科学的缘故。自然痊愈的掠美，当然不算，于是说医好病不是中医学的功绩，而是经验药物的功绩。中医的内容，理论是理论，事实是事实，如风马牛之不相及，所以又有废医留药之说。味菊从事中医垂四十年，实验考察的结果，亦认为"无原理原则可寻之经验，必有原理原则可寻"。中药自有优长之处，这且不说，就说中医的理论，亦复未可尽废。固然中医的理论散漫紊乱，这是无可否认的，不过散漫紊乱之中，也自有其线索可寻的。假使我们能够把中医的内容，好好地整理出一个比较合理的原则，根据这个原则，运用经验药物来做实践理论的工具，经过好多次的临床复演，得到一个客观的证明，证明上面所说"比较合理的原则"，尽可以用来说明中医能够愈病之所以然。把这原则供献给整个医药界，作为初步研究中医的踏脚石，或许因此而发现意外的收获，这亦是一个从事医学者所应该做的事呀！

我向来主张，真理只有一个，是非不能并存，医而合符真理，应无中西之分。中医能够医好病是事实，事实里面就有真理，我们很应当用科学的方法，去发掘说明这事实背后的真理。世间没有毫无理由可言的事实，没有永远不能解释的奇迹。事实而能加以分析，加以证明，系统地说明其所以然，也就算具体的理论了。奇迹而可以随时复演，可以人为造成，也就不称其为奇迹了。药物不过医生应用工具之一，运用药物，须要一种理解的。中医愈病的所以然，于药物本身之外，亦必有其足为依据的理论。我们知道若用单味的药物治愈某一种病，虽可以复演不爽，只好说是"效在于药"；今用种种不同的复方，配合种种不同的药物，应用到各个不同的人体上去，在不同的方式下，而收到相同的效果，那就是"效在于法"。一般人说，中医愈病纯是药效，这好像是说，宰牛者是刀，而不是屠夫了。其实中医的理论，不仅有药，而且有法。诚然它的理论是晦涩难明的。假使我们依照文字上面的词义去衡量它，当然是玄秘荒唐的。如果我们涤除成见，拿另一个角度去看他，却未尝不可理解。这是我多年来的主张。陈子苏生，颖悟好学，行医已十余年了，还是孜孜不倦。曩岁执弟子礼，问道于余，质疑问难，颇能举一反三。此编乃师生间日常质难之记录，其内容虽限局于伤寒一病，然对于整个中医的见解，亦已有部分之阐发。惟须郑重声明者，此编所举之理论与系统，乃祝氏一家之言，不足以代表整个的中医，只能说我个人奋斗的历史，追寻真理的自我解说，而未敢自信即此解说便是真理。无疑地我的见解，不免粗陋而多有谬误，还需要不断的修正。又深知此种理论，对旧医尚未能消化，对新医又不够咀嚼，真所谓两面不讨好的。尤其是批判时医的地方，难免有开罪同道之嫌，这是我万分抱歉的，但是我又不能作违心之论，只能请他们多多原谅了。

自从有了西医，就有中西医门户之争，它们的对立，已有数十年了，至今还是如划鸿沟，互相攻讦。我觉得长此争论下去，终不会争出什么好结果。我们不想空谈中西医的优劣，而想引起彼此间的认识或了解。为了社会，为了学术，我们总该想个办法，使它们接近，使它们得到一个连接的桥梁。我希望这本通俗而不免于肤浅的小册子，能够引起中医倾向于科学的趋势，能够引起西医重行检讨中医的兴趣，更希望西医参考此项理论，去研究整个中医中药，希望中医因此而感到自己的不足，而发生进取的欲望。将来若能泯除新旧成见，合中西为一家，相信必有一次长足进步的。三十六年丁亥春祝味菊序于海上傲霜轩。

现存版本及馆藏地：

1950年上海大众书局发行本，中国中医科学院图书馆。

《伤寒论发微》七卷　　　　　　　　　　1944　存

高知一撰

高知一序曰： 汉张仲景，上绍神农《本草》、轩岐《灵》《素》、伊尹《汤液》，中述长桑方术，旁通阳庆、仓公，集医道大成。感往昔之沦丧，伤横夭之莫救，勤求古训，博采众方，著《伤寒杂病论》十六卷。伤寒按经立论，叙证主方，包括万病，无法不备。其悲天悯人之怀，守先待后之学，保身救厄之术，昭若日星。千载而下，贤哲迭生，莫之能违，圣人复起，不易其言矣。乃医道精微，汉文简古，凡所论证主方，皆系濒危大病，中人以下读其书者，不能尽解。斯用其方，不能尽中，于是《伤寒论》反为世所诟病。唐宋已来，自成无己作《明理论》，踵其后者，代有通儒，注《伤寒论》不下数十家。其人皆一代名流，然类多瑕瑜互见，难称全璧。遑论悬壶牟利下焉者乎？或泛引经文，牵就己意；或昧真理，谬指错讹；或冒高深，空玄无补；甚且擅改本论，诬罪叔和，妄增药物，抹煞仲景。究之叔和撰次，去古未远，伤寒分经，辞旨相贯。病在自不细心寻绎，于《伤寒》书何尤哉？知一束发受书，六经外喜读马、班，且承四世医绪，尤好方书。遂乃上溯《灵》《素》，涉览《甲乙》，载道之书，论多方少，不详药石。旁阅《千金》《外台》，汇方之册，论少方多，徒砌糟粕。于是乃搜求古今各家伤寒论注，自许叔微、成无己以下十余家读之，病其经师聚讼，客多噪主，乃手写《伤寒论》白文，潜心体会，上与《灵》《素》经旨相印证。寝馈者十余年，病诸家瑕瑜互见。侈谈气化者，求深反晦；呆守形迹者，冥顽不灵。仲景之精意，长埋不显。爰著是编，即仲景《伤寒论》逐条注释，气化、形迹两俱精研，折衷一是。数易其稿，今始告成。诚以医道关系生命，非敢自炫为道重也。俾数千年伤寒之微义，一旦而发之，并使业岐黄者，于诸家伤寒注释，孰是孰非，举一一嚼然而大白之。道有攸归，人无夭札，是则余所惬心而大快也夫。公元一九四四年岁次甲申天中节成都高知一撰。

本旨及读法：是编注释，深而不晦，简而能赅，简发仲景之微义，故定名曰《伤寒论发微》。

是编所引《内经》，暨诸家中道之言，皆取乎能阐仲景之精意，绝不拉杂经文，摭拾陈言，徒事牵就已意。

是编采西医三焦油膜之说，准乎《灵》《素》，质之《金匮》，衷诸本论。不相刺谬，确能互证发明，始敢采入。

是编《伤寒论》各条，于诸家误解处辨而正之，阙疑处发而明之。读者取诸家注解，与本编相校，是非自明，疑团自破。是编一出，而从前经师聚讼之风，于焉斯息。

是编本论各条次序及药方分两、煎服诸法，皆依陈修园《伤寒浅注》本，又考订成无己宋板，精校无讹。

是编于仲景精意阐发无遗，重在平脉辨证，庶可见病知源。至于论中药性，虽未能十分周详，然逐条之脉证既明，各方之主治，其性味即在个中。若欲精研方药，则余另有《本经真诠》《伤寒金匮方释》等书在焉。

是编于证有复杂之处，言有深奥之理，即取仲景所论彼条之证之理，与此条所论之证之理，相校互勘，端倪可寻，精意自见，一隅三反，殷鉴在兹。俾复杂之证，若纲在纲，深奥之理，如形对鉴。至道昌明，终归于会通，得解仲景之精意，昭然于天下后世。当困难时，夙夜苦思，不敢畏难自书。及领悟后，如承先师之提命，又喜而不寐者累日焉。仲景自序云"若能寻余所集，思过半矣"，愿偕天下好学深思之士，从事斯语。

现存版本及馆藏地：

稿本，中国中医科学院图书馆。

《新国医讲义——伤寒科》 [1944] 存

天津国医专修学院

现存版本及馆藏地：

天津国医专修学院铅印本，广东省立中山图书馆。

《伤寒汇要》 1945 存

编者佚名

现存版本及馆藏地：

1945年抄本，天津中医药大学图书馆。

《伤寒病之认识与治疗》 1945 存

车驹编

现存版本及馆藏地：

1945年光大印刷厂铅印本，江西省图书馆。

《伤寒论集注》 1946 存

著者佚名

现存版本及馆藏地：

1946年广州抄本，中国中医科学院图书馆。

《伤寒金匮评注》 1946 存

张公让（其升）撰

现存版本及馆藏地：

1946年著者铅印本，中国中医科学院图书馆。

《伤寒金匮方易解》二卷　　　　　　　　　　1947　存

何舒（竟心、舍予）编

何舒自序：《伤寒》《金匮》诸方，即古之所谓经方也。或问：经方与时方之异点安在？医家以活人为怀，究应如何取舍。应之曰：经方按病用药，神明变化，鬼神莫测。盖古人参透阴阳造化之机，故信手拈来，头头是道。至于时贤之方，则以其学识远逊古人，不免大醇小疵，瑕瑜互见。纵有偶合之佳制，亦仅为经方之鳞爪而已。故医家而果具生死肉骨之悲愿，自应以经方为枕密矣。顾读方难，而读经方尤难。修园陈氏于《伤寒》《金匮》诸方，各为歌括，以导来学，钩玄提要，颇费匠心。惟将药之分量一概括入，以致全方之精义反多遗漏。窃以为分量虽于君臣佐使之配合有关，然以时地之各异，以及药质优劣之万殊，亦自有其变更之余地。活法在人，今乃括而诵之，印定初机耳。且其意固在养成制方精当之习惯，而其流弊所至，则不无先入为主、刻舟求剑之执着，有害于圆通自在之天机者多矣。舍予不敏，窃愿有以补之。爰取《伤寒类方》，按徐氏所揭要义而歌括之。《金匮》方则以修园本为据，择要重为歌括以利初机，而修园歌括之精粹者亦择而存之，以资对照互参。歌成覆按，颇觉法理贯串，方义跃然纸上。既可资为教本，更有裨于自修，利人利己，其庶几乎。爰题曰《伤寒金匮方易解》，检付于民，以广研究。则仲圣引而未发之精义，或竟藉此一得之愚而大白于医林。岂惟舍予之幸，彼无量病苦众生实利赖之矣！中华民国三十七年元月舍予老人何舒自识于维摩医室。

现存主要版本及馆藏地：

《寿康之路》本，中国中医科学院图书馆。

《伤寒杂病论会通》十六卷卷首二卷卷末二卷　　1948　存

黄维翰（竹斋）编

赵玉玺序曰：天人性命之学，后儒论之详矣。顾其说多倚于理，而罕重视夫气。抑岂知理气之相需，无斯须可轻重者。理固所以宰气，而气实所以载理。气之通塞，理之存亡系焉。疾病灾患撄其躯，若无以调剂其血气，气之馁未有不因之堕落者。此神农黄帝以来，医药之事所由兴。至汉张氏仲景实集其大成，后世尊之为医圣。盖深明理气之相依为性命，而天人之道乃全也。自汉迄今，斯道递衍。其以著述名者无虑百数十家，然皆不越医圣之轨范，而卒鲜得其真传。其裨益于性命之故，有仁心者尤多贻憾，斯则吾友竹斋黄君之不能已于研穷也。君陕西长安人，幼贫失学，其尊人素业炮工，君少习其业；暇辄从人问字，久之识天算地舆，旁求儒术；又以深窥洛闽，撰有《周易会通》《五纪衍义》《修历刍言》《皇极经世考证》等书。然其精神专注，最有意趣者，厥惟医道；其于医道探讨无厌者，厥惟仲景之书。癸酉之冬，君已修订仲景《伤寒杂病论集注》三度矣。此心终有未慊，乃诣南阳谒医圣祠墓，窃冀缵承其遗业。次年甲戌冬，复往宁波访求仲景遗书。因周君岐隐得识桂林罗哲初先生，示之以其师左修之所授仲景十二稿《伤寒杂病论》十六卷，惊叹无已，因得手抄一通。夫此书之流传，自晋王叔和仅为第七次稿，历代所宗，别无考见。不意越千百年忽发现写本至十二稿，得非君之精诚贯注，上通医圣之灵所感召乎。顾此书在医圣既精益求精，则君之虚怀求益，愈不能以前所修订者为止境矣。由是取今世通行宋刊《伤寒》《金匮》各书，及近湖南刘崐湘得于江西张隐君之古本、涪陵刘镕经得于垫江某洞石柜之古本相校，深见此稿修理精密，有非后世所能及。由是综核前三度采集各注，参以中外医书新发明者，撰注仲景十二稿《伤寒杂病论会通》，计十八卷。而请序于余，藉以谂前圣之至仁，而箴后人之躁妄也。因忆十年前，余有幽郁之疾，腹患癥结，卧床旬余日，几濒于危。延君自省莅兴，为针"期门"、"巨厥"，恚然立解，腹内显有声鸣。乃遂即起床，同君步行原野省墓，往返十余里，迄无倦容。君之术何其神，而余之病永不作矣。今君独不自足，研求弥笃，则此后活人之术当更有进，将使医林中千万人奉为圭臬，传之后世，庶不至庸医杀人之不悟矣。昔孔子读《易》至韦编三绝，复撰《十翼》，而后易道大明。仲景之书君苦心求得晚本，三复笺注，必期至于会通，而后医道无误。天地之大德曰生，余虽不文，奚容诿辞而不彰君之高谊哉。中华民国三十八年，岁在己丑正月下浣，兴平赵玉玺惕庵敬识，时年七十有五。

周岐隐题辞：本文原为针灸经穴图考而作，今以其有关于本书发见之经过，故移列于此。

关中多名医，和缓与扁鹊；思邈称真人，龙宫探秘钥。
阒寂忽千载，奇才久不作；伟哉黄夫子，胸有匡时略。
穷经沦道源，笃行修天爵；象纬辩星辰，性理通伊洛。
更以燮理功，殚心问医药；手定长沙文，六经为注脚。
两目如电光，尘垢为之廓；去年风雪中，独走南阳郭。
瞻拜仲圣祠，残碑自摸索；几经兵火余，墓道委丛薄。
慷慨谋重修，天声振木铎；今年来浙东，观书天一阁。
邂逅得相遇，风怀喜开拓；世人竞名利，公独安淡泊。
公有一编书，毫芒分经络；金针度世人，绝技不轻襮。
上溯灵枢经，证引至详溥；旁参重译文，他山资攻错。
脑后能下针，见者皆惊愕；转笑铜人图，窳陋成糟粕。
杀青闻有期，投赠得金诺；索我题一辞，鄙陋心自作。
翰墨合有缘，风雅非敢托；绝学仅根荄，风雨今正恶。
谁能融古今，大力鼓炉橐；良医比良相，天下同忧乐。
立言期千秋，莫谓书生弱；长安近日边，三峰天外削。
别后积相思，索居苦寂寞；高踪不可攀，青天飞一鹤。
甲戌腊八日鄞周利川岐隐拜稿。

黄维翰序曰：民国二十二年癸酉冬，余三次修订《伤寒杂病论集注》脱稿。乃诣南阳谒医圣祠墓，获冯应鳌于明崇祯元年访仲景墓未见所镌之灵应碑。清顺治十年，冯氏训叶，再至南阳，募疏庀工，表墓建祠，求前碑不得，以为已毁。今距崇祯癸酉，仲景墓发现之岁，适五周甲子，碑乃复出，殆有数存焉。余旋之南京，备员中央国医馆编审。甲戌冬至鄞，观仲景佚书于天一阁未得，因周君岐隐得识桂林罗君哲初，示余以其师左修之所授仲景十二稿《伤寒杂病论》十六卷。明年春，罗君来京与余同事，乃克手抄一通。谨按仲景《伤寒杂病论》十六卷，原书遭兵燹散佚不全；赖晋太医令王叔和搜撫遗文，篇次为三十六卷；永嘉乱后，中原板荡，亦复失传。其要方为江南诸师所秘，以孙思邈之殷勤述古，撰《千金方》，只载仲景杂病方，晚年方获《伤寒论》，收入《翼方》。天宝中，王焘撰《外台秘要》，引仲景《伤寒论》，注出卷数至第十八，与梁《七录》、隋《唐志》所列仲景书目卷数各殊。今世通行仲景《伤寒论》十卷、《金匮要略方论》三卷、《金匮玉函经》八卷，乃宋治平中，林亿等奉敕校刻。而金·成无己《伤寒论注》"坚"字文皆作"鞕"，前人断为隋时定本。元·赵以德《金匮玉函经衍义》，实为《金匮要略》变名。明、清两朝注《伤寒》《金匮》者数十家，大抵皆以林校及成、赵二书为蓝本。兹取十二稿本与今世通行之宋刊《伤寒》《金匮》各书及近年湖南刘崑湘得于江西张隐君之古本、涪陵刘镕经得于垫江某洞石柜之古本相校。如太阳篇下"伤寒脉浮滑"节，宋本及涪古本同作"此以表有热，里有寒，白虎汤主之"，脉方乖违，义实难通。湘古本作"表有热，里无寒"，似较优胜。然犹未若十二稿作"里有热，表无寒"之确切不易也。其余订正诸本脱讹者，不遑枚举。而列黄疸、宿食、下利、吐逆、呕哕、寒疝、消渴等证于阳明、少阴、厥阴诸篇，深契以六经钤百病之微旨。若平脉法、杂病证治各篇，条理精密，有非后世所能及。或疑医圣撰论何至易稿十三次，殊不思医学著述动关民命，仲景救济之心求精固无已时。昔朱子注四书，稿经七易，病革时尚命门人改订《大学·诚意章》数句。凡诸学理愈研愈微，岂一成即不可再易乎！又疑张绍祖自称为仲景四十六世孙之时代，与人类之发育大率百年可衍五代未能吻合。据罗君述，其师左修之民国十一年壬戌七十八岁始归道山。随父岭南受书张绍祖，时年弱冠，当清同治三年，上距汉献帝建安十年，一千六百六十年。考《通鉴》宋仁宗至和二年三月丙子，诏封孔子后四十七世孙孔宗愿，袭封文宣公为衍圣公，上距周敬王四十一年孔子卒，一千五百三十四年。比例张氏，尚少孔氏一世，多一百二十六年。人类生率世次，安可以常数限哉。洎国难作，南京陷，罗君返桂，途遭匪劫，十二稿副本幸存余家。军事参议院副院长张公伯英，前任总指挥驻节南阳时，曾发愿重修医圣祠，设立国医学校，未几移防弗果。今见此十二稿本，叹为奇缘，欣然捐资付梓，藏版南阳医圣祠。由是久湮人间之秘籍得以流通，医圣济世之真传赖其不坠，千余年承讹袭谬之刊本有所订正，裨益医林实匪浅鲜。爰序其颠末考辨如右。中华民国二十八年孟春，长安黄维翰敬识于西安中医救济医院。

左盛德原序曰：余闻吾师张绍祖先生之言曰："吾家伤寒一书，相传共有一十三稿。每成一稿，传抄殆遍城邑。兹所存者，为第十二稿，余者或为族人所秘，或付劫灰，不外是矣。叔和所得，相传为第七次稿，与吾所藏者较，其间阙如固多，编次亦不相类；或为叔和所纂乱，或疑为宋人所增删，聚讼纷如，各执其说。然考晋时尚无刊本，犹是传抄，唐末宋初，始易传抄为刊刻，遂称易简。以此言之，则坊间所刊者，不但非汉时之原稿，恐亦非叔和之原稿也。"余聆训之下，始亦疑之。及读至《伤寒例》一卷，见其于可汗不可汗、可吐不可吐、可下不可下，法尽在其中；于六经已具之条文，并不重引，法律谨严。始知坊间所刻之辨可汗不可汗，可吐不可吐，可下不可下，以及发汗吐下后各卷，盖后人以读书之法，错杂其间，而未计及编书之法，固不如是也。不然，孔氏之徒，问仁者众，问政者繁，何不各类其类，而惮烦若此耶！吾师讳学正，自言为仲氏四十六世孙，自晋以后迁徙不一。其高祖复初公，自岭南复迁原籍，寄居光州，遂聚族焉。吾师虽承家学，不以医名，亦不轻出此书以示人，余之得受业者，殆有天焉。余宿好方术，得针灸之学于永川邓师宪章公，后随侍先严游宦岭南，与吾师同寅，朝夕相过从。见余手执宋本《伤寒论》，笑问曰："亦嗜此乎？"时余年仅弱冠，答曰："非敢云嗜，尚未得其要领，正寻绎耳。"师曰："子既好学，复知针灸，可以读《伤寒论》矣。吾有世传抄本《伤寒杂病论》十六卷，向不示人，得人不传，恐成坠绪。"遂历言此书颠末及吾师家世，滔滔不倦。先严促余曰："速下拜。"于是即席拜之，得师事焉。今罗生哲初为吾邑知名之士，从习针灸历有年所，颇能好余之所好，余亦以所得者尽授之。余不负吾师，罗生亦必不负余，故特序其原起。罗生其志之，罗生其勉之。光绪二十年，岁次甲午春三月，桂林左盛德序。

左修之先生像传：此文原载于《医圣张仲景传》后，兹附录于此，像俟世平制版再登。先生讳盛德，广西桂林人也。年十五，即食廪膳。中岁酷嗜医学,好游名山大川,所遇辄多奇士。于永川遇邓公宪章,得针灸学。于岭南遇到仲圣四十六世孙张公绍祖,得其家藏第十二次《伤寒杂病论》十六卷原稿。极深研几,终不欲以医名世。晚年归隐,广授生徒,经史而外,独不及医。虽有请益,俱不轻授。民十一年壬戌,寿七十有八,始归道山。哲初忝列门墙,谬膺赞许。然东西南北,陆氏庄荒,琴剑飘零,不能光大其学,负吾师矣。兹拟将《伤寒杂病论》原稿付梓,公之天下,而以吾师遗像列于篇端。故略叙其颠末,俾后之君子得知此书之所从来,并得仰先生之丰采焉。中华民国二十四年孟夏,桂林罗哲初谨识于南京中央国医馆编审委员会。

祝告医圣文曰:维中华民国十六年,岁次丁亥孟春月望日。长安后学黄维翰,率同门人米锡礼,由西安诣南阳。谨以香烛果品清酒之仪,叩奠于医圣张仲景先师墓祠之神位前。曰:"呜呼!粤稽中华,文化最先。医道肇兴,三皇开端。伏羲画卦,明阴阳之消息。神农尝药,辨物性以疗疾。黄帝咨于岐伯,而作《内经》。探造化之奥,会天人之通。针灸治病,妙术发明。伊尹作《汤液》,越人著《难经》。炎汉之季,天诞医圣。悯生民之疾疢,哀横夭之莫拯。爰撰《伤寒杂病论》,证治统钤于六经。道缵三皇,德侔孔孟。集方书之大成,为医林之正宗。仁被万世,教垂无穷。世丁厄运,兵燹频仍。遗编多散佚,一部藏家乘。王叔和之搜撷,第七稿尚未精。永嘉大乱后,原编亦失踪。江南诸医师,秘方不传人。以孙思邈述古之殷勤,晚年方见《伤寒论》。至宋·林亿奉敕校印,重沓脱讹,相传迄今。金元明清,注家纷纭,承讹袭谬,曲解失真。民国建立,五洲交通,中华古医学,世界将风行。嗟予小子,天牖其衷。观书天一阁,邂逅得良朋。发潜德之幽光,获久湮之秘经。活人真书,由此流通。千载疑误,有所订正。吾人咸应,崇德报功。丕焕庙宇,需世清平。发扬责任,拳拳服膺。积兹愚诚,再谒圣陵。惟冀庇佑,以利其行。敬具芜词,祝告神明。"

凡例:一、是书本文,以桂林罗哲初所授医圣张仲景《十二稿伤寒杂病论》十六卷为主。原书于民国二十八年刊板印行,时值外患方殷,西安警报一日数发,以致缮写脱误。兹依原本校正,并参考宋林亿校刊、世所通行本之《伤寒论》《金匮要略》，及近时湖南刘昆湘得于江西之《古本伤寒杂病论》、涪陵刘镕经所印明时得于垫江孙思邈校定之《古本伤寒杂病论》，正其舛讹，补其脱阙。论文与通行本相同者，则采辑成无己、赵以德以下，元明清数十家之注以释之；论文为通行本所无者，则节录刘昆湘所撰《义疏》以解之；为湘古本所无者，乃抒部意以阐发其义。

二、原书十六卷外，以刊本序、左修之原序暨余所撰《伤寒杂病论集注》之医圣传、通论、六经提纲列卷首，以明是书之渊源及六经钤百病之义旨，而附《金匮要略》杂疗方以下三篇为卷末，俾本书克成全璧云。

三、是书所言方药剂量，六铢为一分，四分为一两，即二十四铢也。十六两为一斤，汉时一两，今秤三钱为准。十合为一升，十升为一斗。水一升，今秤二两，以杯当升可也。方中用枣者，大小三枚准一两。附子去皮毕，以半两准一枚。枳实去穰毕，以三铢准一枚。半夏一升者，洗毕，秤五两为正。蜜一升，一斤四两为正。竹叶一把，二两为正。再折合今秤，余可类推。例如桂枝汤，方药五味共十五两，合今称四两半；水七升，合今秤十四两；煮取三升，合今秤六两；每服一升，合今秤二两。余皆仿此，以意消息之。

四、是书于国难严重之际，为时半载，克告成书。不幸内战日烈，兹为存稿。暨质正同仁计，仓卒付印，其中舛讹在所弗免。绳愆纠谬，望诸当世君子，匡其不逮，俾再板修正，是所企祷。

现存主要版本及馆藏地：

1949年著者石印本，国家图书馆，北京中医药大学图书馆。

《伤寒手册》 又名**《湿温伤寒手册》** 　　　　　1948　存

陈存仁撰

丁仲英序曰：自《素问》言"热病皆伤寒之类"后，凡病有发热征候者皆归之。仲景《伤寒论》，即本《素问》立说。其书苞举一切传染病疾患，至旧题越人《八十一难》之五十八难，又省并伤寒之名为五：曰中风，曰伤寒，曰湿温，曰热病，曰温病。此五者之病状脉象，越人各有区别，其词玄奥，后人难以追寻，以致千百年来，聚讼盈庭，莫衷一是。而伤寒书之夥颐，遂远超内外诸科之上，计不下五六百家，可谓盛矣！然岂非发端于《素问》"热病者，皆伤寒之类也"之一语乎？

惟学之阐发，多待后人，例以其书多者，其学必昌，独伤寒则异是。盖伤寒之书，宋后转繁，而学亦转晦。其说猥杂，读者莫知适从，临病投药，百无一是。故南北宋时，已有田谊卿之《伤寒手鉴》、刘元宾之《伤寒括要》、李子建之《伤寒十劝》等。其书卷帙单薄，至今或存或亡。亡者不可复究，就存者而观，何一非因学说支蔓而无友纪。遂掇拾要言，括为诗句以应世用。虽其说多疵，风裁未整，而为初学或临病之津逮，其意固甚可取也。

伤寒之学，沿至近世，益家异学、人异说，而所言者，又多限于广意之伤寒，其次略及温病，而于《难经》湿温伤寒之说未有为一家之言者。乃沪地湿温伤寒一词，已为医家惯语，然多不知溯其名于《难经》也，遑论立说以昭世人。惟吾存仁，以善治伤寒著于当世，刀圭余暇，不废诵读。道虽行而无安常袭马清狂之态，谨饬有若宿儒，故无以往名医而不明医之诮。近复以余力从事医政，并获成功。退而有感湿温伤寒即今狭义伤寒，未有立为一家之说也。爰将平昔所学，证以多年经验，俘剪伪说，沙汰繁词，疏其合于理验者，缀为此集。如兵学家之法，以少胜多；如哲学家之说，以简驭繁。庶吾同道，于危困之湿温伤寒，检方便利，对药有征，如智珠在握，无迷亡之误。吾知是书一出，医家必争取之以悬肘后也。岁在中华民国第一戊子中秋后六日丁仲英序。

谢利恒序曰：利恒素以乐育英材、培植青年为己任，故自中医学校创始以来，即竭一得之知尽情指导，以发扬国粹、光大中医为前提。数十年来，英材辈出，而尤以陈子存仁为出类拔萃也。陈子对于医学上著作贡献，确有青出于蓝之喜。如《中国药学大辞典》之编行，及国医文献《皇汉医学丛书》等，均能有功于医林。尤能认真治病，成绩斐然，近悦远来，誉满海上。尚复检阅医书，孜孜不倦，札记心得，积稿如山。近十年来，治疗伤寒，尤有卓识。民廿六年间，撰《伤寒手册》初稿，其后逐渐修整，迄今寒暑十易，始付剞劂。编制极为精审，便利后学不少，即在年老读之，亦得温故知新之益。夫历来业中医者，莫不祖法仲景，以注释《伤寒》为最重要事。见仁见智，各有不同，然皆愈注愈晦，不知所云。而《伤寒》之学，竟为古今缠讼之数，互争数百年，不知何者为是，然于临症实验，仍不合用。存仁既精学理，又因诊务繁多，故积经验而分析，合西说以印证，舍六经、三焦而不论，分四期见症以统治，适应病情，切合实用。划定标准，判明得失，绝无模糊影响之谈，诚为自来伤寒书之别开生面也。以治湿温伤寒，更能得心应手。伤寒温病之争，亦复化为乌有。骤视之，似属离经叛道；细释之，莫不根据古训。非陈子智慧过人，独具卓识，决不能破此千古讼案。今将中医古今理论空言，辑为科学之整理物。书成，嘱余为序。余以为有裨后学，发明《伤寒》奥旨，实中医革新声中，适合时代之佳本。谨溯数言，以资介绍云尔。时民国三十七年十月一日武进谢利恒撰。

陆渊雷序曰： 自从我半路出家，改业中医，一向在上海混饭吃。陈君存仁大概与我同时开业，亦一向在上海行道。陈君比我年少十余岁，而医术比我高明得多，业务蒸蒸日上。我则磨刀背二十余年，青毡未脱，措大依然。陈君所交游，皆一时贤豪长者；我则拙且懒，不善交际。故二人虽同业同地，若论交情，用得著太史公掉的两句文，叫做"未尝衔杯酒，接殷勤之余欢"。去年陈君不弃微薄，托人先容，愿折节下交。因得时与宴谈之会，接清芬而上下议论。果然见面胜于闻名。我始知陈君奇才卓荦，其成名通显，非幸致也。顷者，陈君手一册过我，云是近年临诊经验，随时杂记者，经与一二朋友整理排比，以付手民，要我校阅一番，要我写一篇序。我呢，惭愧得很！近年专心学佛，把医学已荒落了，但不敢推辞。细读一过，觉得简明而切要，容或有不详备，却找不出什么谬误。因为册中专论"湿温伤寒"与"斑疹伤寒"，故名《伤寒手册》。病家得之，可以自己心里有个方针；医家得之，亦可以供临床参考。真有用之书也！从佛法言，过去生中善业的结果，有福德、智慧两途。福德是布施的果，智慧是持戒禅定的果，然欲传布智慧，仍须福德为凭藉。观于陈君与我，益见佛法之真实不虚。我自己说得不客气一点，稍有些智慧而已，陈君则厚福人也。陈君手册中荦荦大端，如"伤寒、温热之无须强为分别"、"其原因是细菌而非天时与伏气"、"柴胡、葛根等药之和平而有效"、"仲景书之不是专论肠窒扶斯"。凡此等等，皆我昔年大声疾呼，欲以一得贡献同道者，不意因此招来诽谤，蒙离经叛道之罪名。现在陈君轻轻松松地说出，读者也轻轻松松地欢喜信受，曾无凝沮。如果不是陈君的厚福胜我，对于我两人发出同样的见解而获得绝端相反的反响，怕没有理由可以说明了。陈君既有福德，我尤望其信解因果佛法，进而求究竟解脱之道。此我所以报陈君下交之意者，以视仅仅为手册校阅作序，其轻重似非算数譬喻所能及矣。戊子九秋陆渊雷书于上海医寓。

章次公序曰：这是一本切于实用而有价值的书。

思想的前进，取材的丰富，编纂的有条理，这在用科学方法整理中医的呼声中，这本书是合乎我们理想的。

在上海的名医群中，陈存仁先生所以使我折服！

本书特点有五：

（一）伤寒、温病之争，这是空洞的名词，无关实际的纠纷，本书一笔勾销，这是卓识，这是创获！

（二）谆谆以汗下为戒，这是给不善学仲景的经方家当头棒喝。

（三）使人注意至宝丹、紫雪丹之重要，这是强心药。

（四）开示诃子肉、石榴皮、御米谷涩止方法的重要，这是预防肠出血的好方法。这个方法关系重大，而每为临床医家所忽视。

（五）赏用而且不断的用石斛、生地、麦冬等，这是维持营养，增进体力的方法。

本来医家治一个轻的湿温症，那便是太平宰相，可以无为而治。假使一个不上正轨的湿温症，就要看这个医家有没有拨乱反正之才，有没有防患未然之识。本书关于这两大端已阐发无遗，读者运用得当，那湿温症几个可怕的"合并症"总可以避免了。但是本书，我也表示两点意见，这两点我认为是缺点。

（一）仍未能打破清代用药之传统观念。以参、附、姜、桂列入第四期，这或是存仁先生治的湿温病，大多富商大贾、名公巨卿，平日营养既好，时日一延长，可以请西医打葡萄糖、维他命BC。假使劳役之人，藜藿之体，生病没有几天，皮肤萎黄不润，两脉糊数不清（阳症见阴脉），不用温补药，病人便难以维持。这是我与存仁先生所治的病人，对象不同，经验自异的地方。

（二）未曾扫除白㾦谬说。以我个人的主观，白㾦之出与不出、出的多与寡，在湿温症之吉凶上，实无多大关系。

枯㾦所以预后不良，无非出枯㾦的病人，肌肉削瘦，皮肤干瘪。假使医师事先维持其营养，补充其水分，那就不会出枯㾦了。所以并不是枯㾦致人于死，死于正气衰竭也。

"白㾦"这个名词，大概是叶天士先生发明的。仲景书上没有见过，西医书上也不谈起。最可怪的，天士先生治湿温症不忌瓜果汁，现在的医家绝不敢用西瓜汁。说西瓜是凉的，吃下去白㾦就遏抑发不出。病人受了医生的影响，严闭窗户，厚加衣被，视西瓜如砒鸩。读者须知，西瓜是排泄毒素、补充水分、增加维他命C最好的东西，因为顾忌白㾦，将它埋没了。

我平日治湿温症有三个用药目标：一、治病。二、祛邪。三、扶正。

湿温症的病原是伤寒杆菌，治病就是杀菌。目前尚没有杀伤寒菌的特效药，黄连可以治泻，其效即在制止菌之活动。

湿温病之难治，不在菌之不易扑灭，而在菌所产生之毒素。前贤称毒素为邪，祛邪就是排泄毒素、抵抗毒素。本手册所列之清凉药、渗利药，这是排泄毒素；紫雪、神犀丹等开窍药，是抵抗毒素。病人邪弱而正强，这种病治起来不费力。病人邪实而正亦强，当提心吊胆，预防中途剧变。病人邪实而正虚，预后就大有问题。病人邪虽不盛而正太虚，始终扶正，犹虑不及。

古今讨论湿温症的专书，简直没有，即是有也是零落不完，所以对于湿温症作有体系的述作，实自本书始。自这本书问世后，给初学医的治湿温症，指示一条康庄大道，给已经开业的医家，不但可备参考，且亦可资借鉴。空谷足音，欢喜赞叹！我这篇序是不能偷懒不做的了。镇江章次公三十七年双十节。

程门雪序曰：存仁先生，吾党健者。著作既富，声名日彰，近复有《伤寒手册》之辑。盖备同道检查便利之用，兼示后学以楷模。用意至善，非自炫也。医事陵替，杂说纷起。标新立异之士，每舍卑言高；师傅授受之徒，又门户各别。往往人异其症，病异其方，不特为人诟病，自视亦复慊然。此册纲目系统，分析精细，辨症用药，有条不紊。人手一编，以治时行温热诸症，去歧归一，虽不中不远矣。其中优点，次公兄举之已详，至其所言缺点，则鄙意以为尚堪斟酌。亡阳伤阴，见于病末为多，间有一起即见此象者，究居少数。盖因病而至伤阴亡阳，必在后期，本体阴亏阳虚而患斯病，则变生仓促耳。本编所列，示人以规矩，乃言其常，次公所言早用参、附、姜、桂者，是言其变。变证变治，其法多端，固不能因此自紊其例也。又此等变证，不独藜藿为然，膏粱之体，亦间有之。曾以东垣法治一伤寒得效，然用参、芪，必兼柴、苍、陈、柏之类，即用参、附、姜、桂，当佐芩连之意。昔马元仪每以黄连汤法治阳症阴脉，（参、桂、姜、连并用）可资借镜。与纯行温补不同，病久邪衰正虚，温补每收全功，若正先虚而邪尚盛者，则用当审慎。阳回阴竭之戒，昔人实不我欺，配合斟酌之微，非一言可尽矣。又姜、桂通阳，用之早期为多；参、附回阳，用之后期为甚。次公信用温补，自有其不磨之经验在。以余所历，病久热不退者，养阴退热，似乏赫奕之功，温潜退热，确收桴鼓之应。但药随证转，有是证方能用此药，不便强施耳。（温潜法，附、芍、龙、牡、磁石、龙齿等并用，啸波前辈最为擅长，即《内经》"东南之气温而收之"之意耳。）再言白㾦，湿温病人，见者十九。既为普通之见证，自有存在之理由，谓之谬说，似乎偏激。㾦之发也，勃然而至，热闷燥烦，每因而渐松，是白㾦为温毒透泄之出路，语或可信。浆㾦密布，温毒炽盛何疑；枯㾦如屑，正气不充可想。以资诊断，有助殊多，一笔抹煞，似乎太过。若谓枯㾦之出，是医者不能先事绸缪之故，以此责医，医道苦矣。无论医之治病，绝少始卒一人，每每所遇，已在焦头烂额之时。即令治在早期，以久虚之体，患燎原之症，纵使着眼在先，但以短短数日之间，生津滋养，杯水车薪，必谓有济，吾未敢信。果尔，则所言"邪实而正虚者，苟能事先扶正，预后便无问题矣"，恐不如所言之简单。至于西瓜，本有"天生白虎"之雅号，医家用者甚多。唯味过于甜，每为湿热蕴中、苔厚、胸闷者所不喜，临病人问所便，不必忌，亦不必强。若烦渴壮热，喜饮冷而舌红者，则斯为胜品矣。仆少怠老荒，不学无术。同门中记问浩博，口如悬河，远不如次公；文章尔雅，旧学精湛，更不如伯未。重以陈君之嘱，勉志数言，聊抒管见而已。戊子秋九婺源程门雪。

秦伯未序曰： 我深信中医书籍虽繁，每部里必有特长之处，但在我人研究一种病症时，往往检查到十部乃至百部以上，得不到一个明显而满意的答案，不免令人烦恼。因此，我想欲求社会人士及有志学习者明了中医学术之精义，并有一番披沙淘金、由博反约的功夫不可。

温热与伤寒，为习见之病，有时不但病家分不清，即医家亦疑不能决。我于五年前，因撰《温热病之八大时期》一文，将旧时上中下三焦的分类，与风温、暑温、湿温等的划界，全部推翻，再将叶、薛、吴、王氏辈的学说，打成一片。这种大胆作风，不敢说是革新运动，然在新的机构上，对于病的认识，多少可以亲切一些。四川中医专科学校采作教本，窃引为慰。

最近陈存仁君撰了一本湿温伤寒小册，以四星期为提纲。所有从前六经的分类，伤寒有五的划界，和张仲景以下的诸家学说，去的去，取的取，另外形成一个新组织。最不容易的，索性把温病与伤寒揉作一体，包罗万象，头头是道。比较拙作，更觉精警深刻，思想超前。在中医改进的途径中，我敢大声呼喊：非如此，不必谈汇通；非如此，更不必谈保存。

这手册里，可以看到陈君，信仰中医而不薄西医，景仰古人而不薄今人，着意于一病而不拘于一家，着意于大体而不忽于小处。这种治学的精神，良不可及。更爱各人序文中，发挥各个心得，坦白地和盘托出，绝不卖乖弄巧，尤觉难能可贵。我治中医，向来主张朴实，现在也得补充几句。

柴胡一药，在湿温伤寒病，占着重要地位，和收有良好效果，在我的经验上，已臻不可磨灭的程度。最初几天，当然不必用，经过三四天后，身热不退，或仍有畏寒，或仅有一时间觉冷，或曾汗出，或始终没有汗出，此时柴胡与豆豉或豆卷同用，实有不可思议的功能。既无助热之害，又无亡阳之虑，亦无其他一切流弊。用量方面不必多，只需一钱至二钱，若因有特效而重用，反助升提之势，易于眩冒。陈君只于第二星期低热时一提，反在白㾦时引作主药，未免有大材小用，我负柴胡之感。我以为，此症纵有伤阴、昏厥、出血、脏结诸险，俱在后期，不在前期。倘能在前期特别注意，确定多多特效疗法，阻其蔓延，对于后期自然更有把握了。这是一得之愚，愿贡献于作者与读者参考。卅七年十月廿二日，上海谦斋居士秦伯未。

蒋文芳序曰：负着治疗使命的医师，要完成纠正生理反常现象疾病的任务，那就不得不把诊断当做必由之路的桥梁。可怜得很，直到如今，世界医学虽然已经很乖巧地利用理化来帮助诊断，可是这一桥梁，还没合乎理想的落成。除了花柳专科之外，有学问有修养的医师，还在认为手术台上病人的尸体解剖，才是比较最可靠的诊断，而且有时不免还用投服有效药品观察它的结果，才来断定病名，在还没死去之前。

我常常说，中国医学，只有症象和治疗，而缺乏准确的病理。那些症象的探获，仅仅凭藉着熟练，和高度警觉性的临床诊断，已经太孤陋了。一大批先贤们，内中不乏缺少临床经验、努力著述的作家，于是乎空谈病理，把医治同样疾病，同样有效的方剂，硬分做伤寒温热、经方时方，闹得头疼脑胀。其实如果确系肠窒扶斯，病灶当然在小肠里。不过前者重心脉衰弱的预防，所以偏于扶阳强心，后者为防脑症状的增加，所以援用清热养阴，免得扰及神经，造成所谓热入心包，或肝风掣动的症象罢了。更多的聚讼，造出更多的纠缠、更多的错误，甚而至于抱定一个"寒"字做文章的，使可自承为经方家，把定"温"字的，就是时方家。把自然科学的医书，变做东莱博议式搦笔头的作品，离弃症象和治疗，专谈些玄虚空洞、自以为是的理论，角逐那大书著"莫衷一是"的锦标。

陈君存仁是中医作家中最富临床经验的一位。他能把临床经验衷中参西，绝不有意强合，凭着事实记述出来，好像长江、汉水，自然而然地合流在一起。什么中西经时，什么湘资沅澧，在他最近著述的《湿温伤寒篇》里，正像站在扬子江头，但见综合汇流的景像。

第一的优点，是编辑和取材的简赅，抛弃了多得弄不明白的渣滓、搅不清爽的理论。

第二，很慷慨地公开宣布他临床上赏用的有效药物和成方，赠送给开业中医师一宗挺珍贵的礼物。

第三，运用他熟练的编排技巧，把类别项目弄得朗若列眉。虽然是薄薄的一册，它的价值的贵重，比了他以前所编的《药学大辞典》，更其是一项可贵的贡献。

研究药物的先贤，习惯上把富有反应的药叫做重药，反应很烈的叫做毒药，没有反应的叫做轻药。我真不知道兼有弛缓肺管支效能的麻黄，含有强心作用的荆芥、薄荷，和含有营养成分的豆豉，它们同有发汗效能的准确比率，到底是怎样。一般经方家们在没有搅清这比率之前，可不可虚心一些，把这些轻药试用几例之后，再行发表高见。

这一册书，已把我们中医师对于肠伤寒和斑疹伤寒有效对症疗法的一部，平铺直叙地写出，一点没有古怪的术语。西医师们倘然不因外国没有治疗肠伤寒特效药而感到满足，那末正可把它当做发掘的资源。退一步说，眼见到这几天半夜里排队在药房门前，感觉到病家的痛苦，嚷着宽放西药进口外汇，为民请命，良善的医师们，总该不致于硬把"不科学"的帽子套过来吧！三七年十月二十七日蒋文芳。

张赞臣序曰：伤寒与温热，既聚讼于今昔；湿温与伤寒，又纠缠于新旧。经时分径，各承师传之畦；淫菌异原，徒执门户之见。使举世之人，莫名其妙；行医之师，无所适从。患者则变色相告，惧死神之将临；医者辄束手无策，听待期以自愈。几疑湿温为淹缠之病，伤寒无特效之药，其然岂其然乎？窃以为果能了彻定义之范围、命名之分类，以及现代之译义、世俗之称谓，加以详细之分析，则名义之正副自决，而治疗则珠玑在握。斯乃中医固有之长技，谁谓不可缩短病期哉？

盖义涵广狭，名有分类。伤寒之论，义著于仲景；湿温之名，始见于《难经》。太阳初起，伤寒中风与温病中湿中暍并列。举凡时令感染诸病，无不在伤寒范围之中，即现今所称流行性感冒及急性传染诸病，可以该括之。但温病以"发热而渴，不恶寒"，与风寒撇开，则温与寒，固明为两截。此以症之因于风寒，而患伤寒、中风者，为伤寒病；证之因于温、湿、暑邪，而患温病、湿、暍者，为温热病。故论中之伤寒与中风，为狭义之伤寒，而温病、湿、暍，均属于伤寒之范围，乃广义之伤寒也。越人分类，首列中风、伤寒，次以热病、风温、湿温，则以五种之病，俱为伤寒之类，实以"伤寒"为总名也。二曰伤寒，则为五种之一，而热病、风温、湿温，亦统属于"伤寒"，是可知属于寒证之中风、伤寒，名曰"伤寒病"，而属于热症之热病、风温、湿温，亦同其名曰"伤寒病"也。更以《内经》证之。《内经》谓："人之伤于寒也，则为病热。"此言"伤于寒"之病，虽为"病热"，乃病程必须经过之阶段，而实非热病。不曰"伤寒"而曰"伤于寒"，不曰"热病"而曰"病热"，此偏于寒之一类，亦指狭义而言也。又曰："今夫热病者，伤寒之类也。"则凡风温、湿温之属于热病者，皆类于伤寒。越人与仲景并表彰轩岐，越人曰湿温，仲景曰中湿，明言湿温之隶于热病者，皆名曰伤寒，亦指广义而言也。由此以判，风寒病之因于寒者，固名曰伤寒，而温病风温、中暍、湿温之因于热者，亦统名曰伤寒。其实寒与温又截然不同，斯则今昔之对于伤寒与温热，所以聚讼而不决者，当可迎刃而解矣。至于后人更繁举其名曰春温、冬温、暑温、秋温、伏暑、秋燥以及温疫、温毒、温虐、诸名称，则以时令之关系，与病证之变化，而病型有不同，谓非如现今所称之流行性感冒及急性传染诸病，而与正伤寒有不同者乎。

现今之所名谓"正伤寒"者，其认识又不尽相同。原名"肠窒扶斯"，病灶在肠，其病原菌为伤寒杆菌，故释名为"肠伤寒"，简称曰"伤寒"。与中医之病型互相对照，实即湿温病是也。湿温原统属于伤寒，而为伤寒病之一种，故名之曰湿温亦可，名之曰伤寒亦可，直名之曰湿温伤寒亦无不可。此并伤寒与湿温为同一病名，与昔之以湿温属于伤寒之一者，其名义之分类与广狭，又迥不相同。但现今既明定湿温伤寒为正伤寒，而其他与伤寒相类诸病，则名之曰副伤寒或类伤寒，更由此以判。则新旧之纠缠，亦可以解决矣。至于世俗所称夹阴漏底、坚头火证请名称，与医家无关，概可置之不问。予非好辩，名不正则言不顺，义不明则治不合。举世认为无特效之药者，职此故耳。

从此以究治疗之正轨，则中医固有之长技，早已发明于先哲。所谓六经者，从其横而言也；三焦者，从其纵而言也。营卫气血者，内外之次序也；外感伏气者，病型之鉴别也。有其病必其型，有其型必有其证，有其证必有其药，对证发药，效如桴鼓。果能了解明彻，举凡古今之成方，无不赴于腕底，左右逢源。孰谓湿温为淹缠难治，而无特效之药也欤？

陈君存仁，为予同学，平日学养深沉，而又藏书丰富。钻讨精研，融合新知，早于此道三折肱而九折臂矣。所有著述，均称重于一时，《中国药学大辞典》尤为皇皇巨著。近复于诊余之暇，将平日经验所得，著成《湿温伤寒手册》一书。证状时日，分期明晰，治疗扼要，简捷精当，殆由博而返约，执简而御繁。不仅为医家临床之典则，而亦为病家暗室之明灯。吾可以断，从此无伤寒病矣。予与陈君相知有素，非出阿私。世不乏明眼之人，其先睹为快也可。是为序。中华民国三十七年十月，武进张赞臣识于上海市中医师学术研究会编审室。

严苍山序曰：顷读陈存仁君所著《湿温伤寒手册》，耳目为之一新。人生疾患以外感寒热为最多，徒以名目纷繁，治疗混合错综，使后学无所适从。今陈君以科学方法，整理旧学，融会新知，汰繁求简，正名辟谬，条分缕析，了然心目，诚有功于世之杰作也。

陈君虚怀若谷，不耻下问，以初稿嘱为考证，并嘱弁其首。苍山不文，学殖荒落，只以挚友见委，略抒所见，以贡一得之愚。幸著者与读者见教焉！

苍山曩在上海四明医院服务，历年治疗湿温伤寒以数万计。其病之进行程序，确与此书所著无异。倘受邪轻本质强，善于调摄而无药误者，本可按期而愈。无如人之禀赋不同、环境各别，多有按法而治，病变百出。是又当随机应变，非可泥守成法刻舟求剑矣。

予治此病三护为宗旨。三护者，护脑、护阴、护肠也。因伤寒之变，最畏者有三：①神昏痉厥；②伤阴劫液；③大肠出血。倘不随时留意，先事预防，鲜有不偾事者。

予每见热度高亢（一百另三度以上），夜寐间有梦语，或热不甚高（一百另二度左右），而延久不减（十日以上），证以脉舌有化热之趋势者，即于应用药品中加紫雪丹或安宫牛黄丸等，连日服之，以热减为度，此护脑也。如见舌质绛、口干、苔黄，即用西洋参、鲜生地、鲜石斛、花粉、玄参，以养津液，此护阴也。如自利不止，或病至二星期以上，即宜多用芩、连、银花炭等苦坚阳明，此护肠也。诚能早用三护之法，病可十全其九，此即经所谓"上工治未病"，兵家所谓"先发制人"也。

昔人医籍所载紫雪、至宝等灵验成药，均非至神魂痉厥、谵语如狂，不得妄用。讵知焦头烂额，何如曲突徙薪。待其危急万状时而用之，则手忙脚乱，杯水车薪。津未涸者，或可挽救一二，苟水枯石烂，虽竭西江之水以救之，亦无济于事矣。

西医称伤寒为肠炎症，炎者火也；中医称为湿温症，温者热也。其实因肠中有菌有热，热气上腾，脾胃水液，蒸成湿浊，故当以热为本，以湿为标，治宜清热为主，化湿为佐。时贤不明此理，动即苍术、厚朴、草果、陈皮，见其腻苔不化，连服数十剂不辍。庸知烘干津液，一旦火势燎原，痉厥立至。到此关头，虽恣用犀、羚等剂，亦何益哉？如此者屡见不鲜，良可叹也！

予于诸成药中，尤信服紫雪丹之功用。陈君在此书中，亦竭力推崇此药。确具平肝、清心、醒脑、解毒、杀菌，效力之伟，无与伦比。尤其服法轻便，二三分、四五分俱可服，即误服亦不致对病体有何影响。此方之配制，于安神、泻火、清脑、凉血、解毒、养阴、镇逆之中，反佐以丁香、木香、麝香之辛开温通，虽有湿浊留恋，亦无虑其不化。或谓服紫雪等过早，致开心窍，反引邪内陷。予所经验，绝无此事。试问其心窍究如何开法，则又瞠目无所对。盖昏厥属于脑，与心无多大关系，此中医生理上有所缺憾，可毋事深责耳。又湿温症时有战汗而愈，或数战而愈，心脏虚者一战而脱，病不常有，故此书未与提及。兹并列数语，以备一格。戊子秋暮宁海严云苍山序于上海蒲柏寄庐。

盛心如序曰：湿温之病，号称难治，诊疗之见，仁智各殊。喜用轻淡之剂者，谓病势缠绵，奚须乎大刀阔斧之举，以蹈丧元棘手之危。处重峻之方者，谓证情传变，宜早为曲突徙薪之谋，以免焦头烂额之苦。或言卤莽以偾事，或言养痈以遗患，各执一是，言之成理，由来久矣。

窃以为察病之要，在乎诊断准确；处方之宜，在乎把握时期。方无轻重，只须乎切合病机；剂无大小，尤须在适应证情。苟能辨别清澈，当挽逆救危，固非重剂，不足以奏效，而投轻剂者，却收轻可去实之妙。如未能批窾导却，则轻描淡写，看似无关，并足以卸责，与处重方者，同犯杀人过失之嫌。当然定识、定力，攸关于功夫之深浅，或轻或重，胥视乎灵机之活泼。此则陈君存仁新著《伤寒手册》，对于湿温一篇，有足备同人参究者矣。

湿温一证，病灶在肠，延及三焦。肠府属消化器官诸系统，三焦者腠理毫毛是其应。肠属阳明，与太阴为表里，实即为阳明与太阴之合病，三焦属少阳，与厥阴为表里，故末期易犯于心肝之二脏。所谓把握时期者，要在最初之一周。原发在肠，所以排除毒素者，非清即下，机达于表。所以透泄毒气者，非汗即解，病既由里而达表，必当表里以兼顾。惟在初起之时，治以解表为先。证之偏于表者，必微见恶寒，或为无汗，或有汗不畅，或壮热而无汗，如仲师之麻杏苡甘、麻黄加术、防己黄芪、麻杏石甘诸方，均为此证而设。《内经》治疗对于湿上甚而热，治以苦温，佐以甘辛，以汗为故而止，辛温、辛凉之别，自可随证而酌，孰谓湿温不当发汗者乎？即舍麻、桂而不用，何妨代以豆豉、豆卷、苏、薄、荆、防、桑、菊之类？仿其意而不用其方，定律、定法，仍不失发汗解表之意。当汗不汗，汗液停留于肌腠，郁遏于汗腺。时开时闭，当其停留于肌腠，则为液体。透泄于肤表，则由液体而成为固体，于是乎发为白㾦。仲师谓应以汗解，若以冷水洗之灌之，其热被却，弥更益烦，肌肤粟起，早已明言其故。是以治湿温者，恒使微汗润泽，既可以使热势放散，即可以使毒素外泄，初乃失其发汗之机，嗣必循其透泄之路也。所谓湿温忌表者，身热不为汗衰，或已入于二周，或汗多而妄言，或胸痞而足冷，当予清热解毒之剂，如神犀、紫雪、黄连解毒、苍术白虎、枳朴芩连。早非发汗时期，先后证情，故大相径庭也。

证之偏于阳明者，便闭者为多。在初起兼有表证者，凉膈、双解、防风通圣、三黄石羔及大柴胡汤，均为此证而设。先使肠中毒素排泄于下，然后以芩、连、银翘，专清肠热而解热毒。温病下不嫌早，殆谓此也。若执湿温忌下之说，因循延误，进入第二周间，必发谵狂之变，谓非失下之过乎？在此时期，勉用更衣，紫雪尚可奏功，骤用硝黄，肠壁已薄，每多变端，此又因失下而教人以审慎。惟湿温所下之质，必先硬而后溏，腐秽而如酱。既下之后，每日又必须维持一二度，使肠垢逐渐排泄。若便下过多，则宜用葛、藿、白芍、蔿苡之类。若二三日后未见大便者，又当用枳腹赤芍，稍使通利。其辨别之要诀，视所下之色与质，转黄而如沫，则宿垢渐化，已趋向愈之期矣。

若证之偏于太阴者，溏泄者为多。所谓湿温忌下者，当指此类证象而言。(若热结旁流而腹中作痛者，又当用轻下之剂，而不可执一不化也。)如葛根芩连、黄芩芍药、柴葛解肌、藿香正气、胃苓等剂，两解表里，佐以分利。所谓治湿不利小便，非其治也。至若痞满下利，则泻心诸方，尤为切合。缘三焦为水道，三焦通畅，则津液分布于内外，而下利自止。否则下利不止，必致液枯阴伤，及肠穿出血之变。延及二周，则各种险证，逐渐而生，挽救为难矣。

统此以观，既为阳明与太阴之合病，非偏于阳明，即偏于太阴，偏于阳明则热胜于湿，偏于太阴则湿胜于热。并延及三焦，三焦为少阳，少阳之上，火气治之。以一湿介于二火之间，是则热胜于湿之证为多，乃有偏于喜用温燥之品以劫液者，恐亦未之熟思也。《内经》于湿化于天，热反胜之，则曰治以苦寒，佐以苦酸；湿司于地，热反胜之，则曰治以苦冷,佐以酸淡,以苦燥之,以淡泄之。果能明澈乎此,则湿温用药之正轨,思过半矣。至于犯及厥、少,伤阴亡阳之变,类多在于初起一周之间,治疗未能切合适应之故,盖未能把握时期也。故窃尝以为犀、羚、斛、地、参、附之用,均为救误以挽逆,以及体质有特殊而用之,变例变法也。今观于陈君分期用药之标准,而更为畅发其义,藉备同人之参究,并期有以教正,则斯民之幸也。武进盛心如谨序。

施今墨序曰:湿温统名伤寒,始见于《难经》伤寒有五之一。仲景《伤寒论》中,所论湿温,虽略见端倪,尚无具体之症候治法。此后,清医薛生白《湿热条辨》,分条施治,颇多良法;吴鞠通《温病条辨》,论湿温为独详;雷少逸《时病论》,亦有湿温之论列,可资参考者。夏秋流行之湿温病,确系西医所指之肠伤寒,为时逸人氏《中国时令病学》所肯定。此后,医界得以循此目标参合研究,湿温病之症候治法,得以渐臻于完备之途。

戊子季秋,陆渊雷先生来函,介绍陈存仁先生所著《伤寒手册·湿温伤寒篇》,附来底稿,索序于余。详阅一遍,见其将古代所传湿温病之症候治法,参以最新科学方法,折衷诸家之经验,归本于一己之心得。全经过共分四周,每一周之症象、脉搏、转变、用药标准、成方考、用药选,诸说平议,分别详列。其考证之博,用力之勤,见到之深刻,经验之丰富,学理之深渊,于湿温病之治法中,叹观止矣。其在第三星期过程中,以高热为必有现象,分神清、谵语、痉厥之不同,见解独超。要药选,分析各药成分之比较,尤为精富。第四星期,分列伤阴、伤阳、出血、藏结之传变。洵足以发古代医学之幽光,为医林生色不少。即附列各表,亦多精到之处,洵可传之杰作也。谨志所得,以介绍于医林诸同志。中华民国三十七年十一月,萧山施今墨志于首都。

刘民叔序曰:世以《伤寒论》为专论伤寒之书,此误也。考"伤寒"二字,为两汉以来世俗习用之名词。仲景取之以自冠于《论广汤液》每条条文之首,乃所以示别于伊尹《汤液》用三阳三阴六经冠首之经文也。故其"伤寒"二字,在太阳篇者,作太阳病解;在阳明篇者,作阳明病解;在少阳篇者,作少阳病解;在太阴篇者,作太阴病解;在少阴篇者，作少阴病解；在厥阴篇者，作厥阴病解，此为通例，惟不得作太阳上篇第三条"名为伤寒"之伤寒解也。叔和撰次《伤寒杂病论》时，不知仲景作《广汤液论》撰用"伤寒"二字之因由，但见论中条文多冠有"伤寒"二字，又不见论中有"温病"二字之明文，于是遂改题为"伤寒论"之今名矣。然则《伤寒论》中，凡用"伤寒"二字冠首之条，非必专论伤寒之病也，可以明矣。试观太阳一病，分为三篇，上篇为正阳太阳，中篇为阳明太阳，下篇为少阳太阳。又于正阳太阳之端，首列中风、伤寒、温病。鼎峙而三者，正以此三者为三阳三阴六经之骨干也。而六经者，又为此中风、伤寒、温病三者之治则也。果能此道矣，可由中风、伤寒、温病之三名者以知杂病，复由三阳三阴之六经者以治杂病也。其"中风"一名，系指伤寒温病之初起，未经解表者而言，故曰"太阳病，或以发热，或未发热，必恶寒，体痛，呕逆，脉阴阳俱紧者，名为伤寒"。此以恶寒为在表之证，盖以在表者名为"中风"也。若伤寒与温病，则皆指中风之不随汗解者而言。所以一则曰"太阳病，发热汗出，恶风脉缓者，名为中风"，再则曰"太阳病，发热而渴，不恶寒者，为温病。若发汗已，身灼热者，名风温"。此以不随汗解而从寒化者为伤寒，从热化者为温病。是以知伤寒、温病仅有次表证，而无最表证也。若在中风时，能发其表而出其汗，汗出表解且立愈矣，自无伤寒温病之变也。更安有过经十余日不解之证哉？夫伤寒表证用桂枝汤，温病表证用白虎汤，两者皆有汗出证，有汗出证者而可谓其为最表乎。所以伤寒入里，用四逆汤；温病入里，用承气汤，两者亦皆有汗出证也。叔和治《广汤液论》时不明此义，以臆妄改曰，有汗为伤寒，无汗为中风，而遗去温病不言。此《伤寒论》所载治伤寒、温病之经方，传于今日不能习用者之症结所在也。须知既为伤寒，不复化热，既为温病，不复化寒，可以化寒化热者，中风也。不知温病，不足以识伤寒；不明伤寒，不足以知温病。任圣伊尹撰用《神农本草》以为《汤液》，所正之名如此，孰谓伤寒病之专书为《伤寒论》哉。戊子深秋，名医陈存仁编订《湿温伤寒手册》一书，不分伤寒、温病，但依实验所得之症状起变以为选用药方之标准，详实记录，难能可贵。读者诸君，若能本此手册，以再上溯《神农本草》之药，伊尹《汤液》之方，则我中医自有中兴之一日矣。复也至愚，愿与读者诸君共勉之。中华民国三十七年立冬前一日，华阳刘复民叔读竟赘言。

陈文虎序曰：昔徐灵胎序尤在泾《医学读书记》云："惟多读古人之书，斯能善用古人之书。不误于用意，亦不泥于用意。"此言学医不尚墨守，以能通其意为贵也。海上陈存仁医师，学宗仲景，名震一时。近著《湿温伤寒篇》，析病情为四期，以《伤寒论》为先导，兼采近代医家学说，阐发病源医理，极能独出心裁。其于仲景泻血易愈之观念，亦不苟同其说，可谓"多读古人之书"、"善用古人之书"者矣。顷承寄示原稿，细心参玩，精义环生，允称医林杰作。倘业斯道者，人手一篇，致力研讨，其于辩症处方，岂曰小补！爰介数语，以谂诸同志焉。民三十七年十一月，陈郁序于金陵。

附志：以上序文，随收随即付印，不分王前卢后。尚有张汝伟先生、丁济华先生、姚若琴先生、姜佐景先生、沈济苍先生、丁济民先生、洪贯之先生、钱今阳先生、陈志超先生诸君序跋十余篇，因时局紧张，印局要求结束，急于付印不及刊入，待再版时排入，特此志歉。民国三十七年十一月十一日戒严第一日陈存仁谨识。

现存主要版本及馆藏地：

1948年上海中医药学社铅印本，中国中医药大学图书馆。

《伊尹汤液经》六卷卷首一卷卷末一卷附录一卷　　　　　[1948]　存

原题（商）伊尹撰，（汉）张机（仲景）广论，（民国）杨师尹（绍伊）考次，刘复（民叔）补修

杨师尹自序曰：医家典籍，向推仲景书，为汤液家鼻祖。仲景之前，未有传书，惟皇甫士安《甲乙经·序》云："伊尹以元圣之才，撰用《神农本草》以为《汤液》，汉张仲景《论广汤液》为十数卷，用之多验。"据士安言，则仲景前尚有任圣创作之《汤液经》，仲景书本为《广汤液论》，乃就《汤液经》而论广之者。《汤液经》初无十数卷，仲景广之为十数卷，故云"论广《汤液》为十数卷"，非全十数卷，尽出其手

也，兹再即士安语而详之。夫仲景书，既称为《论广汤液》，是其所作，必为本平生经验，就任圣原经，依其篇节，广其未尽，据其义法，著其变通。所论广者，必即以之附于"伊经"各条之后，必非自为统纪，别立科门，而各自成书。以各自为书，非惟不得云广，且亦难见则柯，势又必将全经义法，重为敷说。而仲景书中，从未见称引一语，知是就《汤液经》而广附之者。若然，则《汤液经》全文，则在仲景书中，一字未遗矣。

仲景书读之，触目即见其有显然不同之处，即一以六经之名作条论之题首，一以"伤寒"二字作条论之题首。再读之，又得其有显然不同之处，即凡以六经名题首者，悉为书中主条；凡以"伤寒"二字题首者，悉属篇中《广论》。而仲景即自谓其所作为《论伤寒卒病》，于是知以"伤寒"二字题首者，为仲景所广，以六经名题首者，为任圣之经。标帜分明，不相混淆，孰经孰传，读者自明。于以知士安之言，果不虚妄。

《汤液经》后世无传本，惟班固《汉书·艺文志》载《汤液经法》三十二卷，未著撰人姓名，今其书亦不传。然即其名，以测其为书，知为汤液经家，宪章《汤液经》而作之者。汤液经家述论之著录者，莫古于此。其书名为《汤液经法》，知《汤液经》原文，必悉具书中，无所抉择。于是知东汉时，《汤液经》尚岿然独存。

《汤液经》为方技家言，不通行民间，惟汤液经家授受相承，非执业此经者，不能得有其书；医师而异派者，无从得睹其书。汉世岐黄家言最盛，汤液经学最微，以是传者盖寡。尝谓医学之有农尹、岐黄二派，犹道学之有羲孔、黄老二派。岐黄之说，不如农尹之学之切实精纯；黄老之言，不及羲孔之道之本末一贯。岐黄学派，秦汉以来，流别甚多，著录亦广。《汉志》所载《五藏六府痹十二病方》三十卷，《五藏六府疝十六病方》四十卷，《五藏六府瘅十二病方》四十卷，《风寒热十六病方》二十六卷，《五藏伤中十一病方》三十一卷，《客疾五藏狂癫病方》十七卷，胥属岐黄家言。知者以汤液家以六经统百病，岐黄家以五藏六府统百病。而热病客疾，亦皆岐黄家之词。故知凡此诸属，皆岐黄家言也。

农尹之学,则稽诸载记,汤液家外无别派,《汤液经法》外无二书,足证此学,在当时孤微已极。幸仲景去班氏未远,得执业此经,而为之论广。任圣之经,赖之以弗坠,此其传经之功,实较论广之功,尤为殊重,而绝惠伟,可贵可谢者也!《名医录》云:"仲景受术于同郡张伯祖。"《医说》引《张仲景方论·序》云:"张伯祖南阳人,性志沉简,笃好方术,诊处精审,疗皆十全,为当时所重。同郡张仲景异而师之,因有大誉。"据此,则伯祖实为《汤液经》传经大师。或曰,仲景书开端即首揭中风、伤寒、温病,全书所论,悉不外此三端。是以三阳三阴篇中,屡有特为标出之中风条与伤寒条;所标出之伤寒条,即论所首揭之伤寒病,非作者有两人也。予叩之曰,篇中屡有特为标出之中风条与伤寒条,何以全书无一特为标出之温病条?又案所标出之中风条,"中风"二字之上,悉冠有六经之名。如在太阳篇者,必题云"太阳中风";在太阴篇者,必题云"太阴中风"。何以所标出之伤寒条,无一上冠有六经名者?既云标出之伤寒条,为论伤寒病,则是凡以"伤寒"二字题首者,决无有论涉中风与温病者矣。然检辨太阳病中篇有云:"伤寒发汗已解,半日许复烦,脉浮数者,可更发汗,宜桂枝汤主之。"今案此条证论,首称"发汗已解,半日许复烦",据其句中所云之"复"字,知未发汗前必烦。考本篇论烦之条有云:"太阳中风,脉浮紧,发热,恶寒,身疼痛,不汗出而烦躁者,大青龙汤主之。"证以是条所论,则属烦躁而应服发汗药者,实为中风证。其"发汗已解,半日许复烦"下称云:"脉浮数者,可更发汗。"而辨太阳病末篇有云:"太阳病脉浮而动数,浮则为风,数则为热,动则为痛,数则为虚,头痛发热,微盗汗出,而反恶寒者,表未解也。"证以是条所论,则脉浮数而应解表者,亦为中风证。其"脉浮数者,可更发汗"下云:"宜桂枝汤主之。"而辨太阳病首篇有云:"太阳中风,阳浮而阴弱,阳浮者热自发,阴弱者汗自出,啬啬恶寒,淅淅恶风,翕翕发热,鼻鸣干呕者,桂枝汤主之。"又辨太阳病中篇有云:"太阳病,发热汗出者,此为荣弱卫强,故使汗出,欲攻邪风者,宜桂枝汤主之。"据是二条所论,则属桂枝汤证者,亦为中风证。以上诸证,证明"发汗已解,半日许复烦,脉浮数者,可更发汗,宜桂枝汤主之"全条所论,字字皆属"中风"。何以此条论首,不题之为"中风",而幻题之云为"伤寒"?

又阳明篇有云:"伤寒,若吐若下后不解,不大便五六日,上至十余日,日晡所发潮热,不恶寒,独语如见鬼状。若剧者,发则不识人,循衣摸床,惕而不安,微喘直视,脉弦者生,涩者死。微者,但发热谵语者,大承气汤主之。"据此条文中所云之"若吐若下后不解",知其未曾服发汗药;据其所云之"不恶寒",知其病本不恶寒,非因服发汗药而恶寒乃解者;据其所主之"大承气汤",知非不可下之风温症,而为发热不恶寒之温病。何以此条亦幻题云"伤寒"?如此之类,篇中尚多,究作何解。于是难者哑然。

愚徐为之解曰,兹即广论之故也。任圣《汤液经》,以六经名题首,统论中风、伤寒、温病。仲景《广论》,以"伤寒"二字题首,统论中风、伤寒、温病。是以篇中以"伤寒"二字题首之条,有论中风者,有论温病者。任圣以六经名题首,统论中风、伤寒、温病,理出当然;仲景以"伤寒"二字题首,统论中风、伤寒、温病,例援旧惯。《难经·五十八难》云:"伤寒有五,有中风,有伤寒,有湿温,有热病,有温病。"据此之云,足见中风、伤寒、温病三端,旧医统谓为"伤寒"。仲景之作,欲不混于伊经,舍易题首,无由辨识。而易题之辞,求如六经名之能统中风、伤寒、温病三端者,实舍"伤寒"二字之沿习语,无有可取。故遂假之以作标帜,藉以别于任圣之经。篇中论首,"伤寒"二字之上,悉未冠有六经名者,即职是之故。若谓此二大标帜,为出一人之手,岂有既已以六经名题首,统论中风、伤寒、温病,又复别以"伤寒"二字题首,统论中风、伤寒、温病者?若谓以"伤寒"二字题首之条,为专论伤寒病,则明标题云"伤寒",而所论者乃"中风",明标题为"伤寒",而所论者乃"温病",作者并不发热谵语,何至颠倒若是?至仲景之所以必以"伤寒"二字题首者,以前此经师所广,悉仍以六经名题首,篇中辞句较异者皆是,遂致与任圣之经,混同无别故也。以六经名题首增广诸条,疑即出《汤液经法》,惜无文以据明之。至"伊经"之所以不标出温病者,以温病与中风、伤寒之区分甚显,不必标出而已易明故也;其所以必标出中风者,以中风与伤寒之辨甚微,必须标出而畔岸乃见也;其所以不标出伤寒者，以已标出中风，而为伤寒者自可见也。

又任圣之经，于中风、伤寒、温病三端，惟标出中风一门。仲景之于伊经，亦尚左尚右，亦步亦趋。其《广论》中有如是之一条云："伤寒中风，医反下之，其人下利日数十行，谷不化，腹中雷鸣，心下痞坚而满，干呕心烦不得安。医见心下痞，谓病不尽，复下之，其痞益甚。此非结热，但以胃中虚，客气上逆，故使坚也，甘草泻心汤主之。"此条论首之"伤寒中风"四字，即仿伊经之标题云"太阳中风""阳明中风"者。其上之"伤寒"二字，为中风、伤寒、温病三端之总括语；其下之"中风"二字，乃为实指三端中之中风证。故此条所论证象，悉是中风误下，而非伤寒。若以之解作伤寒病与中风病，则是伤寒、中风，证象方治，壹是浑同，无有别异者矣。于是难者焕然。

然犹曰，《商书》灏灏，佶屈聱牙，此则文从字顺，不类《伊训》，何也？愚语之曰，齐人传经，每以齐语易故言，故齐诗齐论，多有异文。墨子引书，亦喜以时语变古语。《史记·五帝三王本纪》所援载虞、夏、商、周之典谟训誓，其原文之古语，史迁每以训释之字更之，致与《尚书》所载，语则同而词迥别。盖周秦两汉，传学之风尚，类喜以今字易古字，以时语变古语。故《逸周书》亦文从字顺，非伪作也，传之者以训释之字更之之故也。《汤液经》传自汉师，自不能别于风气之外。此经之文从字顺，与墨子引书、史公纪古、齐诗齐论之有异文、《逸周书》之文从字顺同故。皆传经之师，以今字易古字，以时语变古语，以训释之字，更原文之所致。如"圊"者，厕也，今字也。古文字少，假借"清"为之。凡脉经本中，诸言"必有清血""必清脓血"，字皆作"清"。而三阳三阴篇本，则有作"圊脓血"者矣，此则为其以今字易古字者也。又何休《公羊解诂·文十三年传注》云："'所'犹'时'，齐人语。'所'即古语，'时'即今语也。"凡《千金翼方》本中，诸言"日晡所发热""日晡所发潮热"，语皆作"所"。而脉经本，则有作"日晡时"者矣，此则为其以时语变古语者也。又颜师古《汉书·高帝纪》注云："若，及也。"《脉经》第九卷，平热入血室篇，妇人伤寒章："无犯胃气若上二焦，必当自愈"。《千金翼方》本，作"无犯胃气及上二焦，必当自愈"，此即为其以训释之字更原文之证也。又古人传学，悉由口授，后师说之，每多随意举文，不遵原次。或增其字句，或减其字句，或改易其字句。故有一条两举，而彼此异词者，亦多折节错出，失次失类者。此等情实，试举《脉经》第七卷校之，逐页可见。斯亦《汤液经》文，与《伊训》《太甲》离其肖貌之又一大因也。即以《尚书》证之，《尚书》传自孔门，历秦至汉，年数未多，已有今文、古文之大异。《汤液经》由商初以至汉末，经岁几及二千，其间师师相承，其词其句，不知其几经改易，若硁硁然。执《伊训》《太甲》之文，以比拟求信，恐果得原文原本，亦将因不通其句读，与不识其字之故，又必攻其为伪作者矣。且篇中去旧貌未远者，亦尚有，如《脉经》第七卷，可发汗篇："太阳中风，阳浮而阴濡弱，浮者，热自发，濡弱者，汗自出，啬啬恶寒，淅淅恶风，翕翕发热，鼻鸣干呕，属桂枝汤证"。此条之文，与《商书》《商颂》，形貌即甚相近。其方质廉厉之气，比诸东汉之逸靡，西京之宏肆，秦书之谯谯，周书之谔谔，显有时代之别。以仲景之善于属辞，极力模拟，亦仅得其肖貌，而神弈骨骏之概，不逮远甚，即此证之。其真为伊圣之作，固无疑矣。又此条三阳三阴篇本，作"太阳中风，阳浮而阴弱，阳浮者热自发，阴弱者汗自出，啬啬恶寒，淅淅恶风，翕翕发热，鼻鸣干呕者，桂枝汤主之"，此增减其一二字，而文气顿觉近时。察乎此，即得《汤液经》文，所以不类《伊训》之实矣。至是难者唯唯。

《广论》之惑已明，再辨叔和撰次。《甲乙经·序》又云："近世太医令王叔和，撰次仲景遗论甚精。"案今本仲景书卷端，即题云："王叔和撰次"。以士安言解之，所谓撰次者，即撰集仲景遗论，以之次入仲景书中是也。若然，则今本仲景书，为任圣之《汤液经》、张仲景之《广论》、王叔和之《仲景遗论撰》，三种集合而成。求之叔和撰次书，见辨太阳病首篇，其篇末二条之前条云"伤寒脉浮，自汗出，小便数，心烦，微恶寒，脚挛急，反与桂枝汤，欲攻其表，此误也。得之便厥，咽中干，烦躁，吐逆者，作甘草干姜汤与之，以复其阳。若厥愈足温者，更作芍药甘草汤与之，其脚即伸。若胃气不和谵语者，少与调胃承气汤。

若重发汗，复加烧针者，四逆汤主之"，其后条云"问曰：'证象阳旦，按法治之而增剧，厥逆，咽中干，两胫拘急，而谵语。'师曰：'言夜半手足当温，两脚当伸。''后如师言，何以知此？'答曰：'寸口脉浮而大，浮则为风，大则为虚，风大则为虚，风则生微热，虚则两胫挛，病形象桂枝，因加附子参其间，增桂令汗出。附子温经，亡阳故也。厥逆，咽中干，烦躁，阳明内结，谵语烦乱，更饮甘草干姜汤。夜半阳气还，两足当热，胫尚微拘急，重与芍药甘草汤，尔乃胫伸。以承气汤微溏，则止其谵语，故知病可愈'"。此二条，证治悉同，前条首题"伤寒"二字，自是仲景自为；后条问曰、答曰之语，必出仲景弟子记录。以问曰若是仲景，则书中必不复有前条；答曰为是仲景，则其语自属《遗论》。再证以前条为《脉经》中撰次本所有，后条为《脉经》中撰次本所无。既有此取舍之印迹，更见其属撰次之显然。据是以推，《辨脉》《平脉》二篇，皆属问答，则二篇悉是弟子之书。惟《辨脉法》之答语称"答曰"，《平脉法》之答语称"师曰"，有此显异。又二篇辞气，亦多不类，必作者本非一人。以其俱为《脉论》之遗，故并撰而骈次书首。再推之，霍乱篇之问答二，合三条；阳明篇之问答五，合八条；太阳末篇之问答一，合六条；皆与辨脉法篇、太阳首篇者，同出一手。

兹又有可论者，据成本阳明篇篇首之问答一，合三条，其问曰答曰，并载在首条。假使去其首条不录，节取后之二条，则无由见其为问答之语，即无由订之为遗论。次中此类，不得谓无。如辨太阳病中篇"病发热头痛，脉反沉，若不差，身体疼痛，当救其里，宜四逆汤"一条，《脉经》录此，"病发热"上，有"师曰"二字。又同篇"病人脉数，数为热，当消谷引食，而反吐者，此以发汗，令阳气微，膈气虚，脉乃数也。数为客热，不能消谷，以胃中虚冷故也"，《金匮》录此，"病人脉数"上有"问曰"二字，此以发汗句，作"师曰：因发其汗"六字。如此之类，因或削去问曰、师曰，后遂无由知其为遗论。然亦有最易知者，即此等条文。既未以六经名题首，亦未以"伤寒"二字题首。推之凡未冠有六经之名，未冠以"伤寒"二字者，其语必属遗论。

兹举少阴篇以证之。少阴病篇全篇，总四十五条，中以"少阴病"

三字冠首者，居四十四条。其一无题首之条，据千金翼方本，则本与上条共为一条，而不分拆。如是则是少阴病篇全篇，无有一条不以"少阴病"三字题首者。以是篇之条条必以"少阴病"三字冠首论之，知凡属《汤液经》文，无不以六经名题首，以一若不题，则陷人莫知其于六经谁属，而致差误故也。推之仲景《广论》，一若不题，则致使人惘然，莫知其经传谁属。知仲景自著，亦必悉以"伤寒"二字题首，若然则凡无题首之条，谓非《遗论》莫属矣。

然亦有例外者。如成本辨太阳病首篇，"太阳病，发热而渴，不恶寒者，为温病"，此为有题首者也。其下云，"若发汗已，身灼然者，名曰风温"，是条即无题首。以此与上本为一条，因后人分之为二，遂致后者失去题首。篇中此类尚多，除之则无非《遗论》。

又有类似以六经名题首，实非汤液经文，为属仲景遗论，不可不详为辨别者。如厥阴篇之首条云："厥阴之为病，消渴，气上撞心，心中疼热，饥而不欲食，食即吐，下之不肯止"，此条论首"厥阴之为病"句，即为类似以六经名题首者也。知其非为《汤液经》文者，以《脉经》第八卷，《消渴篇》载此文，"厥阴之为病"上，有"师曰"二字。以此语例推之，知太阳篇之首条云："太阳之为病，头痛项强而恶寒"，阳明篇之首条云"阳明之为病，胃家实也"，少阳篇之首条云"少阳之为病，口苦咽干目眩也"，太阴篇之首条云"太阴之为病，腹满而吐，食不下，自利益甚，时腹自痛，若下之，必胸下结坚"，少阴篇之首条云"少阴之为病，脉微细，但欲寐"，与厥阴篇之首条。"厥阴之为病"条，皆出一人之作，皆属仲景遗论，皆由叔和撰次。

叔和非惟撰次三阳三阴篇已也，即仲景序中，"撰用《素问》《九卷》《八十一难》《阴阳大论》《胎胪药录》并《平脉辨证》"五句，与"若能寻余所集，则思过半矣。至夫欲视死别生，实为难矣"一节，悉出其撰次。知者以此篇序文，读其前半，韵虽不高而清，调虽不古而雅，非骈非散，的是建安。"天布五行"与"省疾问病"二段，则笔调句律，节款声响，均属晋音。试以《伤寒例》中辞句，滴血验之，即知其是一家骨肉。更证以《千金方》序文，中引"当今居世之士，曾不留神医药，至彼何荣势之云哉"一节，称"张仲景曰"，而绪论中引"天布五行，以运万类，至夫欲视死别生，实为难矣"一节，不称"张仲景曰"，即知其语，非出自仲景之口。再以文律格之，"勤求古训，博采众方"，在文法中为浑说，"撰用《素问》《九卷》"等五句，在文法中为详举。凡浑说者不详举，详举者不浑说。原文当是"感往昔之沦丧，伤横夭之莫救，乃勤求古训，博采众方，为《伤寒卒病论》，合十六卷"，此本辞自足而体且简。若欲详举，则当云"感往昔之沦丧，伤横夭之莫救，乃撰用《素问》《九卷》《八十一难》《阴阳大论》《胎胪药录》并《平脉辨证》，为《伤寒卒病论》，合十六卷"。不当浑说后，又详举也。且仲景为医中之汤液家，汤液家举书，不举《汤液经》而举《素问》，不数伊尹而数岐黄，何异家乘中，不系祖祢而谱谍东邻也。至其下之"按寸不及尺，握手不及足，人迎趺阳三部不参"云云，殊不知三部九候，乃针灸家脉法，非汤液家脉法。针家刺在全身，势不能不遍体考脉。汤液家重在现证，脉则但候其表里寒热、藏府虚实、荣卫盛衰，以决其治之可汗不可汗、可下不可下而已矣，故诊一部亦已可定，不必遍体摩挲。以汤液家而用针灸家骂汤液家之语骂人，仲景纵亦精于针灸脉法，何至遽愦眊而矛盾若是。

且《素问》《九卷》《八十一难》《阴阳大论》三书，三阳三阴篇中，无一语道及，辨脉平脉之答曰师曰类，又非仲景自作。其《伤寒例》一篇，为叔和之作，篇中已有明文。而《伤寒例》，即首引《阴阳大论》篇中之语，亦即悉出此三书。是三书乃叔和撰用之书，非仲景博采之书也。再以叔和撰次者证之。叔和撰次之篇，有《平脉法》一篇，此撰用之书，有《平脉辨证》一种。此撰用之《平脉辨证》，即《平脉法》出处之注脚。《平脉法》既为出于《平脉辨证》，则《平脉辨证》必非仲景所博采。又三阳三阴篇中，叔和撰次之可考见者，除问曰答曰之辨脉法类，与问曰师曰之平脉法类外，无第三类。此撰用之书，除《素问》《九卷》《八十一难》《阴阳大论》三书，为撰用《伤寒例》之书外，亦惟《胎胪药录》《平脉辨证》二种。《平脉法》之问曰师曰类，既为出于《平脉辨证》，则《辨脉法》之问曰答曰类，必为出于《胎胪药录》无疑。由是言之，叔和之作伪，实欲自见其所撰用之书，下之二段，为自述其渊源所自而已。惟其如是，今遂得知叔和之学，是岐黄而不是农尹，决非仲景衣钵弟子。

虽然，叔和之学，虽非出自仲景，然于仲景书，致力颇勤。其生平于仲景《伤寒论》曾撰次三次，遗论、馀论，亦撰次两次。其初撰之《伤寒论》，载在《脉经》第七卷；遗论馀论，载在《脉经》第八、第九两卷。今之《金匮要略》，遗论馀论之再撰本也；今之《伤寒论》，再撰三撰合刻本也。其再撰本，即诸可不可八篇是也；三撰本，即三阳三阴篇是也。明其为如此者，以叔和于诸可不可篇首自言之。叔和于诸可不可篇首序云："夫以为疾病至急，仓卒寻按，要者难得，故重集诸可不可方治，比之三阴三阳篇中，此易见也。又时有不止是三阳三阴，出在诸可不可中也。"其所云"比之三阴三阳篇中"之"比"字作"次"字解，比，次也。见《仪礼·少牢馈食礼》注，《周礼·世妇》注，《汉书·瑕邱江公传》注。"之"字作"诸"字解。言"夫以为疾病至急，仓卒寻按，要者难得，因复类合诸可不可方治，次诸三阴三阳篇中，此易按寻，而见其要也。又时有不止是三阳三阴，出在诸可不可中也"，叔和自谓其所撰次之作为如是。故知诸可不可八篇，为叔和再撰本；其三阳三阴篇，为叔和自即其初撰、再撰二本。于诸可不可门中，取其以"太阳病"三字冠首者，举而悉次为太阳篇；以"阳明病"三字冠首者，举而悉次为阳明篇；以"少阴病"三字冠首者，举而悉次为少阴篇；随以"伤寒"二字题首之条，与其所撰之遗论，各从证类，依次比附其间；惟馀不止是三阳三阴之五十八条，犹留守于诸可不可篇内，未次入三阳三阴篇中。三撰本之成，大略为如此。

或曰，不然也。叔和此序之意，言夫以为疾病至急，仓卒寻按，三阳三阴篇中，殊难得其要领，因重集诸可不可方治，较诸三阳三阴篇中，此易按寻，而见其要也。愚曰，若如所释，则是后撰者为正集，先撰者可不必存也。既云因三阳三阴篇，难见其要，乃复撰诸可不可篇，则诸可不可篇撰就之后，自应废去三阳三阴篇，而不之存，即欲存之，亦理宜以之附于诸可不可篇后。今既未以诸可不可篇居于正位，列之于前，而仅存之于副附之地，则斯释也，恐未为能合事实者也。兹请举证，以申吾说。如辨太阳病上篇云，"太阳病，头痛发热，汗出恶风者，桂枝汤主之"，此条之文，脉经本以之入可汗篇。其下云，"太阳病，发汗，遂漏不止，其人恶风，小便难，四支微急，难以屈伸，桂枝加附子汤主之"，此条之文，脉经本以之入汗后篇。又其下云，"太阳病，下之后，脉促胸满者，桂枝去芍药汤主之。若微恶寒，去芍药方中加附子汤主之"，此条之文，脉经本以之入汗吐下后篇。又其下云，"太阳病，发热恶寒，热多寒少，脉微弱者，则无阳也，不可发汗，宜桂枝二麻黄一汤"，此条之文，脉经本以之入不可汗篇。如此四条，同为太阳病桂枝汤方加减症，而诸可不可本，以之分属四篇。遇有急病，仓卒寻按，请问是易见其要，难见其要？今悉以之次入太阳篇，同条共贯之列，遇疾病至急，仓卒寻按，请问是易见其要，难见其要？叔和此序，如是解之，请问孰说谁通。难者语塞。

已乃返辙迴轮，寻绪研讨。窃思三撰本之以三阳三阴篇分门，既为改组部居之作，则初撰、再撰之以诸可不可分门，必为就原书篇目撰次之作。因初撰、再撰，意止注于撰条，未暇计及篇目，故二篇皆同以可不可分门，以其未变原书篇目之旧之故也。惟初撰意在博收，未谋甄别，凡出弟子籍中所载，虽异端杂说，咸并录之，故《脉经》所次中，多《内经》与他书之文。再撰已在今《伤寒论》中，知是为叔和初先起意，专集张氏一家之言之作。夫既立意专存一家之言，则势又不得不独择遗论，揖退各家，即即初撰，详加鉴别，而重订之，去其初所取之《内经》杂说，以成之者。叔和三作，比较雅纯，推其既为改遵张氏家法，则其于原书门类，必亦未便轻易。于是知再撰之汗吐下与发汗后及发汗吐下后八篇，必为仲景《广论》篇门之旧，亦必即为《汤液经》篇门之旧。是故《汤液经》条文，每条皆以六经名题首，以其篇门，为诸可与不可，不于每条皆冠六经之名，则致使人莫知其于六经谁属，而滋迷惑。设《汤液经》原本分门为三阳三阴篇者，则其凡在太阳篇之条，夫人而知其为论太阳病，凡在阳明篇之条，夫人而知其为论阳明病，不必每条皆冠六经之名。以故知以诸可不可分门者，为《汤液经》篇门之旧。叔和初撰、再撰之作，大略亦为如此。迨再撰书成，后始觉察，若即取论首标题之六经病名，分类成篇，同经之病，皆在一处，遇有急病，仓卒寻按，必更易见其要，于是乃更有三撰三阳三阴篇之作。继复觉察三阳三阴篇，虽易案寻而见其要，然于古人可不可诸大法，则又反为所掩晦，而未易警觉，于是又以其再撰之诸可不可本，附刻于三阳三阴篇后，一以见不止是三阳三阴之五十八条，一以存古法于后世，俾与三阳三阴篇成一经一纬。叔和以二、三两撰，合刻之意，大略亦必为如此。此撰出后，大行于世，代有传本，至宋成无己所刻之注本行，而各本皆亡。案无己之注，愚甚疑之。因《明理论》《药方论》二书，同为无己所撰，而二篇之文，远较论注为拙劣故也。愚疑论注为宋以前人所撰，因兵燹迁，人亡物失，无己得之。经岁既久，见河山易号，地是人非，竟于晚年，潜以己名，冒而刻之。更复剽窃注意，加以敷衍，成《明理论》《药方论》二书。而冒窃证物，不知不觉遂由己手亲造以立。试以二篇之文，与论注之语，比勘验之，其迹自见，且甚彰也。林校本亦然。林校本中之编录，为宋以前人，治《伤寒论》者之所为。高继冲于兵燹中得之，于开宝中进之。林校言其"文理舛错，未尝考正"。果其书出继冲己手编录，早已考正，绝无舛错。因其文理有舛错，可以决其必系得自传钞。又因开宝入宋。年仅数岁，故又从可决其必非宋代之物云。此注作者，因不识叔和合刻之意，举凡诸可不可八篇，同于三阳三阴篇之数百余条，尽以为复出而删除之。致诸可不可八篇，遂有有其名而无其书者二篇，余篇亦仅存不止是三阳三阴之孤论五十八条。而再撰本，遂亡于毒手。幸叔和《脉经》犹存，后之校者，复于不可汗、可汗二篇，详据宋版高进本，备注出其所削去之文，再撰本因得留一半身遗照，以至于今。《汤液经》原本，亦因得据之以略可考见。斯则殆有鬼神为之呵护而致然者也。

抑又思，叔和言重集诸可与不可方治，比之三阴三阳篇中，细绎其语气，似三阳三阴篇，亦为《汤液经》中所有者。盖因其言次诸三阴三阳篇中，知叔和再撰本，亦有三阳三阴篇。因其言复类合诸可与不可方治，次诸三阴三阳篇中，知再撰本之三阳三阴篇无方治之条。叔和再撰本篇目，既为本诸仲景《广论》；而《广论》篇目，又为全出自《汤液经》；则《汤液经》中，自亦必有此无方治条之三阳三阴篇。今叔和再撰本，已非完本，不可复案，乃惟就初撰、三撰二本，而详校之。见三撰本之三阳三阴篇中，凡属载在篇首，总论六经证形，而不言方治之若干条文。如辨太阳病篇，"太阳病，发热，汗出，恶风，脉缓者，名为中风"，自此至"太阳病，欲解时，从巳至未上"数条，以及其余五经篇中，凡属类此之条文，《脉经》第七卷诸可不可门中悉无之。于是知《汤液经》中，确有此三阳三阴篇，此等条文，即载在三阳三阴篇中，专明六经证形，而不及方治，其方治之条，悉载在诸可不可篇。又知此无方治条之三阳三阴篇，必列在诸可不可篇前，以此等条文所论，全属开宗明义，而叔和三撰，亦以此等条文，列之于各篇之前之故也。至是乃详知叔和之言重集诸可与不可方治，比之三阴三阳篇中者，即言为复取后之诸可与不可方治，次于前之三阴三阳篇中是也。允若是，则《汤液经》篇目，得此一语而更以明矣。

又案仲景书称为《论广汤液》，而仲景所广者，自谓其为伤寒为卒病，则《汤液经》中，自亦必有伤寒有卒病。因思《汤液经》中之诸可不可篇，为论中风、伤寒、温病、风温四种，即太阳篇篇首题论之所揭示者也。此四种，旧医通谓为"伤寒"。仲景之所谓《伤寒论》，必即谓可不可篇，卒病论必即谓痉、湿、暍等篇。又因见叔和初撰之诸可不可篇，未载有痉、湿、暍之文，而三撰亦未以之次入三阳三阴篇中，知痉、湿、暍三门，其原本自为一篇，不在诸可不可篇内，即不在《汤液经》中之《伤寒论》内。痉、湿、暍三门为卒病，既不在诸可不可篇内，则他之卒病，必亦如痉、湿、暍之例，在诸可不可篇外，独立自成一篇。如《金匮》水气病篇，有《汤液经》太阳病一条，论风水、皮水、黄汗、肺胀_{肺原作脾误}，此亦《卒病论》也，而诸可不可篇亦无其文。益以此据证明，《汤液经》中，凡属卒病，皆不在诸可不可篇内，更属必确而无可疑。于是又知《汤液经》篇目，诸可不可八篇外，尚有卒病等篇。

继又思《汤液经》中，凡属卒病皆在诸可不可篇外，独立自为一篇，固矣。然以《金匮》篇目订之，如消渴，如黄疸，如奔豚腹满，如呕吐哕下利，皆《卒病论》也，卒病宜在诸可不可篇外，诸可不可篇内，不应有其文。今之诸可不可篇内，列有其文者，此则必有其故。因是，又取叔和撰次诸篇而详案之，乃悟今之诸可不可篇内，有论消渴、黄疸、呕吐、下利诸文者，为叔和自卒病门中，撰而次入之之故。必其然者，以叔和于痉湿暍篇首亲言之。叔和于其三撰之痉湿暍篇首序云："伤寒所致，太阳痉、湿、暍三种，宜应别论，以为与伤寒相似，故此见之。"此序之意，言凡属卒病皆为因伤寒所致。惟有痉、湿、暍三种，与伤寒相似，却各自不同，宜应别论，不宜次入三阳三阴篇，及诸可不可篇内，故以之见于三阳三阴篇前。馀之卒病，虽云卒病，实即伤寒，宜以之次入三阳三阴篇，及诸可不可篇内，不必别论。叔和语意为如是，故知诸可不可篇，诸言消渴、黄疸、呕吐、下利诸文，其原本不在诸可不可篇内，为叔和认其为本是伤寒，而自卒病论中，撰而次之于诸可不可篇中者。今之《金匮》中，其消渴、黄疸、呕吐、下利诸门条文，多有见于诸可不可篇中者，即其提次之蛛丝马迹。此不惟可以证明《汤液经》中，凡属卒病，皆不在诸可不可篇内。即《汤液经》中之诸可不可篇，为专论中风、伤寒、温病、风温四种，不杂卒病一条，亦因之得以证实而无疑矣。

叔和提次卒病论文，更有一甚显明之证。《金匮·惊悸篇》有条云："火邪者，桂枝去芍药加蜀漆龙骨牡蛎救逆汤主之。"今案惊悸篇全篇，共只三条，此条为其第二条，其第一条为"寸口脉动而弱，动则为惊，弱则为悸"，第三条为"心下悸者，半夏麻黄丸主之"。此证之所以显明者，因此篇标目为惊悸，而此条言火邪，火邪条厕惊悸论中，不当疑于错简。又此篇标目为惊悸，而篇中有惊之论文，无惊之方治，显见其必有遗文。又此条证论，秃然只"火邪者"三字，显然上端有脱节。惟一之故，由此条本为《汤液经》"太阳病，以火熏之，不得汗，其人必躁，到经不解，必有清血，名为火邪"条之下半条，因钞者自"火邪者"以下，提行别录之，一条遂成二条。又因《汤液经》此条为论火邪方治，《广论》于此下，遂广有"伤寒脉浮，而医以火迫劫之，亡阳惊狂，起卧不安，属桂枝去芍药加蜀漆龙骨牡蛎救逆汤"一条，伤寒"加温针必惊"一条。又因《广论》此二条，皆为论广伤火而惊，《遗论》于此下，遂又广"寸口脉动而弱，动则为惊，弱则为悸"一条。《遗论》尚有论惊一条，论悸一条，存《脉经》第八卷，惊悸门中。而即取其论文中之"惊悸"二字，编目立篇，所以惊悸门中，有论"火邪者"之条。至王叔和初撰时，提取《汤液经》"太阳病，以火熏之"条之上半条，与《广论》论惊之二条，共次入诸可不可篇中之不可火篇内；复于原篇之内，抹擦其既提去之条；至今此篇遂失惊证方治，惟馀莫头莫脑，有如错简之"火邪者，桂枝去芍药加蜀漆龙骨牡蛎救逆汤主之"之下半条。然而正亦幸其遗有此半条，于是乎原书之本样如何，王叔和当年如何撰次，一一皆可因兹遗迹而案得其实。既又持之以观，于是乎诸可不可篇之所以屡入有论"心下悸者"数条，此篇之所以徒然只"心下悸者，半夏麻黄丸主之"一条，皆得豁焉而昭晰乎其故矣。

　　叔和所以必以《卒病论》撰而次入于诸可不可篇中者，此则为其撰作终始一贯之意，即欲"仓卒寻按，易见其要"是也。初撰欲易见其要，故以《卒病论》并入诸可不可篇，此虽欲易见其要，犹未彻底易见其要。三撰又以诸可不可篇，并为太阳、阳明、少阴、厥阴四篇，此之欲易见其要，乃得彻底易见其要。唯有痉、湿、暍三门，因其非是伤寒，自始至终无放处，故别见之，此即三阳三阴篇前有痉湿暍一篇之由来也。三阳三阴篇后，有霍乱一篇者，此亦由并《卒病论》于《伤寒论》中之故。案叔和初撰，已以"霍乱病，热多欲饮水，属五苓散"一条，次入可水篇，是初撰尚认霍乱为系属伤寒者也，三撰则别论之，不以之次入三阳三阴篇中者。因其论文中，有"本是霍乱，今是伤寒"一语，故又疑其非是伤寒。疑之，故不敢轻以之次入三阳三阴篇内，而谨以之附于三阳三阴篇末。此即三阳三阴篇末，有霍乱一篇之由来也。

　　复又思，叔和初撰、再撰，皆以可不可分门，而再撰唯汗吐下三门，初撰于汗吐下外，多出可温与灸刺水火各门者，此中亦必其有故。因是，复取《脉经》第七卷，诸可不可篇而详研之。见前半汗吐下三门中，其方治条之言属某汤证者百有七条，言宜某汤者六条；后半可温灸刺水火各门中，言宜某汤者九条，言属某汤证者二条。《脉经》第七卷篇目，为病不可发汗证第一，病可发汗证第二，病发汗以后证第三，病不可吐证第四，病可吐证第五，病不可下证第六，病可下证第七，病发汗吐下以后证第八，病可温证第九，病不可灸证第十，病可灸证第十一，病不可刺证第十二，病可刺证第十三，病不可水证第十四，病可水证第十五，病不可火证第十六，病可火证第十七，热病阴阳交并少阴厥逆阴阳竭尽生死证第十八，重实重虚阴阳相附生死证第十九，热病生死期日证第二十，热病十逆死日证第二十一，热病五脏气绝死日证第二十二热病至脉死日证第二十三，热病损脉死日证第二十四，共二十四篇。

又取三阳三阴篇本校之。见脉经本中，诸言宜某汤者，三阳三阴篇本，亦皆言宜某汤；诸言属某汤证者，三阳三阴篇本，则统皆或言宜某汤，或言某汤主之。于是知言属某汤证者为一本，言宜某汤与某汤主之者为一本。因思叔和初撰、再撰，皆为就原书篇目撰次之作。此之汗吐下三门中，多言属某汤证，则其所据撰之言属某汤证本，篇目必有汗吐下三门。可温灸刺水火各门中，多言宜某汤，则其所据撰之言，宜某汤本，篇目必有可经灸刺水火各门。而灸刺水火各门中，有言属某汤证二条者，察此二条，一为霍乱条，一为惊狂条，知此二条为叔和自言属某汤证本之卒病门中，撰而次之于此者，非其本篇之文。除此二条，无别言属某汤证者，因是又知言属某汤证本，无可温灸刺水火各门。其汗吐下三门中，有言宜某汤六条者，为叔和所得之言属某汤证本有阙文，由叔和自言宜某汤本中，撰而补次之者，又因之知言宜某汤本，亦有汗吐下三门。如是，则是言属某汤证本，其篇目惟汗吐下三门；言宜某汤本，其篇目既有汗吐下三门，复多可温灸刺水火各门。又因见此卷前半汗吐下三门，其中条文悉为《汤液经》《广论》及《遗论》之文；后半可温灸刺水火各门中，《内经》之文约居其半。以《金匮》问曰师曰类，多杂岐黄家言证之，知多可温灸刺水火各门之言宜某汤本，必为《平脉辨证》。多可温灸刺水火各门之言宜某汤本，既为《平脉辨证》，则惟汗吐下三门之言属某汤证本，必为《胎胪药录》无疑。由是又因之以得知叔和撰次，惟据《胎胪药录》《平脉辨证》二书，《广论》原本，殆未之见。故叔和不识以六经名题首者，为任圣之经，以"伤寒"二字题首者，为仲景所广，此亦为叔和之学非出自仲景之门之证。

叔和所以未得见《广论》原本者，此其故，孙思邈已言之。《千金方》云"江南诸师秘仲景要方不传"，此语即道明所以未得见之故。夫以生于西晋之王叔和去建安之年未久，且犹未得见原书，足徵仲景《广论》，遭此一秘，始终未传于世而遂亡。幸有《胎胪药录》纪其梗概，此孤危欲绝之《汤液经》论，赖之以弗坠。此其功，自不在高堂生伏生下。据其篇中载有《广论》之文，知为出自仲景亲授。名《胎胪药录》者，胎始也，胪传也，意殆谓为《广论》始传之书也。其书之篇目，今已考知为《卒病论》外，惟汗吐下三门。又因见言属某汤证文，与问曰答曰及凡伤寒二字题首之诸条中，未尝有杂岐黄家言者，足证仲景《广论》与《胎胪药录》二书，皆严守《汤液经》家法。其书且严守家法，则其于篇目，必不致私以己意，妄立异同。其所立之汗吐下三门，与夫卒病诸篇之目，必为《胎胪药录》全本乎《广论》，《广论》全出自《汤液经》。

《平脉辨证》之师，亦为张机仲景。《脉经》第五卷，载张仲景论脉篇，其文即平脉法之首章，其明证也。惟《平脉辨证》之师，不止仲景一人。其卒病论中之师曰，多有其岐黄家师之说，故其篇目增灸刺各门，篇中载《内经》之说，知为非专师仲景者。以仲景《广论》与《胎胪药录》二论中，除采用灸刺法外，未尝见杂有岐黄一语故也。

至是，然后乃今始详知《汤液经》经文，其原大抵不过只数十余条；后师广之，成百七十九条；仲景又广之，成二百八十条；《胎胪药录》又广之，《平脉辨证》又广之，叔和起而撰次之，复得增多百九十七条。今又新增三十八条。全《汤液经》共五百一十五条。叔和之初撰为合《胎胪药录》《平脉辨证》二书，而并其《卒病论》于诸可不可篇，故其篇目有可温灸刺水火各门。再撰为取初撰而去其杂说，既去杂说，则不可刺等门，遂成废墟，故篇目不得不改从《胎胪药录》。惟汗吐下三门，三撰又取其撰就之诸可不可篇方治，次入三阳三阴篇中，定其名为《伤寒论》，而成今之三阳三阴篇本。至《平脉辨证》诸卒病门中，所杂厕之驳而不驯之论，叔和似见其不类，疑为非出仲景，以故削而委之于诸可不可篇及三阳三阴篇外。既复惜之，恐其散亡也，又起而合次之于

《胎胪药录》余论中，而并存之。此即三阳三阴篇本外，又有《金匮要略》《脉经》诸可不可篇外，又有平脉证诸篇之由来，亦即皇甫士安称其撰次遗撰甚精之由来也。叔和撰次之作，大抵为如是。

叔和之撰次既明，《汤液经》书即出。析而观之，《汤液经》文辞质实，记序简显，发语霜临，行气风迈，殷商文格，此属一家。全经百七十九条，而汗吐下利温之诸法具详，主方二十有二，<small>主方二十二，方名，见后表。</small>而中风、伤寒、温病、卒病之治法咸备，允非神明全智者不能作。容尚多有致遗者，是则当问诸江南诸师也。

仲景《广论》，蹜蹜有循，发微穷变，补益实多。其论厥诸条，大易之遗象也。

叔和撰次，其书实不可废。盖因其撰次，然后《汤液经》一表二里之法以明。所谓一表太阳是也，二里阳明、少阴是也。《汤液经》虽分六经属病，实止一表二里三门，即惟立方治于太阳、阳明、少阴三经中是也，缘少阳、太阴、厥阴三经无专病。少阳之表里病，皆为与太阳、阳明并病，其方治已悉见太阳、阳明二经。故少阳本经中，除惟出中风方治一条，以示例外，别无方治之条。太阴、厥阴亦然，其病也必为与少阴合病。凡少阴病论中诸言下利清谷、下利腹痛，皆为与太阴并病之文；诸言下利厥逆、下利便脓血，皆为与厥阴并病之文；既吐且利，手足厥逆，脉微欲绝，则为三阴合病之文。是以太阴、厥阴病论中，亦除惟出中风方治一条，以示例外，别无方治之条。原夫病之出路，惟在汗孔与二便——太阳主表，兼司小便；阳明司大便；少阴出路，亦是二便。《白虎通》云："肾之为言泻也，以窍泻也。"所谓窍即前阴。<small>西学谓肾为泌尿器，与《白虎通》之说合。</small>又云，"小肠、大肠，心之府也。肠为胃纪，心为支体主，故两府也"。小肠、大肠为心之府，心有热则移邪于府，泻其府以救其藏，此少阴病所以有承气证。而《汤液经》方治，所以皆在太阳、阳明、少阴三经中，自其出路以导之之道也。桂枝、麻黄、栀豉、白虎，发汗方药也；承气、抵当、十枣，下血下水下燥屎方药也；五苓、黄芩，利小便方药也。附子、干姜诸剂，虽云温里，其病之去，亦由汗孔。《本经》于干姜、乌头下俱云"出汗"。冬采为附子，春采为乌头，乌头出汗，附子必亦出汗可知，此《本经》互见例也。今夫风寒之客于表也，阻塞荣卫气行之路，使人恶风恶寒、头痛腰痛、骨节疼痛，故不得不用桂枝、麻黄、柴胡诸药以攻其表，发其汗，祛其邪，使由汗孔而出。风热之舍于表也，使人头目昏眩，神不清明，又常自汗出，身重难以转侧，口舌不仁，语言难出，治以豆豉、石膏，清表热，解温毒，令邪气与汗气，共并由毛窍败泄而出。若夫寒邪之中于里也，设外表无病，则出路畅通，惟用附子、干姜诸剂，自里以温蒸之，邪气自由汗孔而去。温蒸其内，其外未有不微有汗气出者，是亦一汗解剂也。瓜蒂吐药，《本经》又言"下水之水邪之在上焦者，涌之使从胃口吐出，在中下焦者，导之使自大肠泻下"，犹巴豆之病，在膈上吐，在膈下利，其出路则适皆在阳明也。又养阴之药，多用地黄，凡服地黄者，大便无不快利，以故阴虚便秘必用之。《本经》言地黄"逐血痹"，又曰"除寒热积聚，除痹"。曰除曰逐，去由大便可知。《金匮》百合地黄汤下云"大便当如漆"，即其去由大便之证。用是观之，治病之法，无论其为温补、为养阴、为汗、为吐、为下、为利，病之去路，无一不在汗孔与二便。所以《汤液经》立一表二里之法，约方治在太阳、阳明、少阴三经中，不多出岐途以迷人。此等理法，非经叔和撰次，无由见之。而叔和尤有特识之处，即分太阳为三篇，次太阳本经论文于上篇，次太阳阳明与太阳少阳及太阳少阴二经合病之表病论文，暨表里并病之文于中篇，次太阳少阳二经合病之里病论文于下篇。如斯识别，非精谙于《汤液经》理法者，不易得之。惟其次《广论》论厥诸条于厥阴篇，是其小失。盖厥阴无专病，《广论》诸条所论，皆为与少阴并病、三阴合病之文。依《汤液经》之法，当次入少阴篇，以符一表二里之制。矧仲景之作，号为论广汤液，如此重要之少阴病论中，独无《广论》一条，岂有此理。叔和未察，不得谓非千虑之失也。尝论伊尹以割烹要汤，与岐伯之事正同。《广雅·释言》云"要，约也"，高诱《淮南·坠形训》注云"要，正也"。谓以医家养性全形之道，约正汤之身也。《吕览·本味篇》载"伊尹以至味说汤"，乃后人依声附合之作，不足凭信。厥后，华佗得任圣之割，《抱朴子·至理篇》云："淳于能解颅以理脑，元化能刳腹以漆肠。仓公、华佗，盖皆得任圣割治之传者。"仲景传任圣之烹，《抱朴子》云："仲景穿胸以纳赤饼。"有据此谓仲景通割道者，其实不然。仲景如通割道，其学必传。穿胸以纳赤饼，即用赤饼以开胸也，赤饼当是陷胸丸之类。与岐黄针灸，分职造化。惜华佗性恶恶，去声，忌也。吝技，致任圣割道失传，其遭戮死，或天所假手也。后世针灸之学亦微，独汤液经学，历世愈久，而愈益尊显。斯非得道之大者，乃可大可久也与？

兹即叔和撰次之书而厘订之，复其旧名曰《汤液经》，篇目亦改从《汤液经》之旧，仍以仲景之《广论》《遗论》附于下。其为《广论》者低格写，其为《遗论》者又低格写。其间字句，则谨遵脉经本，其《脉经》所无之条，则从千金翼方本。以此二本未遭羼乱，较三阳三阴篇本之经手过多，为近可信故也。顾今分卷分目、归类序次，必未能尽符原本之制，以无原本可考，谨取便读者，易寻端绪计。姑定之如是，希博雅君子，得其正而订焉。中华民国三十七年戊子孟春月古益杨师尹谨述时年六十有一。

刘复跋曰：杨君绍伊与余同学于经学大师井研廖先生，杨君愿学孔子，兼受古医经。杨君妻死子夭，遂不复家。民国十九年尽散家财，翌年飘然出游。初之渝，又翌年东之沪，又翌年之宁，二十五年重之沪，遂不复他之。居陋巷，安贫乐道，不求闻达，遁于医而隐焉。近考次《汤液经》，成书八卷，校勘考订，几复古经之旧。精湛妥帖，殆非叔和所及。于是世之治国医者，于方脉有定识，于据注有定本。叔和撰次，亦可以废矣。余早岁亦尝治此，哀然成帙，然用力不如杨君勤。既读杨君之书，乃尽弃己辑，乐就杨君之书稍稍补修之，刊印传诸世，又以余旧制两表附其后，更相发明焉。杨君之学于廖师也，盖私淑颜渊，故初名思复，字回庵，号履周。而颜子固周人，名回，后世尊为复圣者也。日寇陷沪，杨君名籍为昭和年号所污，耻之，遂易其名为今名。杨君又著有《论语绎语》二十卷，《语助词覈》二卷，《经子杂文》若干篇。其文欺迫清儒，可以承廖师学。呜呼！杨君之得以传其人，岂医籍也哉？杨君诚今之颜回也已！戊子冬至华阳刘复谨跋。

现存主要版本及馆藏地：

1948年一钱阁曾福臻铅印本，首都图书馆，中国中医科学院图书馆。

《伤寒论注辑读》四卷　　　　　　　　　　　　　1949　存

陈祖同编

现存主要版本及馆藏地：

1949年稿本，中国中医科学院图书馆。

《伤寒疗养论》　　　　　　　　　　　　　　　　1949　存

章巨膺（寿栋）撰

章巨膺前言：先贤陆九芝书徐洄溪《慎疾刍言》后说："凡新出医书多矣，其立意每不肯教病家。先生之书，则专教病家者也。此其所以可贵也。"我诚不敢比拟洄溪，然而也曾写了几本小书，如《儿病常识》《痧子新论》，都是告病家以医事常识，目的在使医家的治疗与病家的调护打成一片，多多得着医疗上的成功。如今写这本《伤寒疗养论》，也是本着这个意思——告病家以常识，请病家辨是非。

中医学书，本多得汗牛充栋，诚多可指摘诟病的地方。从前的书，不从实地说法，多笼罩着玄学的色彩，以矜高深，或者引经据典，兜圈子的立论，以炫广博，不肯把心得、发明、经验明明白白的告人。现在的新书，有的粃贩剿袭，少见有所发明，最坏在：以前的谬误学说，不敢说他不对，现代的科学新知，不肯加以采纳，故步自封，墨守成规，实在太不前进了。

这本书所说的话，粗看好像有门户之见，其实都是天下之公言，正道的说法；不过公言正道湮没不彰，长久了，紫色夺朱，把人们的视线变换得成习惯，反而看得公言正道，觉得陌生了。我实地的写作，务使南阳正宗一派，大白于天下，歼灭乌烟瘴气，挽救病人劫运。

书名《伤寒疗养论》，"疗"是医家方面的事情，"养"是病家方面的事情，却都从告白病家方面立说，取法先贤洄溪之意。假使阅者以为有不对的地方，欢迎批评指教！中华民国三十八年九月章巨膺自识。

现存主要版本及馆藏地：

1949年上海章氏医寓铅印本，甘肃省图书馆。

《伤寒真诠方义》三卷　　　　　　　　　　　　　　1949　存

著者佚名

现存主要版本及馆藏地：

抄本，中国科学院国家科学图书馆。

《伤寒赋》　　　　　　　　　　　　　　　　　　　1949　存

附《药性篇》

炳焱珍编

现存主要版本及馆藏地：

抄本，苏州市中医医院图书馆。

《伤寒解毒疗法》　　　　　　　　　　　　　　　　1949　存

附《数种急性传染病解毒疗法》

聂云台（其杰）撰

胡宣明序曰：予于民国六年自美返国，服务于中华卫生教育会。蒙云台先生不弃，邀寓于其宅中。知先生对于医药卫生夙饶兴趣，施送药品，秉于慈训，行之已数十年。民国十二年，予与先生组织中国卫生会，从事文字宣传。时予译印《哲嗣学》一册，先生为予作序。盖先生对于道德品性遗传夙有研究，以历史人物为其证明。予于战后返沪，见先生衰病卧床，仍读书勤学，不异昔年。并于过去十年间出版医籍六种，皆说明肠炎伤寒有捷效疗法，并制药送人，历有实验证例。予读其近稿，说明中药对于各种细菌性剧烈热病之疗效，皆在植物药黄色苦味剂及维他命乙丙之解毒作用。引证日本医学家生理化学之说明，解毒剂与合理的排泄法同用，能缩短肠炎伤寒症过程，理趣甚为新颖。先生现又有《结核症辅生疗法》稿，注重辅助生理代谢机能以自疗愈病。其要点为调整血循环障碍，清除组织间废料，使发挥营养细胞之高效。多种结核性症，各有疗效多例，经中日新医师数人之证明，见于各刊物，皆属古效方现在证实者。聂先生则根据此等疗效，说明其科学之理据云。予按医药科学近日进步甚速,但肺病新药及伤寒疗法亦尚未臻完美之境。聂先生之研究非欲与科学背道而驰,但注重辅助生理本能,说明古人所以用简单平淡之生物药而能愈病之理据。虽有多数新医师闻人称道中药之疗效而掩耳欲走,予则深知聂先生之研究与旧医学说不同,盖一一根据实验,非同空论。其利用生理本能及代谢作用以愈病,以予生平见闻经验及观察之心得认为合理,其学说实有研究发明之必要。然真理出世,亦有时节因缘。昔奥人奥恩卜鲁格氏(Auenbrugger)发明敲诊之法,自序言"此法必被医界所痛骂,然真理迟早必须出世"。果也!医界一笑置之,无人一试。百年之后,始有法国名医拉恩列氏(Laennec)称扬其价值,而敲诊之法遂风行于全世界矣。但先生之法,本为古今之经验,不致为人所疑惧讥谤,且终必备受欢迎采纳也。予与先生交三十余年,知其志学问、求真理之心与年俱进。四十年前已译有《无线电信及赫氏电浪》一书出版,彼时室中已有小型X光机,能照手骨相。其为学不但求知,而务现实。其研究医药,尤重实验,有毒药物亦亲尝试,非确知有效不以用之于人。其研究科学哲学,尤多独到之见解。其思想与生活法,常走在时代之前,不追随世俗之后。未病之时,尝发行聂氏家言旬刊,以改进社会为目的。经五年之久,销行各地,颇受欢迎。此次新著两种,在医学界又属具创造性之新说。然论理根据实验,且得最新科学之证明,可能使科学眼光一变,医疗学说一新,其当为社会所重视,可预言也。民国三十七年十二月胡宣明。

出版时补充语:本编起草开始于三十五年,陆续有所补充。三十六年因同时撰《结核辅生疗法》,暂将本编搁置。至三十七年冬,两书稿均大致就绪。在付印时,又得有最近新知识不少,与本编所主张互相证明,分条略述于后。

一、三十六年四月,《中华医学杂志》载徐仲吕医师实验,大黄、黄连、黄柏、白芍等数种药能制止赤痢细菌,未试伤寒菌,故未论及。并言我们从前止知苦味剂能助消化,今始知苦味能制止细菌,应加以研究云云。此与本编所言黄色苦味剂解毒治细菌病之说相证明。

二、三十七年九月,同杂志载台湾卫生试验所詹何许三医师实验,黄连及古山龙能制止多种细菌，如伤寒、赤痢、霍乱等等。此与本编所言黄色苦味剂能兼治上述各种炎症相证明。

三、友人章次公医师函，言上海何云鹤医师实验，黄连确能杀伤寒细菌，并用黄连、黄芩研末服治肝脏炎及伤寒有效云。此为本编用黄连、黄芩为主药治伤寒疗效之证明。

四、各种生物药，尤其所含维他命乙最有解毒疗效，予于卅一年出版之《霍乱研究》已断言之。近见刊物日本生化医学家已有同样之说明（详见本篇论解毒章），证明拙见之不误。两年来予研究结核疗法，认为结核症有效药物亦系靠解毒作用，对于解毒疗效有进一步的认识，详见《结核辅生疗法》。三十八年一月《医药学楼君》译文，言链征素疗效，第一为解毒作用。同年三月《大公报医药》世界特刊，梁君文治肺新药派，斯亦为有消灭结核菌毒素之作用。我的解毒学说已陆续得科学之佐证，今后医学家或者对于解毒疗法加以重视。

五、已故国医教授杨则民先生，于新医学深有研究，又于黑智尔哲学马克斯唯物辩证法皆有心得，尝以辩证法说明《内经》阴阳五行之学理，转载各地出版之中医刊物。予去春始见其文，深为佩服，即通函以拙稿求教正，蒙覆函对于拙作解毒说深为赞许。旋闻其在郑被害死，深为嗟惜。兹将杨先生覆函摘录如下："先生此书为创作而非编纂，尤以解毒法一端，最为卓见。民意可以解毒疗法单行成书，引古证今加以实验例证，举急慢性病、传染与不传染疾患，均以解毒疗法为治病之标准。此则前无古人，可以自创为一家言，而为医界之一大棒喝。吉益东洞之"凡药皆毒说"、汤本求真之"万病一毒说"、本草之解毒与推陈致新、瘟疫论之排毒法，既已为先生主张之先导；而现代医学之自己中毒、代谢毒素、细菌毒素、内分泌毒素，又足为先生主张之充分说明。如此，可以信笔所之，无须为形式上之多种顾虑。大作似于西医批评异常注意，如此而费去不必要之笔墨。以愚见论，信我所是，不问所好可也。事求实验，虽不知其故，亦无害为真理也。黑智尔有言：凡合理的，皆真实的；凡真实的，皆合理的。岂有实验之事实而不为真理，真理而不为科学乎？"

六、近日报载美人某君发明绿征素，治伤寒及斑疹均有特效，注后三日半，热即退清，在马来岛已实验多例证明。从链征素之解毒作用言之，可推知绿征素之退热亦为解毒作用也。

七、各种急性传染病之危险性，皆为细菌毒素所致。在十数年前磺胺剂及各种征素未发明之时，西医对于多种细菌病均无可靠疗法，我国则多有效药。予之此言，在一年前西医必闻而大笑，今维他命乙解毒、黄色苦味剂疗效均已得各种之科学证明，或可略加考虑。予今再编数种常见之急性传染病解毒疗法，作为附篇，刊于《伤寒疗法》之后。所用各药，根据本草多为有解毒之说明，辅以排泄及兴奋两法，从生理的代谢作用以愈病。但在本编中不能多述理论，其详说则请参考拙作《结核辅生疗法》可也。因匆匆付刊，尚有"霍乱"及"疟疾"两章，未及刊入，随后补印。

八、向来研究生物药者，均主张化分提取有效成分，但近来药学家新的见解又有不同。据前中央研究院生药学专家赵燏黄君，在二十六年《医药学杂志》发表一文，引述德国柏林大学名药学家数人的意见，认为生物药在化验提精之后，失去一部的功用。据称生物药含有多种维他命及生物质素，对于治疗有重要的关系，所以浸液法及中国的煎汤及研末法，能得较佳之功效，较之化学制品之功用为优云云。从解毒理论而言，生物药经化学提制之后，其最大损失即其生物的解毒质素，然而中药之重要疗效作用随之失去，所以药学家研究国药数十年，提出赝检，作各种试验，仍无显明的成绩可称（详见三十八年四月份科学杂志张昌绍文，三十年来国药研究）。并未有何出品比较用生物药的效能为高，即如最著名的麻黄素，对于喘息症不能称为成功。我所知有好几个证例，包含五六种中医药疗法，均较用麻黄素及其他西药疗效为优，其中两例是西医自己家属，予当为文另详，兹不琐述。此种事实各药学家显然未知，否则即可向此五六种疗效较优之方法进行研究。（西医遇见此等事实，止向少数友好言之，不肯投函医学杂志刊布，所以多数中药疗效，西医无所闻知。科学的方法第一步是观察，门被成见关闭。）所以我们要研究国药的疗效是否如古人所言之确实，须照古人所用方法煎汤或服粉末来实验比较，至于从抽出物研究，虽亦可能发现别种好功用，但古方所有疗效反会失去。我的愚见是：医学家太重视有形的化学作用及其所表现的外层疗效，而对于生物药所能引起的人体生理抗病本能的化学作用欠缺注意，参看拙作《结核辅生疗法》总论说明。

予早年蒙山阴汤蛰仙先生之奖劝，冒昧入实业界，颇思追随张季直先生以农垦纺织为基础助兴教育。中年实业失败，志事无所成就。二十年来卧病，竟成残废。病中研究医学，欲于救人之术稍有贡献，以补前缺。拙诗两首，前者为民元前七年所作，后者为去年八月所作，附录于后，聊以见吾生平志事之始末云尔。时在三十六年五月上海炮声隆隆中，予之笔墨工作未停也。聂云台。

弁言：予为肠热伤寒症，在九年卧病中，书其疗法出版，今年为第五种。良以人命至重，生之长之甚难，伤之死之甚易。经数千年用人作试验，已发明有妥善办法，仍复湮没，国医亦不能采用，使此每年数万可以不死之人冤枉而死，予能不大声疾呼已告世人乎！死亡固冤矣，亦多有因伤寒而致脑神经及心脏或他脏受损伤，终身不愈者，亦复不少，予所知者亦有数人。友人何志姜医师，廿八年患类似伤寒症，高热十二三日始退，愈后心脏受损，患不整脉，稍劳即发。三十年自服胎盘剂（即用胞衣焙干为末），服七八具而心脏病全愈，时年已六十岁，虽步行数里不再发。另一人亦因伤寒损心脏，西医谓无治法迄未愈。此法非科学所知，何君因中医书极言胞衣疗效之神，故一试之而竟效也。英人概君为《天津西报》编辑，数年前患伤寒病，毒素伤脑致手足神经皆痿痹，从此病废失业。上述三例，皆伤寒毒素所致之损害，亦皆可完全避免者。医学家骤闻此言，殆不能见信，请说明之。盖凡细菌传染病发高热及激烈之症状，皆由生理受毒素之压迫，因感应系的影响，全体机能皆感觉呆滞，分泌、循环、排泄、营养同时失去正当功用，见为各种症状。科学医发见细菌学以来，专注意于杀菌，数十年来合全世界科学脑经研究伤寒，绝无办法。昔亦用水杨酸苯酯 Salol 直入肠内杀菌，然对于治疗丝毫无补。中药则绝对不能杀菌，而能使热势迅速降低，不假发汗药之帮助，并使一切症状迅速减轻，既非杀菌之效用，可以推知其为解毒之功用。盖由解除生理机能所受毒素之压迫，则其抗病之本能自然而恢复。细菌之武器（毒素）忽然消失，遂变为不能为害之生物，终被生理机能所消灭或被溶解，或被排泄出外，此为病愈之理由也。本书初稿系前年所作，今则对于解毒功用，有进一步的了解，并搜得多数客观的证明。即如伤寒效药，以及多数急性传染病之古效方得有证明者，其所用各药在《本草纲目》均说明有解毒之功用。古人并未知伤寒及各种热病皆由于毒素，亦未言其均须用解毒之法（上述元明清诸家已略知解毒意义）。甲乙诸家在不同的时期言某数种药治伤寒发狂，丙丁诸家在不同的时期说此数种药解某某诸种毒，予则以客观眼光发见此等纪录有重要意义，连系起来成为我的一切急性传染病之治疗心得——解毒疗法。例如伤寒、斑疹、白喉、猩红热、扁桃腺炎、赤痢、霍乱、流行性感冒、痧疹、天花、肺炎、脑膜炎、破伤风、疯犬咬内均有经验效方，所用多数为黄色苦味药，更兼多数富于维乙、维丙素之鲜蔬果汁，皆《本草纲目》中发见其解毒之说明。从此解毒疗法，各种细菌传染症可变为简单易治。非从今日发明，实有数千年经验可据也。所用各药价廉而极普通，或乡村田园随处可得，或全国药店日日广售。一经揭出，则深玄之理论，一扫而空，止须依据科学诊断方法，辨明病状，照方服药可耳。以上解毒法为辅助生理疗法之一要点，尚有另一要点，则为排泄法。此法以大黄为最要，遇必要时亦兼用芒硝。大黄兼含有分泌排泄解毒三种功用，肠伤寒症，消化系先受病，因而分泌呆滞，不能起正当之消化及排泄作用。大黄能使消化系分泌复活，排泄充满细菌物之粪垢，解除其压迫，即能影响相连系之生理机能，使之恢复作用。此法须与解毒药相辅而行，则疗效更著。此排泄法不独肠热症应用，其他炎症热病多数适用。所谓解毒剂者，多属黄色而兼苦味，按西药亦有黄色素解毒剂治伤寒、斑疹等热病有相当之功效，而我国伤寒效药多种皆为黄色，亦属巧合。想黄色确含有解毒因素，苦味能引起消化系分泌，西药典本已列为专类，则黄色苦味药之适应于肠胃系炎症，亦有理由。予之研究医学，素不空谈理论，今所述者一一根据古方实验，再以科学之理论实验互相证明，非凭空理想也。予近者研究结核病，亦以解毒为要。（详见拙著《辅生结核疗法》）细查《本草纲目》，治肺痨药约九十种，而内有说明为解毒者约四十种，为肺痨发热盗汗之效药，盖此等症状皆毒素之表现也。最近阅《华西医药杂志》载台湾张永霖君译日本山本氏《论渡边氏维乙证》一文，据言："肺结核之某种征候群，与脚气病征候群相同，乃从广义称之为内因中毒征候。结核症有此征候时，投以大量维乙，则结核病势易见镇静此等征候，热病亦同。因此使肝脏机能发生障害，致肝脏本有之解毒功用因而消失，但投以大量维乙，则肝脏解毒作用即亢进云。"又云："中药柴胡汤证之征候群与 Bergmans 所举之肝脏机能异常之征候群不谋而合，又与维乙证相似。（列表证明表不录）故当此征候群发现之时，为保护肝脏计，当投以炭水素物及大量维乙，再加投以柴胡汤亦无不可云。"氏又云："故今日西医为学问立场，尤当确认东洋古学医之价值云。"（云按指中国医学）以上为渡边博士在大阪结核疗养所供职时之研究报告也，所称柴胡汤即中医所用之普通退热剂，对于虚劳退热尤效。《本草纲目》举有证列，方为汉张仲景所定，原称为肝胆经药。然则中药之解毒，实际为辅助肝脏机能之解毒作用，不仅适用于肺病，亦兼适于多种热病及内因毒素病。盖中药之特长，在能辅助生理机能解毒抗病，故能以简单平淡之生物药治疗各种不同之细菌毒性病也。至于维乙之解毒功用，中国用之最多。予于六年前所作《霍乱研究》中已断言：中药治霍乱，必为维乙有解毒作用。今读渡边氏之文，更得充分之科学理据，惜多数西医尚未知之也。吾深信不久之将来，医学界将采用此等辅助生理本能解毒抗病疗法，而多数剧烈传染病之死亡率得以大为减低也。

绪论：研究医药，须先具忠于科学之热忱，及鉴别虚实之眼光，屏除成见，虚怀考虑，凡求学问□皆应如此。但对于中国医学为多数科学家所轻鄙者，尤应独具只眼，潜心观察，勿以先入之言为主，成见在胸抹杀事实，无从得其真相。我国为开化最早之民族，制造仪器、测量天文、制定历数、造指南针，远在四千年前，哲学思想尤为深造，对于自然界之观察，脑智发达最早。《神农本草》虽多出于后人添凑附会，而当时实有其人，即实有其学。西汉时方书已有五百余卷，皆出于前代流传。

汉以后至今约二千年，医学之书与年俱积，合多数民间疗法之经验，载于医学书或各种之史料。其中有多数经验方药，偶然其一二，即可引起新科学之重要发明。惟中国医学有一缺点，即好杂以虚玄理论说明病理，渐入歧途，致使后世学者，在不正确之理论中钻研，对于实验方面反不注重。即如药学界伟人李时珍，博览强记，录辑效方多至万条，引证古书八百余种，著为《本草纲目》，使后人研究药物者，开卷即是，朗若列眉，可称空前绝后之巨制，然而亦犯此病。于一药名下必加以理论的说明，此种说明徒然引人入于不正确之观点，使真相不能显露。所以我辈研究国药，须具捡择的眼光，于其空疏之理论概从摘除，对于肯定说明之效方郑重注意，即可发现中国药物在实验上当占世界最高的地位。

研究热肠症的缘起： 我的研究伤寒热肠症开始于十八年前。其时，国医革新派先进恽铁樵先生，因读了我的《人生指津》，通函赞许，枉顾见教，并告我说"伤寒有速愈之法，时医不善用古方，致认为难治"。恽先生对于西医内科学亦深有研究（先生系南洋公学出身，曾充湖南优级师范英文教师），其言有速愈之法，即是对于西医必须经过四星期过程之理论亦在抹杀之列。我认为极有兴趣。我素来不愿研究医学，从此开始即照恽先生指示的几种书加以研究。

凡讲一切学问，对于当前有两种相反之学说，必须加以辨明，不能含糊了事，岂能任其浮沉，不求解决。如能使有效之法加以证明，使多数人免于枉死，世间学问事业有比此更急更大者否？此即我研究医学，并从伤寒治法入手之动机。

我研究的着眼，在撇去理论，搜辑实证。所以然者，因见古来讲理论各家，如伤寒派之六经传经，用桂枝汤入手确有弊无利，近人吴鞠通，温病派、甘淡渗湿、芳香化浊之理论，亦复拖延贻误。惟明清以来，认为瘟疫传染之派，用药不依古理论者，均有实效证明，作为我研究的依据。至二十七年起，开始按照此派中证验最确之吕氏书制药送人，成效确著，即刊小册子送请中西医学家指正。三十年，重订吕心斋书印行。三十一年春，因吐血失音，仍卧病刊印小册子三种。至三十三年足患骨痨，三十四年锯腿，遂完全放弃。去春稍有气力，又继续工作，将数年来续得经验加以科学说明，以期新医了解。

据租界时代之卫生报告：公共租界二十八、九两年伤寒死亡率为百分之五十左右，三十三年一年则增至百分之八十九十，中医、西医治疗均包括在内。西人患者死亡为百分之十八，则由看护营养之法较佳，及早期即入医院能通利大便之所致。从明清诸家治效说明及我数年实验，则伤寒确有速愈之法，百分之五十以上固冤，百分之十八亦大可减少。所以要将我的方法加以科学说明，期望新医界加以公开实验，验血证明拙法是否确有效验，此为我病中努力之原因。

现存主要版本及馆藏地：
1949年上海乐中印书社铅印本，天津市医学科学技术信息研究所。

《伤寒论杂证篇摘要》 存

著者佚名

现存主要版本及馆藏地：
抄本，上海中医药大学图书馆。

《伤寒论方歌诀》《金匮方歌诀》 存

著者佚名

现存主要版本及馆藏地：
抄本，中国中医科学院图书馆。

《伤寒学》 存

廖莫阶编

现存主要版本及馆藏地：
民国成都图医讲习所铅印本，重庆市图书馆。

《伤寒论讲义》 存

赵述尧撰

现存主要版本及馆藏地：
民国铅印本，重庆市图书馆。

《注伤寒论》 存

管侃编

现存主要版本及馆藏地：

抄本，南京图书馆。

《伤寒论广注》 存

林少鹤编

现存主要版本及馆藏地：

民国抄本，中国中医科学院图书馆。

《伤寒论读本》 存

蔡剑魂编

现存主要版本及馆藏地：

广州厚朴社铅印本，河南中医药大学图书馆。

《仲景伤寒衬》二卷 存

著者佚名

现存主要版本及馆藏地：

抄本（存上卷），中国中医科学院图书馆。

《伤寒指掌舌苔》 存

附《伤寒诸汤》

著者佚名

现存主要版本及馆藏地：

抄本，河南中医药大学图书馆。

（秘传御选）《伤寒三十六症》 存

附《舌图样》

著者佚名

现存主要版本及馆藏地：

民国汪如垲抄本，广西壮族自治区桂林图书馆。

《伤寒秘传》 存

著者佚名

现存主要版本及馆藏地：

抄本，河北医科大学图书馆。

《伤寒证治集》 存

著者佚名

现存主要版本及馆藏地：

抄本，河北医科大学图书馆。

《伤寒杂抄》 存

著者佚名

现存主要版本及馆藏地：

民国抄本，湖北省图书馆。

《伤寒六病方证学—三阴病篇》《伤寒论存疑条》 存

金铸编

现存主要版本及馆藏地：

稿本，上海中医药大学图书馆。

《伤寒病学》 存

著者佚名

现存主要版本及馆藏地：

民国张俊三抄本，杭州图书馆。

《伤寒摘髓》 存

王闻喜编

现存主要版本及馆藏地：

抄本，苏州市中医医院图书馆。

《伤寒论辨》 存

汪阁如编

现存主要版本及馆藏地：

抄本，苏州大学医学院图书馆。

《伤寒指掌参》 存

沈来有编

现存主要版本及馆藏地：

抄本，上海中医药大学图书馆。

《六经伤寒方》 存

著者佚名

现存主要版本及馆藏地：

抄本，广东省立中山图书馆。

《伤寒论集方补注》 存

著者佚名

现存主要版本及馆藏地：

抄本，上海图书馆。

《伤寒论医方集注摘录》 存

林少鹤编

现存主要版本及馆藏地：

民国广州六和印书馆抄本，中国中医科学院图书馆。

《伤寒附翼解》 存

郑文保编

现存主要版本及馆藏地：

抄本，扬州市图书馆。

《伤寒论考证》 存

著者佚名

现存主要版本及馆藏地：

抄本，中国科学院国家科学图书馆。

《伤寒纲领》 存

著者佚名

现存主要版本及馆藏地：

抄本，上海中医药大学图书馆。

《伤寒诸病杂论》 存

著者佚名

现存主要版本及馆藏地：

抄本，上海图书馆。

《伤寒论记闻》 存

著者佚名

现存主要版本及馆藏地：

日本抄本，中国科学院上海生命科学信息中心生命科学图书馆。

《伤寒金匮三字经》 未见

周禹锡撰

张锡纯序曰：尝思，活人之功，莫过于医，是以自古医圣留遗之书，皆活人之书也。而当此别派横恣，中学式微之时，能将古圣活人之书，通变化裁，以尽表彰之力，使难晓者人人易晓，难读者人人易读，从前累年累月莫竟其功，今则浃辰之间，已能握其要而探其奥。此其裨益医界，启迪后学之功甚钜，即其活人之功，与古圣活人之书，并垂于无穷也。今何幸得于西蜀学子周禹锡所撰之《伤寒金匮三字经》见之。禹锡泾阳名士，原精西学医术，而又关心国粹，远隶愚门，锐志研究中学。十数年之间，已能精通群书，融会中西医学，出而救世，卓然为岷蜀一方名医。其所著《拯瘼轩医案》，皆极危极险之证，他医束手无策，而禹锡独毅然尽心援救，卒能化险为夷，转危为安，较之喻嘉言、叶香岩、徐灵胎诸家医案，几有积薪后来之叹，乃其孜孜活人之心，日进无已。近自邮寄来《伤寒金匮三字经》二册，披阅一过，见其分篇明晰，属词典雅，发挥经意，简括贯通，兼采注疏，审慎精当，洵为医学教科书之善本也。诚使医校学生先熟此编，异日再读《伤寒》《金匮》，则提纲撷纪，领料甚易，深文奥旨，了如指掌矣。此洵所谓能将古圣活人之书，而通变化之裁，以尽其表彰之力者也。韩子云："莫为之先，虽美弗彰；莫为之后，虽盛弗传。"《伤寒》《金匮》，得此《三字经》表彰之力，则其传甚易。即其传益广，于以知《伤寒》《金匮》活人之功，可传至万世，而禹锡与古为新之功，亦可及于万世也。遂不禁欣欣而为之序。乙丑中秋上旬，盐山张锡纯寿甫氏，叙于古渤海郡西城。

编者按：此书未见单行本，《三三医报》第三卷第十四期（1925年）曾刊载其序言。

《伤寒论之科学观》 未见

缪默君撰

杨医亚序曰：人不能离生理而生存，违反生理之自然状况，变化、排泄、吸收及分泌，则发生病变。张南阳起而著《伤寒论》，相全体之构造组织分为六经，复察脉以验血液之循环，审症以辨内外之障碍，用药治疗以验邪养正，并辅佐正气以抵抗外邪，是《伤寒论》之科学观也。《千金翼》胚胎于此，遂成钜观。自宋以后，崇尚性理，初则寻引考据，继则各种虚玄。医学家亦离物质而言气化，各奇其空渺臆度之词。理愈充足，实愈空亡。《伤寒论》一书，遂为科学家所诟病，斥为不科学化者甚嚣尘上也。民国二十五年冬，不佞与诸知友创立国医砥柱社，以从事于国医学术之研究，而有《国医砥柱月刊》行世者亦正为此。江阴缪默君同志极力赞助，加入本社，以增光荣。后缪君主《国医半月刊》笔政，因同舟之谊，而得神交于千里之外，岂非有宿缘者乎！缪君学识经验，俱极丰富，根据现代学理，引今释古，推陈出新，舍糟存精，镕裁古今中外之说，著成《伤寒论之科学观》。盖于科学革新之中，寓阐发国粹之意,询为近世不可多得之作品。刊行之次,索余为序。义不容以不文辞,谨志数语,以资纪念。民国廿六年四月廿六日,古温杨医亚书于北平国医砥柱月刊社。

编者按:此书未见单行本,《国医砥柱月刊》第七期(1937年)曾刊载其序言。

《伤寒论之演析》 未见

张忍菴著

焦易堂序曰:中医古籍,首按《内经》。顾其内容,侈陈哲理,而治疗方式,多取灸刺,与今之主用汤液者,颇不相侔。故《内经》犹不足为中医效用之充分表现,充分表现中医之效用者,要以汉张仲景之《伤寒》与《金匮要略》为最早。是二种书,罗列方剂,质朴论治,为现代中医最基本之载籍。尤其《伤寒论》,据近人研究,非直可以治疗伤寒,举凡一切急性流行热病,皆可治疗。应施得宜,奏效甚捷。惜其体裁,分条骈列,章次缺如,非通篇成诵,不易得其梗概。而历代学者,每好作解人,强求疏注,连篇累牍,臆冗佳滋,如是者迄今不下百数十家。疏注愈繁,真义愈晦,愈读而愈陷于恍惚迷离之境界,阻挠学术,浪费精神。斯教学效率之未事讲求,而科学整理,为不容或缓者也。教学效率无他,期以最少之劳力,而收取最大之效果,欲求达到此目的,端有赖于科学之整理。夫年来中医界侈谈科学者亦云夥矣,核其态度,约可分为昌滥的与逃避的之二类。前者误认治疗效能即为科学,于是中医之治疗效能有视西医为美者,曰中医固系科学也,不然其治疗效能曷克以臻于此。后者则以科学只限于声光电化之研究,中医爕理阴阳,惨赞化育,超物质而上之,科学其毋庸乎也。呜呼!不知其皆误也!科学者,分科而条理之之谓也。拉丁文之音译为罗辑,逻其同而辑其异,义最恰当,固不必效能声光电化也。浅近取譬,流水账之誊印总清,充分之科学整理也。《伤寒论》之记载,流水账耳,亦宜如何誊为总清,斯即科学之整理。第其工作艰深而枯涩,从事此项工作,其人才须具备两种条件:一、对于国文有相当修养;二、思想合理而缜密。短于前者,自己之未能通晓，何以取喻于人；短于后者，支离割裂治能而愈形其紊也。天台张君忍菴，始以学术整理之使命，受聘来馆。旋佑余主司案牍，诸凡处理，审慎周详，巨细事悉以相委。顾体质孱弱，渐感不支，为调医学处主任，工作轻减，用资休养。嗣息后，不常到馆，窃疑其于职守，未免亏缺。今忍菴以新撰《伤寒论之演析》见示，翻读一遇，较其系统分明，理路委宛，不烦疏注，而意义毕呈。向之愈读而愈陷于恍惚迷离之境界者，得此直能了然，抑经过所谓科学整理，而教学效率之表理也欤！又窥叹其工作之伟大，而用功之勇猛也！书将付梓，用志数言，以为之序。二十六年六月中央国医馆馆长焦易堂序于最高法院。

陆清洁序曰：亡友天台张忍庵，好学深思之士也。曩在杭州，朝夕相见最为莫逆，遇有疑难，互相质问，至乐也。曾云："生平一大志愿，须整理仲景之《伤寒论》。"余曰："仲景《伤寒论》，注释者不下百数十家，大抵以《内经》法注释者多，偏于空谈，深背仲景原意。子欲编《伤寒论》，切不可落前人窠臼。"忍菴深以为然。此次避难来沪，与余相值，而形容憔悴，非复曩昔英俊之态，言谈之间，自述多疴之身，恐将不文。余深怪其言之异，不意二句后，张嫂焦桐女士延余诊治，至则先生呕吐狂血，冷汗如雨，发褥俱湿，气喘欲绝，脉厥厥如豆动摇，而犹谆谆嘱为一序。嗟呼！天妒良木，硕人不寿。此一言也，竟成永诀！此书编辑法深获我意，不加一宾不减一字，存仲景之真。自云"目的无他，在求读者与懂耳"，盖自叹也。先生诗词尤佳，有庵梅唱和稿，暇时当一一为之整理也。中华民国二十八年一月十八日，青浦陆清洁敬序于蒲柏山房。

编者按：此书未见单行本，《国医砥柱》第二年第三四期合刊（1939年）曾刊载其序言。

《伤寒论注》 未见

吕汉章撰

吕汉章自序曰：西谚有曰：天下之宝藏，书为进取者所埋。於戏！吾读是言而深慨之。慨夫进取之人之不易得，即得其人，而进取不得其道、不得其法与不得其时，则宝藏终不可获，亦惟与世长埋而已。

《伤寒论》一书，医界之宝藏也，为国医灵魂之所寄，自仲景创作至今，已不下千七百余年。在此悠久期间，研究此书者，何止万千人，注释此书者，亦不下百余家，宜夫理明义彰，大道昭然，乃参观各注。虽其中不无特达之士、杰出之才，苦心孤诣，寻幽索隐，以求发明奥旨，然卒为环境所困，时代所限。于理论则推阐无遗，惟六经之形层未谙；章句笺注虽详，但全书尚欠会通。放肆之辈，则妄改经文，移易章节；玄学之徒，则附会气运，敷陈五行。其浅谬之甚者，则注释自注释，经文自经文，两不相关，南辕北辙，别顾言他。是真理未尝因得注释而显，反因得注释而迷。其他，亦犹进取者之不得其道、不得其法与不得其时而已。

细观《伤寒论》内容之博大，实觉超越夫"科""哲"二学之范围，推演之自如，益见充满大自然医学之意旨。以其全局而言，则先后有序，首尾照应，具横直勾通之妙，寓彼此印证之情。而且生理与病机同参，治疗和处方联系，循形质以推究气化，西学早列于门墙之外，借伤寒而演绎医理，万病同归于一贯之途。以其行文而言，则逐节变换，神机莫测。有始同而终异，有始异而终同，有始终皆同而中独异，有始终皆异而中反同；复有一条而涵数义，一病而分数法；更有一字之变而取义不同，一词之易而全条顿异。以其立例而言，则有对举式，所以别病情之殊异；阶梯式，所以状病情之进退；连锁式，所以明病情之联系；承起式，所以究病情之过渡；波浪式，所以推病情之起伏；演绎式，所以穷病情之变化。一书之中，包罗万有，数卷之内，毕集医材，求之古今中外医籍，无有出其右者。苟非天生上智，才高识妙，精思颖悟，意密心细，而造诣达夫化境，能洞垣一方者，岂能有此本未咸赅，体用兼备，迈越中外，超轶古今，大彻大悟之神圣创作哉。古经之精微如此，后学之粗浅如彼，又何怪《伤寒论》至今，仍似疑案莫决，悬迷莫启乎。余幸生斯世，远之，则得前哲启迪于先，获参究夫气化之理；外之，复得西学攻错于后，竟深窥夫形质之原。况复加以频年之兀兀，行面壁之深功，缩寝食之时间，谢交游之纷扰，幸以努力于苦索穷研之结果，得到阐扬潜德幽光之代价，使《伤寒论》千古尘封之真理，一朝大白，快慰何如！夫鲁钝如我，原不足以寻绎圣训、阐明经旨，不过偶逢时会，亦犹进取者之得其道、得其法并得其时，宝藏遂为所获而已，岂有他哉？粤东新会吕汉章乃文序于美国费城旅次。

编者按：此书未见单行本，《复兴中医》第五期（1940年）曾刊载其序言。

《伤寒杂病论新释》　　　　　　　　　　　　　　　未见

黄维翰（竹斋）撰

王典章序曰：曩余侨寓姑苏，逾二十年，吾乡继起学人，殊少识面之缘，每一念及，辄增怅惘。黄君竹斋，余耳闻之久矣。民国二十一年，由苏归里，与君晤谈，始悉其博极群书，卓然有道之士也。迨余承乏陕西民厅长，曾以案件委君查办。君批却导窾，一如良医治疾，尽见五脏症结。兹君所著医书，将付梓矣，问序于余。余于医理，素未研习，然读君所著各书，繁征博引，知其绩学有年，故不揣固陋，乐为之序。君幼以贫失学，随父习砲工，弱冠始讲诵五经四子书，涉猎医籍。虽学无师承，而潜心玩索，固已有心得矣。辛亥改革，君随临潼王敬如为正军械官，创造新式枪炮，便捷适用，由是为敬如所倚重。事定后，肆力攻学，受业于王敬如门下，得闻性理精义，嗣以探讨所得，著《诗》《书》《易》《皇极经世》诸记录，又尝著《五纪衍义》十余万言。又本古盖天家言，创制恒星平面经纬仪修历刍言，贡献当世。君以济世之学，莫切于医，而吾国医典，自《内》《难》两经而外，纯粹无疵者，首推张仲景《伤寒论》《金匮要略》二书。惟汉文简奥，义理幽微，久为后世五行阴阳穿凿之说羼杂附会，致使真理闭塞。君乃旁取西哲生理学说，发明仲景以三阳三阴，钤百病之本旨，著为提纲六篇。复合《伤寒》《金匮》为一帙，字斟句酌，条辨缕晰，殚精竭虑，再历寒暑，著成《伤寒杂病论新释》十六卷，脱稿于民国三年。参考古今中外诸家注解，及其他医书数百种，纂成《伤寒杂病论集注》十八卷，已再付印，现经中央国医馆审定，而海内医界名流皆欲先睹为快。此外尚著有《针灸经穴图考》八卷，《内经类编》《经方药性辨》若干卷，类皆纯正渊博，最适应用，亦医林之典也。今中央国医馆特聘君为编审委员，行将出其所学，嘉惠医林，造福人群，其成绩正未可限量也。君原名维翰，甫竹斋，后易名谦，甫吉人云。时民国二十三年七月中旬也，三原王典章谨序。

周禹锡序曰：仲景先师，探天地之秘，发鸿溁之蕴，采古圣之遗，参造化之微，而作《伤寒杂病论》一十六卷。论中三百九十七法，一百一十三方，为后世汤药治病之祖，立法立方，任何变化，亦不能超过此书之范围。西晋王叔和，以其文理深奥，欲补其详，冠序例于前，殿可不可于后，蒙面续貂，欲明反晦。迨林亿校刊后，遂分之为二，于是伤寒、杂病，歧为二书。割裂经文，以方类病，颠倒窜易，各逞私智，既非仲景全书之旧，而又不免于舛伪之讥。金元以还，解释此书者，亡口数百家，深讨搜穷，各竭才智。或膠柱鼓瑟，或守株待兔，或泥经络以论病之常理，或掇拾思邈元化而羼以己见，不能得其闳奥。欲求其学赡理粹，堪资师范者，则寥若晨星而已。故百家有百家之《伤寒》，而非仲景之《伤寒》也。长安黄竹斋先生，目击仲景医学之日就沦亡，异端之徒又从而攻讦，乃毅然决然以发挥仲圣之道为职志。苦心孤诣，不惜牺牲，追述薪传，弗遗余力，曾著《伤寒杂病论集注》十八卷问世。出版以来，中外学者，咸奉为圭臬。复虑汉文古奥，每每涵真理于文字之外，且于无字处蕴蓄之精义，尤非初学所能通晓，爰仿陈氏修园《浅注》例，搜辑中西最新学理，注之而为《伤寒杂病论新释》。所谓循循善诱，使学者由浅入深，而登于堂奥之意是也。古称"三不朽"：立德、立言、立功。黄同志祖述南阳，探仲师之秘，发《伤寒》之蕴，疏释本推陈致新之义，学说参古今中外之微，蔚成一部崭新适用之书以飨学者，是于三不朽之外，更为后学立捷径。其裨益医林，宁有涯涘！欣仰之余，不揣谫陋，特濡笔而为之序。中华民国二十五年中和节后三日，泾南同道弟周禹锡谨序于四川隆昌拯瘼轩。

编者按：此书未见单行本，《光华医药杂志》第三卷第十二期（1936年）曾刊载其序言。

附　皇汉医学伤寒

《方极》　　　　　　　　　　　　　　1755　存

（日）吉益为则撰，（日）品丘明编

提要：本书系取东洞吉益先生撰述之《家塾方》与《方极》二书，合订而为一编也。《家塾方》一书，为日本村井氏所校订，乃东洞翁之家传方也。虽书中篇帙寥寥无几，统计所载，仅不过二十又四方，然历经临床施用，则无方不效，无施不验，惟其受方者，因未谙药品、分量、修合、服法、无从检考，难免错误。爰笔之于书，以垂永久焉。其类皆本于吾国经方，凭其经验而加减之，每一丸散，首列方名，并详乃系某方，治某证者，以及制合服量，一一注于其后，审证投方，效辄桴鼓，是亦济世方书之堪珍秘者也。又《方极》一书，为先生口授，命其高足品玄左氏笔记，复由田宫龙氏所校正也。其中所载各方，每方仅举汤名与主治，不删杂说以乱真，类皆文简理显，颇为精要，而书所以名曰《方极》者，盖方取《洪范》"皇极"之义，并亦取义于"中极"耳。

吉益为则序曰：《书》曰：皇建其有极。不建有极，民何乎遵守？医亦然。汉·张仲景著《伤寒论》，于是乎极建。然二千载尚矣，其书虽存，文之阙也，简之错也，非仲景之古。于是错综诸篇，夕考而朝试，如有得焉。于是友人云门曾先生曰：夫医之掌疾病者，治之也方已。今诸家之处方也，师弟子不必同，何故耶？曰无定极也。夫仲景之为方也有法，方证相对也。不论因也，建而正于毒之中，此之谓极也。贤愚无达，可违非法，治乎在兹，不乎在兹，习乎在兹，教乎在兹，此法之不可以忽也。犹兵之有法，如先后之于取舍，则存于其人。此之谓略也，略不可传也，法可传矣。曾先生曰：法之可传也方矣，何不记以传焉？曰未尽也，曰记其所得焉。于是使品玄记方之所之也，名曰《方极》。宝历五年己亥仲秋日艺阳吉益为则公言甫撰。

曾原子泉序曰：医方之祖仲景也，后世莫不述焉。其载方之所之于书也。多歧易迷，故能得仲景之正路者，天下鲜矣，盖假途之卤莽，而不知所准据也。吉益先生颠沛造次于仲景，参伍其方，能知所准据，故得其正路，而不迷多歧，不迷多歧，故行之于病者，不由径也，得其正路，故授之门人，有准据也。余缔交先生有年，于此乃语之曰：先生之业，美则美矣，而犹未大也，教之所及，仅入门之士耳。安在其能大也？古昔圣人之立极也，以为民之准据，不则圣人之才，犹无奈天下后世何。假令先生取诸方之所之于仲景，建其正路，以为准据于天下后世，不迷多歧，是先生立极此医也，岂不亦大哉！先生曰：诺。余遂从臾其门人品玄左者，乃与其事。于是先生之授于口也，玄左之受于笔也，以成其《方极》。友人云门曾原子泉作叙云尔宝历五年秋七月。

另猷之序曰：夫医之学也方而已，其艺乃法仲景也，推功实也。仲景已没也，王叔和之徒出焉，乃始拔功之实乃逐理之末，歧之又歧，以为百端也。噫！亦已甚矣，往者可往，其奈毒于千载之下，其奈夫后世喜方之徒，恢诡谲怪，犹以为不足，必断略于忆，于是彼医路之废也，不可再兴也。虽百世可知也，独予家翁生于千载之下，忧彼医路之废也，不可再兴也，以为己任也，乃谓予曰：夫医之学也方而已，故功实所处，虽则今世之方，壹是皆取之，如其取之臆也，其断去之，此之谓法仲景之古，既而集其所试之方，名之曰《方极》。盖"极"也者，取《洪范》"皇极"之义也，建极于医路。家翁又谓予曰：此书行之与不行，乃在命而已，世医其罪我乎？吾岂畏世医所不容乎？予终欲赞父之业，议之诸友，诸友曰予志善矣，于是谨作之跋。宝历十二年冬十二月另猷之谨撰。

品丘明跋曰：墨子悲丝，杨子泣歧，盖为失其末也。丝之青黑，歧之东西，所以悲且泣者耶。叔和王氏撰次伤寒之论，其所以掺入也。虽云羽翼于长沙，亦犹东西其道，而青黑之。呜呼！叔和乎，欲传长沙之道者，而惑后之人，时乎命乎，将非其人乎？滔滔乎后之人也。我东洞先生崛起东方于数千载之下，跋涉之勤矣，始得取道于长沙，吾从而游者久矣，乃语余曰：长沙之道也，莫大乎医焉，三代而下，秦及汉虽有闻人，斯道不可知矣。独有长沙，其骨虽朽，其道存焉。虽道之则存，乃东西而青黑之，所使杨墨悲且泣也，不为不少矣。吾将择其正路之与素丝，汝记之。余曰：敬诺。于是数十旬而成也，名曰《方极》，取义于"中极"已。宝历五年乙亥冬十月长门品丘明谨撰。

现存主要版本及馆藏地：

《皇汉医学丛书》本，国家图书馆、首都图书馆。

《伤寒论集成》十卷　　　　　　　　1789　存

（日）山田正珍撰

提要： 仲景《伤寒论》一书，撰于西晋，录于北宋，而释于宋元明清，已非仲景之旧，以讹传陋，莫之能辨。山田宗俊氏有志于匡正其谬，积二十年之心得，摘百余家之发挥，察其异同，辨其得失，辑其精英，芟其芜杂，集而成帙，名曰《集成》。全书一至五为辨太阳病脉证，六至七为辨阳明病脉证，八为辨太阴脉证，九为辨厥阴脉证，末为辨霍乱脉证，书凡十卷，精详赅博，间有附录，师生问答，尤为明晰，足为后学之津梁。

凡例： 曩余著《伤寒考》一编，略疏全论大旨，并及一二名义，终附仲景氏事迹，以授门徒，其后历时稍久，所得日新，验诸事实，增知其确之无疑，因扬榷古今注家，缉其精英，芟其芜杂，附以管见，集而成编，是其所以名曰"集成"也。若夫孟轲氏所谓金声玉振，集而大成者，元圣事业，如余谫劣，岂僭冒之哉！

《伤寒论》数本，莫古于宋板，又莫善于宋板，是故经文一从宋板，若文字有脱落舛讹，则考成本全书，《玉函》《脉经》《千金》《千金翼》《外台》诸书，以补正之，若两可难裁，嵌注以备参考。

《辨脉法》《平脉法》《伤寒例》及《辨发汗吐下》诸篇，并是王叔和所搀，前辈诸公业既辨之，今从而不采用矣。又其痉、湿、暍三种，乃是《杂病论》中一篇，固非《伤寒》篇内之文也。故今不载之论中，于《金匮集成》中释之。

《霍乱篇》亦宜在杂病部内，然《金匮》之所逸，故今详释其义矣。

夫痉、湿、暍、霍乱等，皆属杂病者也，而《伤寒论》中并收之，可见今之《伤寒论》者，分取《伤寒》《杂病论》以成编者矣，详见于《伤寒考》中。

注中所引，宋林亿《校正》、成无己《注解》及《明理论》、明赵开美《全书》，方有执《条辨》、清程应旄《后条辨》、喻昌《尚论编》、张璐《缵论》、张志聪《集注》、乾隆《御纂医宗金鉴》中所载汪琥、吴人驹、魏荔彤诸人、王肯堂《证治准绳》、钱潢《溯源集》、本邦濑穆之《诂》、刘栋之《传》、中西惟忠《名数解》及《辨正》、内藤希哲《玉函类编》及《解惑论》、小岛瑞《伤寒类编》、岛寿《集解》、宫义《方翼注》，以上诸书，皆举其姓名而不及书名，若其他所扳援，皆载书名。

古今诸注，有其说可据而其语不稳者，苟其说之是，皆采而载之，如其语不稳，不必一一辨正，览者察焉。

注中所引，注家姓名次序，或从本文上下，或从时世先后，不必为例云。

林亿《金匮要略方序》云：翰林学士王洙，在馆阁日，于蠹简中，得仲景《金匮玉函要略方》三卷，上则辨伤寒，中则论杂病，下则载其方，今阅《玉函经》，亦复聚其方于末卷，盖仲景氏本色云。若夫宋板则每证必载其方，同方复出各处，繁冗郑重，大非古人精简之旨，想是林亿等所补入尔，至于成无己本，则为削其复，且诸加减方皆省其本方不载。惟云"于某方内，加某去某，余依前方"，以余观之，此亦非其本色，何也？如调胃承气、四逆二方，先载诸二十九条，如小柴胡汤，始出九十八条，果以调胃、四逆之例推之乎，则小柴胡汤亦当先载诸三十七条，何至九十八条始出之乎？且诸加减方，省本方不载，简则简矣，惟非古人丁宁质朴之意。意者成无己，取诸己意，以省略之者，否则葛根加半夏汤，何独并本方具录之耶？盖适遗之已，君子察微观人于其所忽，信哉！虽然，成无己本行世既久，人亦以为便，难遽改复之，今不得已而从焉。若夫诸加减方，则从宋板玉函，不敢之省略，以存古人丁宁之意云。

大田元贞序曰： 夫风寒暑湿之中人也，皆能为病，而伤寒之邪，最为已甚矣。盖其阴阳表里之别，浅深缓急之辨，极所难知。而汗下温凉，一误其治，则死生之变，速于反掌，疾之危笃，又孰加于此乎？汉长沙守南阳张仲景，著《伤寒论》，辨脉证，正方法，其所以治之之术，详审精到，无复余蕴，其惠于天下后世者至矣。夫《黄帝内经》，医经之古者，姑置而不论，自有经方之学，班志所录《扁鹊俞拊方》等，今皆不存，则方书之古者，又孰加于此乎？是故后为其学者，皆称仲景为方法鼻祖，奉《伤寒论》为治术甲令，抑不亦宜乎？唯奈其为书也，撰次于西晋，编录于北宋，而疏释于宋元明清之间，盖其原文，既非仲景之旧，而后注之者，因讹踵陋，辗转迷谬，莫之能辨。盖尝论之，其书体统固大矣，支离穿凿之说，入焉而碎；义理固深矣，虚浮诡诞之说，入焉而竭；方法固正矣，浅陋卑俗之说，入焉而堕；文辞固简矣，割裂补缀之说，入焉而糅。加焉拘泥者，局乎章句文字之间，疏脱者，骛于方法条例之外。呜呼！后讲其学而求其正者，果谁适从，岂不亦悲乎？吾友山田宗俊父家世业医，自幼好仲景之书，窃伤其如此，有志作疏解，一匡其谬，进而奋起特见，超然远览，剖晰窈微，阐发蕴奥，管括枢要，爬梳浮滥，退而稽之传注，参互考索，兼总众说，网罗百家，详审异同，明辨得失。凡自一字一语之义，至于各章全篇之旨，必正其出处，极其归趣，该博扳援，精确证据，积二十年，而其书始成，名以《伤寒集成》，盖取集而大成之义矣。凡其所论，本于字句，而不局卑近，辨于义理，而不骛高妙，有伤寒注释之书以来，未有如此书之精博也。后之学者，就此而求，能知其阴阳表里之辨，汗下温凉之术，则外之风温暑湿之为邪，内之饥饱劳役之为崇，皆可能治，又何翅伤寒哉？宗俊父既穷阐其学，又旁好儒者之学，游道极广，余亦昔登杏花之堂，与其盟，而得闻其绪论。宗俊父以余为才，诱掖极厚，尝共讨论唐虞三代之道，言语涌发，纚纚可闻，概其所论，超然出于前人意虑之表。余敛衽起敬，其雄迈特达，固世所希有，是岂终于方伎之间者哉！其又必归往吾圣人之道，大有所阐发，辨世所惑者，又犹于其学矣。呜呼惜哉！天不假之年，一病遽革，奄归溟漠，生平著述《新论》等，皆未及脱稿，又何暇及吾儒乎？宗俊父没数年，余专力经艺，窃有所见，稍稍知道之所以为道，因欲就而正焉。则见之是非乎，顷其门人笠原云仙中林俊庵校其《集成》，将为板本以传永久，且奉其父宗圆先生之命，属余序之，盖以其所遗托在余也。余不得辞，披卷临之，手泽犹新，文采灿然，因想当日宴游之好，声音笑貌，宛在耳目，泪堕胸寒，不能为怀，强忍把笔，书其曾所闻者，题之篇端，九原之难起，谁如余此言之是乎？呜呼！亦可悲也夫。宽政改元冬十二月九日加贺大田元贞公干序。

丹波元简序曰：班椽治经方，十一家，二百七十四卷，亡佚既久矣。特以汉末张仲景《伤寒论》医书，寔为千载医家之模范，此岂其所谓汤液经法之类与？何其文辞险峭，意旨渊永，不似东汉卑弱之体也。乃量疾病之浅深，因气感之宜，致汗吐下温和之五法，以反之于平者，断乎古先遗传，非仲景自撰无疑矣。唯是自经叔和之撰次，江南诸师秘而不传，或有受而读者，不过《小品》《肘后》视之。代革年移，堙替之久，得无㱿朽蟫断，纵令继冲编录，亿等校定，已非叔和之旧，岂能得复仲景之古？然其功亦伟矣。于是金源而降，有随文顺释者，有改易次序，增篇目者，有就章句而别设新意者，有假五运六气而傅会者，有委曲衍赘，弄己笔端者，为之注解，亡虑数十家，虽不能无诡作者之旨，要亦有所发挥焉。继而迄近来，家逞臆见，户建横议，镠辖嘈哗，刊章改字，使向之微莹。一旦支离破碎，其运之刀圭，则疏导涌泄，漫投妄施，戕生人于掌股间，盖不鲜矣。噫！《伤寒论》之行，莫盛于今，其学之坏，亦今为甚，而中医之谚，正在于今，可重叹哉！是山田宗俊所以有《集成》之作也。宗俊为人，似钝啬而才敏，有厓岸而谦虚，洽闻强识，目下无比，其生平方群讲朋会，浮白谈笑之际，片言只语，苟得关涉《伤寒论》者，便以为注解之资，况其读书，勿论经典子史及历代医籍，及至浏览山经地志、杂钞猥稿、道佛二藏，亦复尔尔。又况其仰诵伏思，朝验夕试之苦心，其与岁，是以集成之书，博而要，而精而核，微言大义，焕然著明矣。惜乎书成，未及刻，宗俊溘焉而逝。呜呼！凌云之木，摧于震雷，千里之车，忽尔折轴，孰不賫涕？然而其三十年之真血，全然存于此书，足嘉惠后学，救济生灵，则可谓宗俊死而不死焉。或曰：宗俊指摘前修诸注者至矣，蒙庄不云乎。己议人，人反议己，毋亦指摘宗俊如宗俊之于前修者，起于后来欤。予应之曰：世有宋义叔而翼中之书，犹与仲景之论，不朽于今，则不足病宗俊于无何有之乡也。洎其门人中林俊庵等为之综缉，刻于昌平故宅，以先师遗命来谒予序。予剧喜其不朽，遂为序之，时岁在庚戌宽政二年春正月也。医官丹波元简廉夫撰。

笠原云仙跋曰：《伤寒论》之为书也，实是周汉古医方，而长桑君之禁方，公乘阳庆之所传于仓公者，亦恐不出于此矣，不然则周汉医人，将以何等方为治病耶？《汉志》所谓经才之类无疑也。仲景宿尚方术，勤求古训，博采众方，《伤寒杂病论》定立万世不易之法，究极寒热虚实之原于此乎。治术之规矩始备矣，王氏谓仲景垂妙于定方，岂是之谓乎，是以古今医人，不法仲景而为治病，则医犹不以规矩而为方员，不以准绳而为平直，其不楕且曲者，未之有也。然则仲景氏医家之绳墨也。程氏曰：千手千眼大慈大悲张仲景夫子，岂不其然乎？虽然其书残缺，简错不鲜，太医令王叔和得以撰次，杂以自己谬说，遂失仲景氏之真面目，悲乎哉！成无己以下注家，各各为说，愈益失仲景氏之本旨，乖错极多，纰缪殊甚矣，吾先师图南山田先生，深忧其如此，朝研夕究，积思数年，终阐发仲景立法之微意，因以删定本论，解释经旨，并载诸家之说，著《集成》十有一卷，以匡时俗谬误，补前人不足。而后寒热虚实之原，补泻清凉之法，彰然复明于世矣，至如其注中曰《少阳篇》纲领，后人伪托，曰《厥阴篇》亡而不传，则古今注家皆所未论及而论之精严，可谓不诬矣。其他至方名之末，皆征之古书，质之事实，虽书不考究焉，其书藏之箧笥，以此教论弟子，弟子日进，杏花之教将风靡天下矣。不幸天夺之寿，天明丁未春，疾肺而逝，呜呼伤哉，乃开厨中阅其书，亦唯草创未定之书，又何上之梨枣，因请其尊大人宗圆先生与中林俊庵等，三四校正，始能成编，可以传后世矣。宗圆先生曰：命诸剞劂，以继家俊之志。俊庵应曰：唯唯。因记其言于卷尾，弁述《伤寒论》之为古医方以为跋云。宽政壬子秋九月十五日土佐医官笠原方恒云仙谨识。

现存主要版本及馆藏地：

《皇汉医学丛书》本，国家图书馆、首都图书馆。

《长沙正经证汇》　　　　　　　　　　1790　存

（日）田中荣信编

提要： 治国医学者，莫不宗张长沙为医中之圣，而《伤寒》《金匮》两书，亦为必读之经，故注疏是两书者，奚啻百数十辈，要皆为读者谋便利计焉。然吾人尝主张须用科学法整理古医书，俾一览了然，无望洋生叹之感，是书为东洋传本，将长沙书中各证因类而汇之，某证用某方，一考即得，若有能仿其式而编各书，则研究古医书自易入手也。

吉益猷序曰： 夫物之为物也，有本乎天者也，有成乎人者也。本乎天者，为性能之用，而成乎人者，致性外之用也。水虽清冷，火蒸则为热，金虽坚刚，铸泻则如泥，是合和之妙用，而人功之所以并于天地也。盖医之于药，制之于方，则人巧既加，而功用自异。虽知其一药之能，不审方法之道，得其功也难矣。世之庸医，曾不留意于兹，预写病证，漫投药剂，其验不见，则为方之咎，屡移其治。譬于射者，射而不中，反修于招也，何功之有哉！夫欲为良医者，不可不先达方法之道，熟视病证之变。凡病有内同而外异，亦有内异而外同。同不同，异不异，皆证之相似也。故玉人患石之似玉，相剑者患剑之似刀。相似之物，愚者之所大惑，而智者之所加虑也。顷者播之田愿仲做一册子，名曰《长沙证汇》，盖此著也。集长沙论中其病状之相似者，建门分类，各载其主方，欲使无疑惑之患。是田氏之所笃于医，而猷之所以好其志也。书以题此卷首。宽政二年庚戌之春平安吉益猷修夫题。

田中荣信序曰： 夫仲景氏方论，悉古之遗训，而对证奏效焉，后之业医者，亦莫不讲焉。然其文高古，往往意在文外，得其旨趣最难矣。且杂之以阴阳、传经、脉说，或曰补，曰能，曰寒热，相协成说，是皆古疾医所不论，大失经义矣。遂使后人不知古之方，方各有妙，而存者二千有余年矣，举世莫能觉悟焉。方今国运隆盛，医亦益造其道，然多拘因名而随证案方者，特钞矣。间有知之者，亦不察依证之浅深、缓急，而方亦异焉。余深以为忧，于是就仲景氏书，辑其方证相对者，分门聚类，始能为编，藏之家久矣。近滨天佑、奥元纯二生，请梓以公之世，使一时医者，知治术妙用，唯在证、方相的当，而无复论也已。余深好其志，再加厘正以授之，虽未能尽得方意，庶几乎免舍本求末之讥云尔。日本宽政庚戌春三月田中荣信撰。

奥田元继序曰：方法，医本也，古今无有异议焉。但唐宋已还，名家方论、方汇，陆续郑重，奚翅千百云也乎。从乎由汉以前，周秦疾医之道，史传不载，仅仅乎其方甚深，后世安得广施之人邪，才有仲景氏遗论《伤寒》《金匮》二书而见之而已。今阅此册，则分证立病门，参照彼二书录各方于其下，错综诠次，深造其理，因命曰《长沙证汇》。诚前人所以悉后，今人所以识古，乃本立道生，是作者微旨也，作者则播州羣浦老医田中愿仲矣。余素不解方伎，然唯喜此人有好古之名，而奖就四方之士，敢附一辞云。宽政三年辛亥十月谷旦浪华后学播州奥田元继识。

凡例：此编撼长沙氏正经，櫽括诸章，去烦归简，欲易见也，如其《伤寒论》辨别，有逢原撰，不赘于此。

世有伤寒类证者，其书本阴阳六经主脉状，其杜撰谬妄不可胜计，且与仲景氏之意大有径庭也，不必取。

编中有证同方异者，盖依有病毒之浅深缓急也，又不立法热门者，热之于病十八九，仲景氏依热之大小有无耳，别无可处之方，无可加减之药，病愈热从之。

此编《伤寒》《金匮》中或有证无方，或有方无证者，其他可疑者皆不载之，以俟识者耳。男田中荣恒谨识。

松下原正跋曰：夫以唐宋以来，长沙道衰，世之习医者，唯宗李、朱焉。噫！不塞不流，滔滔者皆是也。独我友张海田氏，专精学医，托志仲景氏，常自谓：人是活物也，治方之妙在于此。此语岂容易也哉！此篇甫成，质诸东洞先生，先生大喜之，因将副一序。亡几，先生逝矣，其文亦不成焉，于今为憾。予在同社亲与闻此事，因作一言，证张海子费力此书之始末云。天明三年癸卯仲夏播磨医瞽松下原正跋。

奥田元纯序曰：古之良医者，不察声形而分病之在膏肓矣，故苟欲为良医者，必先方法焉。曩日吾张海先生就《伤寒》《金匮》二经，因证立门、聚方，其亦示以人小子，名曰《长沙正经证汇》，闭而不出者数年所焉。古人所谓方证相的当者，目击道存矣，虽秦汉疾医，岂亦外于此也乎。项日请之先生，再加厘正，且附方剂书卷末，肇缕梓，庶乎使后学之士，解方证疑惑之忧焉尔。若夫先生之微旨，则有《逢原》一书，不具于此。于时宽政二年庚戌季春日受业门人浪速奥田元纯谨题并书。

补白：刊书行世，除书贾以营利为目的者外，无不愿都为有学者所得，盖期有以绳正也。近世医学日荒，就浅避深，用经方为根柢以治病者，且受人谤焉，可慨也。

现存主要版本及馆藏地：

1.《三三医书》本，中国医学科学院图书馆、中国中医科学院图书馆；

2.《皇汉医学丛书》本，国家图书馆、首都图书馆。

《伤寒论纲要》　　　　　　　　　　　　　1791　存

（日）橘南溪撰

提要：本书一卷，为日本橘春晖先生所述，以伤寒之太阳病，分列上中下为三篇，其次少阳、阳明、太阴、少阴、厥阴也，又取《伤寒论》之原文，分段注解，故称"纲要"，注释之中，颇见心得。据明证以发挥，求解说于稳当，而其编著体例，法乎连环，章章衔接，互发深旨，披读全书，则义自明。学者可以意义而揆度之，盖先生欲使后学明了本编之意为职志者也。

凡例：凡此书所发挥，则据明证所释解，则求稳当，以明本论之意为志，不毫臆凿也。

本论用字极精细，若营卫、阴阳、表里、内外、虚实、强弱、中伤、合并等，各有其别，意义自异，又持法极严整，里不先于表，小不兼大，字同者，必一义，文略者，必有所本，又属文极简约，有伏乎前者，有省乎后者，全篇相照，而义始著明，今余作此，亦效此法。

本论篇次，用连环法，章章相承，意义互发，虽间有后人搀入之章，多是解本论者，今不敢为删削，一从后文。

三阴三阳，荣卫三焦等，后世鲜适知其所谓何物也，若篇中诸论，亦不了此义，则其义难通达，今此书虽说之，犹恐他门学者，或有难卒晓者，余别有著作，有志者省之。

本论水药秤量，诸注家鲜有得古义者，此书本当辨析，然恐其简册浩多，故略而让，余所著古律考，可互考也。宽政三年辛亥孟夏日南溪春晖识。

现存主要版本及馆藏地：

《皇汉医学丛书》本，国家图书馆、首都图书馆。

《伤寒用药研究》二卷　　　　　　　　　　1797　存

（日）川越正淑撰

提要： 本书为川越正淑大亮氏所著，书分上下二卷，首编列总论、气论、正邪、虚实、阴阳、寒热，及辨虚实间之类似，施用方剂药之部位，下编则列关于《伤寒论》中之应用药品，发表药物之体用精义。例如桂枝之体为贯通，其用为开发、缓融、宣畅，葛根之体为摧拆，其用为弛张、清解，麻黄之体为疏漏，其用为轻散、清开，细辛之体为分披，其用为消散、追逐之类是也。全书共列七十种，俱标明体与用之原理，彼感吾汉药用，纷纭不一，殊乏系统，无所适从，遂谓药品不可不约以疗其疾，主治不可不统以取其要，此所以著辑本书之由来也。所谓体者，大体也。蔽一药才能之谓，用者活用也，合数味效用之谓，此类解释，颇有见地，诚能知其要，庶不惑于众矣。

妻木直跋曰：《诗》云：有物有则。盖体用之谓矣乎。夫有物必有则，有体必有用，体用立矣，而后事成也。古医之术，其要亦在于此。而李唐以来，或不本之，后学之徒，误其所方，先生尝病之也，故有是举，乃其辨之精，其论之审，凡诚意于古者，读之必将有即得焉。直之不敏，与亦有闻，因言其所以，弘之以附其末。丁巳春三月南越医员妻木直撰。

现存主要版本及馆藏地：

《皇汉医学丛书》本，国家图书馆、首都图书馆。

《伤寒论辑义》七卷　　　　　　　　　　　　1801　存

（日）丹波元简编注

提要：本书七卷，原为十册，日本丹波元简之杰作，为其学生之结晶，钻研历代注释，甄别瑕瑜，博辑蕴奥精义，故名"辑义"。凡有新奇惑世者，则驳正之。设有启发运用者，则发扬之，《伤寒》原本，众说不一，有独本，有宋本，有金本，惟宋本尚不失旧格，故是书一遵其本，遇有脱误，则加注辨于后，犹如汉儒遵经之遗意也。元简氏癖嗜聚书，颇多储蓄，广求旁搜，融会诸家，著有《素》《灵》二识、《金匮辑义》，而本书为其最后之撰述，一生心血之所在，沉思研核，溯源经旨，簸粃糠而拣精粹，正讹谬而补遗缺，则临证措治之际，有应变无穷之慨，且全书体例，尤为缕晰，摭伤寒原文，分为段落，原文之次，附以诸说，末列己所阐发与辩驳，而所附诸家，仅冠一姓字，至其人名，俱详凡例，披览之余，殊为活用《伤寒》之第一书也。

凡例：《伤寒论》有二本，一为宋本，系宋治平中高保衡等校定，一为金成无己注解本，而《金匮玉函经》，亦是《伤寒论》之别本，同体而异名者，盖从唐以前传之，大抵与《千金翼》所援同。《外台》柴胡加芒消渴方后引《玉函经》，方与今本符。《脉经》《外台秘要》所引，互有少异同，方有执以降诸家注本，尽原成本。案成本今收《医统正脉》中，而又有汪济川王执守张遂辰等校本，余家所藏，独为元板，盖系聊摄之旧本。而又有小小异同者，盖各家以意所改，非敢有别本而订之，方氏所谓蜀本，程氏所谓古本，未知何代所刊，特可疑耳。今行宋板，明赵开美所翻雕，虽非原本，文字端正，不失治平之旧格。成氏注本，又有少异，唯《明理论》所载，或有与宋本文同者，又案李时珍《本草纲目》人参柴胡，惟张仲景《伤寒论》作人薓茈胡，今世未见此本，唯成注释音，载蘦音参，茈音柴，的知古本如此。今原文一遵宋板，而诸本异同，尽注各条下，以备参考。

书名"辑义"，每条必钻研诸家注解，虚心夷考，衡别是非，采辑其最允当于本文者，或一条止一二家，或一条兼众说，大抵以文义相须为先后，不敢拘注家之世次，删冗语节要义，不致彼此迭见，眩惑心眼，要使文义较著，旨趣融贯而已。但其中脱文误字，其义难领会者，则姑举数说，不敢判其然否，以俟来哲，所辑入诸家，一仿金坛王氏之义例。（成）者无己也；《伤寒论注解》（赵）者，嗣真也；（宸）者，沈亮宸也；以上二家，系《仲景全书》中所引。（兼）者，张兼善也；系《准绳》所引。（王）者，宇泰也；《伤寒准绳》（方）者，有执也；《伤寒条辨》（喻）者，昌也；《伤寒尚论篇》（徐）者，彬也；《伤寒原方发明》（程）者，应旄也；《伤寒后条辨》（钱）者，潢也；《伤寒溯源集》（柯）者，琴也；《伤寒论注》（周）者，扬俊也；《伤寒三注》（张）者，璐也；《伤寒缵论》（志）者，张志聪也；《伤寒论本义》（印）者，《伤寒宗印》也；张志聪著（锡）者，张锡驹也；《伤寒直解》（魏）者，荔彤也；《伤寒论本义》（三）者，王三阳也；《伤寒纲目》（汪）者，琥也；《伤寒辨注》（闵）者，芝庆也；《伤寒阐要编》（林）者，澜也；（沈）者，明宗也；（郑）者，重光也；（知）者，程知也；（驹）者，吴人驹也；以上六家，系《金鉴》所引。（鉴）者，《乾隆御纂医宗金鉴》也；（吴）者，仪洛也；《伤寒分经》（舒）者，诏也。再重订《伤寒论集注》此余不专疏释，而别立论，以阐发本经之义者，作注外之注，附各条后，其姓氏书目，以涉繁琐，今不揭示于此。

注家有为新奇之说者，邃见之则似可依据，然其实大眩惑后人，如是者，则略加辨驳，亦注于各条之后。

古今方书，用仲景方立医案，及为之加减者，足以启发运用之机，故随所见，而附各方后。

文字训释，非医家可深研，然"几几""温温""剂颈""擗地"之类，不究其义，于临证施理之际，不无疑滞，故细检查考，多方引证，亦附条末，非敢骛博也。

论中误文脱字，不敢妄加删改，并注各条后，本汉儒遵经之遗意而已。

综概：《伤寒论》，后汉张仲景著，晋王叔和撰次，经六朝隋唐，而未见表章者，至宋治平中，始命儒臣校订之。高保衡、孙奇、林亿等序，载开宝中，节度使高继冲，曾编录进上，其文理舛错，未尝考正。案开宝，宋太祖时号。刘完素《原病式》云：唐开宝中。误。历代虽藏之书府，亦缺于雠校，国家诏儒臣，校正医书，先校定张仲景《伤寒论》十卷，总二十二篇，合三百九十七法，除复重有一百一十二方。案原一百十三方，缺禹余粮丸一方，故云尔。其命书以伤寒者，仲景自序，称其宗族余二百，建安纪年以来，犹未十稔，其死亡者，三分有二，伤寒十居其七，感往昔之沦丧，伤横夭之莫救，遂作此书。考论中，伤寒乃外感中之一证，太阳病或已发热，或未发热，必恶寒、体痛、呕逆，脉阴阳俱紧者，名为伤寒。此即麻黄汤之所主，其十分之七，岂尽以麻黄汤一证而死乎！盖伤寒者，外感之总称也。《素问》黄帝问"热病者，伤寒之类"也，而岐伯答以"伤寒一日太阳"云云。《难经》：伤寒有几，曰有中风，有伤寒，有湿温，有热病，有温病。《千金方》引《小品》云：伤寒雅士之辞，云天行温疫，是田舍间号耳。不说病之异同也，考之众经，其寔殊异矣。《肘后方》云：贵胜雅言，总呼伤寒，世俗因号为时行。《外台秘要》许仁则《论天行病》云：此病方家呼为伤寒，而所以为外感之总称者，盖寒为天地杀厉之气，亘于四时，而善伤人，非温之行于春，暑之行于夏，各王于一时之比，是以凡外部之伤人，尽呼为伤寒。仲景所以命书者，只取于此而已，如麻黄汤证，则对中风而立名者，即伤寒中之一证，其义迥别矣。后汉崔宝《政论》：夫熊经鸟伸，虽延历之术，非伤寒之理，呼吸吐纳，虽度纪之道，非续骨之膏。案所谓伤寒，乃指天行病，盖用雅士之辞也。张子和《儒门事亲》云：春之温病，夏之暑病，秋之疟及痢，冬之寒气及咳嗽，皆四时不正之气也，总名之曰伤寒。孙应奎《医家类选》云：凡风寒暑湿热燥，天之六气，自外而中人五藏六府、十二经络者，四时之中，皆得谓之伤寒。程氏《后条辨》云：伤寒有五之寒字，则只当得一邪字看。而系之以"论"者，程氏《后条辨》曰：论即论定后官之论。案礼王制，司马辨论官材，论定然后官之，是也。论之为言，有法有戒，有案有例，在仲景俨然，以笔削自任，作一部医门断定之书，故"论"字，断不可以"曰篇""曰书""曰集"等字代之。方氏《条辨》亦曰：书曰论，何也？论也者，仲景自道也。盖谓愤伤寒之不明，戚宗族之非命，论病以辨明伤寒，非谓论伤寒之一病也。其文经也，其事则论，其意则又不欲以经自居。《易》曰：谦谦君子。此之谓也。吾故曰：名虽曰论，实则经也。虽然若曰《伤寒经》，殊乖矣。必曰医经，称情哉。案论，是论难之论，《内经》诸篇，有岐黄问答之语者，必系以论字，无之者则否。《金匮要略》各篇标题下，有论几首，证几条，方几首，考之于原文，其云论者，乃问答之语也。丹溪朱氏《格致余论》序云：假说问答，仲景之书也。则其为论难之论，盖较然矣。后人尊崇之至，遂以《论语》之"论"释焉，恐非命书者之本旨也。

仲景自序首，题曰《伤寒卒病论》。卒，乃杂之讹。序中云，作《伤寒杂病论》各十六卷，其为传写之谬可知矣。隋《经籍志》有《张仲景方》十五卷，而无《伤寒论》之目，盖得非当时以湮晦而不见之故耶。旧唐《经籍志》亦因《隋志》而不收其目，至新唐《艺文志》则云王叔和《张仲景方》十五卷、《伤寒卒病论》十卷，杂之讹卒，其来旧矣。杂病，乃对伤寒，而谓中风、历节、血痹、虚劳等之类。《杂病论》，即今《金匮要略》。喻氏云：《卒病论》，已不可复睹。钱氏云：《卒病论》，早云亡。程氏云：本论具有治杂病之方法，故云《伤寒杂病论》。柯氏云：凡条中不贯伤寒者，皆是杂病，故曰《伤寒杂病论》。此数说皆不可从也。又隋《经籍志》注载梁《七录》，《张仲景辨伤寒》十卷亡，今《伤寒论》，每篇尽冠辨字，即此指今《伤寒论》，而其云亡者，盖《千金方》，称江南诸师，秘仲景伤寒方法不传，然则《隋志》云亡者，其实非亡也。《七录》《艺文志》并云十卷，考诸仲景自序，乃缺六卷，盖《伤寒论》十卷、《杂病论》六卷，各别行于世者，而王焘《外台秘要》载《金匮要略》诸方，而曰出张仲景《伤寒论》某卷中，则唐时其全帙十六卷，不易旧目者，才存台阁中，王氏知弘文馆图籍方书等时，特得探其秘要，而载之其著书，今所传十卷，虽重复颇多，似强足十卷之数者，然逐一对勘，大抵与《外台》所引符。则今《伤寒论》，不可断为非《七录》及《唐志》之旧也。案《外台》引《伤寒论》，考其卷目，桂枝汤云，出第二卷中，知太阳上篇在第二卷，葛根汤、麻黄汤、小柴胡汤、小建中汤，云出第三卷中，知太阳中篇在第三卷，柴胡桂枝干姜汤、大陷胸丸、大小陷胸汤、大柴胡汤、半夏泻心汤、文蛤散、白散云，出第四卷中，知太阳下篇在第四卷，大承气汤、茵陈蒿汤、猪苓汤云，出第五卷中，知阳明篇在第五卷，半夏散及汤、真武汤、干姜黄连黄芩人参汤云，出第六卷中，知少阴、厥阴二篇，在第六卷，其第一、第七、第九，虽无所考，而葛根黄芩黄连汤云，出第七卷中，其余不引药方，则当第一卷，辨脉等篇。第七以下，乃汗吐下可不可等篇，太阳病三日云云，属调胃承气汤条，今本载第五卷阳明篇，而云出第十卷，伤寒汗出恶寒，身热，大渴不止，欲饮水一二斗者，白虎加人参汤主之，此条今本不载，盖系于脱简，而亦云出第十卷中，知辨发汗吐下后病，在第十卷，由是观之，《伤寒论》大抵与今本无大异同，如杂病，则痉湿暍，在第十一卷，黄疸在第十四卷，痈病、胸痹心痛、寒疝在第十五卷，呕吐哕在第十六卷，而百合病论并方、霍乱、理中汤、附子粳米汤、四逆汤、通脉四逆汤并云出第十七卷中。肺胀、小青龙加石膏汤、越婢加半夏汤、肺痈桔梗白散并云出第十八卷中，是王氏所见本，不止第十卷，乃知杂病分门次第，与《金匮要略》大不同，此可以窥唐旧本之厓略也，故备录于此。

晋皇甫谧序《甲乙经》云：伊尹以元圣之才，撰用神农本草，以为《汤液》。汉张仲景论广《汤液》，为十数卷，用之多验。近世大医令王叔和撰次仲景遗论甚精，皆可施用。案伊尹作《汤液》，所未经见，唯《汉书·艺文志》载《汤液经法》四十卷，《活人书》《本事方》《卫生宝鉴》等间引《伊尹汤液》，此后人依士安言所伪托，史志等未见著录者。此岂伊尹所作与。然仲景自序特云博采众方，未言及《汤液》，士安去仲景时不远，岂亲觏所谓《汤液》者，而为此说与。自序又云，撰用《素问》《九卷》《八十一难》《阴阳大论》《胎胪药录》，并平脉辨证，作《伤寒杂病论》合十六卷，盖伤寒三阴三阳，乃原于《素问》《九卷》，伤寒、中风、温病等之目，本于《八十一难》，其他如《阴阳大论》，虽未知何等书，然要之纂旧典以文，而编著者，非悉仲景之创论立方也。元吴澄作《活人书》辨序云：汉末张仲景著《伤寒论》，予尝叹东汉之文气，无复能如西都，独医家此书，渊奥典雅，焕然三代之文，心一怪之，及观仲景于序，卑弱殊甚，然后知序，乃仲景自序，而《伤寒论》即古《汤液论》，盖上世遗书，仲景特编纂云尔。吴氏此说，原于士安，其论未可定然，但至论文章之更变，则虽非我医家所能及，而宜以兹考镜也。

高保衡等校定序，称自仲景于今八百余年，惟王叔和能学之。成无己亦云，仲景之书，逮今千年而显用于世者，王叔和之力也。盖仲景书，当三国兵燹之余，残缺失次，若非叔和撰集，不能延至于今，功莫大矣。而明洪武中，芎溪黄氏作《伤寒类证辨惑》曰：仲景之书，六经至劳复而已，其间具三百九十七法，一百一十二方，纤悉具备，有条而不紊也。《辨脉法》《平脉法》《伤寒例》三篇，叔和采撼群书，附以己意，虽间有仲景说，实三百九十七法之外者也。又痉湿暍三种一篇，出《金匮要略》，叔和处其证与伤寒相似，故编入六经之右，又有汗吐下可不可并汗吐下后证，叔和重集于篇末，比六经中，仓卒寻检易见也。今一以仲景书为正，其非仲景之书者，悉去之，庶使真伪必分，至理不繁，易于学者也。案此说，渊源于王履《溯洄集》，但履以伤寒例，为仲景原文。从此而降，方有执、喻昌、柯琴等辈，从而宗其说，或驳或贬，以加诋諆，如序例则云，搜采仲景旧论，《外台》乃载其文，揭以王叔和曰，则此一篇，叔和所撰，非敢伪托而作也。至辨脉平脉汗吐下可不可等编，叔和既于《脉经》中引其文，以为仲景语。又高湛《养生论》云，王叔和性沉静，好著述，考核遗文，采撼群言，撰《脉经》十卷。叔和《脉经》序亦云，今撰集岐伯以来，逮于华佗《经论要决》，合为十卷。其《王阮传》载吴、葛、吕、张所传异同，咸悉载录伤寒例，固多不合仲景之绳墨，而言属荒谬者。然叔和亦一名士也，岂有以我所立论，嫁名于前贤，而为采撼于己著书中，如毒手狡狯之伎俩乎。阴阳五行，汉儒好谈之，五藏六府，经络流注，《史记·扁仓传》间及于此，《汉书·艺文志》亦多载其书目。仲景生于汉末，何独屏去之？今依临川吴氏之言而考之，如六经至劳复，文辞典雅简奥者，系于所撰用古经之文，其他言涉迂拘，而文气卑弱，世人以为叔和所羼入者，岂知非却是仲景之笔乎。因意伤寒例，及原文中，或云，疑非仲景方，或云，无大黄，恐不为大柴胡汤，或本云云云之类，皆叔和所录，其语气为明显，此余尽是仲景旧文，而前后义相矛盾，文理晻暧难晓者，古书往往有之，又何疑焉？方、喻诸家，逐条更定，删改字句，以为复。仲景之旧，殊不知宜乖本来，惑乱后人，莫此为甚，视诸叔和，其功罪之轻重，果奈何也。案程氏、志聪、锡驹等，以序例为叔和所撰，其他为仲景原文，是固然矣。钱氏以序例及发汗吐下可不可等篇，为叔和所增，殆无明据焉。又案张遂辰本，及全书卷首，载《医林列传》云：王叔和次《张仲景方论》，为三十六卷，大行于世，此原出《太平御览》，引高洪《养生论》，然《隋志》等不载三十六卷之目。汪氏云：仲景为《伤寒杂病论》合十六卷，叔和编次，何至遽增二十卷书邪？则云三十六卷，误矣。要之《伤寒论》一部，全是性命之书，其所关系大矣。故读此书，涤尽胸中成见，宜于阴阳表里虚实寒热之分，发汗吐下攻补和温之别，而痛著工夫，欲方临证处疗身亲试验之际，而无疑殆也，其中或有条理抵牾，字句钩棘，不易晓者，勿敢妄为穿凿，大抵施之于行事，深切著明者，经义了然，无太难解者，"太阳病，头痛发热，汗出恶风者，桂枝汤主之"之类，岂不至平至易乎！学者就其至平至易处，而细勘研审，辨定真假疑似之区别，而得性命上之神理，是为之得矣。其所难解释，诸家费曲说者，纵令钻究其旨，不免隔靴抓痒，如以其不的确明备者，施之于方术，则害于性命，亦不可测。然则其所难解释者，置诸阙如之例而可也。谚云：开卷了然，临证茫然，是医家之通患。学者宜致思于此，亦何苦以诋诘古人为事乎哉！宽政辛酉正月之望元简撰。

丹波元简序曰： 许叔微曰：读仲景论，不能博通诸医书，以发明其隐奥，专守一书，吾未见能也。余早奉家庭之训，读《伤寒论》，问从一二耆宿，有所承受，然既无超卓之才，何有创辟之识？因循苟且，粗领会厓，略以为临证处方之资，忽忽二十余年矣。唯癖嗜聚书，以所入之赢颇多，储蓄如伤寒一科，殆至四十余家，以事务倥偬，不克专心于绅绎，仅供一时披寻耳。会丙辰秋，为人讲斯书，因顾世为仲景书者，或谓《伤寒论》只当于原文中字栉句比，参证互明，以求其归趣，别开心眼，后世注家迂腐之谈无益方术，一概抹杀而可矣。是盖性高明者，宜如此也。如余则谓宋元而降，解释此书者亡虑数十家，深讨搜穷，各竭其心，其间虽意见各出，得失互存，均之非无追溯仲景渊源者焉。呜呼！余也才识不能逮，今人安能忘于前贤，矧竭一人之心力智巧，迺孰与假数百年间数十贤之所竭心力智巧而以为吾有也。于是公私应酬之暇，陈所储蓄，逐条历考，旁及他书，广求密搜，沉思默想，窃原许氏之旨，而期阐发其隐奥，临证以辨疑处方，得精当而已。遂录以成一书，亦聊便于讲肆，是吾志也，而取消于高明者，吾不忧也。凡七卷，名曰《伤寒论辑义》，昔人云易稿则技精，屡断则艺进，是书之成，但恐决择未精，或失繁芜，辑以俟他日之删汰云尔。时享和纪元春二月望直舍书丹波元简廉夫。

丹波元坚跋曰：先府君栎荫先生《伤寒论辑义》七卷，属草于享和辛酉，尔后间有补正，将更其稿，而遂不果矣，盖医经注释见存于今者殆数百家，各立门户，纷纠不一。先府君早慨于斯，广求旁搜，融会而折衷，以诱后进，若其《素》《灵》二识、《金匮辑义》，以屡经手订，将逐部刊行，特此书未全整次，不敢轻出示人，奈何昊天不吊，庵捐馆舍，岂不痛恸哉！元坚不肖，窃谓《伤寒论》一部为文峻洁，义理判于毫芒，寓意渊奥，神思达乎呼吸，所以夺造化之权，而抉天地之秘，自非纯思精虑，洞古达今者，不能善读而善用之矣。尝考诸家注释，成聊摄顺文直解，稍病浅拘，然创辟之功诚伟，能为来者所矜式，方中行亦出新裁，非无发挥，然凭其私，颠倒经文，实作之俑。喻嘉言略本中行，更益端绪，后人何以崇信之至？柯韵伯学识颇高，最有所见，而犹多臆断，程郊倩闻话俚语，失解经之体，至论理精密，殆非诸氏所及，汪苓友处心平稳，疏通前注，虽未能脱陋习，固与专已守残，相去悬隔，张隐庵及令韶率由旧本不敢错易，盖不蹈时趋者，钱天来辨订不遗余力，然或失太凿，亦不无胶柱。《医宗金鉴》汇纂之洽，殊为有益，其删章改句，无所不至，抑亦妄矣，其他不过摹仿剿袭，换头易面而已。要之，皆是莫非沈潜研究，溯源于仲景者，然意见各出，得失互存，不为取舍，则无以一学者之听矣。此即先府君所以撰此书之微意，而至执其瑕疵，一概抹杀者，不欲效尤也。今此书之作，证明文理，讨穷义蕴，于诸家注释，参伍审考，簸秕糠而拣精粹，正纰缪而补未逮，且就晋唐诸书，勘其异同，旁取从来方说，引申经旨者，以附每条，于是微旨大义，灿然较著，临证措治之际，左右逢源应变无穷，学者注思于此，则升堂唶戴，亦何难之有。顾者门弟子恳求誊录，而传写或致讹谬，仍商之家兄，戮力校雠，以锓于木，凡五阅月，而功告竣焉，唯其未脱稿，有姑存数说，而未为决定者，有注文有碍，而未加细辨者，今悉依其旧，读者当以意逆志耳。呜呼！先府君之所秘，一旦出而行之，神乎有知，其谓之何？虽然诚是数十年稽古历验之所致，岂可使其流传不广，此所以与《素》《灵》《金匮》诸注并刊问世，永垂不朽也。文政五年岁在壬午夏四月六日不肖孤元坚谨跋。

现存主要版本及馆藏地：

1. 1921年杭县敬斋氏郡学林据聿修堂刻本抄本，中国中医科学院图书馆；

2. 1935、1939年上海中医书局皇汉医学编译社铅印本，中国中医科学院图书馆、陕西中医学院图书馆；

3. 《皇汉医学丛书》本，国家图书馆、首都图书馆。

《伤寒论脉证式》八卷　　　　　　　　　　　　1804　存

（日）川越正淑撰

提要：本书为川越横山氏所著，其所谓"式"也者，言其所有凭依，而便取法也。盖脉有形势，证有奇正，不辨形势奇正，则证脉无据故耳。衡山是对于《伤寒》真旨，励志研究，历有年所，遂得窥其渊奥，辑成《证治式例》，全书一帙，计分八卷，一至三辨太阳病，四辨阳明病，五辨少阳病，六辨太阴病，七辨少阴病，末辨厥阴病，每条首列原文，次列己所识见，或击先辈之谬讹，或示后学之扼要，注释清博，阐发蕴奥，诚为辨识《伤寒》之南针也。

绪言：伤寒之书，不知成何时代矣。世传云：后汉长沙太守张机仲景著《伤寒论》。虽然，《后汉书》及《三国志》并不载焉，或晋唐宋元明之诸书，适及此者，亦皆所追考，而不更听有明证矣。盖断之后汉者，特以其自序文征之耳矣。抑自序之于撰，意趣失要契，字句不雅驯，较之本论，岂啻天壤而已哉！恐后人据《千金方》《艺文志》等，为之篇者乎矣。且也书其名姓，题汉字者，却见后人之手痕明矣哉。要之吾侪所矜式，唯其论与方而已，如其时与人，则邈乎不可之断也，无己则措而不论亦无害大义耳矣。今谨稽本论之作意，盖取其规矩于《易经》者也乎。太一肇生阴阳，而八卦位焉，邪气备虚实，而六经定焉，卦爻系象象，部位配脉证，此虽固异其道，而岂非有所似乎耶？且其辞句之韫古，齿之于文言系辞，亦为敢不大诬乎耶？以是观之，则其时与人，既已于上古，亦不可知矣。然是余之所私淑也，胡其强之人为乎哉！

"伤寒"之名，载在史传及医籍，然皆以为严寒所伤，为之义者耳。仲景氏之所旨，特不然矣。说者率以其不然，而强之史传医籍之通言，难哉窥其面目也。盖伤也者，伤戕伤害之义也。寒也者，寒热之寒，而虚寒之谓也。是故伤之者非寒，适为四时气候所伤也。夫盖四时气候之于人也，以常论之，则必毕于生育之一道耳尔，岂敢为且戕焉且伤焉乎哉！虽然，人苟失其常之调度，则四时之气直透彻于躯内，而使血液心气紊乱其政令，于是乎病脉证出焉矣。故病与不病，我自取焉，亦胡强之四时气候为乎耶？然则彰明哉，伤者以四时气候言之，寒者以病之情状言之也。何谓病之情状乎？精气虚寒之生于内，是之为情也，恶寒厥寒之显于外，是之为状也，可知寒之情状，而非严寒之寒也。夫既寒之内外乎情状也，不得固一其态矣。病轻则寒亦浅焉，寒既深，则病亦自重焉。轻重浅深，出入去住，皆无有所漏于兹者矣。此即所以统名于疾病，曰伤寒也。或人曰：伤寒之统名于疾病，其言照亮矣。然是之小册子所论，其方才不过一百，以不过一百，而欲充之疾病之千态万变，则牵强附会，亦尚不及焉。吾则不信矣，曰有是哉问也。后人举翳膜于如吾子所言，莫更开眼于二千载之后者，往往称古方家之徒，划方于《伤寒》《金匮》，而大羞用唐宋元明之方，断然不顾矣。仲景氏旨不然矣。凡疾病之在人乎，万焉而不止，亿焉而不尽，犹如人之各异其面貌也然矣。然则藉使药方亿万，岂得尽而不残哉！是故本论系于证方，以三阴三阳及伤寒中风者也。此于其证方，则虽如划于兹，而于其三阳三阴及伤寒中风则固不止于兹，宜以渔猎于亿万之疾病焉矣。夫既知以三阳三阴及伤寒中风而普渔猎于亿万之疾病，则亦自于证方之如划于兹者，不啻纵横其驰躯于兹而已。亦复取谟范于兹，而应为择唐宋元明诸家之证方，以供之施用焉矣。

是故余所谓以《伤寒论》治众病者，非划证方于此之谓矣。惟是以三阳三阴及伤寒中风，而普渔猎于亿万之证方之谓也。然故纵方剂之成于今者，亦不泛滥于三阳三阴之谟范者，采而以用之，况于唐宋元明之方剂乎。恶能为划方于《伤寒》《金匮》哉，可谓世称古方家者，未知古方也，岂其可不思诸乎哉！

《辨脉法》《平脉法》，疑是宋高继冲当时编录进奏之旧，而孙奇等削去之遗文也。如论其阴阳表里、气血营卫、脏腑虚实也，不系之以病证，而单断之于脉，又论其五行配当、四季不同、尺寸参差、呼吸出入也，推之漏刻，正之菽数等，概比类乎《素问》《难经》者也，岂敢配之于本论之脉式哉！夫盖本论之于脉式也，有以状言之者，又有以势言之者，不可不精论矣。浮为三阳之经脉，沉为三阴之经脉，迟数弱弦细微之纬于浮沉疾，与促之反于表里、洪大之亘于内外，此为之脉之状也。如缓紧滑涩则皆以脉之势言之者也，故不可固期之于一状一态者也。盖缓紧之于势也，以察邪力之骏剧与平易焉。滑涩之于势也，以察精气之主虚与不主虚焉。缓也者，以其势之安舒言之，紧也者，以其势之怒力言之，滑涩之于有腻油，涩势之于为枯槁，互参伍之，则轻重虚实之分界，须确然而指点也。是故缓紧滑涩之于四势也，必胚胎于浮沉之经脉，又必含畜于迟数弱弦细微之纬脉也。以是乎辨病位于当今者，乃浮沉迟数弱弦细微是也，察转变于未然者，乃缓紧滑涩是也。后世不通此等义，缕缕费之解，而皆如曲直不相容者，盖有故乎尔。

《伤寒例》，即王叔和之所例，而固非本论之例，盖继冲采抄之于此也，所谓今搜采仲景旧论，录其证候，诊脉声色，对病真方有神验者，拟防世急也之言，可以征矣。

《痓湿暍》，出于后世病名歧流之撰者也，亦继冲之所采抄焉。按此篇并上二篇，及自序，共四篇，以冠之提头者，大氛昏乎本论之旨归，恰如玉石同柜，连贯乎鱼眼珠玑也，宜一扫而复之古已尔。

盖《伤寒论》之远古也，晋唐宋元明之诸家，祖述之者若干辈，暨吾邦从事于此者，往往虽不匮其人，或不免五行生克，配当引经之说，或胶漆字句而餍饫乎管窥锥指，或夙建家言，而甘心乎牵强附会之徒，未窥其渊奥者也。夫盖学此书也，固无他，唯以脉证耳。以脉证有道矣，曰脉有形势，证有奇正，不辨形势奇正，则脉证亦何足据乎哉！宜以辨形势奇正为务也。是故虽假脉证之一于其字句，而系之以虚实阴阳，则其脉果异分寸高低，其证果异轻重缓急，既辨分寸高低之差，而形势之脉可察矣；既辨轻重缓急之别，而奇正之证可识矣。而后奇正据形势，而察其机焉，形势待奇正而备其态焉，以是奇正者，形势之式也。形势者，亦奇正之式也；式也者，言所凭依而取法也。诊按之精，施用之活，莫不一出于兹也矣。苟志医者，岂其可忽诸乎哉！是余之所以以"脉证式"命于是书也。文化甲子冬至日川越正淑志。

有邦跋曰：家君之少也，学《伤寒论》于中西深斋翁，盖十有余年矣。既而熟考其说，觉于本论，颇有径庭，于是励志覃思，精练研究之，十年如一日矣，遂至以窥其渊奥矣。尔来讲授之后，更自就文而指示之，使有邦从录焉。虽每不过二三条，其稿之所积，周编悉已具，乃校而第之，总八卷，名曰《伤寒脉证式》，则本论脉证之式例，较然甚明，四方从游之徒，皆莫不竞求转写也，唯恐致亥豕鲁鱼之误，今因与同志谋刻藏诸家乃尔。男有邦谨书。

现存主要版本及馆藏地：

《皇汉医学丛书》本，国家图书馆、首都图书馆。

《万病皆郁论》　　　　　　　　　　　　　　1805　存

（日）源通魏撰

东都藤笃跋曰：一日外舅犀河翁出斯编示笃曰：是余先人金龙先生所撰著也，先刊行于世，无几其梓罹灾，是可惜也，今将再刊，为识之由。笃乃受读之，其立论也确矣，其证方也审矣，非学涉宏博，术究精微者，安能至此，可谓医门之法则，是今而不传，后世恐亡失，斯举不可缓也于此乎。跋以传云。文化乙丑春二月东都藤笃。

现存主要版本及馆藏地：

《国医小丛书》本，中国中医科学院图书馆、北京中医药大学图书馆。

《方机》

（日）吉益为则撰，（日）乾省守业编

提要：东洞吉益先生，乃日本汉医界之名宿也。《方机》一书，为先生口授，出其高足乾省守业氏笔记，复由殿经文纬氏所校订也。因仲景所传典籍诸方，自经叔和王氏增修失真，一一簸扬粃糠，以免遗误后世，方中药品用量，一仍其旧，而考证于彼邦量数，别注其下，且每方所举主治病症之外，复列兼症与兼用之剂，保存真义，可谓知仲景之心者矣。

凡例：东洞翁所著《方极》，大行于世，然其文要简，不便于初学，此编虽似蛇足，然亦辑翁之所口授，而坦易郑重，故欲为牖后进之一助也。

分量古今不一，且汉秤与本邦异，故今就翁所考订，而别注于各方下如桂枝汤，桂枝、芍药、生姜各三两，大枣十二枚，今各七分五厘，甘草二两，今五分是也。存其旧者以便览者，煮法亦然。

各方后举其所主治之病症，而傍加兼用剂也，如其药方，审于向所刊行《古方丸散方》，故今不赘。

凡欲就长沙方而施匕术者，尤不可择药性不精严。近世为医者，徒贪其价廉，而不要择药，唯利之趋，往往欺人者多矣，何其不仁之太甚也。夫医之治疾也，犹勇士之使兵，铅刀钝器，虽当仇雠，将安为用也。故苟去其利而择药性，能从古人之规矩，则何病不治，思诸思诸。

殿经文纬序曰：刀圭之术，上自岐黄，下及历代，名师哲匠，往往继兴，方书论说，纷纷乎不知几数也。后汉张仲景尤独出群，然其书传者，仅《伤寒论》《金匮》而已。晋王叔和选次之，增演其书，加以私说，于是篇中玉石混同，而失真面目。至千岁之后，无知仲景心事者矣。吾邦东洞翁忧其迂论臆说有害本文，愤励激发，而作书著论，以簸以扬，粃糠悉去，张氏之书得复其旧，岂不精哉！宜矣哉世之尊信翁也。属者，书肆北林堂斋方机来曰：此书也东洞翁口授，而门人之所传记以为帐秘也。余得之于乾守业者，欲刊以公于世，愿劳先生校订。余不敢辞。事务之际，检校数次，遂于方名之下加其方以应其需云尔。文化辛未岁二月殿经文纬撰。

现存主要版本及馆藏地：

《皇汉医学丛书》本，国家图书馆、首都图书馆。

《删定伤寒论》　　　　　　　　　　　　　　　1813　存

（汉）张机撰，（日）吉益猷删定

现存主要版本及馆藏地：

1. 1916年上海医学书局铅印本，天津医学高等专科学校图书馆、陕西省图书馆；

2. 民国单受益节抄本，中国中医科学院图书馆。

《伤寒广要》十二卷　　　　　　　　　　　　　1825　存

（日）丹波元坚撰

提要：《伤寒论》为感证宝筏，诚千古之圣典也。惟轩岐只言其常，未及其变，仲景触类长之，常变兼备，自成无己注释以来，不下百余家，虽多变通之虞，中间不无驳难之阙。丹波元坚氏深虑伤寒难疗，学说纷歧难从，爰虑经旨，掇其精英，引用百余家之注解，扩充经中之要旨，汇萃成帙，故名《伤寒广要》。全书一十二卷，篇列一十四章，其一为纲领，举证治之纲要，二为诊察，举色脉以断病，三为辨证，示伤寒证之概况，四为太阳与少阳病，指麻桂柴胡之汤证，五为阳明病，发挥承气白虎之证治，六为太阴少阴厥阴病，施用温阳之变方，七至九为兼变诸证，以辨病有难易，治有缓急之道，十为病后之余证，十一为类似之别证，末为儿妇关于伤寒病之见解，合灼伤调理及将养之法，旁征博引，莫不赅载。伤寒真义，无复余蕴也。

丹波元胤序曰：余弟亦柔，夙承箕业，与余同砚席，交师友，议论切劘，矻矻穷年，以研方术为念，顷著一书，谓余曰：伤寒之为病也，自古称以大病，谓为难治，南阳张子所以伤宗族之沦丧，慨时士之蒙昧，寻训以定经方也。苟志于医者，固当究之急务，孰不讲明其理乎？然退而思绎历代诸家治伤寒之法，似不甚通张子之意。先君子所编《辑义》，芟除缪辀，精义入神，经旨于是无复余蕴焉。弟更憾古人之为其说者，杂糅多歧，有使后学犹不得窥张子之门墙者。盖轩岐所叙，只是热病，表阳里阴，以分六经，准日期拟汗下，言常而不及变，举纲而不及目。张子触类长之，以阴阳标寒热，以六经配表里虚实，常变兼该，细大不遗，立名约而析事明，使人易辨识，但总外感，而名伤寒。先圣、后圣，其揆一也。后人不察张子、《内经》两途分镳之故，彼此傅会，强配其目；或不知"伤寒"为外感总谓，实求邪气，以立名类。若夫据当时流传之证，与自己试验之方，以为一家言，有强辨夺理，眩人心目，欲高驾于张子之上，以律千百世者。于是尔来医流，或尊一继祢之小宗，而置大宗乎不问；或自命太高，徒悬揣经文，不欲旁涉群典以为会通。张子之微言奥义几熄矣。要之，宋以上则因循套习，金元以下则务标新异，然至其深造自得之妙，则所谓"治彼虽偏，治此则是"者，未始不补张子万分之一，而有功于救生也。弟不顾谫陋，窃裒诸家之要，而成此编，以其广经旨，题曰《广要》。然岂敢谓列于作者之林，不过为自验学术之地，与备及门之寻检而已。余执而阅之，书凡十二卷，为篇凡十有四，其所采录，凡一百五十余家。诠次排类，原之经旨，自诊候平证，以至饮食将养之法，莫不赅载。其醇驳异同之际，精汰严收，去取有法，而不敢赞一辞于其间，意在于尊古也。亦柔为人清修谨饰，不类余落落然，宜乎择言之精，援征之确，至于斯矣。夫伤寒证有真假，而表里虚实，固无定局；治有权宜，而补泻温凉，又无常套。自非平素讲求，探其理致，则于见病知源之理，未必能有所领会焉。亦柔克踵先君子《辑义》之著，而为此举，其意微矣。余今更记亦柔之言，以为之序，谕后之读是书者云。文政丁亥仲夏胞兄元胤绍翁识于苍雪山房之南轩。

凡例：《伤寒》既有圣法，何须赘述，然经旨渊奥，非易领会，故成氏以来，世多注释，其变通之者，亦不遑枚举，后学欲窥仲景门墙，济斯民夭札者，舍此将何所适。唯中间不免踳驳，难得决择尔。先君子《辑义》之著，于详酌诸注，证明义理，无复余蕴，其旁及诸家方论，扩充经旨，而可增人意见者，并杂病以附于各章之后，惜稿本未善，或由漏失。元坚陋劣，深患伤寒之难疗，而从前之多歧，仍不自揣，就晋唐以至明清之书，律之经旨，掇其精英，厘为十二卷，盖所引用凡百五十余家，以录其广经旨之要，名曰《广要》，亦窃拟一部注书，然岂敢谓补《辑义》之遗，而列著述之林，不过以为自己考验学术之地，并备生徒寻究而已。

愚初编斯书，欲仿经文，析以六篇，然诸家论说，对待阴阳，不可专属者颇多，殊难割裂类排，因参互审勘，创意部分，专便检阅，而未始不律之于仲景三阳三阴之旨。其为篇者，凡十有四，曰纲领，为证治大略曰诊察，举脉色以至身体便溺，鉴别病情之法，曰辨证，系诸般见证，阴阳生死之辨，此篇与兼变诸证间相出入。曰太阳病，曰少阳病，以膈热证附入，曰阳明病，曰太阴病，曰少阴病，曰厥阴病，以上六篇。每病更有剧易之差，治法亦有紧慢不同，各从为别，曰兼变诸证。病虽无外于六者，因其人宿恙触动，与医药误投，有所兼挟变坏，而条例不可径行者，录为三篇，此类方说，比之正病，反多可取，然其方药，颇有近于杂病之治者，今姑撮其十一。曰余证病后之证，盖无所一定，今只拈其最多见者，曰别证，感冒当隶太阳，然是邪之更浮者，治方亦嫌混于桂麻之例，故与大头病时毒，合为一类，曰妇儿，揭经水胎产等，证治殊于丈夫者，及婴儿处疗之略，妇儿方说，可通大方者，悉排各门。曰杂载，灸灼及饮食起居将养之法，并以为篇。

是书篇类，不能该备，如变证兼变篇中，欠头痛、眩冒、懊憹、痞硬、咽痛、阴阳易之类，是也。如吐法与汗下鼎峙，关系为巨，而系缺载之类，是也。又有自为篇，而方说不备者，如太阳少阳并无详论，厥阴仅出二方之类，是也。此类不一，非敢遗漏，诸家之义，本少可取也，又有其事宜存，而其说未纯，姑供引申者，如诊察中，察面目耳鼻诸说，是也。大抵所录论方，必平心熟考，务在精核，惬于经旨，切于日用，如危疑之论，新奇之方，及徒多名类，以眩惑人者，概属删略尔。

每门方说，必以类相从，不拘出典之先后，且要其不重复，唯《辑义》所既载，间亦有录入，以正端绪者，盖录说之例，前人既有其说，而后人就有附益者，恃录前说，注以后说，后人之说，更加精切者，特出后说，而注其所本，亦有以详略互见，并录以备恭对者，录方之例，其出入加减，概附记于原方之后，而录其全文者，出典注于后，系节录者，出典题于上以易识别，至所附按语，则一以圈子隔之。

所引方说，分隶各门，有似背其原意者，盖律之经旨，去其名而取其实也。如天行温疫，诸家以为一种病，而究其证治，遂不外于三阳之例，故今排之各篇，不敢自设类是也。如阴阳疑似，辨当在太阳与少阴，阳明与太阴，少阳与厥阴，而活人以降唯以热极厥逆，为阳似阴，虚阳泛越，为阴似阳，故今不举之阴阳总说，而隶之阳明少阴是也。如麻附发汗，即是直中表寒之法，而圣惠三阳病，载有其方，今推其药理，录之少阴之类是也。方剂尤多其例，凡斯之类，具注于逐条诸方之下。

大抵古人之言，律之经旨，语句之间，不能无瑕，然志在尊古，故唐宋诸说，不敢臆改，或有可疑，注于其下，至挽近之书，则有直加删订者，然必注其义，又有行文之际，难于割正，附以按语者，有其谬自显，以仍其旧者，要不欲执小疵，而弃大体之善也。

伤寒百般脉证莫不悉在，百般方法，皆为之用，是书虽一二采之他病门，讵得尽其变，如先君子《脉学辑要》，尤贵熟谙，余尝汇诸家用药之议，作《药治通义》一编，正与是书相发，亦要照看，盖伤寒之理，不可不细心，又不可不放胆，毫厘之差，死生反掌，不容与有等杂病，泛然同视，此其第一义也。

斯书之作，以芟繁选粹为主，故不能于异同之说，具载无遗。而识地未定，他日将以试验者，率致采录，故亦不能约确归一，况其取舍与篇类，虽谓律之经旨，而管蠡之见，岂知其真，而今而后，讲经日深，尝历有年，方有所是正耳。但生徒或苦讨绎，仍缀例言数则，以附卷端。文政乙酉畅月元坚识。

现存主要版本及馆藏地：

1. 1920年成都昌福公司铅印本，中国中医科学院图书馆、北京中医药大学图书馆；

2. 上海中医书局铅印本，陕西中医学院图书馆、黑龙江中医药大学图书馆；

3. 《皇汉医学丛书》本，国家图书馆、首都图书馆。

《新增伤寒广要》十二卷　　1825　存

（日）丹波元坚撰，（民国）何廉臣增订

何廉臣先生传：吾越何先生廉臣，以医学闻世，群推泰斗，己巳八月，先生寿终，喆嗣幼廉筱廉具事略，请为之传，以恕之不文，于医学未窥门径，何足以传君。第夙闻绪论，兼有一日之知，故不敢以固陋辞。先生讳炳元，别字印岩，以字行，行医几五十年，浙东西妇孺，无不知有何先生者。乌呼！学术道艺深邃如君可谓名副其实矣。君壮岁成诸生，乡试两膺鹗荐，以微瑕见屏，遂专力于医，初师仲圣，覃精古方，矻矻穷年，不以为苦，既多心得，更旁及刘李四家。嗣从樊君开周数年，临证诊断，益变化通神，于叶香岩、王潜斋辈专集，致力尤深，考核探索，洞其精要，诊治有得，经验益闳，而著述益富矣。先生生平雅不欲以术鸣，日惟孜孜于学，其著作传世，荦荦大者，如《鉴定伤寒论识》《增订伤寒百证歌注》《新增伤寒广要》《鉴定伤寒论述义》《新纂儿科诊断学》《新医宗必读》（当代民国伟人蔡元培君为之序）《增订时病论》《何氏医论》《内科通论》《增订温病条辨》《增订医医病书》《温病辨正》《勘病要诀》《实验药物学》《湿温时疫治疗法》《绍兴医学会课艺》，总编《绍兴医药学报暨改组名月报》《警察所主考医生试草》《喉痧日喉证治全书》《梁氏辨舌要略》及《医学答问》《任氏医学心源》，总纂《全国名医验案类编》《何氏医学秒谛》《通俗伤寒论》《廉臣医案》《印岩医话》等书，其间或撰著，或编述，或增订，或参注，或选评，或鉴定，或校勘，或纂辑，皆损益群言，斟酌至当而先流行社会者，若《感症宝筏》《广温热论》、叶氏、吴氏《医案按》，皆引掖后起，有裨医术，至恕所心折者，莫如《通俗伤寒论》。是书秉承家学，根柢诸家，于温热、伤寒沟通一贯，而君则一生服膺叶氏，师其道，宗其术，而又通变，宣氏洵为独具微尚矣。读君之医案医话，知世以轻清立方者，更不可同年语也。嗟乎！君既逝矣，而世之读君书者，畴能如君之方智圆神，贯西合中，融古今于一罏，起死生于俄顷哉！昔鹿门传扁鹊，备述方案，后世以为知言，君之贤嗣，能世其业于医术，更能发明光大之其事略述先生治验甚详，故无容恕之赘言，特以遗著等身，未刊布者，当亦不鲜，排纂整理，亟待后人，使君之一生学术经验均有统系，不至散漫无归，如航海者不知所栖泊，则君之精神为不死矣。君生于咸丰庚申，卒于民国己巳，春秋七十，娶夫人严氏，以内助称贤，今年春，葬谢墊郑家山牛羊岗之原。予为之论曰：学医人费，世之人略诵灵兰，未窥金匮，辄欲悬壶。若先生者，终其身在医海中，未尝以术自高，而日以学自励，香岩洄溪，天资卓然，高风邈矣。如吴淮阴惟知宗尚叶氏，而识力不闳，时见纰缪，先生能祖而匡正之，博而能精，并世医界中，如先生者，有几人哉！宝茂声宏，宜贤子之昌大其业，不徒能读父书也，予于香岩、浅斋、洄溪、鞠通诸家，均辑有小传，钩提玄要而于君之学，饮海一勺，无能穷其涯，涘博大闳深，觉有清一代浙派诸家，皆偶乎后矣。庚午仲冬素藏王恕常拜手谨撰。

何廉臣先生事略：何君讳炳元，字廉臣，别署印岩，浙江绍兴县籍，自幼攻举子业，早博青衿，而乡试两荐不售，遂专习医学，先与沈兰垞、严继春、沈云臣三君，讲习古医学说，约三年，渐通轩岐经旨、仲景方义，继从名医樊开周临证三年，始知症候之传变，疗法之活泼，初君笃守古方，意在尊经，樊君则谓传世与行世迥异，江浙滨海停江，地土原湿，先贤发明疗治湿燥温暑诸法之实验，不可偏废，君方兼考明清各家学说，出以问世，效者固多，犹有不效者，乃决计出游访道，集思广益，寓苏垣仅一年，居沪江者三年，每遇名医，辄相讨论，类皆云阴阳升降，五行生克，运气流行诸玄说，即佽然自足，而于切实调治之方法，精确不磨之学理，十无一二，益叹祖国之明医，何其寥落若晨星耶。乃多购泰西译本，悉心研究，复令哲嗣幼廉，从东西医游，饱饫新知，折衷旧学，在郡垣悬壶行道四十余年，实地经验，两相比较，始知西医学之未必皆可取，中医学之未必尽可弃也。历任绍兴医学会长，清季首创绍兴医药学报，前后出八十余期，民十绍兴县警察所长考试中医，君被举为主试，遴选真才，群庆明允，备载试艺选刊，生平著作，内甄古今，外参东西，所著有《湿温时疫治疗法》《内经存真》《全体总论》《内科通论》《何氏医论》《实验药物学》《药学粹言》《药学汇讲》《肺痨汇辩》

《新医宗必读》《中风新诠》《痛风新诠》《内科证治全书》《妇科学粹》《勘病要诀》《新方歌诀》《续古今医案按》《叶天士医案按》《吴鞠通医案按》《儿科诊断学》《廉臣医案》《印岩医话》《伤寒论识》《伤寒百证歌注》《新增伤寒广要》《伤寒论述义》等，复将先贤遗著，参订行世，则有《重订感症宝筏》（即吴坤安《伤寒指掌》）《重订广温热论》（原系戴北山《广瘟疫论》，经陆九芝删润而定今名）先是君祖秀山公，选按俞根初氏《通俗伤寒论》，君复校勘而梓行之，余如吴鞠通《医医病书》，何书田《医学妙谛》，均加校增付刊，晚近总纂《全国名医验案类编》，已风行海内矣。君生于咸丰庚申十二月二十日，卒于民国己巳八月十二日，春秋七十，哲嗣幼廉筱廉，笃学精诣，能传其业，后学不敏，读先生著述有年，情殷私淑，谨采书报，撼成事实，俾后之编《中国医学史》暨修浙省县志者得以采择焉。庚午孟夏后学无锡周镇小农拜手谨撰于惜分阴轩。

绪言： 尝觉浅田栗园曰：自古以来，讲演伤寒者，医籍充栋，贤愚不等，偏见迂论者，不可胜数，亦毋庸详辨博考，只验圣经贤传，紧要之书，揣摩精究，自然学术日进。多纪茝庭所谓讲求轩岐长沙之经，抉择历代良师之著，以切临病处药之际，是吾家为学之方，亦即吾家为医之诀，是以先君子搜罗天下医书，以贻子孙，其意一在后之人善读而善用之焉已。所以后之医者，必取镕医经而后识见正，必参酌经方而后手段精，必广疗疾疢而后运用极，故不明医经经方之旨者，虽其业大行，侥幸不足观，明医经经方之旨者，虽一匙半剂，亦具有规则，按此数语，为后学开正路，传医统，一一当书绅之学语也。虽然假使有精当之学理，真确之经验，原不妨于仲景所言者之外，别树一帜，然必其所言者，与仲景相发而后可，如读仲景之书，用仲景之法，然未尝守仲景之方，乃为得仲景之心者，若日本东都丹波元柔所撰之《伤寒广要》是也。其自言衷诸家之精要，而成此编，以其广经旨，题曰《广要》。廉臣虚中切理，悉心研究者有年矣。检其所采书目，凡一百六十一部，条分缕晰，凡十二卷，卷第一，纲领；卷第二，诊察；卷第三，辨证；卷第四，太阳病、少阳病；卷第五，阳明病；卷第六，太阴病、少阴病、厥阴病；

卷第七，兼变诸证上；卷第八，兼变诸证中；卷第九，兼变诸证下；卷第十，余证；卷第十一，别证；卷第十二，妇儿杂载。自后汉、晋、隋、唐、宋，以迄金、元、明、清，集历代名医之学说，实地经验，竭毕生心力以从事，当夫纵心孤往，必熟察夫天时之寒热，地气之燥湿，世运之治乱，人身之强弱，微细而剖析之。迨一旦豁然贯通，则神明变化，或凉或热，或补或伐，如良相治国，名将用兵，投之而无不如意，虽偶有一偏之论，要皆其真积力久，有所独得之秘也。是卷搜罗名言，间附评语，皆严于去取，折衷精当，学者能优而柔之，餍而饫之，复神而明之，自能深入堂奥，深得仲景真传。故熟此一书，胜读百数十部他家之书，号曰《广要》，诚名副其实也。廉臣得益于是书甚多，爰述其涯略于简端。民国十七年夏历十月望越医何廉臣识于绍兴卧龙山麓之宣化坊。（1931年上海六也堂书局铅印本）

现存主要版本及馆藏地：

1928、1931、1939年上海六也堂书药局铅印本，中国中医科学院图书馆。

《伤寒论述义》五卷　　　　　　　　　　　1827　存

（日）丹波元坚撰

提要：本书为《聿修堂丛书》之一，丹波元坚所著，采辑伤寒真义之余蕴者也。历来注释伤寒，恒多想象悬拟，瑕瑜互见，绝少定论，此其先君子之所以著《伤寒辑义》也。伤寒为病，有类证、类治、类方，未有不求病之阴阳，证之变化，而能判其生死，悉其疗法也。于是疏其要、通其异，遂撰《述义》，以辨阴阳之略，兼变之殊，列条分析，阐发奥旨，后附答问，复辨大例，书成有年，又得数解，更撰补义附录于末。元坚氏夙承家学，善读医经，凡义理之聚讼难决，治术之异同得失，必征于经，验于病，考据精确明晰，无不益于实际，所以元坚之能承家学，撰《述义》以补《辑义》之遗蕴也。

题辞：从来注伤寒家，概是想象悬拟，各师私见，竟无定论，于是先教论治搜诸家，衡别是非，著有《辑义》一书，仍惜缮次仅就，间欠细辨。元坚童时尝受讲授，奈质钝不能详记，及至弱冠，日取《辑义》读之，每遇疑窦，念趋庭之无期，未尝不为之歔欷呜咽也。遂乃遵奉遗训，就至平至易之处，涵泳玩绎者，盖亦有年矣。以为前辈有类证，有类治，有类方，未有求病情病机，能加剖判者，故微言大义，往往湮郁而不明焉。仍不自揣，疏其要，通其异，述为五卷，以扩充《辑义》之余意，阴阳之略，兼变之殊，参互考究，具为条析，而更设答问数则，以辨其大例，附之卷末，窃恐犹是不过于想象悬拟已。然言必审征体验之，诸无稽之说，断断乎所不屑为，则较之浮辞高谈，急于夸张者，或切于日用之际欤。因忆先友有轩邨宁熙字世缉者，才敏苦学，深用力此经，多所浚发，亦有志注解，约相与商榷，且序其书。今拙著卸稿，其人已谢，惋叹之余，遂并书此。文政丁亥嘉平月丹波元坚纂。

叶元熙跋曰：我茝庭先生向著《伤寒论述义》，既已大播于世，顷又有所发明，更撰补义，熙庸劣又复何言。先生常诲熙辈曰：读医经与他书异，若读是经，当虚心平气，就其至平至异处，研性命之理，使文义与治术，如吻合而符契也。然为之有本，必也博征诸载籍，多验诸疾病之实，会萃诸本经，优柔厌饫，浸润涵泳，真积力久，是足以应变无穷焉，此之调善读者矣，世或有穿凿拘泥，固执偏见者，有肤浅浮疏，而无心得者，有徒骛论辨，而不察证治之要者，有专拘字训，而不究微意之所在者，此皆不善读之过也。世又有一种固陋之弊，其人本无学识，徒臆测悬揣，以为得经旨，倘有不合己意者，概谓之后人搀入，肆然删改之，此直夏虫疑冰，越犬吠雪之类耳。盖据经以察病者，此其常矩，亦有由验病而悟于经义者，此理不可不察焉。又曰：读书之法，务遵古人，古人之言既妥矣，固无须赘说，而亦且斗博夸多，更生意见，左傅右会，渫渫眩曜，谓之无用之辨，吾不取也。又曰：凡读医经，遇训义有确据，则举其一二而足矣，不必取于繁冗也。又曰：训诂虽似精，而其义不切于治者，未可也，训诂虽得或不精，而施之于术，必有实效者，乃为得经意已，乃立说者，非通贯全经，则不可谓之尽理蕴，非该尽万理，则不可谓之得经意，矧乃欲以变律常，及拘于常，而不通变者，皆不善读之过也，此数言者，其皆讲医经之宝筏与？读先生之书者，先了知此理，庶乎其可矣，盖先生早承家学，最湛思于此经，凡义理之聚讼难决，及治术之同异得失，必征之古人验之病者，考据精确，剖析明白，无一毫张门户之私，无一言不益于实际，其辟从前之未逮，而发张子之微意者，奚俟熙辈之赞扬，熙也门下琐材，进不能恢其道以裨于世，退未能淑其教以仁于人，仍不揣梼昧，特揭其所闻，以书于其后，亦庶几学者有所向方云。嘉永四年辛亥六月筑前日叶元熙谨识。

现存主要版本及馆藏地：

1. 1931年上海六也堂书药局铅印本，中国中医科学院图书馆、北京中医药大学图书馆；

2. 1935年上海中医书局铅印本，黑龙江中医药大学图书馆、贵阳中医学院图书馆；

3. 上海普通书局石印本，河北医科大学图书馆；

4. 《皇汉医学丛书》本，国家图书馆、首都图书馆。

《日本汉医伤寒名著合刻》　　　　　　　　　　1881　存

（日）浅田惟常撰

秦伯未序曰：伯未藏日本汉医栗园浅田翁《伤寒辨要》《伤寒翼方》二书有年矣。原书成于明治十四年，正日本维新之时，当是悲古学日衰，斯道将堕而作。今日我国医术无殊明治时代之日本，又乌能独珍不公诸世作浅田翁第二呼声乎？爰命舍弟子又安录副册，付手民合刻，而序其端曰：夫伤寒一病，仲景立六经，定三百九十七法，制一百一十三方，变化错综，蔚为大观，在西医则名之为肠窒扶斯，仅属伤寒之一部，于是人竞非之。余独谓此非西医命名之不当，实西医研究之浅陋，而不得其治所致也。伤寒初起必发热，其治必发汗，然发汗之时，当兼顾其寒热虚实，故有桂枝、麻黄、葛根、青龙之辨。用之合度，自无传变，西医见其壮热，不求其本而罨以冰，不愈，则不采其寒热虚实而泄其汗，又不验，则惟有注意饮食，清洁空气，而诬为伤寒无特效药，讵知伤寒不经误治，必转入阳明，入阳明则胃实粪结而为肠中事矣。及见其粪结，又不辨其太阳症之罢与未罢，粪结之可下不可下，而漫然攻之，攻之太早则传入太阴，入太阴则腹满利下而亦为肠中事矣。历积其谬误之观念，诩为切实之经验，于是认伤寒病灶在肠，而呼为肠窒扶斯，此宁非西医研究之浅陋，而不得其治所致乎？西医必欲摧残中医，而治病之成绩，即以伤寒论已不及中医十一。设中医而自愿消灭，其对于伤寒一病，将日杀百人而不止，此余所荡气回肠而不能已于言，倘亦浅田翁荡气回肠而不能已于言者也。抑有进者，浅田翁著书时，当吾民国纪元前四十五年，距今凡六十三年，身前既目击日本汉医之沦亡，不谓六十年后，异端之徒传染中土，更欲亡其汉医，所自之中国医学，吾叙其书，神摇魄夺翁，其有知恨将曷极。中华民国十八年九月上海秦之济伯未甫书于谦斋。

《伤寒辨要》原田周郁序曰：在昔炎农辨毒药以作《本草》，轩辕问岐伯以述《内经》，然其事邈乎，其道未闻，迄东汉张氏仲景，慨宗族之非命，著《伤寒杂病论》十六卷，于是方法始备矣。苟志斯道者，舍此将何由乎？虽然仲景之书历世既久，隋唐间显晦不一，其后《伤寒杂病》，岐为二书，若亡若存，宋王洙得之于蠹简中，至林亿等虽校定之，既非仲景之旧，又不免舛伪之讹，金元以还撰述之家极多，或胶柱鼓瑟，或守株俟兔，或泥经络以论病之常理，或掇拾孙华，而羼以己见，不能得其阃奥，遂至于谓以古方不可治今病矣。是以异端之徒，疏其说之迂远，诵横行之文，述支离之言，颟然以为高出乎轩岐之上，天下靡然趣之，此岂可不痛叹哉！栗园浅田翁恒慨古学之日衰，悲斯道将堕，旦研夕究有年焉。既而著书等身陆续告竣，此书亦其一也。今兹辛巳八月，好生医院社员相谋，将活字刷印以公于世，征序于余，余受而阅之，其编书之例，首揭六经之大旨，次之以表里之合并，阴阳之错杂，逆治之败坏，差后之诸变，盖就阴阳对待以辨病位，据表里虚实以审寒热，其三阴三阳传变之理，悉穷征极本，条理通达，辞不烦而意尽，语不深而旨远，验之疾病，若规矩之于方圆，卷之则万理归一本，扩之则一理应万变，其学之精密，术之卓绝，固非庸医所可能推窥也。苟自非言言皆理，句句皆法，精义入神者，则岂能如此哉！呜呼！使世之医人读此书，则庶几医圣之教不泯没者自有在，而何为诵横行之文，述支离之言乎？

余虽无独识之见，尝苦心于经方之学，今也读此书而恍然冰释，遂忘椿昧以题菲言于卷端云。明治十四年岁在辛巳秋八月书于随证药室秋田原田周郁撰。

《伤寒辨要》自序曰：仲师举伤寒而括阴阳，建六经而标病位，其论至简至易，实为万古不刊之训矣。徐洄溪曰：欲读伤寒论必先识六经之本证，然后论中所称，太阳阳明等病，其源流变态，形色脉象，当一一备记，了然于心，然后其证之合并疑似用药加减异同之故，可以晓然，不致眩惑贻误。陈念祖曰：伤寒以六经为主，太阳阳明少阳为三阳，太阴少阴厥阴为三阴，病症百出无常，总范围于六经之内，仲景所以为万世师也，昔人谓三百九十七法，而不知其字字皆法也。谓一百一十三方，而不知一方可该数方，不必如许之多，方外有方，不仅如是之少也。余治杂病亦随俗采取时方，唯于伤寒一门，非此方不能以治此病，非此药不可以名此方，不敢少有迁就，兹挈其要领，先为入门之导，再授以仲景书，便知有下手工夫矣。余窃拟其意，先揭六经之大意，次之以三阳之合并，阴阳之错杂，逆治之败坏，差后之诸变，而为治法之龟鉴云。

《伤寒翼方》今村亮序曰：凡事自非极天地之秘，发造化之蕴，则何以得传于数千载，而炳如日星哉！如我仲师之道即是也，其医疗之法，先分阴阳二道，以为之经，辨寒热虚实表里内外，以为之纬，而笼罩万病焉。万病虽其证候错杂，变化百出，从其缓急疾徐，而应之如桴鼓，故条理井然，绰绰有余裕，曰何以知之，曰仲师不云乎，随症治之，是足以观神明变化之妙矣。而不独伤寒，其于杂病亦然，如痉湿暍病皆系外袭，发于表而入于里者，唯至其情机，自异于风寒之邪，就其所异，而诊定其病症，以施其治法，其他如百合狐惑之成于坏病，举一隅而示三隅之意，跃跃于文字之外矣。呜呼！自医学兴以来，未尝见如仲师其人者，虽王叔和、皇甫谧、陶弘景豪杰之士，犹奉其矩矱，而不敢逾越，是岂极天地之秘，发造化之蕴者，非耶。舒氏曰：夫仲景六病方法，乃万法之祖，诚能潜心体备，则治疫乃余技耳，此语洵为然矣。栗园先生曩著《伤寒辨要》及《伤寒翼方》二书，以启迪后学，《辨要》者，敷衍六经微旨，旁及合并表里寒热之义，《翼方》者，补方药之所不足，以示其变化运用之妙，二者相待，如车轮不可缺一，真可谓学者之指南矣。顷其门人相谋，聚珍刷印，布于世，盖此书成于多年苦心之后，而其实验成绩，固世之所知，则予亦深望读者之反覆致思，而不负于仲师之遗范，与先生之伟功也。故不辞谫劣，为之序。明治十四年九月上澣今村亮撰。

《伤寒翼方》自序曰：伤寒治方莫先于仲师，亦莫详于仲师，后学宜每条体认，诸方参悟，无以遗憾，而历代医工继绪发端著方论，有往往可以奴婢使令者，故就六经主病之方，随证采录，颜曰《伤寒翼方》。盖伤寒之病，千变万化不可究极，此书岂谓能首尾羽翼全备哉！同志之士苟将全书熟读精通，后以此书为潮流究源之资，则于伤寒之治，庶几乎游刃有余矣。

现存主要版本及馆藏地：

1929年上海中医书局铅印本，中国中医科学院图书馆、北京中医药大学图书馆。

《伤寒论识》六卷　　　　　　　　　　　　1894　存

（日）浅田惟常撰，（民国）何廉臣订

绪言： 伤寒为急性传染病之一。许仁则《论天行病》曰：此病方家呼为伤寒。孙思邈云：古之经方言雅奥，以天行为伤寒。《小品方》云：伤寒雅士之辞，天行温疫，是田舍间号耳。故《外台》直标曰疫气伤寒。近世西医，以病所为病名，曰小肠坏热病，省曰肠热病。日本医家，以病所病菌为病名，曰肠窒扶斯，其病传变反掌，险证百出，关系国民之生命，极为冲繁，是故吾国政府，自宋迄清，历代皆设专科，定其名曰伤寒科，国医专门精究，著书立说，以伤寒名者，代不乏人，即日本汉医学家，亦无不从《伤寒论》入手，专心致志，阐发医经，徐灵胎所谓伤寒为病中第一证，学医者之第一功夫也。试述中日名医之学说以征明之。

长洲叶天士曰：仲景《伤寒论》，为伤寒之祖。历代诸家，注解甚多，至宋许叔微《百证歌》分析详明，便于记诵，九十案学验兼优，深得长沙心法。明陶节庵《六书》，简便明白，观之不致惑乱，若欲详悉，王肯堂有《伤寒准绳》，大纲细目，朗若列眉，可谓集大成矣。学者于此四书，细心考究，治病有余，后人往往好名而立伤寒书，俱不脱前人窠臼，其中有另立议论者，皆非纯正之言，书愈多，法愈乱，徒使后学茫无头绪已耳。

淮阴吴鞠通曰：仲祖《伤寒论》，诚为金科玉律，奈注解甚难，盖代远年湮，中间不无脱简，又为后人妄增，断不能起仲景于九原而问之，何条在先，何条在后，何处尚有若干文字，何处系后人伪增，惟有阙疑阙殆，择其可信者而从之，不可信者而考之已尔。创斯注者，则有成氏、林氏，大抵随文顺解，不能透发精义，然创始实难，不为无功。有明中行方先生，实能苦心力索，畅所欲言，溯本探微，阐幽发秘，虽未能处处合拍，而大端已具，喻氏起而作《尚论》，补其阙略，发其所未发，亦诚仲景之功臣也。然除却心解数处，其大端亦从方论中来，不应力诋方氏。北海林先生刻方氏《前条辨》，附刻《尚论篇》，历数喻氏僭窃之罪，条分而畅评之。喻氏之后，又有高氏，著《尚论篇辨》，似亦有心得，可取处，其大端暗窃方氏，明尊喻氏，而又力诋喻氏，亦如喻氏之于方氏也。北平刘觉庵先生起而证之，亦如林北海之证《尚论》者，然公道自在人心也。至慈溪柯韵伯注《伤寒论》，著《来苏集》，聪明才辩，不无发明，可供采择，然其自序中，谓大青龙一证，方、喻之注大错，目之曰郑声，曰杨墨，及取三注对勘，虚中切理而细释之，喻氏、高氏、柯氏三子之于方氏，补偏救弊，其卓识妙悟，不无可取，而独恶其自高己见，各立门户，务掩前人之善耳。后之学者，其各以明道济世为急，毋以争名竞争为心，民生幸甚。

嘉善俞东扶曰：伤寒为大病，治法为最繁，言之不胜言也。必熟读仲景书，再遍读后贤诸书，临证方有把握。仲景书为叔和编次，或有差误，而聊摄注解，殊觉稳当。续注者，张卿子、王三阳、唐不岩、沈亮宸、张兼善、张隐庵、林北海诸人，总不越其范围，自方、程、喻三家各以己意布置，而仲景原文从此遂无定局，三注互有短长，大约程不及方，方不及喻，然喻注太阳经分三大纲，以误汗、误下、结胸、蓄血、发黄等证，分隶两门，似乎界限井然，谁知以之治病全用不着。盖病初起时，必将营卫分别，过半月后，殊难追溯，何以指其此由中风传变，此由伤寒传变，此由风寒两伤传变哉！传变之证，虚实寒热，犹恐模糊，又要恰合三纲，此能言而不能行者也。魏柏卿、周禹载、沈目南等俱宗之，亦徒悦服于空言，而未尝以之试验耳。卢子由《疏钞金锦》，不派三纲，添出气化、形层、标本、四大等说，愈觉支离，愈入迷网，其脏结诸案，几如牛鬼蛇神，柯韵伯将两家并讥，不亦宜乎！韵伯《伤寒论翼》，固属出奇高论，所谓读书具双眼，不蹈前人窠臼者，微嫌其论六经，尽翻前案，欲立异以惊人，究属纸上谈兵也。从来注《伤寒论》者，俱是顺文注释，若遇不可通处，或敷衍混过，或穿凿文饰，既不明道理之是非，何以为临证之运用，惟程扶生《经注》颇明白易晓，然亦不敢直指原文之差误，至柯氏《来苏集》，始放胆删改，虽觉僭妄，颇堪嘉惠后学，而以方名编次，又是一局。徐灵胎《伤寒类方》，实宗其式，简洁明净，以少许胜人多许，较之程郊倩之繁词，一可当百。沈尧封《伤寒论读》，亦以少胜多者，用六气为提纲，将平脉、辨脉编入其中，别开生面，其论大青龙汤，发前人所未发，一洗风寒两伤营卫之陋说，《左传》云：拔戟自成一队。此书似之，而删改本文，非其志也。予紬绎柯氏删改处，万不及《医宗金鉴》《伤寒论》之精当，先刊仲景原文，另立正误、存疑二篇，应改者注小字于旁，可删者摘诸条于后，是非判然，智愚皆晓，真苦海之慈航，昏衢之巨烛也。江西舒诏《伤寒集注》，大半斥为伪撰，并取数方痛加诋毁，别拟方以换之，此亦救世婆心，特未免于狂妄，以视汪琥将阴阳二候，分为二编，各补后贤之方，其意均欲使初学者，不泥古方以害人，而汪犹拘谨，舒则放纵矣。此外注家尚多，如钱氏《溯源集》、陈明伯《集注》，尚有发明，处其余碌碌因人，殊不足道。兹举夫各立格局，各竖议论者，叙述于右，以便同志之诵习焉。他如吴绶《蕴要》、节庵《六书》、王宇泰《伤寒准绳》、张路玉《伤寒绪论》，俱有裨于后人，即有功于仲景学者，诚能以所引诸书，广为探索，则所选诸案，皆堪尚友矣。

日本多纪茝庭曰：尝考诸家注释，成聊摄顺文直解，稍属浅拘，然创辟之功诚伟，能为来者所矜式；方中行亦出新裁，非无发挥，然凭其私见，颠倒经文，实作之俑；喻嘉言略本中行，更益端绪，后人何以崇信之至；柯韵伯学识颇高，最有所见而犹多臆断；程郊倩闲话俚语，失解经之体，至论理精密，殆非诸氏所及；汪苓友处心平稳，疏通前注，虽未能脱陋习，固与专己守残，相去悬隔；张隐庵及令韶率由旧本，不敢错易，盖不蹈时趋者；钱天来辨订不遗余力，然或失太凿，亦不无胶柱；《医宗金鉴》汇纂之，洽殊为有益，其删章改句，无所不至，抑亦安矣。

日本多纪柳沜曰：古人注张子《伤寒论》者，既无顺文释义之弊，克辟守陋袭谬之说，旨义明畅，别开生面者，柯韵伯《来苏集》是也，割裂旧章，以为类纂，虽不免妄改古书之责，错综有条端绪，井然足以为临诊施治之，便者钱天来《溯源集》是也。盖二家之集，精则精矣，奈何博辩冗议，读者不能骤窥其要焉。在泾之书，其说多原于韵伯，其分治法，仿天来而变其例，更出新意以启发之，辞约理赅，直截易了，双珠一贯，足供把玩，是亦活人之手段也。

综观五家学说，议论切当，足为后学师范，惜其书多未备，虽有虚心好学者，无从购求，不无缺憾，廉臣有鉴于斯，特出《伤寒丛刊》以宣传之。前清岭南黄公度出使日本时，曾为信浓人浅田宗伯跋《先哲医话》上下二卷，谓浅田氏名惟常，号识此，一号栗园，旧幕府医官，今隐居不仕，以医名五大洲，著医书三十余种查栗园先生遗著，总目计三十四部，一百零六卷，一枚摺两册，一《伤寒论识》六卷，二《伤寒杂病辨证》三卷，三《伤寒辨要》一卷，四《伤寒辨术》一卷，五《伤寒吐则》一卷，六《伤寒翼方》一卷，七《瘟疫论刊误》五卷，八《治瘟编正续》二卷，九《金匮要略辨正》六卷，十《杂病论识》六卷，十一《杂病辨要》三卷，十二《杂病翼方》六卷，十三《流行病救法》一枚摺，十四《险症再问》二卷，十五《暴绝须知》一卷，十六《脉法私言》一卷，十七《古方类案》五卷，十八《古方药义》五卷，十九《袖珍方》三卷，二十《产科集成》四卷，二十一《疡科广要》六卷，二十二《医学典刑》五卷，二十三《先哲医话》二卷，二十四《学晦堂医话》二卷，二十五《杏林杂话》一卷，二十六《杏林风月》二卷，二十七《勿误药室》一枚摺，二十八《皇朝医丛》十卷，二十九《皇朝名医传》三卷，三十《警医纪事》一卷,三十一《行军备要》一卷,三十二《橘窗书影》四卷,三十三《栗园诗文录稿》四卷,三十四《橘黄年谱》三卷。斯其一也云云。余观栗园《伤寒论识》,为晚年最后之著作,其自称涵泳,原文殆三十年,寻其所集,句句爬梳,字字抉剔,引征博雅,注解精详,似此切实发明,足与丹波氏《伤寒论辑义》并传,长谷川泰赞其于中医衰败之期,出而发扬中医之底蕴,盛名闻于一时,殆一放最后之光明而长逝者欤。和田氏《医界之铁椎》云:栗园翁当天下竞学西法,崇尚西医之时,独能于西医诸大家间维持中古之医道,为人所不能为,平生治诸病无不奏效,其成绩悉在公所著之《橘窗书影》中,当其死也,西医中医无不慨惜之,是乃中医界所当感想勿忘者也。然则《伤寒论识》一书作为基础医学也可,即作为医学校讲义也亦可,观此则栗园翁之为医,学识经验,两擅其长,洵不愧汉医大家焉。所著《伤寒论识》,不曰注而曰识者,识音志,记也。欲学者熟读深思,默而识之,常常用记忆力,以融贯医经经方之理法也。今于其将出版也,爰叙其要略于简端。民国十七年夏历十月望越医何廉臣识于绍兴卧龙山麓之宣化坊。

总评:元吴澄曰:汉末张仲景著《伤寒论》,予尝叹东汉之文气,无复能如《西都》,独医家此书,渊奥典雅,焕然三代之文,心一怪之,及观仲景自序,畀弱殊甚,然后知序乃仲景所自作,而《伤寒论》即《古汤液论》,盖上世遗经,仲景特编纂云尔,非甚自撰之言也。晋王叔和重加论次,而传录者误以叔和之语参错其间,莫之别白云云。按自序"天布五行"以下文,《千金方》载之,不云"仲景曰",《外台秘要》亦揭此文,冒谓"王叔和曰",则《千金》之文乎,将叔和之语乎,未可知。且所引《素问》《九卷》《八十一难》《阴阳大论》《胎胪药录》等书,质之于论中,未尝有一本于此者,又所谓五行、经络之说,三部九候、明堂阙庭之诊,论中所未尝说,序乃说之,何其说之矛盾乎!况仲景建宁中人,而标曰建安,身在东汉,而题曰后汉之类,凿凿乎足征后人之手痕,则此序亦与卫宏诗序同出于晋人假托无疑矣。草庐吴氏虽卓识,其说未必悉然。《辨脉篇》文体议论,不与本论吻合,别是一书,盖后人据撼医经脉语,而熔铸为编者也。故"脉蔼蔼如车盖"章,出于《素问·平人气象论》及《十五难》,"脉来缓时一止"章,出于太阳下篇,"脉弦而大"章,出于《金匮》血痹虚劳篇、惊悸吐衄篇及妇人杂病篇,其他脉证糅论,卤莽烦重,无足信者,前辈业已辨之,今从而不采用焉。《平脉》即《辨脉》第二篇也,平、辨古相通,虞书平章《史记》,作辨章索隐,云此文盖读平为浦耕反,平既训便,因作便章,其今文作辨章,古平字亦作便,音婢缘反,便则训辨,遂为辨章,《诗·采菽》篇:"平平尤右。"《毛传》云:"平平,辨治也。"盖平字与辨声近,故相通也。此篇亦与初篇辨字义无异,注家或为平天下之平,或为平人无病之脉,并误《脉经》单作《脉论》,《千金翼》作诊脉大意,其义可以见耳。此亦后人本于自序平脉辨证之语,裒集《素》《难》《金匮》脉语,拟为平脉法,其蹈袭之迹,历然可征。"上工望而知之"章,出《六十一难》,"脉有三菽六菽"章,出《五难》,"东方肝脉"章,出《玉机真脏论》,"脉浮而大"章,出《金匮·水气病》篇,其与《辨脉法》同成于一人之手无疑矣。又案此篇用韵,其体与辨不可押韵,而非汉人之诗体,此皆非古文之一征。《伤寒例》一篇,系王叔和撰,《千金》《外台》二书所引,可谓明征,而篇中所谓今搜采仲景旧论,录其证候诊脉声色,对病真方有神验者,拟防世急也之语,叔和自言,殆不可诬也。但篇首所载运气一页,疑后人因后段按斗历占之之语而妄作者,亦非叔和之旧矣。成氏注本不载之,似是,然注间往往曰占前斗建,曰明前斗历之法,则皆似指此一页,盖是例宋元诸家,奉以为金科玉条,特明芎溪黄氏作《伤寒类注辨惑》曰:《辨脉法》《平脉法》《伤寒例》三篇,叔和采撷群书,附以己意,虽间有仲景说,实三百九十七法之外者也,方、喻诸氏从唱之,删正不遗余力,可谓卓识矣。

《痉湿暍》一篇,本是杂病,出于《金匮要略》,方证具备,而今唯揭其证者,系后人之为也。《千金翼》云:伤寒与痉病、湿病及热病相滥,今云以为与伤寒相似而致,辨明后人之所附矣。痉湿暍及霍乱四种,余尝于《杂病论》中释之,故不赘焉。《汗吐下》《可不可》并《汗吐下后》诸篇,其体裁与《玉函》《脉经》《千金翼》略同,篇首云:夫以为疾病至急,仓卒寻按,要者难得,故重集诸可与不可方治,比之三阴三阳篇中,此易见也。《千金翼》云:伤寒热病,自古有之,名贤濬哲,多所防御，至于仲景有神功，寻思旨趣，莫测其致，所以医人未能钻仰。尝见大医疗伤寒，惟有大青、知母等诸冷物投之，极与仲景本意相反，汤药虽行，百无一效，伤其如此，遂披《伤寒大论》鸠妙，以为其方行之以来，未有不验，旧法方证，意义幽隐，乃今近智所迷，览者造次难悟，中庸之士，绝而不思，故使闾里之中，岁致夭枉之痛，远想令人慨然无已。今以方证同条，比类相附，顺有检讨，仓促易知。夫寻方之大意，不过三种，一则桂枝，二则麻黄，三则青龙，此之三方，凡疗伤寒不出之也。其柴胡等诸方，皆是吐下发汗后不解之事，非是正对之法，术数未深，而天下名贤止而不学，诚可悲夫！此不过欲使其始病在皮表之时，御邪气不深之计。故比类同条，使仓促之间，易检寻耳。二书同一旨，晋唐间学者，盖有此等伎俩，决非仲景之旧面矣。《太阳》至《差后劳复》，凡九篇，句句皆理，字字皆法，学者细心体会，其中义理章法如神龙出没，首尾相顾，一字一句，条分缕析，鳞甲森然，自得其蕴奥，草庐吴氏以为焕然三代之文，节庵陶氏亦曰：《伤寒》一书，人但知为方家之祖，未解作秦汉之文字观，可谓知言矣。盖汉代遗书，文辞简奥，旨趣渊微，猝不易读，苟得其一知半解，则皆可以起死回生，故余不揣固陋，直即原书涵泳殆三十年，以经解经，以方释方，逸者征之于晋唐，疑者折之于诸家，参伍融会，以著斯书，藏之家塾，而俾儿辈知所率由焉，非敢为大方发也。栗园浅田惟常识此父志。

现存主要版本及馆藏地：

1931、1936、1940年上海六也堂书局铅印本，中国中医科学院图书馆、北京中医药大学图书馆。

《伤寒之研究》　　　　　　　　　　　　　　［1935］　存

（日）中西惟忠撰

提要：本书为惟忠子氏所著，其谓张师仲景，好修方技，稽罗往昔方法，集为大成，号曰《伤寒论》，作万世之规则。所谓《伤寒论》者，方术传于书之创作也。《伤寒论》之所载而传者，即往昔之方术也。其于脉证，有名有数，与其行文叙法，不与后之方书同其撰也。所谓寒者，邪之名词，分析其义，可分五歧，有指邪气者，曰伤寒，曰寒去欲解，曰寒实，曰被寒，曰胸有寒，曰里有寒，曰寒格；有指痰饮者，曰寒饮，曰久寒，曰胃上有寒；有指吐利者，曰寒分，曰寒下，曰里寒，曰脏有寒，曰寒多；有对热为言者，曰恶寒，曰往来寒热，曰寒少；有对温为言者，曰手足寒，曰厥寒，曰脏寒。寒之歧为五义，统为伤寒，一寒之邪名，能分数者之疾，此所以有《伤寒之研究》之著述也。

现存主要版本及馆藏地：

《皇汉医学丛书》本，国家图书馆、首都图书馆。

《伤寒论脉证式校补》八卷　　　　　　　　　　[1935]　存

（日）川越正淑撰，（民国）张骥校补

叙言： 中国著作家有两大弊，曰篡乱，曰武断。篡乱者，僭武断者，横都无是处，《论语》述而不作，为存古派，《春秋》郭公夏五，是存疑派，后儒不知动辄，得咎说经，如是谭医亦尔。仲圣《伤寒论》惟叔和集本号为近古，成注、宋校，语不离宗，方、喻以来，篡乱武断，去古尤远，咄嗟乎呼，将何益哉？川越横山先生《伤寒脉证式》标明古义，剖析疑难，存古存疑，确遵圣训，今余复据浅野、丹波、浅田、和田、正珍诸本，参互补校，既以存古，复以存疑，且以存真。余读霜红龛题《丹枫阁钞》，杜诗小叙引牛头见四祖一案，参说其多，而吾独取其不别下注脚者。一案曰：牛头未见四祖时，何故百鸟衔花？曰未见四祖。曰既见四祖时，百鸟何故不衔花？时事若遂，谪以不必百鸟衔花。则亦终无见四祖时，其初难知，百鸟惊飞去矣。余于《伤寒脉证式》亦云。丁丑初夏张骥先识甫书于义生堂。

现存主要版本及馆藏地：

1. 1937年成都张义生堂刻本，北京中医药大学图书馆；
2. 《汲古医学丛书》本，北京中医药大学图书馆。

《康平伤寒论》　　　　　　　　　　　　　　　　[1937]　存

（汉）张机（仲景）撰，（日）大塚敬节校注

陈郁序曰： 晋皇甫谧序《甲乙经》云："伊尹以元圣之才，撰用

《神农本草》，以为《汤液》。汉张仲景论广《汤液》为数十卷，用之多验。近世太医令王叔和，撰次仲景《遗论》甚精，皆可施用。"是知仲景《遗论》皆本伊尹之法，伊尹《汤液》上源神农之经。而能述仲景之志，传仲景之书者，又赖叔和之撰次。叔和之于仲景，殆所谓"莫为之后，虽圣弗传"者也。其功不綦伟矣！虽然，余尝疑之，今世通行之仲景《伤寒论》，相传为叔和撰次者也。错杂失序，往往而有；其增益之处，辄令人深蛇足之感。后世学者，斥为伪书，则不能；奉为遗论，复不安。传称叔和性度沉静，博好经方，尤精诊处，则其所撰次者，宜不至妄参己见，炫惑后人，以乱仲景之真。不然，皇甫氏何以称之为"撰次甚精，皆可施用"乎。余恒以所怀，质之并世医林贤达，多同此感，而又苦古人不作，质对之末由也。昨吴兴叶君橘泉自姑苏以书来，谓得有日本所刊《康平伤寒论》，与中土通行本迥异。自来注家怀疑莫决之案，今俱得有注脚；凡疑叔和增益诸篇，此本亦皆无有。余始恍然，于坊间流行之《伤寒论》，皆非叔和撰次之真本。设非东邻藏此旧椠，叶君亟为表扬，叔和千余年地下含冤，将永无昭雪之日。益叹读书之难，而叶君之好古勤求为可敬也。近年吾国学子，多喜驰骛声华，而叶君独能沉酣古籍，屏谢浮名，其气骨之峻，胸次之高，自非时流所及。余不接叶君言论，行将十年，初不意其对于医学收获有若斯之伟大。抑余所交医林先进，何啻千百，只以寇难频年，同志星散，苔芩凤好，踪迹莫详。正恐空山穷谷，藏名避世，其好古勤求与叶君同其旨趣者，当必大有其人。叶君将以此本重印，属为序颠末。泚笔书此，不禁感慨系之。民国三十六年九月，郴县陈郁序于金陵不费人室。

陆渊雷序曰：文学之士多不读医书，医家又往往不通文学，文学且不能通，况于目录、版本、校雠之学乎。远自西汉成帝时，刘向校书，不及方伎，委之侍医李柱国。自尔，文学之士不校医书，医家又不能自校。历东汉以迄五代，医书久不经校雠，宋仁宗始命儒臣孙奇、高保衡、林亿等校理医籍。今所传唐以前医书，多有林氏校注。然去古愈远，屡经兵燹，其残阙羼杂，或且因林校独行，他本并佚，而愈不可爬梳矣。《伤寒论》传世者两种。一即林校本，北宋原刻已不可见，及门范行准得明赵开美覆宋本，日本又有覆赵本，此一种也。一为成无己注解本，稍后于林校，今所见最旧者，为影元刻本及影元刻旧抄本，此又一种也。两种篇第悉同，文字小异，皆为十卷。又有仲景自序，云"为《伤寒杂病论》，合十六卷"；而隋唐史志载《张仲景方》，皆作十五卷；《外台秘要》引仲景方，有出自第十七、第十八卷者。卷数参错如是，莫知其由。近出古本《伤寒论》两种，皆作十六卷，则因作伪者但见今本之仲景自序，未能考索史志、《外台》故也。至于注释，中土皆随文敷演，日本则吉益为则《类聚方》、山田正珍，皆域去支蔓文字，谓为王叔和附益，然亦无征不信。予作《伤寒论今释》，但著其可疑之义，不域去原文，示审慎也。去冬，范行准示余日本《康平本伤寒论》，云是叶君橘泉得之日友，将谋重印者。其书为影旧抄刻本，凡今本文字可疑之处，康平本多作旁注，又多有阙字空匡者，可见旧钞之审慎。越日，行准又出一册，则日人大塚敬节活字版本。行款字数，旁注夹注，或双行夹注，悉如原文，书眉又有校语，著其与宋本不同之处。两书皆留存几案二三日，旋取去寄还叶君。今叶君又从苏城驰邮，索序于予。予谓以固定之铅字，婉转砌成旧钞本旁注、夹注之款式，每行字数又不等，恐今日国内版工未能胜任愉快。不如用原刻本影印，可以悉见本来面目。若欲存大塚之校语，不妨别纸附印于卷末。不知叶君之意如何。至于康平本胜宋本之处，大塚之校、叶君之序，言之已详，予不多赘。惟有一言敢告于读是书者：《伤寒论》传世诸本，以予所见所闻，当以康平本为最善尔。叶君为多年神交老友，感其搜采之勤，书此以为序。丁亥夏至，陆渊雷书于上海医寓。

范行准序曰：《伤寒论》一书，其见于薄录者，实始于梁阮孝绪《七录》，书名则晋皇甫谧在《甲乙经》自序中已言之。知其书在汉末已失，赖王叔和为之撰次，得以复显于世。然未几，遭五胡乱华，其书又晦。至江南诸师，有秘其书为鸿宝者。以孙思邈好古敏求之士，撰《千金要方》时，犹未全睹，则仲景之绪，至初唐时几已中绝矣。惟孙氏撰《翼方》时，始获其全；而天宝中王焘纂《外台秘要》方时，亦收其书。知仲景书至唐中叶后，始稍稍复见。然终以印刷术未兴，又遭五季之乱，其书仍在若存若亡之间。洎乎宋开宝中，高继冲复经编录之，治平时林亿等又校正而刊行之，其书始大行于世。惟其后聊摄成无己始为之注，行世颇盛，治平本乃又晦焉。宋本《伤寒论》之无传于世，殆以此乎。此为千百年来《伤寒论》一书存亡绝续之大略也。

予治中国医史，于版本之学，亦稍涉藩篱。惟学力浅薄，所见佳椠秘笈，仅千百中之一二耳。于医书中仲景之书，尤所注心。八一三后，吾军引师西驾。劫余典籍，狼藉街头，故家世守之物，亦多秤斤论直而尽焉。其后书源渐竭，价亦踊贵。戊寅之冬，书友以会稽沈氏鸣野山房所藏《仲景全书》求鬻，乃明赵开美原刊，其中之一为《伤寒论》，即赵氏翻宋刊者，亦即日本森立之《经籍访古志》中所载枫山秘府藏本也，森氏称此为人间绝无仅有之本。故予得赵刊之本，已溢初愿。乃者吴兴叶橘泉先生，以日本大塚敬节翻刊《康平本伤寒论》见示，并以中土未有其书，亟拟斥资重印，以供同好。以予粗解版本之学，故责序于予。乍展其书，向所疑其文注相混之处，兹本已多厘正而析出矣。且其行式亦颇近唐写卷子本，惜以未见原本为恨，然亦足豁吾人之心目矣。继乃详为考验，乃有可疑者在焉。其书后有康平三年丹波雅忠，贞和二年和气朝臣嗣成二人跋。考日本康平三年，适当吾国北宋嘉佑五年；而贞和二年，乃元至正六年。其书有注与旁注，稽之《伤寒论》之有注者，始于金之成聊摄，前此未闻有人为之注解者。盖其书至宋始大显于世，六朝以来，书名姓氏，皆有翳如之慨。叔和在当时，亦仅居撰次之功，似未见为之作注者。况其书除将原文析为注文外，又将原文析出为旁注。旁注之例，起于晋王子敬之礜石帖，然未闻北宋前《伤寒论》亦有旁注者。此可疑一也。又此书历代薄领自《七录》以下，皆云十卷，而《外台》引仲景方有至十八卷者，盖又溢出隋志《张仲景方》十五卷之外矣。然书之有卷数则一也。独此本不分卷帙。此可疑二也。欧阳修有百篇尚存之语，书之亡于此而存于彼者多矣，然彼邦之存者亦多人薄领。检阅籐原佐世《见存书目》以下各家公私薄录，独遗此目。彼邦硕士如丹波元简父子，与涩江抽斋、森立之等，于吾国医籍存亡，烛然如睹掌文，不应遗此国华也。（据大塚氏校此书时有二本，则更无遗漏之理。）此可疑三也。余友丁济民先生云，曾闻其友某君，谓日本有中西惟忠者，以《伤寒论》一书析出孰为原文、孰为后人窜改及注文，然未闻其据康平本者。则此书或为日本好事者，据中西惟忠之说，托为康平本乎。此可疑四也。此本文字校以赵本坊本（大塚氏所校坊本似与赵本相同）。诚多歧异，然大概无甚胜于赵本之处。至于《千金》《外台》等书所引《伤寒论》更不相侔，则此本似亦从宋本出而非唐以前之原文也。此可疑五也。

虽然，此本是否为康平时传录本，固为可疑。惟其中所析之注文或旁注，亦多有似者。如改自序撰用以下二十三字为注文，即为一例。盖仲景之书，与《素》《难》诸书实不相同。（日本山田正珍撰《伤寒论集成》时，谓与《素》《难》相通，语殊牵强。）自序既云采用此等方书，其说何以与之如天泽冠履之不相及也。至云采用《平脉辨证》，明为叔和之语，而皆阑入序文，殊为乖舛。康平本作注文，是也。其他吾人有所疑之处，此本大多析出为注文、旁注，怡然顺理，涣然冰释，此亦为吾中土医家所未为之业也。况大塚氏又用诸本互校，注于书眉，省读者校勘之劳，视时下率尔操觚之辈，动以注释仲景书自大，其贤不肖为何如哉。由是言之，予之五疑，固不减此书实用功绩之十一，然则谓此书胜于宋本可也。谓真为长沙嫡胤，又何不可乎！况予末学肤受，所疑者未必皆是，安可听其书行于一隅，而不使同好共之以广其传乎！如其书真为南阳旧绪，则流落域外王孙之精魂，今得重归故国，尤不胜珠浦之思！故予闻橘泉先生重印是书之举，不禁欢喜赞叹，而鹤望其书早行中土也。中华民国三十五年一月二十六日范行准。

宋大仁序曰：王履言：伤寒温暑，其类虽殊，其所受之原，则不殊也。《小品》曰：伤寒，雅士之词云；天行温疫，是田舍间号耳。因知伤寒云者，乃假定之病名，非真为寒邪所伤也。前人惑于字义，望文生训，徒事寒字性质之推求，妄生议论，于是伤寒病之原因愈不明，《伤寒论》之本义愈晦暗。岂知仲景《伤寒论》，不过记述古代传染病之症治而已，并非专论某一种疾病之书也。历来注释者，辄限定寒字，自囿境域，强为论断。竟有所谓"有北方之药，而无南方之治"，更有所谓"南方无真伤寒之病",是何言哉!故今日之论伤寒病者,不当再泥于《伤寒论》一书可知矣。惟仲景《伤寒论》之症治记述,与夫用药之经验,非无可取之处,尚不失为中医惟一之参考文献,其重要价值,亦有未可弃置者。惟其然也,乃不得不推究版本之优劣。良以传世既久,错伪夺误自多。盖书过三写,乌焉可以成马,是以不得不考求乎版本。版本之善者,当求之古,求古者,正所以体认真面目也。不则,自必将错就错,误以传误,民不堪命矣。医为司命,权操生杀,故其慎重考订,将为如何耶!

汉代仲景《伤寒论》,早成遗佚,即王叔和手订之本,已不复得见。今日我人所得见者,自推东邦所传康平(我国北宋嘉佑时)古本为最善,较之国内传世诸本,尤为惬心。叶君橘泉,视如至宝,喜而不寐者,良有以也。惟予尚有不能已于言者。盖以我国医学,鲜有进步,要在过于尊崇仲景,尤其囿于伤寒字义,仅知奉为圭臬,而自封自划,殊失研究之旨。是以今之治《伤寒论》者,宜三致意焉。丙戌仲冬中山宋大仁。

李畴序曰:余于十余年前,见某医药杂志有日本发现古本《康平伤寒论》之消息。然以国内曾有某古本《伤寒论》发现等盛大宣传,待购读之下,则大失所望。故对此消息,不免作连类的感想而漠然置之。

民国二十五年,读《明日医药杂志》陈震异君译日本大塚敬节撰之《康平伤寒论与宋本伤寒论之异同》一文,始知该书确为我国绝未经见之善本。且悉大塚氏已于彼国精校印行,颇思设法罗致,一读其全书以为快。只以不详该国发行之地点,且异国币值不同,而苏垣汇兑不便,一时不获如愿,引为憾事。

年来同学诸子为便利研究参考起见,特组设小型医药图书馆于舍间。经多方征求,极意搜罗,虽不敢谓相当丰富,然版本之较佳者,搜集已不下数百种。每于浏览之余,辄兴无法获得《康平伤寒论》之感。

日前,因向友人橘泉兄征求其近著,于无意中谈及。据称渠于数年前,曾与日本大塚敬节交换,而得《康平伤寒论》一书。拟使流传国内,蓄有重印之意已久。只以敌伪时期物资缺乏,讵料胜利后,物值依然继续增高。且该书又须依照旧钞本格式旁注、夹注,并加眉注,而排印工资倍蓰于寻常书本，深以印费昂贵，蹉跎时日，迄未付印云。余闻之不禁雀跃，乃自告奋勇，愿任协助合作，俾促是书之早日出版，以表示爱读之诚。兹幸出版有日，行见国内之与余具同好者，均得偿其夙愿矣。因乐而为之叙其涯略如此。中华民国三十六年双十节，吴县李畴谨识。

叶橘泉序曰：中国医籍之最有价值，而为近世科学医界所推崇者，厥惟张仲景之《伤寒论》。是书当成于汉建安十余年（西历二〇七八年之间），距今已一千七百三十余年矣。西晋永嘉（怀帝）之乱，书已散佚，太医令王叔和（西历二百六十余年之间）搜集撰次，复加阐释，以传于世。晋汉时距尚近（只六十余年），虽非仲景原本，尚得窥见其大概焉。中经五胡之乱，其书复晦，又为江南诸师所秘，传者益鲜。故初唐孙思邈撰《千金要方》，未获其书，后幸得之，始采入《翼方》。逮宋开宝中（西历九百七十余年间），高继冲编录《伤寒论》献进，藏诸秘府，未加校正。至治平熙宁间（西历一千〇六十七八年），英宗召天下儒臣校理医籍，高保衡、孙奇林亿诸人与焉，《伤寒论》即经诸公校正以剞版行世，是为宋本，而仲景之学复行于世。未几，又以靖康之乱，中原云扰，文物坠地，其书又在若存若亡之间。南宋迄元，未闻重刊。至明万历间，虞山赵开美得宋本，遂覆刊之，文字端好，颇存治平之旧。赵刊至今又三四百年，其书已稀如星凤，除东国枫山秘府藏有一部外，国内惟吾友范行准先生有其书。至民国初年，恽铁樵氏影印《伤寒论》，号称明赵开美本，实则原本为日本安政间掘川济氏据秘府藏本所覆刊者，恽氏固未见赵刻原书耳。聊摄成无己（无己聊摄人也，后聊摄合并于金，故为金人）著《伤寒论注解》，附《伤寒明理论》三卷，《论方》一卷，是为成本。然传本辗转窜改，已失原书之旧，前人已有议其失矣。我国《伤寒论》之存世者，惟宋本、成本为善，而文字犹多疑义。盖自西晋迄北宋，传抄既久，错乱羼杂，割裂窜补，已失叔和撰次之真面目也。予近得日本所藏《康平伤寒论》，与通行本大异，殆系叔和撰次之真本。其书原文每叶十六行，行十四五字不等，中间有嵌注、有旁书，又有阙字以□示之，又太阳病之为大阳病，四逆汤之为回逆汤，真武汤之为玄武汤等，均可为自来注家怀疑莫决之答案。又仲景自序前后文气之不同，注家颇有疑非一人之手笔者，亦莫能决其疑。读是本，始知自序原文至"若能寻余所集，思过半矣"为止，夫"天布五行以运万类"云云，为叔和之附注（仲景序原文每行十五字，此附注为每行十三字，另成一段，厘然分明），明分段目也。且辨脉平脉，及辨不可发汗病以下诸篇，诸家多以为叔和增益，此本乃无此诸篇，知增益者非叔和，而为后世人也。居今日而言《伤寒论》，千七百余年前仲景之原文，固已残缺淆乱，而千六百年前王叔和撰次之本，数百年来亦不获睹其真面目。学者于《伤寒论》破碎支离之处，辄归咎于叔和，叔和实不任其咎也。呜呼！传仲景之道者，惟叔和；续叔和之绪者，则东邦人士之力为多；而大塚敬节君，则宏大其道者也。是书东传，在大宝以前抑天平以后虽不可考。验其行式，犹存唐卷子本之旧，书尾有丹波雅忠跋，彼邦又别有称《和气氏古本伤寒论》者，与本书同文异名。盖康平后三百余年有和气嗣成跋其后，故别题是名。嗣成之先人清麿，国之耆宿，好学重医，以其采邑，资大学，建文库，搜集经史百家书，子孙承之。其后代显于医者甚多，与丹波氏两两相倚，大开其道云。今大塚氏获是书，喜其纯古，知为利根川济氏遗物，复搜寻其他藏本，得《和气氏古本伤寒论》，（均属传写之卷子本），精密校正，其主旨在存古式，故行数、字数、旁书、嵌注，一一悉存其旧，而于上栏详注诸本之异同。其传道之苦心，为学之忠诚，殊堪敬佩。橘于二十年来，寝馈于仲景之学，每兴善本难得之叹，今蒙大塚君以其校注古本《康平伤寒论》交换拙著。骤得是书，如获至宝而惊喜不寐，亟函商大塚君，为之重印于吾国，以广流传。幸承慨诺，复赠予原抄本。故虽于百物腾贵，纸张奇昂之今日，勉力设法付印。仲景之道统及叔和之传衍，于我国盲昧已八九百年，今竟获珠还合浦，其中殆有数存焉。爰叙其涯略于此，或曰，我国之古本何竟失于我而传于彼？曰，此盖一因于彼邦开国以来国内战争之事尚鲜，不若我国之多经烽烟；一因于日人好学重医，朝野上下如出一辙。回溯既往，环睹现状，诚令人不禁兴无限之感慨也，是为序。中华民国三十五年十月，吴兴叶橘泉书于苏州西美巷存济医庐。

例言：本书题曰《康平伤寒论》，又别有称《和气氏古本伤寒论》者，共是同文异题，盖康平中丹波雅忠跋卷尾，厥后参百余年，贞和中和气嗣成跋其次，所以有是题名。

在昔，方技家之有道也，会乎意，传乎神，存术其人，故虽有书传，非得心授，则不能通晓其用。传云，汉时张仲景，集成医方药术。及至魏晋之代，其子弟散居湖江之间，歧径支分，渐丧真传。于是，晋太医令王叔和，选次之，以传于世。选次者，谓选叙以承续其次也。从是之后，六朝之颓乱，佛巫糁方技百家。而过李唐迄赵宋，残籍混涵，殆无存真本。故诸家之纂辑校注，邈邈尔，恰如探梦，捕捉甚难。予赖获本书，窃参较之，其有窜入、有伪托、有阙文、有僭补、有转倒、有划削者，截然而分。呜呼！张氏之传，其存于此耶？否耶？

晋宋之史，已记我通聘之事。及李唐兴，经史百家之学术，多入于我，而医方药术，渐致其盛矣。按，延历弘仁之际，和气清麿，以一国之耆宿，好学重医，以其采邑，供大学之资，建文库，搜集经史百家书。子孙承及延喜之后，显于医者甚多，与国医丹波氏，两两相倚，大开其道云。本书存于我者，岂为无因由于此乎？

晚唐五季之间，方技百家，多丧其传，虽有书传，谬妄伪托，不足置信。迨赵宋之时，古书之纂修补订大起。乃开宝中，高继冲编录《伤寒论》，后英宗命儒臣纂修医籍，高保衡、孙奇、林亿等，校定《伤寒论》，其书今不传。后世以明赵开美所梓行者，称诸宋本，固非有信据也。又别有金人成无己之注解本，称成本伤寒论。盖开美刻本，则录加减之方各条下，无己注本集之附卷尾。其章句文字，虽有异同，亦是钝骥雌雄之辨而已。

国朝庆元之后，明人舶载医药百家书者渐多，然医家皆难读解。及明医郑一元来长崎讲习诊方药术，《金匮》《千金》《脉经》《外台》之诸书大行于世，从是读诵讲论竞起。然《金匮玉函经》虽谓前唐之遗典，对较诸《千金翼方》，则或同其引例，几不留一超见。而《金匮要略》《脉经》《外台秘要》诸书，亦皆据宋后之《伤寒论》为其说，混涵古义者，比比皆然。而医家各立门户之见，相竞注疏论补《伤寒论》，至杂然以百数。其称古方派、称近方派、称折衷派、称韩方、称和方，钓名渔利之术，不猾其真者几罕。予仍参较考核，辨异同于栏外。

本书之传来，在大宝以前耶，将在天平以后耶，固不可考之。然袭藏传写，以及康平之时，依然存其古态式。一丁十六行，行十五字，间有十四字及十三字，嵌注旁书极分明，阙字以□示之，自足窥晋代之遗型。予今参较之宋后之诸本，其旁书嵌注，多混入本文。阙处有滥补、有划削，伤意灭义者，不为鲜。又有分一章为二三章者，有合二三章为一章者，有转倒次序者。后世人，古书改窜之罪，信不为轻也。

辨脉法，平脉法，及辨不可发汗病脉证并治以下诸篇，注家多是为王叔和所增益。然本书不揭此诸篇，乃可知增益之者，非叔和而为后世人也。又诸本皆大阳病作太阳病，回逆汤作四逆汤，玄武汤作真武汤之类颇多，且章句或有增损，或剩，或鸩，一一辨之栏外。

本书之刻，专在存古态式，故行数字数，旁书嵌注，一莫所改窜。但加之句读，添目次者，予之婆心，供初学之便而已。

上栏随便以本书称原本，随俗称以赵开美梓行本称宋本，以成无己注本称成本，以《金匮玉函经》称玉函，以《金匮要略》称金匮，而称坊本者，坊间伤寒论之杂籍也。

本书系川越利根川尚方氏遗藏，予获之参较他家藏本一部，及和气氏古本伤寒论二部，皆是传写之旧本。子午亥豕之讹，修订难尽，博雅君子，幸谅之。闻利根川尚方氏，幕末之人，有《国玉医则》《神遗方发挥》之著，以和方为一家云。昭和丁丑立春，大塚敬节拜识。

附重印例言：重印本书时之校对，系依据大塚敬节氏之校印本，及同氏所得之古抄本两书。原本均为每页（两面）十六行，行十五字及十四字、十三字者，今改为每页二十四行，行二十七字及二十六字、二十五字者，以纸价太昂。故节省不必要之篇幅外，他如旁书、附注、嵌注、阙号及章法、眉注等，悉如原式，绝不敢妄参己意，略有变更。

因求保存原来面目故，其中有明明错误之字，如豉栀豉汤等，及大塚氏眉注之有错误处，悉仍其旧，惟间加按语而已。

本书校印时，承西安黄竹斋同志惠赠其所校印白云阁藏本仲景十二稿《伤寒杂病论》，因加校注其异同之处于书眉。

康平原书，承范行准先生之校阅，以朱书小纸粘附书端者数处，因亦注于书眉。

余得是书，适在苏垣沦陷期间，物资悉被统制而缺乏，故待胜利后付印。讵料物价依然继续增高，且是书又须依照旧钞本格式、旁注、夹注并加眉注等，而排印工资倍蓰于寻常书本。因付印之困难重重，而蹉跎时日。幸承同志李畴人兄热心协助，合作印行。同时并蒙书画家费新我先生鼎力介绍上海光艺印刷厂，复承该厂钱君甸、王良先生等在在予以便利。得以出版，并此志谢。

本书承余云岫先生赐予校读，陈郁、陆渊雷、范行准、宋大仁、洪贯之诸先生撰赐序跋，并志谢忱。中华民国三十六年，岁在丁亥季秋，叶橘泉谨识。

余云岫跋曰：苏州叶君橘泉得日人大塚敬节所赠《康平伤寒论》，谓近古欲刊而行之，邮寄原抄本及大塚氏所刊校勘本示余。余适整理旧著，未暇及也，置诸案头几四五月。今整理虽稍稍就绪，而文字之役屑屑未已，犹未能精读也。兹就所见数点言之。（一）仲景自序"夫天布五行"以下降格以书，与诸本异也。按，此点日本山田宗俊《伤寒论集成》亦疑之，举五证，断其为后人伪托，刊落不载。但未援及康平本以证其说，是山田氏未见此本也。（二）为"真武汤"作"玄武汤"。按，《云麓漫抄》卷三云："朱雀、玄武、青龙、白虎为四方之神。祥符间避圣祖讳，始改'玄武'为'真武'、'玄冥'为'真冥'、'玄枵'为'真枵'、'玄戈'为'真戈'。"祥符，宋真宗号也。然则此书为未经改窜之本，为北宋以前之本，未经林亿等校正者也。然《千金方》卷九发汗吐下第九，《翼方》卷十少阴病状第二，及发汗吐下后病状第五，亦仍"玄武汤"之名，岂改未尽耶？（三）为"四逆汤"作"囘逆汤"，此恐传抄之误。按，《伤寒论》而外，《千金》《外台》皆作四逆汤，无作囘逆者。且《千金》霍乱篇有四顺汤，即仿四逆而命名，则汤之有四逆名久矣。（四）方中"杏人""麻人"，字皆作"仁"，此恐亦传抄者所改，非原本然也。按，段玉裁《说文解字注》卷八人部，人字下注云："'果人'之字,自宋元以前,本草、方书、诗歌,记载无不作'人'字。自明成化《重刊本草》,乃尽改为'仁'字。"古书皆然,段说信也。今宋元刊《千金》《外台》皆作"人",独《千金翼》作"仁",亦后人改之也。(五)辨太阳病结胸有"藏结无阳症"之文,此"症"字中土字书所无,医家皆用"證"字。后人误以"证"为"證",于是病"證"字简书为"证",又变而为"症",此最后起之俗字也。由以上五点观之,康平原本或为北宋以前之本,而传抄此本者,其为明成化以后之人欤。聊述鄙见如此,以质诸世之读此书者。中华民国三十六年三月五日,浙江镇海余岩云岫跋。

洪贯之跋曰: 伤寒之名,起于《内》《难》,至仲景而始著。仲景《伤寒》遗论,经晋太医令王叔和为之撰次,语见《甲乙经序》。尝考《隋志》《梁》有张仲景《辨伤寒》十卷,《新唐书·艺文志》作《伤寒卒病论》十卷,此外别有《张仲景方》十五卷之目,《唐志》题王叔和《张仲景药方》十五卷,其书均已亡佚。今所得见者,一为成无己《伤寒论集注》,一为宋治平二年林亿等校定之本,至明赵开关重摹宋本,与成注本并行于世。其书卷首各有目录,方下并有旧注及林亿校语,此与成本不同之处。予习业之初,唯读成氏注本,即疑此书必非叔和之旧。因原书卷七辨不可发汗病脉证第十五篇首有云:"夫以为疾病至急,仓卒寻按,要者难得,故重集诸可与不可方治,比之三阴三阳篇中,然易见也。又时有不止是三阴三阳,出在诸可以不可中也"。盖"可不可"诸篇,乃叔和《脉经》第七卷中之篇目。而《脉经》第七卷中所录者,正为今《伤寒论》文,惟以病不可发汗、病可发汗等为分类。据是,则今本《伤寒论》,似为后人就《脉经》中所录遗论,重为诠次者。意者王氏撰次仲景遗论,即成《脉经》第七卷病不可发汗证以下诸篇,当时恐无另为编次《卒病论》十卷之事。是今本以六经为诠次者,当非出于叔和之手,犹较《脉经》为晚出矣!然此为予一得之见,亦未敢据以自信。嗣得日本丹波氏重摹宋本读之,确较成本为胜,但于历来阙疑各条,足资订正者甚鲜。且高保衡、孙奇、林亿等,当时校定此书,所谓证外合三百九十七法,除重复,定有一百十二方者,于旧文章句,亦不免有更易窜改之处。虽原书真本不可复睹，尤以不得林亿等未校之本一读为憾。间尝取《千金翼》及《脉经》等，以与今本《伤寒论》，逐条校勘，互求参证。因念思邈之书，成于唐初，其所引据，自为宋世以前之旧本，于今本《伤寒论》文字之间，疑似不明者，必能多所校正，而后世窜改之迹，或可因以窥见。故决意竭数月之功，完成此举。卒以人事纷纭，时作时辍，仅成与《脉经》互校之一部。其后避兵海上，蛰伏乡关，忽忽十载，至今未续，内疚于心，迄未忘怀。数岁于前，老友叶橘泉先生，得东邦大塚氏重印《古本康平伤寒论》一书，为之狂喜。今春叶君以书来，谓将重印是册，以广流传。予以国内作伪之风甚盛，先后既有何键氏手抄影印之长沙刘某十六卷本，及黄竹斋君刊于西安之罗哲初氏传本，皆为近人妄作之伪书。惟闻东邦尚有吉益东洞重辑之古本，然亦未见其书内容如何，未敢妄加论断，前此固未闻别有康平之本也。犹忆大塚氏前在彼国医刊亦撰文论及，初谓得是书，颇疑为好事者之伪作，而书中嵌注，究为何人所加，无可考据云云。是此书来历，仍有令人难以置信之处。今兹获读全书，殊非后人伪作可比。不惟版本、行式，犹为近古，即如"太阳"之作"大阳"、"真武"之作"玄武"，及书中阙文数处，均作空格，并不加增改。凡此种种，俱非作伪者所能为。而"玄武"之作"真武"，乃宋世避帝讳而改，亦犹"苏敬"之作"苏恭"也。考之《千金翼》，亦作"玄武汤"，与是册相同。因知本书价值，且在宋本之上。况仲景《伤寒》，在宋世以前，本有数种不同之辑本，治平校定者，亦为当时传世诸本之一耳。然则康平所传，乃为北宋以前之别一旧本乎，又岂可因非叔和原本而轻之。予今方欲傍求《千金》《脉经》，辑其遗简佚文，以考证往古文献，则此书重归中土，其可宝为何如耶！叶君不以自秘，倡议重印，亦使左氏与公榖并传之意。其取大塚刊本为据者，因于诸本异同已有校勘，尤便省览也。爰书所感以志之。

现存版本及馆藏地：

1. 1947年苏州友助医学社铅印本，中国中医科学院图书馆；
2. 1947年上海千顷堂书局铅印本，中国中医科学院图书馆。

三、金匮卷

《金匮疟病篇正义》 1913 存

恽毓鼎解

现存主要版本及馆藏地：

1913年恽氏澄斋刻本，首都图书馆等。

《杂病表》 1914 存

附表式

包识生（一虚、德逮）撰

现存主要版本及馆藏地：

《包氏医宗》本，国家图书馆，北京中医药大学图书馆。

《金匮论丛》 1915 存

著者佚名

现存主要版本及馆藏地：

抄本，中国中医科学院图书馆。

《金匮指髓》 1915 存

裴荆山编

现存主要版本及馆藏地：

《裴氏医书指髓》本，辽宁省图书馆。

《伤寒论霍乱训解》 1920 存

附《章太炎霍乱论评注》

刘复撰

刘复自序曰：晋皇甫士安序《甲乙经》云："仲景论广伊尹《汤液》为

数十卷，用之多验。近世太医令王叔和，撰次仲景选论甚精。"按，士安师事仲景，与叔和同时，史称其"博综典籍百家之言"，则必非漫无所据而云然者。汉晋而后，经论同归，何者为伊尹经文，何者为仲景广论，何者为叔和撰次，茫然不能复识矣。按，《汤液经》六经经文，除仲景增广者外，如"辨脉法""辨痉湿暍""辨霍乱""辨阴阳易差后劳复"，亦皆为仲景就六经证治而为论广者，或为仲景弟子记述师说而为附益者。余如"平脉法""伤寒例"，比之叔和少时撰述《脉经》之旨，不谋而合，殆为叔和撰用经外别传，以次于《广汤液论》之首。复以"疾病至急，仓卒寻按，要者难得"，故重集诸可与不可方治，以次于《广汤液论》之后。宋林亿序《金匮要略》称："上则辩伤寒，中则论杂病，下则载其方并疗妇人。"夫《金匮》为叔和重集，非复仲景之旧。不然，则霍乱篇何不移置于《金匮》之中，而必附于六经经文之后耶？乃林亿校正《金匮》时，又删去"辨伤寒"之上卷，于是能知"伤寒杂病论"为叔和改题之名者鲜矣。据此则知，《伤寒论》霍乱全篇，既非伊尹《汤液经》之所原有，亦非叔和撰次之所增附，其当属诸仲景论广，或仲景弟子记述，无疑矣。曩者庚申霍乱流行，此传彼染，死者甚众。医者昧于寒潜热浮、寒敛热溢之至理，附、桂、姜、萸、羌、柴、芎、防，温中发表，肆无忌惮。复爰以一得之愚，撰为《时疫解惑论》二卷。经书坊刊行后，医风因以转移。补偏救弊，得奏肤功。然又恐读者不能思求经旨，因而偏重于用寒药治热证之论，反于识寒证用热药之法忽焉不察。诚若是也，复敢辞其咎乎？谨为训解张仲景辨霍乱病脉证治十条，并辑六经吐利六条分为二卷，刊行问世。意者矫枉过正之弊，或因是编而稍戢欤！是亦退思补过云尔。民国二十年辛未夏，华阳刘复书于上海市南京路保安坊。

现存主要版本及馆藏地：

1. 1931、1940年中国古医学会铅印本，河南中医药大学图书馆；
2. 1931、1942年上海三友实业社铅印本，河北医科大学图书馆。

《金匮讲义》二卷　　　　　　　　　　　　　　1924　存

李光策编

李光策自序曰：《金匮》一书，乃仲景治杂病之方书也，当宋以前，与《伤寒论》本合为一，名曰"仲景全书"，自林亿等校刊，遂分为二焉。观其《伤寒论》中一百一十三方，皆从《金匮》方中选入，而治伤寒之方，又无不可以治杂病，概可知矣。但其文义古奥，残篇断简，疑阙颇多。唐宋以还，类皆袭谬承讹，随文蔓衍，以致读仲景书者，竟谓仲景长于治伤寒，而不长于治杂病，往往舍《金匮》而专务《伤寒》。自成无己创注于前，续注《伤寒论》者凡数十家，而《金匮要略》，人罕发明。有明之后，始有赵良、徐彬、尤怡等数子笺注，以发其蒙而祛其惑。独是年湮世远，辞意简错，不得不附以己意，于疑义阙文每多剖剔，使足其义以开来学，未始非数子之苦心也，然犹未坚人信。法仲景者往往执仲景之方以治病，效鲜而害多，遂谓古方不能治病，搁置不用，以致凉热并投，攻补杂进，联塞医者之责，而悦病者之心。卒之万弩齐发，无一中的，徒令病者缠绵岁月，渐入膏肓，良可概也。先辈有云，仲景之方，犹百钧之弩也。如中其的，一举贯革，如不中的，弓强矢病。去的弥远，乃射者不咎已之不能审的，而咎弓强之不可以命中，不亦异乎？然亦有审病药本无舛错，而又不甚大验者，则古今之药性分两各殊也。盖《金匮》之方，其药性必本诸《神农》，其分两必准诸上古，其方不必尽出仲景，乃历圣相传之经方，仲景不过汇集成书，随证变用。于本有者则因之，于本无者则作之，于本有而无者则加之，而以己意出入焉耳。何以明其然也？如栝蒌桂枝汤，即桂枝汤加栝蒌也，乃不曰桂枝加栝蒌汤，而曰栝蒌桂枝汤。又黄芪建中汤，即小建中汤加黄芪也，乃不曰建中加黄芪汤，而曰黄芪建中汤。可知古方本有此名，而仲景因之耳。他如有是证然是方者，仲景则制方施治，随治定方以作之。有全以药名者，如麻黄杏仁薏苡甘草汤、甘草姜茯苓白术汤等是也；有专以证名者，如头风摩散、下瘀血汤等是也；有证与药同名者，如百合地黄汤、百合滑石散等是也；有不用证与药而以意名者，如承气汤、抵当汤、阳旦汤等是也，此仲景所作也。至于有是证有是方，而恐无是效者，仲景则加之。如麻黄加术汤即麻黄汤加白术也，白虎加人参汤即白虎汤加人参也，乃不曰白术麻黄汤、人参白虎汤，而但曰麻黄加术汤、白虎加人参汤，可知麻黄、白虎为本有之古方，而此证用麻黄又不能无术，用白虎又不能无参，故特于本有之麻黄汤而加以术，于本有之白虎汤而加以参，是加其方所无，不必另立汤名，而直以加字贯之，此则仲景之微意。

现存主要版本及馆藏地：

广东光汉中医药专门学校铅印本，北京中医药大学图书馆。

《退思庐金匮广义》四卷　　　　　　　　　1924　存

严鸿志（痴孙）撰

严鸿志自序曰： 甚矣！作医书之难也，注医书亦非甚易。盖医书为群生讬命者也，未可轻作。注者而不善体作者之意，亦岂可妄注？若作者不慎于言，固为生民害；注者不能发挥作者之意，其流弊亦相等。故不纯之医籍，不能存在于世；其稍纯者，即能存在于世，亦罕有能阅数千百年之后，而尚奉为圭臬者也。后汉建安至今千有余载，张仲景之《伤寒杂病论》昭然流在人间，真可谓其言足为天下后世法矣！惟唐宋而降，其书则分为二。于是《伤寒论》为专治伤寒之书，《杂病论》改名《金匮要略》，为专治杂病之书，至今宗之。惜注者无多，为治此书者病。虽有识见超众之徐忠可者，其论注则病于晦；善能议论之喻嘉言者，其发明处固多，而泛滥者亦复不少；陈修园之浅注，每将仲景原文虚字神理，复多隔阂。噫！注书不亦难乎！余于《金匮》亦研究有素，未可谓自有心得。而条解篇释，力矫前弊，平时记录，积有成卷。去年夏，复将《金匮要略》重行疏解。凡旧录有不合者，则更正之。披阅诸家，凡有特见，足以相发明者，则采取之。共得四卷，名曰《金匮广义》，为及门诸子教授计耳。当此欧风东渐，国学沈沦，后生小子见新厌故，几以古医学为不足研究，摈在淘汰之例，甚至有创废弃五行之说。噫！亦太甚矣！幸海内有道之士，群策群力，急起力追，设会结社，著书立说，挽既倒之狂澜，谋统系之科学，厥功甚伟。今杨氏《灵素生理新论》、张氏《衷中参西录》已风行海内，各省复有发起编辑医学讲义之举。如是则瓦釜雷鸣，其亦或可少息乎。余之《金匮广义》，乃千虑一得，虽不足以发明圣经奥义，或者供海内之采取，为医校之参考，其亦有当乎。灾诸梨枣，就正有道，绳愆纠谬，匡所不逮，则鄙人之所深愿也夫。民国十三年岁次甲子清和月，慈溪严鸿基序于退思庐。

杨百城序曰：我国之医，自古分两大派，一为自黄帝相传之一派，一为自长桑君相传之一派。自黄帝相传之一派，至张仲景而集大成；自长桑君相传之一派，至华佗而称独绝。今虽华佗之传中绝，幸仲景之书犹存，或不致受天然淘汰而濒于亡，可断言也。夷考后汉建安中，张仲景撰《伤寒杂病论》，合十六卷。其书推本《素问》之旨，为诸方之祖，华佗读而善之，曰"此活人书也"。呜呼！医如华佗，神妙极矣。剖脑搦髓，刳腹截肠，烁古震今，孰与伦比。其派别固与张长沙复不相侔，而顾抑然心折于其书者。盖华佗所擅者，医术也，仲景所明者，医道也，天下固未有术能战胜于道者。顾仲景之书，在昔往往或显或晦，梁《七录》及《新唐·艺文志》，惟《伤寒》存其目，而《杂病论》均未之及。是世所传者止十卷，其六卷已亡佚久矣。迄五代至宋，《杂病论》始复见于世，名曰"金匮玉函要略"，即其书也。沿及于今，通称"金匮要略"。惜乎唐宋以来，注释阙如。明兴之后，起而论之者，自徐彬始，嗣是而程林《直解》、沈明宗《编注》、魏荔彤《本义》、尤怡《心典》，亦复相继而出。虽奥文玄旨，多所阐明，其间可议者，亦得失参半焉。若夫赵以德、胡引年辈，方论讹舛，则又等诸自桧以下矣。甚矣！作者谓圣，述者谓明，洵乎著书难，注书亦非易易也。况时至于今，欧风东煽，矜奇炫异，几于人尽华佗，有睥睨一切之概。吾不知在昔仲景之书，能折服华佗之心，今之治仲景之书者，果能发扬仲景之道，抗衡华佗之术，使之帖然心服否也？呜呼！狂澜既倒，畴障百川，吾道式微，谁延一线。慈溪严君痴孙茂材，学贯中西，著述颇富。兹复有《金匮广义》之作，心仲景心，法仲景法，使彼术终不能战胜吾道者，吾于斯编期之矣。民国三十年岁次甲子夏月泰兴杨百城序。

张锡纯序曰：粤稽《伤寒》《金匮》，乃汉张仲圣救世之书，后世医家奉为金科玉律，于是有注释者，有疏解者，代不乏人。但注疏《伤寒》者多，注疏《金匮》者则较少。诚以《伤寒》专治一证，苟能挈提六经之纲领，参透六经之传变。注疏《伤寒》，原非难事，至《金匮》，则杂证皆备，头绪繁多，非举诸证一一洞悉于胸中，不能详为注疏也。

况不仅循文释句，而更能引伸触类，以推广《金匮》之奥旨精义者乎？仆才不敏，欲从事于斯而不逮，而此念未尝不日贮胸中。冀当今之世，有此杰出之著作，以绍往开来，救吾同胞疾苦。乃期之殷者，竟能如愿以偿，而于严痴孙先生之《金匮广义》见之也。先生为慈溪积学之士，于古籍之留贻，莫不研究，而尤注重于医学。尝慨《金匮》一书，虽经历代名医注疏，究未臻尽善尽美之境界。于斯竭数载精神，与作者之心源相印证。凡诸家注疏有可采者采之，有宜订正者正之，而且通变化裁，举一反三。既于古人言中之意，阐发透澈，更能于古人意中之言，推广尽致。名为《金匮广义》，诚名实相符矣。将见斯书之行，医者各置一编，用药不至误投。即同胞均庆寿考，功德曷其弘哉！中华民国十三年季夏中旬，愚弟张锡纯叙于沧州立达医院。

  陆锦燧序曰：我国医书最古者，莫如《素问》《灵枢》《本草》《难经》《伤寒论》《金匮》。考《灵》《素》本两书，后人合并为一，而名《内经》；《伤寒杂病论》本一书，后人分析为二，而名"杂病论"为《金匮》。《内经》有后儒羼入之文，《本草》有方士妄添之语，仲景书经熙宁离乱而有遗亡，经叔和编次而有增附已，均非原书之旧。然精义奥理，病情物性，言之确切极矣。愚尝谓读古人书，于其不可解者，不必自作聪明，望文生训，惟以阙疑为要，则信其所可信，自觉字字珠玑，皆可宝可贵。如能汇各书之注，而加以厘订，"删其非，存其是，阙其疑，正其讹"，其文笔出以"浅而明，简而当"，为后学津梁，中华医学之勃兴，将于此预卜。今慈溪严君痴孙，有《金匮广义》之作，实得我心所同然。倘继此而将《内经》《本草》《难经》《伤寒论》，亦再汇诸家说，而勒成一书，不禁跂予望之。至于是书之精要，有目者所共赏，不复赘。岁次甲子午月，吴郡陆锦燧序于春明景景室。

  周镇序曰：吾神州四千余年，亿兆人民，所托命之医道：溯汉以前，神农尝药物，岐黄论病理，尚矣；汉以后，咸奉为医之正宗，厥惟张仲景氏。仲景生当季汉，博极群书，潜深道术。阐《内》《难》之奥旨，集《汤液》之经方，作《伤寒杂病论》以救世急，可谓集古医学之大成矣。历晋隋唐，未有失坠。宋人校刊，析"杂病"为《金匮》。惟文辞高古，义理深奥，简篇章句，或有佚误，学者殚焉。元明以来，注者渐多，仁智之见，不无精麤。后人读其书而习其传，少有不达，受弊良多。故唐容川作《浅注补正》谓："注此书，须兼通古文"。日本丹波元坚作《辑义》《述义》亦谓："讲经之方，生乎考证"。如是，则注释家舍训诂、考证二者不为功。余以为书之大义微旨，更宜阐发透澈，方为合作。乃阅诸家之注，鲜能合三者为一。且往往甲所是者，乙或非之，丙又是之，论端纷纭，莫衷一是。卒之但读正文，怠阅注释，所谓"群言淆乱，宗诸圣也"。慈溪严痴孙茂才，医学精湛，以沟通中西为职志。前著《退思庐医书四种》，海内均称其"博洽群书，条例谨审"。今又著《金匮广义》，汇百家之精髓，治中外为一炉，矫正诸注之弊，作有统系之学，一衷之圣，发皇国学，诚当今切要之作也。医校以之为讲义，洵称善本。惟愿海内贤哲，群起编辑。后学得所师资，则亿兆人民所托命之医道正，医道正则学术明，而跻斯民于寿域。余不文，聊序数语以代馨香之祝，亦以应作者之请也。中华民国第一甲子端月，无锡周镇小农别署伯华谨序。

何廉臣绪言：尝览前清《四库提要·医家类》，论《金匮要略》云，是书亦名《金匮玉函经》。后汉张机撰，晋高平王叔和所编次。陈振孙《书录解题》曰：此书乃王洙于馆阁蠹简中得之，曰《金匮玉函要略》。上卷论伤寒，中论杂病，下载其方并疗妇人，乃录而传之。今书以逐方次于证候之下，以便检用。其所论伤寒，文多简略，故但取杂病以下，止服食禁忌二十五篇，二百六十二方，而仍其旧名云云。则此书叔和所编本为三卷，洙钞存其后二卷，后又以方三卷，散附于二十五篇内，盖已非叔和之旧。然自宋以内，医家奉为典型，与《素问》《难经》并重，得其一知半解，皆可以起死回生，则亦岐黄之正传和扁之嫡嗣矣。机所作《伤寒卒病论》，自金成无己之后，注家各自争名，互相窜改。如宋儒之谈错简，原书端绪，久已瞀乱难寻。独此编仅仅散附诸方，尚未失其初旨，尤可宝也。由是观之，古圣治杂病方法，惟此《金匮要略》，真所谓经方之祖。其方不必尽出仲景，盖列圣相传之遗法，仲景则汇集成书，而以已所博历者加减出入焉耳。迨元张洁古出，谓古方不可以治今病，拘执仲景之方，每投辄拒。恶是何言也？天地犹此天地，人物犹此人物，若人气薄，则物性亦薄，岂有人今而药独古也耶？惟欲用仲景之方者，必先学古穷经，辨症达药，而后可以从事于《金匮》。故老朽初习医学，酷嗜古方学派，除《内》《难》《甲乙》《神农本草》四经外，悉以经方为宗旨。感症从《伤寒论》入手，杂病宗《金匮要略》，先读《金鉴·订正金匮要略注》，参观赵以德《金匮二注》、丹波廉夫《金匮辑义》、唐容川《金匮浅注补正》。至于用功之久，乃知书名"要略"，原为杂病提要之医略，故其方虽应用多验，其文则简奥难通，且于杂病症治，文多残缺。盖病机万变，前哲所未言及，经后人阐明者甚多，安可以多缺点而屏是书乎？全赖后之学者，酌古斟今，释疑补缺。于是参看元朱丹溪《金匮钩元》、清尤在泾《金匮翼》，藉以辅助《要略》所未逮。爰仿科学例，为之重订，析其门类，第其先后，将缺漏者补之，传讹者正之，复杂者一之，繁冗者节之，新定其名曰"金匮杂病讲义"，此老朽早年研究《要略》之大意也。今读《金匮广义》而重有感焉，故举当时所尝肄习者，与严君一榷之。

严君痴孙，近今医林中绩学之士也，生平著述颇多。前承惠赠《退思庐医书四种》，一曰《感症辑要》四卷，二曰《女科精华》三卷，三曰《女科症治约旨》四卷，四曰《女科医案选粹》四卷。皆由实地经验，确有心得，而为民国最有价值之良书。近见欧风东渐，西医寖盛，居恒叹古学之益衰，知道统之将堕，因取《金匮要略》，发挥正义，穷微极本，朝勤夕思。凡《要略》旧录，间有不合者，则更正之；凡诸家特见，足以发明者，则采取之。数易寒暑，而后成书四卷，名曰《金匮广义》。其间条理精通，指归明显，辞不必烦而意已尽，语不必深而旨已传。虽此书之奥妙不可穷际，而由此以进，虽入仲景之室无难也。将来新出版后，继杨氏《灵素生理新论》、张氏《衷中参西录》而风行海内，竟先恐后，到处争售，可预必焉。严君与老朽虽未谋面，而函件往还，神交已久。谬承不弃菲才，嘱为绪言，爰将浅见所及者，识于简端。严君所以疏解《金匮》之微旨，殆亦同志苦心孤诣欤。民国十三年夏历七月朔，越中老朽何廉臣志于卧龙山麓之宣化坊。

裘吉生序曰：近之学者，胥欲以科学知识整理国故，俾吾国固有之学术，得以表见于世界。吾谓于医学亦然。夫吾国医学，分科之上，大纲有二：曰医经，曰医方。医经如《内》《难》《甲乙》等书，为基础医学；医方如《伤寒》《金匮》《千金》《外台》等书，为应用医学。而医方肇自《汤液》，《汤液》亡佚，张氏仲景拾其遗而成《伤寒杂病论》。后人析其"杂病论"，编次而另成《金匮》，有名之曰《金匮玉函经》，有名之曰《金匮玉函要略方》，亦称《金匮方论》。《金匮要略》沿革既久，考证殊难，然为吾国医方之祖确矣。其间奥旨精义，探索无穷，故历一千余年，经数百十辈，无不奉为圭臬者也。得其书而疏之注之者，《金鉴》以外，有朱氏之《钩元》，许氏之《方义》，尤氏之《心典》及《翼》，赵氏之《衍义》，周氏之二注，丹波元简氏之《辑义》，魏氏之《本义》，丹波元坚氏之《述义》，陈氏之《浅注》并及《方歌》，唐氏之《浅注补正》，徐氏之《论注》，黄氏之《悬解》，程氏之《直解》，李氏之《广注》，沈氏之《编注》，朱氏之《正义》，高氏之《铨释》。尚有知而未见者，如卢氏之《论疏》，刘栋良田氏之《衬注》。此本书之足以研究者，更可知矣。惟车轨既通，欧法输入，喜新厌古之流，固以古书为陈腐，未尝寓目；即从事于国医学之辈，亦多因陋就简，对于古书未加勤求。欲有人用科学法印证于本书，自必戛戛乎难哉！社友严子痴孙，温故知新之士也。前年辑《退思庐医书四种》，集时论之要，一时纸贵洛阳。今闻注意于古书，有《金匮广义》之作。读其凡例及录寄各节，知用新理铨注者甚多。博古通今，存真删伪，以科学知识整理国故，庶乎近焉。微特有功仲景，则阐发幽光，保存国粹，将来吾国医学表见于世界之日，亦当以是书为嚆矢。邮书命序，敬志数言，以作他日左券。中华民国十三年甲子夏裘庆元谨序。

凡例：《金匮要略》，乃汉张仲景论杂病之书也。但其文义古奥，且系千余载残编断简，颇多疑义。虽有赵良、徐彬、尤怡、李文等各家注释，多所发明，其承伪袭谬，随文敷衍，所在多有。惟《医宗金鉴》据古本而订正纂注，颇有功于后学。但一经研究，其于仲景原文先后次序尚有错误，故复重行订正。凡原文有不可解者，则竟删之；诸家有发明者，则采取之；有未尽之义，或采近人之说以补之，或抒鄙见以广之。

本书次序，先经文，次注释，次广义，次药方，凡后人附方则不录，此全书每篇之次序。又每篇合数病成一篇，有可分析者，则另标某某病，以清眉目，此每篇之次序也。

注释古人之书，但求明白晓畅，不务深奥博洽；况医籍关系生命，愈不宜尚奇出异，须求人人可读，方为有益，故文字惟以浅显出之。

妇人《妊娠》《产后》《杂病》三篇，内有错简，较别篇更多，宗《金鉴》而更正之。有疑义者，或竟删之，以免阅者惑焉。

读法，陈氏修园《浅注》中所载，颇有益于后学，今采之节录于后。

虞哲夫序曰： 夫良相者，治国之安危；良医者，治人之疾病。而浮生若梦，为寿几何？严君秉笔注书，良有以也。况丰标恨我以未接，序例幸我以全窥，贯古人之奥言，发一已之论说。君真博学，授人心传；吾也不才，拾人牙慧。敷衍草创，翻阅药方。度金针以传人，霏玉雪而济世。不有著作，何称名医？小序粗成，聊附方家骥尾。民国甲子年半夏生日，江都虞哲夫叙于三十六湖楼东渌洋庄竹楼别墅。

张国华序曰： 余与严君痴孙，交深道合，居同里，学同志。严君治经史外，嗜好医学，余亦如之。二十余年，朝夕过从，互相讨论，每有心得，不禁手舞足蹈。以为治医当穷究其理，而后有异悟也。厥后余著《虚劳要旨》成，严君亦成《感证辑要》。是余究内伤，严君究外感，其用心亦无不同也。严君又精于女科，曾著《女科精华》《女科证治约旨》《女科医案选粹》，与《感证辑要》，名曰"退思庐医书四种"合刻，此余所未及也。去年春，余有《医学达变》及《性道论》之著。今年夏，严君又有《金匮广义》之刻，尚有《六家医鉴》及《退思庐医案》待梓。严君好学深思，始终不懈，余诚钦之佩之也。盖严君以其博，余则以其约，所趋虽异，其旨亦未始不同也。夫《金匮》一书，作于仲圣，历代注家虽有阐发，但断简残编，类多乖讹。严君能不为古者所囿，本其学识，旁搜远绍，阙疑存信，条分缕晰，融而通之，以广其义，羽翼圣经，有裨来学，厥功甚伟。吾知此书一出，不胫而走，无俟龟卜。但余与严君，数十年同志研究医学，所得如是。今严君著述告成，余可以无序乎？故不辞鄙陋，为书其崖略如此。

陈莲夫跋曰： 溪上严君痴孙，邃于医学。是编乃《退思庐医书》之第五种也,经始于癸亥夏,越一寒暑而蒇事。人但讶其撰述迅速,而不知其积十余年心力,始成此著。稿凡四易,悉为其长君桐村与门弟子所手录。今夏付梓,以余略窥医学门径,委任校对。历时三月,始克告成。公余对此,披阅一再,帝虎鲁鱼,仍恐不免。信乎古人云"校书如扫落叶,非易事也"。后之览者,更能指其讹谬而匡正之,非惟余之深幸,亦严君所嘉许也。民国甲子岁秋月堇陈莲夫谨识。

现存主要版本及馆藏地:

1. 1924年宁波钧和印刷公司铅印本,中国中医科学院图书馆;
2. 1941年退思庐铅印本,河南中医药大学图书馆。

《金匮辨注》　　　　　　　　　　　　　　1924　存

陈金声(子和)撰

现存主要版本及馆藏地:

1924年石印本,河北医科大学图书馆。

《金匮要略方论集注》　　　　　　　　　　1925　存

黄维翰撰

凡例: 是书本文,谨遵宋定《金匮方论》一书,书以大字,并参考《玉函》《脉经》《千金》《外台》等书,辨其鱼鲁,补其脱阙,正其谬误,详其音义。凡有增删移易,皆详注节后。

是书集注,于本文则字栉句比,条分缕析,分章别段,参互考证。虽采辑众论不主一家,而每节详略相因,前后脉络贯通,窃谓于此煞费经营。本注之后,并上考《灵枢》《素问》《难经》,以探其源;下参《玉函》《甲乙》《脉经》《巢源》《千金》《外台》等书,以别其流。其有未详者,更附鄙案以发其蕴,务期于无义不析,无疑不释而后已。其诸家之方,有与经方药味相同者亦录于后,以推广经方之用。孙思邈云"方虽是旧,弘之惟新",此物此志也。

所引诸书,如《灵枢》作"灵某篇",《素问》作"素某篇",《难经》作"某难",《金匮玉函经》作"玉函",《肘后备急方》作"肘后",《巢氏病源论》作"巢源",《千金要方》作"千金",《千金翼方》

作"千金翼"或"翼方",《外台秘要》作"外台"《医宗金鉴》作"金鉴",概从简要,以省剞劂。其余注家,或称前哲之字之号,或题原书之名,间有称名称氏者,以录自他书,其字未详,非有所轩轾也。

所集诸家之注文,其本既雅俗不一,字体亦复各殊,如證作证、症,痹作痺,溼作湿,脈作脉,鬱作欝,䖡作蚒,评作谵、讠,薑作姜,菀作苑,韭作韮,決作决之类,不一而足,今依本文悉为厘正,以归划一。又如原本痊讹痓,槃讹槊之类,亦皆随文辨正。其有异体通用之字,如澠涩、疸瘴、糖傤、疎疏、捣捣、藏臟、府腑之类,仍照原本。惟以卷帙浩繁,其中乘讹,在所不免,俟后再为更正,尚希阅者谅之。

本书自一九二五年付印,嗣后又参考医书数十种,历年修订,增者十之二,删者百之五。至一九三四年仲夏再版,适获湖南刘仲迈《古本伤寒杂病论》十六卷,将其脉证佚方及订误各条,依次附列,以资考证,并据元大德校刊《千金方》《千金翼方》,改正讹误若干条,于一九三五年季冬三版付印。著者识。

现存主要版本及馆藏地:

1957年人民卫生出版社本,中国中医科学院图书馆。

《金匮玉函要略方解》　　　　　　　　　　　　［1925］　存

著者佚名

现存主要版本及馆藏地:

日本抄本,中国医学科学院图书馆。

《金匮辑览》二卷　　　　　　　　　　　　　　　1926　存

罗绍祥(熙如)编

现存主要版本及馆藏地:

1926年广州铅印本,山东中医药大学图书馆。

《加批校正金匮心典》三卷　　　　　　　　　　　1928　存

(清)尤怡(在泾、饲鹤山人)集注,陈莲舫(秉钧、乐余老人)加批,(民国)江忍庵校正

陈莲舫序曰:人第知治伤寒难,而不知治杂病为尤难。何以知其难

也？盖病有专属内症者，有专属外症者，有内症发为外症者，有外症牵引内症者，又有纯系阳症者，有纯系阴症者，有阳症陷为阴症者，有阴症状似阳症者，错综变化，不一而足。噫！病情既若是其复杂，则治法亦因之而各殊。虽不离乎上下之经脉，与夫表里之虚实，而概以治伤寒者治之，鲜有不败者矣。故仲景于《伤寒》外，复有《金匮》之作也。《金匮》专为杂病而设，文字简洁，意义精深，断非初学者所能进窥其堂奥。因是先贤辈加以注释，自有明以迄于今，不下数十家，各有心得。初无待余之轩轾，然就目光所及，当推《金匮心典》一书为巨擘。是书系古吴尤在泾先生所著，精审确当，剀切详明，询足启前人之秘钥，为后学之津梁，加惠医林，功匪浅鲜。余早岁颇得力于是，后即用此以课徒。其中或有剩义，及有未尽善处，则兼采他家评注，择其惬心者补之，批列简端，藉资商榷。且于每节之上，挈领提纲，点清眉目，非敢自诩有心得也。即或参入己意，亦不过百中之一二耳。余本不欲取以问世，乃迫于门弟子之请，付诸剞劂，爰志数语以为序。宣统二年春三月上浣陈莲舫谨识。

现存主要版本及馆藏地：

1928、1933、1935年上海广益书局石印本，国家图书馆，首都图书馆。

《杂病论串解》九卷卷首一卷卷末一卷　　　　　　1928　存

陈开乾编

现存主要版本及馆藏地：

1928年云南崇文印书馆铅印本，北京中医药大学图书馆。

《金匮发微》四卷　　　　　　1928　存

曹颖甫（家达）撰

焦易堂序曰： 吾国医学衰微久矣。盖自金元以来，每喜别树一帜，创为学说，以为独得之秘。虽与古人实事求是之学稍异，然犹有独创之处。及至晚近，操是业者日趋苟简，仅取《脉诀》《药性赋》等书读之，抄录方案数百通，以为己尽医学之能事。而于医经忽焉不讲，犹阳尊仲景为医圣。问以《伤寒》《金匮》之方论，则瞠目而不能对。甚有谓"古方不可以治今病""江南无真伤寒"，其离经叛道，有为此者，此乃生民之厄运也。旁观日本，则研究汉医者大有其人。若东洞吉益、丹波元简、汤本求真辈，皆有著述行世，使仲圣之微言奥旨，得以大明。吾国有志之士，多取为参考之资。古人所谓"礼失而求诸野"，不其然乎！余忝长中央国医馆，见医学之日衰，辄思有以振之，而不可得。适今年善江阴曹颖甫先生，本其数十年之心得，以毕生之经验，撰成《金匮发微》一书。刊以行世，求予一言以为重。予窃惟先生之书，洞颐探微，发挥精义，而于前人注解之不当者，则订正之。其嘉惠来学，为不少矣。是为序。民国二十五年四月维复焦易堂。

丁宗兴序曰：医之为道，随文学为消长，岂不以通人多则理明，市人多则理晦耶？自长沙创愈疾之法，若日月光。后之儒者，不兼治医，以致抄写讹谬，莫之考正。近世以来，国学衰微，堂奥浸塞矣。江阴曹尹甫先生，中年登贤书，博通经子，复承其先君子秉生、朗轩两先生遗教，兼治《伤寒论》。沉潜探索，务求有得于心，不急急于问世，迄今垂四十年矣。向在丁卯之岁，先生始考订《伤寒论》，尽昼夜之力。若攻坚木，不断不释也；如凿智井，不见水不止也。注其疑难，订其讹误，垂四年而后成。岂真不惮劳哉？诚恐千载而下，谬种流传，长沙大法，益陵夷而莫之贵也。自兹以往，因遂肆力于《金匮玉函经》。按，《金匮》与《伤寒》相表里。故全书所载，若痉湿暍篇、呕吐哕下利篇，多与《伤寒论》所载大同小异，其余证治于二十二篇中亦多散见。此可知治杂病者，不可不明六经矣。但《金匮》传写讹谬处不减《伤寒》，而同证异治与异证独治之方则尤多于《伤寒》，故治《金匮》者自徐、尤而外，迄无传作。盖非好学深思，心知其意，诚未易为浅见寡闻道也。先生此注，成于戊辰冬季，为抄写者散佚其半，遂成缺失。于是重加研核，始于癸酉六月成书，盖又三年于兹矣。世固有能读先生之书者乎？吾将拭目俟之。癸酉八月，嵊县丁宗兴序

陆渊雷序曰：曩尝遇已故某伟人与余杭章太炎先生相继演说。某伟人陈义肤薄，吐辞浅易，而听者倾耳屏息，摩肩重足，讲舍不能容。章先生继之，引据翔实，言辞雅驯，三数语后，听者稍稍引去，比讲毕，全舍仅存十许人，有假寐者。此无他，其曲弥高，其和弥寡故也。江阴

曹拙巢先生，精选学，诗文书画俱推绝诣。以其余绪治医，专宗长沙，视晋唐以后蔑如，无论金元。与故名医丁君甘仁友善，讨论医学，互相推重。丁君精诣秘术，门人子弟所或未知者，先生无不知之。二君既年相若，道相似，然妇人孺子皆知有丁君，而丈夫治医者，或未知有曹先生焉。此无他，先生拙于言辞，不善修饰，上海浮夸之地，人多皮相故也。丁君既没，后生小子转相依附，窃取剿袭，跻于著作。人或亦争相购取，风行一时。先生出其心得治验，著《伤寒发微》。仆得而先读之，以经解经，精湛允当，以为自来注大论者未能或先，而世人顾不甚重视焉。嗟乎！末世耳食，颠倒是非有如是者。仆因章君次公，获交先生久已。心仪其人，而愤世人之无目。今先生将续刻《金匮发微》，走书责序，且嘱揄扬，以速其书之行。仆谓，先生书风行与否，不足为先生重轻，不行适足以见先生耳。因书其所以知先生之始末，以告天下后世之具正法眼藏者。丙子三月，后学陆彭年渊雷拜序。

许半龙序曰：历来治古书者，造端于善信，而成功于善疑。不善信，则涉猎而不专；不善疑，则茫昧而失实。考仲景之《伤寒杂病论》，自王叔和编次以来，已非仲景之旧。其中论伤寒者十卷，论杂病者六卷。至梁《七录》及《唐书·艺文志》，所载乃独存论伤寒之十卷，而论杂病之六卷不与焉。惟宋时有一本，将全书十六卷删节为三卷者，名《金匮玉函要略》，尚存馆阁中。其书上卷论伤寒，中论杂病，下载其方并疗妇人。王洙于蠹简中得之，以其论伤寒者文多简略，但取杂病以下至服食禁忌二十五篇、二百六十五方，而仍其旧名。林亿等校理，又取此二卷分为三卷，以符原定之数，改颜曰"金匮方论"，即今之《金匮要略》是也。曹师颖甫寝馈于仲景之学者，凡四十年。行医海上，以敢用药闻，不屑软熟阿嫭取媚于世。所著《伤寒发微》既已，刊行于世，腾誉医林，复有《金匮发微》之辑。夫《金匮》一书，治者视伤寒为少。宋元人皆无注释，明初赵以德始有衍义之作，厥后较夥。就半龙所觏，仅五十余家。若黄坤载、程云来、魏念庭辈所笺，见仁见智，都有独到处，而尤在泾之《金匮心典》，允称精粹。师于诸家外，能独树一帜，不为前贤学说所囿，于原文又多删订。计藏府经络篇一条，痉湿暍篇者一条，百合狐惑篇一条，疟病篇一条，五藏风寒积聚篇七条，痰饮篇一条，惊悸吐衄篇二条，疮痈肠痈篇二条，妇人产后篇二条，妇人杂病篇四条，凡二十二条。其他说解特异之处，尤不胜枚举。所为劳神苦形，于百疑求一信者，盖类如此矣。顾师特隐于医耳。师工诗，古文辞善。墨梅酒酣耳热，红牙一曲，又复侧艳动人。半龙于壬戌之秋，始获侍于左右。今岁春，师年七十矣。同门等环请将所著《金匮发微》，寿诸梨枣。师笑颔之，而命半龙为之序。语云："上医医国，其次医人"。其所为寿者大矣，固非铺张扬厉，如习俗之徒为焜耀者，所得同日语。师其掀髯而进一觞乎？丙子清明，门人吴江许半龙谨序。

　　章成之序曰：昔先兄病阳明大实证，时医不知急下存阴，竟投增液诸剂，迁延数十日，竟以枯烁死。先君痛之，乃命成之读成无已所注《伤寒论》，逐日讲授，必成诵而后已。曰："明乎此，则医学根本已立，后此之纷纭聚讼，胥不能摇夺之矣。"成之谨受教。及卒读三阳三阴，证状治法已粗得梗概。方期博览旁稽，以求深造，又不幸失怙，受遗命游学上海中医专校。时江阴曹颖甫先生任讲席，成之亲炙议论。知其寝馈于仲景遗书者，垂四十年，不尚空谈，惟凭实验。每于修业之暇，执经问难，商榷疑义，反复不厌。先生亦许其可造，谓"他日传吾衣钵者，当在此子"。固知奖借之语，不无溢美，然窃喜庭训、师承之有合也。及戊辰年，先生成《金匮发微》。先生之年已六十有一，成之出重资，觅工书者抄录。甫及半，后半部草稿为其同居者借阅，零星散佚，仅存十之四五。付梓之愿，格而不行。及庚午年成《伤寒发微》，既于辛未岁刊行传世。成之乃命门人谢诵穆、郭鸿杰等收拾丛残，钞成三数卷，还之先生。先生随命长君湘人录之，先生复劳神殚精，补注疮痈以下五篇，而《金匮发微》始有完书，即今之续付手民者是也。窃惟先生之学，提要钩玄，诠解精当，固不待言。而其尤卓异者，凡经文之错简，必校订之，前人注解之谬误，必纠正之，复取平日经验方案，附于经文之下，以明仲圣方，治效如桴鼓。使后之学者循是以求，不难入仲景堂奥，为其信而有征也。成之从游先生于今，垂十七年，益以少日趋庭之训，致力于仲圣之书，实专且久。爰不揣梼昧，而书之。丙子三月廿八日，门人丹徒章成之拜撰。

秦之济序曰：戊午秋，余从丁师甘仁游。闻江阴曹尹甫先生，能诗古文词，心仪之。居数月郁郁寡欢，私袖近作，往谒于厦门路寄庐。先生见之曰："缠绵悱恻，此诗人之诗也。吾私淑渔洋数十年，新城嫡乳将属斯人乎？"余唯唯。时居停季君仲文在座，遽握手言欢曰："今而后，吾得一畏友矣。"自是过从日密，有所作，先示仲文先生。则或为评点，或窜易一二字，或竟弃置，以为毋庸存。兴之所至，时亦濡毫摊纸唱和，共忘寝食焉。翌岁，许君盥孚来同学，亦能诗，近选体。遂约每七日啜茗于明泉楼，藉图永日欢。并邀王君均卿，暨于平施、徐少楠、王一仁、严苍山、章次公诸同学，组织沧社，择半淞园为觞咏地。诗酒之盛，一时无两。迄于今，回首前尘，忽忽十七年矣。会先生有《金匮发微》之削青，命序于余。余交先生，深于信古，医派良非心好，不敢掇浮词进。聊述知遇，以志因缘。今者均卿、平施作古，仲文以痿躄居乡，一仁远客武林，余者或以意见不孚，踪迹稍疏，先生亦皤皤垂老。余则哀乐相乘，无复当时豪兴，不禁俯仰今昔，而有余感也。丙子二月，诗弟子秦之济拜稿。是篇于本书略无关系，而文气夷犹宕往，雅近欧阳六一。不忍割爱，姑附于成之序后，以资展玩。此正如施愚山所谓"题目虽差，文字却佳者"。世有解人，当不河汉予言。拙巢附识。

姜佐景序曰：读书不难，读中医书则难。读中医书不难，读《伤寒》《金匮》则难。读《伤寒》《金匮》不难，能融会而贯通之则难。融会二书而贯通之不难，能重实验摒臆测注释之，喻人以真知则难。注释二书而喻人以真知不难，能临证施治胥用经方，行与言合则良难。注书、临证、行与言合不难，而能一剂知、二剂已，起沉疴于顷刻，挽天命之将倾，则大难。然而，药到病除，巧夺天工，犹不难。藉于医术之外，并茂医德。恻隐之心油然，慈悲之怀沛然。遇贫病辄施药，过富家不矜功。风雪交加不能阻其驾，千里迢遥不足挠其愿。仿佛乎天使之下凡，登斯民于衽席，能如是乃万难。今有仁人焉，皓然白发，霭然和颜，竟能运此万难若反掌，历数十年如一日者，则七十翁拙巢老人，吾师江阴曹颖甫先生是也。

先生夙承家学渊源，复寝馈于仲圣之书者，四十余载。以庚午年成《伤寒发微》，刊行于辛未年。然先生虚怀若谷，不肯标榜，故虽验案累累，而《伤寒发微》中不多觏也。先于戊辰年著《金匮发微》，纳章氏次公言，稍稍入治验于其中珍藏，迄兹盖又历八寒暑矣。追佐景从师游，展卷拜读，方恍然知：甘草粉、蜜汤之粉为铅粉，蒲灰散之蒲为大叶菖蒲；蛇床子散本治阴中痒，而温阴寒之坐药，当为吴茱蜀椒丸；蜘蛛散并不毒，而能治狐疝如神。此皆先生所独验，抑亦千古之卓识也。更知皂荚丸之治咳逆上气，诃黎勒散之治气利，初不嫌其荡涤太峻，抑或收涩过专。又知一物瓜蒂汤之治太阳中暍病者，微汗即愈，绝不吐亦不下，与本经吐下之说迥殊。奔豚汤之治奔豚，有赖甘李根白皮之功，适与《外台》之方相合。复见葶苈大枣泻肺汤之治肺痈，大黄牡丹皮汤之治肠痈，化险为夷，不劳解剖。推至桂枝芍药知母汤之治历节，桂枝加龙骨牡蛎汤之治盗汗与失精，无不如响。斯应别有发明。若夫麻黄加术汤治风湿之初起，微汗而解，免致有湿温之变。射干麻黄汤之治喉中水鸡声，痰平辄愈，亦无所谓肺病之虑。是又岂近世医家所可梦想而几及也哉？综上，名贵之治迹，不唯他书所无，有纵求之于汤本求真氏之《皇汉医学》亦有所不可得者。夫《皇汉医学》一书，乃日本诸名皇汉医家成绩之荟萃，风行我国，学子奉为圭臬。今《金匮发微》既有所过之，则其真际之价值，亦宁有涯涘哉？

抑尤有进者。先生之学，既臻化境，遂视亲历之奇特医案为不足录，甚或弃之不稍惜。而他人偶获其一麟一爪，又靡不拱若珍璧，函以金玉。孟子曰："口之于味也，有同嗜焉。"嘻是岂偶然哉？佐景不敏，侍诊数载。虔求师道之发扬，爰选集先生医案、医话都二百余则，益以佐景读书临证之心得，汇为一集。恭秉师命，颜曰"经方实验录"，盖纪其真也。兹是录已，分期刊诸全国各医学杂志之中，以快读者之先睹，并作《发微》之印证。夫然后仲圣之大道得复兴于今日。病家蒙其福，医者增其荣，更不复有医难之叹，方符吾师之夙愿矣乎。佐景乐观《金匮发微》之发刊也。敬书此，以志喜云。太岁在丙子五月，门人瑞安姜佐景谨序。

现存主要版本及馆藏地：

1936年上海铅印本，国家图书馆，北京中医药大学图书馆。

编者按：《中国中医古籍总目》著录成书年为1931，然此书自序作于"戌辰年"，即1928年，今改。

《读过金匮卷十九》　　　　　　　　　　　　　　1929　存

陈伯坛（英畦）撰

序：中国医学二千年来沉沉长夜，能发明者绝少。近来西医之说东渐，无识者益自暴弃，甚且自侮灭。能自振者已难，发扬光大更无论矣。窃尝论之：医门之仲景，犹儒门之孔子也。孔子之道在六经，仲景之道在《伤寒》《金匮》。然孔子没，秦汉以后孔子之道晦；自仲景没，魏晋以后仲景之道亦晦。儒家人人自谓能读六经，究之读六经而能明白者几何人？医家自谓能读《伤寒》《金匮》，究之读《伤寒》《金匮》而能明白者几何人？先师陈伯坛先生，寝馈于《伤寒》《金匮》者数十年。抱绝世聪明之天姿，加以博大精深之学力，后世医籍靡不窥，而反本穷源，仍集中精神于《伤寒》《金匮》。著成《读过伤寒论》《读过金匮》，阐幽探奥，融会贯通，既以经解经，复以经验证经，所以发明长沙之学为独到，用能继长沙之绝学，启后学之津梁。长沙医道之有先生，不啻儒家之有昌黎、紫阳也。《读过伤寒论》早已印行，"金匮"则甫脱稿，而先生遽归道山。及门弟子欲继志刊成之，旋得周苏群先生慨捐巨资，遂能蒇其事。是非表扬先师一家之言，实二千年来医学之结晶也。庚辰五月谷旦，伯坛中医校同学会同人谨序。

陈伯坛说起曰：仲景《伤寒论》有原序，不必苦求是书之原序。仲圣明曰"并《平脉辨证》，为《伤寒卒病论》合十六卷"，是书非"卒病"而何？原序非合，写《伤寒卒病论》而何？若易"卒"字做"杂"字，则《杂病论》若干卷当研究，是书之有序无序无研究。

《诗》三百，孔圣蔽之以一言；长沙全集，原序则蔽之以一"合"字。论合卷亦合，分之则书亡。分卷自叔和始，易十六卷为三十六卷，显与原书有出入。幸在原文无纷更，圣学故赖以保存。宋板复与叔和若离合。孙奇《序》述《伤寒卒病论》合十六卷，厥后但传《伤寒论》十卷，其余六卷又阙如。王洙旋于蠹简中，得《金匮玉函要略方》三卷，名曰《金匮方论》，分卷上、卷中、卷下。三卷无殊一卷之称，十六卷遂虚有其名。延至明万历间，赵开美仿叔和、成、林诸旧本为一部，又以《仲景全书》四字蔽之。其实，卷四、卷五、卷六是《伤寒论》原文，上、中、下三卷是《杂病论》失而复得之原文。其先经起义也，列辨脉、平脉、伤寒例三卷为论首。其推类至尽也，列禁汗、禁吐、禁下、脉证并治及发汗吐下后脉证并治，自卷七至卷十为论终。又列疗治方、伤寒类证、运气掌诀四旧说，殿杂病之末，卷全一卷。为卷之全，究不能以"全"字易"合"字。宜乎载原序者不止一家，或云十卷，或云十六，或云十九。凡此见之熟，无人议及其附会之讹。夫岂俟诸上下三千年之孔壁，尚有幽光。如其断章而不离其义，就令添注序中一二字，不能执以律。抱残守阙之人，既有叔和为先例，应毋庸避武断之嫌，则十九卷亦做如是观。是书列为卷十九，《读过伤寒论》则终于卷十八。《伤寒》分卷不分门，《金匮》分门不分卷。不侵略原文便是"合"，读书非读卷，宜三复者其文，无暇检点者其卷。

《金匮》自开卷，一路无"杂病"二字，独卷末标题"妇人杂病"四字，殆括妇人三十六病而言。若引为《金匮》之钤记，在杂病虽失而复得，又何说以处卒病之亡。彼《金匮》病痼疾条下，明明曰"加以卒病"，又曰"当先治其卒病"，焉能训"卒"为"杂"乎！况入脏死曰为"卒厥"，支饮家曰"不卒死"，两"卒"字更一成而不易，然犹谓骇人处在个"死"字、"厥"字。而痉病之"卒口噤"，虚劳之"卒喘悸"，两条何尝曰"厥"或曰"死"。四饮条下膈间有水曰"卒呕吐"，不过行小半夏加茯苓，此岂危急存亡之比！原序又曰："卒然遭邪风之气，婴非常之疾"。"卒"字是男妇见惯之词，不同杂病惟妇人独具之。庞安常补作《卒病论》，明是分道而行，愈觉《金匮》不足以代价丰城之剑。我欲还问孙奇辈，是否卒病、杂病二而一，抑合《金匮方论》一而三？彼未明以告我，我得而断之曰：伤寒不至有卒病，有之自霍乱始。"霍"训"猝"，卒然而乱，掩却伤寒。一若卒病为之先，故曰本是霍乱，今是伤寒。阴阳易亦失却伤寒之本相，差后以下，皆伤寒过去之变相。盖凡病无伤寒之见证者，邪气必不循经道而行。经者，常之称，故曰"婴非常之疾"，可悟霍乱篇是伤寒、卒病之枢纽。《金匮》劈头一句曰"上工治未病"，"未"字针对个"卒"字，防卒病于未病之时。上工，所以兼有导引吐纳、针灸膏摩之长。同是上工，治伤寒则注重个"寒"字，治卒病则注重个"风"字。求合于阴阳之变化，是治伤寒之手眼；求合于五行之变化，是治卒病之手眼。次霍乱尾《伤寒》之后，是结上冒下个"卒"字；冠霍乱在《金匮》之头，是承上起下个"卒"字。吾又根据《伤寒卒病》十六卷一语，特以霍乱篇居卷十六。《金匮》从霍乱翻出，可作卷十六卷观；《金匮》从十六卷翻出，可作卷十九观。原序仍存"杂病"二字者，表示非歧视《金匮》，乃爱礼存羊之意。缘"金匮"是"卒病"之代名词，"杂"字亦姑如其说以存《金匮》。张茂先所谓"神物终当有合"，安知是书之存，不自今始！

"金匮"之名，由来已久，《内经·金匮真言论》尤远在仲圣之前，特书库无统宗，亦无厉禁，故人间匦椟，恒相埒于柱下之藏。王洙获《金匮方论》于残丛，孙奇遂珍之如拱璧。可见是书未入郎守之宅，但浮沉于朝野上下之间。故同是《金匮》，彼有一《金匮》，此有一《金匮》，其内蕴之同不同未可知。自孙奇特奉是书以"金匮"之美名，举其平日所藏之方，别有附方。于是孙奇有孙奇之《金匮》，所附者《千金》《外台》之方为多数。而孙思邈、王焘书中亦有曰"出《金匮》"，显见孙、王之《金匮》不尽同，就如仲景亦有仲景之《金匮》。原序云"勤求古训，博采众方"，至"《胎胪药录》"等语，彼载籍之精英为何若。原序原文不特无"金匮"二字，且曰"虽未能尽愈诸病"，不敢媲美于上古中世之贤圣，第曰"寻余所集"。能寻必不失，远胜于得之而不寻。蠹简中之《金匮玉函方》三卷，必其人不寻而自获，然后抹煞"卒病"二字，易"金匮方"三字。三卷中分，上则辩伤寒，中则论杂病，下则载其方并疗治妇人。《方论》又改"杂病"为上、中、下卷，此正古人之破绽处。毋亦造物，特假手于古人，雅不欲其掠仲景之文为己有。将以二千年来百家之石室，归入仲景撰著之范围，令后人悯"卒病"之亡，尚有恻恻寻详之余地。我今认定《金匮》为长沙所独有，凡藏书类于夺朱乱雅者，皆作杂书看；亦姑以《读过金匮》名篇，我则当如《卒病论》读。

原序尚论神农而不及伊尹，神农尝百草之说，可信其有；伊尹作《汤液》之说，可想其无。百草是制方所必需，有其方不可无其药；汤液是治证所必需，有其汤何以无其证。序云"博采众方"，方而曰众，岂一《汤液》所能赅！又曰《胎胪药录》，药而曰录，则《本草经》亦有所遗。最宜玩者，方下"咬咀"二字，匪独以牙代刀之谓，有尝药精意。仲圣可以入口作神农，有调药精意；仲圣可以舐舌成伊尹，是有神农为先导。仲景当然有师资，即非伊尹为先导。仲景不患无取材，《伤寒》无一方是《汤液》，亦无一是众方，一百一十三方皆出自长沙之手。举桂枝汤以为例，条下"桂枝汤主之"句，标明有汤自有方，以下不曰"主"则曰"宜"，或曰"与"，曰"可与"，显与众方示区别。《金匮》之众方亦有别，举侯氏黑散以为例，方上未有曰"主之"，另提"侯氏黑散"四字，风引汤次之，防己地黄汤、头风摩散又次之，四方皆另提句法。至历节条下，才见"桂枝芍药知母汤主之"九字，"乌头汤主之"五字，矾石汤又众方之一，又与附方示区别。其声题"附方"者，非临时附入，乃孙奇《金匮》所藏之方纪为杂方，为《方论》所无者附诸篇末，一"附"字亦可征明《金匮》非尽仲景之原方。

原序郑重言之曰"阴阳大论"，叔和《伤寒例》冠首亦曰"阴阳大论"。我见其论殊不大，谓为大论之小批则可。七十五节中插入《素问·热论》十一条已非章法，又曰"搜采仲景旧论，录其证候"，复唐突点出"黄帝岐伯"四字，其非仲景撰用之书可概见。孰意其传之自叔和，述之为开美，《阴阳大论》又似存而实亡。《内经》"大论"二字凡九见，《阴阳大论》居其七。自《天元纪大论》至《六元正纪大论》，与乎《至真要大论》七篇，乃《阴阳大论》之文，王冰取以补《内经》，今居《素问》第四卷。缘《素问》第七卷已亡，以七补七，数相若，以经补经，义亦符。犹乎周官亡，冬官以考工记补之之类。是《素问》七卷可作不亡论，而七篇大论反操纵于王冰之手。毕竟七篇是古医经，论大文亦大，与《素问》篇幅有异同。《新校正》曾拟议及之，仍不离乎原序一个"合"字。举《素问》九卷，而《灵枢》九卷在其中；举《阴阳大论》，凡论不尽之阴阳在其中。简直是仲景之论，阴阳为尤大。原文我亦作《阴阳大论》读——七大论既与《内经》合为一，自不能与仲圣之论分为二。原文我又不止作七篇大论读——盖有仲圣之文在，古医经虽亡亦不亡；倘无仲圣之文在，无论何等医经，不亡亦亡。

是书原文三百九十四条，汤方一百七十一，另提众方八。众方有条文者五，无条文者三。除附方不计外，除小儿疳虫蚀齿方阙"附方"二字外，除同方而等分亦符者，如大小柴胡、大小承气之属不计外。例如立越婢汤者四，不特对于越婢一汤等分异，加夏、加术条下亦不同。立大小青龙汤者四，不特对于小青龙汤加减异，加石、加杏方下亦不同。白虎加桂以白虎汤为张本，是加味异，连粳米重数亦不同。人参汤以桂枝人参汤为张本，是命方异，而桂枝煮法又从同。甘草泻心有人参三两，异在为惑病立方。桂枝加桂无牡桂二两，又同是为奔豚立方。麻黄附子汤明是麻黄附子甘草汤，异在方内有甘草，而命方无甘草。厚朴三物汤、厚朴大黄汤，明是小承气汤，异在方内有枳实，命方不但无枳实，且与小承气汤绝不同。要其化裁而出之汤方，二书相应如合璧。失之易者得亦易，易认在仲景之书如一律；解之难者读亦难，难记在仲景之文如万绪。假令藏之而不读，虽人人一《金匮》，无殊淹没于《玉函》未获之前。假令读之以求解，将时时见仲景。庸或昌明于宋板既行之后，无如误会者谓为汉文奥古，置圣学如废志。我谓举凡汉文不如是，仲圣之文始如是，而不尽如是。乃仲圣胸中有万古不易之医理，撰成万古不易之医书，不必问是书之出没何朝代，第觉字字有层累曲折之理在，句句便有层累曲折之文在。

是书开宗明义第一条，仲圣又蔽之以一"传"字。申言之曰"中工不晓相传"，引起第二条"血脉相传""流传脏腑"两"传"字，生"出入其腠理"个"入"字。曰"愈"、曰"死"、曰"卒厥"，无非明点"卒病"个"卒"字。故曰"非为一病，百病皆然"。盖由皮肤，而经络，而脏腑，谓之传，传则血脉当然通。乃不为传之通，而为传之塞，故曰"血脉相传，壅塞不通"。此岂血脉能为脏腑之害？皆由若人不能养慎，致邪风干忤经络，而波及其血脉。吾又三复"风生物""风害物"二语，而知"见肝之病"云者，殆风气为病始。风传肝自传，肝虚则七传死，肝实则间传生。举肝病以为例，凡传于其所胜，死于其所不胜者，皆逆传非顺传。宜乎不晓相传之中工，读《伤寒》则止见有"传"字，读《金匮》则不见有"传"字。岂知《伤寒》但有经传经，而寒邪不传经；《金匮》则脏传脏，而风邪亦传脏。且可以使经不传，未易使脏不传。缘若离若合者阴阳，所以无传经之原因。寒邪为离合所阻，相生相克者脏腑，所以有传脏之原因。风邪挟生克以行，寒邪与阴阳相直接，五行为被动，其势缓。风邪与五行相直接，阴阳为被动，为势速。故"卒病"二字，《伤寒》无分子，独《金匮》有分子。

是书第二条，举一"死"字，反对两"生"字；两举"邪风"二字，反对两"风气"二字，止有"客气"字，无"主气"字。分明害物之风多，生物之风少。欲避邪风，如何能觅得风气来，令主胜而客负。《经》谓"当其位则正，非其位则邪"，殆指主持大地之风而言。人在太虚寥廓之中，焉能受八方之风为生长。盖必有与生俱来之风，足已无待。则身以内俨如生长之乡，才是人人以内气物主体。其环集身以外者，六气皆作客气论。惟有不假外求者，人之五常则然。禀五常，因禀六气，因生五脏，因变化五味，而长气于阳，故生而长。《经》谓：神在天为风，在地为木，在体为筋，在脏为肝。一"风"字分出四"在"字，明乎有在天之神为风主，则主木、主筋、主肝无非风。风者，肝之元；木者，肝之真。所谓"元真通畅，人即安和"者，"畅"字、"和"字，皆形容个"风"字。风在四时为初气，有风为向导，五脏于是乎相传。肝居季肋是章门，有肝为长雄，元真于是乎通会。无如五脏元真一而二，五常脏真又二而一。字字无形可举，惟于腠理露端倪。假如风气由腠理出，是木郁欲达之原因，其状实；设或邪气从腠理入，是木枯欲折之原因，其状虚。又当引《伤寒》为正比例，欲视无形之阴阳，先从毫毛上讨消息，则难掩者，寒之变；欲视无形之脏真，先从腠理上讨消息，则难掩者，风之变。

《灵枢经》卷五第二十六条，明明以"杂病"二字为题目，是指针法而言，刺取三阴三阳诸部分。是书若以"杂病"名编，则混入《灵枢》章法，岂独义例有未当，并将仲圣撰用《素问》之文辞尽行挂漏。征诸原序无"灵枢"字样，无"杂病"字样，则"卒病"二字更无可讳言。彼附方中之九痛丸曰"卒中恶"，孙奇不免有歧视之见存。实则"卒病"与"卒死证"有分别，即与卒发证仍有别。《热论》"两感病，六日死"，仲景不载入《伤寒》；朝发夕死之真心痛、真头痛，不载之入《金匮》。此等万中无一之不治证，大可阙而不载，隐示其立证立方之微旨。惟对于一百日或一岁之旧饮家，持告慰之曰"不卒死"，毅然以十枣汤行之，则"不卒死"三字，可以解尽卒病之危疑。就如霍乱之呕吐而利，未明言其卒病，而从不可治说到愈，却与《伤寒》互发。痉病之卒中口噤，则明点个卒字，从难治未尝说到死，亦与《伤寒》互发。《伤寒》与霍乱若离合，《金匮》与痉病仍离合。毋亦卒病不如斯，卒发病则如斯。而《玉机真脏论》又曰"卒发者不必治于传"，条下说入个"乘"字，即《伤寒论》"肝乘脾，名曰纵；肝乘肺，名曰横"之义。不以次之乘，尤卒于以次之传，《玉机》谓之为"有大病"。彼因一脏气乘，借忧恐悲喜怒而卒死者，所在多有，仲景又阙之而不书。盖必其人平时有病不许治之意，适成为仲圣爱莫能助之人，毋宁划分必须治之证。共列二十二门，竖"见肝之病，知肝传脾"二语，令中工持真知卓见以读原文。如未分晓，则玩索《真脏论》内数十个"传"字，必晓然于原文为已然者立方，实为未然者立法，卒病又可作未病读。

上工先实脾，中工不解实脾，焉有实脾之甘味。而中工独茫然之理，盖谓其不知传脾，必不解实脾。不知实脾却实肝，且不止实肝；必不解肝传脾亦传，且不止脾传。徒知治肝，欲使肝不传，不解使肝以实传，不以虚传。徒知受邪故邪传，不解不受邪之传。是脾以王气传，而后肝以风气传。肝直接受脾之王土，脾间接受肝之生风。良由变八方之风者，土为政；通四时之土者，风为政。脏脏果有风气为主持，则两脏间一脏，自有周而复始之相生；脏脏果有土气为培养，则一脏间两脏，自有周而复始之相克。反是，则一脏不实，将三脏无真气，势必母夺子气以行其克，子代母气以逆其生。所谓"受气于其所生，传于其所胜"，则相生无继续；"气舍于其所生，死于其所不胜"，则相克无继续。故风为百病之长，从无卒病起于五常所禀之风；土为万物之母，从无卒病起于四季常王之土。

　　肝病何以见？病人面部之气色可以见。长沙亟立第三条，曰"鼻头色青，腹中痛，若冷者死"。风木之色，明明直贯于鼻头，是肝病不能掩；风木之气，明明窜入在腹中，则传脾不能掩。无如中工止晓得肝脾各有畔界，"传"字疑非征实；不晓以视无形之眼光，看入无形之生克。故不解肝之脏真，乃无形之木；脾之脏真，乃无形之土。不见其病，焉见其传？未知其生，焉知木先死而后肝死，土先死而后脾死？警告之曰："苦冷者死"。脾死肝亦死，就令非卒死，而冷状尤苦于痛状，则死机已伏。因其无火以温土，反有水以寒其土，水寒则金寒，金寒木亦寒，故曰有水、曰有寒。脾不统血、肝不藏血，曰亡血。邪风害血，故无一定之色，只有一团之冷气。在中工不晓"病同，色不同"，在上工则讶为"一病人，而具数病人之色"。其曰青、曰微黑、曰黄月白、曰微赤，所有色字，皆以浅形深之法，举面部以示人。苟面体会入微，从何一望便知其随时可以死。曰"微赤非时者死"，有不以次之传，当然有不以时之死。无论所胜所不胜，皆以"死"字括之。假令死于其所不胜，亦以肝死之病形为易认。肝开窍于目，其目正圆者，显见曲直之木，金气克之，令其正且圆，不受再克，遂反动为痉。《素问》谓："诸暴强直，皆属于风"。风燥相持，故正圆者其目，痉不治者其背。举肝死以为例，征明邪风转移病人之速。末数句曰痛、曰劳、曰风、曰便难、曰留饮，推言流传脏腑之变迁。脏脏皆有死于其所不胜之时，要不离乎"色赤为风"四字，为百病之起点。综上工之望诊，殆以色青色赤为准绳。

　　长沙又亟立第四条至第七条，曰声、曰息、曰呼吸，又曰非其时色脉皆当病，无非为肝病写照。肝为语，语之声即肝声；再点呼字，肝在声为呼；加一惊字，肝在志为惊。曰"喜惊呼"，必其苦在筋。肝主筋，筋束骨，筋病连于骨，骨之节，节之间，殆有邪风于其间。又肝存筋膜之气，肝膈即肝膜，膈病连于心，故一面骨节间病，一面心膈间病。又肝热病者头痛员员，即非热病亦头中病。其形容之曰寂寂，曰嗜嗜然、啾啾然，皆因燥金居其上，风木怯于所不胜之威，语声不辨绕道而出，又闻声而知肝病者一。其次肝病形诸息，肺之脏真主定息，风木反从而悔之。以其风而挟寒，寒能坚物，故坚在心中，摇在肩上，势必木扣金鸣，急引胸中上气者咳，咳则翻动脾涎而吐沫。脾开窍于口，肺主气之出入，因脾而及肺，"张口"二句，亦形容风行之肆，令气不足以息者又其一。第六条则举吸字写呼字，病源是肝之吸，病形是肝之呼，吸数呼尤数。曰"中焦实"，由于不先实脾，致客气为中梗，法当下。虚则正虚邪亦虚，不能侦知客邪所在地，显有不治之端倪。以其吸促吸远无定在，是虚有其吸，必虚有其呼。驯至不治，则传无可传，中工不晓者又其一。第七条重提个"王"字，曰肝王，脾王在言外；曰四时，四季脾王在言外。曰肝色青而反色白，毕竟主气之风少，客气之风多，不能养慎，虽王亦不长。又当研究"不受邪"三字。

　　第八条特提"少阳"二字，第九条提一"极"字，第十条特提"厥阳"二字，又为肝病立案。《素问·六节脏象论》指明肝为阳中之少阳，通于春气。肝木受气于一阳，一阳又寄生于一阴，一阴与一阳合化为厥阴，一阳与一阴合化为少阳。就三阴三阳论，则少阳还少阳，厥阴还厥阴；就五脏五行论，则肝木即少阳，少阳即肝木。故心火亦称阳中之太阳，肺金亦称阳中之太阴，五行独肾之水、脾之土谓之阴。仲圣口中说少阳，实意中指肝木条下十三个"至"字、一"时"字。夹写"少阳之太过举"不前，即推言上文非其时之义，无非因风气为转移。风有罢时，其应在肝。肝者又罢极之本，极而未罢，则阴极可以成阳，阳极可以成阴，是五脏之气长。若未极而先罢，必随罢随极。前病未罢倏而后，后病未罢倏而前。仲圣所谓"视其前后，何部不利"，厥阴病则然，肝病亦然。缘前后为邪风所折，腰痛背强不能行，正五脏之气短处。短则缩，缩小而至于尽头。显见患肝其之人，自身已不胜病，死于其所不胜犹其后。宜乎仲圣目之为厥阳，"厥阴"二字仅存一"厥"字，"少阳"二字仅得一"阳"字。此似是而非之阴极成阳，实阴不生阳，则阳无阴不附，不过邪风挟枯木之残阳变为厥阳。少阳不成立，厥阴亦不成立。

无春而有夏，不与时偕行，故曰"独行"。看似少阳，却无中见，阴不与之偕行，故不曰"少阳独行"，亦不曰"一阳独行"。

　　长沙又发挥上文"血脉相传，壅塞不通"二语，单承"血"字立"血气入脏"一条，单承"脉"字立"脉说入脏"一条。暗用《素问》"散精于肝，淫精于筋"及"其充在筋，以生血气"两层要义，为实脾之注脚。盖脾实自能令五谷之精气与五行之精气不相失，则肝受精之散，筋受精之淫。又曰"淫精于脉"，可悟脉气之流经，端赖筋气为转移。宜乎血气之生，筋为主动，亦可以"实气相抟"四字实彻之。若实气与实气成反比例，主气客气相容与，壅塞经络，纵未流传脏腑，而一则移其实于脉，则血无所附，血气入脏其明征；一则移其实于血，则脉无所流，脉脱入脏其明征。既入又焉能还出于壅塞之途，故主死。即死不足论，即愈亦惟有望邪风之赐。非所望于客气不为虐，缘客气具有五行性质，或挟金刃之气而来未可知。风则无有不行，亦无有不传。风无情而入脏，或无心以入腑，当然有胃气之援。且中土为万物所归，胃脉又主生荣血，转为主胜客负，亦指顾间事。独是即死即愈若天渊，转机未有如是之速。词旨非指一病生二病，盖形容风气一往而无前。百病皆以一入为先兆，入腑是入脏之陪客，即死乃生人之尽头，即愈未为生人之尽头。

　　一病既百病为陪客，宜乎古医经有九十病人之称，盖指五脏各有十八病而言。立阳病十八、阴病十八为病始，又指五脏之阴阳面而言。阳病见证者六，六而三之为十八。阴病见证者九，九而二之亦十八。何谓阳？阳脏有其三。何谓阴？阴脏有其二。心为阳中之太阳，通于夏气；肺有阳中之太阴，通于秋气；肝为阳中之少阳，通于春气，三脏故称阳。肾为阴中之少阴，通于冬气；脾为阴中之至阴，通于土气，二脏故称阴。所举六证，仿佛心脏、肺脏、肝脏所生病，非阳病十八而何！所举九证，仿佛肾脏、脾脏所生病，非阴病十八而何！六微即六腑之称，腑为阳，而属至阴之类，应具阳病之六证，必载土气而出，才是阳腑之中有阴在，始可以言微。除微有十八病外，五劳、七伤、六极，亦得十八病之数。其余妇人十三瘕、九痛、七害，五伤、三因、三十六病不在其中，百病之余义则在其中。末段又指点出上下表里及中央土，为五邪所集矣，陪衬个"风"字。收二句说到两"极"字，肝木罢极之时，主治不能兼顾，可悟邪风无所不用其极。殆脾胃不实之原因，徒留宿食以护邪。宿食化寒，邪风必挟热以逆其寒；宿食化热，邪风必挟寒以逆其热。令寒热各走极端，变为如冰如炭之经络，则脏腑无保障，五常之衅端从此起，必有两败俱伤之忧，伏案就在"邪风干忤经络"六字。

长沙又于第十四条先提三个"急"字，衬起第十五条两个"卒"病字。从上条"风令脉浮，寒令脉急"二语生出，"急"字又"逆寒中于暮"句转出。诚以风邪入寇腠理，则四肢重滞不为意，病情未急；寒邪入寇毫毛，则身体疼痛必为意，病情转急。此即"中风邪气反缓，正气即急"之互词，缓在风而急在寒。《经》谓"伤寒一日，太阳受之者"，缘有太阳之感觉在，与邪风掩入，瞒过太阳之卫外者不同论。故卒病都由缓病所致，非急病由卒病所致。《伤寒论》内无"卒"字，而"急"字不胜书，显见仲圣引《伤寒》救里救表一条，为急病加倍写，非为卒病加倍写。伤寒两急救，卒病分两治，是卒病可以缓图，痼疾尤可以缓图。痼疾无所谓之急，卒病仍非急病之代词。盖同是身疼痛，因下之而表里证具，两病交迫而成急，不同距离日久之痼疾、卒病，无两急之足言。惟先治后治，则痼疾还便宜。假令不曰"加以卒病"，曰"加以杂病"，痼疾何尝非杂病，直是加多一层痼疾无以异。医者或以急无能择之杂药为尝试，则"急"字、"卒"字、"杂"字，可以囫囵吞枣读之，仲圣叮咛于"卒病"又胡为？

《金匮》自开卷一路论卒病，独卷末立妇人杂病另一门。仲圣忽然指出加以卒病，未明言何者是卒病；忽然道出先治卒病，未明言何药是治卒病。注家遂疑卒病即杂病之陪客，虽创见亦视为等闲。不知原文有三百七十七条之卒病，有不止一百七十九条治卒病之汤方，固不能举一证以为例。且当时原文具在，讵料卒病之亡，亡于一字。缘"卒"字非一"杂"字所能，显非时代亡卒病，乃人人心目中之杂病未消亡，就令一面见卒病，亦一面亡卒病。原文明明句中点醒个"卒"字，如"卒口噤"之类，彼亦以为借用亡编之字眼，写杂病之离奇，其心目中已删去原文种种"卒"字读。孰意仲师—若预知其书至今犹存在，曰"五脏病各有所得者愈"，一语道破治卒病之从容，不啻一一与我后人共喻之。例如木病得水，水病得金，金病得土，土病得火，火病得木。《经》谓："气相得则微，不相得则甚。"病微何不愈之有，五脏之所恶者何？《经》谓："心恶热，肺恶寒，肝恶风，脾恶湿，肾恶燥。"所恶在隐曲，若触犯其所恶，则不喜形于色，可以窥见卒病之内容，仍不离乎肝传脾为病始。病者素不应食，而反暴思之，肝木挟火气以行其劫，劫食即除中之渐，必以发热露端倪，纵非发热，亦食伤脾胃，又以中焦实露端倪。上言"当下之则愈"，宿食固当下，而壅塞不通，则诸病在脏，实气入腑者亦其常，故《金匮》攻法多于《伤寒》。立证立方，以痉病为首，主治以大承气汤为中与。授"欲攻之"三字，为治卒病之方针。曰"当随其所得而攻之"，不独治痉病为然，诸脏自有应行之攻剂。惟渴者对于攻药，有异常之抵触，痉病条下无"渴"字可知，与猪苓汤代承气之属。末句曰"余皆仿此"，见得猪苓汤泛应不穷，助天一之水，生天三之木。与中工言治肝之头一法，为前路总结束，开下无数脉证并治法门。

仲师何以立猪苓汤冠《金匮》，且曰"余皆仿此"。此方显从阳明篇脱出，亦仿阳明渴者与五苓，为十日不更衣无所苦，不行攻法立方。《伤寒》非尽以五苓治渴，《金匮》何独不然！《金匮》条下"渴"字不胜书，"不渴"字亦不胜书。就如下条痉湿暍三种，痉病条下无"渴"字，故大承气汤为可与。而因湿致渴者一，因暍致渴者一。狐惑阴阳毒条下无"渴"字，而百合见"渴"者二。疟疾、中风、血痹诸证无"渴"字，而以"主渴"二字括虚劳。举数条以为例，其余除无"渴"字、无"不渴"字不计外，见"渴"字者几达三十条，书"不渴"者仅得十一条。不渴宜乎猪苓不中与，异在消渴门止见猪苓汤者一，见五苓散者三。呕吐条下之猪苓散，不仿猪苓之汤，独仿五苓之散，三味药猪苓有其二，五苓有其三。茯苓泽泻汤又无猪苓，苓泽有其二，五苓有其四。可知仿猪苓之方旨，不必斤斤于何味是原方，但能蛰封天一之水以入肾，则方方大有造于五脏之元真。若渴而以大承气为尝试，则流弊不可胜穷。《伤寒》《金匮》所有大小承气证无"渴"字，另提之曰"如渴者"，对下痉病之行大承气。因《金匮》自有适用硝黄之方在，举"渴"字撇攻字，回应上条中焦实，为议下者进一解，我又为误会长沙方内之等分者进一解。猪苓、五味各一两，试举一两之重量以例其余。二十四铢为一两，久为注家所公认。六铢为一分，四分为一两，亦为注家所公认。孟康谓黄钟一龠，容一千二百黍为十二铢，倍数计之，则一两得二十四铢，更无疑义。盖十黍为絫，十絫为铢，絫铢之积亦为合。所谓合龠为合者，符合一千二百黍之数，则与十二铢之等分同，二合便与二十四铢等分同。若不言铢而言合，则一合为半两，二合为一两。十合为一升，是一升即五两，二升即十两。方下无十两字样者，二升亦十两之通称，一斤亦十两之通称。古者十两为一斤，秦汉以一金之重定斤两。秦以一镒为一金，汉以一斤为一金。镒者斤之倍，二十两为镒。方寸重二斤，即指秦金而言；方寸重一斤，即指汉金而言。汉以后始有二十四两谓之镒，一十六两谓之斤。方下如白虎汤石膏用一斤者，当从十两计；以水一斗煮者，当从五十两水计。盖有絫黍为明彻，一千二百黍，于今称之，得五钱；二千四百黍，于今秤之，得一两。浅识者疑古今升斗有异同，吾谓量黍之器常改革，惟黍无改革。若谬以五铢钱相比例，则一钱今重一钱半。彼以古之一两即今三钱为话柄者，无非执着五铢钱之轻微为话柄。岂知钱制始于周而迄于汉，其间钱形大小轻重不一，名称亦殊，国家改元，必更钱币。钱与铜无一律相当之价值，则五铢无一律之代价，安能持足重若干铢为定衡！观于仲景之用钱刀，不曰重几钱，曰方寸匕。用匕秤散，取方寸为整数。每匕即今之一钱，方寸四匕即今之四钱。一钱匕者，一匕之谓。合四匕之形为方寸，即缩小方寸斤两之形。然亦不能泥看其微毫之等分，以服散服汤，皆有强人弱人之分，可悟作汤作散，匪独对证问题，乃对人问题。

"知肝传脾"一语，太耐人思。肝有肝之部分，脾有脾之部分。何所谓传？如曰"肝属木，脾属土，肝胜脾，故木克土"，此语更贻人以口实。以彼化验肝脏无木质，化验脾脏无土质，五脏非有五行之实验，何相克之有？如曰"五行化之始，五脏精之存"。惟化生精，木精存于肝，土精存于脾。惟气生形，肝存筋膜之气，而开窍于目；脾存肌肉之气，而开窍于口。从目通入肝，从口通入脾，是形归气。逆肝通入木，从脾通入土，是精归化。惟五脏之元真为能化，故脏真散于肝，而后风气通于肝；脏真濡于脾，而后谷气通于脾。此即人禀五常之奥义，早为近代所排除。其相持最力者，斥驳我国左肝右脾之学说，谓剖验之适得其反，致《素问》"肝生于左，肺存于右，脾之为使，胃之为市"数句，不能昭示于后人。我则谓《脉要精微论》"左外以候肝，内以候膈；右外以候胃，内以候脾"等语，《素问》诚凿凿言之，无怪后儒徒执左右手往来之脉气，泥看腹里构成定位之肝脾。岂知《素问》又指两足而言，曰"下部之天以候肝，地以候肾，人以候脾胃之气"，左右足相同一律，两手中部脉亦从同。无论诸病在何脏，皆括入少阴、趺阳、寸口之范围。若细诊其同中之异，觉生气流溢，才有候左候右之殊。于是心肝肾之气远出而流于左，水生木、木生火之神机则左旋；肺脾命之气远出而流于右，火生土、土生金之神机则右旋。正如环无端之左右，盖有活泼泼之胃气能左右之。《经》谓"随气所在，期于左右"者，乃是二是一之对观。此说类似骑墙，如欲了解"肝生于左，肺存于右"之真谛，须从胎元上着眼。《素问》谓："生之来，谓之精。"精在母腹，自有河图。两精相搏，则阳精在下，阴精在上。缘亲下之火本乎地，亲上之水本乎天。良由生成伊始是倒形，故竖体者其母，而倒体者其胎。胎不倒则形不顺，所以逆受母气以成形。母之肝从右升，胎以左体受气而生肝；母之肺从左降，胎以右体受气以存肺。肺旋乾而右转，肝出震而左行。时而胎首上向者，母腹之地气升，举之而上抱；时而胎首下向者，母腹之天气降，抑之而下垂。毕竟子母二气，除却对待无往来。母不倒而胎倒，与影相之对照无以异，对镜不倒，而镜中之影则倒。"形以顺往，影以逆来"，知此可悟造物生人之妙。诞降而后，位置其身于东西南北之中，同是戴九履一，左三右七，行将以竖体立乎天壤。此洛书之方位，正以逆河图。方位是左，而肝转为右；方位是右，而脾转为左。左肝右脾者，乃成胎于既往；右肝左脾者，乃出世于后来。"数往者顺，知来者逆"，不独地与天逆，凡七尺之群伦，皆乾坤之逆子。易之为数，逆数也。前后左右无不逆，一"逆"字才是顶天立地之权舆。特恐告非其人，虽言而不著，脱令以五行为惑众。恐秦火不及文字之灵，且苞符既泄，从无复秘之理，则不必虑五行之淘汰。五行乃无形之脏真，不受捉摸，无所用其淘汰。

是书可以省凡例，原书自有例。首条末句曰"余脏准此"，是举一肝一脾以例其余。第十七条末句曰"余皆仿此"，是举一方一法以例其余。第二条句中曰"千般病难，不越三条"，是举三条例千病。第十二条句中曰"非为一病，百病皆然"，是举一病例百病。第一条曰"上工治未病"，又一面"见肝病"，是举已病之肝例未病之脾，凡流传脏腑之未然病可例看。第二条曰"因风气而生长"，又一面说"邪风"，是举生物之风例害物之风，凡五邪中人之未然病可例看。第十一条曰"血气入脏即死"，第十二条曰"脉脱入脏即死"，又两言"入腑愈"。入腑、入脏相迫而来，数"即"字是卒然之事，亦未然之事，是又举死字例愈字，举不可治例可治。第十四条举急当救表例救里，第十五条举先治卒病例痼疾。在《伤寒》虽救表里同例，在《金匮》虽痼疾亦与卒病同一例。第十六条有各所得、各有所恶之两种病，举以例寻常之卒病；有《素问》不应食而暴思食之一种病，举以例反常之卒病。第十七条举一"攻"字，以例下文诸多应攻之卒病；举一"渴"字，以例下文诸多不应攻之卒病。仲景书条条有比例，何取乎多此节外生支之义例作另提！读《金匮》当从读例始，能读例自能知读法。道在迩不必求诸远，泛泛之凡例可毋庸，区区之读法亦毋庸。

现存主要版本及馆藏地：

1. 1929、1940年香港伯坛中医专校铅印本，中国中医科学院图书馆，北京中医药大学图书馆；

2. 1956年人民卫生出版社影印本。

《金匮要略五十家注》二十四卷　　　　　　　　1929　存

吴考槃（隐亭）编

于粟寰序曰：我国医学滥觞于远古《灵枢》《素问》，其书至于今烂焉。虽稽其文撰，其时未能吻合，世多疑其伪然。其义理精蕴，发天地之秘藏，大含而细入，无有乎弗至。非圣者不能为文，与时奚庸辨哉！

迨于有汉，南阳张氏以天纵之资，副以绝人之学，殚竭毕生精力，蔚为一代宗工。悬壶之暇，潜心著述。经以《伤寒》，纬以《金匮》，而斯道益光。立言不朽，由来尚矣。

夫小道可观，致远恐泥。我国学者好高自位置，每以医为曲艺而不齿。由今观之，彼所谓士大夫之学，皆将随时变而沦胥以没矣。信乎泥于道者不足恃，而致远之不易言也。若夫医学，本乎六气，原乎五藏百骸，著为名论。圣者作而明者述，立言千载以上，师承千载以下，道行而效，无不彰于人生至切。虽时亦不免有所泥，然视违时之儒术，其用何如哉！是故学者之所务，惟其用而已，奚计道之大小。为适于用，虽小而犹大；不适于用，虽大而犹小。

吴君考槃，邃于岐轩之学。其造诣洞见癥结，道行而效彰矣。更以其余，从事著述。前已辑《伤寒论百家注》，付手民行世；比复集《金匮论注五十家》，既藏事将以付梓。其友袁君百川，以序见委粟寰，曰："夫仲景之书，承先开后，体用备赅，宏博无涯。而注家纷沓，学者瞀焉，莫衷一是。今集数十家之注于一书，开卷了然，若对群贤，若周咨军国大事而集思广益。其所以揭橥先哲之精奥而昭示来兹，厥功懋哉！"以是告袁君书其端而归之。于粟寰学园。

海角秋声序曰： 吾不明医，然知医之所以为医，其为艺也。师受友习，学索事验，恒若干岁月始有得，而后行其为道也。腠理、液血、骨络、肤毛，了了其消长逆合之理，而后视所疾以为治。苟习也不精，道有不明，则有难言矣。中表吴考槃君，始闻其务医，为之惕然。越数年，考槃驰书，谓前编《仲景伤寒论注汇纂》已梓行世，今复编《金匮要略五十家注》，于付梓前请为序之。余得书，欣然闻之张仲景论医精核确要，其学为医者宗，宗之者靡不有所得，以效其技。考槃能及仲景之学，且能深造而汇为书，则其艺其道自可称，宜吾转惕然者而为欣然也。虽然考槃方年少，其学宁止于是？阅是书者，愿有所发明，以为考槃益。吾更濡笔，为考槃将来之著作待也。中华民国十八年十月，海角秋声序于启东县政府。

吴考槃自序曰：医学书籍，《灵》《素》而下，汗牛冲栋，大都择焉不精，语焉不详。欲求醇乎？其醇者惟仲景之书而已。仲景氏勤求古训，博采众方，绍轩岐之传，《广汤液》之用，著《伤寒论》及《金匮要略》。其言精奥，其法简赅，因例触类，施之无有不愈。乃后人苦其玄深，畏难就易，卒至阳春白雪，曲高和寡。无讥学说喧宾夺主，不深可悯耶！孔圣有云"未达不尝"，《曲礼》云"医不三世，不服其药"，信斯言也。医岂易云乎哉？乃今之为医者，各承家技，终始顺旧，一隅之见，师心自用，欲求病之不误，不亦难乎？槃少习方书，即寝馈神农《本草》、黄帝《灵》《素》、越人《难经》及仲景《伤寒论》《金匮要略》等书已有年。所深叹古学之精深，注释之芜杂，不予整理，几至岐途莫从。因不揣愚昧，编集《伤寒论注》，已梓行世。今复纂辑是书，博采众说，详汇注释，去初学固执之病，予高明判断之权。名曰《金匮要略五十家注》，使阅者玩索而有得焉，则未始非医学之一助云耳。中华民国十八年八月，海门吴考槃序。

吴考槃汇纂例言：成无己《注解伤寒论》，引《金匮要略》之文，俱出本书；引《玉函》之文，本书不见。则宋时《玉函》与《要略》为二书甚明，本书宜名《要略》为得。

《伤寒论》始太阳终厥阴，方目已足，文气已毕。旧本以霍乱、阴阳易差后劳复二篇蛇足其后，甚属无谓。今改次本书痉湿暍下，识者鉴之。

《伤寒论》原文复见本书，凡三十七条，采注概不雷同，阅者宜合参之。

《伤寒论》有或然证，故有加减法；《金匮》无或然证，宜无加减法。旧本所附加减法，悉系后人所增，今删去不录。

旧本附方，系宋人校正所增，非仲景方，删去不录。

杂疗方及禽兽虫鱼果实菜谷禁忌三篇，旧本附列卷末，前贤断为后人所增，注家或注或删。删之不使朱紫之混，确有卓见，今从之。另附《灵素药义》一篇，仍列卷末，以资参考。

本编采注，自萧齐陶弘景，迄今曹蔼如，凡五十余家。撷英删芜，务求精确，空泛雷同，概从割弃。尚望海内阅者，匡余不逮，足为至幸。后学吴考槃识。

现存主要版本及馆藏地：

1929、1931年上海千顷堂书局石印本，国家图书馆，中国中医科学院图书馆。

《金匮要略新注》　　　　　　　　　　1929　存

王秉钧（和安）撰

王秉钧自序曰： 西文东渐，医成讼数。谈中医者重气化，谈西医者重形质，各走极端，几分两类。静言思之：气化即形质之气化，形质即气化之形质，形上形下，为物不二。西医之精者，必进言气化；中医之神者，何尝离乎形质耶？我国医学，肇自黄帝，代有阐发。至汉张仲景，撰用古训，博采方书，著《伤寒杂病论》十九卷，于以集医学之大成，而造其极。惟当时自然现象概无专书，生理名词多有未备，故书中精义微言，似偏重气化而略形质。究之气化所指，各有实物，因道识器，固已探赜索隐，极生理解剖之至精。特后贤著述，智慧不逮仲景，生理解剖远逊西人，欲解仲景气化所指，求其说而不可得；每牵引他种哲理附会穿凿，致精义反晦，实理成虚，而中医遂为物质文明家所诟病。钧不敏，读《伤寒杂病论》各依气化所指，解以生理解剖学之实质，证以物理化学之实理。乃知物质文明所谓标新领异者，圣书已无所不赅，而其变化神明，固非新学家所能企及也。虽非述者为明，或有千虑一得。书成谨以俚言志意，俟教来者。鄮西王秉钧和安自叙。

注例： 《伤寒论》各章各节，排列间具有微义。此注谨依原文，不敢紊其秩序。其每章每节衔接，对照参互错综之微旨，逐一注明，裨无字句处精义微言，昭然若揭。

《伤寒论》大含细入，读者不见其大，枝节中每生误解。此注每节要义，必于节首数语揭明，以为初学南针。

原文中衬以小注，畅发本文义理，节后加以推阐，俾读者于任何脉症皆可洞见中边。

仲景之书，正写病理即反写生理。兹注于生理之常及病气之变，畅发无遗，读者可知圣书无所不赅，其神明变化，尤非物质文明所能企及。

论后列方，方后即注明方义，俾读者于一病始末，可以彻底了解。

药性方义之解释，仍依据生理、物理，不敢略蹈虚空。

注义采之前贤者，必裁以鄙见；其全录整段或数语者，谨述芳名；间采一二语或更参以他说者，则略名免赘。

原文用大字，每句用单圈；衬注及解说用小字，每句用单点，以资识别。间有特重要言，亦只用小圈断句，不用连圈连点，免致炫目。

现存主要版本及馆藏地：

1929年武汉印书馆铅印本，中国中医科学院图书馆，北京中医药大学图书馆。

《金匮讲义》　　　　　　　　　　　　　　　1931　存

胡镜文编

现存主要版本及馆藏地：

广州国医学校铅印本，中国中医科学院图书馆。

《金匮讲义》　　　　　　　　　　　　　　　1931　存

骆晴晖编

现存主要版本及馆藏地：

民国湖北省医会夜校铅印本，中国中医科学院图书馆。

《金匮经浅说》三十一卷　又名《金匮讲义》　　1931　存

邱崇（宗山）撰

例言：《伤寒》《金匮》二书之次序，久已失真。仲景云"为《卒病杂病论》，合十六卷"，是或《伤寒》八卷，《金匮》亦八卷耶？后人移易颠倒，莫可究诘。余遵庭训，将猝病概收于《伤寒》，杂病则入《金匮》，以符古人立言之旨。如《难经》云"伤寒有五"，风、寒、温、暑、湿是也。风、寒、温、暑、湿，概属猝病，初病在表，故列之太阳经。疟疾、霍乱，亦系猝病，一中少阳，一伤太阴，故疟列少阳，霍乱则列太阴。至于痉病，为内伤、外感之坏病，初病太阳，故收入太阳坏病。如此部署，虽未能尽恰古意，但较之无处安置，强立名目者，似略胜一筹。更以一病为一卷，以清眉目；分章分节，以便检讨。

中医以表里、寒热、虚实为辨症之标准，但能熟读《伤寒》《金匮》，内科之应用已足。非必以藏府立论，始谓内科。故统余著之伤寒、金匮、温病，而名之曰"内科大纲"。

伤寒为六淫之病，故以六经为纲，而分常病、变病、坏病、死病、自愈、禁忌等等。金匮则为六脏六腑，质能虚实之病，而总分为上中下三化（以上下言为上中下，以内外言为内外中）。上化为肺、心、膈及皮肤传化之主，中化为肝、胆、脾、胃、三焦及肌肉变化所出，下化为膀胱、肾及骨髓生发之原。上中下虽分三化，实则不外阴阳二气之变化。血属阴，气为阳，血中有气，气中有血，互为其根，不能分立。脾生血，心统血，肝藏血，阴也。肺生气，肾统气，包络藏气，阳也。六脏分阴阳，阴阳又各自分阴阳，阴阳对立之中，间有枢，是即上中下化之所由成。阴主静，阳主动；静为质，动为能。有一脏必有一腑，腑与一切养生物质有直接关系，脏则为间接关系。脏司守藏，腑司输纳，故曰脏内而腑外，脏阴而腑阳。阴阳相合，动静相称，分工合作，以成变化。古人因附会五行，乃去一脏而曰五脏，谓包络之机能同于心也。但以牵合五行，而损去一脏，未免削足适履。故余遵庭训，仍立六脏六腑。

存阴阳而去五行，系家孝宣公之心法，一家之言也。学术无范围，吾之言如此，彼之言如彼，见仁见智，各有不同。然以五行支配五脏，其说实有难通者。肺属金，肝属木，金能克木似矣。而肺则何以能克肝？脾属土，心属火，肾属水，水克火，土克水似矣。而肾则何以能克心？脾则何以能克肾？既云克矣，试思水火为一身生化之原，水火一亏，全体皆病，肾又岂独克心，心又岂独克肺耶？且如生克制化之说，递克递生，一定不移，活泼灵虚之人，岂不成蠢蠢机械之木偶乎？既云金克木，木克土，土克水，水克火，火克金，又言金木无忤，水火相济。肺病传肝为金克木，若肝病传肺，则又言木反侮金。司命大事，岂可以游移之词出之乎？且木既反能侮金，所谓五行递克递生之说，岂非不攻自破乎？学者读书，当具双眼，不可为古人所愚也。且医者所遵，仲景之《伤寒》《金匮》耳。试翻开仲景全书，言五行者有几。仲景之所言者言之，仲景所未言者，何能附会？病属实有之物，见何证治何证，又何须五行耶？

病变之活动，如空气传播，遇隙则入，因受而施，瞬息变化，不可端倪。故医学一科，实兼物理、生理、化学等各种科学而成。余之所著，可与各种科学参看，故必稍明科学者，方能读余所注之《伤寒》《金匮》。

世界万事万物，莫不日有进化，瞬息千里。医为人生必需之学科，人类之进步方亟，病之变化无穷。故医法非保守故步所能胜任，势必推陈出新，日日新，时时新，方能发扬昌大之也。余之所著，处处以科学研究发挥学理，其一切附会陈言，均所不录。每病之首，列以总论，详述病之始终及脉忌绝症。总论明了，本文之条例自通。应用治法，则列之本章之末，以备参考。

《伤寒》方剂过少，而《金匮》尤少。余初拟在各种之外，更著内科及妇婴应用之医案新律。因《金匮》虽为杂病之书，但理法颇简，未足应万病之用，故拟更作医案以辅之。先立总论，次辨证脉，再则治法，再则方剂，再则条例，每一病皆如此组织，然后足用。但有未能是，盖因环境关系，未能专事著作，有志未逮，徒唤负负。

方药重在气化，气化生于质味。如甘寒生津，苦寒泻热，酸寒化阴，咸寒降火，辛寒散火，甘温化气，苦温降气，酸温敛气，咸温下气，辛温散气。明乎此，则于方药理志思过半矣。但余治病之要旨，首在存津液而乘生气，苦寒、辛燥、升补、腻膈之品，必慎重出之。

方药治病，一遵仲景所著，亦皆推演仲景之心法。至《灵枢》《素问》之学，仲景之所遵者遵之，仲景之所未言，亦不愿多所牵入。且余所著书，均系平铺直叙，朴实说理，以发挥自己意见，不愿指摘他人，尤不欲轻侮古人。

仲景之书，精微确切，特以语句深奥，后人注解，实未能阐发于万一。真义全晦，良可浩叹。余之所著，对于仲景之学，虽不敢自信已登堂入室，然实能道前人所未道。其中包罗宏富，理说新颖，学者应于明窗净几，气恬神静之时，悉心卒读，公平论列，方不负作者苦心也。

中西医各有短长，以中医而訾议西医，是必不知西医者也；以西医而蔑视中医，是又不知中医者也。中医重气化，其弊流于空谈；西医重剖验，其弊流为机械。故必沟通中外，调和新旧，采收众说，折衷群言。中医必逐渐改良，以期得到西医之实验。西医亦必更求精进，始可达于中医之精化。二者溶冶一炉，异趣同归，始能寿斯世为康庄，登斯民于安乐。余家历代知医，至家孝宣公，始集其大成。余承庭训，于甲子年悬壶燕市，并授徒自给。荏苒十载，潦倒京尘。顾无时不以改革国医为己任，但一人之精力有限，学理之探讨无已。总余所著，何能毫无遗失？兹者提纲挈领，取《伤寒》《金匮》整理，使有系统，有次序，益之以《温病论》，蔚然成一内科全书，便于初学，易于入门。正如于风雨晦冥，万里阴霾间，曙光乍动，朗日初晴，以为数千年中医之续命，而为将来研究之基础已耳。

我国凡百学术，发达于商周，以战国为极盛。百家并出，奇珍罗列，或不让于今之欧美。秦政破坏，汉乱损失，存者微渺，此实吾族之大不幸。秦政之祸，宁可数量计哉！张仲景搜集残余古训为《伤寒》《金匮》二书，虽为数无几，是皆数千年之结晶。语尽珍奥无伦，今之人，智不足以窥其万一，动辄非薄。试读余注，复将云何？如谓文简难识，则可；谓其粗浅不经，则不可也。

《群经大旨金匮》　　　　　　　　　　　　1932　存

秦伯未（之济、谦斋）编

现存主要版本及馆藏地：

1932年中医指导社铅印本，中国中医科学院图书馆。

《金匮方论》二卷　　　　　　　　　　　　1932　存

恽铁樵（树珏）撰

恽铁樵自序： 前年因儿辈学书，偶检包慎伯《艺舟双楫》，其论文中有"子居昧盖阙之义，古人所未言者言之，古人不敢言者亦言之"。谨按《大云山房文集》中有《日月蚀》一篇，纯粹是科学，在乾嘉时能作此言者甚少，殆包先生所谓昧盖阙之义者欤？尔时，余适著此书。因思《金匮》一书，历二千余年，无人敢非议者，余乃大胆为之。其能免包先生之诮乎？于是中辍。时壬申冬初也，今两年矣。孙君永祚见而善之，谓弃之可惜，因而付印。而书仅两册，余则病甚，不复能续。抑《金匮》是整个的医学，人类疾病包括无余。精神不佳，固不足以济事；学识不及够，尤不足以济事。若强作解人，即是仲景之罪人。自问无状，一知半解之阅历，百不逮一，即此中止，藏拙亦好。此两卷，用为讲义，为同学先河之导，要无不可。非敢自拟于名山事业也。民国廿三年甲戌仲冬铁樵自识

现存主要版本及馆藏地：

1. 1934年油印本，上海图书馆；
2. 1948年新中医学出版社铅印本，中国中医科学院图书馆；
3. 《铁樵函授医学讲义二十种》本，中国中医科学院图书馆。

编者按：《中国中医古籍总目》著录成书年为1922，然据此书自序中"时壬申冬初也，今两年矣"可知，该书应作于壬申年，即1932年，今改。

《金匮学》　　　　　　　　　　　　　　　　　　1932　　存

李伯权编

现存主要版本及馆藏地：

1932年成都市国医讲习所铅印本，成都市图书馆。

《金匮方解》六卷　　　　　　　　　　　　　　　1932　　存

张静涛编

现存主要版本及馆藏地：

1932年四川省璧山县文学社石印本，上海图书馆。

《金匮翼方选按》　　　　　　　　　　　　　　　1933　　存

恽铁樵（树珏）撰

恽铁樵著导言：余初著《金匮方论》，因其方与实地经验所见之病症不合者颇多，故多所攻击，既而悔之，已成两万字，弃去不录，重为

此书。此虽后贤所为，然其方亦曾经过数十百次经验，比较切于实用，用意比较容易了解，方法比较容易学步，门类亦全备，固是学者必读之书。得此一编，则方药运用，都有根据。徒有理论，不能用药，不可以为医也。守一先生之说，能运用数十味药，能治数十种病，方法不详备，不足以应世也。惟旧籍挈症，都不可为训。说病既不详，用药亦无标准可言，学者执死书，治活病，画依样葫芦，愈病什一，杀人什九，且杀人而不自知，是有书等于无书。私意以为是有改革之必要，今兹所为，录其必要者，节其不必要者，详其所知者，阙其所不知者，务使挈症详明，药有标准。治病方法，与上两学期讲义中理论如桴鼓之相应，则活书应活病，庶几所造就者有可观矣。以余之谫陋，平心论之，经验亦尚苦不充，此书不能完备，自不待言。然而毅然为此，不复犹豫者，筚路蓝缕云尔，先河后海，是有待于后来。

现存主要版本及馆藏地：

1.《药盦医学丛书》本，北京中医药大学图书馆；
2.《铁樵函授医学讲义二十种》本，中国中医科学院图书馆。

《金匮辑义讲义》六卷　　　　　　　　　　1933　存

恽铁樵（树珏）撰

现存主要版本及馆藏地：

《铁樵函授中医学校讲义十七种》本，上海中医药大学图书馆。

《金匮要略今释》　又名《金匮要略方论今释》《订正金匮今释》　1934　存

陆渊雷（彭年）撰

施今墨序曰： 予早岁奔走革命，民国肇造，乃弃政治而业医。时医学中西之争方烈，予以为科学出自实验，而人体之为病，中西宜无二致。阴阳气化之空论，宜不可以易科学实验之说。然中医按证施药，其效又往往出西医上，则数千年经验所得之药法，非惟不可忽弃，且应证之科学，求其所以然之理，使大白于中外也。今欲中医不被淘汰，而公其药法于天下，以策世界医疗之进步，以救中外民生之夭札，必求通贯中西之人才，为之抓梳讲证而后可。是以耳目所及，舟车所至，常虚心物色，然二十年未能数数靓也。岁己巳，得一人焉，曰陆子渊雷。时上海有国医学院，渊雷长教务，予读其文于院刊，而心识其人。其年冬，因事至上海，亟往访三返而后获遇。其容穆然，其词湛然，似不称其文之风发踔厉者。是时予所得医学人才，堪与渊雷抗衡者，既有三数人。而老友茶陵谭组庵方长行政院，因言于谭君，建中央国医馆，谋罗致人才，整理中医学术。馆既建，渊雷被举为常务理事，又被聘为学术整理专任委员。私喜医学之发皇，可计日而待矣。乃淞沪战起，国医学院因以停闭，国医馆亦中辍。其后馆虽恢复，而牵掣者多，渊雷不克展其所学。岂学术之显晦有时，未可以人力强欤？今渊雷方闭门授徒，欲以成一家之学，而传之其人。其著述甚多，以仲景书为方家之祖，为之引证科学，注释行世，谓中医之精萃。悉在汉唐方书，而文简理赜，人苦难读，注仲景书，所以予人锁钥，使得抽读汉唐古书也。于是先成《伤寒论今释》，今又成《金匮今释》，而乞序于予。予惟中医旧籍，多玄虚艰晦，使读者不终卷而弃去。渊雷独能深入显出，以至犀利之笔，达至幽隐之理，读之者有并剪哀梨之爽，使人反复数四而不忍释手。盖不特思考之精，其属辞比事，亦常人所不及也。《金匮》得自遗佚之后，蠹简之中，其羼杂错乱，视《伤寒论》尤难董理。故宋以来，注《伤寒》者不下百家，注《金匮》者仅十余家而已。今渊雷之书，以科学实理，证残篇断简，精思冥悟，不假穿凿。如首篇之肝病传脾，释为交感神经之刺激。痉湿暍篇之论内湿外湿，论古人所谓脾为小肠及诸组织之吸收作用。吐衄篇论芤脉之理，妇人杂病篇论转胞为游走肾，皆道人所不能道。既经道破，又使人觉其天然妙合，俯拾即是，此岂浅尝躁进者所能几及哉！全书精义，大柢类是，有目共知，无待赘缕，抑渊雷之学与文，固至矣。予独病其驳难旧说之处，诋诃摧拉，绝无婉转，使持是说者，有面赤毛耸之恨，以是难于乐从。渊雷苟能婉转其词，则是非之心犹在，其学说之行，当若决江河而就下也。予不文，不能赞扬渊雷之书，因抒其所见，附于诤友之列以报之。廿四年一月，施今墨拜序。

徐舒萼序曰：往在故都，闻上海设国医学院，主教事者为陆子渊雷，心仪焉而未悉其详也。方是时，余窃疑我国医术，渺漠寡效，非融会远西实验之学理，推阐汉唐遗籍，驯绎海内灵秘方药，树坚固独立之基，终不足自存。逾岁，始草《医学平论》十篇，揭其宏旨，亦未敢自炫于人。施君今墨适见而韪之，遽驱车造访，得此印证，心稍稍慰。金陵奠都，遂返故山。戊辰之冬，遭逢寇警，短衣蹑屐，与悍寇相角于林莽间者，三越月。翼年乃走南昌，悬壶自给。偶览渊雷《伤寒论今释》，折衷历代注家，益以东邦诸师之说，而以融会远西学理为归。不图《平论》之旨，渊雷竟先我而成伟业，此心此理之同，不必待诸异代也。去夏检草寄渊雷，渊雷狂喜，题语崇饰逾分。冬初始相见于新都。其心虚甚，而容简穆，而思沉刻，居数日别去，意犹惘惘。顷以《金匮要略今释》稿成，远寄相视，且属为之序。夫仲景遗文，自永嘉丧乱，零落特甚，厥后江左易姓扰攘，其文物有时尚不及北朝，方脉家矜贵抱守，授受各异。唐兴，远搜西土三藏，于医典未遑从事，故《千金》《外台》不过成一家言，孙思邈犹于著《千金翼方》时始获见《伤寒论》也。天宝早乱，文化日衰；终唐一代，绝少发皇；赵宋校理医籍，斯学乃渐昌明。据《书录解题》，谓《金匮要略》为王洙从馆阁蠹简中录出。似前此因视《伤寒论》之破碎为尤甚，未曾并行于世。历代注家，亦强半涂附而已。今渊雷之诠释，体例略同《伤寒论》，其孤诣殆尤过之。如开端"见肝之病，知肝传脾"诸语，不过缀拾残篇者之生克赘辞耳。渊雷释之，谓："《内经》以愉悦舒畅为肝德，忧愁郁怒为肝病；以脾主为胃行其津液，又多包括消化器官全体而混称脾。是古书言肝泰半指神经，言脾乃指胃肠吸收功用。盖愉悦则神经舒畅而消化王，忧愁郁怒则神经受刺激而阻碍消化，是之谓肝病传脾。"从而枝缕其说，抽思骋辞，曲尽事理，固已神奇腐朽矣。至释"妇人转胞"条，取《脉经》及《病源候论》所引仲景语，参互考订，以证《金匮》之文；印以远西学理，冥想符契，无待牵合。以胞为旁光之脬，非裹儿之胞。以肥人今瘦，策膜空减，肾脏游走下降，致输尿管屈折，而解胞系了戾。则《巢源》所谓"外水不得入，溲不得出"者，得此不啻若绘想象图。至是而知今日解剖、生理、病理诸学，诚与汉唐古义多不相背驰。而全书精蕴，顾犹不仅此。其善读书也，在以古籍疏证古籍，不为凿空附会，使音训义理涣然冰释。近数百年中，自石臞王氏《读书杂志》而外，殆无俦匹。其刺取新义也，既定统系，则理无古今中外，皆可任我去取，非影响比附，以只义新颖自矜。方其片语未安，矫首凝神，其中若有大不得已者在，及至迥然有得，落笔淋漓，几疑古人来相告语。故其为书，包含万汇，非专攻古学及西学者所能范围。然则余于渊雷之纂言也，夫何间然！余与渊雷治医宗旨相同者，非得诸上下其议论之时，皆见其文而后识其人。而渊雷精力造诣已倍蓰于余，则渊雷之罗致简练，所以益吾知而节吾脑力者，受赐实多。而来学之所得于渊雷者，当更何如？此殆释氏所谓法施者与？余懒废惮于为学，恫政教之失修，自审无致力斯人之会。然犹时与渊雷通一纸书，研绝学于举世不为之日，腼然谓精神报国，不后于阔剑长枪之伦。渊雷其谓之何？因自忘其陋，书此归之。中华民国甲戌岁大寒节之夕，修水徐舒萼瀛芳拜撰。

陆渊雷序曰：予生清季衰末之世，上之不能立德立功，自致显扬；次之不能随党国先进奔走革命，藉跻津要；下之又不能攀援依附，取富贵利达。其桀骜悍鸷之质，复不肯与草木同朽，乃遁于医以自给。其治医也，主以汉师训诂、远西科学。读中土汉唐古书，博考深思，去其浮空执滞，为之疏通互证。向之中西画若鸿沟者，予则糅合为一。故方术则中土，理法则远西，心之所安，非敢好异也。近世俗师，多喜苏派清淡之药，取法叶天士、吴鞠通、王孟英，谓可以寡过。予则宗师仲景，又不若东邦所谓古方派之笃守成方，喜以己意出入增损。是以并世业医者，无中西远近，皆目予为异端怪物，甚则造作蜚语，肆其抵排焉。而四方神交，学子后进，推崇奖饰，用相慰勉者，亦往往而有。岂其怪僻独特之性，亦有同调欤？抑当世之毁誉，不足为之劝沮欤？曩成《伤寒论今释》，既已印行；今续成《金匮今释》八卷，砌版既迄，乃为之序。曰：《金匮要略》三卷，旧题汉张仲景著，晋王叔和撰次，而宋臣林亿等校理流传者也。仲景自序，称《伤寒杂病论》十六卷。说者谓十卷论伤寒，即今之《伤寒论》及《金匮玉函经》；六卷论杂病，即今之《金匮要略》。然隋唐史志所载，有《张仲景方》十五卷，而无十六卷之本。《外台秘要》引仲景方，在今之《大论》《要略》中者，皆称《仲景伤寒论》，而每方注所出卷数。其百合诸方，霍乱理中汤、附子粳米汤、四逆汤、通脉四逆汤，并云出第十七卷中；肺胀小青龙加石膏汤、越婢加半夏汤、肺痈桔梗白散，并云出第十八卷中。是王氏所据，其卷数与自序、隋唐志并异。且六卷之《杂病论》，如何删并为三卷，皆莫得而详焉。至近出古本《伤寒论》，则作伪之迹显然，既已有辨之者，可弗论。今之《金匮要略》，乃宋翰林学士王洙，得于馆阁蠹简中，曰"《金匮玉函要略方》三卷，上卷论伤寒，中论杂病，下载其方，并疗妇人，录而传之"。林亿序，及陈振孙《书录解题》、赵希弁《郡斋读书附志》，皆云尔。林序又云，"校成此书，仍以逐方次于证候之下，使仓卒之际，便于检用。又采散在诸家之方，附于逐篇之末，以广其法。以其伤寒文多节略，故断自杂病以下，终于饮食禁忌，凡二十五篇，除重复，合二百六十二方，勒成上中下三卷，依旧名为《金匮方论》"，云云。是王洙所得者，盖《伤寒杂病论》节略之本，故曰《要略》。今之《要略》，虽仍为三卷，实则中下二卷删并而成，又非蠹简之旧矣。《要略》原书，上卷论伤寒，林氏病其节略，弃而弗取。然今存《伤寒论》《玉函经》，犹为完帙。其中卷论杂病者，节略当亦如伤寒。林氏虽取《千金》《外台》以为附方，殆不能补完其旧，惜哉！王洙字原叔，应天宋城（今河南商邱县）人。《宋史·本传》，称其"泛览传记，至图纬方技，阴阳五行，算数音律，诂训篆隶之学，无所不通"。又欧阳永叔《归田录》，载"景祐中，李照作新乐。照每谓人曰：吾乐之作，久而可使人心感之皆舒和，而人物之生，亦当丰大。王侍读洙，身尤短小，常戏之曰：君乐之成，能使我长大乎？闻者以为笑，则王之为人，短小滑稽而博学者。"嘉其搜罗遗佚之功，因附及之。今释体例，一如《伤寒》，因不别作凡例。《伤寒》所据为赵刻本，《金匮》则赵刻极难见，通行《仲景全书》亦无佳刻。今据《全书》，及丹波氏父子所校，录之于篇。他日幸得赵氏原刻，当重校之。属稿始于戊辰八月，后于《伤寒今释》仅半载。其时任医校教课，二书常同时属草。《伤寒今释》因读者督促，仓卒付印，多未惬意。此篇则屡经改易，或不致与《伤寒今释》并覆酱瓿乎？此篇改易续成之际，内子本琰已来归，时助检阅，因附其名。甲戌腊月陆渊雷记。

陆渊雷外序曰：我的《金匮今释》，摇旗呐喊了五六年，好容易，总算出版了。在这五六年中，四方爱读者纷纷函询出版期，鄙人往往估量着可以出版的时期，作书答复。岂知到了那时，依旧不能出版，这种情形，已经屡次不一次。在函询者果然是失望懊恨，在鄙人也是惭愧而抱歉。还有几位中医界闻人，在性行上、学术上与鄙人不大合式的，放出空气，说："陆渊雷的《伤寒今释》，给他哄动了一般人，这《金匮今释》可没有本领编成了。你看他屡次空言搪塞，只听楼梯响，不见人下楼，这书是不会出版的了。"这些空气，时常吹到鄙人耳朵里，倒很觉得心领感谢。为什么呢?《伤寒今释》出版的太仓卒了，出版之后，有好几处地方，自己觉着不对，要想修改，书已印出了来不及，真叫做悔之不迭。而且《伤寒今释》的虚名闲的太大了，树大招风，很有几次给人家驳难攻击，诸君想必也有见过的。那些驳难的文字，虽然免不了意气谩骂，却也有几分说得对的。鄙人平心静气看来，也有自己正要修改的地方，没有说出，给驳难的人先说出来。不过他人说的，总不如我自己心上所蕴蓄的，来得切实而深刻罢了。……《伤寒今释》是三年前脱稿的书，现在看来，已经这样自己不满意。假使现在修改了重印，再过数年，当然又有不满意的地方发现了。这因为学问之道无穷，凡是用功的人，皆有月异而岁不同的进步。所以往昔的学问，必待晚年定论，然后把著作印出来。朱晦庵老病到了临终的一天，还强起修改《大学》的《诚意章》。这种举动，一半虽是爱惜毛羽，不肯落人家褒贬；一半也是古人的淳厚，不肯把错误的学说误人啦。现在人心不古，卖书只想赚钱的，果然谈不到此。鄙人总算不合时宜，不肯钞剪成书，把原稿改了又改，一部书弄了三五年，加之忙而懒，这是出版迟缓的原因。可是比了古人那样的审慎，相差还远哩。现在既已出版了，这些话也不必再说。在此做一篇外序，给读者诸君解解闷。中国书的体例，只有"内篇外篇"、"内集外集"，从来没有什么"外序"。不错，这"外序"的名目，是鄙人一时杜撰的。不过一篇白话文，谈不到体例，谈不到引经据典。现在的新文学家，随便写写，韵都不押，也可以算"诗"。那我杜撰一个"外序"的名目，说不定也是一种新文学哩。"外序"的主意是什么呢？一部书的序，原是说明著书的宗旨与经过的。我这《金匮今释》，已请徐君瀛芳、施君今墨各做了一篇序，自己也做了篇自序，一齐印入原书里了。不过《金匮今释》，自己当他是规规矩矩一部书，那自序也得有个体例。凡是琐屑地方，体例上下便写进去。但是多数爱读拙著的朋友，都表示着十分亲热，简直是未经谋面的知己朋友。那么，我著书以及印书时的一切甘苦曲折，也得向朋友谈谈。这些朋友既是散处四方而难以谋面，只得用笔墨代替谈话，这就是"外序"的主意了。《金匮今释》最初的属稿，是在戊辰年八九月间。鄙人在"中国医学院"教课，就把《今释》做讲义，自序里已经说过了。那时上海有两个中医校，一个是"上海中医专门学校"。戊辰年春天，这校里找鄙人去教过《内经》与《伤寒论》，《伤寒今释》便是此时创作的。中国医学院的创办人王一仁、秦伯未、章次公三君，都是中医专校毕业生，在母校里当教员。因为母校太守旧，请求革新而不许，三君乃携带一部分学生，喊着革命口号，出来创办这中国医学院。因此，两校处于竞争敌对地位，彼此想罗致好教员，撑场面，要不然，中医专门学校也不致于找鄙人去教课了。鄙人在专校教了半年，不继续了，其间曲折，略见《陆氏论医集》及本刊第三期《高君涧庄来函后附注》。此时，王君一仁已回浙江原籍，中国医学院由秦君伯未主持，章君次公副之。秦君知鄙人已离专校，即嘱章君邀聘。鄙人初则婉辞，盖深知中院与专校居于敌对地位，鄙人虽离去专校，在人情上不便翻然就其敌校故也。乃专校有男女管理员各一人，与鄙人同时离职。其男管理员是鄙人国学旧生，家贫不可失业，嘱鄙人勉就中院。以同时聘用该男女管理员为条件，秦章二君遽允之，于是鄙人又做了中国医学院教员矣。鄙人在专校，原教《内经》与《伤寒论》，中院则秦君自己是《内经》专家，乃令鄙人教《伤寒》《金匮》。秦君谓我云："《伤寒》本有讲义，请用旧稿续编下去。但编讲义是苦事，《金匮》就用尤氏《心典》作课本，不必劳神另编了。"秦君的办学校著医书，鄙人就佩服他一个"简"字，就是《论语》"居敬而行简"的"简"，所以很省力而成就很多。鄙人草两种《今释》，以及后来承乏上海国医学院，字字处处要实牢实作，弄得吃力万分，出品却很少。

秦君叫我勿编讲义,也是"简"字法门中的一点儿啊——金匮课讲义是不编了,用尤氏《心典》作教本了。可是讲授时候,决不是一字一句的照书说法,自然要把我自己的见解说出来。有时候讲的人讲得出了神,听的人也听得出了神,教室里只听到陆渊雷的怪声厉气,与沙沙粉笔黑版之声,外面打下课钟,都会不听到。有时讲的与尤注冲突了,学生便嫌课本不佳,问"何不选更佳的课本",鄙人答以"现成的《金匮》注本,这《心典》要算最平正最清澈了。若要带科学理解,更佳的课本,那是买不到,只在我肚子里"。那班学生便扭股糖似的要求也编讲义,却不过,便动起笔来,这是草创《金匮今释》的事实。可是一动了笔,就费事了。光是口讲,可以说个大意,有些原文出处,一时记不起来,都不必翻检。动了笔,那是黑笔落到白纸上,处处须得寻根究底,丝毫不容含糊。所以一两个钟点的课业,往往费整天的工夫编讲义,这种苦况,与次公常常谈说,旁边伯未听着,暗中好笑,笑我不懂得"简"字法门。

陆渊雷外序(续上)曰:更正:前号所载本文,八面第三行,第十字,"学问"的"问"字,系"者"字之误,特此更正。在中国医学院教了半年课,次公又与徐君衡之等开办上海国医学院,把个鄙人加上那教务主任的头衔。支配课业,这也罢了。又因初开办,经济上穷得赤条条地,于是商议着,处于主人地位的几位职教员,如各主任之类,须得多教些义务功课,好省些教员薪水。鄙人既经教过《伤寒》《金匮》,就被认为《伤寒》《金匮》专家,这两部书,自然要鄙人讲授的了。因此,上海国医学院前后共毕业了三班,皆受过鄙人的金匮课,连中国医学院教过的一班,这《金匮》总共教过四遍,而这部《金匮今释》,也就修改了三次——头一遍是初稿,第二遍是初次修改,挨下去,第四遍是三次修改。——那时鄙人尚未学佛,尚未忘情名利,觉道教这义务功课,既无利可图,若不趁此著成一两部书,图个后世之名,那就太对不住自己了。这名心一动,便不顾辛苦,每修改一遍,竟有大部分稿子毁弃了从头再写的。编到后文,触发了什么心思,又常常回头修改前文。等到付印,全部稿子里,竟找不到一张初稿的原作,又有许多剪贴增删钩乙。

说句老脸自大的话，我这亲笔书稿，数百年后遇到考古家，从中研究，那几页是某次修改，那几处是某年增删，一处处考究起来，也很够味儿的哩。《金匮》的旧注，从赵以德以来，所见的不到二十家，找参考书时，比《伤寒论》难得十倍。鄙人最初相从学医的恽铁樵先生，对《金匮》的研究也很少，他老人家常说："后半部《伤寒论》，远不如前半部精彩。好像石碑一样，下半段近碑趺地方，雨打泥蚀，剥落得不可读了。至于《金匮》，比后半部《伤寒论》更没意思。"这是八九年前的话——听说现在恽先生函授讲义中的《金匮》，也是不信任的话居多，那么，他老人家的眼光，还是与八九年前一样——所以鄙人起草《金匮今释》时，除却几部旧书而外，竟没有请教讨论的地方。恰好祝君味菊初到上海，颇思结纳友朋，经人介绍，相见论医，祝君口如悬河，问无不答，所以《金匮今释》的初稿，首二篇多采祝君之意，油印出来，亦有"成都祝味菊校阅"字样。其后彼此事忙，难以继续讨论，而历次修改之时，自己发生了许多与祝君不同的见解。今所印行者，第三篇以下果然全无祝说，即首二篇亦所存无几，也就不再借重祝君校阅的大名了。这并不是鄙人瞧不起祝君的学说，因为立说著书，关系身后名声，尤其是医学，关系人群性命。若要抛弃一点自己的主张，容纳一点他人的主张，实在好像是一件弥天缺憾似的，放不下心。倒不如一本自己主张，为功为罪，千古年直任无辞。况且祝君自己著了《伤寒新义》，他日当然也有《金匮新义》出世，留下他的学说主张。各自独树一帜，听凭读者去取，倒觉得彼此心安理得。但是当时祝君一番讨论热心，鄙人是一辈子感谢的，所以在此附记出来。普通人的心理，家里越是贫穷，越要装做阔气，为的是经商可以调度资本，说话也威光些，易得人家听信；倒过来，越是富厚，却越要装穷，为的是怕亲友借贷，以及强盗绑票诸色的光顾也。钱财是如此，学问也就差不多。鄙人的两种《今释》，初属稿时，老实说，肚子里的医学，实在还很空疏。那时的心理，也像贫人装阔一样，偏要做出渊博的样子，于是遇到旧注好些的，就把他改头换面，化做自己的文字。后来渐渐接近佛学，那名心渐渐淡了，一方面医学也很得"教学相长"的进步。教书比读书更易进步，这是二十余年做教员的经验,不知普天下学者,同此甘苦否?自觉看到边际,看得彻底了,于是偷取暗抄的行为,一概不作。旧注凡有可取之处,一概采入原来,只加些补苴引申的话头;必不得已,然后自己做一段注,却仍把瑕瑜互见的旧注,附在后面。所以两种《今释》的首卷,总是自己的注释多,采取的旧注少;越到后来,越是采取前人的旧注多,自己的注解少了。换句学问中的内行话,起先是"唯恐其言之不出于己",后来是"唯恐其言之不出于人"。在不知道的读了吾全部书,还道是起先肯卖力,后来便偷懒哩。今天这里自己暴露出来,作为忏悔。

陆渊雷外序(续上)曰:《今释》既是学校讲义,所以自属草以及历次修改,皆是一方面载笔,一方面授课。授课是依照课程表,不容间断的,于是吾的载笔,无形中有一种势力来驱迫着,不容吾停顿。要不然,鄙人琐事既忙,又沾染了读书人的通病,思了一个"懒"字,偌大一部书,只怕一辈子也不得杀青。那时鄙人却有自知之明,有意借授课的无形驱策,来完成吾的著作。所以虽是义务功课,虽然十分辛苦,却毫无怨尤翻悔,只管忙里偷闲,埋头没案地编撰。有时实在工夫来不及了,或编撰时遇到困难问题,成稿不够课堂上的应用时,便运用吾的教授法,由此及彼,只管讲到连带的问题上去。好在肚子里颇有杂货,只消提起精神,使听讲学生不感觉厌倦,便讲义少些,也就高高兴兴地挨过授课钟点。因此之故,起先几班受金匮课的学生,往往不及教完全部,已经毕业。便是最后一班,也只讲完第二十二篇妇人杂病为止,那杂疗以下三篇,尚未成稿。但是自己的心志,若要排印发行,总要把余下三篇一体加入,保存全部《金匮》的本来面目。可是那时,国医学院已经停办,自己也不愿意再当教员,琐事依旧是极忙,而驱迫吾编撰的无形势力,业已不复存在,是以时常接到催询出版的信函,竟不能早日出版。直至遥从课业中立刻要用到,又是一种新的无形驱策来了。然后从头整理修改,补完了杂疗等三篇,赶紧付印。可是他种遥从讲义,又因此搁了起来。讲到本书印刷的历史,却也很长。除学校中油印讲义不算外,民十七,丁济华办《中国医学月刊》,嘱吾编辑。彼时外间催两《今释》出版者,已时有邮件。故从月刊第三号起,每期附印《金匮今释》若干页，预备留起纸版，将来出书时不须重排。及办了上海国医学院，事情忙了，无暇编辑，济华的《月刊》也不久便结束了，那副纸版便弃了不曾用。在上海国医学院授课时，祝味菊的亲戚新开了一家印刷店，味菊嘱介绍生意。此时《伤寒今释》正在排印，而学院中油印讲义，仍以《金匮今释》的分量为最多，书记来不及钞写，乃发往该印刷店排印。印了百许张作讲义用，也留起纸版，预备出书时不重排。半年之后，该印刷店因误接了一批反动印刷品，被地方当局查封了，于是换一家接排下去。可是印刷店脱期的恶习惯，往往赶不上授课应用。不得已，授课时仍草草油印，他日补发铅印的正式讲义。那时学院经费支绌，方处处图节省，排印正欲省书记薪工。今既仍须油印，是欲省反费了，所以就不复排下去。那次记得排到胸痹心痛篇为止，纸版仍在，近来看了，仍有修改之处，所以仍弃去不用。而现在印出之书，实已第三次排版了。讲到印书发卖的利弊，印少既恐不敷需要，印多了存搁起来，不但搁起资本，而且上海的寓庐，又无多大空屋堆放存书。况且农村破产，经济极度衰落，比较《伤寒今释》出版的时候，大不相同了，六七块钱一部书，购买力当然是甚小。《伤寒》印了三千部，至今还没卖完，可知《金匮》不宜多印。于是斟酌情形，只印一千部。《金匮》的字数页数，既比《伤寒》为多，约为五与四之比，印少了成本便昂，更要影响定价。何以呢？纸张、印工是有一部算一部的，惟有排工，却分摊于所印部数上。例如一部书的纸张、印工是两元，那书版的排工是三千元。印了三千部，每部只摊到一元，合起来成本是每部三元；若只印一千部，每部便摊到三元，而成本便是五元了。所以一部书排成之后，印得愈多，成本愈轻，而定价愈可以减低。据经验家的说话，印三千部最为适宜，因为再多时，每部上所摊轻的排工有限，而转运存放反有许多不便故也。……《金匮今释》既只印一千部，为欲定价之不十分增高，于是排印诸方面，便不得不加打算。从前印《伤寒今释》，从排版以至装订，完全托华丰印刷所一手包办，照单算钱。此次既欲打算，便不敢作此阿官少爷态。恰好友人姚石琴君，是商务书馆出身，于印刷事极精明。由渠介绍三明制版厂排版，该厂只排不印，只做成纸质为止。别有友人业纸商者，代买纸。又有业印刷之亲戚，介绍辛利印刷所代印。姚石琴君又介绍一家订书厂装订。如是处处自办，比较的可以价廉物美，然而够麻烦的了。排版者因为不是他家自己印，所以纸版往往打得不甚深刻，好在浇出印得模糊时，不是他的责任。印刷者因为不是他家经手装订，所以印的页数，竭力撙节，既省工，又可将多余的纸移作别用，好在装订不满数时，不是他的责任。结果，一千部书非但没有一两部多余，颠倒少了七部，只得九百九十三部，外加一捆散页。讲到校对，那更麻烦了。照例，版子排成，排版厂自校一次，送与著书人校两次，然后打纸版。约定了日子脱期，是多数排版印刷所的通病，有时催得急了，他便打出毛坯——厂中没有校过的——来给你校，除却错字不算外，还有架上缺少，没有浇成的字，把方的圆的一个个圈圈儿滥插着替代。校对时用红笔注出，把校样四边密密地写满了，还是写不下。这样的满纸错字，手民拿回改正时，自然眼花缭乱，看不清楚了。而且校对这件差使，并不是对照原稿，一字字对准了就算完了，校的人还须有学识眼光，方能胜任愉快。从前各省官书局翻刻《十三经》《廿四史》，底本是清清楚楚的旧刻书，并不是行草书的草稿。在普通人看来，是极易校对的了，为什么总要请学问名家去担任校对。可知校对之事，并不像普通心理那么容易。鄙人这部《今释》，果然是蹩脚书，万万谈不到请名家校对，却也敝帚自珍，不肯像市上医书一般地马虎，于是只得自任校对。可是自己笔下写出来的文字，看下去，心目中总是熟溜的，校对时便有许多滑过不曾看出的错误。通例第二次的校样，校对人签了字，排版者照样修改好了，便打纸版。鄙人却发现这样打的纸版，还有两种可能的错误：其一，是上面说的滑过不曾看出者；其二，手民改正时，于版中拔去一字，往往将四旁不误之字随手带出。工人作事，但求面子上"派司"——意即"过得去"——决不肯竭忠尽智。于是要改的错字虽改正了，四旁带出本来不误之字，随手插插，颠倒错乱，反而错成一塌糊涂。等到印出来发觉了，虽然可以交涉，责令重排重印，究竟费唇舌，费时光，不如趁未印时仔细些的好。所以等他们打了纸版，印出清样时，再细细阅看一遍，倘有错误，即嘱其在纸版上改正。但这是排印习惯以外的手续，厂方多少有些不大愿意。没有别法，钱可通神，许其于正价之外，别给酒资，总算客客气气照办了。排版者原约定去年旧历十一月底排完，相当国历的一月初。印刷与装订，不若排版的费时，一个月尽够。所以鄙人对外声明一月底出书。可是上面说过的，脱期是排版印刷所的通病。鄙人一面催促，一面想用怀柔方法，引起排版者的良心来，好叫他自动的赶快。所以排到一小半时，排工要预支工资，即照许付给。可是工作依然不见紧张，挨到旧历十二月底——国历一月底——尚余目录、序文没有排出样来。那时排工开来发单，说目录、序文决赶排不再延迟，但因旧年关结帐期，要求将工价先行付清。鄙人以为要他们赶快，必须买他们欢心，于是将正价及所许酒资一并付清。以为我用好意待人，人必以好意报我，区区目录、序文，一两天内必当完工。此时虽已到出版期，但正文已排好者，早已印好，送往装订厂摺叠了。只要序目排完，印订皆极易，至多与预定出版期只差两三天，就不必登报声明展期出版了。岂知三明厂收齐工价之后，一天两天三天，由你盼望，总不给你送校样来。催了几次，才大模大样地答覆我："工人已分散回家过旧历年，须新年开工后继续排完。"此时预约人催问出版之信，已雪片飞来。有几位还客客气气地询问，有几位竟满纸谩骂起来，什么办事糊涂哩，失信哩，甚至滑头骗钱哩，形形色色都有。既不胜答覆，惟有登报声明，乃草一广告底稿，约计广告费五六元者，嘱三明广持去登报。先函寄厂中，五六日无答覆。再函寄住居广外之经理，依旧石沉大海。直到旧历年初十边，才慢条厮理的送来校样，而且校后的修改也马虎了。诸君只看书中自序末半页，首行、末行头上的"今"字、"金"字，彼此互误；目录六页"妇人妊娠"一行，"证""并"二字，弄得既不像"证"，又不像"并"。无论怎样说话交涉，老是给你个不理。诸君试想，鄙人还有何法，打乎骂乎，请律师打官司乎？只怪鄙人自己不善驾驭工商业人，不该将工资先行付清，弄得没有把柄。既劳预约诸君久盼，又把书上存留疵累，实在抱歉万分。不过从此得了教训与经验，知道娑婆世界的众生，未可一概推心置腹，待以君子的哩。出版耽迟的原因，悉如上述，是为了目录与序文。其实，序文的关系尤大。因为目录并未等候稿子，序文则几于全书排完之后——只末卷未完之时——才请人作的。近时的潮流，小小一部书，必得请许多阔人、名人，赏些题词、题字。若是中国医药书，中央国医馆馆长的椽笔题字，是最低限度以内必不可少的了。鄙人却不讲究这些，并不是故意立异，只为求实与贪懒。《今释》是医学书，凡是不懂医学的人，无论他阔到怎样，名到怎样，或是其他学问高明到怎样，都不必请教；鄙人又是草莽贫士，凡是富贵当途的大人先生，都不敢请教，这叫做求实。请教大人、先生、阔人、名人，须奔走伺候。有时"阎王好见，小鬼难当"，门口的豪仆二爷，那种高视阔步的尊容，实在令人难以仰攀，因此益发不敢请教了，这叫做贪懒。所以揭开鄙人的《今释》，惟有一股寒酸气，绝无富贵人的片词只字。从前《伤寒今释》，请章太炎先生做了篇序。他老人家既深通医学，又是名而不阔，门无豪仆的，我小子有所请求，居然可以直出直进，还可以磨墨伸纸，立请成篇。此次《金匮今释》，当然是一客不烦二主，又要求他作一篇了。无如不巧，他老人家迁居苏州，一时不知地址，立等印出的书，又不便久待，只好俟诸异日。此外上海的医学家，虽然很多，或则学说不同，或则志趣异响，不是他瞧不起我，便是我瞧不起他，亦无求序的相当人选。章次公差不多了，可是比鄙人更忙更懒，加以落拓，假使送书稿给他，非但十天半个月不得交卷，还怕连原书都给你丢失了。于是只得舍近求远，请施今墨、徐瀛芳两位先生各作一序。施先生为北平名医四大金刚之一，治病确然是高手。他一向努力于中医的改进，物识人才，把鄙人很加谬赞，要算是医学上的知己。徐先生寓居江西南昌，比较的是新交，但是他的学问品行，都值得崇拜。虽非名人、阔人，据我看来，千百年后，或许比现在的名人、阔人更名更阔，这是鄙人独请他两位作序的原因。鄙人既要"求实"，就不敢叫人空手作序，须把书给他看过，请他批评指正。——以我所知，有不见原书，空手作序的，好在只要说一阵好话，原书正不必看也。——但是这两位既远居北平、南昌，若寄原稿去吧，稿子一赶完即忙于排印，更无寄出之可能；若等印成了寄去吧，序文又来不及排入书中。不得已，叫排版者印出两份清样，航空飞寄去，立等序文。果然不出三四天，序文也航空飞寄来了。寄去的清样，只得七卷。声明——第八卷不过参证考订，无甚精义，因时间关系，不及全寄。比及序文寄到，第八卷也正排完，所以说序文耽迟了出版期也。外序的正文是完了，刚好出了一种奇文，可以作外序的余波。奇文是什么，照抄在下。

《陆著〈金匮今释〉的前身》（祝敬铭）昨在韵笙处。……（编者按，原文已见本刊首篇江南君所引，兹不复出。）……能无有所感乎？《金匮新义》（祝味菊、陆渊雷合注）下而载的，是《金匮今释》痉湿暍篇的初稿，……以上见四月一日南京《救国日报》之医刊。这祝敬铭对鄙人，似乎有一种说不出的私怨。前年他在《医界春秋》里驳我的《伤寒今释》，辩论学问，本谈不到什么恩怨爱憎，可是他口气中多半是谩骂，不是学问上的辩论，鄙人猜他必别有用意，也就不去理他。后来，在另一篇文字里顺便挖苦了他几句，这是鄙人的不是了。要不，让他一个人骂上一顿，吾做个唾面自干，也许他的私怨因此消除，不再弄别的玩意了。如今他又弄出这一篇大文来，分析他的语意，得下列三点：（一）《金匮今释》不是陆渊雷自己做的，乃是他的令兄祝味菊的《金匮新义》。（二）祝味菊是医学大家，是老师，或是其他尊贵伟大的人物。陆渊雷是医学中浅薄者，是徒弟，是祝府上雇用的钞胥，或是其他卑下龌龊的人物。何以知之？因为敬铭的令兄与陆渊雷相互间的言动，曰"口授"，曰"命"，曰"钞写"，故知之。（三）陆渊雷抄得祝味菊的大作，印出来发卖，极应该把卖得的钱，奉献与味菊，或是奉献与味菊的令弟敬铭先生，也是一样。因为这交涉是敬铭出面，不是味菊出面故也。而且从敬铭的心理与眼光看来，味菊与渊雷，地位高下悬殊，有如当国元首与草莽子民，所以这笔奉献的黄白，名正言顺的叫做"版税"。因此三点，于是海内贤达阅对后，一定能有所感，感到：（一）名的方面，祝味菊的医学大家，知道与颂扬的人，益发要多了。而味菊亲自教成的胞弟敬铭先生，当然也是大大的医学大家。而且味菊性不近文学，自己不能动笔著作。——从前与味菊交往时，味菊不自讳，鄙人承味菊的光明态度，也不必为他讳。——敬铭先生能动笔著作，如今屈尊做了医刊的主撰，那么也许敬铭先生的医学，比他令兄更为高大。至于陆渊雷，从前不过受命抄写，现在竟剿袭偷盗，不但医学低下，人品也万分低下。（二）利的方面，版税的应纳与否，敬铭将质诸法学者。法学者倘以为无庸纳税，那么，想必可邀豁免了。那时鄙人自然该感激涕零，一辈子歌诵祝家弟兄的深仁厚泽；便是旁人见了，也得称赞祝府待人宽厚，便宜了陆渊雷……倘若法学者说这笔版税是该纳的，那么，鄙人害怕敬铭先生的笔锋厉害，自然是悉索敝赋，敬谨输将；而祝家弟兄，也是取不伤廉，如数哂纳。

以上是鄙人用研究古书、注释古书的方法，把敬铭那篇大文，研究注释出来。虽然不是敬铭肚子里蛔虫，料也"虽不中，不远矣"。哈哈，敬铭的意思果真如此，那就伟大得过了限度了。敬铭曾两次用文字骂我——我知道的是两次，或许不止此——我两次不则声。想必看准我是永久噤若寒蝉的，不然撒谎何以不怕撒掉下颏，一至于此呢。从前敬铭骂我，表面上还是辩论学术。中医的学术，本来黑白不分，从黄帝岐伯以来，多半是凭臆空话，而且敬铭志在泄忿，鄙人可以不必声辩。这番可不是空论，而是事实问题了。鄙人若再不据实驳斥，不但敬铭的妄语可以愈说愈远，鄙人自己也犯了"方便妄语"的戒，所以在此附带说几句。

《金匮今释》首二篇之初稿，尝与祝味菊商讨，不但《今释》正文中说出，这篇外序的上文也说出。鄙人光明磊落，何尝有一毫掩饰。外序说明与祝商讨，载本刊第七期中，虽与敬铭那篇医刊同时出版，然鄙人草外序时，断断未见敬铭之文，决不是因敬铭而补说出来的。不过彼时语气，颇婉转客气，今敬铭既如此无赖，吾索性一本直帐，说个明白。

味菊的医学，虽有相当造诣，似乎不够与鄙人商讨。不过彼时鄙人方十分虚怀，而味菊初来新交，不知其审，其言词态度，又上海人所谓"像煞有介事"，所以鄙人很诚恳地作请教态度。那时每起草成十许页，即持去商讨。稿中有鄙人甚深研几，自视得意之作，问味菊如何，味菊辄脱口谓"当然如此啰"。那神情态度，似乎他自己早经如此主张似的，如今想来，确是他的聪明。又有鄙人觉得经文无意义，说不园莹的所在，以问味菊，味菊亦必脱口有答复说出，不过仍不能使鄙人满意，则如痊病暴腹胀大一条是也。(《今释》一卷十八页) 又有味菊看了拙稿，自动说出不同的主张，嘱鄙人改稿的，也不能使鄙人折服。例如以《金匮》痉病为末梢神经病，就葛根汤、括蒌桂枝汤二方视之，似乎不错，然其他诸条脉证，明明说的是脑膜炎与破伤风。注古书，首在探得古人本意，是是非非，悉还他本来面目，那才是正理。中医为维护自身地位，与西医对抗之故，往往将古书穿凿附会，勉强自圆其说，那是何苦。是以味菊这个主张，不是误认《金匮》，便是故意穿凿。诸如此类，那时味菊很坚决地要我改。何以呢？倘使一仍原稿，绝不删改，则有摇动被请教资格的可能，不得不如此。鄙人既是虚心请教，也得多少容纳些，所以初稿中多有采用。其后相处日久，渐觉味菊的内容，不能与其外表的神情态度符合。经过了商讨，非但不能解决难问题，反而增加了违心的主张，所以第三篇以后，便不复与之商讨。但"亲者无失其为亲，故者无失其为故"，所以后数卷的油印讲义，仍标著"祝味菊校阅"的字样。又其后，《今释》经修改，既不复迁就祝意。且鄙人摆脱医校，学佛持戒，渐渐走入世俗认为枯寂的一途。而味菊诊务渐佳，跳舞电影玩票，渐渐走入豪华的一路。更有与此无涉，不必细说的种种。虽然不敢说"薰莸异器"，至少也是"道不同，不相为谋"。故此次印出，不复载祝名。盖鄙人固日渐远祝，察祝意亦日渐远吾，以己度人：吾既有些瞧不起祝，不肯附其名于吾书，安知祝之不致瞧不起吾，不肯附其名于吾书耶？道既不同，不妨各行其是，但于正文中仍附祝名，以示曾经虚心请教之事实。此在鄙人固认为仁至义尽，而敬铭以为"无感谢，间提余兄名意图塞口"者也。鄙人虽与味菊交日疏，然此等委曲，雅不欲暴之于众，自伤忠厚。假令敬铭不以文字骂吾，至再至三，即骂矣，而始终辩论学术，不撒大谎以诬吾剿袭偷盗，吾固愿终身不言者也。至于味菊的来历，鄙人与味菊共事交往的经过，详于《致谭君韵笙书》中，附载本刊之末，兹不赘。吾说敬铭撒大谎，非但敬铭不服，即读者诸君，若非深知鄙人品性者，亦必以为彼此口说无凭，则请举事实推理以证之。

《金匮今释》的先前印本，油印者先后约五次，铅印作为讲义者一次，铅印附于《中国医学月刊》者一次，标题皆是"金匮玉函要略方论今释""川沙陆渊雷撰述,成都祝味菊校阅"。《中国医学月刊》第三号,始附印《今释》,于民十七年十二月出版。十八年二月再版者,其前且弁以短序,曰:"鄙人现在上海国医学院讲授《伤寒》《金匮》,所编讲义,索者坌集,油印本不敷分赠,特将《金匮今释》于本刊上分期印出,藉供诸君痂嗜之需。此书撰述时,深得祝君味菊商榷之助,附书于此,以志感谢。惟急就之章,纰缪甚多,容于再版时修正。此书有著作权,禁止翻印转载,陆渊雷附识。"短序明言撰述,明言将修改,明言有著作权,明言祝味菊不过商榷之助。杂志发行,公开众览,岂可以独瞒祝氏弟兄?该杂志虽系七年前之物,料读者诸君见者不少,即不然,及今向千顷堂等书坊购买,亦尚可得。油印、铅印讲义,除学生数百人各有一部外,当时外人索得者亦不少。而且铅印的店,正是味菊亲戚,鄙人若是剿袭祝作,那敢交渠排印。凡此过去之事实,断不容鄙人凭空捏造。彼时祝敬铭虽未学成挂牌,度已在乃兄处学习,于两种讲义、一种杂志中之《今释》,不容一无所见。倘是乃兄口授鄙人抄写之物,则鄙人如此一印再印,何以一向默无一言?今据敬铭之言,彼所见者乃《新义》而非《今释》。"新义"者,味菊之书名,已出《伤寒新义》是也。又非陆撰祝校,而是祝陆合著,祝且居陆前。然其登出之《新义》正文,正是吾《今释》之初稿,在《中国医学月刊》第四期中,民十八年一月出版,可以取按也。试问敬铭所见之油印《新义》,除敬铭外,更有谁人见之?吾之《今释》,则学院学生数百人共见共有,《月刊》读者数千人共见共有者也。以此事实证之,敬铭所见之油印《新义》,乃子虚乌有之物,此岂非撒大谎乎?假令真有此油印《新义》,则是敬铭临时印成,作为骂吾之武器者。何以故?以敬铭之外无人曾见,无可取证故。不然,则是味菊取吾著作为彼之著作,易题重印,以作敬铭及他门徒之课业者。何以故?以吾之《今释》,人所共见共知,彼之《新义》,无人见知,且《新义》文字即是《今释》文字故。由前之说,则敬铭为无赖;由后之说,则味菊为无耻。二者必居其一,此事实彰彰,不容讳饰,亦无可讳饰者也。

假令如敬铭所说,书是味菊所作,而鄙人剿袭之,改头换面以为己物。则味菊之医学，必高于鄙人倍蓰；味菊之著作，必高于鄙人之著作倍蓰。而现行之《今释》，经鄙人改头换面者，亦必远不如味菊原著之《新义》也。何以故？无论为利为名，千金之子，决不盗窃乞儿；衮冕蟒袍，决不盗窃褴褛故也。今读者诸君不乏正法眼藏，视现行之《今释》，与《月刊》之《今释》，及敬铭所录之《新义》为何如。不特此也，鄙人之《伤寒今释》及其他著作，视味菊之《伤寒新义》及其他著作为何如。——编者按江南君已录《伤寒今释》及《新义》各一段，载在本刊上文，读者试一对比，即可见渊雷夫子与味菊先生之高下。——《伤寒新义》，虽敬铭亦当认为乃兄自己之著作，不经鄙人改头换面者也。《伤寒今释》，敬铭虽曾驳骂，亦认为鄙人之著作，并非剽袭乃兄者也。其间高下，有目共见，乃谓《今释》之作者，肯盗窃《新义》之作者，以求荣反辱乎？此稍加推理，即知敬铭之撒谎，断断然无疑也。

嗟乎，笔墨骂人，吾见亦多矣，无非欲辱人以自荣。至于敬铭之骂人，乃至不顾数百学生、数千《月刊》读者之嗤笑齿冷，即令鄙人不加声辨，其愚已不可及矣。敬铭不过欲抬高乃兄以抬高自己，结果非但自己不得抬高，反累乃兄受人訾议。吾不暇为敬铭怜，吾但为吾旧友味菊惜耳。

敬铭累次以文字骂吾，此必有大不快于吾，而吾必有以开罪敬铭者。然细思之，竟不可得。吾昔与味菊交往时，敬铭方从味菊学医。然不常见其读书临诊，记得仅遇一二次，味菊介绍云"此舍弟"，相见一点首，未交一言。总计遇敬铭时，彼西装革履，或自外归，或正欲出外，未尝共坐交谈，诚不知何由开罪……噫！得之矣！廉文熹嘱我编辑医报，知祝味菊为吾友，托吾去函求稿，吾又不便说味菊稿不可得，只得函索之。味菊来一稿，题曰"国医之危机"，嘱以登载《祝氏医书》广告为条件。又来一稿，题曰"法螺"，益不知所云，仍要登医书广告。鄙人以友谊，稍为修饰，登于医报一期、二期中。其时味菊诊务已发达，不必再藉文字鼓吹，故不惜毛羽若此。而敬铭方欲出头挂牌，于是味菊之稿绝，而敬铭自己署名之稿来矣。医报征稿例，编辑者得润色文字，而敬铭之稿大书"不愿增损"。其时鄙人已深知渠弟兄目空一切之习性，乃为照登而加以案语，文中不甚驯顺之语句及别字，皆照登不改，此诚鄙人之恶作剧，然亦"不愿增损"之不客气言语所自取。试思医报登载带有别字之不通畅文字，编辑人不加声明，能脱然无累耶？吾得罪敬铭，惟此一事。从此敬铭骂吾之文字，即源源发现于他种刊物矣。抑仅此一端，当不致再骂三骂，乃至撒弥天大谎，以诬吾盗窃。或者吾别有得罪乃兄之处，敬铭承乃兄意骂吾耶？与味菊虽久不晤，然时有传闻之言，彼此互知近况。尝有人告吾敬铭作文骂吾，味菊视其稿曰"你不会如此如彼骂他么"，敬铭云"吾要这样骂，便怎样"……虽曰传闻之语，不可深信，然两人彼此自大之态度，甚为逼真，殆非绝端无稽者。果尔，则吾又必有开罪味菊之处。此则交往多且久，不能自省矣。但吾近年心目中对于味菊，医学与人品皆不能崇拜。"诚于中者，形于外"，既不能若汉昭烈之喜怒不形于色，则短祝之言语，终不能免。此乃吾自己招骂，故受骂亦不怒。但撒谎至于诬吾剿袭，吾不可以不直陈事实耳。寄语敬铭："此后骂吾，只拣学说上空空洞洞地骂，吾便甘心默受，消消你弟兄的气。若再捏造撒谎，吾必尽暴尔丑。须知陆渊雷之骂人艺术，锋利无比，虽千百祝敬铭，不足当一击。慎勿自讨苦吃也！"

现存主要版本及馆藏地：

1. 1934、1935年上海陆氏医室铅印本，首都图书馆，中国中医科学院图书馆；

2. 1939年四川国医学院铅印本，中国中医科学院图书馆；

3. 1948年上海千顷堂书局铅印本，河南中医药大学图书馆。

《金匮杂记》 1934 存

秦伯未（之济、谦斋）编

现存主要版本及馆藏地：

1934年中医指导社铅印本，中国中医科学院图书馆。

《金匮入门》 1934 存

陈景岐撰

现存主要版本及馆藏地：

《中国医药入门丛书》本，国家图书馆，中国中医研究院图书馆。

《金匮学》 1934 存

保元国医学校编

现存主要版本及馆藏地：

《广东保元国医学校讲义》本，北京中医药大学图书馆。

《金匮折衷》二卷 1935 存

杨叔澄编

绪言：我国医学虽托始于《内经》，辨药虽起源于《本草》，然上古之世，率以针砭为治，故《内经》穷医理而少方，《本草》明药性而无剂，至伊尹始用《汤液》治病，而其方亦不传。至后汉张仲景出，集古圣之大成，所著《伤寒论》《金匮要略》实为医方之祖。其论病皆本于《内经》而神明变化，其用药悉本于《神农》而融会贯通，其方皆上古圣人历代相传之经方，而间具随症加减之法，其脉法亦皆历代相传之真诀，故其治病无不精切周到，无一毫游移参错之处，实能洞见本源，审察毫末，故所投必效有如桴鼓之相应，真医方之经典，与儒家六经同为不废江河万古流也。况后贤均谓《伤寒》《金匮》原为一书，经王叔和编次始岐为二。其言固当，但《伤寒》专主六经，《金匮》则实治杂病。举凡世上一切疾疢，其病原、治法皆莫能出《金匮》范围。虽其中似亦不无缺略之处，与若能明其辨症用药之法，固已无不治之病矣。由此可见，《金匮》实医学之宝典。凡欲研求古训，吐弃俗学，使我国医术绵延万祀而不为外法所灭，挽既倒之狂澜，收垂绝之信仰，舍此奚由乎？推《伤寒》注家自古甚多，《金匮》则注者较少。重以仆之谫陋寡闻，深恐无以少益诸君之学识。兹编所辑，以朱丹溪震亨之《钩玄》、尤在泾怡之《心典》、赵以德之《衍义》、徐忠可彬之《论注》、陈修园念祖之《浅注》为归，并及喻嘉言、高士宗诸家之注解，舍短从长，一衷于是，以期无乖仲景之心法，藉便学者之研求。并依科学通例，将全书宏旨著为通论，弁之卷首，以明大义。区区之意，只以充讲述之用而已，若云著作则吾岂敢。

讲述大旨：不佞学识浅陋，蒙本院谬采虚声，使主讲席，固辞不获，只得暂为承乏。窃思我中国医学发源最早，自黄帝、岐伯君臣讨论而有《内经》，炎帝尝百草而有《本草》，扁鹊阐明《灵》《素》而著《难经》，伊尹始制《汤液》，至后汉张仲景著《伤寒》《金匮》始集医学之大成。下迄晋魏，而有王叔和之编辑遗书，华元化之神于割治。降及李唐，孙真人著《千金方》《千金翼方》、王焘著《外秘台要》，纲罗宏富，包举靡遗，堪为医林模楷。至宋，许学士著《本事方》，理法详备，纯谨无疵。金元以降，四家崛起。张子和以旷代奇才，神于去病；朱丹溪识见独远，长于养阴；刘河间源本《内经》，唯专主火；李东垣树脾胃之论，注重后天。殊途同归，各标真谛。明季喻嘉言雄才硕学，单落不群；李时珍纲目美备，脉法尤详。至有清一代，医学最为发达，贤智辈出，如张隐庵志聪、高士宗世栻、柯韵伯琴、徐灵胎大椿、叶天士桂、薛一瓢雪、陈修园念祖、王孟英士雄、吴鞠通瑭、吴又可有性、陆九芝懋修。诸家或经术湛深，著述宏富，或治验神妙，理解独超，均殚毕世之苦心，作后学之津逮。此我中国医药四千年以来，继继绳绳，绵延不绝之历史也。夫中国医学既有四千年伟大之历史，必有独存之精粹，故能历万古而不磨。内而五脏六腑之功能，外而四肢百骸之运用，以及天地阴阳之理，人生夭寿之萌，无所不包，无所不备，实非专重形体质之学所能比拟。惜晚近以来，学者或但期简易，不事穷研，或误入岐途，毕生莫返，以致学术肤浅，识见不周，诊治疾病，动手辄误，积之既久，国医声望渐有江河日下之势。况自海通以还，西法东渐，外人挟其有统系之学，以与我争衡。药品既属简单，具又复精美。社会本有见异思迁之弱点，既为其所震炫，罔不靡然以从。故现在达宦贵人、富商巨贾，已多有不肯服中药者，长此以往，国医将有澌灭之惧。吾侪丁兹艰危续绝之交，若不精研学术，努力奋斗，将何以转移风气，挽回信仰。诸君热心国学，惠然肯来，必当具有同情。兹当开课之始，有愿与诸君商榷者：一曰穷研经术以植基本也。语云"求术之高者，必培其根；欲流之长者，必浚其源"，夫学亦犹是也。必专心致志，勤恳努力然后始有成就。《灵》《素》《难经》《本草》《伤寒》《金匮》均国医之根本，必须讲读精熟，无不淹贯学术，方有基础。陈修园所谓"先读经书再读他书，则无不了解，似难而实易；先读杂书再溯经术，则处处荆棘，似易而实难"，其言最有见地。且"取法乎上，仅得其中；取法乎中，必得其下"，窃愿诸君不甘俗学，致力群经，则将来成就必有不可限量者矣。二曰端正趋向，以免陷溺也。夫学习医术者，孰不愿抉经之心，执圣之权，而成一代宗匠，然而往往流于偏谬者，则趋向不正，有以害之也。盖医学肇自轩岐，集大成于仲景，古圣先贤，费多少苦心，然后六经分列，炳若日星。症有阴阳，斯治有寒热，经所谓"无实实，无虚虚，损不足而益有余"，盖寒温热清、虚补实泻。均属一定之理，治疾者，岂可固执己见，不料明季张景岳介宾，著全书，尽废轩岐以来之法，专主命门太极等等，浮泛无根之说，以神六味八味之用，遂开温补之门，其后赵养葵，张石顽一本，其传几成温补世界流弊所极，天札满目实医学之魔道，幸有叶天士作景岳发挥，陈修园作新方八阵，砭章虚谷作医门棒喝辞而辟之，其势馀得以少熄，而江浙闽越之间流风未泯，误于说而归于温补者，犹为不鲜，则温补之害大矣，吾侪讲明医学，对于各家舍短取长原无成心，惟初学者一见其书，喜其夸张爱其简便先入为主，从此走入邪途，一生不能再明轩岐正法，诚为可惧，此是学者成否大关键，不能不揭出者也，此外黄元御坤载，所著八种，纰漏亦多，王清任医林改错，粗浅荒悖，均为陆九芝先生所深斥，亦当束之高阁，三曰坚其心志，以期有成也，记曰士先志朱子曰，惟此志不立，直是无著力处，盖立志不坚任学何术，决无成功之望，况医学最为精微，尤当艰苦卓绝，方可有成，若见异而思迁，或始勤而终怠，则无恒之戒，正为此辈而发矧今日国学日见陵夷不有人焉，为中流之砥柱，则狂澜莫挽，前途堪悲，且自西法盛行以后不但药品尽属舶来品，即器具机械，亦全无国产，据海关贸易册所载，此项漏卮每年不下数千万两之钜，足见医药一途，关系于国民经济者至为重大，则学者励志国医，直接间接均系救国，要途，不可不知也，四曰酌采新法以补不足也，夫学问之道原无止境，庄子所谓吾生有涯，而知无涯即是此意，吾侪研究医学，亦当有此觉悟，凡内科各症，自当源本灵素，根据金匮、伤寒，以合大经大法，至于花柳病，传染病，皮肤病，西法注射各剂，实有专长，不可存门户之心，而有轻视之念，当于课业之暇，讲明而应用之，以补中法所未备，盖医学志在救国民疾苦，不当故步自封，以自限其进展也，不佞学植浅陋，略无寸长，惟扶持国学之心，不敢后人，记曰学然后，知不足，教然后知困，愿与诸君共勉之。中华民国二十四年岁次乙亥秋八月上澣序于梦陶轩。

现存主要版本及馆藏地：

1936年华北国医学院（书口题金匮讲义）铅印本，中国中医科学院图书馆。

《金匮要略集注折衷》九卷　　　　　　　　1935　存

胡毓秀编

胡毓秀序曰：毓秀既补注《伤寒论》后，阅时已数载，而于《金匮》一书，犹未加以补注，中心殊耿耿。盖《金匮》较《伤寒》尤为难解，其最著者有三。《伤寒》所论者系时证，《金匮》所载系杂证，杂证较时证尤不易明，其难释者一。《伤寒》如太阳篇，则论太阳病；阳明篇，则论阳明病。各经所论之证，皆有各经经气可寻，而《金匮》则否，其难释者二。仲景书自经王氏表章后，《伤寒论》即流行于世，而《杂病论》则散佚不可复见。逮宋儒臣王洙始得之于蠹简中，断简残编，不无鲁鱼亥豕，讹字缺文。且文字简奥，较《伤寒论》殆尤过之，其难释者三。是以自汉逮今，释《伤寒论》者，代有其人；而自宋逮今，释《金匮杂病论》者，寥不数觏。则此书之难解，可概见矣。毓秀生于季世，读《内经》、仲景书有年。钻研既久，觉前代诸贤之注释，尚有未惬于心。于是不揣冒昧，于补注《伤寒论》后，更行补注《金匮》。凡三易稿，历一年又七月而蒇事。虽于原文奥义，不无遗漏，注释之语，亦不免谬妄，然管蠡窥测，其中或有一二阐明语。世之学者，倘不吝教言，不以为不可教而辱教之，缺者补之，误者正之，俾仲圣之旨，日益昌明于天下后世，其造福于天下后世者，更无涯矣。毓秀将拭目俟之。民国乙亥年八月，河南信阳胡毓秀序。

例言：《伤寒》六篇，每篇多者百数十节，故须标明节次，分为数章，使眉目清楚。《金匮》每条多者不过数十节，无须分章标明节次。故注二书，体裁不同。附方（如《千金》《外台》分）出自后人，多与原文正义毫不相涉，且隐有相背者，狗尾续貂，殊不足取。唐氏盖欲删削而未能，今遵其义，将附方尽行删去，较为精纯。陈修园注《金匮》，较《伤寒论》为简当，然亦多有错误处。故余注此书，于陈注有全存者，有全汰者，非故为删改，总期有合经旨而已。《金匮》较《伤寒论》尤为简奥，书中难解处颇多，陈注照例必加注释，多不可从。且原文传写既久，不无讹字错简，间有文理不通者，应行阙疑，不能强解。余注此书，遇原文费解处，皆阙疑不释，庶不致于自误误人，有背经旨，且生弊窦。古篆今隶，变迁致误，如"膲"省作"焦"，"蜮"误作"感"，不一而足。故注此书，须兼通古文。原文讹字，其可考见者，亦不为多。注家每遇不能解处，即指为讹，或指为王叔和所变乱。不知文法自成一家，讹字亦无几许，是在仔细推勘，自然融贯。（以上两条见唐注例言。）

现存主要版本及馆藏地：

1. 1937年信阳义兴福印书馆铅印本，中国中医科学院图书馆；
2. 1937年上海中医科学书局铅印本，山东中医药大学图书馆。

《金匮验案》　　　　　　　　　　　　　　　1935　存

赵恕风撰

现存主要版本及馆藏地：

1935年山东沂水中国医药研究社石印本，中国中医科学院图书馆。

《金匮要略讲义》　　　　　　　　　　　　　1935　存

陈绍勋（云门）述，周德馨录

潘文华序曰： 自海通以还，西医入中国，解剖割治，诧为神奇，而不知吾国古代，固有解剖。《内经》述脏腑经络，与西人若合符契，兼及气化，察活人脏腑之情况，实较西人为精。张仲景氏，生当东汉衰乱之际，乘其师说，发愤著书，而有《伤寒杂病论》，阐《灵》《素》之精蕴，补轩岐所未及，实为医家万世不祧之祖。宋元以后，群言庞杂，竞趋简易，《伤寒》之书，束置高阁，医道遂晦。良以古书难读，义例未明，郢书燕说，妄加揣拟。不能读仲景之书，宜其不用仲景之法也。清代陈修园、徐灵胎诸子，倡言宗法仲景，大声疾呼，海内医风为之丕变。迄今西学东渐，古道又湮，此皆耳食者流。不加细考，讵知西医不能治之病甚多，吾国分经治病之法，千变万化，无病不能治。古籍具在，班班可考。而且吾国产药最富，甲于全球，取之不尽，价廉而效大。独患人之不肯读古人之书，不深信古人之学而已。陈君云门，岳池夙儒也。殚精医术，垂五十年，博极群书，得师省外，而一以仲景为宗。历就各县聘请，讲授《内经》《伤寒》《金匮》诸书，日久稿积，遂成医书十余种。今年来游蓉垣，出以示余。披阅一过，见其言言精当，直抉真诠，亟劝早付手民，以公海内。且捐资以为之倡，并序其原起于此。呜呼！中国古学，湮没不彰者多矣！况医药为日用不可少之物，魁儒奇士，国之栋梁，一旦有疾，而委诸庸医之手，不幸因而枉死，其影响国家前途，至为重大。至于穷乡僻壤，士民妇孺，死于医者更不知凡几矣。余甚望一时贤达，勿以医为技术之末，而群起研究之，阐明之，发扬而光大之。如陈君之所为，使轩岐制作精意，大明于今世。强种强国，胥于是焉赖之，岂曰小补之哉！中华民国廿五年十一月，仁寿潘文华仲三序于成都军次。

马天衢序曰：语云：肺腑而能语，医师色为土。甚矣！医之不明脏腑，自唐以来已然矣。古圣《灵》《素》《甲乙》，言脏腑经络甚详，古代之医本之为治，而亦恒效。其于脏腑之致病，与祛病于脏腑，不失累黍，亦诚有若洞见者，固不必遇长桑饮上池，而后能神其术也。顾和、缓、俞、庐之流，有其术而无其籍，不可资稽考，后汉张仲景出，取《汤液》为治，著《伤寒杂病论》，即世所传《伤寒》《金匮》。其分经论病，一本《灵》《素》《甲乙》，故不究轩岐之书者，亦不能读仲景书也。然古籍文奥而旨邃，读者多难悉解。借如注《伤寒》者，无虑数十百家，而得此失彼，鲜能通会，误解凿说，往往而有。况夫《金匮》之尤不易解，《灵》《素》《甲乙》之尤难详释者哉！医者司大人命，曾仲景之书不能用，轩岐之经不能读，其不枉杀人者有几。然则不能洞见脏腑，诚后之医者之咎也。越人号洞见癥结，而其著《难经》，已误以三焦为空名无物，况其下者乎？夫人身之气化，不外水火，其为病也，亦多不离水火，三焦则水火往来之道路，此而误解，又几何而不误哉。至清王清任著《医林改错》，而脏腑略显。西医入中国，凭解剖而脏腑更详。虽其解剖之后，气化既不可察，病机之变化，仍旧不知其故，然于经络部位、构造实质，固已得之目见。以吾国古籍证之，靡不符合。然后叹古圣久生而神灵，诚非后人之智所能及也。乃今其书具在，而其道卒亦不显，以其人之不易侯也。吾蜀容川唐氏，于脏腑多所发明，考实三焦一腑，尤关系医道不细，且于西医明脏腑昧气化之失，亦能历历切指，俾知所返，可谓能读古籍者矣。然惜其注仲景之《伤寒》《金匮》，仅能补正修园之略误，而未尝殚精竭虑。详著一书，厘然灿然，经纬条贯，俾学者确有遵守，不致目迷五色，此余读容川之书，而犹不能无憾者也。近得岳池陈云门先生，讲授于蓉城，聆其绪论，已惊为向未闻见，继而读此所著各书，乃叹古人所谓洞见脏腑，固已确有其道，非夸语也。先生之著《内经》，则字字诠释，语语笺疏，于隐庵、元台之外，多所增益；说《伤寒》《金匮》，则针百氏之膏肓，起象工之废疾，于修园、容川之外，多所发明。且也为学者计，或以说明，或以歌括。综其所著，共十有六种，盖皆于唐以来之著医书者所含糊囫囵，武断误会。凿者，略者，脱者，一一条分缕晰，发此覆蒙，正此归趣。向苦仲景之书，散见而不易会，轩岐之籍，玄奥而不易通者，亦既爬梳串合，累累乎如贯珠也。此谓古圣之功臣非耶？业医者能于先生之书，服膺勿失，吾知内景虽秘，必且了然心目，以之临病，当必有一定之把柄，不致为脏腑欺也。先生全书，及门酾钱类印，已经再版。学者犹苦不资分布，将谋踵印。先其急需，自《金匮讲义》始。夫著医书者，不在文词之可悦，而在理解之可信；不在徒恃理解，而在确有实用。先生之书，如是而已。谓余不信，试取先生之书读之，又取容川之书读之，又取修园及唐以来之书读之，质以仲景，证以轩岐，孰得孰失，必有能辨之者。中华民国二十五年，岁在柔兆浑敦孟秋之月，门人射洪马天衢谨撰。

陈绍勋自序曰：子舆氏有云：人之患在好为人师。仆糊口四方，主讲医席，蹈此患者，已四十有余年矣。窃尝谓讲医难，讲医经尤难，讲医经中之《金匮要略》，尤为难之又难。苟纰缪乖理，缥缈措词，后生袭之，其为遗孽不鲜矣。况《金匮》一书，号群方之鼻祖，为众病之要领，分二十有二门，皆仲圣祖神农、法伊尹、体箕子而作，实万世医门之规矩准绳也。后之欲为方圆平直者，必于是而取则焉。洵活人真经，而医家龟鉴也。其文虽简，其辞虽约，而此理实邃以弘、渊以奥，诚非浅学者所能讲解也。且自晋至今，显晦不一，宋翰林学士王洙，偶得于蠹简中，有如丰城之剑，不终埋没。虽经宋儒臣林亿等，为之校正，佚篇讹字，殆居其半。去古愈远，失真愈夥，卒不得复其旧观，后之人欲明辨而详说之，诚为难中之难矣。唐宋以来，注释阙如。明兴而后，始有起而论之者。迄于今，乃不下数十家。故吴氏考槃，有《金匮五十家注》之纂辑也。曾展诵数过，或则骛于高远，而失之浮泛；或则泥于卑近，而失之狭隘。是非纠纷，卒莫一定。虽其间亦有以经释经，以方释方，钩稽奥旨，折衷至理，疑者整之，逸者补之，考核确凿，义理条畅，使病情药性，莫不宏纤俱悉，实则寥落晨星，未易多得也。惟清末唐氏容川补正一册，深知三焦为元真通会之处，多所浚发，不徒释此虚文，而专衍此实据，且并芟此榛莽，而直辟此藩篱。凡迂论强解，凿空无根之说，靡不力正而痛斥之。盖医道在讲明义理，但义理必本诸经旨，经旨贵有所考证，考证须归乎实际。否则说理虽密，要为无用之辨；引证虽精，多属不急之察。无如世之医流，往往管窥蠡测，附会诞妄，好标新异，则牛鬼蛇神，矜眩浮词，则蜃楼海市，未能讲章前人，千虑一得，亦焉能启牖后进。兹付排印者，聊便讲肄之用，以省书写之劳。尚望世之哲人，箴此阙失，规其误谬，赐之教诲，不鄙下里巴音，为之修饰而润色之。固不仅仆一人之幸，而实万世斯民之幸也矣。民国廿五年岁次丙子时属孟冬，四川岳池陈绍勋云门序于蓉城时年六十有九。

现存主要版本及馆藏地：

1936年成都彬明印刷社石印本，上海图书馆。

《金匮要略讲义》　　　　　　　　　　　　　　　[1935]　存

孙祖燧编

现存主要版本及馆藏地：

民国兰溪中医专门学校铅印本，浙江中医药大学图书馆。

《金匮学讲义》　　　　　　　　　　　　　　　　[1935]　存

马汤榲、何公旦编

现存主要版本及馆藏地：

《浙江中医专校讲义八种》本，上海中医药大学图书馆。

《金匮补充讲义》　　　　　　　　　　　　　　　[1935]　存

谢诵穆（仲墨）编

现存主要版本及馆藏地：

石印本（残），广西壮族自治区桂林图书馆。

《金匮要略方论正本》三卷　又名《金匮正本》　　[1935]　存

张骥（先识）校补

张骥序曰： 医家以"金匮"名仲景书也，皆自宋以来古无有也。仲景《伤寒论》自序云"作《伤寒杂病论》，合十六卷"，而梁《七录》有"《张仲景辨伤寒》十卷"，《隋书·经籍志》有"《张仲景方》十五卷"，旧、新《唐书·艺文志》有"《张仲景药方》十五卷，王叔和撰"，《新唐书·艺文志》有"王叔和《张仲景药方》十五卷"。《伤寒卒病论》十卷，固未尝以"金匮"名也。郑樵《通志·艺文略》有"《金匮指微诀》一卷，吴复圭撰"，又"《金匮录》一卷，《张仲景方》十五卷，《金匮玉函》八卷，《金匮玉函要略》三卷，不著撰人。《张仲景伤寒论》十卷，晋王叔和编次"。马端临《通考》有"《金匮玉函经》八卷"，亦不著撰人。仲景《伤寒论》十卷，亦未尝以"金匮"名仲景书也。《周礼·疾医》贾公彦疏，虽有张仲景《金匮》神农尝草之文，今木《金匮》实无此语。盖金匮犹金縢，以金为匮，寓保慎之义。周公纳册金縢之匮，黄帝书之玉板，藏之金匮。素问《金匮真言论》、葛洪

《金匮药方》、隋志《金匮针经玉函煎方》、京里先生《金匮录》《金匮仙药录》，则"金匮玉函"云者，是于其书大抵皆保慎之义，岂真仲景书名哉？至《宋史·艺文志》乃大书特书曰"《金匮要略方》三卷，张仲景撰，王叔和集；《金匮玉函经》八卷，王叔和集"，此皆晁公武、陈振孙依王洙定为仲景之书，而作史者又依晁、陈之说而云然也。至元史赵良《衍义》出，而《金匮方论》《金匮玉函》几无一人不以为仲景书矣。嗟乎！仲景书自序原为十六卷，厥后倏为三卷，疑十六卷者为仲景完书，而十卷、十五卷者，经删节有不同耶。其《金匮》或以八卷者为完书，而三卷者为烬余耶，不可知也。要宋以前无以"金匮"名仲景书者，则断断然矣。孙思邈云江南诸师秘仲景《伤寒》方法不传，晚年获仲景原本收《翼方》第九卷、第十卷中。而《外台秘要》集仲景方，方后有题仲景者，有题伤寒者，独不言金匮。今以仲景书校之，则所集诸方，不见于《伤寒》，即出于《金匮》。则《金匮》为仲景书，虽不著于隋唐之史，欲不谓之为仲景书也，其可得乎？此固医家保慎之义，金玉其书云尔。故曰仲景书名"金匮"，皆自宋以来也。或曰《金匮》为《伤寒》之一部，成无己注《伤寒》，甫卒业而没，未注杂病，以故单行名曰"金匮"。或又曰仲景方自《伤寒》外，书多散佚，《金匮》方为五代时人从《外台》方所辑出。是耶？非耶？姑两存之。由赵良迄今，若徐镕、若赵开美、若徐彬、若程林、若沈明宗、若周扬俊、若魏荔彤、若尤怡、若金鉴、若日本丹波后藤辈，治《金匮》者，传写不同，文辞互异。今据宋本详加校定而规一，于《脉经》《千金》《外台》诸书列之简首，名曰"金匮正本"，俾便参阅学者庶知抉择焉。戊寅春正月双流张骥序。

现存主要版本及馆藏地：

1. 成都著者自 1938 年刻本，国家图书馆；
2. 《汲古医学丛书》本，北京中医药大学图书馆；
3. 1936 年成都义生堂本，国家图书馆。

《杂病论精义折衷》二卷　　　　　　　　　　　1936　存

著者佚名

现存主要版本及馆藏地：

华北国医学院 1936 年铅印本，湖南中医药大学图书馆。

《金匮读本》　　　　　　　　　　　　　　　　1936　存

王一仁（晋第、依仁）撰

王一仁自序曰： 著书为不得已之事，注书尤为不得已之事。汉张仲景既扩《汤液》为《伤寒》《金匮》，其规矩准绳所以能为后世法者，盖非斤斤于汤方之辑述，先明于经络生理之机转，探其原因而为之立治也，岂如今人之所谓特效方药者耶。夫方药有特效，必有其特不效者，利弊之相因，生理病机之进退，熟虑审辨之余，贵能扼其要害以立治法，伤寒、杂症，理无二致。仲景于《伤寒论》有自序，而于《金匮杂病论》中则无之，盖以伤寒之生死急，杂病之生死缓，故分而论之。人乃风寒暑湿燥火六气中之动物，十二经脉之生理，外与六气息息相关。伤寒论治，不能离于空间时间，即杂病论治，又何尝能离于空间时间。唯是伤寒究属浮游之六气，其震荡于经脉生理者，虽暴而速，而其退也亦易。杂病则属于日积渐深之痼疾，经脉生理之机转，有非伤寒所能并论者，其必歧而为二，亦疾病史中自然之轨则也。历来注释《伤寒论》者，不下数百家，而《金匮》注家则较少，自徐忠可、尤在泾而下，佳者尤寥寥。注释古人之书，贵在还其本来面目，而不必趋骛新奇，创为惊人可喜之说，或以一时之经验，附会古人，是皆有失注书之真意。夫古今人之名词释义，可以会通者也；而古今人之学术经验，则不必强与会通者也。关于古人之学术经验，有证之今日而甚可信者，亦有证之今日，而须稍易其法者。虽偶中而屡中之，不必以治疗方法为衡，而当以生理机转为准。《伤寒》《金匮》之方剂，皆本之伊尹《汤液》，唯其论症合方，则出于仲景之心裁。其可贵者，不仅在于汤药，盖能从其根本之生理机转，以定其病情，而立其方药，系统分明，条理整密，故足尚也。夫治疗方药，愈至后世而愈繁，唯其生理机转，有可以熟探而灼见者，寻其源而流自见，得其本而末自明，又何有于治疗方法之难觅乎？时至近代，人皆耳熟于"肺痨""胃病""心脏衰弱""神经痛""盲肠炎""肠窒扶斯""恶性疟疾"之名说，甚有执其名说而中其毒，因轻微之疾患而疑恐至死者。新名词之杀人，其祸且烈于枪弹与毒气，诚斯民之不幸矣。故破名词之疑惑，不仅学术之问题，亦社会心理之问题也。夫病之定名，各以类别，比类以明其病，扼要以决其方，非有整个生理病理之推详，未易为一病一症之诊断。今之验菌验血方程，非不精要，然病有合并而发者，生理有强弱互异者，执其一而废其余，泥于片面而迷于整个，亦非诊断之上乘，此医事之所以难言，而弋获未可以幸中也。《金匮》而后，百家杂病方药之书，层见迭出，而能抉择精要者甚少。由来方药疗治，非古人所能尽，后之胜前，亦为应有之义。唯于生理机转，则虽千万世而未能逾越古人之法者。故学古而不迷于古者，然后可以读古人之书；喜新而不迷于新者，然后可论于科学之实验。《金匮读本》之辑，将以开论述杂病之先河，而非所以尽方药疗治之能事，明者当自知之也。民国二十五年八月，新安王一仁序于湖滨。

现存主要版本及馆藏地：

1. 1936年杭州仁盦学舍铅印本，中国中医科学院图书馆；
2. 民国上海千顷堂书局铅印本，上海中医药大学图书馆。

《金匮方症歌括》　　　　　　　　　　　　1936　存

罗振湘编

罗振湘序曰： 余因《伤寒论》为医者必读之书，又为医者难读之书，故著《方症歌括》，以减少读者之脑力与时间矣。然《金匮要略》，系仲师治杂病之书，医者岂可须臾离哉？书凡九卷，方症二百余条，较之伤寒，亦非易易。于是《金匮方症歌括》，又不得不继为著述也。或者曰：是书之作，专示人以捷径，恐学者置原书于不顾，宁不为原书之大害耶？不知中医书籍，汗牛充栋，几有竭其毕生之力，而尚难以尽悉者。与其博学而无成，何若守约之为贵。使学者于读原书有得之余，再取此书读之，乃知此书之作，并非断简原书，实有功于原书也。况近来科学发明，要皆可为医学之基础；西医东渐，又何莫非中医所当参。可见医者应读之书，比从前又增数倍。如谓中医自有应读之书，不必若是泛求，是中医不求进境之语。苟欲求进境，使中医变为世界最精之医，非如此研究不可。由此观之，则中医岂易学乎？人生天地，不过数十寒暑，纵能过目成诵，孰若有化繁为简之书，事半而功倍。今之书肆中，往往集数十百家，成二巨册，并不分门别类。删其繁冗，归于至当，殊不谓然。但是项伟大著作，非一人精力与经验所能及。要在有改进国医之责者，合全力为之，乃克有济。余兹著，要亦不外斯意欤。是为序。中华民国二十五年十二月谷旦，浏阳罗振湘瑾仁序于长沙之医社。

现存主要版本及馆藏地：

1936年长沙振湘医社铅印本，中国中医科学院图书馆。

编者按：《中国中医古籍总目》中记载该书为："《金匮方证歌括》"，经查中国中医科学院图书馆，该书为"《金匮方症歌括》"，据此改。

《金匮经解》　　　　　　　　　　　　　　　1938　存

邱崇编

现存主要版本及馆藏地：

华北国医学院铅印本，天津医学高等专科学校图书馆。

《金匮讲义》二卷　　　　　　　　　　　　　1938　存

时逸人编

现存主要版本及馆藏地：

民国上海中医专科学校石印本，江西中医学院图书馆。

《金匮要略讲义》　　　　　　　　　　　　　1938　存

陆无病等编

现存主要版本及馆藏地：

《浙江中医专校讲义三十三种》本，上海中医药大学图书馆。

《金匮讲义》　　　　　　　　　　　　　　　　　1939　存

程门雪（壶公、振辉）编

现存主要版本及馆藏地：

1. 1928年上海中医学院油印本，上海图书馆；
2. 抄本，上海中医药大学图书馆。

《金匮讲义》　　　　　　　　　　　　　　　　　1940　存

程门雪（壶公、振辉）编，黄文东（蔚春）增订

现存主要版本及馆藏地：

抄本，上海中医药大学图书馆。

《金匮要略新注》　　　　　　　　　　　　　　　1941　存

李斯炽撰

现存主要版本及馆藏地：

四川国医学院铅印本，成都中医药大学图书馆。

《金匮要略新义》　　　　　　　　　　　　　　　1941　存

余无言编

余无言曰： 文非值钱之物，医岂用武之道。终朝心血呕，何补稻粱谋。徒自苦耳，亦何益哉！不过身当乱世，满眼烟羊，藉以藏拙，亦颇自得。昔鲁仲连义不帝秦，苏子师节，尝持汉印，匹夫亦不可夺志，若有世外桃源，去作武陵渔父矣。是则今日之作，文不足称，医未明理，留为他人覆酱瓿，可也亦矣，以怨喜于其间。三十一年，因不屈于敌伪，于二月间停办我中医专科学校，感书数语于《金匮讲义》封面。今补录之，冠诸卷首，以志沧桑。余无言识。

余无言新序曰： 夫中国医学之困厄也久矣，屈指计之，几四十年。而究之作俑者谁，自灭者谁，予不忍言之，言之心滋痛耳。回忆吾中医，在旧政权之种种压迫下，已成秋扇，含辛茹苦，欲诉无门。自新中国诞生以来，一以民意为依归。知人民之爱护中医学也，使中医团结，为人民服务；知中医之治疗多成绩也，使西医回首，与中医研究。三年以来，

政府即大力号召，如中医科学化、西医中国化也，如中西医互相学习、交流经验也。但事实上，尚有偏差，未能如政府之期望。故今秋政府复公决，贯彻前议，并特别号召"重视祖国医学遗产"。于是，中西医界一致响应，而全国人民，亦欢欣鼓舞，以为从此以后，健康更得保障，而为国家努力建设矣。

不但此也，且政府于首都及各区、各省市，先后召开中医代表会议，拟定种种方案，征集全国意见，于发掘祖国遗产，推进医学教育，矫正过去偏差，尤三致意。在本年十月五日，华东及上海市中医代表会议开始时，予为中医学会、内科学会出席代表之一，亲聆首长发言传达中央意旨，与予三十年来斗争之目的及旨趣完全相同。默作自慰之语曰：中医学术，得政府之重视，可以安如磐石。昔日者参加中医教育，整编中医书籍，今在政府之重视中医下，其区区苦心，为不虚矣。因于当时将提案四则，送交大会秘书处，对于此后医学教育，主张一元化，盖亦野人献曝之意耳。

若问予有何苦心耶？远之如予之《伤寒论新义》及《金匮要略新义》，为予以科学方法整理之医经，在中医科学化原则上之工作也。近之如《湿温伤寒病篇》及《斑疹伤寒病篇》，为予用对比批评编辑之新篇，在中西医互相学习原则上之工作也。另有远岁所编，近加补订者，如《混合外科学总论》及《混合外科学各论》，则一为西经中纬，一为中经西纬，乃一双环作品也。其编著之方法，虽各有异，而立言之主旨，则皆始终一贯者也。否则作自今日，在政府号召之后，中医代表会议之后，是为投机取巧矣。此予敢引以自豪者也。今当《伤寒新义》八版及《金匮新义》第六次付印之始，特再为之序，以鸣吾志。公元一九五四年十二月，江苏射水余无言识。

余无言自序曰：吾中国医学，论其体也，其为黄钟乎？其为瓦缶乎？然小扣之，则小鸣；大扣之，则大鸣。用药如协律，非黄钟而为瓦缶，能如是乎？吾中国药学，论其用也，其为稻粱乎？其为稗稊乎？然一剂也，则病知；二剂也，则病已。疗疾即养生，非稻粱而为稗稊，能如是乎？昔日人汤本求真氏，为金泽医专之博士也。以明治三十四年，其长女病疫，治疗不效而殇，乃发奋习汉医学十有八年，用以施治，成绩绝佳，因著《皇汉医学》，以阐明其真理。若汉医非体用兼备之学，岂能移易汤本氏之本志，而使之改弦易辙耶？

当予整编之《金匮新义》，于客冬出版时，或以为予之计拙，纵为人所不为，究有何补，予则泰然处之。窃以为黄钟自黄钟，不能以瓦缶视之也；稻粱自稻粱，不能以稗稊舍之也。今于中国医学，而欲以"不科学"三字以诬之，岂可乎哉！不意公道自在人心，初版之书，不一年而售罄，各地读者，群相勖勉，奖饬之函，积案盈尺，其爱我之厚，望我之深，真使我且喜且愧也。

其最可感者，读者有湖北胡秉钧、四川朱泽南、贵阳陈咏雷、衢州朱春生，均以初版刊误表寄来，心感无既。此次再版，已将内容详加补正，计正误一百四十余字，修改误植十余处，补遗原文一条，原方三首，增加新药治疗十三行。总计读者发现者，为三分之一；编者察出者，为三分之二。盖初版校对时，如作扪虱之谈，破衲之中，终有寻觅未遍之处也。此不独本书为然，任何之书，在初版时，往往如是，尚希广大读者有以见谅也。

章巨膺序曰： 时代的进化，是跟着那地轴不停的转动的，到今天整个的社会上，已经达到一百八十度的大转变。在封建时代，读书人所视为神圣不可侵犯的圣贤之道，已不能继续被人尊崇了。现时代的人，其学术思想，要贵乎有独立性与创造性，中医学自然也不能例外。以前张仲景被崇奉为医圣，到了现在，果是明白人，谁还存在这种思想呢。谁存在这种思想，谁就是犯了思想麻痹。

话虽如此说，但是我们中医界，仍然有着不同的两种偏向。一便是沉湎于素所养成的株守习惯，只知重视旧经验，而缺乏独立和创造的新精神，自然就滞于墨守成规的圈子里。一便是陶醉于毫无主张的盲从思想，只知驰骛新学说，而完全抛弃了固有的本能，自然就流于数典忘祖的路上去。像这两种情形，我们总是期期以为不可的。

余君无言，就是打破了向来的株守习惯，而研讨新知识、创造新理论的，并且守着自己的岗位，发挥中医的本能，而不去盲从的，确是中医界一位战士。在前曾作《伤寒新义》，今又成《金匮新义》一书，一贯的重视旧经验，汲引新知识，把它融合起来颇有独立的标格，富有创新的精神。对于仲景学说，运用他思索的头脑和批判的眼光改编和注释，不因他站在"医圣"的地位，而存客气和顾忌。精当的地方，发扬它的义理；错误的地方，正确地批判；不合理的部门，痛快地删削。真是前进的、创造的、革命的写作，与一般随文训释的不同。

先师恽铁樵氏，生当有清末季，民国初造，满充着封建思想，和旧八股的头脑，而出其余绪，以治医学。面临着西医高度澎湃，中医极度没落时期，他却敢于发扬新思想，敢于剪辟旧学说，不单纯引用旧经验，或单纯信从新学理，更不取人云亦云的调门，而运用脑力劳动，认真思考理论和法则，大大的有所发明，这就是思想的独立性与创造性，所以导成了中医学革命的先河。近十数年来，凡是中医界学术前进的同志，未尝不是受恽氏思想的感应。

恽氏著书二十多种，以《伤寒辑义按》为中坚作品。《伤寒》《金匮》，并称为中医中心的经典，他曾经说过："《伤寒论》精当的部分，占百分之七十，其余是可怀疑的。而《金匮》则精当可取的，不及《伤寒论》为多。"他不注释《金匮》的原因，或者在此。关于这一点，恽氏实在是囿于时代。毕竟是封建读书人，还有他的保守性。如今余君无言，大刀阔斧地，更前进、更革新地，芟夷榛莽，启辟坦途。例如，他剪削开卷"脏腑经络先后病第一"若干节，殿之篇末，付之存疑。又如病名问题，迫切地要统一，尤其是百合病、狐惑病、阴阳毒之类，更急急需要改名，不能任它存在。这书于原名之下，系以科学之证状名词和新的病名，下过精密的覈核，这都是以充分表现余君思想的独立性和创造性，比恽氏更勇敢的地方。

自晋唐以迄明清，千数百年中，注释《伤寒论》的人，何止百数十家，而诠解《金匮》的，就屈指可数。这是什么道理呢？盖不外恽氏的批判——"精当与怀疑"的观点。近今唯陆渊雷君，作《金匮今释》尽量汲引西学，以求与旧说相贯通、结合和融化，独特而无俦匹。余君亦同具慧眼，揣摩钻研，十易寒暑，而成这一部书。他引用前人的注释，取它不背科学的原理，屏弃虚诞论调；融合西国的学说，务求切合实际的理解，绝不牵强附会；创制大量图表，把芜杂无序的证状，凌乱失次的叙述，归纳起来，纲举目张。使读书人所最怕、散漫而没有系统、难于了解和记忆的文字，得到了一览无余的便利，着实下过一番整理工夫，别是一种创作，足以媲美陆君之书。而整理的工夫，或且过之，这是不得不替他表扬的。

方今新时代，"中医科学化"是正确的标的，"中医进修"是正确的方策，但是原则上，不是废弃中医，希望办学者、教学者，都能够做到，那便好了。我们原有学术和治验，自足千秋，进修新的而遗弃旧的，便是犯了"偏差"的错误，可是旧的，实在有待于整理和改编。就是说，汗牛充栋的医籍要整理，浩如烟海的方药要改编。虽然，言之非艰，行之唯艰。在这个时期，最迫切需要的，是中西新旧桥梁的作品。这部《金匮新义》出版问世，实在是赶迎着新时代的著作。从前司马德操说过"识时务者，在乎俊杰"，余君在此时代，真是个识时务的俊杰了。公元一九五一年七月，江阴章巨膺挥汗草序。

俞卓初序曰：我是一个新医工作者，当然是相信科学医的。而对于中医学，很有怀疑而不易解释的地方。然而中医治疗，也能见功，便觉得奇怪。再想想中药学及其功用，是极有可取之处，医理间有空洞，那又是一问题。所以我对于中医，从来没有攻击过，并且对于中医学校有改进思想的，还尽过一些"帮助改进"的义务。我始而在上海新中国医学院当过教授，所教的是生理、解剖、病理、诊断、内科等课程，但是中医本身课程，是很少有科学整理的著作。到一九四零年，余无言先生又来请我去当他中医专科学校的教授，这时正是他努力"改进中医"的时候，他的《伤寒论新义》也在此时出版。我看了他的著作，虽然对于中医学是门外汉，但对于他以科学方法整理成功的中医书籍，这是值得钦佩的。无言先生，他对于中医本位的医学，是很有研究的，尤其是对于经方，是更为有研究。他说："中医只有经方，是合得上科学的原理与原则的。经方简而不烦，与西医的处方旨趣，不谋而合。至于时方的芜杂，往往一二十味药，合成一个方子，那是不合科学的。"由此可以知道他的改进思想。他对于西医隔位的医学，也有相当的认识，并且能运用西法，而施之于实际治疗。他说："我们不去研究西药，怎么能改造中药？不去研究西医，怎么能改造中医？没有他山之石，怎么可以攻玉呢？"所以他编的书中，往往引证西说，竭力以求其汇通。《伤寒新义》编法如此，《金匮新义》编法也是如此。由此可以知道他的改进方法。最近，他的《金匮新义》，又将由新医书局出版了，问序于我。我将该书内容，大体检阅一下，非常高兴。因为他对于旧医书之编辑，是用快刀斩乱麻的手段，把它斩开来，打散了，再选它有用之材，一一的整编起来，使它成为一种有条理的实用书籍，并加以图表以及新的注释，切合时代。当此国家正倡"中医科学化""西医中国化"的时候，这部书，正是时哉时哉的中医好教本了，所以我很快乐的弁言于首。一九五一年三月五日，锡山俞卓初谨序。

张赞臣序曰：余子无言，予畏友也。其道同，其业同，其旨趣，其工作同。当在中国医学院教学时如此同，后在中医专科学校时亦如此同；予主编医界春秋时如此同，后合编世界医报时亦如此同。于国难时，为不屈膝于敌伪，则同其退；于胜利后，为争中医之存亡，则同其进。直至解放以后，政府始有"中医科学化"之指示。吾辈提倡中医改进，几三十年来之努力，而朝夕不懈者，乃今日见之，此心此志，其亦可以少慰矣。

夫中医科学化，岂易言哉！欲知科学化之说，当先明"科学"两字之意义。昔陈元咎先生有言曰："科学者，大体有三：一曰有统系，是谓科学；二曰能应用，是为科学；三曰可参验，是真科学。"信者言乎！中国医学，纵为阴阳运气之说所乱，然至坚者，磨而不棱；至白者，涅而不滋也。仲景之《伤寒》《金匮》两书，足以当之矣。惟内容条理，为王叔和所乱，此叔和之咎，仲景不任咎也。其大体因病认证，因证立法，因法处方，因方疗病，只须证候认清，投药如响斯应。是非科学而何？此《伤寒》《金匮》两书，传之万世，而不可磨减者也。

然而或者曰：中医之学说庞杂，自朱、张、王、李辈出，乃各立一说，似乎与仲景异趣，下逮今日，宜乎以科学化之矣。予曰：不然。

朱、张、王、李并非仲景之叛徒，乃以自己之经验，发明仲景之一部份耳。其铺张理论，间以玄说，是其弊也。中医之须改革者，在此而不在彼。盖中医学说，根本即是科学。所谓有统系、能应用、可参验，实备具此三种条件，只须除去玄说，再以新医之生理、解剖、病理、诊断、细菌等学说以证之，为兼收并蓄逐步熔化之张本，则成功岂可限量哉！

或者又曰：中药之中，类多草根树皮，粗制之品，不合科学，更需改进者也。余曰：不然。夫草根树皮，若以科学之方法，提取精华，以待临床之实验，可也。若以草根树皮为无用，而并弃之，则不可也。盖根也、皮也，自有其根皮之功用。去粳米之皮，精则精矣，久服之能患生脚气，为其缺乏银皮酸也，苟欲治之，则米皮麦皮尚矣。去菠菜之根，美则美矣，然遇贫血病者，需含有铁质品之调养，苟欲食疗，则菠菜之根佳矣。且也爱佛特林，为麻黄之素也，然只能治气喘，而不能治仲景之所谓寒热无汗之伤寒也。阿可利丁，为附子之精也，然只能强心脏，而不能治仲景之所谓脉沉厥逆之吐利也。是草根树皮，或有其特殊之成分在，为化学所不能知者，又安可一旦废之者哉？

以上所论，似乎为《金匮》言者太远，而不知否否。予于《金匮》书之本质，有所欲言者，章子巨膺已先我言之，惟觉中医科学化之说，似有若鲠在喉者。余子之《金匮新义》，为发扬固有，引证新知，乃以科学方法整理之书也。予前所言，亦余子之所欲言，而我言之者也。在改进方面立论，仍为《金匮》言之也。当今之世，甚或谓为中医学有大转变者，然而变者变矣，不变者永不变也。如中医学中之表里问题，中药学中之性味问题，皆永远不变，而急需发扬以光大之者。此一问题西医知之者有之，而不知之者亦有之。设使西医能尽知之，肯应用表里之治，性味之施，则中医科学化矣，西医亦中国化矣。其成就宁有涯涘哉？则今日之中西医大团结，其号召为不虚矣。公历一九五二年十月，武进张赞臣拜序。

余无言自序曰：世界有人类，即有医药。人类进化，则医药亦随之而进化。时至今日，医之为道，遂有中西之分焉。医分中西，系以国界限之，其实医为仁术，不应有所谓中西之分，宜取长补短，熔冶一炉，以为人民司命。久而久之，使其学说登峰造极，成为世界医学，乃可见医道之大，又何必斤斤作中西之争乎。故有识者，创为中西汇通之说，惟三十余年来，未见有多大成功。盖兹事体大，岂少数学者，以其一朝一夕之功所能致哉。

予也不敏，切师承丁公仲祜之志，以求中医学术合于科学原理及原则，决从整编入手。初以《混合外科学》问世（中国医药书局版），颇得读者之好评。复思中国医学之骨干及精髓，端在医经。仲景《伤寒》及《金匮》，其主方均有颠扑不破之价值，药味少而配合奇，分量重而效力专，认症用药，大法俱备，为世模范，至今不衰。盖其处方精纯，不似后世时方之芜杂，对症用药，有立竿见影之功，深合于科学之原理及原则，诚吾国之医经也。

惟此两书之次序，早为王叔和所乱，乃毅然决然对此两书下一整编之工夫。将原有条文，分类以次第之，加以注释，附以图表，先成《伤寒论新义》一书（中华书局版），以为予中医专科学校之教本。而有嗜痂癖者，亦颇多。今已四版出书矣。惟以时局关系，《金匮》一稿，至今未能剞劂，不无遗憾。今新医书局主人，以国家政策之坚定，中医改进之需求，促将《金匮新义》附之梓人，以配合政府之远大政策，使"中医科学化，西医中国化"早日实现。予也不敏，宁有不欢忻鼓舞，而愿左提右挈者乎？

凡例：一、仲景《伤寒》，次序错乱，而《金匮》之错乱，较之《伤寒》为尤甚。今特循究义理，一一为之订正。其有不可理解，而且无益于学说之探讨及治疗者，概从删削。

二、本书编辑，一贯《伤寒》之前例，采取诸家学说，以脚踏实地为指归，力避空谈。凡运气阴阳等理论，概所不取，偶有阴阳等字，系属代表某事某物者，即不得已而沿用之，亦特为说明。

三、每一病证，必在其原有条文下，旁引诸家学说，并参自己经验，详为注释，务使得一明确之理论，合理之治疗。

四、凡予附列之医治验案，皆予经验之事实，绝非捉风捕影之谈所可比。

五、引证西医学说，择善而从，是者是之，非者非之。治疗之法，不以中西分是非，而以疗效定优劣。凡引用西药及病名，译名下附注原文，以免错误以遗害。

六、原书第一篇，为脏腑经络先后病脉证，计十七条，有为病理、有为病原、有为望闻问切四诊、有为治则，然皆断章取义，破碎支离，不可研诘。且循其辞义，为之曲解，亦无补于实际治疗，故特删之，置而不论。

七、其他各篇中，有辀钩格磔之文，无裨实用者，亦概行删去，以期去芜存菁。

八、各篇条文中，有错简者，正之；有不续者，连之；有骈支者，去之；有误谬者，改之，以求可以理解。

九、原文篇章中，有将数种病合为一篇者，今特分之，以清眉目。其有合并之篇幅太少者，仍从旧贯，然子目中特为分出。

十、霍乱一篇，原在《伤寒论》之末，今移植于本书中，与中暍、疟疾并列。若霍乱收入《伤寒》篇末，则本书篇首之痉病、百合病、狐惑病、阴阳毒、风湿病，皆可收之于《伤寒论》中矣，故特移霍乱于本书之内。

十一、原文五藏风寒积聚篇，所云各藏中风、中寒、死藏之文，互有详略，互有缺失。其所说症状，亦不足为诊断之征。留之如鸡肋，弃之亦觉可惜，特仍存原文，而不加注释，以示不赞一辞焉。其论证较详之肝着、肾着等，则另立一篇，以注释之，使清眉目。

十二、原书目录，计二十二则，今枥为三十五则，而在每则目录之下，又析出若干子目，以便查考，计子目有一百五十五则。

十三、凡本书中之病证，有附图之必要者，或以己意绘出之，或采他种医籍之图以补成之，务使病状及病理易于了解。

十四、每篇之末，附以简明之表，将一篇中之诸种汤证及考订异同，作为一有系统之说明，便于检查及记忆。

十五、伤寒每篇之末，有删文评正，似嫌多此一举。今本书删文，附于篇末，不加评正，以省不必要之笔墨，但仍注明原篇名，与读者以自动取拾之资。

胡秉钧再版题跋曰：《金匮要略》一书，为仲圣治杂病之祖。旧传王洙得诸馆阁蠹简，较《伤寒论》尤破碎凌乱，不可卒读。如五脏风寒积聚篇，脾无中寒，肾无中风、中寒，可知洙之所得，亦不全也。且其方药之功效，证之临床经验，泰半不如伤寒方之准确而捷效，致令人疑信参半。益以历来注家失之空凿，多以五行气化相敷衍，或曲为沾益，以求合乎原文，使后之学者，莫衷一是，此中医之所以不竞也。然能究其源流，正其讹漏，明其病理，征其实效，予学者以光明之坦途者，有几人焉？余神交友，余君无言，射水名士也。工诗而隐于医，寝馈长沙学说有年，悬壶沪上，活人无算。复本其心得，著《伤寒》《金匮》两新义，早已脍炙人口。余既获读其全书矣，而《金匮新义》最为晚出，造诣尤深。运其犀利之笔，执定唯物观点，开展批评精神，发扬固有学术，瀹取新知，互相参证，并附个人经验，详为阐释，以期人所共晓，堪为中医科学化之桥梁。夫所谓中医科学化者，乃中医医理科学化、病理科学化、药理科学化，而非中乌有化，中药随尘化也。余君此书固已极化腐朽而为新奇，屏玄虚而归实验之能事，其津逮后学，启迪医林，岂浅医鲜哉！至其全书之精审，目所共赏，宜其纸贵洛阳，不胫而走欤？兹再版杀青伊始，勉为数语以题跋。余不文，不克赞扬余君之书于万一耳。一九五四年元月六日夜，麻城胡秉钧撰于卫生院中药部。

金匮新义书成，辄写一律于尾曰：

雄心欲写大同书，十载埋头作蠹鱼。

怎把玉函沉赤水，须知金匮蕴玄珠。

牵萝补屋难言巧，辟径移山莫笑愚。

医到活人真理在，同归何必说殊途。

重九前一日，编者余无言。

现存主要版本及馆藏地：

1952年新医书局本，中国中医科学院图书馆。

《杂病论通注》九卷　　　　　　　　　　1942　存

朱芾（壶山）撰

现存主要版本及馆藏地：

1942年铅印本，中国中医科学院图书馆。

《金匮折中》二卷　　　　　　　　　　　1942　存

欧阳逸休撰

欧阳逸休自序曰：《金匮》，秘书也。秘不可不传，秘又不可妄传。得人不传，是谓失道。传非其人，漫泄天宝。以当世之师，授当世之士，已属难事。以数千百年以上之师，授数千百年以下之士，则尤难。仲圣于此，几费惨澹经营，而后得成其书。历代学士，有道者则得之，无道者则失之。其间或明或晦，常随国运之兴衰。今则数过时，可又当大明。余既潜心医学，自当负此专责，应运以白仲圣之心，而遂学者之愿。乃不惜旁搜古人注释，采取精粹。其有古人未合未泄之处，则旁征曲引，以发仲圣之秘。然亦未敢穿凿，仍合泄而不泄之旨，未许为利者，以浅尝窥奥妙也。编辑成书，名曰"金匮折中"，犹是前编《伤寒》之意耳。方后附汤头歌括，藉熟药品分量，且赅括注释意义，于后进不无小补。或以蛇足讥我，所不计也。要之病变虽多，药治虽繁，不外乘虚则入，从盛则化。能将此书于《伤寒》参互熟读，则可启钥见书，智悟大开，象罔索之，玄珠自得。遂贯通执简驭繁之法，以治杂病，无方处有方，无法处有法，泛应曲当，绰有余裕矣。民国癸未季春序于衡阳渔头湾。

现存主要版本及馆藏地：

1942年铅印本，国家图书馆。

《金匮要略讲义》　　　　　　　　　　　[1945]　存

杨宝年编

现存主要版本及馆藏地：

民国南京国医内科讲习所石印本，四川省图书馆。

《金匮要略方集注》　　　　　　　　　　　　1949　存

著者佚名

现存主要版本及馆藏地：

抄本，南京图书馆。

《金匮要略改正并注》　　　　　　　　　　　　存

陈逊斋撰

张宗景序曰：吾华医学之有《伤寒卒病论》，亦犹吾华载籍之有六艺也。欲考东方文教之源者，不习六艺不可也。欲深究东方之医学，而不读《伤寒卒病论》，曰"我本刘河间"，曰"我宗张景岳"，是犹欲求至于海者，不由巨川大渎，而之断港绝潢，恶乎可哉？伟欤仲景！东方医界千古之圣人也！其书奥衍精微，难测高深。历千百年以来，虽注家不下数百，然迷乱于阴阳五行。专家毕生所弗能通，遑论余子。知难而退，事理必然，此吾华医学之所以日趋不振矣！逮乎晚清，识时之后，高唱"中学为体，西学为用"之论。吾蜀天彭唐宗海氏因缘是说，撰述《医学中西汇通五种》。其志良嘉，然非其论也。今日者，科学益昌，杰特之士辈出，援据西说以正国医学理者亦日众，而南闽长乐陈逊斋先生《伤寒卒病论改正并注》之作，其尤著者。先生清名医陈修园氏之苗裔，能此其家学而发扬光大之者也。旧书新说，详博精该，的然各得其理之至当，信乎仲圣之功臣矣！惜世无传本，莫得筌蹄。家兄东侯教学武胜之醇化中学，于先生之门人段君协元家偶见是书，且尚有《新温病学》《新本草》《新脉学》《中医生理卫生学》及《中医病理学》五种，钞录以归。余受而读之，喜。既已来教成达中学，爰与友人杨君止近、郑君伯渊、唐君孔彰、何君健儒商所以翻印之，寻因事体兹大，未果。去年秋，课余之暇，偶尔道及，省立南充师范学生邓君光庆则极力怂恿，且为征求订户，乃复与杨、唐、郑、何君子重新擘画。更得成达、省师两校师生之赞助者一百余人，事以克举。于是进而与兴茂印刷社签订合约，限期于其年腊月开工，翌年二月出版，总计石印一百三十部。是书"原文"与"改正"复出，有仅校正一字亦必列为两条者，既费篇幅，阅读亦殊未便。思索久之，因制成符号二种，将"原文""改正"并列者合为一条。其"原文"之校删者，以"（）"标示之，"改正"之增入"原文"者，以"［］"标示之，而皆去其"原文""改正"等原有字样。如此，原书虽以改变旧观，然眉目清晰，一望了然。于是邓君乃竭七日之力，将《伤寒》《卒病》两论，通校一过，咸签出之，以待缮录付印。讵料钞胥之事，又生波折，迟之再迟，止近始锐身独任，自为钞胥。《伤寒论》全部，几出其一人手笔。其《卒病论》则任麟书君所缮录，君盖预约钞胥也。今己丑冬十月，两书先后完成，而时局动荡，不可朝夕，其余五书，则惟俟诸异日，然为时亦既经年矣。而邓君函告逊斋先生已于今夏六月卒于陪都，则读是书者，能无抚膺叹惜而有感于中乎！中华民国三十八年己丑岁初冬十月一日南充张宗景序。

现存主要版本及馆藏地：

陕西省图书馆铅印本，陕西省图书馆。

《金匮原文歌括》 存

姜子敬编

现存主要版本及馆藏地：

抄本，浙江中医药大学图书馆。

《金匮要略讲义》 存

天津高级职业函授学校编

现存主要版本及馆藏地：

天津高级职业函授学校铅印本，中国医学科学院图书馆。

《金匮讲义》 存

著者佚名

现存主要版本及馆藏地：

稿本（残），广东省立中山图书馆。

《金匮条例解释》 存

　　著者佚名
　　现存主要版本及馆藏地：
　　野农主人抄本，上海中医药大学图书馆。

《金匮新编》九卷 存

　　谢壶隐撰
　　现存主要版本及馆藏地：
　　稿本，江西省图书馆。

《金匮摘要积歌》 存

　　著者佚名
　　现存主要版本及馆藏地：
　　抄本，湖南省图书馆。

附　皇汉医学金匮

《金匮玉函要略辑义》六卷　　　　　　　　1807　存

　　（日）丹波元简撰

　　提要：本书为日本丹波元简所著，一依徐镕《金匮》原本，汇列历代诸家注释，每节之末复加按语，以彰杂病真旨，故曰《辑义》，全书体例，一如其旧。

　　仲景之书，为群方之祖，文朴义约，学理明畅，数千年来，散佚殆半，本书以经解经，以方释方，整疑补阙，考据详核，读之憬然而悟，用之霍然而起，有裨医林，至为宝贵。

　　《金匮要略》，专论杂病，自宋以来，历有注解，然徒释其文辞，未留意于考据，非失之浮，即失之隘矣。自经元简氏之辑其要略，芟其榛莽，疑者整之，逸者补之，能使后学者之神会智启，实有胜于诸家之注解者也。

综概：案张仲景自序曰：作《伤寒杂病论》合十六卷。而梁《七录》：《张仲景辨伤寒》十卷。《新唐·艺文志》：《伤寒卒病论》十卷。此乃今所传《伤寒论》。所谓十六卷中之十卷，其六卷，则《杂病论》，即今《金匮要略》，其遗佚者，元邓珍序中亦尝论之。考《千金方》"江南诸师秘仲景要方不传"，隋·巢元方作《病源论》，其伤寒门中，有《伤寒论》文，而不著仲景之名，盖据《小品》所引，而收载乎。然于其妇人三十六疾，则云：仲景义最玄深，非愚浅能解。巢氏岂特寓目于《杂病论》，而未及《伤寒论》耶。孙思邈晚年，获仲景原本，收《翼方》第九卷第十卷中，而他门并无引仲景者，孙氏岂特得研《伤寒论》，而未及见《杂病论》耶。后天宝中，至王焘撰《外台秘要》，载此书方药，而云出张仲景《伤寒论》，乃其不易旧目者，原书或仅存于台阁中，而王氏特得窥之耶。详见《伤寒综历》中。意者仲景之书，自晋经隋唐，或显或晦，或离或合，其传不一如此，盖唐时有合《伤寒杂病论》，改名《金匮玉函》以传之者，今《玉函经》，亦是系乎唐末人所号，即是《伤寒论》之异本，如其总例，则于晋及六朝经方中，而凑合所撰，疑出于道家者流也。后人因删略其要，约为三卷，更名曰《金匮玉函要略》欤，不尔则其所以名要略之义，竟不可晓焉。况林亿序云"《伤寒》文多节略"，《伤寒》乃有《伤寒》全本，故知其多节略。至《杂病》，则虽无他本可考，以《伤寒》例之，则其节略旧文可复知也。林序又云依旧名曰《金匮方论》，徐镕因谓王洙馆中所得，名曰《金匮玉函要略方论》，系五代时改名耳。然《周礼》疾医职，贾公彦疏张仲景《金匮》云：神农能尝百药，则炎帝者也。今《要略》无此文，岂系其所删略耶。以此知唐时已有《金匮》之目，必非五代时改名也。而《隋》及旧、新《唐志》中，无仲景《金匮玉函》，究其目之所由，《晋书·葛洪传》云：洪著《金匮药方》百卷。据《肘后方》及《抱朴子》，自云所撰百卷，名曰《玉函方》，则二者必是一书。葛洪又著《玉函煎方》五卷，见《隋志》。由是观之，《金匮玉函》原是葛洪所命书，即唐人尊宗仲景者，遂取而为之标题，以珍秘不出之故，著录失其目欤。林亿《金匮玉函经疏》云：缘仲景有《金匮录》，故以《金匮玉函》名，取宝而藏之义也。案仲景《金匮》，他书无其目，唯宋本及俞稿本、赵开美本林序后，有一小序云，仲景《金匮录》云云，仅出于此。予每疑之，然宋本已载之，则此必唐末作《要略》者所撰，其文原于《肘后方》序及《抱朴子》，味其旨趣，汎滥不经，亦是道流之笔耳。《汉志》有堪舆《金匮》十四卷，《高纪》如淳云：金匮犹金縢也。师古曰：以金为匮，保慎之义。王子年《拾遗记》：周灵王时，浮提之国献神通善书二人，佐老子撰《道德经》，写以玉牒，编以金绳，贮以玉函。《神仙传》：卫叔卿入太华山，谓其子度世曰，汝归，当取吾斋室西北隅，大柱下玉函，函中有神素书，取而按方合服之，一年可能乘云而行。《淮南要略训》高诱注曰：《鸿烈》二十篇，略数其要，明其所指，序其微妙，论其大体也。命名之义，岂其出于此耶。皇甫谧云：仲景垂妙于定方。《晋书》本传。陶弘景云：惟仲景一部，最为众方之祖，又悉依《本草》，但其善诊脉明气候，以意消息之尔。出《本草》序例。二氏距仲景未远，其言如此，然而《要略》中方论，尽有不合绳墨者，故今人或云某论非仲景之旧，或云某方非仲景之真，肆意删改，以为复古，程林辈亦已论之。此误也。巢氏《病源》引《小品》云：华佗之精微，方类单省，而仲景经有侯氏黑散、紫石英方，皆数种相出入节度，陈延之以晋初人，其言亦如是，此他至篇末宋人附方，《千金》《外台》中，引仲景者颇多，岂知今之致疑者，尽非仲景之本论原方乎？此宜存而不议焉。近代清姚际恒著《古今伪书考》云：《金匮玉函经》，又名《金匮要略》，称汉张仲景撰，晋王叔和集。案此非仲景撰，乃后人伪托者，盖概论也。历览史志，《伤寒论》《玉函经》及《要略》之外，仲景书目，犹载数部，《黄素方》二十五卷、《伤寒身验方》一卷、《评病要方》二卷，以上出《七录》，《疗妇人方》二卷，出《隋志》，陈自明《妇人良方》云：男子妇人伤寒，仲景治法，别无异议，比见民间，有妇人伤寒方书，称仲景所撰而王叔和为之序，以法考之，间有可取，疑非古方，特假圣人之名，以信其说于天下也。《张仲景方》卷十五，《太平御览》引《张仲景方》序论，载仲景及张伯祖衡沈事。见《隋志》及旧、新《唐志》《脉经》《五藏荣卫论》《五藏论》《疗黄经》《口齿论》，各一卷，出《宋志》，凡十部，五十卷，今无一存，实可惜矣。宽政甲寅春正月晦书于日光山中永观精舍丹波元简廉夫撰。

余向者撰《伤寒论辑义》，而又辑《金匮方论》之义，属草于文化丙寅九月十日，呵冻挥汗，未竟一期，至今年八月六日而讫。如《综概》一篇，乃十余年前所著，今略加改窜，以揭卷首，所校诸本，曰宋本，_{不载杂疗以下。}曰徐镕本，_{收于《医统正脉》中。}曰俞桥本，曰赵开美本也，采辑注家，徐者彬也，《论注》程者林也，《直解》沈者明宗也，《编注》魏者荔彤也，《本义》尤者怡也，《心典》鉴者，《医宗金鉴》也。_{程云：明初有赵以德注，嗣后有胡引年注，《方论》讹舛甚多，此间二家，并无传。}其体例，一如《伤寒辑义》，因不别作序及凡例，唯恐考据未确，舛漏犹多，不敢示之大方，聊以授儿辈云。栎荫拙者元简识。男元胤元坚对读。

丹波元胤跋曰：《金匮玉函要略辑义》者，先考栎窗君所著也，庚午仲冬将刻，命胤跋之，胤辞以钝学陋，有辱家声，亡几先考以暴疾弃诸孤，今也刻成，而先考不在。先考不在，而言犹在耳，呜呼悲夫，先考尝谓，注书难矣，至于吾医家之书最为难矣。苟有纰缪乖理，后生袭之，其为遗孽不鲜矣，若《金匮要略》论杂病之治，而实为群方之祖，其文虽朴，其辞虽约，而其理邃以弘，非浅学可能解者，且自晋至乎唐季，显晦不一，宋词臣等，虽为校正，佚篇坏字，殆居其半，去古益远，失真益多，竟不得复于旧观，是以注之，又为难中之难矣。故先考之注是书也，以经解经，以方释方，钩稽奥旨，折衷诸家，疑者整之，逸者补之，考据详核，义明理畅，使病情药性莫不织悉。盖其书自明以来，注者陆续辈出，各有所浚发，然徒释其文辞，不留意于考据，故迂论强解，凿空无根，不失之浮，则失之隘矣。今是书也，芟其榛莽，而闯其藩篱，迥出诸家注释之上矣，后之业医者，或读是书，而神会智启，憬然觉悟，用施于诊候处疗之际，有所济救，此先考之志也。若唯谓博综广摭，辨订之勤，与裴松之、郦道元相伯仲则非其志也。呜呼！使此刻竣工于先考存在之日，必一展卷，喜气扬扬于眉宇间焉，每念及之，抚膺而恸哭，悲夫！胤虽弇陋不文，不忍以废其遗命，于是乎苦块之余，雪涕题诸筴尾云。文化辛未春三月不肖男元胤奕祺拜撰。

现存主要版本及馆藏地：

1. 1935年上海中医书局铅印本，中国中医科学院图书馆、河南中医药大学图书馆；

2. 《皇汉医学丛书》本，国家图书馆、首都图书馆。

《金匮玉函要略述义》三卷　1842　存

（日）丹波元坚撰

提要：《金匮要略》为仲景之书，"要略"二字，乃对详之辞，举其要而撷其繁者曰略是也。《要略》一书，为治杂病圭臬，洵医门之真径，济生之龟鉴也。文辞典雅，义理深奥，历代先哲疏解，虽不乏贤能，惟往往非泥于卑近，即骛于高远，纷纭是非，莫可适从，此丹波氏之所以有《述义》之撰。其先君著有《金匮辑义》，颇具精核，受读之久，而智启心得者有之，及失载诸家有足扩充经旨者亦有之，此又丹波氏之所以承其先君遗志，而撰《述义》之作也。辑述体裁，略有差异，录原文精华，以段落分注，注解之间，仍引先贤学说，后附己之发挥，大无不晰，细无不烛，博而约，精而详，无一不以经训为旨，裨益实际为归也。

题辞：先教谕《金匮辑义》，系于晚年定本，是以极其精核，无须赘述，惟不肖受读既尚，时有管见，又诸家方论，扩充经旨者，其偶尔失载，亦间有之。赵以德衍义，周扬俊补之，题曰二注，近代朱光被有《正义》之作，俱出于先教谕下世之后，并撷其粹，皆标记在《辑义》上层，不敢谓有裨学者，然窃比之鸡肋，仍整录为编，以供子弟参对云。天保壬寅首夏，丹波元坚纂。

《金匮》注解，更有高世栻、李彣、李玮西，俱为《医宗金鉴》所引，又有卢之颐《摩索金匮》、张志聪注、黄元御《金匮悬解》、戴震注、李钧注，皆是先兄《医籍考》所著录者。卢氏、黄氏，学颇迂僻，其存不存，不足措念，其他诸家，惜未得见之，况戴氏硕儒，顾考证必精，而其遗书中，缺焉不收，最可憾也。又李炳字振声，号曰西垣，苦《金匮》无善注，乃撰《金匮要略注》二十二卷，能抉其微，见焦循《雕菰集》。嘉庆中，陈念祖著有《金匮浅注》十六卷、《金匮读》四卷，见其《神农本草经读》序。

赵开美本，《辑义》所引，系皇国重刊，今得其原刻勘之，间失其旧，又朝鲜《国医方类聚》所据，盖为宋元旧刻，亦与今本互有异同，今并校而揭之。

丹波元坚跋曰： 余撰《伤寒论述义》，一以辨白全经，大旨为主。今于是书特以其所得，具列之逐条，而各病梗概，则或为之论，以附于后，其体例彼此不同，而要在使学者与《辑义》相参考尔。但中间有校讹订诂，稍涉繁琐者，盖事关经义，则亦有不得已者焉，固非好焉泛骛远引也。甲寅天医节元坚跋。

堀川济跋曰： 仲景之书，生存三代禁方，而下垂之万世，洵医门真经，而济生龟鉴也。而其文辞典雅，义理蕴奥，固非浅学之所能窥测焉。自宋以来，为之疏解者，或乃泥于卑近，或乃骛于高远，是非纷纠，竟无一定。是栎窗丹波先生，所以有《辑义》之撰也。先生之学，主乎考证，大无不晰，细无不烛，博而约，精而详，一以敷演经旨，裨益实际为归，而吾师茝庭先生，早承其业，循循乎绍赞先绪，提撕晚进是务，凡经之一字一句，偏照诸病者，朝参夕验，数十年如一日，一诚之所存，遂有《述义》之著，盖二先生之于仲景经也，所谓金声而玉振者矣。夫医之学，在讲明义理，施之实际，但义理不可虚讲，必求之古经，而讲经之方，主乎考证，其所考证，必符实际，此读医经之法，即学医之道也。否则说理虽密，要为无用之辨，引证虽精，多属不急之察，盖考证具义理之筌蹄，实际是义理之标准，故学之得其方，能精且熟，则意必明，术必妙，以见回生起死之功，为学之极效，不过如此耳。世之医流，屑屑焉株守后世俗套，乱误无算，未曾讲明义理，而自谓医之术在乎此，诳诬圣言，附会诞妄，好标新异，未曾征之实际，而自谓医之学尽乎此，抑亦管窥蠡测，岂足与论仲景之道耶！而又岂足以知二先生之学耶！《伤寒论述义》刊行有年，今又《金匮述义》刻竣，先生命济校雠，且书其后，济也质性驽钝，附骥何当。然从学日久，颇受先生之鞭策，仍忘僭踰，谨叙先生家学之要端，以应其命，并谂之同人云。嘉永七年岁在甲寅八月望受业江户堀川济撰。

现存主要版本及馆藏地：

1. 1935年上海中医书局铅印本，中国医学科学院图书馆、中国中医科学院图书馆；

2. 《皇汉医学丛书》本，国家图书馆、首都图书馆。

四、温病卷

1. 四时温病

编者按：《中国中医古籍总目》于"四时温病"一节著录的《温病赋》《温病三言》《（重订）广温热论》非民国医书，故删去。

《湿温时疫治疗法》　　　　　　　　　　1913　存

何廉臣等（绍兴医学会同人）编

胡震序曰：中医重气化，西医重形质，形质为有形之医学，气化为无形之医学。无形之医学，其学深；有形之医学，其学浅。此中医之优于西医者，固已彰明较著矣。而学医者，往往弃中学西，是何异却步而求前焉？尤有拾掇形质之说，欲以压倒中医者，真荒唐绝伦。虽然知形质不知气化者，固不足以言医；而知气化不知形质者，亦不足以言医。二者实如鸟之有翼，车之有轮，大有相辅而不可相离之势。第以彻悟气化，自然洞明形质。若徒知形质，未必窥见气化，此则鄙人所敢断言。故学医者，宜讲求气化为唯一之方针，庶不致误人者还以自误。然鄙人之为是言者，非凭空结撰，实有所见而云然。民国元年春夏之交，时疫流行，本会特派鄙人赴杭调查。五月二十二日出发，渡江晋省，初至全浙报馆，继至警察署。咸谓杭城今年罹于疫者，约死万人。奔走五六天，历数十医家，言春温为患者多数。惟王香岩先生热心研究，细谈病原，言杭城疫症，均发自劳动界，症属湿温疫邪伏气为病。良由冬伤寒水之脏，兼之劳役外扰惊恐内因，至春夏之交湿热行令而发见症。始则恶寒发热，胸痞肢酸，腰痛，头晕且痛，呕恶便泄，病在少阴、阳明。重则阳明经表热未解，少阴经里气先溃，致神昏谵语，舌焦卷短，种种危殆恶症毕具。若初起用宣化清解透邪由外而出，或发疹瘖，或微汗而解，不知内陷昏蒙。倘医者不知里虚受邪，妄用刚燥，致动内风，变为危殆之症。当经同人等讨论，急要治疗法。指明是症，开始必仿普济解疫丹或银翘散等类，从气分宣化云云。调查毕，即回绍开会，本会同人特撰《医学卫生湿温时疫治疗法》。编就病名、病因、病状、卫生四章，急性、慢性时疫二种，选录应验一百三十五方。俱从理气宣化，并不拘于形质，而屡试屡验，堪为医家指南针、病家救命符也。爰笔数言，编诸弁首，辞之工拙，所不计也。是为序。民国二年暮春瀛峤胡震序。

现存主要版本及馆藏地：
1. 1913年绍兴医学书报社铅印本，上海中医药大学图书馆等；
2. 《珍本医书集成》本，上海中医药大学图书馆等；
3. 《中国医学大成》本，上海中医药大学图书馆等。

《太素四时补正》　　　　　　　　　　　1913　存

廖平撰

现存主要版本及馆藏地：

《伤寒总论》本，上海中医药大学图书馆等。

《温病撮要》　　　　　　　　　　　　　1915　存

黄在福撰

现存主要版本及馆藏地：

《黄氏传染病四种》本，中国中医科学院图书馆等。

《温病指髓》　　　　　　　　　　　　　1915　存

裴荆山编

现存主要版本及馆藏地：

《裴氏医书指髓》本，辽宁省图书馆等。

《寒温穷源》　　　　　　　　　　　　　1916　未见

陈其昌撰

陈其昌序曰： 今之延医者，动曰某为伤寒手，某为温证手，似乎伤寒温证之有分矣。及至登堂诊视,在伤寒家,则报曰伤寒;在温证家,则报曰温证,似乎伤寒温证之又无分矣。夫寒为阴邪,温为阳邪,原昭垂于宇宙间,而顾听转移于悠悠之口,历千百年未有底止,此非不读书者之过,不善读书者之过也。《内经》平列六气,凡风、火、暑、湿、燥、寒诸邪,皆有一定形模,丝毫不能假借。乃《热论篇》,有曰温病者,皆伤寒之类也。又曰人之伤于寒也,其为病热。盖六气之邪,在太阳必作寒,在阳明、少阳必作热。其言寒言温,即概指六气言之也。仲景祖此意,著《伤寒论》。虽专即风寒立说,而风为阳邪,言风而凡类于风者可推。寒为阴邪,言寒而几类于寒者可想。是《伤寒》一书,活泼泼地之书,非专言寒之书也。前清诸名儒起,以《热论篇》与《伤寒论》为专言寒书。极诋汉晋以来诸名医以伤寒治温证,以温证治伤寒之非,别为温病论说,与伤寒分为乾坤两大扇,遂将此道支解骨碎,捣成肉糜矣。吾不敢谓寒即为温,温即为寒,但以此一书,为专言寒书,则吾断断乎不之信也。夫轩圣、岐圣、景圣虽往,其所著之书,与其所治之人,固依然未往也。吾即其所著之书,与所治之人,两两而互勘之。觉六气虽有不同之性情,而未尝无或同之位置。位置既同,斯性情之不同者,亦胥归于同。此伤寒有类于温证,温证有类于伤寒也。以伤寒治温证宜,以温证治伤寒亦宜也。但寒温互异,晚近来已聚蚊成雷。今欲以一得之见,破开千古疑团,诚非易矣。虽然,圣人之道,如日星也,能蔽于一时,决不能蔽于万古。有心斯道者,诚能熟读《内经》《难经》与《伤寒论》等书,便拨云雾见青天矣,而何必以口舌争哉?民国五年五月上浣获嘉陈其昌兆隆叙于仰歧斋之苫所。

凡例:伤寒能传经,温证亦能传经,譬如雌鸡能飞,雄鸡犹能飞也。但其传经,由外而内,谓之伤寒;由内而外,则为温证矣。

寒温之说,发自仲圣,本有渊源。奈后儒讲经,各是其是,往往数典而忘其祖。今余揭此道,将寒温二者,说得是一是二,则后世之业此道者,皆得心知其义,而不至以桀之犬吠尧,尧之犬吠桀矣。

篇中所言道理,率由心悟,间有与前贤有相抵牾者。然余欲扩充此道,非欲与古人争意见也。后之学者,倘亦能匡余不逮,使此道炳如日星焉,则又余之深望也夫。

余所著《湿证发微》一书，虽专发湿气一条，然钤定六经说理，伤寒在其中，温证亦在其中。故此篇之作，亦是互相发明，而不欲学者故眭自封云。

伤寒由外而内，温证由内而外。识得内外对待的道理，则伤寒温证，万不可以不分；识得内无非外，外无非内的道理，则伤寒温证，可以分亦可以不分。

寒温之性虽不同，而其散在六经，则无不同。散在六经，既无不同，则余所著之《湿证发微》以之治伤寒可也，以之治温证亦可也，要在神而明之耳。

《内经》所列之六气，微乎微矣，然《伤寒论》即仿乎六气而作者也；《伤寒论》所陈之六经，微乎微矣，然余所著《湿证发微》，即仿乎六经而作者也。书有古今，理无古今。学者尚能即此一斑之理窥之，推之全豹之理，亦不外是。

余自幼喜《易》，尝以人身之阴阳不可知，乃观诸天地而恍然矣；天地之阴阳亦不可知，乃观诸图书而恍然矣。故以图书天地二者之阴阳，定人身之阴阳，有觉其千准万准，不溢一线者。故证候当前，虽未能明如透壁，然已相识其大概矣。

《内经》《难经》《伤寒论》诸书，理皆玄远，兼之简帙浩繁，学者多望洋而叹。余著此二书，非敢谓能集群圣之大成也，特借端指点，俾学者知所趋向耳。

天不爱道，地不爱宝，人不爱情，余以天下为心，故欲以活人济世之愿，期之同人。倘由少数，推之多数，在在皆如是用心焉。则岐圣之书，将复明于天下后世，岂曰小补之哉？

编者按：《中国中医古籍总目》未著录此书，见于中原农民出版社出版的《近代名医著作丛书》。

《寒温三字诀》　　　　　　　　　　　1917　存

刘鳞编

现存主要版本及馆藏地：

《梅城刘氏编医书六种》本，中国中医科学院图书馆。

《湿温病古今医案平议》　　　　　　　　　　1917　存

张山雷撰

张山雷序曰：湿温之名，虽不见于《内经》及仲景之《伤寒论》，而《难经》则列为伤寒有五之一。诚以六淫外感，湿淫本在六气递嬗之中。第汉唐医家者言，都出江淮以北人士手笔，则北方高燥，湿病尚属无多政使有之，亦惟湿寒为盛，而湿热终非习见。所以《难经》虽著其病名，而《千金》《外台》诸书，曾未一见治疗是病之成法。洎乎金元以降，南方医书，渐以日盛，则习见温邪挟湿之病，于是论者渐众。然所述治法，尚多沿用仲师伤寒成例。则魏晋以降，下逮宋金元明，派衍皆然，习惯成风，相沿为例，终以为仲圣成法，无往不宜。而不悟几微疑似之间，要当自知裁变，初非墨守旧章，可以吻合分寸者也。有清中叶，淮阴吴氏鞠通《温病条辨》行世，始以湿温辟为一纲。但观其分条辨证，各有主方，未始不罗罗清疏，言之成理。然终是凭空拟议，悬想仿佛，何尝有实在病人依样以供其治验。设使学者拘拘条例，窃恐执死法以治活人，枘凿方圆，格格不入，贻误亦必不小。寿颐窃欲为学子立一临床实验之正鹄，莫善于选择治案，以推阐其源委，庶乎五雀六燕，轻重相称，方圭圆璧，左右攸宜。惟是湿温病源，都由大江以南，土薄水浅，湿浊弥漫，地则郁蒸，天多溽暑，人在交之中，长为秽浊所熏蒸，脾胃清阳，遏抑不得展布，病者无不胸脘痞塞，舌苔垢腻。而西北高燥区域，则都无是病。是以所录验案，病亦惟近今为多。此可见气候方宜之不同，而吾辈南人，则不可不于此适用方法，加之意焉。

现存主要版本及馆藏地：

石印本，安徽中医药大学图书馆。

《温病讲义》　　　　　　　　　　　　　　1918　存

陈泽东编

现存主要版本及馆藏地：

抄本，山西中医药大学图书馆。

《温病条辨方瘟疫明辨方歌括》　　1919　未见

时逸人序曰：顾亭林曰："君子之为学也，将以明道济世也。"扬子云曰："雕虫小技，壮夫不为。岂深鉴于词章诗赋，月露风云，纵极精工，无俾实用者哉？"休宁老人谓："言之可贵，而足垂后世者，必性命之文也，经济之文次之。"然处群居饱食之余，而留神医药，言不堕绮语之障，用有当施济之仁，起沉海，益神智，植弱为壮，化郁使宽，掌个人安危之柄，操一时生杀之权，应如何而深造有得，以期不负所托耶？逸一介布衣，粗知文字，略识方药，率尔操觚，学未达五柳之数，身初逾弱冠之文，视昔人于十载读书，十载临症者，其精粗得失，有不足以道里计而同日语矣。惟是自惭驽下，俯首悲鸣，井底蛇蛙，蝶天惯见，思有所广，而或未能。近年来泛读各处医报，饱聆议论，学识倍增，外鉴前辈为标准，内疢祖鞭于猛著，双轮并进，稍益一矣。窃以医之为道，冀愈病为能事，获利之多寡，他人之毁誉，均属末节事，而无足重轻者也。大江南北，土湿卑污，夫至下之地，春气常在，故温湿诸症，纸见厌闻，治剧理烦，不可无应命之策。《温病条辨》及《瘟疫明辨》二书，风行遍地，职是故也。日者卢君育和手示《温病条辨及瘟疫明辨方歌括》一册，云此乃扬州某医士所著（卢君已忘其名），现其人已故，不可不表彰遗籍，以扬其道，使逸序其篇首，且命详加注释，以便初学之按图索骥。逸受命之下，披阅一周，窃以为不可博览群书，为学者应尽之职务，由博反约，方能超出迷津，奈之何欲一篇之完善，使学者便禁锢于此耶。间尝言之矣，博通中外古今之典籍，得以经纬万端，使临事而不惑，方医名之无愧，服膺先哲叶香岩之语，不禁有五肢投地之慨，洵可谓仁且达矣。是书之作，不过于医林中添一骈指，读瘟疫明辨及温病条辨者，得一良伴耳，虽无愧于古人，已实乏乎精义。倘效颦于辽东之豕奇，自妄称曰：使学者但熟此帙，已无遗用，不必复事他求。是以仅得之智，笼络无限之心思材力，而入我彀中，盈天下之学者，相继而入魔途也。沽虚名，买实祸，庸妄之罪，岂堪擢发数哉。是书未涉此弊，爰乐序焉。己未年夏历三月望日江左时逸人识。

编者按：此书未见单行本，《绍兴医药学报》百期纪念增刊（1919年）曾刊载其序言。

《温病条辨温疫明辨方歌抉》　　　　　　　　　　1919　未见

无名氏撰

时逸人序曰：凡百学术之进步，必期至于实用而后已。医药事业，尤为显然者也。吾侪业医，每日诊治之暇，所用之方必记也，所取之药必考也，书之而成诊籍，非敢谓留以教后学也，非敢谓就正诸同道也，实遵法律之规定，有不敢弃置之，且留作他年考究学问之地步焉耳。曩者卢育和先生示余《温病条辨温疫明辨方歌抉》一册，曰：此乃扬州某医士（因卢君忘其姓名故）所著，索无刊本，习温病者往往苦之，当付绍兴医药学报社出版，以供同志之采择，且彰国粹云云。余受命之下，捧读一周，觉其音韵偕叶，颇便诵读，而所编诸方，与余记诊籍时症门中相同者，实居大半，于是足征皆实用之良方也。大江南北，土湿卑污，夫至下之地，春气常在，故温湿诸症，钦见厌闻，治剧理烦，不可无应命之策，故《温病条辨》《温疫明辨》二书，风行遍地矣。读其书，师其意，行其法，用其方，安能不编为歌，执以他初学之诵读者耶？是篇之刊，恶可缓哉！若夫《伤寒方歌》《金匮方歌》《时方歌抉》《汤头歌诀》等书，与是篇等耳。至于有无实用之处，识者谅能鉴别之。卢君问序于余，余素谫陋不能文，何敢雌黄妄肆，因将斯意而笔记之，弁诸俯首，以待读是篇者，作一先导之良伴耳。序之云乎？黄帝甲子纪元第七十七五十六年古历三月廿日逸人氏识。

《温疫明辨》本属剽窃之伪名，兹不改正者，存编者之本来面目，聊资纪念。且此篇三月间已交卢君，而卢君因事务烦多，不知置于何处。十月间，裘君吉生函致盛君，促其向余催序，因将旧稿检出，迳寄裘君，尚未识二君以为何如。冬令至矣，北风烈夫，曾几何时，柳变成雪，因情触景，不禁黯然。己未经十月初四日灯下自志。

卢钟序曰：尝见医方之有实用者，必编为歌诀，以便学者之诵读而无碍也，其法诚善美矣。故伤寒方有歌诀，金匮方有歌诀，皆为后学求捷径计也。其他东垣方歌二百六十八首，李梃方歌三百首，汤头歌诀作于体宁，时方歌诀刊于长乐，医方诗安盛行于吾邑之类，各随其习惯而乐用之。然大江南北，市医所遵守者，莫如《温病条辨》《温疫明辨》二书，而所用诸方，均未编成歌抉，后学诵读，往往苦之。吾友某君（因忘其姓名故），特著为歌语，药名病症，并载不遗，而音韵偕叶，尤便诵读。吾见而善，因邮寄绍兴医药学报发刊，敢介绍于吾医界语同人之前日，得是篇者，于温病一项，可获终南之捷径焉。是为引。己未三月中旬卢钟育和氏识。

编者按：此书未见单行本，《三三医报》第三卷第二十二期（1926年）曾刊载其序言。

《中西温热串解》八卷　　　　　　　　　　1920　存

吴锡璜撰

苏万灵序曰：吴瑞甫先生，余总角交也。十余岁时与余论诗文甚相得，社友计五人，时常聚首，朝夕观摩，文思益进。不幸叶君耀南以疾早逝，胡君墨仙以经营商业远出，独余与陈君舟及先生均以县试第一人，有声黉序。今所得而叙旧者，惟先生及余而已，真令人有今昔之感也。

先生弱冠时，奉鲤庭明训，谓余曰："士当求为有用之学，词章末艺，不足道也。吾家自执吉祖以来，世代皆精于医，所藏秘本验方，计十余卷，俟确试有效后，当陆续刊出，以公诸世。"先生存心之仁，固如此者。余与先生交游日久，知先生读岐黄家言，手不释卷者，已三十余年。自《灵》《素》以迄汉晋、唐、宋、元、明诸书，靡不穷原竟委，别有会通。所评注医书达千余卷，登贤书后，益收敛才华，力求精粹。尝谓我国医学，如魏念庭、叶天士、徐灵胎、柯韵伯、陈修园诸先生，皆有神悟，卓卓可传。所惜当时无西人解剖学以为考证，遂不免有出入处耳。治温热独取王士雄先生五种，最为精本，谓前代医学家不及也。近以西人医术日新月异，从师访道，弥益勤勉。凡有译本，不惜善价购求，朝夕考镜，如是者十余年。呜呼！以先生之才之悟，又济以先生之学之勤，在我国固可阐轩岐之奥，在近世发明诸新学说，更不难登其堂而哜其胾。改良我国医学，非先生任又将谁任也？余尝论医学家精中法者每不欲讲求西法，而习西法者又不免轻视中法，二者皆先入为主之见，误之也。不思学，无论中西，惟求其实效而已。中西医治病均有试验特效各方法，西药固速效而失之剧烈，用偶不当，害亦随之；中药固失之和缓，而加减配合果有法度，亦能起危病于顷刻。固不必有分门别户之见，亦不必有尊中抑西之心。德无常师取善为师，古圣人之明训也。先生治病，宜于中则中，宜于西则西，如鉴照物，随物以应，真所谓变通先辈自为面目者。近以《中西温热串解》一书示余，余谓：我国三十年来病证，温热为多，是书统汇中西学说，确切不磨，宜急付石印，以饷于各医界，于医学家裨益，尤为不少。先生谓余言，所评《三因方》，已印刷行世，尚有《脑髓病论》两卷、《中西脉学》一卷、《中西内科举》十卷，将依次刊出。余于先生最知交，知先生才学湛深，以之融会中西医说，实胜任愉快也。爰特弁数语于简端。民国九年三月社愚弟苏万灵拜序。

吴锡璜序曰：余少习举子业，奉先大父筠谷公之命曰："词章之学，无补于世。"吾家世代均以医名于时，其继承先业，毋或怠。璜受而谨识之不敢忘。因当时为科举时代，思欲博科名为父母欢，旋习旋辍，徒劳罔功。乙未八月，先大父病温热，遍延名医，无一识者。寻以误药变症弃世，至今有余痛焉。先父殁后，璜尽弃科举学，朝夕研岐黄家言，无间寒暑，如是者十余年，盖欲遵父命以赎前愆也。习之既久，每慨我国医学，精粹者虽多，而纰谬者益复不少，用是加以评注，摘其瑕而录其瑜，不下千余卷，如是者又有年。继又思我国医籍，如柯韵伯、徐灵胎、魏荔彤、陈修园辈，皆明于理法，卓卓可传。顾脏腑未经剖验，血液未经细核，于疾病原因，未由推勘入微，确有印证，虽悟性过人，仍不无惝恍难凭之处。则其书虽存，谓之心思灵敏，所试辄效则可；谓之确知病原之所在，则断乎未可也。锡璜不敏，才短愿长，思欲融贯中西学说，为改良医学计，遍购中西著名医册而讲肄之。又十余年，乃知中西医学有宗旨悬歧者，有名词不同而理法并无差别者。而《温热》一书，尤易参互考证，以会其通。特就中东西治热各书，繁征博引，互为推勘，说取其长，理取其足，方取其效。虽未敢谓治温热之法，精到无遗，然较之旧刊温热各书，确凿有据，则断乎可以自信也。书成，名之《中西温热串解》，愿以质世之精，于中西医学者而就正焉。

学西医者，每谓中国医学但凭理想，比之陈羹土饭者有之，比之元酒太羹、吉光片羽者又有之。且谓及今不急改良，则所有旧方籍，不过仅为他日图书馆之陈列品，揆诸优胜绌败之公例，将无以自存。是说也，余向者亦甚惑之。及证以生平之阅历，乃知其大谬不然。夫中医言其理也，西医言其原因也。考天时之变，察脏腑之偏，此中医所长也，而西医啧啧议之。一若中法之诊脉辨证处方，均无一有合。不思我国开化最早，经验亦最宏富，凡今人所患之病，经古人辨别施治，而确有实效者，殆十之六七。其所云不治者，虽以今日科学发明之新理新药，亦无可如何。盖世界之病，实有非药所能治者。如谓病皆可以药治，则古之神医若神农、岐伯、仓公、扁鹊、华元化、张仲景之阐天人之秘今之西医如发明电学治病之约翰氏，发明化学治病之毕始利氏，发明血液循环、脑筋功用之哈斐氏，与夫古井氏之创设细菌学，巴斯德氏之实验病理学，均极精研，即均可以长生不死，有是理耶？有是事耶？

今则以温热证论之。是证也，西人谓轻重热症及流行性感冒，其认病也试察体温，检查霉菌，打诊听诊，试尿试粪，用几种解热剂、轻泻剂以减其热；其起卧不安，神思昏懵者，用安脑提神诸品。有病原菌者，用杀菌各方法，如是焉已。而以我国治法，必须察其在气在血，审其何脏何腑，见何表证里证，有无夹痰夹食，病状如何，体气如何，应否寒下，应否清解，应否温运，应否滑降，应否大生津液，应否通津以为透汗之原，应否育阴以为养正解热之助。自叶天士治温热，别出手眼，王士雄又以天资学力，断证明确，议药精当，纂成《经纬》一书，灵心慧舌，博大昌明，与西人考察病原，多有互相契合之处。乃知古人才识心思，良为精到，不事剖割，而洞见五脏癥结，益叹古人之学识经验为不可及也。

我国医者不细心考究则已，一细心考究，未有不名著一时者。若吴坤安、吴鞠通、章虚谷、沈步青、雷少逸，谁非讲叶氏之法者，而其明效大验卓著若此。治温热者，本数书而习之，均足起我国人之信用。然则我国医学，岂皆模糊影响者乎？岂宜受天演淘汰之例者乎？丁巳之秋，鼓浪屿某氏妇病营热，延某国西医能操中国音者诊视。病已十余天矣，某国西医用铁酒、鸡那霜、牛肉汁等，谓须补身至四礼拜，方可望愈。余至曰：此用我国医法，可以数日而愈者。投以减味复脉汤加知母，三日痊愈。己未余在申，有一马姓患痰热，西医所谓流行性肺炎也。延某国著名医生视之，谓疗四五礼拜，庶得渐愈。余用清燥救肺汤加减，日服两剂，五剂而瘳。治温热症以中西医比较，孰短孰长，孰缓效孰速愈，孰以轻清药愈重病，孰以剧烈药致病变，如服安知拜林解热致汗多、心停之类。今之人自有能辨之，无待余之再赘也。

西医之较精于中国者，曰手术、曰切开术、曰卫生、曰消毒法、曰检查霉菌、曰注射，此皆我国医者所宜注意学习之一事也。然曰人治盲肠炎，竟用仲景方施治痊愈，而不必开刀者，则剖割之法，不全可恃也。硬脾，西人有施摘发手术者；有抽泄其血，使病轻减者；有用铁剂、信石、鸡那霜，服之日久，毫无效验，而我国人以草头方愈之者，则杀菌改血之未尽可恃也。我国无检查毒菌之法，而医学家辨证用方，动多奇中。则历代名贤，经验之大经大法，有以作后学之矩镬也。所惜我国聪明才俊之士，习医者殊少。而市井无学之辈，为糊口计，稍识几味药物，略读几方歌诀，便公然出为诊证。问以是何病名则不知，问以如何为病之出路又不知。六经之传变何因，方法之配合何义，茫茫然如游烟雾中，莫知蹊径。徒以搔不着痒之药，毫无治病能力者，模糊塞责。呜呼！医风之陋，乃至此耶！璜以为此则政府之过也，地方社会不知慎重人民，创设医校，以为考究，坐令碔砆乱玉，死者接踵，夫复何言！

近则五洲通市，东西洋各医者力争上游，而我国犹疲玩如故，拘泥故常如故，无怪为西医所轻视也。人之言曰：西医精于外治，不精于内治。考之实用，虽未尽然，而西药剧烈，服之过量，便能杀人，余生平最慎用之。温热诸症，用西药尤多窒碍。盖西医治热症，每喜用退热药。

其总纲亦不外汗、吐、下三法。热稍重者便用冰于头以止头痛，而保护其脑。不知我国治热证，固有忌汗忌吐、忌下者。重热证尤忌寒凉冰闭以遏其毒，致热入内故而死。近世治温热书，法多精纯，方多超妙，非见病治病者，所可同日语也。锡璜不揣固陋，爰将中东西治温热各学说，斟酌以会其宜，比类以提其要。固不愿徒学西法者，有鄙夷中法之思，尤不愿专习中医者，有尊中抑西之见。总期取彼之长，以补我之短。其有发明新法，及治病有特效者，采而辑之。间亦窃附己意，融会而贯通之。务使理解明晰，确有实验。不敢沿讹袭谬，以误后学。亦不敢拘泥形迹，使中华最精最切之国粹学，因喜新厌故，起后人是丹非赤之心。则以中国心思之颖悟，学问之淹通，药物出品之多，为五洲冠。倘能兼通西法改良以求完备，匪徒可弭利源之外溢，且可使我国新药，出产日多，不必过用剧烈之品，而可确收治病之效。是则锡璜所馨香祷祀以求之者也。

考古医师，取毒药以供医事，载在《周礼》。以毒药去病，功力较厚也。西洋药物学近之。然我国治病有轻可去实之法，西人治毒热，亦有用鸡汤、牛羊肉汁诸补身之品，滋养脏真，静候解热，与我国养正托邪用法，大旨相同，又非专恃毒药治病也。况脏腑有偏胜者，以药物调之使平；细菌之为害于身体者能杀其菌，诸病自退。是在医者讲求去病之方法。学无论中西，惟能收伟效便是良法良药。倘必以毒药治病，虽病除而气血之损伤已属不少。况喜用毒药，万一不效，或与体质不合，且将束手无策。我国药物学，虽不若西人之雄厚而活法通变，妙用无穷，此本书所以多用中药之意也。愿以质世之操活人之柄者。中华民国九年三月闽同安吴锡璜瑞甫氏识于厦门回春庐医院。

凡例：温热诸书，乾嘉以前，立论虽精，而用法未当。明如戴麟郊，尚不免是，何论其他？是编悉从《感症宝筏》《四时病机》《寒温条辨》《温病条辨》《时病论》《温热经纬》采入，皆历试有验之法。其病原未切，用药未精者，特于各条之下逐层揭出，不敢因仍旧说，致蹈以讹传讹之谬。

仲景全书，医学家必须熟读。是书引用殊少，盖欲学者于全书求之。

璜不欲割裂圣医原文，以致因陋就简。阅者谅之。

西医治病，或验血液，或施手术，或用剖割，所以脏腑诸病，一一察出。是篇于西人论症与温热诸书，互相异同之处，皆逐条揭出，俾学者于病原之新理解，确有实据，绝不涉于笼统含混，务使气化形质，不倚一偏，庶学者临症，均有把握。

西医验血、验痰、试尿、试粪、检查脑脊髓菌，均需用显微镜。我国医学正在改良初期，本书暂不采用。

是书于论说总纲，多参拙见，皆三十年来临证有得之言，愿阅者无滑口读过。

是书辨证用药，每参西说。药品虽以中土为多，功用性味，有从西书检出者，因其效力确切，故舍此取彼也。

是书多取用中药，西药非伟效者不录。盖因中国人用中国方，果有实效，自不必借材于异国。无他，一以从习惯，一以杜漏卮也。

《温病条辨》摘要诸方，多系撮其大纲，于治温各法，大端略具。其间有宜于西法者，概于方下补入。

风温、湿温条例，所列各方药方论，本书概从《温热经纬》原本。因集隘不能备载，学者可于《温热经纬》书中检用。

西医学说，本书引用无定本，概不详其姓氏。非敢掠美，阅者谅之。

璜于西医不过略识皮毛，未探奥妙。因其拘于形质之学，与我国学说、宗旨类多分歧。是书乃就所知者阐发，为引人入胜之助，未免略而不详。倘有未臻纯粹之处，尚望精于中西医者有以匡我不逮，是又锡璜之所欣幸也。

是书论说，有璜经验而得者，有编纂各温热善本，概从其旧者，仍于各条下用西说互为解释。盖欲使读者知我国所言之此症，即西国所言之彼症也。中西说果可互通，必重加评注，务达其所以然之妙。有未细密处，尚期诸有道校正之。

吴树萱跋曰：萱家世代以医名，届家严而七世矣。家严承我祖庭训，寝馈于《伤寒》《金匮》诸书，历有年所。以近世温热病症甚多，遂益究心温热各方籍，欲以垂世用而救世急也。生平于医书，不惜重价购觅。于温热独取王氏五种，阐发奥义，无间寒暑，评注王氏医案数种，每于案中要点，推阐其所以然之妙用，稿经数易，犹难自信。近以西法正在日新月异时代，遂益究心，从师访道，垂十多年。兹再将旧著论说，及旧注《温热经纬》重新删繁去芜，折衷中东西各学说，而参以己见，嘱萱等抄录以付石印，为改良医学初步。书成，名曰《中西医学串解》。世之医者，得书而习之，于温热辨症大法，必益了然于心目。家君以近脑膜炎甚多，考中国医学，发挥脑症者殊少，欲纂辑一书，以补我国医学之缺。萱虽习闻庭训，以闻家君撰述各书，神劳心瘁，不留余力。自愧学问谫陋，未能分劳，谨缀数语，聊以自警，且以见家严精究医学之苦心云尔。时中华民国九年，岁在庚申暮春之月，男树萱谨志。

现存主要版本及馆藏地：

上海文瑞楼石印本，国家图书馆、首都图书馆、北京中医药大学图书馆等。

《时病常识》　　　　　　　　　　　　　　　1920　存

徐相任撰

现存主要版本及馆藏地：

1920年铅印本，上海中医药大学图书馆等。

《感证辑要》四卷　　　　　　　　　　　　　1921　存

严鸿志辑

严修序曰： 余于医学未尝问津，而所持之见凡数变。年二十时，侍先大夫疾，历时七阅月，更南北医数十人。言人人殊，无所适从。则深以不知医为恨，谓医之为理赜也。先大夫既不起，前此诸医，互相归咎。咎卒无所归，归之命运。则又叹医之为道至危，其为祸也至酷。于是笃信古人"不药得中医"之言，及近人曲园俞氏非医之论。如是者有年。中年馆京师，亡友陈君奉周、陶君仲铭，先后馆吾家，教子弟读。二君皆深于医而兼通西学，所论皆深妙切理，使人解颐。其医人也，应手辄效。则又以为习医者，必沟通中西，然后可谓之能事也。族弟痴孙茂才，临证二十余年，既以经验所得，笔之于书，又兼采东西国名论，以资旁证。比录所著书目及自为序言，邮寄示余，且属余序其端。昔我慈湖柯韵伯著《来苏集》，注《伤寒论》，饷遗来学，厥功甚钜。按诸进化之理，一切学术，后出愈精。今痴孙沟通中西益深、益博，必有发前人所未发者，其饷遗于人不尤多欤？余虽为门外汉，固亦乐观其成也。辛酉初春严修谨识。

童祥春序曰： 吾友严君痴孙，近年著医书四种，曰《感证辑要》四卷，曰《女科精华》三卷，曰《女科医案选粹》四卷，曰《女科证治约旨》四卷，将刊以问世，征序于余。余窃维近世医士，好读王潜斋《温热经纬》，海内外几家喻而户祝之。然王氏此书，详温热而未及他证。痴孙《感证辑要》则兼及他证，是补王氏所未备，相辅而行，如骖之靳，无遗憾已。古无所谓女科也。自张仲景《金匮要略》有妇人一门，而妇科有专名医学，莫如金元。金元之大家，莫如刘、张、朱、李。然皆各自著书数十百卷，初无所谓女科专书。至明王肯堂氏始辑《女科准绳》，略称大观。然剿袭成方，鲜有发明。及故清开国初年，而逸民傅青主氏，天挺人豪，穷而隐于医，独撰《女科》一书，不依傍古人而引证立方，若与《内经》《难经》诸古书相吻合。浩浩乎有魁奇诡谲之概，神出鬼没，莫可端倪，此殆以医学游戏人间者，非可以拘墟之见论也。往时沈尧封则有《女科辑要》，陈修园则有《女科要旨》，学者宗之，颇称完善。讵至近日，而江湖女科，翻纷然起。往往谓先世传授秘方，假名神仙，悬壶市上，托于老媪头颅经之所为。庸者惑焉，知者忧焉。我友痴孙，乃于经史诵读之暇，以其余力，辑著女科三种，荟萃前说，撷掇精华，已隐括女科大纲，又复录医案以选其粹，采古方以约其旨，分而观之，爗若赤水之元珠；合而读之，灿若铁纲之珊瑚，洋洋乎如百川之朝宗于海而莫之或遏。瘕者、瘘者、痛者、痈者、崩漏者、带下者、血上溢者、子淋者、子痫者、子悬者、子泻者、胎前似劳似风者、产后似温热者开卷而如遇其证，如得其治，恍若绘千百妇女琐屑怪异之病状于一室，而施之刀圭。信奇书矣！大凡天下事，惟专精而无外慕者，方能传世行于后。痴孙于医书，若嗜欲，朝而稽，夕而钞，医书之外，无他好焉。久之功候纯熟，左右逢源，故全活无数，而女科为最。养叔治射，庖丁治牛，师旷治音声。僚之于丸，秋之于弈，伯伦之于酒，旭之于书，甫之于诗，乐之终身不倦，亦如是而已，何况于医。余又谓痴孙家世多闻人，筱舫观察则以芦雁名，范孙太史则以四友选，而痴孙复以医学传为本邑医会长，诚后先相望。况郎君柳村昆季，醉心商战，趋时而佐圜法，为国家效力，轻裘肥马，大启门楣。徐灵胎有言：名医之家，不惟富贵寿考，而且子孙济美，其殆谓然乎？其殆谓然乎？余故为广其意而告之。中华民国十年辛酉仲春月同邑愚弟童祥春拜撰。

张国华序曰：严君痴孙，余之深交也。居恒博览载籍，富于学识。经史外喜究岐黄。抱济世之婆心，精活人之仁术。而于六淫感证，尤特加意。诚有鉴于病之最关重要者，莫感证若。刀圭辄施，安危立判，非若内伤诸候，得以从容商治也。惟是感证之精要，虽代有发明，奈散见于各家，鲜荟萃于一书，此吾友痴孙所以有《感证辑要》之著也。书成，嘱余鉴定。余愧学识谫陋，未能洞烛犀照，惟回环雒诵，觉感证应有之要点，选精拔萃，悉已毕备。其有功于感证也，岂浅鲜哉！虽曰述而不作，然非敏而好学，胸有卓见，由博返约者，能乎？付梓公世，诚堪作感证之龟鉴，指后学之南针，昭示来兹，以垂不朽矣。爰叙数语，聊附骥尾，若云鉴定，则吾岂敢？民国九年岁次庚申孟春月同邑张国华生甫谨识。

严鸿志序曰：昔张仲景著《伤寒论》一书，不独为伤寒言也。凡风寒暑湿燥火，六淫感证，莫不概括其中。大经、大法，垂教后世，端在乎是。乃学者不察，往往拘泥伤寒二字，以为《伤寒论》，只论伤寒，而与六淫外感，渺不相及。噫！此不善读《伤寒论》之过也。镇邑胡子镜如，司养正学校教铎有年，平时喜研究岐黄学，而尤以伤寒为感证中之特证，《伤寒论》为医籍中之要书，非洞澈其理，断难升堂入室。故质疑问难，不嫌求详。余曰：惜余有一书，专论感证，因事冗而未辑成。使此书成而先读之，然后再进而求圣经贤传，不啻事半功倍，向往较易。胡子闻言，欣然愿任手录，促余成之。于是，余不得已将旧辑之稿重行续纂，不三月而书成，名曰《感证辑要》，计分四卷。胡子读之，以为此书可作读伤寒之先导，劝付剞劂，以供同好。余既不获辞，为述缘起如是。中华民国八年岁次己未十二月慈溪严鸿志志于慈东之退思庐。

现存主要版本及馆藏地：

1. 1921年宁波汲绠书庄石印本，中国中医科学院图书馆等；
2. 《退思庐医书四种合刻》本，上海中医药大学图书馆等。

《温病学讲义》二卷   1921 存

高轩编

现存主要版本及馆藏地：

1921年广州德雅书局铅印本，广州中医药大学图书馆。

《温病汤头歌》   1921 存

著者佚名

现存主要版本及馆藏地：

抄本，中国中医科学院图书馆。

《温病审证表》   1921 存

何仲皋撰

现存主要版本及馆藏地：

抄本，河南中医药大学图书馆。

《增评温病条辨》六卷   1922 存

（清）吴鞠通撰，（民国）陆士谔评

陆士谔序曰：《温病条辨》一书，士谔肄业时，吾师作为禁书，不令阅读，初颇不解，及出而临证，购阅之，始知门径未清者，极易为所误也。盖作是书者，自命为跳出伤寒圈子，而不知其书之误，正误在深中伤寒之毒。夫仲景论伤寒，不过因病论症，因症立方，初无成见，而后世注家，有类经者，有类症者，有类方者，而类经各家之注，出主入奴，最为纷纭扰攘，于是有一二日传何经，三四日传何经，五六日传何经之说。作者深信传经之说，故限定日数，划分三焦路线，欲使病邪如火车之行于铁轨，不准有丝毫溢出，以死书限活病，以致谬误百出，有时且不能自圆其说。其实温热病只消分清营卫气血，辨明何者在卫，何者在营、在气也外见何症，在血也外见何症，在营在卫如何治法，在气在血如何治法，如是而已足。若欲再进一层，自当分经论治，原不必以三焦自困也。即柯韵伯、徐洄溪之注伤寒也，一则类症作论，一则类方释义，有是症即有是方，此药因何而减，彼药因何而加，直捷了当，初不以一日太阳，二日阳明为拘也。作者无端创出一温病三焦说，规定一二日、三四日、五六日，作茧自缚，自寻苦恼，而于温病最要之见症，反多脱漏，使读者徒记其通套不切之方，按时抄写，自误误人，士谔屡欲批评，酬应旁午，屡笔屡止。去年秋，偶于友人处，得见手抄本王孟英所评《温病条辨》，借归细读，不禁狂喜，因不辞愚陋，畅加评摘，并援引王语，以见王孟英前辈已先得吾心，非士谔一人之私言也，知我罪我，悉任后贤。中华民国辛酉夏历四月燥金司天之候青浦陆士谔序于松江医寓。

现存主要版本及馆藏地：

1925年上海世界书局石印本，中国中医科学院图书馆等。

《温病三言》 1922 存

张思卿编

现存主要版本及馆藏地：

1922年太原中兴石印馆石印本，山西省图书馆等。

《湿证发微》二卷 1923 存

陈其昌撰

常秀山题词曰： 天有六气，湿居一焉，秦缓而后，此道失传，惟陈先生，学粹坤乾，易理医理，融会诉然，著书立说，不落言诠，《湿证发微》，《寒温穷源》，天地奥蕴，至此毕宣，我于医学，未洞幽元，聊赞数语，用当仰钻。民国甲子春月常秀山（按：时任河南省长公署政务厅长）。

郭育赞序曰：今欲阐《内经》之要旨，补前人之未备，不相撦拾，适相发明，若此者，医家自刘守真、李东垣、朱丹溪以外，盖几几乎其难之。明经陈兆隆先生，获嘉之隐君子也，幼而好学，屡角胜于名场，晚年退修，深研究于医书，《素问》《灵枢》罔不博览，而独叹六淫中之邪湿，类与风寒暑湿燥火并举，未有专意以研究之者，诚医林之缺点也。先生于是积半世之揣摩，凭数年之心悟，独于湿症一门，审明脉象如何，病状如何，著《湿证发微》一书以发明之。全卷约五万余言，殆所谓窥《内经》之要旨，补前人之未备者乎。吾不敢阿其所好，谓斯书之作，字字节节，皆中规矩，足为万世法也。盖莫为之前，虽圣不传，莫为之后，虽盛不彰，愿后之业岐黄者，参观互证，偏则补，弊则救，至于尽善尽美，拯斯民于疢疾之中，登诸仁寿之域，此不惟作者之幸，而亦斯书之幸也。是为序。新蔡郭育赞识于大梁退补寄庐（按：时任河南官立施医院中医主任）。

李见荃跋曰：获嘉陈兆龙先生，经术湛深，尤精《周易》，因而通之于医，于仲景《伤寒论》、吴瑭《温病条辨》而外，创为《湿证发微》一书，举五脏六腑外感内伤之变，相一归之湿，立渗湿解结、渗湿和里等方，以渗淡通利之品，针膏肓、起废疾，无不应手奏效，甚至噎膈反胃，世医所谓不治之证、亦能十愈八九。盖以名儒而为名医也。他书多重滋阴，此独扶阳，他书皆言平肝，此独养肝，卓识伟论，超卓古今，庸医见之不免惶惑。究之土主五行，脾主五脏，扶阳养肝，皆以健脾，人非饮食不生，脾健而饮食进、正气充、百病除，此理甚明。先生特先得人心之同然耳，鄙人粗涉方书，毫无心得，谨抒管见仍以之质之先生。林虑李见荃跋（按：时任续修河南通志局局长）。

现存主要版本及馆藏地：

1923年河南商务印刷所铅印本，河南省图书馆。

编者按：《中国中医古籍总目》著录此书名为"《温证发微》"。经考证该书本名为"《湿证发微》"，且作者陈其昌在他的另一部著作《寒温穷源》的凡例中写道："余所著《湿证发微》一书，虽专发湿气一条，然铃定六经说理……"，可知，其书名应当为《湿证发微》。

《暑症发原》　　　　　　　　　　　　　　1923　存

李识侯编

现存主要版本及馆藏地：
《三三医书》本，上海中医药大学图书馆等。

《温病诠真》　　　　　　　　　　　　　　1925　存

刘瑞瀜、刘世祯撰

刘瑞瀜序曰：《温病诠真》者，拙著《伤寒杂病论义疏》之一卷也。呜乎！医道之失真也久矣。《素》《灵》出于先秦医家之传述，其说虽有所授受，而流传失真，文字阙简，醇疵互见。后学笺释研穷，求其说而不得，则支离附会以通之。孟子曰：尽信书不如无书。吾于武成取二三策而已矣，甚矣。执古之过也。盖医道之传至先师长沙君，始集其大成，医家之有长沙，犹吾儒只有孔子，高山仰止，景行行止，虽不能至，心向往之，皜皜乎不可尚已。先师闵末学之放纷，作《伤寒杂病论》，以立方治，汤液始著，便民之用，承习至今。其数统百病之纲备六气之法详，奇经之治明，脉象之源典。午既东传者已多阙略，伤寒传经、暑温、霍乱、燥热之治，其文全佚。伤寒有五，古说相承，为外感之通称，《伤寒杂病论》者犹曰"外感杂病论"云尔。后贤抱残守缺，无以窥先圣制作之原识医道一贯之旨。历览后世著述，自《千金》《外台》而降，频皆《肘后》之验方而已，其于"平脉"、"辨证"，见病知源之奥，未之或传也。取百家之治验，则或言证而略脉，或求因而遗证，或以一时之兴自诩得"医者意也"之神或谈二气之玄运，思于无极太极之表，脉证因治，罕举其全，但矜巧思，非与规矩。大抵取其幸获者而立为完法，见其偶然者而谓为必然，故绳之以理，而不尽可通试之。于病亦每难取验，致使决病同夫射覆，择方比于遇麰，自昔腾疑，于今为烈。瑞瀜少承庭诰，博览医经，寝馈张氏之学者二十年。粗窥见病之原，犹昧一贯之旨，泊从考友宗人崑湘先生的龙宫海藏之传，启《金匮》《石室》之秘，伤寒完帙，复现人间，命为《义疏》，以诏来学。盖天人交感之会，国学绝续之机，自弥勒大士说法以来，未曾有也。削稿甫成，汗青有待爰取《温病证治》一卷，附"疫论"一篇，先行问世，以广其传。祥夫伏气病温传经化热之治，轩岐之书尚多引而未发，后贤著述钻仰无从。若刘完素、吴又可、喻嘉言辈，皆自谓善于治温夷，考其言，皆不明温热二气之殊，伏气变温之旨。有清叶天士著《温热论》，亦不辨伏气时行之异，治有气血之分。遇伏气之温，反执伤寒先卫后营之序，责在血而清气，治以缓而病深。留久迁延，神昏液灼，不悟方治之差，乃创"逆传心包"之说。其次若吴鞠通之《条辨》王孟英之《经纬》，或自为臆说，或杂集诸家，虽以"温热"名书，乃所举属温者十之一，非温者十之九。凡风热并病，湿燥相兼，暑热同感之治，无不统混于温。诸温法皆禁汗，或立方冠以桂枝；诸温皆为热中，或论治及于寒湿六气本病且不能辨，所谓管窥而已。至于伏气所在，伏于何时？中于何气？舍于何经？发于何令？则徵作者之圣，其孰能与知之。斯学不明，民命奚托？恣其所措，言之痛心，百病皆然，在温尤甚。今者带甲满地，岁比不登，温疫流行殆将不免，邦人诸友有忧之者，请出缄秘，以为澹菑之助。海内不乏诵习方书好学深思之士，璧经真伪，百世自有定评。瑞瀜归心净业，久谢世纷，粗阅了《义》之经，宁蹈妄语之戒，世有明哲，当能辨之。岁在旃蒙赤奋若小除日梦游居士浏阳刘瑞瀜。

刘瑞瀜跋曰： 古人论疫之书，率以一时治验，各立完法。后之用者，不达疫病之源，执方祸人，何可胜道。如圣散子，一方为东坡所称，欲行之当世，固起死亡神丹也。然后世用之，治多不验，反下咽狂躁而死。至其为说，若东垣推源于内伤，又可则混治于温热，喻嘉言为湿温即藏疫疠，余师愚论治疫独主寒凉。刘松峰之《说疫》，则所举非疫非温。黄坤载乃竟以温病之传经之治。皆未尝明温热二气之殊，究疫气流行之本，不解发于何时，感于何气。治有责气、责血之异，候有寒温杂合之分，数君子者，皆杰出于当时所见，尚止于此，其他又何讥焉。盖天地之疠气虽变，四时之令则常，疫疠之行，未有不合化于时行之气者，令反时乖，在人可见气淫气迫之变，非如六甲环会之难通也。医之为道，无征弗信，不可以意计度，尤非可以口舌之争也。是非纯驳有理，可衷有事，足验所异，大雅宏达，破拘灵之见，识医统之归，深思而明辨之，则国医治兴也有日矣。乙丑大除阁笔故跋，梦游道人书于学善学斋。

现存主要版本及馆藏地：
长沙国医院铅印本，中国中医科学院图书馆等。

《热病学》　　　　　　　　　　　　　　　　1925　存

恽铁樵撰

恽铁樵序曰： 此书为病家作也。人不能不患病，尤其是不能不患热病，此语殆无可反驳。亦有年至四十、五十，从未患热病，或竟不曾患任何种病者，此种例外，不过千万人中一人。果真从不患病，当然不必讲常识，否则我这书是不可少的。无论做何事，都要有相当的资格。没有资格，包管做不好。有了病自然要讲调护，这调护也要有资格，不然也是做不好的。我仔细考察，患病是百人而百，都不能免，有调护资格的可是居少数。别的病犹之可也，热病是最多，又最是急性多变化。调护稍为外行，危险就在眉睫之间。如此情形，岂不是人生最要提前研究的一件事么？

现存主要版本及馆藏地：
《药盦医学丛书》本，北京中医药大学图书馆等。

《温病条辨辨》　　　　　　　　　　　　　　1926　未见

张蕴石序曰： 余尝伏读仲景伤寒论，观其分列五种伤寒，界限森严，条例井然，其三百九十七法，一百一十三方，刚内难之奥旨，立经世之正法，学者能探其底蕴，神其变化，不特能治五种伤寒，治万病游余，明道在是，活人在是，洵不刊之论也。后人不察，妄谓温病大异于伤寒，伤寒法不可以治温病，群言杂出，议论纷纭。迨乎清末，淮阴吴氏鞠通，乃有温病条辨之作，其书文摹伤寒论，分为三大篇，始上焦，继中焦，终下焦，似属别开生面。然六经统百病，奈何废六经而言三焦，舍太阳而言病在于肺，竟一手推翻数千年之陈案，意欲于仲景法外，别树一帜，而不知谬妄百出，适所以误人也。而耳食之徒，反奉为治温病之圭臬，殆赏其文笔浅显，易于聆悟欤。盖不观今之所谓时医乎，其心中目中，祇知有桑菊银翘，治之不效，祇知有牛黄、紫雪、至宝，或犀角地黄、清宫增、液、鳖甲青蒿之类，其高者乃侈谈三甲定风复脉而止。至于病情之浅深若何，经藏之传变若何，毫无定识，动辄杀人，良可痛也。夫吴氏以无理之法，而诩为独得，不法之理，而敢以示人，遗误来兹，正不知伊于胡底也。石恧焉忧之，不辞谫陋，爰取是书，加以辨正，非敢有意毁举，实为救世之计云尔。深望海内明达，知我谅我，尤望教我为幸，是序。民国十五年六月下浣海虞张蕴石识于梁溪旅次。

编者按：此书未见单行本，《绍兴医药月报》第三卷第七号（1926年）曾刊载其序言。

《温病方论》　　　　　　　　　　　　　　　　1926　存

苏民撰

现存主要版本及馆藏地：

1926年著者铅印本，上海中医药大学图书馆。

《温病入门》　　　　　　　　　　　　　　　　1926　存

周越然编

现存主要版本及馆藏地：

1926年上海商务印书馆铅印本，长春中医药大学图书馆。

《温病条辨汤头歌诀》　　　　　　　　　　　［1927］存

赵奏言撰

现存主要版本及馆藏地：

民国抄本，中国中医科学院图书馆。

《温病讲义》　　　　　　　　　　　　　　　［1927］存

陆继韩编

现存主要版本及馆藏地：

湖北省医会夜校铅印本，中国中医科学院图书馆。

《温病学讲义》　　　　　　　　　　　　　　［1927］存

陈任枚、刘赤选合编

现存主要版本及馆藏地：

《广东中医药专门学校各科讲义》本，广州中医药大学图书馆等。

《温病科讲义》　　　　　　　　　　　　　[1927]　存

天津国医函授学院编

现存主要版本及馆藏地：

1936年天津铅印本，首都图书馆等。

《温病讲义》　　　　　　　　　　　　　　[1927]　存

杨百城（杨如侯）编

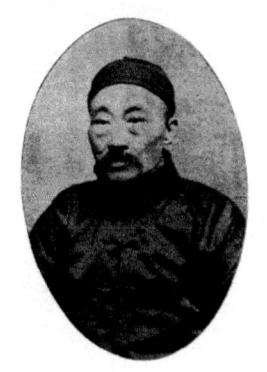

张锡纯题词《杨如侯先生像赞》曰：道貌蔼然太古春，天人合撰笔通神。《内经》精义融中外，仲圣而今有替人。莫道书生无相才，经纶小试亦安怀。慈悲大众恒河数，前度如来今又来。愚弟张锡纯敬题。

赵意空序曰：杨如侯先生，讳百城，江苏泰兴人，名儒杨君实先生之孙也。少孤贫，颖悟嗜学。九岁为文，有奇气，宿儒咸惊异之。弱冠入泮食饩，继肄业南菁书院，学益大进，山长黄元同先生叹为奇才。归而设帐授徒，远近从学者日众。顾先生困于场屋，秋闱七战，堂备者五而终不获售，遂慨然曰："为学贵崇实，胡为乎必争科名？"于是弃举子业，访求藏书，自兵事、刑律、方舆、泉刀、医方，以及训诂、音韵之书，诸子所讲农政、性理、引导、延年之术，无所不周，而尤精于小学。

当时海禁渐开，欧美学说日以输入。先生观察时势，知非研究科学不足以有裨国计而利民生，遂潜心理化诸科与声光电化之术，必躬自试验，炼质取气，乡党目为异士焉。追科举废、新政兴，泰兴创设学校，延先生主讲国学。宣统建元，应山西法政学校之聘，著有《文体》《伦理》等书。

改革后，任事警务处卫生科，著《辨证比较表》若干卷。时财政厅长朱公复初雅通医，所藏医籍多为世所仅见者。耳先生名，延之馆舍，发所藏书，相与讨论，先生之医得力于此者不少。晋督阎公创设中医改进研究会，聘先生充理事兼编辑主任与予共编杂志六年之久，益我良多，全国医界声应气求焉。嗣医会附设医校，复聘先生执教鞭。北地风高寒冽，向多伤寒证。自交通便，户口繁，而瘟疫多于伤寒矣。乃著《温病讲义》，教授生徒。复以中医之长在气化，西医所精在体象，欲治医学，非从《内经》入手，参合西说，分门别类，纂成一有系统之学科不可。苦心焦思，历数，先成《灵素生理新论》一书，刊行于世。融合中西，阐发幽微，医林推重，谓仲景替人"。日、美医界亦争相购读，其价值从可知矣。继又思"气化"二字无迹象之可寻，遂为世所诟病。其实"气化"之学为中医之真基本、真精神，历万古而不可磨灭者。时先生目病已深，终日默坐精思，静极生悟，一有所得，辄笑谓予曰："轩岐有灵鬼神来告矣。"于是，又有《气化新论》之作，以《灵》《素》为经，以电、光、热、力四者为纬，旁及天文、地质、历法、算数之术，俾气化之学，虚者实之，诚为沟通中西文化之先声，不仅医界空前之著作已也。

综观先生之学，约可分为三期。少年时代，一经学家也；壮年时代，一科学家也；老年时代，一医学家也。而其著述，则经学、科学、医学之结晶品也。究生理以言人穷气化以言天，盖深得天人一贯之道矣。此就先生之学言，至先生之为人，尤有不可及者。

先生以医行世数十年，无论显者、婆人子，有所邀请，必立往，往必详究病理，精察色脉，神明变化，奇效莫测。沉疴痼疾，应手而愈，计其所活，不知凡几。而先生面无矜色，不求报谢，行若无事者。然人或以先生年老，终日冒风尘，犯雾露，非所以养生，劝其微节勤劳，先生辄曰："救病如救火，吾何忍使病家引领久望哉！吾身虽劳，吾心甚逸也。"束修所入，或置医籍，或施药饵，绝不事生产，自奉甚俭，而慷慨济人无吝色。尝曰："吾祖吾父以廉洁持躬，以道学闻世，箪食瓢饮，怡然自得。今吾所处，以视吾祖吾父已胜数倍矣，宁敢不知足而事奢靡，以坠先人之家声耶！故先生一生布衣蔬食，乐而不厌，独处则手不释卷。家人以先生素有目病，劝其稍稍静养，则曰："吾无其他嗜好，此心非书莫寄也。"至其处世接物，慈祥和蔼，一出以诚，忠实长厚，人争称为三代上人焉。

客秋，乃弟芷雪逝世，先生哭之痛，既而曰："六十年手足暂时离别，迟数月又团聚矣，何痛为？"家人莫知所谓。冬至，病作，其子以服药请，先生曰："吾六十二岁大病，一夜服姜、附五剂，吾催之，汝煮之，宁忘之耶？今也，化机将绝，虽有灵丹，奈气不布何。然未至期也，汝忧奚为？"从此绝口不言病，日惟与子侄辈讲解医术，或方药，或理论。有所述，辄令记之曰：此得之经验也，此得之某书无字处也。每言及母氏含辛茹苦，少年守节抚孤，事兄弟终身友爱，早岁苦读事，辄泣数行下，先生天性之笃如此。比年丧母、丧弟，哀痛逾恒，尤为致病之原。今春三月中旬，作《气化论自叙》一篇，既毕，掷笔长叹曰："吾精神团聚，似不至死。然大肉脱下，病断无生理。精神与肉体，本属二事，期且不远矣。"既又泣然曰："吾竟无生望耶？吾所贡献于医界者，仅如是而已耶？使天假予数年，将病理、诊断、治疗、方剂、药物各成专书，吾不虚生矣。"属纩之夕，犹以"中医列入学校系统案"教育部置未实行，为大遗憾。盖先生为此案之提议人进行最力者也。翌日，谈笑自若，安坐而逝，年六十七岁。

遗著待刊者，有《文集》若干卷，《灵素气化新论》若干卷，《温病讲义》若干卷，《脑病新论》若干卷，《五色诊钩元》若干卷，《医案》若干卷，《辨证比较表》若干卷家庭医学须知》若干卷，《内经历法新诠》若干卷。其余，《文体学》《名医学案》《伦理学》《地理学》《仲师圣法》《丹溪四诀》《新刑律释义》诸作，或编辑未竣，或原稿散失，尚有待于补缀搜访也。嗣君达夫，家学渊源，世继其美。先生殁而犹视达夫，泣曰："得勿以《气化新论》功亏一篑欤！儿必勉力刊成之。"乃暝。噫，异矣！丁卯仲夏赵意空谨识。

现存主要版本及馆藏地：

1931年杨达夫医舍铅印本，中国中医科学院图书馆等。

《时症简要》二卷　　　　　　　　　　　　　　　　　[1927]　存

张树华编

现存主要版本及馆藏地：

稿本，天津中医药大学图书馆。

《温病明理》四卷　　　　　　　　　　　　　　　　　1928　存

恽铁樵撰

徐衡之序曰： 伤寒、温病之争，为中医之症结，其说愈多，其理愈晦。治中医者，苟勤加探讨，可以愈勤而愈无所得，殆无有不废然返者。温病、伤寒既不明了，所谓中医学者，实荡然无有一物也。仲景之《伤寒论》，既为吴鞠通、王孟英辈之著作为紫色夺朱之僭窃，则《伤寒论》为人所怀疑，在若有若无之列。伤寒既无，伤寒以上之书，更非所能读，则亦等于无。而所有者，乃仅仅《温病条辨》《叶案》《温热经纬》，持此三书，欲与西国科学挈短较长，则此三书实无些微之价值，等于无有而已。故曰中医学荡焉无有一物，不为过也。惟其荡焉无一物，故中西医偶然相值，有如冰炭，亦曰道不同不相为谋而已。然衡之随师有年，见西医与吾师为友者凡五人：有为学理之争，往返函件，可以积稿成书者；有晤对谈病理，惊为中医界所仅有者；有会诊而自叹不如吾师者；有值棘手之大病，叩师门呼将伯者。嗟乎，果道不同不相为谋哉！是书辟榛莽，启坦途，岂但后学之南针，真是化无而为有。其于中医界之功绩，为何如乎？书中发明之理，尽人可解，却为尽人所不能言。衡之忝在游夏之列，固不能赞一辞也。民国十七年戊辰三月受业武进徐衡之谨叙于药盦医庐。

现存主要版本及馆藏地：

1. 上海民友印刷公司铅印本，首都医科大学图书馆等；
2. 《恽铁樵医书四种》本，上海中医药大学图书馆等。

《温病条辨方证歌括》　　　　　　　　　　　　　　　1928　存

钟少桃撰

现存主要版本及馆藏地：

广东光汉中医药专门学校铅印本，上海中医药大学图书馆等。

《温病讲义》 1928 存

恽铁樵编

现存主要版本及馆藏地：

《铁樵函授中医学校讲义十七种》本，上海中医药大学图书馆等。

《湿症金壶录》 1929 存

谢抡元（榆孙）撰

谢抡元序曰：《金匮》详风湿寒湿，独湿热则有阙遗之恨。夫湿为六气之一，在天时多在春夏，在地理多在东南，在人身多在下焦，其性黏滞，其质沉重，实则水气为之。水气之精华为精血，其秽浊者为便溺，介于精华不成、秽浊不甚之间则为痰为饮。攻之无效也，服硝黄而不下者有之（硝黄攻燥结则有力，其性寒，见湿则反凝结，故不能下）；汗之无效也，服荆防而不解者有之（湿家多自汗，汗之仍不解）。古今名方祇有利小便之一法，小便属于小肠，小肠为火府，与心相表里，湿一化火，非泻火府，必不能温荡而除之。余观汉以来，治湿不外《金匮》，爰取《金匮》而演绎之，复补以湿热一门，庶于湿症无阙遗之恨矣，尚希宏达，是而正之。

朱孝臧序曰：榆孙孝廉工属文，其尊甫肖榆大令为余壬午乡榜同年，精岐黄术，庭训时常举医学，及之榆孙，锲而不舍，造诣湛深，其所辑《湿症金壶录》，实有鉴于古书多未详湿症也；其所辑杂证名方，皆历验而可信也；其所辑《抱春庐医案》皆应证而有得也。其友人金君有成见此编曰："是不可以不传"，出资付印。何君縠生，复慨助之。唐张籍诗云："爱养无家客，多传得力方。"此编皆得力方也，呜呼！济世之法不一端，传此得力方亦足以济世矣。古微朱孝臧序。

现存主要版本及馆藏地：

1929年止止居铅印本，中国中医科学院图书馆等。

《内经外感秋燥篇》 1929 存

丁梦松辑

现存主要版本及馆藏地：

1928年石印本，上海图书馆。

《温病指掌》 1930 存

邬思亮撰

现存主要版本及馆藏地:

1948年上海求知书局石印本,上海中医药大学图书馆。

《温病学讲义》 1931 存

钟少桃编

现存主要版本及馆藏地:

广东光汉中医药专门学校铅印本,中国中医科学院图书馆等。

《中国时令病学》 1931 存

时逸人编

周小农序曰: 治经学者揭橥非汉之医书不览,非汉书之方药不用,禁治宋以后医书,禁疏宋以后方药。鸿沟自画,颠扑不破。创立汉医学校,以之标榜。沪上最近风尚,执一切感症,胥称伤寒。桂、麻滥用,凿枘时闻,识者惑焉。昔贤所谓病万变、药亦万变之谓何?矧后世之创获实验,万不容恝置者乎。曩阅虞心炎《中国地理病学》,谓牛庄之北,严寒可畏;山西之西,寒厉更甚;抑若伤寒莫盛于北方各省。驰书详询,则不仅纯于寒证,且治法亦非专究汉时学说也。

时君逸人,主持山西中医改进研究会编辑有年,著《中国时令病学》,并垣医校教育。标准以之,立论正确,不偏于古,兼采科学法整理。有定名、原因、病理、诊断、治法之类别,推演体温六气、新感、伏邪与夫六经三焦之异同。于市医成见,西医误认,均有准确之断语。不同浮光掠影,抑亦难能而可贵矣。中元甲子,时当寒湿,不无时令病之患。著者深知灼见,毅然采用俞何诸家实验,殊深佩之。后世学者,亦可端其趋向,而毋事偏执己。时在民国二十年九月弟周镇谨序。

薛一斋序曰: 读书非易,著书尤非易,著医书则更非易。业医难,习医尤难,教人习医则更难。著医书而教人习医,尤为难乎其难。江左名流时逸人先生,儒而医者也。应中医改进研究会编辑之聘,北游并垣,与余共事于医学专校,执教鞭焉。先生夙抱刷新国医之志,尝以整理中国医籍，引为己任。鉴于《伤寒》《温病》二书之难合适用，不徒本校教材，苦无善本。即国内治医业者，莫不趋杨趋墨，各自为是，入主出奴，毫无一定之圭臬。每惜仲景原论横遭割裂，已失其本来面目，安得医者，尽为达士，一一辨识其高深哉！历代著述，亦互相剽窃，类多各承家技，致学者误趋捷径，难免有毫厘千里之失。职是之故，尝于教授之余，手不释卷，足不出户者，二载于兹，苦心孤诣，钻研之不遗余力，著作虽夥，而《时令病学》首先付梓。顾时令病之命名，自是春温也、夏暑也、秋燥也、冬寒也赅括无遗。初闻之，似与雷少逸书同，披读之，则实又不同也。先生书中，首以定名、原因、病理、诊断、治法五大需要昭示来学，可谓另开生面，为过去医籍中补最大缺点。次以六经中太阳，为人身体温之代词，他如少阳、阳明，又为体温变病之代词。比真独具慧眼，发前人从来所未发。兹说一行，敢谓晋唐以下，各家伤寒之注疏，宁无立足余地矣。至若曰新感、伏邪二者，自为四时六气所同具，正不必拘以伤寒、温病限之。此说即起仲景、叔和于地下，当必有以折服焉。今后公之社会，其嘉惠医林，岂浅鲜哉！书成付梓，问序于余，余本不能为文，惟以先生济世心切，吾人崇拜之而不遑。自忘简陋，谨为之序。襄陵薛复初一斋氏志于并垣仰道子医庐。

邓逸民序曰：我国礼教，向重遗体。所谓"生，事之以礼；死，葬之以礼"是也。因此解剖生理学竟不多见。数千年来，医家诊病，除辨脉审证外，不得不集中其精力，以注意四时气候之变化，而为诊断之助焉。例如吾人之日处大气中，呼吸不能一息间断，犹之鱼游于水，不能片刻相离。空气与吾人之关系虽如此重要，吾人恒不自觉。然而寒来暑往，气候寒温，变迁靡定，偶一不慎，易罹疾病。医家审查病人症状，谓因感受空气寒温之变化而成疾者，称为外感病。即近世所谓时令病者是。我国医籍，昔重伤寒，近研温热，求其包括伤寒、温热，除雷氏《时病论》外，尚鲜专著。民国二十年秋间，承逸人时先生，惠赠所著《时令病学》。拜读之下，钦佩莫名。书中由春温论至冬寒共九种病证，包括四时气候变化之全体，理论多采西籍之精英，处方则用国产之中药。以西学之生理，证中医之经验。取中西医学之所长，一炉而共冶之。洵为中医科学化的创作，媾通中西之先导也。近悉此书初版早已告罄，现在增订再刊，用不自揣谫陋，而作是序。时民国二十三年八月中山后学邓曰仁逸民甫敬识于故都。

石岂愚序曰：公输子虽巧，不以规矩，不能成方圆。师旷虽聪，不以六律不能正五音。故天下无论何事，必借规矩以绳之。我国医书，汗牛充栋；古今学说，聚讼纷纭。学者望洋兴叹，医者临症徬徨。噫！医道难矣，病变莫测，非有一定之规矩，无以绳其变幻之离奇。夫病有内伤、外感之不同。内伤者，七情之病也，其来也渐，其变亦缓。外感者，时令之病也，其来也骤，其变亦速，及其剧也，迅雷烈风，猛不可遏。是以治病难，治时令病尤难。著书难，著时令病专书则更难。历来时令病之研究，《伤寒论》而外，绝少纯粹之书。仲圣于伤寒，虽有卓绝之理论与精切之治疗，而于春温、夏热、秋燥等症，不过略提大纲，尚未发挥尽致。且年代过远，断简残篇，难免白玉微瑕之叹其余诸家，有以伤寒与温病混为一言，有以瘟疫与温病乱同立论。嗟嗟！异说纷起，医道日晦。然今日何日，非科学发达之日乎！斯时何时，非以科学整理中医之时乎！吾师江左时逸人先生，负改革医学使命，远游晋垣，致志教务编辑等职，年来感于时令病载籍纷繁，恐后学迷津，于授课之余，广集群书，去其糟粕，撷其精华，加以科学之研究、切磋琢磨，于是有《时令病》之作焉。是书采取科学之原理，解释中医之学说。其中原因、病理、诊断、证候、治疗循序而述。初则原因之探讨，病理之研究，穷微测妙，极力推求；继则证候之认识，诊断之辨别，反复详论，毫厘不爽；终则治疗之方法，方剂之加减，对症施药，曲尽其妙。至温病、伤寒证候之辨别，与治疗之不同，发挥尽致，秩序井然。其书足以纠正古人之错误，指导后学之迷津。是诚医林之南针也。愚得读是书，获益良多。凡我中医界同人，获是书之益，必甚溥也。先生学识渊深，恫瘝为怀。民国二十一年广东澄海县受业生石岂愚拜序。

邹趾痕序曰：我国有最精微最切实用之医学者，天人六气之道是也。是道也，轩岐传之于前，仲景继述于后，得其真传者，可以却百病，保天年，利泽无穷。而今不克实现者，我国中医尚未有人得其真传故也。

今之医不求经旨，各承家技，各趋歧途，萤光自雄，入主出奴，莫衷一是，甚至有对于六气六经极力攻讦者。自愚视之，彼辈不自咎其不学无识，竟欲以鬼磷弱燧，与日月争光，弗不知量之甚也。观此愚方，以为我中国竟无明道之真医矣。曩岁愚因三小儿鹄瘵卧北平，势将不起，念非躬自往救不可。爰自渝赴平，值江左时君逸人应山西中医改进研究会之聘，道出北平，枉顾愚于崇文门内旅次，获聆时君谈及轩岐仲景之道，具有卓识。愚于是知时君者，诚今日我中医之硕果也。今得时君新撰《中国时令病学》一书读之，其中发明六经三焦、新感伏邪、营卫气血之关于时令者，莫不根据于天人六气之旨，洵能上承轩岐仲景之心传，扫尽各承家技之浮言，非深得医圣之道者，焉能若是。愚蒿目于今之中医各趋歧途，罔识正轨，每思有以救之而未能也。是书适足以助愚之不逮，钦佩莫名。是为序。民国二十一年春月邹趾痕谨序（《医学杂志》第90期，1936年）

刘蔚楚序曰：时逸人先生，博学多能，天才旷世，医界中与余为文字交，进而为忘形交者也。余于民十八春，病晕眩卧地，旋昏瞀谵语，写读俱废，两足不随，一病三年，余去秋始能把卷离人而立。方余病重时，劳先生省视，临别惘然，今忽自山西以函来，附以著书一册，问序于余，契阔数年，得此喜可知矣。其书为《中国时令病学》，捧书循诵，透论时病，备有五善，余足为先生告，并告大下后世焉。书之序例，首重体温，因开明体温之来源，之调节，之散放，谓体温在全体上，时间上，苟不能平均支配，时令病即由此而生。人身为细胞之集合体，细胞原具有生活力，以连用其营养繁殖动作之机能，然必赖适当之体温，方能显其作用。物理学家有热力化能之说，意谓一切机器动作，均由热力确助，由是可知人体种种动作，如心之循环，肺之呼吸，肠胃之吸收排泄，官能之新陈代谢，皆与体温有直接关系，苟体温有变化，则全体皆有影响，是即推详时令六淫病之原理，其善一也。其次推论传染病，以六气为本原，引西医赵君子忠所说，六气为本，病菌为标，传染病不能离六气而独立，此可补西医之缺点，其善二也。其次为治六气之方法，谓感冒外因，六气刺激，所起之病证，均感体中之变化，而燥湿寒热等项,尤多为体中自起之变化,用方疗治,调其偏盛,使其中和,以恢复其自然之状态,此足辨上古人所误会,而截分新感伏邪,与有无外寒之兼受,使后学不迷于所向,其善三也。后汉张机著《伤寒论》,分立六经提纲,为中国医书有法有方之肇祖,或尊为宝典,或斥为无理,正似异同坚白,各一是非,先生尝实地考察病证之界限,知三阳经为时令新感所应有,三阴经为脏腑功用之变化,详订六经之名义,指明传变之误会,并说明太阳与营卫气血之关系,独出手眼,卓尔不群,其善四也。其次病理之说明,即诊断之需要,先生既分清新感伏邪,又详著兼病夹病并病各种,以穷其变,更分列药方,按诸大法,与一百一十三方,不背驰亦不粘滞,以行其变化生心,其善五也。有此五善全书,实有统系之书,洵为正学之津梁,后车之正轨矣。余因先生是书,辄不胜其感想,叶天士香岩,以治温热著于时,后则指摘者多,贻为口实,惟是《内经》虽谓热病即伤寒之类,难经谓伤寒有五,《伤寒论》亦沿其说,夏至后先之温热,于序例特笔标题,第征象分际,治疗缺然未详,纲焉少目,叶以前如金元刘河间王安道诸书,不论是否他人伪托,而称为善本者多,总之比用伤寒治温热,认温热为伤寒者,胜却一筹,叶以后则不下数十家,扪烛叩盘,辩争蜂起,余以为作者圣,述者明,作者难,述者易,只以辨及营卫血气,精细分明,其□见已加入一等。当时踵门聘请,户限为穿,其道大行,日不暇给。遗书皆非手笔,全为他人拾撽所成。学叶者又日即于□淡□席,取憎不免。贤如徐洄溪氏,少年治一癫狂病,叠用金石,叶加以讥议。后叶得《千金方》披读,已自认其误。方出《千金》,后叶书出,徐仍抨击万端。用他人向何足论耶?与鞠通治风温上受创说三焦攻者,更至体无完肤矣。不知肺者,皮毛之合也,鼻气通于天者也。人在北方,身被重装,颈围皮领,温暖有余。及出户而遇扫面寒风,便喷嚏涕涟,立见发热恶寒,气促头重,如此者何尝少见耶?则风寒岂令无从口鼻入者耶?人间世事有万殊,病有万变,慨自治温热,法理未备,死人如麻,罔知统计。有□叶天士香岩,大彰论治,功盖千秋,固非忘本者所能抹杀也。先生与余契合忘形,亦当领我此言也。呜呼!中医从不贬西医,西大医亦从不贬中医。而学西医者,日事排挤,挤前年非集天下医药界诸大君子，赴京请愿，仰赖前海陆空总司令蒋，前行政院长谭，提明先总理之训，词曰保存，固有技能，发扬光大。明令撤废从前压逼，设馆保存，则中医早已澌灭，捐资救济之善堂，不存一所矣。迄至近日，犹复群加□□，期期登诸申报，星期医药增刊，冷嘲热骂，尽态极言。其至责及病家迷信风水命运，符咒神灵，又开列西药西法之最显浅者多条，指示以夸先知先觉。岂知富家多崇尚西医，久除迷信，彼所言皆祖若妣数十年前之旧俗人先显浅，西药人亦多早储来纸，未免太劳其明日黄花之点缀矣。今试问朱兆辛公，使英皇不尝谓其赠送内难伤寒金匮诸书，欲下医科研究，见诸路透电乎？日本人注《伤寒论》，著《新本草纲目》等多种，不尝昂价登报求售乎？法国诸大博士，不尝翻译《内经》，著中国针灸书，结社研究针灸术，且明谓事实具在，中国医学大有研究价值，非泰西人所能否认。民二十一年十二月十日，由巴黎通信，登诸申报及各大报。夫思想自由，言论自由，执业自由，泰西大科家微细如昆虫，玄奥如灵魂，何尝不任人研究成功，而皆有实用。何以五千余年与国史并存，民族最繁昌之中国医学，必欲废弃之西医学，则皆神奇智经学，中医则皆愚黯贪痴乎？使读先生书者，治时令病，如前三十年香港之中西考试二次，正未知成绩优胜，果在何人耳。学者读书宜敏悟，心胸宜广大，眼光宜高远。先生对于吴鞠通三焦之说，谓此为病证深浅界限之符号。上焦云者，代表病证初期；中焦云者，代表病证续进时期；下焦云者，代表病退身弱时期。此真圆相，一丝不挂，何等超旷。此余所以诚心倾服，不揣昏弱，发愤而为之一道也。于是乎序。民国二十二年正月望月刘蔚楚敬序于海上寓安斋时年七十。（《医学杂志》第70期，1933年）

现存主要版本及馆藏地：
1. 山西中医改进研究会铅印本，北京中医药大学图书馆等；
2. 1940年上海复兴中医社铅印本，上海中医药大学图书馆等。

《邱氏温病学》　　　　　　　　　　　　1931　存

邱崇编

现存主要版本及馆藏地：

《邱氏内科大纲》本，北京中医药大学图书馆等。

《温病指南》　　　　　　　　　　　　　　1932　存

王馥原撰

现存主要版本及馆藏地：

1932年苏州中国医学研究社铅印本，上海中医药大学图书馆。

《温病三字诀》　　　　　　　　　　　　　1932　存

周云章编

现存主要版本及馆藏地：

1932年上海万有书局铅印本，上海中医药大学图书馆等。

《温病全书》　　　　　　　　　　　　　　1933　存

时逸人撰写，沈啸谷编

时逸人序曰： 下走于民国十八年冬草拟《四时病篇》，二十年春重加整理，命名为《时令病学》从春温起说到伤寒，共九种症候，实以六经为骨干。明知一管所见，毫无贡献，乃荷沈啸谷君加以赏识，独采及拙作，将序例与总论合为一篇，将治法分开，药方附列于治法之后，并于方后增加方解，又删去伤寒一门及关于六经之解释，与下走编辑原意微有出入。然独鉴赏覆瓿不足之《时令病学》，可谓医学上之同志者。因沈君仲圭、张君达玉之介绍，征词于下走，爰书所见以赠之。吾道不孤。癸酉大暑后一日江左时逸人。

沈仲圭序曰： 师山沈啸谷先生，授温病于中国医学院。民廿二夏，温病讲义编成，由张君达玉介绍于大众书局印行。暑假分袂，先生坚嘱一言为序。余与先生治医之途径虽不尽同，而聚首一载，友谊倍笃，不得不勉书数行，用报雅命。考此书泰半采录江左时君逸人之《时令病学》，时君闻此事于沪友，怫然不悦，余慰之曰："昔吴仪洛作《本草从新》，与汪氏《备要》雷同者，占十分之七八，但二书皆不胫而走，未尝因《从新》之家弦户诵，而碍《备要》之推行。细校古今载籍，承袭他人著作而成者，其例正复不鲜，只须剪裁得当，或于原著有所补充，并不埋没原著人之姓氏者，则韩愈所谓'莫为之后，虽盛勿传'，未始非原著之功臣，后学之津梁也。"时君然余言，复商之啸谷先生，于

《温病全书》之端加署原著人姓氏，其事遂寝。但当磋商期间，函扎往还，各持己见，颇为之焦心焉。

回忆民七，学医于王师香岩。师宗天士法，治广义之伤寒，颇负时誉。尝语吾侪曰："大江以南，温病多于伤寒。学者宜将王氏《温热经纬》、戴氏《广温热论》吴氏《感症宝筏》等书熟读深思，他日出而问世，庶不至以麻、桂诸方治温热诸症。时余方致力于中西生理之媾通，仅志师训于缙绅，前列三书，愧未能潜心细览。厥后读经方派诸子论说，颇不然叶派处方之平淡，药量之轻微，今则深信中医之精华，端在方药之灵效。唐宋以下之理论，更鲜寓目矣。

啸谷先生见余每作一文，辄胪列诸书以资引证，因谬赞余长于考据，遇有疑义，屡承下问。《温病全书·暑症》王梦隐新订"清暑益气汤"方解，即自余昔年拙作录出，补志于此，以见先生之虚怀若谷，蒭菲不弃焉。

握管至此，觉吾文过于空泛，检案头书，将温病之治法及调养，移录四则于次，以为读本书者之参考。

（一）张锡纯云：麻杏甘石汤，原治汗出而喘，无大热者，以治温病，不必有汗与喘之兼证也，但其外表未解，内有蕴热者，即可用。然用时须斟酌其热之轻重。热之轻者，麻黄宜用钱半，石膏宜用六钱；若热之重者，麻黄宜用一钱，石膏宜用一两。至愚用此方时，又恒以薄荷叶代麻黄（用薄荷叶代麻黄时，其分量宜加倍），服后得微汗，其病即愈。盖薄荷叶原为温病解表最良之药，而当仲景时犹未列于药品，故当日不用也。

（二）《冷庐医话》云：大人小儿感症热入心胞，神昏谵语者，有犀角、羚羊、连翘、金银花、元参、生地、人中黄、生甘草等味，送下至宝丹，往往获效。其有热邪深入发痉者，亦宜以此疗之。

（三）顾松园曰：百合麦冬汤，清肺止咳，真柿霜消痰解热。人乳为补血神品，童便乃降火仙丹。雪梨生食能清火，蒸热则滋阴。苡仁汤，肺热脾虚，服之有益；淡莲子汤、芡实粥，遗精泄泻，最属相宜。扁豆红枣汤，专补脾胃；龙眼肉汤，兼养心脾。鳇鲟鳔、线鱼胶（同猪蹄、燕窝、海参或鸡鸭荤中煮烂，饮汁更佳），填精益髓；凤头白鸭、乌骨白鸡，补阴除热；猪肺蘸白芨末，保肺止血。以上诸物，随宜恒食，此食补法之大要也。

（四）周小农云：今以生薏苡仁若干，洗净，入陈粳米汤中（去粳）煮烂，令湿温伏暑病者食之，佐以莱菔，可免助湿生热之弊。查薏米清热去风胜湿，治胸中邪气，健脾胃，利小便。老人以薏米研末，亦可煮食。考《汉药实验谈》：日本驹场农学校分析薏仁，在禾本科植物中最富于滋养，且易消化，含有多量之蛋白质，为他谷类所无，且含有多量之倔里油吞及多量之脂肪，似燕麦，其滋养料且过之。按：薏米治湿温伏暑，本属良药，且与病体有益。民国二十二年七月沈仲圭谨序。

萧熙序曰：古人以著作寿世者有二，一为创造，一为纂述，皆所以传信也。《记》曰：作者之谓圣，述者之谓明。圣固不可妄冀，故晚近人著作，纂述为多。然考其义例，则由来已远。故司马迁作《史记》，多录《尚书》《春秋》《国策》原文；班固作《前汉》，于子长之旧传略加点窜，而大体则无殊，此皆明者之事也。师山沈啸谷先生在沪医校授课，于薛生白、叶香岩、王孟英所论著，靡不推阐详明，为一时学者所宗仰。近又以所编《温病全书》付梓行世，先生嘉惠来学之旨，亦可见矣。然先生之书，皆仍时君逸人《时令病学》之旧，而加以改订，并题原著人姓名于其上，初无掠美之意存乎其间，先生亦犹行古之道也。熙辱承不弃，嘱为弁言，固辞不获。然又恐操觚率尔，贻佛头着粪之讥，不敢有所论列，谨为推本古人著作义例如上。先生见之，当不以予言为谬也。民国二十二年六月　南城萧熙序。

沈啸谷序曰：民国二十一年，啸谷执教于上海中国医学院，教务长蒋文芳先生嘱授温病。仓卒间，未及备教材，选择各家温病书，自刘河间以下，若叶氏之《温热》、薛氏之《湿热》、陈氏之《温病外感》、吴氏之《温病条辨》、雷氏之《时病论》、王氏之《温热经纬》，其学说方术，均各详且备矣。顾欲求编制有条例，适合现代教材者，戛戛乎难之。江左时逸人先生新著《时令病学》一卷，汇合各家论说，以科学方式条析之，衷中参西，冶新旧于一炉，既分生理、病理，复列症状治疗，选方择药，俱见精审而有经验，实为整理国医之前驱，堪作后生学子楷模。爰不揣冒昧，撷其精英之有关于温病者，采为讲义材料。又念莘莘学子，仅下二三年功夫，即将出而问世，纵使聪明，难免遇证惘然，即获认识症候，而经验未足，或难选用良方。故将先生所选各方，分附于各症之后，仿验案体裁，加以详细方解，期后学能彻底了解，理与法并参，学与术相贯，庶几心领神会，见之行事而不致彷徨歧途。谬谓此书之成就，或可发扬时先生《时令病学》之新说，而更便利于后学之研究。当蒙教务长之允许，众生之怂恿，付诸书贾，排版印行，使下期诸生易于研读，以免油印之舛讹。催促杀青，未克详细厘定，益求完美，犹多遗憾焉。民国二十二年七月师山沈啸谷识。

现存主要版本及馆藏地：

上海大众书局铅印本，北京中医药大学图书馆等。

《湿温研究总论》　　　　　　　　　　1933　存

刘晓东著

刘晓东序曰： 忆余自髫年时，受先祖及椿父之训，入学攻读儒书。数载，既而成年，余思士人普济功高德广者，莫如医，医虽小道，救人之生命，扫人之痛苦，其功于转瞬即得。昔范文正公有云："良医之功，同于良相。"观赠医家对句云："活人活国，英雄肝胆；良相良医，菩萨心肠。"此句诚然。因欲弃儒习医，求命于高堂之祖，椿庭之父，幸得欣然允许，并嘱余将来以婆心救世，罄囊济民，如有独得，当著书垂世，以报先祖之仁心。于是弃却儒门，转习岐黄，负笈求学于顾师之门，得授《青囊》一卷，研究数载，蒙衣钵之传真。旋乡悬壶数年，辄观吾苏，正处东南卑湿之地，每逢长夏热蒸湿腾之际，人民易染湿温一疾，是病绵缠且重，非温热伤寒可比，过清固属不宜，过燥亦不中病，医于斯症颇难速效。思仲景因寒邪而著《伤寒论》以治伤寒，河间因热邪而著《三焦论》以治温热，湿温一症，薛生白著《湿热条辨》，虽然条分缕晰，不若叶香岩先生案中治法，最为精切，故吴氏鞠通仿之而分三焦，编入《温病条辨》篇内。余临斯症，皆宗叶氏暨吴公之法为准绳，参以吾师顾夫子历验，无不应手成春，且于是时余已得前贤精义，并夫子经验，恐后学于湿温歧于他书，有汪洋之苦，故作《湿温研究总论》一篇以存于后。但书中皆仿叶氏、吴公两先生法则，并合夫子经验，兼参鄙见，化裁以成一书，后附湿温医案数条，不敢云为后世模型，但可醒后学之聋聩，于斯症宜清宜燥，有阶梯焉，其余蕴之处，尚希明哲裁正是幸。民国二十二年孟冬中浣书于医室之南牖，江苏宝应卧云居士刘晓东自题。

现存主要版本及馆藏地：

上海千顷堂书局铅印本，上海中医药大学图书馆等。

《春温伏暑合刊序》　　　　　　　　　　1933　存

宋爱人撰，张赞臣校注

王一仁序曰：古之所谓"危微精一"之学者，曰："道心唯微，人心唯危，唯精唯一，允执厥中。"道心不易见，故曰微；人心最易乱，故曰危。以不易见之道心，而遇最易乱之人心，能执中以衡之，则微者见其显，而危者得其安。关于古今政治风俗之远者，且勿征论，以医事而言，必明人生之所自来及其生理机转之原理，而后能应证发药。人生之所自来，非徒知生理现象之足以尽其能事也，必求其所以造成生理现象者，而认识之，分析之。人在天地间，呼吸不能片刻断，关于一岁时气，春和、夏热、秋燥、冬寒，朝夕之间，可寻其递变之迹。今人论太阳系为宇宙中心，凡此气候迁变，固出于地球距日行之远近，万物之生焉、长焉、化焉、衰焉、杀焉，盖无不出于此。人则俨然为万物之灵，因有天文、地理、动植生物学说，以寻其故切生物之进化现象，知之不厌其详。然一切生物之来源及其变迁之故，尤应善扼其要。今人每谓为大自然支配者为蠢，能支配大自然者为智，抑知人在天地间，刻刻赖呼碳吸氧，以成其生活，其支配大自然者，究属有限，放为狂论，固无伤于日月之明也。平情论之，人在天地中，不能越天地外，则于影响生物之风、寒、暑、湿、燥、火六气，就经验观察，于生理、病理之关系，而以系统方法说明之，此为万古不磨之道。仲景之《伤寒论》，病证方药，千古下奉为规范，或者犹致疑于六气之说。抑知仲景以"伤寒"名书，其根本原理，即繇六气推演而出，以其论证、方药为可法，反讥六气非人生致病之繇，舍本逐末，肤浅可怜，良繇于六经六气之理，不易深入，姑守其论证方药，可以附会新词，盗名欺世。然是非之公，不在一时，而在百世，蜉蝣撼大树，多见其不知量也。余以在今日而欲革新中医，苟有大力者，当悍然揭橥阴阳、五行、六气、六经学说，而以科学方法证明之，发扬之，欲进学术于日新。当确定其信仰，而勇猛精求，不能为偷窃欺盗之行，以其幸而获济，亦仅成名弋利于一时，况其未必济乎？"危微精一"之学，在今日固久置不谈，即有言者，又多落于空诞，危乎微乎！吾愿并世之国医、西医，皆经一番深切之自反也。鱼游水中，犹知水之可乐；人处空气中，乃自负其生。谓六气无关于生理及病变且以支配大自然自傲，此庄子之所以笑跃金也。余与宋君爱人，虽未谋面，知其笃志于医，今有《春温伏暑》刊行，索叙于余，爰拉杂以书之，名山著述之愿，欲共勉焉。民国二十三年一月浙江王一仁书于杭州湖滨。

凌树人序曰：余年十七，始有志于医，从里中吴克绳先生游。先生故通儒，于仲景书，能知其微言奥义，抱道在躬，悒郁不得志，故诊务颇清淡。一日，吴师授余柯韵伯《伤寒来苏集》，而诲之曰：学医而不熟读《伤寒论》，犹夜行无烛，何所适从？古今注《伤寒论》者，无虑百数十家，惟柯注最为精当，汝宜熟读深思，将来可以应变无穷。余乃将三百九十七法、一百一十三方、六经之提纲传变、脉证之阴阳表里，谨识之不敢忘，窃以为道在是矣。嗣后家大人为余深造计，闻桐乡张艺成夫子名，令负笈从之。张师医名藉甚，杭嘉湖之远道求诊者踵相接也。而于春温、伏暑尤有心得，抱病者无不呻吟而来，欢跃以去。余自入师门，遂以平日得之于《伤寒论》者，欲于张师之临证实验相印证，以为春温、伏暑，外感之病也，《伤寒论》正治外感之书也，其间必有与《伤寒论》中所举之证、所列之方一一相合者。昔之坐而言者，今当起而行矣。如风伤卫证之用桂枝法、寒伤营证之用麻黄法、风寒两伤营卫之用大青龙法，六经并列，三法鼎峙，其治外感当无遗蕴矣。岂知事有大谬不然者，向之孜孜兀兀于《伤寒论》者，至此而自觉闭门造车，苦不合辙。观张师之治春温、伏暑也，羚羊、犀角、石斛、芦根，非仲景之方也；牛黄、紫雪、至宝，非仲景之法也，而投之辄效者，何也？岂春温、伏暑非外感之证耶？何以不执《伤寒论》中之方之法，而亦效如桴鼓乎？余再三思考，方知《伤寒论》中之方法，非必尽合于四时温热之病也。忆余自出师门，倏已十年，在十年之中，治愈四时温热之为春温、伏暑者，岁不胜计。然如太阳证之麻黄、桂枝法，少阳证之小柴胡法，太阴证之理中、四逆法，少阴证之麻辛附子法，厥阴证之乌梅丸法，欲求一一如《伤寒论》中之证，一一施《伤寒论》中之方，而不圆机活变，治之而愈者，百不获一。惟阳明证之在经当用白虎，在腑当用承气，则温热传至阳明，两阳气胜，六淫至此，同归火化。知、膏之辛凉轻气，确能清解经中气分之热，硝、黄之咸寒走血，确能攻逐腑中血分之邪，二者而外，如麻、桂、柴胡，合于伤寒之治法者，多不合于四时之温热。然则《伤寒论》可守者在六经经证之常，当变通者在六淫推衍之变。若执古书经方以治活病，在仲景之《伤寒论》，尚不可食而不化。余子著述，虽贤如柯氏，又乌足以尽四时温热之变哉？

是故求医于故纸摊中，而不独具慧心者，终其身不能振拔。盖其心灵已蔽，其沉疴已不可治。尤其甚者，自命高古，毁诋新方，泥古昧今，自欺欺人，此天下愚妄之不可及也，讵足以言医？况夫凡百学术，穷则当变，变则有通，变通之因，大衍推运，有不能容吾人墨守旧法者，此汤之盘铭所以有"日日新"之颂也。且风尚所趋，又当适合国情。昔宋人章甫逢掖以适越，越人断发文身，无所用之，此正昧于各地之风俗人情、时代之转移者也。又如今之胡适、陈独秀，鉴于社会之需要，潮流之激荡，从事提创白话文。若《水浒传》《儒林外史》等，昔之视为稗官野史，鄙俚浅俗，为文人学子之不足道者，今在文学为必修之书籍，虽大学读经列为重典，要亦为新文学家所指摘。然所以然者，四书五经，炳若天日，断无可废之道，而迂儒腐化，时文八股，皆不实用，际此新潮，确无立足，所以胡、陈继起，有此若决江汉之举也。文学若此，医学亦不获越此新潮，观余岩辈之屡次发难，亦即墨守旧法者之造其因矣。

故今之医者，尚欲如迁儒腐化，以时文八股之脑筋，而徒知故纸摊中求医学者，适足以促医之亡而已。虽然《伤寒论》未能尽合四时之温热病也，固矣，而一百一十方，化裁用之，又多立竿见影，非时方所能及者。然此非限于伤寒、温热而言也，例如麻杏甘膏汤之治肺痈，大小青龙汤之治痰饮咳喘，桂枝汤、柴胡汤之治寒热为疟，大小建中汤之治虚痨里急、失精鬼交，诸泻心汤之治痞治呕哕，炙甘草汤之治脉结代、心动悸，猪肤汤之治咽哑喉痹，栀豉汤之治胆热不得眠，乌梅丸之治蛔厥，白虎汤之治暑烦，合之《金匮》各方，功效卓著。吾中医之幸不消灭者，赖有此经验与药效耳。不然，一如时文八股之迂腐陈言，我知其早在天演淘汰之列矣。是以救亡之道，莫要于博古淹今，通权达变，使药效足以治今病，则舆情归望；经验足以起痼疾，则西医无辞。立言持论，足以贯古今，则尤为时代所公认，夫然后始足以箝奸人之口，起医学之衰，不复继续当今文学之辙，然而未可求之于常人者也。

　　宋君爱人，中医界之非常人也，勤求古训而不泥于古，探讨新知而不拘于新，顺应潮流，富于著述。其学说之散见于报章杂志者，至为夥颐，而于春温伏暑演绎尤精。今得张赞臣先生合刊单本，永以寿世。一篇既出，医林争诵，诚现代中医之有数人物，且亦治春温、伏暑之希世善本，所以辅翼《伤寒论》以垂教者也。余观全书扼要，于春温则分风温、伏温两大纲，新邪、伏气一经分析，群疑尽释；于伏暑则有肺燥脾湿及脾湿肾燥之发明，而神昏谵语，邪犯心脑者，不可滥用芳开，亦不可胶执承气攻下。辩论清透，绝无游辞，凉开温开，矢无虚发，智珠在握，活法示人，发前贤所未发，挽医林之颓风，懿欤休哉。至于化陈腐为精华，以旧说参新知，行文之细腻工整，犹属余事耳。曩者以春温、伏暑之治法，求之于《伤寒论》而不得者，今则与伤寒同一大白矣。则本篇春温、伏暑之作，正所以表章仲景之学也，正所以箝奸人之口，起医学之衰也，岂徒有功于医家病家而已哉？余又知吴师之授余以《伤寒论》者，探其本也；张师之以新方治春温、伏暑者，穷其源也。余当汇而通之可也。愧余不才，困于生计，踽踽独行，辽落寡欢，恨不能躐跷担簦，裹粮而景从，相与谈论上下古今医事之得失，析疑问难，促膝谈心，为可憾耳。今幸附骥，其亦稍慰衷曲乎。然而医至今日，当变通而革新者，岂曰春温、伏暑而然，四千年来迂腐陈言，安得先生大手笔一一为之洗刷干净哉？是为序。民国纪元二十三年春旺正月吴江凌树人序于严墓之蟾螟寄庐。

王慎轩序曰：宋君爱人，吾道中之翘楚也。博学多才，研精覃思，学古而不拘于古，知新而不偏于新，既能参究西说以阐扬圣学，尤能寻绎古义而发明新理。故其撰述之医论学说，莫不为各地医报所竞载，各地医家所争读者也。昔余编纂《中医新论汇编》时，尝集现代之医书、医报、杂志等二千余种，采其新著，选其精华，评其长短，补其罅漏，集现代中医之大成，为后学研究之津梁。惟选材甚严，凡学说不新颖者不选，立论不正确者不选，文义不清通者不选，是故合格而中选者，甚非易也。然而宋君著作之中选者，不在少数，是岂庸庸之流所能望其项背者邪？且其所著之《春温新绎》及《伏暑新绎》两篇，尤属新颖精辟之作。余尝反复环诵，观其说理则中西并参，透彻靡遗，论治则学验并重，灵活无匹，既可以补仲圣之不足，又可以匡鞠通之不逮，其有功于医林者岂浅鲜哉？近闻赞臣学长，将以两篇合为一册，题名为《春温伏暑合刊》，寿诸梨枣，以公同好。吾知是书出版，纸贵洛阳，可预卜焉，钦佩之余，因作是序。中华民国二十三年立春日王慎轩敬序于苏州国医学社教务室。

朱寿朋序曰：爱人，余之神交友也，余虽与爱人未尝通信札、亲言笑，然藉《医界春秋》得按月读其作品，想见其致学之笃，而钦佩其识见之超。近张赞臣先生，将集其《春温新绎》与《伏暑》二篇，印行专册，乞余言以冠其端。浅学如余，乌足以序宋子之书哉？虽然，同气相求，同声相应，恭列述作之林，爰本扶轮之旨，又不可不有一言以报之。夫伤寒、温病二名，包我国传染病之全部。论伤寒者，根据《难经》之说，谓温病即伤寒之一种；宗温病者，为南方无伤寒，于是以伤寒法治温病，以温病法治伤寒。亘古以来，其遗误苍生者，不知几千万人矣。窃思仲景云：太阳病，发热而渴，不恶寒者为温病。是则温病与伤寒有别，早见于古训。《经》所谓"冬伤于寒，春必病温"与"冬不藏精，春必病温"为互辞。天来钱氏,早畅其说。若以温病为伤寒,则误解之讥,其能免乎?温病不一,四时而变,春初暖气多风,温邪易感,此温病之正干;夏令伏暑至秋冬而发,此温病之横柯。两者皆易与伤寒混淆。今宋子以燃犀之照,参经验之得,辨入几微,立论正确,有功医林,良相之俦欤。中华民国二十三年一月朱寿朋序于上海中国医学院。

张赞臣序曰:西洋传染病,原确定于微生;我国时令病理,立基于六气。信西学者,以六气为玄虚;究国医者,以微生为渺茫。争端屡起,聚讼纷纭,实由未通彼此之妙谛,故有鸿沟之界划。依余言之,二者各有真理,不可偏弃,不可固执也,何则?夫曰风,即空气也;曰暑、曰火、曰寒,即温度也;曰湿、曰燥,即水分也。三者之变化,莫不与生物有密切之关系,其太过、不及,皆足致病。吾国六气之说,不独可以包括外感,实则可以包括内伤。西人之所谓白喉、猩红热、肺痨、麻疹,以空气为传染媒介,此吾国"风者,善行数变"之说也;伤寒、赤痢、霍乱、疟疾,时借河流地下之水为传染,此吾国"太阴湿土"之说也。空气也,水土也,藉太阳之温度,变化万千,一有病菌内伏,则时疫流行矣。至吾国所谓"冬伤于寒",即病者为伤寒,至春发者为温病;"夏伤于暑",即病者为暑温,至秋冬而发者为伏暑。莫不可以欧西温度之说解之。此则六气可括为三原,三原可纳于寒温,以"寒温"二字,执感病权衡,庸有遁情乎?虽然,邪之凑,其体多虚,即病者易治,深入者难出,其病原或一,其治法万殊,一药误投,生死立判,医岂易言哉?春温为温病之常有,而易流行;伏暑为温病之少见,而难辨别。仲景之书,略而不详;王孟英、吴鞠通之书,未立专篇。行道者苦无准绳,盲人瞎马,其不误事者几希。宋子爱人,笃学士也,先后以《春温新绎》及《伏暑》二稿,投余发行之《医界春秋》。余既为之分期刊载,公之国人,读者莫不佩其立论之超,后先函促印行专册,以免断片零章之憾。而为临床翻阅之便,余乃应众请并序其端。中华民国二十三年一月武进张赞臣序于上海医界春秋社编辑室。

宋爱人序曰:癸酉十月之望,余游邓尉山庄,登香雪海之天姥阁,凭栏远瞩,渔火浮沉,暮烟四散,远处云山烟树,飘渺隐现,水天苍苍,窅不可辨。踞此容膝之楼，竟穷千里之目，时则雁影横空，拂余襟而过，一轮明月，万里无云，大千世界，清澈如水。余此时心无渣染，浑如太空仙境同一清旷也。

时《医界春秋》第八四期月判至，余即于月光清辉之下，展卷读之，知拙稿《春温新绎》适于本期刊竣。前曾得赞臣约，此篇当另刊单本，并合余之《伏暑新绎》，将汇订为一。余初以拙稿不足灾梨枣辞，第以赞臣知遇之隆，爰从其议，再述数言如下。方余之来游焉，衲子已捧文具进，属余题香雪海图咏，余以"春来大地尽禅机"一绝报之。衲子既退，余再握管伸纸，就月光下竟余述。

前乎言之，有谓《内经》以"热病者，皆伤寒之类也"，遂以伤寒、热病混同一谈，而无能为之分析；后乎言之，以伤寒为严寒独有之病，伤寒不得混为热病，热病不得混为伤寒。于是四时病名，繁冗重沓，理路难清，而六经传递，从寒从热之真理，转弃而不讲。余于二者均无取也。

仲景《伤寒论》，为六经传递从寒从热，具有确实之诊断学与特效之治疗学之医中圣经焉。其以"伤寒"命名者，概乎六经言之也。故仲景大论，于《太阳篇》中，则言中风、伤寒、中暍、中湿之分，而格例尤严。至太阳经气之邪，传阳明，则全以阳明本经之经气为主。盖不论风、寒、暑、湿，一至归并阳明，而其人胃家实者，无不同归火化。惟其散漫之邪，繇三阳而传递三阴者，则从寒从热，或寒热错杂，悉归病气与脏气之胜负，全赖医者之诊断不谬，而无不详于《伤寒论》中，故《伤寒论》实为六经证治之铁镜，六经证治不可废《伤寒论》断不可没也。后之读《伤寒论》者，亦当推究六经证治为最上工夫，此中玄机一得，治四时之病，无不触类旁通，指挥如意矣。

虽然《伤寒论》可守者在六经，而当推衍无穷者为四时病机。麻黄汤治太阳伤寒无论矣，即桂枝汤之治太阳中风，亦不可统治四时之风邪；中暍虽有白虎治例，而未曾概暑证之全；中湿所列之方，又与近时之治湿温者殊远；而时疠疫毒，于阳毒、阴毒载于《金匮》而外，余均未详。则《伤寒论》六经证治，诚为不磨训典，而四时病机，又赖后学之求其全矣。

所谓前乎言之者，深信《内经》既以热病皆伤寒之类，而即以《伤寒论》为治四时温病、热病之书。夫《伤寒论》既有黄芩汤、白虎汤、三承气汤等随证设立，原非不可治温病、热病，而欲以《太阳篇》中之桂枝汤、麻黄汤概治太阳表证之为风温，为暑温，为湿温，以及为秋温，冬温者，是则寒温不分无有不误尽苍生。而犹曰：《内经》，医经也；仲景，医圣也。头项强痛而恶寒为太阳证也。桂枝汤、麻黄汤，皆一本《伤寒论》而无敢贰也。此为赵括读父书之流，今之自命为复古派者，多有此弊。

所谓后乎言之者，深知伤寒一证，仅为冬月严寒感之即发，乃得谓之正伤寒，其余皆风温也，暑温也，湿温也，秋温与冬温也，桂枝汤、麻黄汤皆非其治也。于是有寒温之辨，有温热之书，其抱负不凡者，谓足与《伤寒论》分庭抗礼。尤其甚者，谓必跳出《伤寒论》圈子之外，而后可与言温病、热病，创温病三焦之说，而六经之证治乃不可考，以正伤寒不多见，而遂以仲景之《伤寒论》不足行于今日。不知六经传递，从寒从热，中风、伤寒然，温病、热病亦何独不然？《伤寒论》亡，六经证治与之偕亡，而温病、热病之传经错杂者，亦迷惑而无能识矣。此为得鱼忘筌之流，今之自命为时尚派者，多有此弊。余故曰：二者均无取也。

然则将若之何？而又可曰：四时病机之变化，于《伤寒论·太阳篇》之未备者，当推衍不厌其详。若六经证治之纲要，仍当归宗于《伤寒论》，而未可离越其范。如是，温热不缘《伤寒》而没，《伤寒》不因温热而亡，此大成正宗之论。奈何世之尊重《伤寒论》者，痛斥另立温热治法之非是，而自命温热作家者，又必跳出《伤寒论》圈子而后快，此诚堪浩叹者也。

再述温热，温为热之渐，热为温之甚。良以四时六淫感人，及其病之发也，无有不身发热者。故温之与热，其命名之意，犹言热度之若者为较高，若者为高甚，非温病之外另有热病也。夫风、寒、暑、湿、燥、火，不病而为六气，病则为六淫，此病机之当分者也。若病已飜经传腑，则病气亦由温化热，故温之与热，断不可划而为二。其有喜添蛇足者，于温病既辟为一证，于热病又辟一证，殊陷重沓不通之弊，未足为训也。

春温者，温热病之病于春三月者也。凡温热病，其来踪也，莫不由表入里；其发越也，莫不由里达表。此四时温热病之分析法，无不着眼于此。当六淫之邪甫中表分，未入腑脏，此时身发热而即病者，谓之新邪；若六淫之邪潜伏腑脏，乘斯时疠之气，或逢身之虚，由腑脏潜伏之邪，发越三阳经表分，此时身发热而后病者，谓之伏邪。凡四时之为温热病者，无不有新邪与伏邪之分也，不独春温而然也。以春温为春三月温热病之标题，而以新邪者为风温、伏邪者为伏温，此就原有相传之病名，为春温之分析法也，非春温之外另有风温、伏温也，更非详于风温、伏温而独于春温而遗也。拙稿之《春温新绎》即繇此而著题焉。

致伏暑之作，有论有方，而能成一家言者，较春温为尤鲜也。前人论暑，第有阳暑、阴暑之分，而暑疟、暑痢等证，亦多隶属暑证门中。伏暑为夏秋繁苛重候，其伏气也，为暑；其杂气也，为湿；其感气也，为燥为火；其胜气也，为凉燥，为寒燥。则伏暑一证，举凡暑、湿、燥、火、寒，无不兼而有之。证既繁苛，医者能无忽而不讲，岂得与暑疟、暑痢之同属暑证门中一细证哉？东旸吴氏作《医学求是》，于伏暑綦详，盖亦有感而作也，然亦详于理论，历述俗医治法之不是。本证奄缠之难愈，而欲有论有方，成一家言者，尚未可许也。鞠通、孟英，创温热新说最力，于伏暑独无标异（说见例言）。余又以世之痛诋紫雪、至宝之害者，每以病之神昏谵语，均误早用开泄，宗《伤寒论》阳明大实、神昏谵语之属于承气证为例，而以紫雪、至宝为大戒。此亦一间未达，未足以论伏暑之变局者也。要之伏暑与伏温不同，伏温发于春，于暑无感，绝鲜有一起即犯心包。惟伏暑则异，是暑伤心气，《经》有明训，事可确据。则伏暑之深且重者，确有一起即犯心包而至于神昏谵语，紫雪、至宝等正为本证而设也。拙稿之《伏暑新绎》，正继起前贤之后而求其全焉。

然而春温、伏暑，虽各有理论，各有局势，各有诊断，各有治法。所谓于《伤寒论·太阳篇》之未备者，当推衍不厌其详，而于六经传递，从寒从热，则又随局方圆，一一归宗于《伤寒论》，而未敢越其范者也。如是六经证治仍厘然可考，四时病机亦繇此推衍无穷乎。赞臣促余之成焉，然愚陋若余，自知学有未逮，安敢以一得自鸣？又赖赞臣与诸高贤有以广益之也。时则银光清澈，物影直落余纸，始知今夜为月当头也。吴县宋翼爱人自叙于邓尉山庄。

现存主要版本及馆藏地：

1934年上海中国医药书局铅印本，北京中医药大学图书馆等。

《温热辨惑》 1933 存

章巨膺撰

恽铁樵序曰：凡学术浸盛则作者蜂起，衰微则著述消歇，此亦事理之常，乃今日国医界则反是。古人创造之真实学术已濒于破产，国医之运命在飘摇风雨之中。东西洋留学生方挟其科学头脑剪辟旧说，有横厉无前之气，发蒙振落之观。在此情形之下，吾医界同人乃侈谈著述，其著书之多如雨后春草，究其实际抄胥而已。实无一部著作医界中人无论贤不肖皆首肯者。余厕身医界二十年，知之最审。平心自反亦未能免俗之一人。试问彼众多著作家为兴废继绝而著书乎？为抵御外侮而著书乎？我慢其麻木不仁也如是，呜呼耗哉！

余自壬戌始著《群经见智录》嗣此，年有著作以迄于今，其中可分三时期：第一时期为自淑而著书；第二时期下笔常作传世之想；第三时期专为救世而著述。此种思想是否与事实相侔，殆甚难言。而最可靠者即是自淑古医书，不但难读且不易记忆，著书则须于凌乱无次之中，寻出条理又因彼此连带关系而须考查；凡此皆能促进自己学业，较之后二者可谓比较的真实不虚。此三时期皆与彼如春草之著作家有泾渭之辨。今巨膺所为殆即属于第一时期者。热病为中医聚讼之点，亦即中医大本营所在。《伤寒》注家有坊本流行者凡二十余家，类多食古不化，多半取高雅论调，未尝真实研究病理。《温热经纬》《温病条辨》则更含有江湖气味，鄙意彼等未尝无心得，特心得不在所著书中。旧时有著作即为大医，大都彼等著书目的在造成大医为止，所以亘千数百年毫无进步。戴北山、陆九芝书，较前人为佳，而途径太窄，此则时代限之。今后风气所趋，愈推究愈入细，乃事势所必然者。

本书所本者多旧说，而推勘颇能入细，此亦新旧过渡时代之必有一种著作。孜孜为之，必能孟晋。将来寿世济世，亦即以此为起点，总不与彼等同流合污矣！巨膺勉之哉！

陆渊雷序曰： 中医之治疗方法可用，其病名说理则决不可用，治疗方法可用为其有实效也，病名说理决不可用，为其不知大自然之科学而涂传五行六气以为说也。此义余知之最谛，持之最力，人亦以是斥余为中医之叛徒。病名莫如伤寒温热，说理莫如温热之伏邪新感，中医皆以为有清以后新发明超迈汉唐者，然温热中之湿温即是肠窒扶斯，日本人译为伤寒。温热中之暑温，其热状舌色与三时不同，实即流行感冒之发热胃肠二型，伏邪新感既无明确之诊断法，诸家持论又显然参错，其为臆测尤易见，古者时行热病，雅士概谓之伤寒，方言俚语或谓之时行或谓之天行，医者察其寒热虚实之情，机辨其表里上下之部位，别其气血水之症结以施治疗。温病伤寒其揆一也，若论原因则病原菌之种类、气候之变化、抵抗力之强弱，三者交互错综，以成种种不同之证候，岂仅寒温二端所能概括哉！

章君巨膺先从时师习温热之学，复从恽铁樵先生游，又习《伤寒》之学，深知温热之方有可用，温热之说不可从，遂与余为同志。已巳春上海国医学院创立，章君与徐君衡之、章君次公及鄙人等议各任一科，借以整理国医旧说。而章君任温热课，排比众说断以己意，深入而显出，学者听之忘倦。今学院夭折已二年，海内获见章君讲义之一鳞一爪者咸愿窥全豹，章君乃厘订以付梓而索序于余，余谓章君此书为医家之临床典则也可，为中医之整理基础也亦可，与近出中医诸书有泾渭云泥之判，有目者共见之，不须称述。乃述其成书之大意。癸酉大暑渊雷弟陆彭年拜序。

章巨膺序曰： 金元以前别无温病专书，明季始有吴又可《温疫论》。满清一代二百余年中，专集益多，学说旁杂，派别歧出，创意造言皆不相师。喻嘉言列为三纲，吴鞠通别为三焦，自矜创获。王孟英、章虚谷辈则采集诸说，或以为伏气，或以为外感。清末又有凌嘉六者，汇方书之言温，集其大成，名曰《温证类编》，罗辑愈备，真理愈晦，卒至异说纷纭，莫衷一是。

温热本属伤寒范围，自有温病专书，纠纷遂起，往往同一热病，甲医诊之曰伤寒，乙医诊之曰温病，温病又复各异其说，丙曰是伏气发温，丁曰是外感温热，毕竟病是一种而诊断各异，病名至少在四种以上，聚讼不已，纠纷莫解。虽然，温热病本身有立场之点，固不许有如许纠纷也。

余弱冠时雅好方术，初读《伤寒论》无所得，废然而返，后得天士、鞠通之书喜其清浅入时，以为道在是。越十年，从恽师铁樵氏受业，乃知误入歧途，再治伤寒学，拨乱反正，事倍功半，此因惑于紫色夺朱之学说，初学不能辨真伪，故受此痛苦。吾知同志入此同样魔道者不知几千万人。顾如吾知误而返者不知几何人。

民十八，承乏上海国医学院教职，授温热课，遂罗辑前人近贤之言论，辟其谬误，阐其真理，以辨正究惑为归。标讲义名为《温热辨惑》。偶于院刊揭载片段，读者许为至言，辱书奖借，催促专刊，因即修正付印，深愧无所发明，仅能编辑粗具条理而已，目的使后之学者明前人之书有紫朱之辨，劳杂之说有泾渭之分，不再误入歧途，前车之覆足为后来之鉴也！二十二年八月巨膺自识。

现存主要版本及馆藏地：

1933年上海中医书局铅印本，长春中医药大学图书馆等。

《(新括)温病条辨歌括》　　　　　　　　1933　存

吴藻江撰

现存主要版本及馆藏地：

1933年铅印本，陕西中医药研究院图书馆。

《温病入门》　　　　　　　　　　　　　　1934　存

陈景岐编

现存主要版本及馆藏地：

《中国医药入门丛书》本，北京中医药大学图书馆等。

《伏暑新绎》　　　　　　　　　　　　　　　1934　存

宋爱人撰

现存主要版本及馆藏地：

《春温伏暑合刊》本，北京中医药大学图书馆等。

《温热概要》　　　　　　　　　　　　　　　1934　存

钱公玄编

现存主要版本及馆藏地：

1. 《中医各科问答丛书》本，上海中医药大学图书馆等；
2. 1934年新中医研究社铅印本，中国中医科学院图书馆等。

《温热学讲义》　　　　　　　　　　　　　　1934　存

原题（清）石寿棠编

现存主要版本及馆藏地：

1934年台湾汉医药研究室铅印本，上海中医药大学图书馆。

《时病》　　　　　　　　　　　　　　　　　1934　存

何云鹤撰

现存主要版本及馆藏地：

《上海国医学院讲义七种》本，上海中医药大学图书馆等。

《湿温演绎》　　　　　　　　　　　　　　　1934　存

宋爱人撰

现存主要版本及馆藏地：

抄本，上海中医药大学图书馆。

《（新增）时病论证方便读》二卷　　　　　　1935　存

王世雄编

现存主要版本及馆藏地：

1935年上海中医指导社铅印本，国家图书馆等。

《湿温大论》 1935 存

胡安邦撰

胡安邦序曰：生老病死四者，为人生所必不可免。其未老而夭折者，初未必患有必死之病，去其不必死之病，则未有不尽其天年及老衰而死者也。然则既患病矣，必求所以去之之道。苟有道，斯有术矣。积种种治病之术，势非一般人所能统驭而运用，于是须恃乎专门究习治病之术者，此医之所由兴也。《说文》云：医，治病工也。既为治病工，则其目的及责任，但求能迅速解脱病者之痛苦，早日恢复病者之康健。是医为治病之学，而一切学说亦以能否合此目的为取去，则又彰彰明甚矣。安用逞口舌，舞笔墨，斤斤然务事流派之争为，盖亦不思甚矣。考吾国医学流派之争，要以伤寒、温热为最甚，同一身热、自汗、胸闷、苔腻之症也，甲曰伤寒，乙曰温病，各是其是，各非其非，由是而寒热之治法大相冰炭，由是而病人之痛苦每治益甚。果谁为为之，孰令使之耶？奈何彼必欲执家之言，拘一派之偏，以一定天下之病名，而合其一流之治法，而误尽苍生耶。为医至此，可谓至无聊也，治病工云乎哉。胡生安邦，通中西文字，恶世俗之流弊，慨然以医医自任，于伤寒、温病之学致力勿懈。近者以《湿温大论》嘱为鉴定，语多中肯，法合应用，其辛苦香淡汤一方，取辛开苦降芳香淡渗之义，尤具匠心，盖进于道而不惑于道，斯能得其环中而超乎象外也。因书弁其端。公元一九三五年七月上海秦伯未。

现存主要版本及馆藏地：

1935年上海中医指导社铅印本，国家图书馆等。

《温病条辨歌括》 1935 存

颜芝馨编

周小农序曰：淳于公有云：人之所病病疾多，医之所病病方少。清初温病盛行，医林自擅长伤寒经方外，群习陶氏六书，病药凿枘，识者悯之。吴门叶氏，留温热之论，淮阴吴氏，编治温之方。规模粗备，而能翕然从风者，以举世病温热较多于伤寒故耳。日本汤本求真，由西欧毕业，返习汉医，以其经验所得，聿著简编，谓圣方可治万病。可云推崇极尊。沪上中医学校盛倡汉学，风气为之一变。其所揭橥，毋阅宋以后医书，毋采用时方俗药，皆汤氏信徒也例如风温咳嗽，经无多方，漫投麻桂辛姜，吐衄频见者有之。昧者犹谓中元甲子，时当寒湿，专宗一经，悍然不顾一切，不佞默察时病，仍以温热为多，顾安得擅长圣方者，稍变成见乎。卫署主废旧医，而至筦中医，如束湿薪，前途讵云无虑，或有持改进论者利用汉医之单纯学派，一击不中，则改弦易辙，而用注射已。宋以后医书，匪无发明，尽属捐弃，将来生民之患，宁有涯乎？魏子文耀，函际其师颜芝馨先生遗著，《温病条辨歌括》一书，校而刊之，期于遗墨流传，而又兢兢以时代好尚各异，不合潮流是惧。魏子勉之哉。彼斗火盘冰，锲而不舍，终必见戾于病家。世有温病，焉能舍是？至于编者提纲挈要，规划尽善，读者将自然得其会心焉。是为序。民国二十五年春季中央国医馆名誉理事，无锡镇周小农序，时年六十有一。

现存主要版本及馆藏地：

《中国医学大成》本，上海中医药大学图书馆。

《暑湿病问答》 1935 存

蔡陆仙编

现存主要版本及馆藏地：

1935年上海华东书局铅印本，湖南中医药大学图书馆等。

《温热病问答》 1935 存

蔡陆仙编

现存主要版本及馆藏地：

1935年上海华东书局铅印本，重庆市图书馆等。

《温病抉微》 1935 存

陈微尘

张铉序曰：当天地否塞之际，贤人君子，往往不能以才能名世，则隐于酒，隐于屠，营于医卜末技，以寄共穷愁潦倒之怀，以供其仰事俯蓄之计呜呼，此岂其志然哉，陈子振奇人，少于书无所不读，以能尽通诸术巧，然耻以微末自见，往来江淮河朔之间，垂二十年，思有以展其抱负，而终无所遇，前年以母疾走大运，愤其地无良医，始微露其术，已而大效，慕而就诊者日百十人，陈子既辙轹不合于时，念终无以自食，而隐于医者之活人济世，抑亦仁人之用心也，遂避地北平，而以医问世，余与陈子交十年，观其抵掌论古今事，以为有豪杰之风，初不知陈子之湛于医，而陈子亦终不常自言，而今也，陈子乃食于医，且以其所著微尘五种属余而为之序，呜呼！余不暇为陈子悲，而独惜夫陈子之才□……□。时乙亥仲春南皮张铉序于津沽□……□。

现存主要版本及馆藏地：

《陈微尘医书五种》本，北京中医药大学图书馆等。

《临症指南选按》　　　　　　　　　　1935　未见

唐思义、倪本青编

秦伯未序曰： 叶香岩临症指南，苏浙人治病多宗之，都八卷，备内外妇幼诸科，而芜杂重复居其中，求之精粹者，十仅获一。若案不中理，药不合证者，尤属络绎。世仅摘其席姓七案，安知席案之外，更有甚焉者乎？考香岩传，祖紫帆，通医理，父阳生，益精其术。香岩少受家学，年十四父殁，从父门人朱某学，闻人善治某症，即往师之。自十二至十八九，凡更十七师，淹有众长，名闻朝野。是则其书虽非手订，而平日之方案，岂竟庸劣至于斯乎？因震其名而诵其书者，胸无卓识，心不精专，浅袭皮毛，不辨可否流毒，乃被江南滋补以治虚劳，凉腻以治温热，桑、菊、银、翘以泛治一切疾患，斯则叶氏纵不出此，而其书不能不整理以杜其弊也。余门人中多江浙之士，既以《内》《难》《伤寒》《金匮》为入门之阶，复多能旁通金元各家之言，独惧其悬壶问道，易受世俗之移易，乃取叶书一一为之臧否得失。唐生思义、倪生本青，更于讲解之余，择其可法者，录为一卷，颜曰《临症指南选按》，系以原评，复续私见，视全书已鳞爪而切实近理，具有换骨之奇焉，爰为审阅付刊。窃以为此书出而原书可废，香岩之祸，或将自此而斩，香岩之真学问，倘亦自此而显著，是唐、倪二生，不仅增自身之学识以救人，且将除苏浙之大患以医医，写此弁端，私心弥喜。中华民国二十四年冬秦伯未记于海上谦庐。

编者按：此书未见单行本，《中医指导录》第六卷第六十七期（1935年）曾刊载其序言。

《删补清太医院治瘟速效》　　　　　　　　　　　　1935　存

清太医院原编，（民国）周禹锡删补

现存主要版本及馆藏地：

1935 年隆昌文宝斋石印本，上海中医药大学图书馆等。

《温病论衡》　　　　　　　　　　　　　　　　　　1936　存

谢诵穆撰

谢诵穆序曰：温病之学说，至逊清而大炽，论者以温病学派之特起，为清医最大之收获，温病果清医最大之收获耶？余斯之未能信，尝集古今论温病之书而读之，觉古人之所谓温病，或异于后世之所谓温病，而一时一代之说，亦有自相矛盾，岐之中复有岐者，乃知中医学说之未经科学整理者，固极笼统庞杂凌乱之致，而所谓温病者亦居其一焉。夫致力温病者，如此之众，而温病学说之笼统庞杂凌乱，乃治丝而益棼，此无他，灵府为旧说所锢蔽，不能夺门而出耳。苏子瞻之诗，有不识庐山真面目，只缘身在此山中之句，故日光不凌驾温病之上者，绝不能澈温病之底蕴，古人之驰骋于温病藩篱之内，终身回旋如转磨者，皆徘徊庐山，不越雷池一步者也，近世名家之论温病多发，前人所未发，如章太炎先生之《论湿温》，陆渊雷师之《论湿温风温》，章次公师之《湿温平议》，皆直薄古人之壁垒，而著者资以参证者也。

清代论温病者，叶桂、吴瑭为最著，叶吴之所谓温病，以漠不相关之前贤学说为甲盾，盲左之所谓蒙马以虎皮，而章太炎先生之所谓悬牛头卖马脯者也。徐灵胎《难经经释》自序曰：此书（指《难经》）之垂，已二千余年，注者不下数十家，皆不敢有异议，其间有大可疑者，且多曲为解释，并他书之是者反疑之，则岂前人皆无识乎？殆非也。盖经学之不讲久矣，惟知溯流以寻源，源不得则中道而止，未尝从源以及流也。故以《难经》视《难经》，则《难经》自无可议，以《内经》之义疏视《难经》则《难经》正多疵也。由徐氏之说引申之，则以叶吴之目光视叶吴，则叶吴之温病自无可议，以科学学说视叶吴，则叶吴正多疵也。且温病学说之派别极多，不仅叶吴等数家而已，古代发挥温病之学说，多有在叶吴之外者，叶吴之温病不过温病学说之一部分，上不足以为全体温病学说之代表，则以在叶吴之外之温病学说，与叶吴相比较，亦可以见温病学说之异同，而度絜其长短也。

现存主要版本及馆藏地：

1936年上海知行医学社铅印本，北京中医药大学图书馆等。

《温热经解》　　　　　　　　　　　　　　1936　存

沈汉卿撰

沈肖卿序曰： 窃思人之所以病者，天地之气化也。病之所以死所以生者，人身之气化也。夫热则气泄，寒则气收，怒则气上，恐则气下，喜则气缓，悲则气消，劳则气耗，惊则气乱，思则气结。病随气行，虽千变万化，要不外乎由表入里则死，由里出表则生尔。今医士皆能治病，而死生莫决，何也？盖西医尚实验，专事剖解以求病，而病源不见，何以决死生；中医尚气化，但言天地之气化，即理想难凭，可以决死生？夫病有不待剖解而知者，有剖视不得见，而求之人身气化中有实验者，如太阳气化为寒水，其症有恶风恶寒。少阳气化为相火，其症有口苦目眩，此皆人身气化，剖视不得见，而其症固实有可验，不待剖解而知也。我国医圣张仲景，因汉时医家，不于人身气化中求病源，其宗族多被医误，故作《伤寒杂病论》，发明人身之气化之理，以惠后学。不料后学但知天地之气化，而不知人身之气化，误加注释，相沿至今，将二千年，不知误人多少。致令医界中人，谈及伤寒，皆瞠目相视，噤口不言，此家君所以改良古注，阐发病源，而作是书也。书既成，适山西督军阎，提倡医学，署中设立中医改进研究会，登报征稿，代印分送山西诸医士。惜石印走板，字迹多讹，是非重刊不可。兹蒙周玉师慨助刊资，家君因命余仇校更正，先付排印，以质当世之知医者，是为序。沈懋官肖卿氏序于京都廷寿街医寓。

沈汉卿序曰：尝阅《温病条辨》与《温热经纬》，而知轩岐长沙之书，无人研究，何也？熙熙攘攘，名利是求。其所以率尔操觚者，皆名利之心迫而出之。其于古圣心传，固漠然无所动于中，不求经旨，妄加注释，晋叔和、唐王冰，误解于前，各家误解于后。一误再误，致令神圣相传之医学，淹没将二千年，迄未发明。而吴鞠通、王孟英辈，复欲撇去伤寒，独开生面，不自知其愚昧，集《叶氏指南》数方，以行于世，可为叶氏功臣，其实则仲景之罪人也。仲景论桂枝汤，为太阳中风之主力，太阴病脉浮者，为风寒在表，尚宜此汤，并未言温病桂枝汤主之。而鞠通论温病，开首即以此方诬圣，其不明经旨可知矣。仲景论伤寒霍乱，宜五苓四逆理中等方，而鞠通误解，以治温病霍乱，以热治温，其不杀人也几希。仲景论少阴病，寒伤少阴也，而孟英以少阴病为温病，窃附于仲景门墙，以误后学，此胡为者。噫，自晋迄今，以药试病，于试验中，幸得数方，即称名医，知其然而不知其所以然。病理不明，死生莫决，此中国医学，所以日趋于腐败也。近时英俊，又复喜新厌故，竞尚西学，不知西人之性质，西方之风土，与中国大不相同。其人性情强，皮肤密，毫毛坚，其病生于内，故西医论病，皆曰肺炎、肝炎、肠胃炎，治法皆宜内攻也华人性情柔皮肤疏，毫毛软，其病生于外，故中医论病，皆曰风寒暑湿燥火，治法当从外解也。习惯不同，病情不同，治法是以不同。人身一气机耳热则气泄寒则气收，收则病入，泄则病出气存则生，气绝则死。病虽千变，气化则一。此我国医圣，所以作《伤寒杂病论》也。西医不言气化，专事实验，辄遇瘟疫，即仓惶失措。中医但言天地之气化，而不求人身之气化，是以注伤寒家，皆曰少阴之上，热气治之，阳明之上，燥气治之，此非天地气化乎天地之少阴为君火，人身之少阴为肾水，天地之阳明燥金为寒燥，人身之阳明燥土为火燥。仲景论人身，注家说天地，此医圣经旨，所以迄未发明也。麟不敏，不能将各国医学，兼收并蓄，窃愿发明经旨，俾后学见病知源。详释经文，分别温热，辨西方瘟疫之名，集平时经验之方，不揣固陋，类聚成篇，尚祈中西同志，绳愆纠谬，发明人身气化之病理，庶使古圣心传，大放光明于世界。江苏沈麟汉卿氏作于天津合济医院。

现存主要版本及馆藏地：

《中国医学大成》本，上海中医药大学图书馆等。

《四时感证讲义》　　　　　　　　　　　1936　存

吴瑞甫撰

陈影鹤序曰： 四序愆期，寒暑不正，则民殃于疫，读《淮南子》书者，类能言之，关尹子曰：五行流转造化，有魂有神，是故天不能冬兰夏菊，地不能洛橘汶貉，则又有气候之变，水土之差，而为医者所当讲肄及之也。天地间一微尘耳，微尘随空气簸扬，微生物即混杂其中，而为疾病所自始。人以一身蜉蝣于天地，偶触毒疠之微生物，则疾病由此而起，此之谓病因，而微生物化生，根于气候为病，沿门阖境靡不相同，凡疟痢、春温、麻痘、湿温、秋暑皆然，以此知微生物既由气候而生，则气候乃握重要之病原，而为我国最精最微之学理。日人渡边熙所以云"用仲景法不必从事杀菌，而病菌自然消灭"，良以微生菌既由气候而来，则参气候之变正，以撷天地之精，遂为探原之治疗，此吾人根据六气以处方所以确能愈病，而自能消灭微菌之原理也。吾师吴瑞甫先生有见及此，以感冒症四时悉备，实气候使然，故其书不名温热，而名时感症，以温热仅就热之轻重言，若时感症，则寒暑灾祲不得其正者，皆得分门别类，赅括无遗，且以见欧西风土气候与我国不同，有风土之气候病，而以远隔数万里之医术治之，其不能推行尽利，断然无疑，此则吾师作《四时感症》之大旨也。受业陈影鹤谨志。

李礼臣序曰： 自《气交变论》有气化、政令、变易、灾眚诸说，可知岁运太过、不及，均为时病所从出。自《五常政大论》有委和、伏明、卑监、从革、涸流、发生、赫曦、敦阜、坚成、流衍诸名称，可知六气五类相制胜，即为四时病机所由来。人身呼吸之气与天地通，即病情亦随气候而发，所以春夏秋冬气候失和，而沿门阖境相同，诸病即接踵而起，自非达精光之论，通大圣之业，未能晓其所以然之故也。近世习西医者，动以玄虚相诟病，即号称国医者，不能从天人合一处着想，徒知拾外人牙慧、信口雌黄，从未有深刻之识认，则惑之甚也。（礼臣）闻父老言吴师瑞甫先生，自弱冠即善治温热，所著《中西温热串解》久为医林所宗尚。曩者奉中馆命，拟设厦门国医专校，所著《四时感症讲义》经先生登堂讲解，俨如日星之明。（礼臣）从学有年，本此以治四时感冒诸证，往往获效，以知先生学力之深，阅历之富也。先生勤勤勉勉，手不释卷，生平治病，肠热、胆绝、坚类、半痴，呜呼！其于医学殆有宿根者欤？民国二十五年六月受业李礼臣谨志。

现存主要版本及馆藏地：

1936年福建私立厦门国医专门学校铅印本，上海中医药大学图书馆等。

《寒温集萃》 1936 存

黄刚正编

现存主要版本及馆藏地：

1936年广州黄岐济药行铅印本，广东省立中山图书馆。

《温病正宗》 1936 存

王德宣撰

曾觉叟序曰： 著书难，在今日而言著书更难。何也？中国开化最早，无论何种学术，皆有数千年之历史，欲发挥一种学术，必合以前各家学说，比较参证，而后可知其得失；又必著书者有综核古今之才识，而后能于各家学说，判其是非，以定其去取，非有过量之聪明，孰敢言著书者？而著医书之难，较之他种学术为难，著中医之书则尤难。何也？在他种学术，苟有综核古今之才识，能以各家学说，比较参证，即可判其是非，以定去取也；若夫中医学说，通于天人性命，虽有综核古今之才识，又必深通天人性命之理，且必积数十年之经验实地印证，方能会归而证圆通，否则鲜有不守一先生之言，而一得自封者。中医之学说，其大纲为外感内伤。外感又以寒温分两大纲。伤寒一证，自仲圣集其大成，治法厘然。虽后之注释，庞杂纷歧，致起聚讼，然自唐氏容川《补正》书出，仲圣《伤寒论》之真义尽显。虽近之新医，不无訾议，然老成硕望如谢君利恒，继起名流如秦君伯未，对于此书皆极其推重。后之学者，苟非好奇喜新，自窜荆棘，则伤寒治法，已有正轨之可循矣。温病虽《伤寒论》中寒温比证，及伤寒化热证中，已言其大概，然此不过其端倪而已。伤寒一证，有仲圣之书，可为师法，虽有庸医，苟能细心研究，尚不至于杀人。温病因无专书，以故汉后学者，暗中摸索，虽有一线之微明，终不能出伤寒范围。刘河间出，始分别伤寒温热治法，火宅甘露，诚不愧为轩岐功臣。惟其温热学说仍在伤寒书中，未列专书，上智固知所融通，下愚则仍多迷罔。至前清周氏禹载、杨氏栗山、叶氏香岩、薛氏生白、吴氏鞠通、王氏孟英，诸家书出，然后温自温而寒自寒，厘然各别，不相混淆。至于新感伏气之分，则蒋氏问斋启其端，而柳氏宝诒集其成。至此而温病治法，亦有正轨之可循矣。虽然，各家言温之书多矣，治法虽有正轨之可循，而其学说则仍散在各家之书，尚未有综各家之学说，比较参证，以判其是非而定其去取者。凌氏嘉六之《温热类编》，采取极其宏富，而无所评判，不过温热之类书而已。王君松如，世传诗礼，其兄之平君，因蔡元培之废孔祀废遗经，首倡正义力与抵争，卫道辟邪，声望卓著。君素好学，于书无所不读而对于中医书籍，则自《内经》以后，无书不备，亦无书不加以研究，而于温病尤有心得。二十一年在平，屡起大证，声誉翕然。因感治温之书，尚无统系，恐后之学者，无所适从，乃取汉后各家治温学说，成为《温病正宗》一书。其上编为学说辨正，乃备列各家学说，加以评判者。其下编为正宗辑要，乃汇列各种温病名目，采各家治法以定其去取者。统系厘然，有条不紊，梗概既备，选择复当。非有综核古今之才识，而积有经验者，曷克臻此？吾尝谓中国医学，今为进步极盛时代，观于王君此书，益可征其言之不诬也。惟是今之著医书亦甚多矣，其剽窃抄袭，毫无学识者，固无论矣。其自命为新书，多持西医体温进退之说，以推翻中医之六气者，不知体温之进退，如不因天时之寒热而起变化，则为内伤，如因天时之寒热变化，则六气为病。因体温之进退，乃其感受寒热而成病后之变化，此显而易见之理，乃可持之以推翻中医之六气乎？又有持三气四气之说，以推翻六气者，不知无论为三气，为四气，为六气，既承认有此气，则有

气 即有变化，所谓三，所谓四者，不过狙公赋茅之见识而已，此又可持之以推翻中医之六气乎？此外又有以伤寒列入物理病者，牵强附会，更属荒谬。不意近今之谓新医，其学识乃竟如此也。其故安在？即在于媚外忘本，见外人之飞机大炮，胜于中国之刀矛，遂以为中国事事不如外人。不知飞机大炮，属之物质，乃由人力制造而成者，既由人力制造而成，自可以人力改良！至于人身，乃由天地阴阳气化氤氲而生，由开辟以至今日，天地仍此天地也，气化仍此气化也，则人身亦仍此人身也，又安能如人力制造之物质、以修理器械之法治人之病乎？亦惑之甚矣。持此等议论者，非对于中医之学理无正确认识，即为外人所运动，利用中医中不肖分子，以中医推翻中医。吾尝谓中医不亡于西医，而亡于中医，即指此辈而言。不去汉奸，则中国必亡；不去此不肖分子，则中医亦必消灭。年来对于国事及中医，不情大声疾呼者，即为此故。乃虹贯荆卿之心，而见者以为淫氛而薄之；碧化苌弘之血，而览者以为顽石而弃之。曾文正在当时尚有此沉痛之语。以故年来虽力竭声嘶，而终无术激发其爱国之心，不亦大可痛乎！虽然，中国为黄帝神明之胄，其道德礼教、声名文物，为世界最先进之国，继天立极之圣贤，旋乾转坤之豪杰，何代无有！今日即危急已极，然政府虽抱世界主义，草野之中岂无爱国之志士仁人，能任此少数汉奸，断送中国之大好河山乎？中医虽有不肖分子，然维持正义者，大有人在，参天地而赞化育之中医学说，又岂少数不肖分子所能推翻乎？之平君既肆力于复兴民族之运动，以发扬中国之文化国粹。君又以发扬中医学自任。虽似兄弟之间分道扬镳，而其实殊途合辙。使国人皆能如君昆仲，中国何患其亡乎！中医又何患其消灭乎！吾甚望君昆仲，本其百折不回之毅力，以作此狂澜之柱石也。民国二十四年夏历重九节中央国医馆理事湖南国医分馆学术整理委员会委员兼国医公会主席曾觉序。

刘岳仑序曰： 余之纳交于王君松如也，在民国纪元之十有七年冬。时余备员省会公安局医师审查委员会，松如出其生平著述见示，余回环庄诵，心已仪为绩学之士。旋造庐相访，则见珠玑满架，庋藏历代医籍，无虑千数百家，丹铅点圈，错综罗列，乃知其好学深思，有由然也。阅二载，松如游北平，遂悬壶其间，声望日益隆隆。余以南北相望，几数千里，未获把臂谈心，间以尺纸，互通情愫而已。年来，东寇孔亟，松如仓皇间归，相见唏嘘，历叙契阔，而松如学益邃，业益精，涵养深醇，粹然见于其面。而于温病一门，尤为深造有得。余适忝长国医专校，与郑君守谦谋，聘为本校温病教授，松如欣然不辞。数月以来，教学相长，就其自摅心得，著有《温病正宗》一书，请序于余。余谓温病治法，具见于仲圣《伤寒论》中，特后人未能隅反，遂以治伤寒者治温病，贻误后学，实非浅鲜。自叶氏天士、薛氏生白、吴氏鞠通、王氏孟英，诸大家出，条分缕析，各具精心，抒为伟论，而后寒温各别，判然若黑白之不可混淆。自是以来，各家论著，非不阐发靡遗。然而宗前贤者，守辙循涂，或不免于穿凿附会；诋前贤者，变本加厉，遂至流为背谬支离。二者均失之矣。松如是书，抉其病原，而正其纰缪，析其义理，而详其治疗，使读者如暗室明灯，无微弗烛，洵可为叶薛吴王诸家之功臣，匪特为本校学生之模范读本已也。亟望付诸攻木之工，以广其传。其所以寿斯民者，厥功不亦伟哉！因备述巅末于简端，兼以志离合之感云。时民国乙亥孟冬中央国医馆理事湖南国医分馆副馆长湖南国医专科学校校长衡山刘岳仑笃髯甫书于长沙城东之蔚园。

郑守谦序曰：合于天人之旨者，为经世之学；达乎古今之变者，为有用之书；学贯天人，书通今古，则几于道矣。非聪明颖悟之士，其孰能之？吾友王君松如，以医学噪声都下，验案成帙。南归后，余因輓执国医专校教鞭，期年讲画，群英大进。而君更就课余，编著《温病正宗》一书，于古今中外学说龃龉中，作精粹折衷之评论，书无妄弃，理务潜通，在去肤存髓之中，得珍鼎一脔之味。余固知王君欲与校中诸生谋集思广益之效，于是急就成章。以河海纳流之横，犹若有慊于中者，然读十年书，而昧于寒温疫疠治疗之途径者多矣。非不能研及古今中外各籍，而竟茫乎不知其涯涘者，言愈多而理愈晦故也，安得尽如王君之整理棼乱，而集其大成者之可昭示来兹耶？因乐其书之成，而足为世重，故缀数语于篇首，以质世之读是书者。乙亥冬月湖南国医专科学校教务主任郑守谦序于长沙城北之斗南书屋。

周守忠序曰：民国十有五年秋，忠客芝城军次，得识湘乡王松如先生，气宇轩昂，片言雅合。时先生长宁乡盐政，兼任八军二十五团少校军需，及同级军医。先生综核计画，条理井然。全部官兵，与地方人民，患病请诊，户为之穿，应接从容，曾不少息，且多奏奇效，咸奉之若神明。继而邀游江汉，悬壶燕都，当地达官显宦，以及穷乡妇孺，闻先生名，□集求诊，凡沉痼疾，无不著手成春。至二十一年北平猩红热流行猖獗，诸医束乎，而先生全活甚众，积案成帙。盖其读书博，用功深，处方不拘成法，故能得心应手，载誉而归。本年先生任湖南国医专校温病教授，因感温病专书向无善本，特搜罗古今医籍，阐发奥蕴，且抒心得，穷源竟委，综合成书，颜曰《温病正宗》。忠虽不知医，然深悉先生医学之精，治病之奇，则其书足为世重可知，兹因付梓，故述其大凡云尔。民国二十四年十一月宁乡周守忠恕安氏谨序。

王德宣序曰：孔子为政，必先正名者，名不正，则言不顺、事不成也。医学操人生杀之权，岂可不正其名乎？吾国医学，所以异夫欧西者，我重气化，而彼重形质；彼炫科学，而我求哲理也。惟其重气化，而求哲理，故不尽可以言传，而必须以意会。其可言传者，固易知易能；而须意会者，则难知难能。果欲见垣一方，则非别具会心不可。温病之名不正，由来久矣。苟任其庞杂淆混，诚恐毫厘之差，而有千里之谬，松如之为此惧也久矣。今春承乏湖南国医专科学校讲席，教授温病学，是用不忖谫陋，采辑古今温病学说，加以辨正，之曰《温病正宗》。因校中已采用时人沈啸谷所改编时逸人之《温病全书》为教程，故以是稿备学生之参考。遂徇其请，遽付手民，未敢自信，尚幸高明有以教之。民国二十四年乙亥秋月湘乡恬憺山人王德宣松如甫序于湖南国医专科学校。

现存主要版本及馆藏地：

1936年长沙王氏医寓铅印本，首都图书馆等。

《时病讲义》 1936 存

王润民编

现存主要版本及馆藏地：

抄本，天津中医药大学图书馆。

《温热便读》 1936 存

邹仲彝编

现存主要版本及馆藏地：

1936年铅印本，山西省图书馆等。

《辑温病条辩论》 1936 存

恒斋编

恒斋序曰： 汪瑟庵相国，所订《温病条辨》一书，乃皖江吴鞠通先生手著，专为温病说法。各省无刊版，仅为浙西叶氏家藏，偶于拜竹山房，王君案头阅之，如获至宝。盖其法得之姑苏叶氏，而能集其大成者也。证按四时，治分三焦，条分缕析，迥与伤寒治法有别。第四杂说一卷，其中钩元提要，非深达夫阴阳之理，深通乎六气之微，不能道其只字。而幼科之痉病，与妇科之胎产，犹为独开生面，发前人之所未备。爰重刊以公诸世，尚望好善诸君，广印流传，俾使业医者熟读深思，胸有成竹，临证时审定寒热虚实，庶不至有毫厘千里之谬云。岭南恒斋氏谨识。

曹炳章按： 本书采集《辑温病条辨论》及《温病医方撮要》之温病十五方，皆恒斋先生辑刊《温病条辨》之末，为辨温治温之精论验方，爰为采补，以供同人参考，得增广识见，不无裨益云。民国二十五年一月，鄞县曹炳章志。

现存主要版本及馆藏地：

《中国医学大成》本，上海中医药大学图书馆等。

《温病学》 1936 存

何伯勋撰

现存主要版本及馆藏地：

四川国医学院铅印本，辽宁中医药大学图书馆等。

《温病医方撮要》 1936 存

（清）杨璿原撰，黄惺溪编，（民国）曹炳章增订

现存主要版本及馆藏地：

《中国医学大成》本，上海中医药大学图书馆等。

《温病条辨节要》 1937 存

杨叔澄撰

杨叔澄序曰：温热之证，自昔难言，何则以病因而言，则有伏气杂感之珠，以时令而言，则有冬春夏之辨，以藏府而言，则或主阳明，或主募原，或主于太阴，或主口鼻，议论纷纭，歧说难出，而且与伤寒瘟疫极易牵混，在伤寒家如成无己喻嘉言徐灵胎陆九芝，诸公，根据《难经》伤寒有五之文，以为温热乃伤寒五证之二目，病既在伤寒论中，治自不能离伤寒论外，而温热家如刘河间、叶天士、吴鞠通、王孟英诸家，则以为除伏气之温热外，应属于时感杂病，均主张脱却伤寒圈子，另主一门平心而论，仲景为医中之圣，伤寒原为外因病全体之书，温热等症治法已有纲领可寻，则伤寒家所主张，原有根据，唯后世末学，未能观其会通，以为温热之治，既不能杂乎伤寒，于是遇温热、温疫等证，不复辩其为寒、为温、为疫，恣用柴桂，以致夭枉满目，为害孔多，遂至惹人诟病，然天不爱道，穷则变生，叶吴诸公目睹其祸之烈，乃倡立温热之门，以便与伤寒有所区别，非故矜门户，亦为事实所迫有不容自己者也，故吾侪以理衡之，为学术易于专精计，为治疗易于辨别计，则温热另树一帜，诚较为简捷也，淮阴吴鞠通先生，学术淹贯，识见宏达，于温热等症，独能师承叶香岩之遗意，综其精华，本诸经验，着条辨一书，而温热之治，始得与伤寒有所区分，世之医者，亦得以所有遵循，而不致如以前之妄用辛温害人，则先生之有功于学术，有功人群者，岂浅鲜哉，虽间有小疵，正亦无害其大醇，惟篇幅繁冗，不适课程之用，兹拟挈其精华，芟其繁复，俾读者开卷了然，明其体用，庶为治一助乎，明知学术短浅，难免点金成铁之消，然为便于讲述计，亦不敢辞也。戊寅秋七月下浣古鲁杨叔澄。

现存主要版本及馆藏地：

1938年华北国医学院铅印本，国家图书馆等。

《温病学》　　　　　　　　　　　　　　　　1937　存

著者佚名

现存主要版本及馆藏地：

《中国医学院讲义十三种》本，上海中医药大学图书馆等。

《温病学》　　　　　　　　　　　　　　　　1937　存

沈啸谷编

现存主要版本及馆藏地：

《中国医学院讲义十四种》本，上海中医药大学图书馆等。

《温病方歌》　　　　　　　　　　　　　　　1937　存

著者佚名

现存主要版本及馆藏地：

抄本，中国中医科学院图书馆。

《温病指要》　　　　　　　　　　　　　　[1937]　存

著者佚名

现存主要版本及馆藏地：

抄本，浙江省中医药研究院。

《温病条辨汤头》　　　　　　　　　　　　[1937]　存

著者佚名

现存主要版本及馆藏地：

抄本，广西壮族自治区图书馆。

《寒温证治》　　　　　　　　　　　　　　[1937]　存

著者佚名

现存主要版本及馆藏地：

抄本，浙江省中医药研究院。

《温热证治》 [1937] 存

著者佚名

现存主要版本及馆藏地：

抄本，浙江省中医药研究院。

《肠炎症（伤寒症、湿温症）特效药速愈法》 1938 存

聂云台撰

现存主要版本及馆藏地：

1938年著者铅印本，中国中医科学院图书馆等。

《温热学讲义》 1938 存

王普耀撰

现存主要版本及馆藏地：

《浙江中医专校讲义三十三种》本，上海中医药大学图书馆等。

《时症金箴集》 1938 存

马汤楹撰

现存主要版本及馆藏地：

铅印本，上海中医药大学图书馆。

《四时治病全书》 1939 存

陈景岐编

陈景岐序曰：一年四季气候不同，其温度的变化影响于人们的生活上很大，但温度在某种范围之内，生活才感适宜，这是一个必要条件。人类生活体的主要成分为一种胶质，对于温度的变化感应极敏，如果温度在过高的时候受到刺激，就要起变化作用的凝固状态，甚至破坏细胞，遂即发现不适于气候的种种病征，到了这种时期，是非用医学方法来补救断然不可的。在此期中不加医治，那么人体构造组织的机能，或是偏废，或是停顿，生命的安危悬于旦夕，岂不危险？如果温度过低，也能有害于生活体，在一方面，因起化学的反应作用，就要变齐不活泼，在又一方面，因为其人身体内的水分凝结，破坏细胞，同时新陈代谢，输

送不灵，不能将老废物除去，随其蓄积就起中毒作用。倘能全力多行呼吸，吸入氧气，氧气与废物化合，尚可缓和其中毒。但是么物，非用医治方法，是不能除去的。所以人体温度的调节，是维持生命要件，温度过高过低，即于生活有所障碍，是非用合于时季的医学方法去解决他不可。

四时气候变迁足以酿成病的作用，于是人体温度的来源、调节及放散，均当一一用气压作用、光线反射作用、风土作用和中医方面用寒热燥湿的诸名词来表明低温作用、高温作用、高压作用、低压作用，其立意实在是大略相同的，时季气冷，着衣单薄，天气骤暖，脱衣过多，寒冷空气刺激皮肤，阻碍体温放散，其所起的反应，遂成恶寒发热无汗诸证。因为体温反应而致障碍循环，因为循环障碍而致发生种种病理的作用，时病的感受，必以体温为起点，这是应该认识伏气新感的时病和体温有重要的关系。

欲解决医治这种时病，在前人所说，最重要的，在乎知时、论证、辨体、立法等等，因为时有温热寒凉之别，证有表里新伏之分，伴有阴阳壮弱之殊，法有散补攻和之异，倘然不能够明辨精确，随便用药，其势必然要误人的，在《内经·阴阳应象大论》有"冬伤于寒，春必病温；春伤于风，夏生飧泄；夏伤于暑，秋必痎疟；秋伤于湿，冬生咳嗽。"之说，雷少逸氏根据这几句经文，而定出四时治病的纲领，便利后人，厥功非细。此书所述，亦师其意参以各种医籍而分春夏秋冬的四时病症，详以治法，所以叫做《四时治病全书》，其间再分出何病为伏气，何病为新邪，以清界限。在春季病症中，关于伏气的，如冬伤于寒，伏而不发，发于来春而成诸温病的，这是伏气为病，有春温、风温、温病、温毒、晚发五种。关于新感的，既有轻重之分，也有兼寒兼热兼湿之异，所以又有伤风、冒风、中风、风寒、风热、风湿、寒疫、春嗽种种的区别。在夏季病症中，关于伏气的，其名有飧泄、洞泄、寒泻、火泻、暑泻、湿泻、痰泻、食泻、风痢、寒痢、热痢、湿痢、噤口痢、休息痢等等。关于新感的，有伤暑、冒暑、暑风、暑湿、暑咳、暑瘵。更兼诸邪的，有痧气、霍乱、疰夏、热病、霉湿等。在秋季病症中，有夏伤于暑，秋必痎疟的伏气病，然而疟不一端。分晰说来，则有暑疟、风疟、寒疟、湿疟、瘴疟、牝疟、痰疟、食疟、疫疟、龟疟、劳疟、疟母、三日疟等名。不以疟名的，又有伏暑、秋暑之名。新感则有伤湿、中湿、冒湿、湿热、寒湿、湿温及秋燥。在冬季病症中，有关于伏气、伤湿的痰嗽和伤燥的干咳，□□有浅深，所以又有伤寒、中寒、冒寒的分别。冬应寒而反温，非其时而有其气，感受□病，叫做冬温。这是本书内容的大概。果能四时诸病，按照春温、夏热、秋凉、冬寒□□候，分伏气、新感的病证，再审察体质的虚实，然后确定，施以或补或散等方法，临机活用，自然可以应变无穷了。不妥当的地方，还要请高明的人指正哩。常熟陈景岐序于申江忘爱庐。

现存主要版本及馆藏地：

1939年上海中西书局铅印本，上海中医药大学图书馆。

《存仁斋医语伤寒时病杂症歌》 1941 存

李肖帆撰

现存主要版本及馆藏地：

1941年稿本，中国中医科学院图书馆。

《伤寒饮食指南》 1941 存

程国树编

现存版本及馆藏地：

1941年铅印本，上海中医药大学图书馆。

编者按：此书此后重编更名为《伤寒食养疗养》，详见《伤寒食养疗法》条目。

《温病新论》 1941 未见

张方舆撰

张赞臣序曰：吾国医学，信如著者所云，多沦于虚，往往愈说愈空，愈说愈玄，真令人无可捉摸，不可想象。盖多属主观推测之臆说，非从客观上实验所得之真实原理也。彼辈著书立说之初意，自以为道之所在，即在于我，自以为切中肯綮，颠扑不破，确非在感观听以炫世人，其情尚有可愿。惟不情不实，非附会即多曲说，未免使人不满耳。

孔子云："吾于武城，取二三策而已矣。"孟子云："余岂好辩哉，余不得已也。"此即所谓怀疑态度。吾人治医，对于前贤，当存景仰之心，而对于其学说，则不能不抱怀疑之态度。古人之解剖不精，不明生理之实情，不审病根之所在，细菌学尚未发明，除六气之诱因而外，不明传染之真相，其他有关于医学上之种种事项，亦尚在不可知之数。故其学说不合实情，原属意中事，而亦不可厚非深责之。

国人于先圣之学说，每多奉为金科玉律，深信不疑。此因存心之忠厚，信仰之心笃，然于进步上则未免大受影响。盖信仰既深，不能心违口非，长此依样葫芦，趑趄不前。吾国医学之无进步，即由于此。

温病之说。虽发源于伤寒。降至于今。显已成为两大派别。此即从怀疑中所产生之新学说。惟立此说者。不敢公然反对仲圣原旨。故引申其意。作为补充材料。读者止见叶吴孟英诸君。以《内经》仲景之温病学说。与己之温病学说。搅混一起。如油入面。不可复判也。其说虽有不能满意之处。然其怀疑之态度。已灼然可见。示后人以前进之路。固亦国医界之功臣也。

张君方舆，吾党之有心人也。鉴于国医进步之滞迟，穷年兀兀，多方探讨，于温病一门，尤多心得。再得冉雪峰先生之指示，豁然有悟。盖群言淆乱，虽著作如林，于一个温字尚不了解，故有《温病新论》之作，此亦由怀疑态度下所产生之佳作也。所云混为热水打倒不即病，温与热不可挽，混著于血则为火，著于气则为热，发热与身热之分析，多有前人所未曾道及者，发前人之所未发，近世不可多得之作也。劂剞日为注数言，以当序意。中华民国三十年仲夏中央国医馆编审委员武进张赞臣识于上海医界春秋社编辑室。

编者按：此书未见单行本，《复兴中医》第二卷第五期（1941年）曾刊载其序言。

《温病新义》　　　　　　　　　　　　　　　　　1943　　存

张方舆撰

现存主要版本及馆藏地：

1943年盐山李曰纶抄本，上海中医药大学图书馆等。

《温症集要》　　　　　　　　　　　1944　存

王亚明撰

王亚明序曰：温症之名，始于《内经》。经云："冬不藏精，春必病温。"又云："冬伤于寒，春必病温。"是温之与寒固有别，温之与热亦各异。仲景《伤寒·太阳篇》："发热而渴，不恶寒者，为温病。若发汗已，身灼热者，名曰风温。风温为病，脉阴阳俱浮，自汗出，身重多眠睡，鼻息必鼾，语言难出。若被下者，小便不利，直视失溲。若被火者，微发黄色，剧则如惊痫，时瘛疭，若火熏之。"由此观之，自《内经》、《伤寒》标题温病名目，不详其治，千百年来，治温遂无定法。至王叔和乃发明温症共有九种，然于温症之窍要及治法，仍未发明。刘河间以主火立论，已窥大旨，以防风通圣散温燥寒凉并用，未免驳杂不纯。至喻嘉言、柯韵伯、陈修园诸子，各有发明，终未能豁然一贯也。迨叶天士之《温热论》，薛生白之《湿热条辨》，吴又可之《温疫论》，发明于前；吴鞠通之《温病条辨》，王孟英之《温热经纬》，引申于后。雷丰之《时病论》，柳宝诒之《温热逢源》等书，对于治温症之方法，始达于极点。惟诸书卷帙浩繁，非有相当之学，实与经验，恐难窥其全豹，尤难记忆会通。余曩年游学蜀都，读张子培《温病三字经》，何仲皋先生《温病要诀》，关中曹华举之《治温提要》，心颇善之。但稽其病状治法，均未完备，特取历代诸名家医书中所曾见者，采集而编订之，定名曰《温症集要》。卷中分为十课证治，编成《韵语集注》，病证汤液，得四十余页，藏之箧中，作平时参考之需。虽未尽善，而治温症之要义，毕具于斯矣。然则其中遗漏者，尤复不少，待后之贤者，有所补正也。中华民国三十三年岁次甲申端午日王亚明自序。

胥国均序曰：济世济人，莫善于医。盖医之为道也，精则可以济世济人，不精则可以误人杀人也。夫病者危，故愿以身试药；而医者欲利，更乐以药试人。幸而效之，则谓为有缘；幸而不效，则谓无缘矣。其妙想及谬论，实可令人喷饭。夫古有岐伯、仲景，今也则亡。当此科学昌明，文化鼎盛之秋，岂今人而反不如古人乎？余甚惑之。客岁居潼，闻城内有王亚明先生，研究医学，孜孜不倦者，十余年也。余仰其志，遂往访焉。王先生系四川高等国医学校毕业，颇得岐黄之秘，议论宏深，不拘古法，不违时理，凡中西新旧医书，靡不博览。尝感医学浩繁，学理无穷，实不易学，为便利后学计，乃闭户整理，编辑已成者，约十余种。余观一斑，其略非寻常者所能企及，心切慕之。今春公余之暇，无遣顿萌究医之念，遂从而师之，执疑问难，若座春风。惟王先生之《温症集要》，颇费心机，收集数十家之精微，纂成□册，简而详明，用之切实，读此一书，不啻读数十卷矣。由是观之，实为医家之必备，常人所必读。余□济世济人，不如推广医学，俾一人之智，而济人不为有限公司乎？乌足以济世济人言之耶？因是□常促王先生将是书出版，用供医家及常人之参阅，俾能使医者不误于认症，不误于用药，则病□得立起沉海，其功岂不伟欤！民国己丑年六月二十四日宕渠后学胥国均序于三台之县参会。

现存主要版本及馆藏地：

1944年三台县铅印本，首都医科大学图书馆等。

《温病条辨歌括》 1946 存

刘本昌编

易万育序曰： 岁庚辰，予归自桂林，卜居城西壶山，与望庐周顺堂此屋而处，日夕过从，相与穷究方药，旁及文辞。一日，顺堂出所序涟南老医刘笃生先生脉诀新编稿示予，且谓先生于医老尤精进，颇有继绝起废，吾道自任之概，心向往之。逾年，顺堂物故，其后予与理医会事，获交先生，从游周子映棠与长君贵民，承先生惠以脉诀新编刊本，得精读之，于改正旧本，分配脏腑之处，佩为独具只眼，然犹不及见先生也。前年夏，寇更狼奔，县邑沦陷，予避居乌石碧泉间，就道晋谒，先生不以予年少不肖，款治殷勤，纵谈医事，并示所辑单方新编稿本，搜罗渊博，抉选精当，类皆能施之行事而有征验者，请付梓以便平民。先生首肯，期以时局粗平，当即从事。此后予居时插边，未能及时请益，光复后返城，以疏懒故，亦从未一通候问，而先生矍铄强健，与治学不倦之精神，固仍深印脑际也。日前周子映棠来城，告以先生刊行所辑单方新编，更编订顺堂遗稿、吴氏鞠通温病条辨歌括，间下己意，将以付梓，以予为顺堂老友，属为一言，予如是重有感已。夫今日中医之胜西医者，在疗治不在理论，若大论要略、经纬条辨诸书，疗治之典则也。即毁中医最力如余氏辈，亦不敢于诸书稍有非议。顾世之宗仲景者，每薄王、吴，习温病者，辄非辛热，心存城府，自立门户，实则芳香化浊、苦寒泄热诸法，为有清诸家治热病一大发明，以视西医疗法壮心解毒并重者，名殊实同。虽条辨体例自条自辨，为人诟病，而方法则堪羽翼仲景，对病真方，未容偏废。顺堂生前治医，于大论要略而外，颇好条辨，间尝取其证治方药，韵为歌括，以备记诵，故能为一时良医。顺堂自以穷死不克刊行其书，死后四年，先生为刊行之。则此书之出，虽不敢必其能齐于古人立言之列，特所以方便初学，嘉惠医林，厥功为不浅矣。然非得有古道热肠如先生者，亦莫能为之也。予不文，不能赞扬顺堂之书，喜先生之乐为成之也。爰追记因顺堂而知先生一段因缘，以序其耑。丙戌春分易万育记。

现存主要版本及馆藏地：

1946年湘潭刘氏培根堂刻本，北京中医药大学图书馆等。

《伤寒食养疗法》　　　　　　　　　　　　　　1947　存

程国树编

吴兴潘序曰： 伤寒，时病也，亦一切四时热病之谓也。尝考古籍所载，其名有五，曰中风、伤寒、湿温、热病、温病是也。近以习俗相沿，故均以"伤寒"名之耳。长江流域，地气卑湿，天时寒燠不常，患之者既夥，丧生者亦多，一闻其名，真有谈虎色变之情。实则以予平日所见证之事实，中医治疗伤寒确有特效。吾乡程君国树，医之良工，英年积学，早著声誉。昔曾执教于各中医学院，现任上海中医院院长。临床余暇，益复精研，以其心得，著有《伤寒食养疗法》一书。综观，内容既详，且尽条分理晰，眉目朗然。凡饮食之宜忌，调养之方法，以及见证之变幻，诊断之步骤，莫不指示周密，巨细靡遗。既可为医家临诊之助，又可为病家服养之用。尝谓伤寒病之过程，虽有历二三星期而或愈或变，苟能治之得法，不特无迁延淹绵之虞，抑且有减缩患期之望。此盖藉其平日学识经验，两臻丰富，有以致之，与炫奇逞能者，固自有别也。书成，将付剞劂，乞序于余。为书数语，以弁其首。吴兴潘公展序于上海三六八。

绪言：伤寒症为八大传染病之一，在吾国不讲求卫生之情形下，最见猖獗。此症四季均有，尤于夏秋之间，病菌易于繁殖，患者最多。更因调治失宜，丧生者不可数计。吾人称之湿温、秋温等，即指此而言。余时亦有发生，如春温、冬温皆是也。简言之，可分正伤寒及副伤寒。正伤寒经过凶重，危险极大；副伤寒经过较轻，预后亦多良好。

伤寒发热期，极为延长，每令病家焦急异常。倘能循理治疗，调护适宜，十九得生。其有不治而丧生者，不外下述数点：一为体力不支而致虚脱；二为发危险性之合并症；三为不耐安静多于扰动；四为看护欠周，饮食失调。患伤寒者以二三十岁男子居多。盖此等人，平时自负身体强壮，既不慎重摄生，又不注意饮食，及至一旦病发，来势必然凶猛。亦有初病轻微，勉强抱病操作，因循贻误，易致恶化。

余行医十余年，诊治伤寒病人数以万计。因鉴于伤寒之预后，饮食调护关系重大，前曾编《伤寒饮食指南》，以应病者之需要。惟该书早已赠罄，致后来者为之向隅。兹不惴谫陋，重加编订，更名为《伤寒食养疗法》，使社会人士对于伤寒一症多所认识，且可明了如何合理之处置焉。

现存主要版本及馆藏地：

1947年上海中医院铅印本，中国中医科学院图书馆。

《时病精要便读》 1947 存

何舒编

何舒序曰：夫读医书而不能深入理境，以神其用，则与不读奚异哉？有熟读方歌数十首，由其天资经验所得，亦能活人于不觉者。愚者不察，遂谓医之活人，不在读书之博，而在临证之多。此说一行，则轩岐活人之术以及越人、仲景载道之书，遂扫地无余而失传矣。窃尝思之，夫医家之处方，于仓卒能合色脉、万举万全者，乃其读书有得之征验，非徒恃天资、窃取方药、幸中于一时者之所能效颦也。释家不云乎："有禅有净土，犹如戴角虎，无禅无净土，万修万人去。"吾今亦曰："读书传方歌，善诱救人多。守歌不读书，无术苦空虚。"盖尝见有读书之医，每以方歌为卑，卑不足道，一若撰拟歌括，即有损于儒医之声誉者。岂知先求根柢，自当寝馈《内》《难》，咀嚼仲景之书而不可别求捷径。至于实习诊断，尚能以其读书所得，预为括要而诵习之，以备临证之用，较之遍览群书、博而寡要、谈医则高入九天、应变则一筹莫展者，其相去殆不可以道里计矣。兹将时病一得之愚条举而歌括之，以备不时之需要，且为初步之阶梯，非谓守此而已足，实欲举一而反三。若谓读书则歌括必废，守歌则博览无庸，窃以为蔽在偏执，未证圆通，无有是处。中华民国三十七年戊子初春舍予老人自记。

何舒题词曰：漫天沴气笼山河，百万孤寒感众疴。怕读潜斋《温热论》，医门狂瞽杀人多。趋步南阳素有心，莫凭锦绣度金针。愚夫一得殷勤献，曝热徒劳个里寻。博览休夸万卷书，宝山空入笥仍虚。轩岐心法凭谁问？日诵《灵枢》一蠹鱼。时行民病续年年，明媚医林别有天。运气制承无亢害，桃源重辟寄斯篇。舍予老人自题。

余园唐题词曰：东坡论画嗤形似，先生传歌不守歌。香象羚羊存妙迹，休从着处问云何。沴气乘时皆致病，随时施治莫求深，如何鼓瑟偏胶柱，只向《伤寒论》里寻。虚者实之实者虚，医家兵法两相如。古人不作今犹古，即此一编足起予。少逸潜斋已足贤，二吴立说各无前，诸家精要皆囊括，更溯南阳一脉传。余园唐瑾

现存主要版本及馆藏地：
《寿康之路》本，中国中医科学院图书馆等。

《湿暑杂稿》　　　　　　　　　　　　1947　存

曹炳章撰

现存主要版本及馆藏地：
1947年稿本，浙江省中医药研究院。

《湿温纲要》 1947 存

程门雪撰

现存主要版本及馆藏地：

1947年稿本，成都中医药大学图书馆。

《暑病证治要略》二卷 1948 存

曹炳章撰

史久华序曰： 夏季之时期，日光直射点移向北半球，致北半球之时间昼长夜短。一到夏至节以后，正是小暑与大暑之节气，适值气温最高之时期。人类感受太阳之光热，觉得此时之气候酷热异常者，实因溽暑蒸腾也。盖人类当此时期，终日勤劳，或居住于短檐茅屋之中，或行走于炎天烈日之下，感受暑热，势所不免。一经患病，急性则为痉厥，慢性则为疟痢之变焉。

惟暑气袭人，其病有冒暑、伤暑、中暑之分，又有暑温与暑湿之异。冒暑则较伤暑稍轻，中暑则较伤暑为急。伤暑之病，又有弥漫三焦，或逆传膻中，以及在卫在营、气分血分之殊。若夏令受暑，伏而不发，至深秋感受新凉而触发者，名曰伏暑。其证寒热似疟，最难骤愈。更有因避暑而贪凉露卧、恣食生冷而为病者，是夏月之伤寒也，不得以暑病名之。上述诸病，设或辨证不清，冒昧施治，则贻害不浅矣。

四明曹炳章先生，鉴于暑病变幻最多，淹缠难愈，查历代先贤又乏专书，特撰《暑病证治要略》一稿，曾经披露于《中国医药研究月报》。兹为慎重起见，重行校订。书分上下两编，上编分为暑病溯源、辨冒、伤、中分脏之误，辨静得、动得之讹，暑伏三焦膜原考，共计四章。下编分为伤暑、中暑、暑湿、伏暑、夏月伤寒，共计五章，最后加以结论一章，每病又分证因、诊断、疗法、治例之四节。凡属暑病诸证，俱已条分缕析，记载详明，洵为治暑病之要书也。是为序。公元一九五四年十二月日绍兴史久华介生谨识。

现存主要版本及馆藏地：

抄本，浙江省中医药研究院。

《时症捷法》   1949   存

　　曹炳章撰

　　现存主要版本及馆藏地：

　　抄本，浙江省中医药研究院。

《叶氏外感温热论歌》   1949   存

　　翁克荷撰

　　现存主要版本及馆藏地：

　　抄本，上海中医药大学图书馆。

《温病条辨方症歌》   1949   存

　　王心圃撰

　　现存主要版本及馆藏地：

　　抄本，天津中医药大学图书馆。

《伏气时感》二卷   存

　　著者佚名

　　现存主要版本及馆藏地：

　　抄本，上海图书馆。

《时气要诀》   存

　　著者佚名

　　现存主要版本及馆藏地：

　　抄本，上海中医药大学图书馆。

《温病热病暑病疫病》   存

　　著者佚名

　　现存主要版本及馆藏地：

　　抄本，上海图书馆。

《评注温热经纬》 存

著者佚名

现存主要版本及馆藏地：

抄本，浙江省中医药研究院。

《温寒浅说》 存

毛桐云编

现存主要版本及馆藏地：

抄本，南京中医药大学图书馆。

《温热辨证》 存

著者佚名

现存主要版本及馆藏地：

抄本，浙江省中医药研究院。

《秋冬流感指南》 存

蔡涵清撰

现存主要版本及馆藏地：

《秋冬流感指南幼科良方合刊》本，天津医学高等专科学校图书馆。

《时病摘要》 存

睇筠辑

现存主要版本及馆藏地：

《睇筠氏医稿八种》本，中国中医科学院图书馆。

《方案备查湿温症》 存

著者佚名

现存主要版本及馆藏地：

隐庐居抄本，中国中医科学院图书馆。

2. 瘟 疫

编者按：《中国中医古籍总目》于"瘟疫"一节著录的《防疫须知》《防疫讲话》《痞病诊疗法》非中医类著作，《辨疫真机》《瘟疫指归》非民国成书，故删去。

《相火毒鼠疫症瘟痘疮三大病论》　　　　　　　　1916　存

罗嘉珪撰

现存主要版本及馆藏地：

1916年铅印本，上海中医药大学图书馆等。

《传染病中西汇通三篇》　　　　　　　　　　　　1917　存

王趾周编

现存主要版本及馆藏地：

天津中西医学传习所石印本，上海中医药大学图书馆等。

《瘟痧证治要略》　　　　　　　　　　　　　　　1917　存

曹炳章撰

马云程等序曰：民国丙子春，同人等以祈求医药学，受业于陈云门先生之门。先生讲授至曹氏炳章所撰《瘟痧证治要略》，为言是书分章别节，竟委穷源，征引精当，补苴周浃，诚为救济急症，有功群物之作。同人等服膺前哲，读既终编，深惧济世良方难期普遍，爰集资付梓，供诸同好，俾希世珍本益广流传，而读是书者，亦以见翻印之非同窃掠为利。此同人等秉承师训，刊行是编之微旨也。马云程、孙伯启、刘挹清、黄石芝、游德纯、陆文宏、秦仲皋、纪翰芸、张巨川、卿成敬、赵凤洲等谨识。

黄寿衮序曰：《说文》无"瘟"、"痧"二字。《内经·胀论》系专指卫气逆行，发为脉胀、肤胀，非今之所谓"痧胀"。惟《抱朴子》言，经瘟疫则不畏。疫，近役使，有似传染。然《集韵》诂"瘟"为心闷，又诂为小痛，则与今之所谓"瘟"、所谓"痧"，亦究不同。可知汉以前并无此病名。不然，张机就六经六淫以治外感，何不专立瘟痧一门，为特别救济之道耶？大抵瘟痧立名，由于元会递变，气候迭更，病随时增，后人缕析条分，因地穷究，特设为简单急标之治。"瘟""痧"二字，乃新以发明耳。曹氏炳章，习医有素，搜罗前说，旁征近闻，著述几等身矣。以瘟痧为生人之急证，死活俄顷，怒焉忧之，因特辑为《瘟痧证治要略》一编，凡七章。先病源溯因也，次诊断，则病所与种类之区别，了如指掌也。夫然后瘟疫与痧胀之证治，翻挣与杂疫之证治，种种瘟痧之因方言而异名者，皆若网在纲，元珠独握。而外治与内服之疗救法，可应手而奏绩矣。至既病后之看护，与未病先之预防，则尤曹氏之仁术慧心，补苴周浃，所以卫群物而生死人者也。虽然曹氏以作述济世，可云勤矣。余尤希曹氏之心解力行。以瘟痧为例，每遇一证，勤恁谛诊，密切用药，立一方以治一病，必确知何病，而后立方以治之，针芥纤合，无稍颠顶。庶所著不托空言，不为弋猎，起病者众，名实以孚。善乎！曹氏之言。曰瘟痧病情，皆有寒热虚实，挟内伤外感之别。曹氏能就此旨，坐言而起行之，恳恳施治，此书方不作河汉。而人之读是书者，亦当知曹氏之苦心，竟委穷端，实实体认，为临时救济之地。张子之著书也，以误治伤寒而立论，知其所以误而呕心出之，故方无不慎，治无不验。曹氏其深长思哉！读曹氏之书者，其亦深长思哉！中华民国六年岁在丁巳秋九月于越旧史氏黄寿衮志。

裘庆元序曰：东西医药家发明外因之病，无不有病原菌为之传播，以发之骤者属急性，发之缓者属慢性。瘟疫与痧胀，实一种急性传染之外因病也。吾国医学，虽重气化而略形质，言外感之病，多属六气。然于瘟疫、痧胀剧烈之症，隋时巢氏已有疠疮与温病不同，及射工、沙虱、溪毒中人为病之说。彼时无显微镜等之器械为辅助，得以鉴别病原至如是，可谓难能矣！惜后之人，言六气之书，不啻汗牛充栋，论瘟痧之书，几如凤毛麟角，欺世误人。有道君子，反因之不屑挂齿也。故凡代人治瘟治痧者，泰半为不学无术辈。而瘟病、痧症之名目，又无奇不有，甚则同一证焉数呼之。如瘟病之有头目肿大者，即曰大头瘟；其咳音嘶哑者，即曰虾蟆瘟；痧症之见指螺瘪凹者，即曰瘪螺痧；其早发夕死者，即曰子午痧。讵知头目肿大，属病之形；咳音嘶哑，属病之声；究病之原，同是毒冒清阳耳。指螺瘪凹，属病之状；早发夕死，属病之候；究病之原，同是痧邪中三阴耳。虽病之因形色而立名，东西国亦所常有，例如黑死病、猩红热等。然亦不以一病数名，故炫其奇异，以近无稽而遭人讪。予友曹君炳章，著《瘟痧证治要略》，初见于本邑《越铎日报》，窃讥其罗列名目，未能免俗。洎夫揭载完篇，捧而读之，始知作者别具慧眼也。盖其分章别节，将古来漫无次序之学说，一一以新程式编列之。且有最足服膺予心者，即见症称呼之病名，删定属于瘟者三十，属于痧者三十二，附翻与挣各三十二，杂疫十。此中审择，要非不加思考、随声附和者，所不能率尔操觚也。夫吾国医书著述繁夥，大别之可分二种：一为出其心得之作，多偏于缺略，而经验则颇确当；一为采集大成之作，多偏于庞杂，而理论则较详备。今曹君之作，近于集大成而不犯庞杂，并亦出有心得之经验，参乎其间。前清苍溪管赓堂氏序自刻《痧法备旨》，曰有是病斯有是治。古之圣师，不能逆知今之有痧病，是以阙然不一言；今人能言，以补古人所未备。予读曹君之作，而转其语曰：有是病斯有是书。昔之著者，不能规定瘟痧之名称，是以读者多惑；今有是书，以使后人有标准矣。爰乐为刊行以传于世云尔。丁巳冬月吉生裘庆元序于绍兴医药学报社。

曹炳章序曰：近来异疫奇痧之发见，以去夏为最盛，或见诸日报，或得于临证，统计死者，日必数千人，或百余人。计其起病至死期，皆半日或一日，至多亦不逾四五日矣，竟其不治。原因多由医生不得良法，病家不识看护，考其病因，审其病状，比较古书痧疫，多相符合。苟能变化古法，以治今疫，亦无不效如桴鼓，端不致夭枉如此也。炳章目击耳闻，心为之伤，爰将管见所得，编撰斯篇，名曰《瘟痧证治要略》。自恨学识浅陋，未敢单印问世，遂排登于去年八月四号至廿七号《越铎日报》杂著栏，以期就正有道。自发布后，荷蒙本外埠诸同志，纷纷嘱余抽印单本，或托转抄，月必数十函。更且是症今夏仍有发见，为此再理旧稿，重加增订，仍分病源、诊断、病所、病状及种类、治疗、看护、预防为七章，列瘟疫、翻挣、杂疫计百三十六症，以为后之君子便览之资。稿成发刊，本会医报未完，则添印增刊，俾成全书，以质海内诸有道，以指正之。于其将受梓也，为叙其增订重刊之缘起，是为序。中华民国八年冬月四明曹炳章赤电氏自识。(《绍兴医学学报》百期纪念增刊，1919年)

史久华序曰：《素问》遗篇《刺法论》：黄帝曰：余闻五疫之至，皆相染易，无问大小，病状相似。不施救疗，如何可得不相移易者？此古代言疫病传染之急速，预定救疗之法也。迨至《病源候论》，则谓一岁之内，节气不和，寒暑乖候，或有暴风疾雨，雾露不散，则民多疾疫。人无少长，率皆相似。此言疫病之原因与传染之酷烈也。

至于瘟疫之名称，始于明代吴又可先生。因崇祯辛巳年，疫气流行山东，于是推究病源，参稽医案，特著《瘟疫论》一书以行世。明季发现羊毛瘟，登时遍身疮肿，中有白毛数茎，不治则半日死，有砭出恶血而得生者。清之随万宁始发明羊毛瘟证，而有《羊毛瘟论》之专书。又如道光之初，民病霍乱，在夏秋之间，流行甚速，阖境皆然，甚则有转筋之危候。有王孟英先生，特著《霍乱论》一书行世。至光绪二十八年夏，东瓯霍乱大行，死亡接踵。有陈葆善先生出，而有《瘟疫霍乱问答》之撰述。此皆古圣先贤关于瘟疫证治之著述也。

痧胀之病，素乏专书。虽李氏《纲目》载，滇广山涧中，沙虱能蚀人肌，又名射工，朝涉者惮之。此为沙毒之始，然非今之所谓"痧"也。今之所谓"痧"者，俗称"痧气"。是天之厉气、地之恶气，郁结于沙碛之中，偶值秽浊之熏蒸，触人口鼻，中人肌肤，辄令腠理闭塞，营卫不通，或由表及里，或自胃入肠，一发即有生命之危险。清代康熙时，郭右陶先生谓痧之重者，胀塞肠胃，壅阻经络，名曰痧胀。乃著《痧胀玉衡》一书行世。又有费友棠先生谓痧之发，无不由于停滞郁积，邪秽感触，潮湿熏蒸而发。惟痧则尤发之骤，或病发深夜，迫不及待。因辑《急救痧证全集》之专书。此皆痧胀证治之良法也。四明曹炳章先生，鉴于瘟疫与痧胀，皆是急性之危症，诚恐穷乡僻壤，或在深夜，迫不及救。特从古圣先贤所撰辑之各种书籍，参以五十年之经验，凡关于瘟疫与痧胀之病源、诊断、病所、种类、治疗、看护、预防等法，并列各地方土命名，如满洲病、曰翻、曰痧、曰挣等名目，分章列节，编撰《瘟痧证治要略》一书。始载于绍兴之《越铎日报》，继刊于《绍兴医药学报》。兹因原书售罄，为此重行校正，以备研究瘟痧证治之同志，以及病家临时之稽考而按症施治，俾未病者得以平时预防之意也。是为序。公元一九五五年一月日绍兴史久华介生谨识于卧龙山麓仓桥直街之寓次。

现存主要版本及馆藏地：

马云程铅印本，成都中医药大学图书馆等。

《秋瘟证治要略》　　　　　　　　　　　　1918　存

曹炳章撰

徐有成序曰：有济人之心而无济人之术，则其心穷。有济人之术而无济人之心，则其术亦晦。古人云：不为良相，当为良医。医比于相，医诚济人之要术也。顾今之为医者，非必深究乎寒暑阴阳之辨也，非必精审乎表里虚实之分也。无疾痛切身之诚，轻心尝试，幸而中则诩诩自负为良医。不然，则偏于攻而元气伤矣；不然，则偏于补而余邪伏矣；又不然，则据其一二经验方，秘为己有，不轻以示人。是其操术未必能精，而用心又不能公且溥，于世何赖焉？赤电曹君则不然。曹君医药学识富有经验，本仁术以行仁心，随在见其实践。现任绍兴和济药局总理，凡关药品传讹，悉心订正，古今膏丸诸方，为之选定精制，宜乎功效卓著，遐迩信用也。其所撰著《痰症膏丸说明书》《规定药品之商榷》《喉痧证治要略》《瘟痧证治要略》《鸦片烟戒除法》《医界新智囊》《增订医医病书》《辨舌指南》《伪药条辨》《校勘潜斋医学丛书》《重校三世医验广笔记》《慎斋医书》等书，久为识者欣赏。曹君之裨益社会，嘉会后学，实匪浅鲜。今秋时疫流行，十家九病。病家非失之迟，即误于药，死亡枕藉，栗栗危惧。究其故，由于人士不讲未病卫生，医家不知公同研究所致。言念及此，深为浩叹。故疾之一端，宣尼所最慎。俞氏曲园著《废医》一篇，发为愤论也。今曹君阐明病理，不秘实验治法，著有《秋瘟证治要略》，登诸《越铎日报》，以饷阅者。则其至公至仁，于此可见一斑。试思鼠疫一症，中国医书夙无此名。当初发现于粤闽等埠，苦无治法。清代光绪十七年间，罗君芝园始从《医林改错》得解毒活血汤一方，移治此症，救活千万余人，爰著为《鼠疫汇编》。厥后鼠疫发生，照法施治，无不奏效。近来名医，研究进步，著有《鼠疫约编》《鼠疫抉微》《订正鼠疫良方》，由是益臻完备。今年秋瘟蔓延，无家不染。既苦良医难觅，又叹良方难得，束手无策，坐以待毙。虽有时医宣布验方，不过治病初起，而其所定方药，亦未尽善。至于好善之人，良方刊送，固出仁者用心，而处方不合时病，尤为利害参半。目击情形，心为之伤。曹君为本会名誉赞成员，同抱利人主义，特著《秋瘟证治要略》一书，分列定名、病原、病理、诊断、证治、现证之鉴别、瘟症之预防法，至精至详。是书刊传，医家依为指南针，病家如获救命圈。岂不善哉！岂不善哉！是则曹君之著此书，可与罗君之著《鼠疫汇编》功垂不朽矣。鄙人因《越报》登载流传不广，爰印成单行本，以供留神医药、注重卫生者之需求。凡得是书者会而通之，推而广之，亦可兼治春之风温及春温，夏之暑风及暑温，秋之秋燥及伏暑。惟加减变化，仍在人之心灵神慧，阅者果能辨证的确，而又善于化裁，自可一以贯之也。今予信手作序，固知体裁不合，而慨念世人不重卫生，每以医药书报悉置脑后，一罹瘟病，不知不觉，死于庸医之手者，比比皆是。故不禁有怀欲白，感慨言之。并以劝告同胞，亟宜留神医药，以保生命云尔。中华民国七年冬节余姚徐有成友丞氏序于宁波中华卫生公会。

曹炳章序曰：今秋时疫之发见，由甬而流至绍。初觉头痛，周身发热，继则头晕不举，不能言语，口噤足冷，下利赤水，旋即不起。自起病至死亡，速则二三句钟，缓则一二日者。此多吸受疠气，为传染病之属于急性者也。亦有初起，头痛发热，鼻衄咳嗽，胸闷便闭。若即用辛凉轻解，三四日即愈。此新感凉燥，内伏暑热，为传染病之属于慢性者也。尝阅沪绍各报，如京绥铁路一带，苏属之镇江、扬州，安徽之凤台，湖北之省城及各省，皆发见同样之流行病。考其病状，皆与吾绍所发见者相同。鄂督王占元有见于斯，特请中西医研究病状疗法。据中西医佥称是疫曰"秋瘟"（见十月二十四日《申报》），谓由美国传染到此。流布既广，死亡亦多。考此类流行病，实最初发生于西班牙，今且蔓延全球，美医遂名"西班牙流行病"。据芝加哥《美国医学会月报》云，西班牙流行病，近来大肆其威，欧洲各部分，无论文野，皆不获免。据日本东京消息，日本各处近来盛行是病，其剧烈之处，学校停课，各种工业皆受窒碍。据外交省所接各处领事报告，此病已传播全球。如孟买一处，自十月初至月杪，死者逾七百余人，当道设法，消除此患，未获效果云。其症状，畏寒头痛，肢酸面赤，喉梗，身热在一百〇一度至〇四度之间。两三日后，则咳呛，甚至夹有气管支炎与肺炎等状。实与流行中国者无异。考其现状，察第三册温病其受病原因，确为复气秋燥，燥热化火，病所在上焦心肺部分。用药宜辛凉清宣。若误用温散升发及过凉抑遏，或妄用攻下，诛伐无过之地，以致由轻转重，由重而死。阅《越铎》及《民报》近日所披露之诸家鸿论，或呈意见，或待商榷，或曰说明，各表发明。原可为切磋琢磨、研究治疫之资料，不可作疗疫之法例。此何故耶？缘今秋之疫，属燥属热，用药宜凉宜透，其法当从周澹然《温热指归》、朱瑞生《瘟病集腋》、余师愚《疫疹一得》、陈祖恭《温病指南集》、王士雄《温热经纬》、吴鞠通《温病条辨》等书，方为正轨。务须悉心参考，变通化裁，在于心灵意会，切勿宗吴又可之《瘟疫论》及《寒温条辨》、仲景《伤寒论》。盖吴氏以治湿疫，《伤寒》以治冬伤于寒之正伤寒，故二书用药皆守温燥升散。盖彼疫，非今年之疫也。况其中治已化燥热者，亦有凉润之法。大抵前贤著书，原为救当时之偏。假如治湿疫之书已多，今年适患热疫时，著热疫之书，以补其不备。倘如明年春夏多雨，夏患湿疫，则吴又可之法犹可采用。今年治疫之书，犹不适用也。如《越铎》载谷陆二君之论（如桂枝、升、柴、葱、姜、芎、苏、枳、朴之类），一宗吴氏又可，一宗张氏仲景，偏从温散。虽然学有本源，而其症状不同，何？余目睹误用温燥而死者，实指不胜屈。若误用凉遏过早，如白虎汤、犀角地黄汤等，症状未具，苟误用之，其祸亦与用温燥等。余阅诸君鸿论，绎其意旨，究其方法，似与近日流行病多不符合。炳章从宁波发见，预先探讯病状，阐明病源病理，研究治法。迨至越城发见，即以预究各法一一征诸实验，初起由余诊治，故无一不起。调查其死亡者，或因初起不即就医，或因误投药物。二者各得其半。炳章目击心伤，不厌繁琐，爰将治验各法分列定名、病原、病理、诊断、证治、现症之鉴别、预防等法，分章别类，胪列于下，以质诸高明。

现存主要版本及馆藏地：

绍兴和济药局铅印本，北京中医药大学图书馆等。

《急性险疫证治》　　　　　　　　　　　　　　　　1920　存

徐相宸撰

鲁道人序曰：自《礼经》废而不讲，举凡疾医，掌养万民之疾病。四时皆有疠兴，夫"月令慝行则民多疫"之义，斯世莫之知也久矣。余读相宸先生《急性险疫证治》，未尝不掩卷慨然而有所感也。夫民生疾苦，驯至今日，不可谓非不革，彼稍知关心民瘼者，何尝不思有以拯救之？顾不学无术、罔识病原之所，自心余力绌，徒事张皇，于是不得已诿诸于数日天意也。要非人力所可挽回者，于乎庸知人定可以胜天，犹有一线生机之可望者在耶？善乎！先生之言曰："疫者，郁也。绝迹于承平之世，盛行于兵灾以后，人民有郁而不宣之怨气，斯天地有一发莫制之疫病，怨气弥多即疫病弥盛。"其言最为沉痛，故诠次其独得之秘，撰为是编，藉以济世而大旨，尤以因时制宜、因势利导为关键，既不拘执，亦不纷更，酌乎其中，语语中肯，盖自有治时疫之书，殆未有尽善尽美如是编之明晰者，用心仁厚，信可传矣。余固素不知医，乌足妄参末议于先生所言，辄觉与余怀有所深契，爰不揣鄙陋，识诸简端，所谓借彼以喻此者，或为高明所不废也乎？岁次上章涒滩如月襄平鲁道人谨叙。

徐相宸序曰：时疫种类甚多，有急性者，亦有慢性者，有极险者，亦有绝无紧要者（如戊午年四月间之风疫，所占我国区域颇广，绝不致命多有不治而自愈者），大抵在经者轻，在腑者重，在脏者更重，吾所谓之急性险疫，则以最易致命者为限，而不急不险、不易致命者，不预焉。吾所注重急性闷疫者，以喉痧、霍乱、痧胀识者多，而此症识者少也，吾谓此症乃经脏腑一时齐病之症，其治甚难，而吾曾经历治愈，阅历弥久而弥觉可信也，吾所取治法皆简单不主博考者，恐仓卒之时立说愈烦愈易惑乱也。吾本意欲著《时疫大成》，折衷诸家，蔚为全璧，徒以考订，未遑遽难杀青，而近年疫势，继长增高，迫不及待，祗得急就成章，草定此书，以供同胞救急之用，非为学者定指归也，含意未尽，吾所自知，知我者当亦能谅我也。黄帝纪元四千六百十七年夏正二月吴县徐尚志相宸甫自识。

现存主要版本及馆藏地：

1920年徐寿华堂铅印本，中国中医科学院图书馆等。

《时疫解惑论》二卷　　　　　　　　　　　　　1920　存

刘复撰

刘复序曰：本年时疫流行，此传彼染，死者甚众。察其病状，皆为上吐下利，心慌转筋，音哑肉脱，四肢冰冷，两脉伏匿。大小同病，万人一辙。揆其受病之人，多系饥饱劳役，烟酒声色之徒。盖疫疠之毒，每乘人气之虚，内袭为病。《经》云"邪之所凑，其气必虚"是也。迩来疫毒传染，遍及城乡，其势枭恶，不可逆料，因病夭殇，不可胜数。七八月间，成都大疫，病者如林。凡乞治者，不能尽诊。叩其证状，录方授之，互相传送，活人无算。爰将治验之方，详订药品分两，拟名庚申解疫饮。方中首以石膏为主，投之百发百中。复治时疫重病，曾有用石膏至十余斤之多而始愈者。惟独吹无和，反为医界诸公所谤讼。呜呼！洪钟毁弃，瓦釜雷鸣，其借此术以渔利者，匪伊朝夕矣。世之言医者，抑何伙耶？浅者售，伪者售，圆滑者售，率以人之生命为尝试。苟闻时疫之名，即目眩心惑，是寒是热，漫无的见。佥指肢冷肉脱为阴寒直中，表阳内陷之的据。上焉者用附子、干姜、肉桂、吴萸以温中，下焉者竟投羌活、柴胡、川芎、细辛以发表。种种燥热之药，随意乱写，药一下咽，死如服毒。犹以服热药，而肢更冷，肉更脱，其为大寒大虚无疑。逞其无师之智，扬其道听之说，病理荡然，治法陵夷，举世皇皇，莫不以补虚回阳之方，交相告勉。一医如斯，百医效尤。医者无目，病者无命。在城市之区，则填溢街巷；在穷僻之乡，则委壑投崖。所以人之有生，为水火刀兵所伤残，不若瘟疫之广；盗贼匪徒之凶暴，不若庸医之毒。医以不明之术，传之于子，传之于徒，衣钵相承，陷人于死，而终不悟其所以然。岂真天生若辈，而为天代行劫运者哉。幸复尚存一隙微明，治时行瘟疫，无论老幼男妇，一以石膏为主。特撰此论，拟为标的，借以解破举世之大惑。嗟夫！复殚精竭力，不避毁谤，而谆谆以凉药立论者，非但欲以美于己而非于人，矜于名而苟于利也。所冀医者之惑易解，而病者之命得延耳。论中义理，有乖失者，幸冀来哲以改正焉。务欲阐明时疫治法，而普救病者之生命云尔。民国九年庚申冬华阳刘复序于蓉城之南存心堂诊次。

刘复序曰：此复庚申纪实之作也。十余年来，虽自校之，尚未敢别持异议，有所改易。所以然者，理论推测，不能变更事实。事实固不可诬也。惟年少气盛，多作愤激语。斯固学养不深，与觉今是而昨非者不同。考霍乱虽有寒热两证之殊，揆其主因，为湿则一。寒湿用附子，湿热用石膏。石膏主三阳，偏重少阳三焦；附子主三阴，尤重少阴心肾。两药背道，各走极端，用得其当，效如桴鼓。用适其反，祸不旋踵。至于热霍乱而不需石膏，寒霍乱而不需附子，此为霍乱之轻证，非重证之所能必效者也。寒潜热浮，寒敛热溢，所以寒难传染，热易流行。凡霍乱之流行传染，酿成时疫者，莫不属于热证。此当年之庚申解疫饮重用石膏，每投必效，岂臆揣之治法哉？盖实事求是然也。然又恐读者惑于用寒凉治热疫之本论，反于《伤寒论》霍乱证治用附子为主之义理忽焉不察，矫枉过正，厥弊惟均。爰为训解，刊行问世。今夏洪水横流，泛滥于江河之间，饿殍载道，庐舍为墟。友人辈虑发时疫，嘱为重订，再付坊刊。辛未夏刘复自校再记。

上海真如弟子孟金嵩友松谨按：吾师民叔先生手批恽刻近儒章太炎《霍乱论》卷，弟子恐其久而散失也，爰次于先生昔撰《伤寒论霍乱训解》之后，与《时疫解惑论》并刊行世，学者可以于此数卷，借觇先生二旬三旬四旬治学之程序焉。

现存主要版本及馆藏地：
1. 上海三友实业社铅印本，北京中医药大学图书馆等；
2. 1931年古医学会铅印本，上海中医药大学图书馆等。

《五疫论》　　　　　　　　　　　　　　　　　1922　存

李六钦撰

现存主要版本及馆藏地：

抄本，成都中医药大学图书馆。

《温热病问答》　　　　　　　　　　　　　　　1922　存

郝植梅撰

山西中医改进研究会序曰： 伤寒首六经，温病始三焦，经脉不同。伤寒自外入，温病由内发，表里不同。伤寒脉浮，头项强痛而恶寒，温病发热，口说不恶寒，证象不同。北方风高凛冽，易患伤寒，南方水湿温燠，多生温病，地气不同。而近今流行，病则无分南北，温病居多。所以然者，交通便利，则人烟繁密，热度加增也。所病既同，则治之之法，当无不同。治温之书，莫详于吴鞠通之条辨，注重先清里热，则表气日透。陈锡三、杨栗山诸子并从之，不曰经清，即曰凉泻，一切辛温发表之剂，悉禁忌之。然其方施诸南人辄应，施诸北人则有应有不应者，何哉？毋亦病症虽同，而其中究含有天时地气之不同者在耶？此郝君植梅所以有《温热病问答》之作也。其书分湿热病为八种。如风温、温热、温毒、暑温、湿温、温疫、温疟。辨症立方。悉与古合。而以简笔出之。俾人易于记诵。独于寒温一种。又折之二。为先伤于寒。表不得法。寒与热结。变而为温。此为伤寒之温热。一为先蓄内热。而后感寒。寒与热争。其热愈炽。此为温热之夹带伤寒。一以伤寒为主体。一以温热为主体。不惟与其他七种不同。即一种之中。治法亦大有区别。反复辨论。细析毫芒。盖郝君北人也。语语从经验得来。足以发仲景之秘。补鞠通之缺。而为近今治疗流行温病之良法。苦心救世。非欲标奇立异以自炫也。书寄本会。为之审定印行。北方之学者。应有所适从乎。民国十一年仲春下浣山西中医改进研究会序。

现存主要版本及馆藏地：

1922年山西中医改进研究会铅印本，上海图书馆等。

《救温辑要》 1930 存

黄敦汉编

刘延宾序曰：余不知医也，而以其为人之生命所关也，则重之。年来学政，南北眷属相随，水土弗习，饮食失检之处，每与医发生往来，于是由重之而亲之。且每易其居，止恒预访其地有无良医，以为缓急之备矣。一九年六月之初，余自下垣奉山东省府调任馆陶篆务，下车后，与法检黄君觉民倾盖论交，顿成莫逆。盖黄君曾宦游中州，朋辈中多其素识故也，朝夕聚首，偶及医理，黄君固邃于此道者，所言多得未曾有，于温病尤具卓识，谓二十年来大气转燥，人体受养成分与前不同，因之寒病减少，伤寒简直鲜见，并谓古人著述除《内经》阐天地造化之秘，包罗万象，后世不能更易一字外，其他明家学说，皆系时代的，当其时非不适用，及时过境迁，大气转变，则偏处立现。后人以古方治今病，遂致无功者，归咎古人未免太冤，如张仲景《伤寒论》传经之说，确有至理，而后世伤寒病少，庸医硬以他病用伤寒方，岂能有效？况不知三焦为何物，硬按传经定期施治，岂得不杀人乎？又如刘河间发明温病治法，亦超越前人，然因立方取重麻黄、桂枝，以杨栗山之明辨，援用失当尚多微词，不知河间时人之得于天者，尚厚麻黄、桂枝，可称对症之药，栗山时人之禀受已薄，一投麻黄、桂枝，遂致大汗不止，现今人体之受养成分更大异于前矣，倘援用古方，不知变通，其为害必更不堪设想等语，皆非时医所及知、所可道者也。适当夏令期间，贪凉露宿、瓜果消暑，感患吐泻血痢等杂病者极多，凡经黄君诊治，无不药到病除。

因念大乱之后，必有大瘟，此次战役，瘟已见端矣，乃商诸黄君，扬弃所学，以救劫后仅余之民。黄君慨然曰："是吾久有志而未果为者，今即为之爰于案牍之暇，成《救温辑要》四章。"余读之选方考义，简而能赅，约而且当，手此一编，觉获胜良医十倍矣，岂仅灾区民众之宝筏已哉？将付石印以广传播，是为序其缘起云。民国十九年八月日中州光卿氏刘延宾识于馆陶县政府。

现存主要版本及馆藏地：

1930年益世报馆铅印本，北京中医药大学图书馆。

编者按：《中国中医古籍总目》著录此书名为《救瘟辑要》，据北京中医药大学馆藏1930年年益世报馆铅印本可知该书本名为《救温辑要》。

《时疫科》　　　　　　　　　　　　　　　　　1931　存

尉稼谦编

现存主要版本及馆藏地：

民国天津国医函授学院铅印本，中国中医科学院图书馆等。

《疫痉家庭自疗集》二卷　　　　　　　　　　　1932　存

严苍山撰

谢观序曰：仆老矣，不复能事笔墨，而门生故旧之以著述见示者，未尝不掀髯色喜也。严子苍山，卒业于中医专校，复从吾友丁甘仁先生游，时仆长专校，见其静穆冲远，好学不倦，许其有成，今果誉满医林矣。兹者持手著《脑膜炎家庭自疗集》请序。夫脑膜炎之名称，出自西医，而在中医，本谓之"痉病"，其治法与方药，中医且有独到之处，惜乎医界中，惑于流行传染之故，不能定其名，立其治，遂使社会人士，误为西医所擅长，中医无为焉，良可慨也。窃谓世界潮流日变，人事日繁，疾病之发生，吾侪稽诸疾病史，尽多昔无而今有、似是而实非者，不为阐明，何以昭后？故东垣之制普济消毒饮，余师愚之制清瘟败毒饮，所以应一时之灾疢，垂千载以绳墨，非偶然也。苍山独能别具手眼，就目前之时疫，纂为专书，正其名曰"疫痉"，议论法则，胪列无遗，以视古人，殆无多让。至其仍以"脑膜炎"标称者，假社会之所熟闻，以破其惑，更见良工心苦焉。仆于垂老之年，获睹此书，曷胜欣快。爰书数语，以彰良著，而告吾党之识者。中华民国二十一年六月武进谢观利恒序。

秦伯未序曰：年来时疫流行，西医以神昏头痛之属于脑，角弓反张之属于脊髓，于是因症立名，曰"脑膜炎、脊髓炎"，中医从而和之，亦曰"脑膜炎、脊髓炎"，不问究何因究何名也。余主任中医指导社，社友中有惶惑者，驰函垂询，余曰传染之为疫，角弓反张之为痉，痉病不传染，传染者当称"疫痉"。又曰，天时不正，酝酿疫病，初挟风温，或风寒袭人，增进而化热，循脊而上入于脑，故始见外感形证，继见内热鸱张，或以纯属温邪者非。又曰，仲景治痉，以葛根汤、桂枝加瓜蒌汤为主方，疫痉不能外此。初期在于表，宜疏散，增进传于里，宜清降。惟其为疫，当参西昌逐解之法，爰立平疫解痉汤、疫痉解毒汤，散见《中医指导录》中，倦于笔墨，未能整理。会严子苍山，以手辑《脑膜炎家庭自疗集》索序，援古证今，所见颇多与余暗合。因慨然曰，万事不外乎理，疾病亦然。理之所至，有如道里，循理而行，其始或殊，其终归于一。事之嚣嚣然以脑膜炎为西医所发明，非中医所能治者，皆未深研其理耳。尤有进者，试检中西医学史，疾病之发生，每随时代而增变，古之所有，今反无之，古之所无，今反有之，不一而足。狭义以言，东垣之制普济消毒饮，师愚之制清瘟败毒饮；广义以言，金元诸家之或主泻火或主养阴，要皆应目前之恐慌，补古人之未备。然则今后潮流日异，人事日繁，疾病之变化，将与之而无涯，端赖好学之士，推陈出新，以资适应，脑膜炎倘仅嚆矢也。书此以质故人，愿共勉焉。中华民国二十一年六月上海秦伯未序。

蒋文芳序曰：病之突发也，必有其因，不明其因，而徒事纷扰，此天下之庸医也。病无论于今古，有古之所有，而今之所无者，有古之所无，而今之所有者，要在明察其因，始能识病。术无分乎中西，有中医所委为不治，而经西医治愈者，有西医所委为不治，而经中医治愈者，要在能愈其病，始为良工。如近数年来所流行之脑膜炎症，古无其病，西医所委为不治，而中医之有不明其因者，亦委为不治也。当病势猖獗之时，卫生行政当局，进行扑灭工作，不遗余力，卒亦无可奈何。而蔓延之广，几遍于大江南北。病者寒心，医者束手，横夭莫救，谈虎色变。岂果斯民之应罹浩劫也耶，抑亦未明其所以突发之因也欤。宁海严子苍山，学问渊博，心思精细，时方主政于四明医院，目睹惨劫，悠焉忧怆，灵机默运，夙夜搜讨，由是彻悟病因，处方应变，果然著手成春。风声所播，凡患脑膜炎者，竞送四明医院。沪埠一隅，奉为脑膜炎之唯一救星。彼徒手纷扰者，宁非天下之庸医也耶。方是时也，不佞建议于神州医药总会，登报征求治疗方法，共计收到本外埠函件达千数百余件。约期公开讨论者经十数次，济济一堂，各逞辩论之锋，是时先生援引古今，根据经验，侃侃而谈，谠议卓识，咸为心折，斯诚研究医学之空前胜会也。讨论结果，以为斯症在中医名之曰"痉"，而其如徭役之传染则为"疫"，于是定其名为"疫痉"，并将审议结果及治疗要方，刊发于医界同志，以资参证。及乎次年，当斯疫症流行时期，在中医已有相当治疗，势亦就衰。固未尝非斯一会之微效，然究非全豹，中心时引以为憾。今者先生已将研究心得，及治疗经验，纂辑成书，书凡五编，首明其因，次溯其源，辨证以处治，选方以御变，附案以借镜，条理井然，诚为治脑膜炎之全豹也。其所以名为《疫痉家庭自疗集》者，则以先生从辞去院务后，创设家庭医药顾问社，以慈善之性质，拯人民于疾苦，入社者达数千户，一岁中经治就愈者，达数万人，盖徇其社员之请也。不佞以此书之出，不特救斯民于横夭，而余中心时引以为憾者，藉可从此释然矣。爰将所知梗概，弁诸简端，以告人之读是编者。中华民国二十一年六月蒋文芳序于沪上寄庐。

许半龙序曰：壬申初夏，寇氛初销，莺歌未歇，迁道来海上，与老友严苍山，乱后重逢，把酒畅谈间，出其近辑《脑膜炎家庭自疗集》若干卷，嘱为之序。固辞不获，乃为之言曰，脑膜炎为 meningitis 之译名，现代中国之新医语也。在小儿为急慢惊风，在成人为痉痫。仲景《金匮·痉病》篇云：痉病，身体强几几然，脉反沉者，瓜蒌桂枝汤主之。又云：无汗，小便反少，气上冲胸，口噤不得语，欲作刚痉，葛根汤主之。又云：痉病，胸满口噤，卧不着席，脚挛急，必齘齿，可与承气汤。脑膜炎之症，实滥觞于此，后贤迭有阐发，殆余师愚、王士雄辈，温疫、温热诸论出，治法始厘然可观。其病性之急者，突然恶寒、发热、头痛、眩晕、痉挛、呕吐，其次神昏；性之慢者，小儿多啼哭，吐乳，泄泻，时发热，痉挛，渐陷于昏睡状态；间有愈而发痴呆、音哑、跛行等后遗症。西医之治疗斯症也，不外耳后贴水蛭，内服规宁及碘化钾，如急性诸症而减退，再用滋养及强壮各剂。项部而强直，反复发作，用溴素加里，或沃度加里；昏睡衰弱，用樟脑橄榄油注射；谵语甚者，注射盐酸吗啡。所谓科学的西医，其伎俩果尽于此耶。今苍山取世界之旧病名，就其诊察之新经验，纂辑成书，文简法便，利于家庭之需要，人人所易知易行。我知所谓新医者，必将群起而掊击，必将反宣传于社会也。殊不知医学为应用科学之一，谓其驱策多数普通科学，以解决实际上特殊问题者。其有崇尚事实，不杂私意，审慎结论，不自是与怀疑，力求明晰，无隐晦与模棱，着意于事物相互间之关系，态度之正大如苍山者，可以读其书矣。中华民国二十一年五月吴江许半龙于分湖之权庑。

杨宗凯序曰：《礼》云：大道之行也，天下为公。而振古以来，医称小道。夫医学系乎民族之强弱，国运之盛衰，人口之增减，医岂小道也耶。吾于此篇，兴感慨而加识别焉。孟子以独善其身之谓"穷"，兼善天下之谓"达"。试比例之，则草泽铃医，成规固守，私家传授，秘不公开者，小道也；其验方效法，得心应手，笔之于书，公之天下者，大道也。苍山先生，行道沪渎，任四明医院常驻医士，多历年所，每遇疑难重症，辄能引经据典，酌古准今，悉心治疗，以是成绩特优，活人无算。民十八年，西医所谓"脑膜脊髓炎"之症，盛行海上，中医治其头痛，治其项强，西医抽水疗之，注射疗之，而成绩皆鲜。独先生朝于斯，夕于斯，进与病谋，退与心谋，服膺于《素问》遗篇"刺法论"所谓"五疫之至，皆相染易，无问大小，病状相似"，与夫《金匮·痉湿暍》篇所谓"身热足寒，颈项强急，胸满口噤，卧不着席"等条，遂以治疫、治痉之法，合而疗之，并以"疫痉"名之，果然病无遁情，效捷桴鼓。汪䚷庵曰：触类旁通，可应无穷之变，其斯之谓欤。比年以来，此症累有发现，先生以术治之，靡不应手而瘥。初拟以其经验学识，汇集成书，公诸天下，资大道之演进，湔小道之訾謷，而先生犹虑医道难言，容未尽善，反足以滋误病家，贻讥侪辈，因而搁未完篇者，四更裘葛。今以治法历试而不爽，同仁敦促而有加，乃成是编，付诸梨枣。吾知此书一出，中医界对脑膜炎证，得有定名，不使彼西医之名称独步，而患此者，得人手一篇，知所治疗，不致任庸愚之药石妄投，减疫痉死亡之率，利济人群，垂立言不朽之功，嘉惠终古。其裨益世道医林，固不亚于仲景之圣，而侔于明之之贤，与夫又可、香严、师愚、梦隐也耶。曩尝就四明医院随先生实习，知之较谂，序以弁之。中华民国二十一年仲夏杨宗凯序。

叶韵风序曰：病有千变，治法亦有千变，此不待医而知之也。顾医者之所苦，不苦于不知法，而苦于不知病。南北方土之不同，四时气候之或乖，古今生活之各殊，凡此种种，皆足以造病变于无穷，苟非独具只眼，鉴别来因，则虽检遍方书，枉为刻舟求剑耳。喻西昌之言曰，先议病后议药，旨哉言乎。然非有上乘功夫者，亦乌足以语此。严子苍山，余之老友也，以颖慧之姿，而攻活人之术。

尊翁志韶先生，乃吾浙名医，家传衣钵，固自不凡。自来沪上，卒业中医专校后，即任四明医院诊务，凡六阅寒暑，成绩斐然，顾犹未足显其学也。己巳春，沪上一隅，忽有痉病之疫，势若燎原，不可响迩，一时医者，议论纷纭，莫衷一是。苍山勤求古训，静察天时，独识其为痉之兼乎疫者，以是投剂辄效，所全活者更仆难数。余尝阅其治验，累累盈帙，每为欣赏弗置，顾苍山犹以为容未尽然。时适兼掌教于中国医学院，钻研之余，得教学之相长，而其见乃益确，法亦愈精。近鉴于是症犹在各地狷獗未已，不敢自秘，特详述其病因、真相、证候、变化，上据经旨，旁及各家，推陈出新，明其方治，纂为《疫痉家庭自疗集》，公诸于世，诚仁人之用心也。窃尝论之痉之为病，不自今始，《灵》《素》《金匮》诸书发其端，中行鞠通诸氏析其类，言之亦既详矣。独以近年之痉涉及疫疠，而为流行之病，其势特暴，遂致群情惶骇，莫明真相甚矣，知病之难也。兹集一出，吾知是症之凶焰，从可大杀矣。嗟乎！轩岐之学，阐发无穷，疾疠之机，与时俱长求，所知以辅所行，来日方长，明其道不计其功，昔贤所尚，故人之所期于良友者，讵仅此一编而已耶。中华民国廿一年六月宁海叶韵风序。

严苍山序曰：时代之推移无尽，即病类之演化无涯，病类之演化无涯，斯医术之发明亦无止境。苟不加以致知格物之功，为之推陈出新，而欲执今之病，以求备于古法，盖亦难矣。吾华医药，肇自轩岐，至汉张仲景，悯其宗族沦亡于伤寒者十居其七，始著《伤寒论》，为中医之圣。以后代有名贤，著书行世。元泰和中，大头瘟盛行，医工遍阅方书，无与对症者，妄下之，比比至死，医家不以为过，病家不以为非，岂不悲哉！迨李东垣制普济消毒饮，辄奏奇效。崇祯壬午，瘟疫盛行，吴又可著《瘟疫论》以发明之。迨有清一代，南方叶天士出始知北方治伤寒之法，不能治南方之温病，乃著《外感温热论》，遂与仲景抗手千古。他如余师愚所制清瘟败毒散，亦为治瘟之良方。壬戌年，上海霍乱盛行，死亡枕藉，王孟英氏著《霍乱论》行世，遂为治霍乱之南针。观以上圣如仲景，贤如东垣、又可、天士、师愚、孟英辈，均能因地制宜，酌古准今，发明治法，以应病变。其功德在人，不亦伟哉。洎乎民国所发现时病，不外温病、痧、痘、疟、痢、霍乱等，无特异之病，此均有前人成法可遵，应付裕如。讵知十八年岁在己巳，沪埠一隅，忽有痉病之疫，西医谓之脑膜炎，为祸之烈，杀人之众，远胜历代所患之疫疠。继且蔓延各地，此传彼染，死亡相继，朝不保夕。且若下有种子者然，每届春令则盛行，至夏则渐杀。如去岁尤盛行于嘉兴、海宁，今岁尤盛行于南京、北平、龙山等处。每岁杀人，数不胜计，甚于洪水猛兽。长此以往，此患不除，吾民将无噍类矣。夫以西医科学之昌明，中医人材之济济，均经悉心研究，各本所能，或披露报章，或投登杂志，或印就分赠，其实心救世，诚有足多者。惟按诸事实，疫痉之流行，仍自若也。盖恐法有未周，理未尽然。当十八年猖獗之时，予适在四明医院，送院病人，大都疫痉病也，病室几无暇榻。予肩此重任，应付无方，日夜忧思。既无古法可循，又无成方足录，忽思古人所谓咸门阖户者之为疫，项背强急者之为痉，今痉而为疫，古今罕见。然研求何以酝酿成疫，何以拘急成痉，后遂豁然以悟。始知十七年冬及十八年春，异常燠暖，如三春天气，二三月间，反奇寒逼人，宛若严冬，时令失常，戾气洊臻，此为酿疫之源。人身阳气，至春发泄于外，肌表渐松，血虚阳旺之人，感之寒束于表，热郁于里，筋脉血虚则干燥，得寒则拳急，此为痉急之源。于是乃用祛寒、解痉、透热、养血之品为主体，随症加减，无不得心应手，全活甚众。当初本欲立说问世，继思医道难言，容未尽善，反足害人，故此书搁未完编。庸讵知迄今四年，无岁无之，我医界仍无善法足以消弭，亦无专书公之于世，而予积年经验，益觉予从前治法之不谬。爰不揣鄙陋，将此书增改考订，一再而三，至今今春始得成帙。意在通俗，辞句明浅，故名《疫痓家庭自疗集》，以便人手一编，家家知所自卫也。于戏余何人斯，岂敢比拟先哲，自炫发明，不过一得之愚，有关救世宏旨，未许藏拙，勉付梨枣。倘蒙海内明达，博雅君子，赐以教正，俾成完璧，是岂仆之幸，抑亦社会之幸也。中华民国二十一年季春宁海严云苍山识于上海蒲柏路家庭医药顾问社。

现存主要版本及馆藏地：

1932年上海家庭医学顾问社国光印书局铅印本，上海中医药大学图书馆等。

《瘟疫揭要》　　　　　　　　　　　　　　　　　　1932　存

张左军撰

现存主要版本及馆藏地：

1932年怀宁方阴棠铅印本，安徽省图书馆等。

《中国急性传染病学》　　　　　　　　　　　　　　1933　存

时逸人编

沈仲圭、萧熙序曰： 急性传染病，世俗所称为时疫若是，盖病原微生物，客于人体，以坏其真，而致邪气发病，恶气所发散，而传播当之，则灾害生，故传染病，其所挟以作乱者，皆病原微生物尔，方其中伤人也，留连肉腠，毒素乃生，因而流入血，环周全体，发为寒热，而形以困薄，此固细菌毒，素危害造血脏器，若溶解赤血球，则外见贫血，更伤藏气，于脾为陋，其则左胁下痛，静顺之，变为肾障碍，以故小便中恒含有蛋白质，其在猩红热，则害肾尤烈，辄易起一种肾炎，此为难治，若侵袭消化，系妨害消化吸收分配排泄等作用，谓之营养降碍。

伤寒后发狂麻痹，白喉后麻痹，皆神经官能为毒素所毁伤，是为神经障碍。如破伤风毒溯神经而上，狂犬病毒专攻脑脊髓，盖其较著焉者，抑传染病患者。设令检察血液，其白血球数量，每形增多，或见减少者。若麻疹、疟疾、伤寒、败血症等，则又当别论。

有感染病菌后，即于传染部分发生炎症者，如疖、丹毒、痈疽及淋浊等是。鼠疫菌传染，其传染部分初不起变化，必延入淋巴腺始行肿胀。结核菌亦然，须至其定所，乃呈明显症象。淋病之人尿道内，淋菌常趋附关节而生淋毒性关节炎，此病菌随血行转徙而分其势于他部者。链球菌创伤传染，多诱发败血重症，盖以其既窜入血时，增殖奇速，瞬息弥漫周身，如产后发高热，即坐此故。

大抵传染病为厉，其残狠如是。然则扞拒之道，乌可不讲。夷考方书，而论若盖寡，或则择焉不精，语焉不详，岂医者失其道，抑天将以啬其术也。时逸人先生新撰《中国急性传病学》，研究受病之原，用药之法，持此以御病菌，盖可以不惑，固可传之作也。于是乎书序辄不知思，悠然远矣。岁在玄默脉□阳月，沈仲圭、萧熙同序于上海中国医学院。(《医学杂志》第69期，1933年)

时逸人序曰： 中国古称瘟疫，西名急性传染病，其证候经过，实属相同。本编体列中外古今各项疫证，特定名为《中国急性传染病学》。编中病名证候方药等，均以中国固有之学说为主，翻译名词，至必要时，用以印证古医之经验而已。因西医论症明确，中国方药有效，必参合双方之见解，方为医学之完全。稿甫初创，未经修饰，讹误泄漏之处，乃必然之事实，不可避免，尚希同人随时匡正为幸。(《医学杂志》第66期，1932年)

邓曰仁序曰： 疾病之感染易而蔓延广，伤人速而死亡众者，□有如急性传染者。如斯猛烈之疾病，欲求救治，必待良医，人尽知之。惟是良医不多见，即或有之，亦不过治一世之病，救一方之人，焉得随时而治之，随地而救之耶？势必求切于实用良书。而古今医书，汗牛充栋，其论传染病，虽属不少，大概专论一种病症居多，而详论各种传染病者，实不多睹。今承逸人时先生授以让近著之《急性传染病学》一书，拜读之下，击掌而快然曰：斯书可谓应时代需要而产生者矣。方今轮轨交通，航空利便，因而斯病传播之区域愈广，感染之机会尤多。轻者淹缠期月，呻吟床榻，或者顷刻丧身，死亡载道，其祸之烈，甚于刀兵猛兽，耳闻目睹，惨何忍言！幸得是书应时而著，其中详论传染病证十余种之多，处方数百首以上，临症施治，颇切实用，起死回生，惟斯是赖。广播遐迩，可以随地救人；流传永久，可以随时治病。当兹中医退化之际，是书出世，是足可挽狂澜于既倒中流之砥柱。是先生以良医作良书，立德立言，两者兼备，其功岂亚于良相也哉！至若书中博采古今中外医术，一炉共治，以成科学化的医，则凡读是书者，当能共见，不待仁之赘言也。钦佩之余，因作是序。民二十二年四月中山后学邓曰仁子厚甫敬识。（《医学杂志》第72期，1933年）

缪俊德序曰：慨乎中医尚气化，多空谈，著作虽富，而学说庞杂，疗法分歧，苦无善本，难以卒读。若拾一二古籍，循用旧法，中病称药，毕生莫殚，其理难通，医学终晦。新学之士，徘徊歧路，无门而入，欲成全材，更觉难乎其难也。有识者以中医之真价，日渐湮没，于是整理革新，科学化、世界化之呼声甚高，回望国内，响应寥寥，振兴医学，其亦失望否耶？虽然，天晓之先，且黑暗万分，治年之前，必大乱不已，事理之常也。易曰：穷则变，变则通。而医学何独不然？今日之中医，百孔千疮，待人而治，是在明哲，非此不能胜其任，亦非明哲，不敢妄负其责者也。时逸人先生，曩曾执教医专，余居歇浦，一见如故，聆其畅论，沿沿雄辩，以此识先生，而知学贯古今。时与诸友相过从，辄以先生相推许，盖以先生富有敏锐之思想，深得革新之精神，斯为医界之俊杰者也。以天赋奇才，抱负不凡，今且远居医会，则此心此志，得时地之宜，而著作等身，且能力矫时弊。客岁以时令病学，刊行寿世，取说纯正，引用忠实。今以传染病学，相继付梓，细释内蕴，美不胜收，诚为嘉惠，医林有书可读矣。尤以春温夏暑，列入时令病，以存中医之精髓，而无五行之附会。以霍乱喉疫，编成传染病，深得西说之新义，以明细菌之真象。于此益见先生造诣之深，不可几及。医学存替，乃见其人，光明斯道，不朽之作。昔吴又可作《瘟疫论》，而名垂千古，斥中说者，尚不敢诋毁吴氏。今以先生亦本创造之精神，致有今日之伟作，比之吴氏，其广博详赅，又相去天壤。倘以医学俱付整理，则医学之进

步，宁有涯涘乎？自揣不文，僭而为之序。民国二十二年双十节后学缪俊德拜撰。(《医学杂志》第76期，1934年)

周禹锡序曰：传染病，在吾国古书通称疫毒。盖疫为天地间一种戾气熏蒸成毒，毒必有菌，菌毒吸自口鼻，由气管达于血管，将气血凝结，壅于淋巴腺上口总汇管之津门，津郁成痰，阻滞气机，内陷心包，淤塞血脉，以致气机痹塞，血凝不流。其病最急，其死其速，故名急性传染。缓者邪伏膜原，渐次传变，其病状与伤寒温热诸感症似同而实异。治此病者，亟宜透解血毒，行散血瘀，使疫毒由血分转出气分，再用清宣气热，俾疫气毒菌尽从气分化解。此余读书十年，临证十年，由经验实际上所得之治法，差堪自信告人者。吾友时逸人先生，江左名士，博学多闻，尤邃医学。十数年来，所见各省医学报，载其著述已属不鲜，而专书单本行世者，不下十数种。尤以今秋所著《中国时令病学》一书，详述春温、风温、温病、暑温、伏暑、湿温、秋燥、冬温、伤寒之新感与伏气，并说明原因、病理、证候、诊断、治法，各附记先哲之名言至理，推阐备尽，可为医校之取材，初学之范本。而乃孜孜未已，本其学识经验之饶裕，苦心孤诣，作进一步之研究，著《中国传染病学》。是书包括西医实质之考察，表彰中医经验之专长，凡一切急性传染病症，无不详剖细列，与时令病学有相各发明，相互印证，而无抵触雷同之患，诚为时疫传染病中开一新纪元，有裨后学不浅。吾知是书出版，纸贵洛阳，未为奢誉，足供中央国医馆统一全国教材之采择，为天下后世法，可预必焉。愧不能文，景仰之余，忘其谫陋，谨濡笔以为之序。(《医学杂志》第64期，1932年)

沈仰慈序曰：时师逸人先生，既著中国时令病学风，以行海内。余受而读之，凡四时六淫之为病，条分缕析，推阐详尽，堪为整理国际之先导，其裨益医林，功非浅鲜。今继以《中国急性传染病》之作，以明与时令病之区别，两书合观，则于四时病症之变化，可益具备矣。先生发挥学理，嘉惠医林，其精神之伟大，为何如哉。窃考今之所谓传染病，即古之所谓疫也。其病之发生，沿家阖户，以及邻里，而城市，而村落，互相传染，症状相同，为祸至速。而至迷信者归之神权，庸昧者委之气运。自细菌学明，神权气运之谈，不攻自破，于是防疫杀菌之说，深入人心。国人习西医者，亦津津乐道，洋洋自得，以为独具之长技，攻击国医，甚嚣尘上。呜呼！幺么细菌，为害人类，是固然矣。抑知茫茫尘宇，凡人类所在之地，细菌之散布于空间者，何处蔑有，何时无之，乃或隐或显，有时猖獗而为祟，有时平安而无害，则又何耶？毋亦细菌之发生，必有其所以发生之资，细菌之繁殖为祟也，必先有所凭借，然后显著。是则疫之病因，岂得谓为细菌，当谓为细菌所凭借，而发生，而繁殖，而为祟之物矣。其风物维何？曰：即六淫是也。善哉！六淫为细菌之母，其义可颠扑而不破矣。盖细菌之发生也，必类有特殊之气候，以适合其荣养。细菌之传播也，必乘人体气之变化，乃便利其侵袭。细菌之侵入也，必因人抵抗之薄弱，乃得恣其猖獗。夫特殊之气候，即六淫之变化也。六淫为风、寒、暑、湿、燥、火之异常，其刺激人身也，往往能变动人身之体气，以弱减其抵抗细菌之良能；其适于细菌之繁殖者，又往往不适于人体之健康，于是人体病而细菌肆虐矣。是故疫之成立，以六淫为本，而细菌为标。病于本而不病于标者，时令病也；既病于本而病于标者，传染病也。吾医之治疫也，审视症候变温之程度，衡量体质荣养之状态，以为汗、吐、下、和、温、清、攻、补之标准，不硁硁于杀菌而病亦瘳。彼注重杀菌者，几视人体为无机性物，如木石器械然，一若去其污，便可复其新焉。究之人体自有其精微巧妙之变化，非若木石器械之顽钝不灵，故往往有不必死于细菌，而死于治细菌之术者。呜呼！伤已。若夫防疫之法，消毒之术，吾医略而不讲，乃一大缺点，是专重气化之弊，亦无庸讳言者也。今时师著书，原气化而麦以细菌，论细菌而不废气化，两者并顾，相得益彰。抑且论证明确，治疗切宜，新旧学说，治为一炉，只抱济世之心，不存门户之见，发挥已长，不袭人短，际此狂澜之汹涌，足为中流之砥柱，宁止嘉惠后学已哉！为国人习西医者，亦知国粹之宜宝爱，学问之无止境，则得是书而研究之，亦足为他山之助焉，企予望之矣。是为序。中华民国二十二年九月上浣受业沈仰慈敬序于沪上诊所。(《医学杂志》第 89 期，1936 年)

田尔康序曰：业师时游人先生，既著时令病学，复撰传染病学。余幸得依门墙,获先读之快发。将书中特点,聊述一二,为我爱读本书者告。

欧风东渐,西医输入,国人群羡其器械之新颖,手术之灵妙,遂将我国固有之学说,一以弁髦视之,大有喧宾夺主之势。而国学中是否尽为不适,或果否缺某学说,则茫茫不知。因不知而妄斥,因妄斥而争角,此无益之举,妄者之所为也。传染病之名词中国固无传染病之学说,古医实有精密之理论。吾师精深探讨,穷究古籍,观书中略史一篇,源源有据,证明古医确识传染病之真谛,不在意气上弄笔战,惟在实行上去工作,谓之为发扬国粹,谁曰不宜。此其一。

尝读杨栗山《寒温条辨》温病、瘟疫之讹辨,只言温病,未有所谓瘟疫也。后人省氵加广为瘟,即温字也;省彳加广为疫,即役字也。古文并无瘟字、疫字,皆后人之变易耳。不可因变易其文,遂以温病、瘟疫为两病云云。窃叹杨氏识见之隘,而反欲以己盲引众盲也。杨氏所恃古文无瘟疫二字,吾不知杨氏之一切的、一切非,其太上先祖一一之备,则弃□而不敢用乎?此理甚明,无待晓晓。且温病即热病,温疫乃传染病。杨氏之说,瘟疫也,非温病也。今读吾师之论,瘟为传染病,温为时令病,迥然各别。并指明叶氏所谓温邪上受,首无犯肺者。为瘟疫立说;冬伤于寒,春必温病者,为温病立说。足以启发聋聩,嘉惠后学。此其二。

今日自命为改进中医者,其编订书籍,一面罗列中说,一面罗列西说,各自为体,若冰炭之不相容,诩诩然以融会中西。而□吾师尝曰:此等书籍,无异陈列古玩,任人自择观览,有何融会之可言?必须融洽中西之学说,化中化西,而成为第一者之医学,始可以言融会。今读斯书,以中说为经,西说为纬,一洗空泛呆板之弊。当此国医整理时期,可不奉之为圭臬耶?此其三。

书中痘症一科,尤为当代所不知。吾师能引古援今,辨极毫芒,发扬国学,为祖国光,读者切宜深为玩索。至余其他各项,辨证明晰,诊断确切,妙在能中西融会。余以师徒所关,何敢妄赞一词。爰就管见所及,谨序数语,为读者告。民国二十二年九月受业田尔康谨序。(《医学

杂志》第91期，1936年)

郭受天序曰：日医汤本求真氏之论传染病曰：现代医家，对于传染病之观念，重视细菌特甚，安信苟有细菌存在，即能独力造成传染病之恐怖。盖受寇贺氏以来勃兴之细菌万能说之感化，承其弊，是他知其一，不知其他之偏见也。夫病成立之要件，须有内外二因之共存。外因之存，人身虽能发生任何之作用，然无内因与之共鸣，即不能成立，此千古不易之论也。虽非为传染病说法，然等是病耳，自不能离此原则而求于例外也。（下略）

执此以谈，关于西洋学传染病之病理，外表虽详备，而内容亦发生疑问矣。不但病理，即药物治疗，亦尚多欠缺之点。国医学则反是。缘国医学治疗之纲领，全由诊查病症而处方，随其病症之轻重变迁出没而加减，所以治疗有效。其方剂亦皆由积久经验而来，非据科学化验而致。故其药物治疗，反能驾西洋医学而上之也。

近来西医界中之别有用心者，竭力诋毁国医无传染病之知识，以惑世人。殊不知彼之所谓传染病者，即吾国古医家所谓之疫病也。古人有谓四时不正之气，即虚邪贼风入人体内，有从鼻口及毛窍而入之说。此种虚邪贼风，不但直接侵入人体内已也，即无病之人，若触接于病者间接，亦能染其病毒，故谓之为病。征诸近世学理，传染病之定义曰：凡病原菌侵入动物或人之体内而起之疾者，曰传染病。此与吾国古先哲所谓天地之气，万物之源也；伏邪之气，疾病之源也，同一原理。盖伏邪之气者，换言之，即不洁之气，含有病原菌之义也。

古代之医家，虽久知疫病传染之理，其学说大抵散见于各书中，专籍甚少。后世虽有吴氏《温疫》及郑氏《瘟疫明辨》、余氏《疫症集谈》等书出，内容多略而不详，似犹未能满足吾人之希望。吾友时君逸人，主持山西中医改进研究会医政有年，近以公余之暇，出其研求所得，著《中国急性传染病学》，全书分上下两篇，对于近世所谓九大传染病，言之尤详。其内容之完美，考证之精确，固无待余之赘述，谓为吴氏温疫论后空前之巨著，洵非虚语也。爰是谨为之序。大中华民国二十三年一月郭受天谨序于首都。(《医学杂志》第76期，1934年)

李生墀跋曰：时师逸人先生著《中国急性传染病学》，久已问世，墀曾读之，获益良多。盖病理方法与时令病学，实有互相贯通之处，其诊断征候，各有严厉之分别焉。是书之作，大有裨益于世，自兹以往，或可少夭折疫疠之伤。墀虽未亲炙门墙，今拜读先生所著治疗外因病之专籍，亦可以得添出化雨也欤。甲戌仲春受业李生墀谨跋于古陶诊寓。（《医学杂志》第78期，1934年）

现存主要版本及馆藏地：

1934年山西中医改进研究会铅印本，北京中医药大学图书馆等。

《四季传染病》　　　　　　　　　　1933　存

杨志一编

陈无咎序曰：中国向来医坛，以时医为耻，以儒医为荣。不知儒者需也，是一种需要之义，引申为需用需待，其范围至广，医而加儒，无异截鹤续凫，张冠李戴，借公共旂招，饰自家门面，终觉伸头缩项。至于时医则异是，宰相之良者称为救时宰相，人材之隽者名为识时俊杰，一代宰相，当世贤豪，博得一个时字，殊非容易，医士亦然。盖时有三长，一上知天文，二下知地理，三中知人事，见天时之迭更，明寒暑之六入，因水土之关系，识治疗之异宜。博古而不滞，通今而不流，能知未病，能察已病，能已既病，能起痼病，不拘拘于一先生之学，不沾沾于一先生之方，使古人之学说，异域之术科，为我之注脚，而不以我之学说术科，为他人之注脚。祛奴隶之行为，负饥溺之责任，庶几不愧为时。近有同道杨志一，编《四季传染病》一书，侧重时变，用饷医林，乃向时代路途，不作背时运动，显能了解时的意义，值得吾人赞许，应该宣传提倡，一新中医壁垒。至于以幸运为时，是医氓目论，垃圾堆中生活，无预医林得失，言之污口，写之污笔，非不佞所齿及。中华民国十九年五月既望黄谿陈无咎叙于上海金带围楼。

叶劲秋序曰：我人于天气高爽，风日清和之时，未有不精神焕发，举步轻捷。设遇阴晦，气候潮湿，则顿感烦懑，动止皆不舒适，此其故，乃空间气候，直接关系于人体之极大感觉也。

人体之疾患，固以细菌之有无为条件，而细菌之孳殖繁生，则以气候之适宜与否为条件。细菌固为致病之原，而气候要亦不得谓非致病之原已。细菌细微，到处飞扬，人在气交之中，焉能隔拒？故结核菌不仅病痨人有之，有之亦未必尽病肺痨；而肺痨易于传染，与病肺痨者相周旋，又未必尽人传染。暑天霍乱菌之酝酿亦甚大，人体被占染者恒多，而又有不病者矣。此其故，则又在于体质之特异，抗毒力之强盛，岂拘拘于痕迹，足谓尽医学上之能事耶。

人体由无数细胞组织而成，人之健康与否，视细胞之变化以为衡。细胞之变化，一者则在自动的代谢之机能，又其一则在于外界之刺激与袭击，如光和色之刺射，寒暑风雨之激变。若曰非然，气候不特不能为直接之病原，且与医学风马牛无关，则春时多痧疹，夏秋多霍乱，病症与季候每相牵涉又何耶？兹者砚友杨君志一本编之作，我固知其深达乎此旨者矣，固乐为之序。中华民国十九年六月叶劲秋书于上海少年中医社。

江保传序曰：科学日进，显微镜之制亦日精，凡肉眼所不能见者，至此遂物无遁形。医者利用之，以发见寄生人体之微生物（其大别为二，具动物性者，谓之微生虫；具植物性者，谓之霉菌），遂为西医家开一新纪元。例如疟疾（胞子虫之一种）、痢疾（短杆菌之一种）、白喉（亦为杆状菌，与体操所用之哑铃相似）、疮疡（病虫种类不一）以及西医视为棘手之猩红热（为一种滴状虫运动的寄生物，或谓一种连锁状球形细菌）、肺结核（即肺痨，其病菌为结核杆菌）等症，无不有多量之细菌或微生虫，而一切传染病及病痨无论矣。西医自发见病虫以来，突飞进步，凡对于消弭扑灭防范之法，可谓无微不至，而治效亦因之日著（然亦有虫虽尽而病未愈者，亦有旋愈而旋作，终至不治者），其功不可谓不伟，其术亦不可谓不精。矣返观我华医界，对于微生物素未研究，惟竞竞于阴阳邪正、寒热虚实、五运六气之间，如此药不对症，宜其百无一效矣。然数千年来，其治疟痢等常见之症，竟能药到病除者，何也？岂柴胡、桂枝、黄连、黄芩等品，亦有杀虫之功用耶？即推之西医所号为难治之猩红热、肺结核等症，经中医治愈者亦比比皆是。若是者何哉？

夫亦曰气化而已矣（我国庸医杀人，果亦不少，然此乃现在医士之不良，非中国医学之不精也）。夫人之不能离气，犹鱼之不能离水，故《内经》：九窍五脏十二节，皆通乎天气。又曰：天气通于肺，地气通于嗌，风气通于肝，雷气通于心，谷气通于脾，雨气通于肾。诸如此类，不胜枚举。故就气化之广义言，则人类生活于气交之中，息息与天地相通。从气化之狭义言，则人身各具一小天地，试观天地之间，一切昆虫，无不生于春而杀于秋，长于夏而藏于冬者，何也？气化为之也。盖六淫之气偏胜，皆能生虫其尤显者，为风生虫（细菌学家云，空气为微物生活之所，微生物即随空气而周流，夫空气动即为风，故风字从虫，言风中有虫也，古圣格物之精，于此可见）。湿热生虫，春风鼓荡生机，则蛰虫始出，长夏暑湿交蒸，则化生尤蕃，迨夫秋霜肃杀，而靡有孑遗矣。可见天地之气生之，天地之气亦即能杀之，人体亦然因风而生虫者，祛其风而虫灭，因湿热而生虫者，清其热，燥其湿，而虫亦灭，犹之天时之肃以金令（燥胜风），暴以秋阳（燥胜湿），杀以严霜（寒胜热），而诸虫悉灭。固不必问其性之为植物，为动物，更不必辨其状之为球，为杆为连锁也。更有进者，人体由精虫构成，是虫实为人体主要成分，至谓人为裸虫之长，是人即虫也。从知人体原虫是否概应扑灭，实为医学上待决的问题（譬之农田有害虫，亦有益虫，窃请人体亦然，但尚待证明耳）。至人体之有微生物，人皆谓泰西所发明（一六七一年，阿泰那奇乌斯氏，始经发见，名之曰小虫，Klcine wurmer 一六八三年，莱温苦氏，用强度之透镜，发见细微之运动体，名之曰最小动物，Wihzise Tierchen），而不知最先发明者实为东方，考诸内典云，人自生胎后，体中即生极微细虫，为凡目所不见者，共有八十种，其大而可见，惟胃中虫耳。（按：即蛔虫。）《禅经秘要》云：男子周身，四百四脉，皆从眼根布散，流注诸肠，（中略）至阴脏处，分为三支，如芭蕉叶纹，有一千二百脉，一一脉中，皆有风虫，细于秋毫，风虫之外，有筋色虫，七万八千，围绕如环，眼触于色，风动于心，心根一动，四百四脉皆动，八万户虫。（按：上言七万八千，此云八万者，举其成数也。）一时张口，眼出诸泪，其色青白，化成为精，从男根出等语，与西人精虫之说，不谋而合，且于人身固有之虫，知其一定数量，明光慧眼，烛照无遗。又曰：女子子脏，有九十九重膜，上圆下尖，直至产门，中有二千九百细节，如芭蕉纹，八万户虫。（按：此与男子同。）周匝围绕，人饮水时，散布四百四脉。（按：此亦与男子同。）诸虫食之，即出败脓，其色如血，复有细虫，游戏其中，积之一月，无可容受，所以女人必有经水云云。是则女人经水之中亦有细虫，不仅男子有精虫矣。此为未有显微镜以前，早已发明微生物之明证，亦即人体莫不有虫之明证。夫无病之人，既亦莫不有虫，则病虫之外，并有益虫可知矣。安见其概应消灭乎，此鄙意所谓尚待研究，未可以现时之治法为止境者也。至于庄子之所谓蜗角蛮触，列子之所谓蚊睫焦螟皆中国微生物之发明家，其时尚在西历纪元以前。彼读书不成，弃而习医，目未窥中国先哲之书，舍己芸人，以为道在是矣，宜其为世人所鄙薄尔。江保传。

杨志一序曰： 近世时疫猖獗，人命危如朝露，曰脑膜炎也，曰虎烈拉也，曰猩红热也。相率流行，杀人如虎，西医借机械之能力，行检验之技术，知各种传染病，各有细菌为之主动力。于是大声疾呼曰："防疫必先防菌也。"曰："治疫必先杀菌也。"曰："中医持六气之说，不可治有菌之病也。"倡此论者，未尝不持之有故，言之成理，若谓脱离六气，以杀菌即可尽治疫之能事，窃期期以为不可。盖细菌散布于空气、饮料、土壤之中，所在皆有，或由种种媒介物以传染于人身，人之生活既不能不吸空气，不引饮料，不接触媒介物，则细菌之传染，终不可避免。观大疫流行之际，虽同一地方之人，或病或不病。病者未尝大啖细菌，不病者亦未尝不染细菌，可知病与不病，不系于细菌之感染与否，而系于其人抵抗力之强弱。抵抗力强，则能消除病菌而有余，抵抗力弱，而感染之细菌，得以繁殖而为病。推抵抗力所以衰弱之故，乃中医所谓六淫（即六气）为之祟。六淫即气候不正之谓，气候不正则人病，病则生理起变态而抵抗力弱。尤可奇者，气候既不适于人体，反利于细菌之发育。故霍乱盛行于夏令，脑炎发生于春令者，皆由六淫适宜于某种细菌之条件使然也。中医用祛寒之姜、附以治霍乱，用清热之羚、犀以治脑炎而效者，非姜、附、羚、犀有杀菌之力也，盖治适宜病菌发育之六淫也。

况西医既谓传染病以细菌为主动力矣，试问治霍乱注射盐水，治肺痨注重食养，治伤寒待期疗法，岂得谓之杀菌乎？理论与事实矛盾，此西医杀菌疗法之不可恃也明矣。不佞编著《吐血与肺痨》及《青年病》，次第行世，对于慢性传染病之肺痨、梅毒，已有相当之贡献。今更就急性传染各病，尤思有以补救其弊，爰以中医的立场，撷取时贤之精英，编述《四季传染病》一书，方求特效，语避空泛，俾为医者临床之南针，为病家生命之保障。非徒与西医争一日之短长也，惟雏形甫具，容有未妥海内贤达，进而教之，则幸甚矣。中华民国十九年六月杨志一述于上海幸福报馆编辑室。

现存主要版本及馆藏地：

1933年国医出版合作社铅印本，兰州大学图书馆医学馆。

《传染病》　　　　　　　　　　　　　　　　　1933　存

茹十眉编

现存主要版本及馆藏地：

上海大众书局铅印《国医万病自疗丛书》本，上海中医药大学图书馆等。

《时病讲义》　　　　　　　　　　　　　　　　1934　存

何云鹤编

现存主要版本及馆藏地：

《上海国医学院讲义七种》本，上海中医药大学图书馆。

《痉病与脑膜炎全书》　　　　　　　　　　　　1935　存

刘裁吾撰

曾觉叟序曰： 刘君裁吾，何为而作此书耶，则为纠正西医之脑膜炎而作也。今年春，子以纠正脑膜炎之故，惹起西医反攻，对垒两三月，同人响应者，则有杨君贡轩张君驻尘，尔时刘君归里，未曾与于斯役也。当起时春寒料峭，重裘未脱之时，脑膜炎之发生，不过为吾国旧有之时令病耳。西医无端而张大其词，以惊扰长沙市数十万人民，不得安居，乃查其诊察，锥人之脑，取其汁而试验之，使病轻者反重，病重者致死。

而其治法则仅恃其普通解毒之血清。至打预防针，只有几分效验。西医龙君伯坚已明言之，其预防之法，如不入戏院、电影院及避免疲劳等等，甚无谓也。若夫口鼻罩之阻塞空气，妨碍卫生，人尽知之。而其隔离之说，几如无形之瓜蔓抄，充其害必至如前清奉天防疫之惨剧，使人民一家骨肉，顷刻离散，甚有抬往焚化，而在中途痛哭呼冤者。今虽未至此，然投入湘雅医院诊治者，使之居四面受风之数层高楼，剥去厚暖衣被，当此春寒料峭，尚须重裘之时，即不病脑膜炎欲其不死也得乎。予以此故，不惜大声疾呼，遍告国人，岂好辨哉。实出于心之不忍耳。湖南《国民日报》主任壶公，亦不忍人民之张皇失措，而有混合中西医学研究之披露，乃西医不深加研究，而竟组织全体攻击国医，呶呶不休。于是长沙市各报社诸君子，相继而起，皆不忍人民之张皇失措，秉董狐之笔直揭其黑幕，非特对于西医之预防治法，有所辩驳，即西医所指为脑膜炎不治之症，经中医治之而愈者，日有所闻，西医所指为脑膜炎疑似可治之症，不经中医治之竟死者，亦日有所闻。如马家瓒鸰原志痛之作，则痛哭流涕以告诉国人者，国人既共见而共闻之矣。今序刘君书重述之，亦心有所不忍耳。桐冈老人，国中之硕彦宿儒也，作"中西医平议"，维正道于无穷，岂有所左袒哉。毋亦本其不忍之心，见人民之张皇失措，无辜而遭此锥脑锥脊之惨劫欤既而事寝，刘君还长沙，恨不得与于斯疫也。乃伏案著书，未周年脱稿，丐予序。予再三庄诵，刘君以西医之脑膜炎，为国医之痉病，其原因、病症，治疗方案，握犀利之笔锋，阐未发之真谛。考正汉、唐、宋、元，折衷海内时贤，一层推深一层，一节透露一节，本一已三十余年之经验，悉数而归诸实验医者获此，则有良师之可从；病者获此，则有良药之可治。天下后世，洵有所遵守矣，岂徒纠正西医之脑膜炎哉。故脑膜炎之双球菌，刘君既引西医诸家之学说无确定之标准，不得据以为诊断，而其纠正西医细菌之论，以为人生之分泌液，或腐败质，一经培养，自可生菌，况加以种种之脂肪，更无不生菌之理精切确凿。其为海潮之音乎，抑作狮子之吼乎，足以破天荒而惊鬼神矣。西医细菌之学，自足破坏一切，而无形崩溃，苟非丧心病狂，受其麻醉者，无不豁然醒悟，岂徒纠正西医脑膜炎之双球菌哉刘君性孤高，寡交游，品节学术，不求人知，人亦罕知，惟于予一见倾心有最深之契合。予初有纠正西医余岩医学之作，而刘君编有《余氏医学驳议》今予有纠正西医脑膜炎之作，而刘君有《痉病与脑膜炎全书》，气求声应，攻石断金，古所称鸡鸣风雨之良朋，若刘君者近之矣。予尝谓中西医之竟争，不畏西医之学术，则以西医之学术，易为明眼人窥破也。惟畏国医受西医之运动，移梁换柱，以图消灭祖国之医学，如以伤寒为传染，伤暑为物理等等之类，不亟为纠正，其害几与汉奸等。此予之所以慄慄危惧，而因序刘君之书，连类及之，脑膜炎之争论，特其一部分耳。安得刘君尽为之纠正，大声疾呼，以唤醒国医及国内民族也哉。民国二十四年夏历仲冬雪山老纳曾觉叟序于长沙市种福园励德树声堂。

刘裁吾序曰：国医之痉病，西医之脑脊髓膜炎也。国医以其病之现状言之，故曰痉。西医以其病之局部言之，故曰脑脊髓膜炎，今简称之为脑膜炎是也。使西医而有治疗方法，则此书何必作，潮流所迫，风向所趋，作之适以增世界之淘汰物，有识者所不为也。今西医而无治疗方法，则此书不忍以不作，不作则吾国医籍上之特效灵方，将永远而消灭矣。消灭之可，其如厥疾不瘳，死亡率者之多何君子宁冒世界之不韪，而不肯任其心之所不安，今明知西医无治疗脑膜炎之方法，而国医有治疗脑膜炎之方法，不一举手发扬而挽救之，非医之善者矣。不善医而安之为医，滔滔者天下皆是，此国医之所以无进化也欤。

虽然，国医之无进化，归咎于研究之不善，犹无足怪，独怪西医之科学化，日千里，不可攀追。镇江余岩氏，承无锡丁福保之胤，大声疾呼，攻击国医，无剩义处，谓西医本之乎解剖，征之乎实验，范围乎自然科学之律令，审慎乎客观唯物之现象，钩隐烛幽，批隙导窾，此世界各国之所公认者。由是以观当可生死人而肉白骨矣。乃不意脑膜炎，为彼国传染病九种之一，从实地征其实绩，则一病之莫瘳，不令人骇且疑乎。钦佩哉，西医龙毓莹之言曰，果是真脑膜炎，除打血清针外，决无他法可以治疗（见民二四、湖南《国民日报》副刊）。又钦佩哉，西医陈致远之言曰，本症治疗，除早期注射血清外，其余方法虽多，效验殊少（见民二四、四、二、湖南《国民日报》副刊）。更钦佩哉，西医董枢之言曰，血清之效力，如果及早应用，并未发某种疾患者，十之八九，定能痊愈（见民二四、三湖南《国民日报》副刊）。则知已发某种疾患者，十之八九，不能愈矣。呜呼。彼国研究传染病学，可谓至矣尽矣，蔑以加矣。而其治疗，自始至终，只有血清注射之一法。夫血清为普通解毒之药，其效力不能直接扑杀双球菌，有是病究无是药，则与脑膜炎大症何济。苟非三子肯以忠实告人，乌能洞悉其成绩若是若是。

予于是不能不怀疑于德人率尔怀氏发明双球菌为脑膜炎原因之非。英人格奥顿氏，检得菌有四种，非独双球菌也。美国贸孚血清厂，检得四种菌外，尚有十余种之多，亦非独双球菌也。上海工部卫生局，历次报告，检得菌无一次相同者，而双球菌则杳渺无凭也。更查西医微生学，双球菌亦为淋病之原因，则知双球菌不可以标准脑膜炎，即使为脑膜炎之标准，则双球菌自鼻腔咽头，循扁桃腺，淋巴腺，过血管，进入于脑，彼西医者，当于鼻腔咽头间，迎头痛击，检之以显微镜，施之以扑杀诸法，国医所谓上工治未病也。若徒用纱布口鼻罩，为预防传染病之工作，则传染病四季皆有之，不可一日无此君也。今独使用于脑膜炎者，未免有顾此失彼之叹，吾国四万万同胞，早已绝迹于中土矣学者岂可无常识哉。况菌自鼻腔咽头而入，最易识别。菌如杆者，吾知其为伤寒，固不是脑膜炎；菌如一个孤立，或两个连结者，吾知其为感冒，亦不是脑膜炎。而脑膜炎之菌，其必双球对峙，如猪腰子样，跃跃跳动于鼻腔咽头间，不必待其循扁桃腺、淋巴腺、过血管，进入于脑，啮脑及脊，吸验脊髓之混浊培养双球菌面后知之也。若必吸验脊髓之混浊，培养双球菌而后知之，则双球菌之自鼻腔咽头而入者，查渺无凭，可下确定之评判矣。况吸验脊髓之混浊必须培养，乃得有双球菌之发现，此为人工制造之微生物，非自然界发生传染病之微生物。何必以预防口鼻罩为。况吸验脊髓之混浊，则为脑膜炎之剧烈者乃得有此混浊之脊髓。苟不至于剧烈，而其脊髓必不混浊，在彼西医，即不得谓之脑膜炎，乌能早期而施治。不能施治于早期，乌得而见自鼻腔咽头进入于脑，其必为自然界发生传染病之微生物也乎？

予于是又不能不怀疑于细菌培养基，为传染病之大黑幕也。余岩谓微生物有形有色，可目睹，可实验，而非吾国之所谓鬼神者。设使自鼻腔咽头而入检之以显微镜，即能分析其病之种类，无待取病者之分泌物，或腐败质，实验于培养基，与固形培养基，则英人巴特氏传染病由于微生物之学说，光华灿烂，真如日月之经天，而不可磨灭也。乃竟不能分晰于鼻腔咽头间，必欲取病者之分泌物，或腐败质，实验于培养基，与固形培养基。夫槁木死灰，得水和空气与温度，亦能发生微生物，而人身血肉之躯，无病尚生虮虱，况有病而取其分泌物与腐败质，于白胶牛乳淡菜等等培养基，与固形培养基，其不发生微生物也得乎？顾培养基发生微生物，彼西医犹嫌其菌之混居杂处，不能分晰其病之种类，再以含菌之物，经过固形培养基，不致混居杂处，而后能分别其病之种类，辗转制造，乃得有此菌发生，才能认识，而脑膜炎初起何以即谓自双球菌传染而致，其能下确定之批判矣乎？不能也，谓予不信，请读汪企张之《急性传染病学》，更了然矣。他不具论。论其今日西医谓伤寒感冒，最易混入脑膜炎者，约略辨之。盖汪企张之论伤寒为杆菌也，则以伤寒凝集之血清，混合培养之菌，或直以病者之血清，试验培养之菌，显微镜再三检查之不明，但观其凝集与否，凝集者为阳性，否则为阴性。又以凝集之力甚微弱者，为异性伤寒，或副伤寒。吾不知凝集至若干成分为力强，凝集至若干成分为力弱。又不解阴性伤寒，即是凝集之力弱者乎？若据汪氏所说，则阳性伤寒，阴性伤寒，与异性伤寒，及副伤寒，皆无确定之杆菌，吾不知何以分析伤寒种类。况伤寒而果有杆菌，则凝集之血清有此菌，何必而混合培养之菌；病者之血清有此菌，何必而试验培养之菌？足见培养细菌，为传染病之大黑幕，此其一证。其论流行性感冒，为一个孤立，或两种连结菌也。则与脑膜炎之双球菌，迥然不同。今以感冒而可续发性脑膜炎，其以一个孤立，而可变作双球菌乎？抑以两个连结而可变作双球菌乎？苟非从病者身体上之化学成分而变作之，则当鼻腔咽头传染之时，或一时并进，或先后续至，例以客观唯物之现象，何从而谛审之？可见培养细菌，为传染病之大黑，此又一证。以故脑脊髓膜炎之为病，不从症候上求认识，而欲从细菌上来求认识，胶柱鼓瑟，刻舟求剑，无怪乎百治百死，千治千死，万治万死，莫之一回生也。彼西医者，曷不悚然惧，怵然返乎？

然则国医痉病之原因安在？在乎时令已。人在气交中，息息与之相通，平常则为生理，失常则为病理。譬如同一自动机，完好而能行驶者此机，破坏而不能行驶者亦此机也。今西医必归诸微生物之刺激，是病理与生理，判然两途不能同条共贯。若深造焉，则知夏暑不能裘，而裘者病；冬寒不能葛，而葛者病，此科学自然之律令，曾无微生物刺激其间者。西医诚由是深造，终必有进乎国医之一日。况西人亦既知人为自然界之物质矣。而科学万能，惟人不能制造，不能制造其人，则病理当于生理中求之。病之寒热虚实，其关键系乎生理犹人之智愚贤不肖，其关键系乎性灵，律以科学之自然，断无更出此自然者今舍生理而求病理，舍病理而求细菌，不揣其本而齐其末，是使方寸之木，高于岑楼也。可乎哉。

是故痉病为冬末春初之一大时令病也。予承祖父六代之传薪传，行医三十余年，诊痉病十有一届，往往见于冬之温而行春令，春之寒而行冬令，初期爆发，则必于冬末春初之交，雷震痉作，骤雪痉更作。昨岁干旱，隆冬不雪，今岁淫雨，夏至不热。民二四之除岁先期雷震，西医脑脊髓膜炎，适开长沙市之新纪元也。现在卫生行政，省府不惜拨款而防疫，西医组织联合办事处，专司其事，开湘雅医院四层楼以纳病者，一面宣传预防，学校令其停课，戏院禁其勿人，社会人士，相惊伯有，惴惴然如洪水猛兽之骤至。事寝，长沙市五十余万之众，统计得病者百十有八人，传染者曾若是乎？然亦不敢武断决无传染性质，但较之国医疗治常年痉病，毫无异同，恨无纪录可质证耳。又湖南《国民日报》热心服务社会，欲以脑膜炎常识，灌输国人脑中，混合中西医学而研究之，乃西医谓今春病含性质三种，竟诋国医以鱼目混珠，不能辨伤寒感冒，况能辨脑膜炎为痉病者乎？然长沙市国医机关林立，露冷寒蝉，噤不发声，独衡阳曾公觉叟，握管辩论，达十数纸。予省修先父墓，一再之乡，迟迟乃返，作"痉病与脑膜炎平议"，投湖南《国民日报》，适值截止，予无以感主笔壶公也，不能假一日之登载。于是整修其文，裁成步骤，作为此书，一曰正名，二曰溯原，三曰原因，四曰辨症，五曰类别，六曰病理，七曰诊断，八曰治疗，九曰诠方，十曰验案。总以西医近数十年发明之脑脊髓膜炎，为国医五千年前旧有之痉病，稽诸皇古往哲，参诸海内时贤，而以三十余年之经验，诊痉病十有届之艰苦备尝，写之于字里行间，书成，颜曰《痉病与脑膜炎全书》，借以为长沙市脑膜炎之新纪录云。

嗟嗟，老夫耄矣，无能为也。但愿学国医者，欲存国医，不可不知西医，不知西医，何知西医之粗疏？尤愿我国人而学西医者，亦当研究国医，勿徒攻击国医，不知国医，何知国医之精深？幸勿为余岩氏非驴非马，不中不西之狂说所止。试思我中华而国而家而身，无一而不是不中不两，非驴非马也哉。予之作此书也，非独不忍见吾同胞于水深火热之余，复遭脑膜炎之惨祸，不一伸手发扬国医之特效灵方而挽救之也，亦以国医之痉病，与西医之脑脊髓膜炎，比较并出，孰精熟粗，孰优孰劣，使吾国人读之，自有上下高低之评判。若以为抵抗西医，攻击西医，岂知我哉，弗较也已。民国二十四年五月湘乡莲叟刘裁吾自序于长沙市西湖路西湖医社。

汪康白跋曰：刘君裁吾既殁之明日，而所著《痉病与脑膜炎》，由其门人李超凡、汪士瀛校印。市竣，汪子受普而读之曰：古所称人琴俱亡者，斯之谓矣。夫仲尼殁而微言绝，七十子之徒，相与缵述夫子之言，传之后世，以遗来者共书，乃得彪炳如日月经天，江河行地，虽千万世无有穷期。至今读其书，谓其人存可也。君生而颖悟，治学有独是，向无门户之见，尤精医籍，上窥黄岐之书，中研长沙之论，下及《千金》《外台》、金元四家，清之叶、王，罔不食跖盈千，集狐成腋，远近学者咸宗之。其在乡也，问以其学起人之疴，求治者踵相接。建国之初，君市三十著述等身，已有医学们几百余卷，其要者曰《伤寒汇方》《金匮鉴别》《千金外台发挥》《金元四家节要》《景岳选瑜》《喻氏节要》《叶案选粹》《王案类编》《温热精言》《喉科扼要》十种。□来长沙，尚待补苴，未克付梓。乙亥春，湘之西医以脑膜炎之疾，群相惊骇，蒙口罩鼻，死者踵接，有经西医认为望者，君治之得庆更生，备载治案，声施蜚然。君伤夫举世溺于西说也，不知我本原也，秉其四十年心得，著为兹编，详载诠方，循是以治，皆可出水火而登衽席也。君日劬诊务，夕则燃灯构思，手操不聿，漏再下未已，心血虚羸，遂进重病。展转经年，自斟药饵，旋已施作，未蠲疾苦。丙子十有二月望日，竟以不起。弥留之际，犹殷殷以是书为念，神识清泠，曾无少异。剞劂告成，先期永诀，竟未一睹。君之志愿，尚欲著《中国肺痨病学》《中国六气病学》二种，属稿未竟，不及成功，赍志九京，弥有余痛。忆君与余交最挚，而言论爽侃，掬肺肝以相示，有非常人所能及者。余极重其品学，目为今之古人。君于余亦以戆直相许，余潦倒风尘，百不当意，君则时时过从，以相慰藉。间或风雨之长，手持一盖，足蹑橡履，扬扬到门，把晤欢然，倾倒古今，谭言愈豪，声撼窗扉，不可一世。方冀克享大年，著作益富，何意竟同过隙，坠若秋带。闭目凝思，曾几何时，君之精魂，若在左右，如闻声咳，今何可再得也。君今有子，已克负荷，又有弟子，能继所业，以成君子，无忘其能，用告明灵，亦可无憾。惜余年力就衰，学殖荒落，视君能以著述寿其身，藏之名山，鬼神呵护，必有所知，所谓亡而若存者。夜永挑灯，清风入帷，端诵兹篇，涕泗横集有不胜反袂拭面考已。中华民国二十五年岁在丙子季冬月西泠汪康白跋于江声阁。(《国医砥柱月刊》第7期，1937年)

现存主要版本及馆藏地：

1935年长沙西湖医社铅印本，中国中医科学院图书馆。

《时疫病问答》　　　　　　　　　　　　　　1935　存

蔡陆仙撰

现存主要版本及馆藏地：

《民众医药指导丛书》本，北京中医药大学图书馆等。

《瘟疫证治汇编》　　　　　　　　　　　　　1936　存

杨叔澄编

杨叔澄序曰：瘟疫之证，与温热最易相混。吴又可作《温疫论》，既混温热于瘟疫；吴鞠通作《温病条辨》，复混瘟疫于温热。以致病证牵混不清，治法因而难辨，识者鉴焉。其实瘟疫与温热，界限原自清楚，只在传染与不传染而已。传染者为瘟疫，不传染者为温热。柯韵伯曰：温热利害，只在一人；瘟疫利害，蔓延乡里。周禹载曰：一人受之谓之温，一方受之谓之疫。黄坤载曰：温热者，一人之所独病。若州里相传，众人之所同病者，谓之瘟疫。得诸贤之说，而温热与瘟疫方确然可辨，此吾侪首当注意者也。且瘟疫之证，种类最多，自古以来，变化莫测。汉魏之疫证，与宋元之疫证，既有不同；明清之疫证，与现代之疫证，亦复迥异。而诸瘟疫名家，其良法美意，复散见于各书。若欲包综古今疫证之源流，尽括诸家之论治，汇为一编，俾学者省编检之劳，有遵循之路，其事诚属不易，益以□之学植荒落，谫陋寡闻，漫然编辑，实深恧悚。但本院高材生，于温热证治已肄习竣事，自当继授瘟疫之学，俾便研讨，不揣愚暗，谨撮拾古今瘟疫诸书，如刘松峰《说疫》、吴又可《温疫论》、余师愚《疫疹一得》、叶天士《临证指南》、陈耕道《疫痧草》、郑梅涧《重校玉钥》、吴鞠通《条辨》、罗芝园《鼠疫汇编》、王孟英《霍乱论》、陈飞霞《幼幼集成》、聂久吾《活幼心法》、魏玉衡《续名医类案》、陆九芝《世补斋医书》《西医内科学》《传染病学》诸书，撷其菁华，去其繁复，萃为一书，名曰《瘟疫证治汇编》。首总论，次各论，每一证先列总说，再分述其病原、证候、诊断、治法、处方各节，以昭翔实。所列各方，均系家世所传，经验有效者，方敢列入，与漫检成方以备一格者，略有不同，庶学者得以因理辨证，因证用方，祛疫疠而起疾病，是则盅区之所切望者也。中华民国二十九年岁次戊辰仲春古鲁杨叔澄序于华北国医学院。

现存主要版本及馆藏地：

华北国医学院铅印本，北京中医药大学图书馆等。

《传染病预防法》　　　　　　　　　　1936　存

山西中医改进研究会编

时逸人序曰：急性传染病，由一人一家而蔓延于各地，关系国家之消长，民族之盛衰，至甚且巨，故现代医家多重视之。本年春间，战争数月，幸告肃清。古云：战争之后，必有疫疠。因血流于野，露宿风餐，饥饱失常，惊骇恐惧，在所难免。体中抵抗病毒之能力较弱，感受传染病之机会较多，是防疫工作极其重要。本会向编有《中国传染病学》《中国时令病学》二书，惟其中关于病理、证明、诊断、治法、处方等项，非普通人所能明了。兹由本会编成《传染病预防法》一书，将传染之种类及侵入人体之门户，并将预防法分为个人预防、公共预防、某一种病证之预防，以及预防之条例、预防中应注意事项、预防应验之新力等，一一编入，防患未然，备未雨绸缪之需要，想为卫生者所乐闻欤。民国二十五年六月十五日时逸人序于中医改进研究会之理事室。

现存主要版本及馆藏地：

1936年太原编者铅印本，上海中医药大学图书馆。

《时疫科讲义》 1937 存

天津国医函授学院编

现存主要版本及馆藏地：

1937年铅印本，吉林省图书馆。

《瘟疫约编》 1938 存

周禹锡撰

周禹锡序曰： 民廿三四年间，江西战祸蔓延，吾川糜烂达数十县之多，存心诸君子，虑大兵之后，瘟疫流行，拟重刊《治瘟速效》以救之。恐未必尽合时代也，因协助请编述者暨参订者负责整理，虽明知学识浅陋，弗克胜任，而慈善所关，义不容辞，研几再四，始由编述者加以删补，义有未尽者，则由参订者作书后以相发明，惟当时急就成章，简陋殊甚，付印以来，转瞬数载，各地翻印，各报转载，流行达五万册以上，其成效可想见，而我海内外国医界诸宏博，亦未加以呵斥，似已默认，则本书所贡献，或亦千虑之一得。兹编订者既为学术上之合作，多本各人学验，共同加以悉心整理，补选方论，并改书后为后论，以符体例，更改定其名为《瘟疫约编》，一并付印，以广流传。夫混合适用，斟酌古今，通变宜民，为吾国医学之真精神，而一代有一代之医，一代有一代之病，倘亦国医学疾病史之一助乎？爰志其原末于简端。

现存主要版本及馆藏地：

《中国医学约编》本，北京中医药大学图书馆等。

《治温活法》不分卷　　　　　　　　　1938　存

易肇安撰

现存主要版本及馆藏地：

1938年合川会善堂活字本，辽宁中医药大学图书馆。

《疫症大全》　　　　　　　　　　　　　　　存

著者佚名

现存主要版本及馆藏地：

抄本，上海图书馆。

《解毒篇》　　　　　　　　　　　　　　　　存

著者佚名

现存主要版本及馆藏地：

刻本，中国中医科学院中国医史文献研究所。

3. 疟　痢

编者按：《中国中医古籍总目》于"疟痢"一节著录的《疟疾一夕谈》（又名《疟疾八章》）一书非中医类著作，故删去。

《秋疟指南》　　　　　　　　　　　　1912　存

林德臣撰

何约明序曰：人之一身阴阳，不得其本，或伤天时，或失调摄，皆足以致病。而秋疟一证，千原万变，尤为复杂难治。医者苟非寝馈《内》《难》，会通古今，无由药到病除。兹得李伟人君刊送吾邑名医林德臣先生所著《秋疟指南》一册，读之如饮上池，使斯民而免夭札，未尝不多李君之功。今先生既归道山，恨无一面之缘，又不禁重致憾于是书也。因附绍兴裘君重刊，以广其传焉。中华民国八年大埔何约明志于南洋槟屿大山脚医寓。

蓝麒祥序曰：尝读《礼》至医不三世，不服其药，窃叹医理甚微，苟非岐轩之术传自一家，《灵》《素》之经学专三代，则业无秘授，而所云得医之意，察脉之真者，必无由操其旨也。今吾邑中德臣林先生自伊祖父以来，学有专门，先生得所宗而衍家传之秘者，既历五世于兹矣。乃秘授已得其真而又力学沉思，以研究《灵》《素》之篇，《金匮》之卷，是以五气、五色、五声察其微，阴淫、阳淫、风淫知其变。吾邑中远近知名，延请调治者应手生春，非幸致也，盖由能会意而通变也。许允宗曰：医者，意也。吕子曰：病万变，医亦万变，能知变法，始号良师。夫病之奇而善变，莫如湿热夏暑，沾染病发于秋，其变状多端。古人传秋疟一书，未畅其旨。先生习是书，力叩其局，本生平所会心者，条分缕析，又以阐前人未发之意，而剖示变态，为后人治病之津梁。此书一出，岂但有功于一乡一邑哉，且有功于一国一世，传万世而利赖无疆焉。陆宣公曰：不能为良相，当为良医，以救活天下。先生其有意于二公之言乎，幸毋将此书秘于一家，而付诸梨枣，以传四方可也。先生闻吾言粲然一笑，乃徇所请类次之而梓行于世云。时在黄帝纪元四千六百零八年重阳前一日通家弟蓝麒祥拜题。

蓝宝琼序曰：医学一门，群生之性命所系，其道最重，其业亦最难。非素有真积之学，不可以为医，非实有康济之心，更不可以为医。晚近以来，医风不振，操是业以游于世者，大抵薄涉浅尝，摭拾方药，即汲汲惟利是图已耳。甚有侈语西医反薄中医为无用者，其粗浮怪诞更不足道，而能疾痛相关，慎审明辨，不致贻误生灵者有几哉。惟德臣林先生医自祖传，兼承庭教，恍然有感于庸医误人，倦倦以济世为心者久之。愈阅历，愈悚惶，时加博览群书，进而上取《内经》《难经》及《金匮》等篇，而力穷其奥。凡内因外因与不内外因之故，莫不究其然，更究其所以然。而暑疟一症则研究尤精，取效亦尤多。近十年来，秋疟之发，他医茫无所措者，一经诊治，无不应手立效。庚戌春，爰自取其素所经验者笔之于书，随病辨证，随症立方，先分出数十种，辑为二卷，余待后续。盖为便世用非炫长也，余与交久，知其学且知其心，书成索阅，益叹条分缕析，理法依古，变化从心，触类引伸，皆发前人所未发。准此以治，实足为生人造福，非学有本原，心存胞与，其孰能与于斯。急劝付梓，以公诸世，庶赞化调元，群生有赖，而业斯道者亦或有所愧励云。黄帝纪元四千六百零九年仲秋月弟蓝宝琼谨识。

林德臣序曰：余自幼遵庭训，诵读《灵》《素》微言，讲求长沙要旨，及博览名家著述，无隐不彰，无微不阐，灿陈如日月，了然如指掌。夫复何论。然犹有不尽详于著述者，暑疟一门，未释其义，故余参考诸书，补遗是篇之辨证，惟念生人之苦莫甚于病，病者必求安于医，医者必求效于药。表里阴阳不容混治，差之毫厘，失之千里，可不慎欤！尝观夏暑发于秋者，或为寒热，或为单热，变状繁多，医无定案，伤生非浅，实堪浩叹。惜乎《内经》起其端而未畅其说，长沙统其治而未分其条。苟不潜心玩索，未易领会。是以余不揣固陋，乃依《灵》《素》为经，长沙为纬，兼研求先祖家君医案证论，及平日凡所治疗之经验者，随证制方爰辑卷帙，诸君赠名曰《秋疟指南》。虽属管见，或有小补于世，阅者幸垂谅焉。中华民国元年岁次壬子仲春月大埔林天佑德臣氏自识。

现存主要版本及馆藏地：

《三三医书》本，上海中医药大学图书馆等。

《治疟机要》　　　　　　　　1912　未见

刘裁吾撰

刘裁吾序曰：人之一身，首重荣卫。外而皮肉筋骨，内而经络藏府，无非荣卫为之煦濡，调和则安，乱则病，离绝则死。是荣卫为人身之化机，凡百疾病皆系焉，而疟其尤著者也。考《素问·疟论》及《刺疟篇》，分六经，分五藏，分六府，虽发时不同，病形各异，而要其旨归，则总关于荣卫之见端。曰夏伤于暑，藏于皮肤之内，肠胃之外，此荣气之所舍也，非疟舍之关荣者乎？曰卫气之所在与邪气合，则病作，非疟发之关卫者乎？仲景渊源相承，曰：疟脉自弦。以疟邪伏于荣舍，发则阻滞卫气故也。《灵枢》论卫气失常，则脉大弦急，《金匮》论腹痛寒疝，弦则卫气不行。吁！仲景一语抵人千百，此其所以为百世之师乎！后世诸家不加研究，迄今千余载，疟病绝少定论。西昌喻氏、洄溪徐氏皆谓风暑入少阳，率以柴胡为不祧之法，拘矣。叶天士治疟，一生不用柴胡。王士雄谓柴胡只可治少阳正疟，虽不如喻、徐两公子之专主少阳，而于荣卫，曾莫之及。费伯雄以少阳不能主疟而有在卫、在荣、在府之分，韩善徵谓疟不专属少阳而有卫气荣血之论，是于荣卫近之矣，而未中疟关荣卫之的。惟卢之颐《痎疟论疏》，全引经文，以白虎各半治荣舍，青龙各半治卫气，虽于疟舍关荣、疟发关卫，启其端倪而不能大畅厥词，读其书者有遗憾焉。余业医近十年，窃叹疟之剧繁且险，反复流连非特一两月不瘥，甚有延至二三年者。诊验之余，几经博考冥索，始知疟以荣卫为主脑，治之辄获效果。而析疑办难，互相切劘，则吾乡陈原钦先生之力为最多。乃不采谫陋，汇集成篇，先将荣卫之生始会合、内外出入、阴阳顺逆、道路异同、度数疾徐，一一剖晰，挈明大旨，然后分论疟舍之关荣、疟发之关卫，而温热暑湿各因、藏府经络诸症与夫病情之传变、病势之兼并，并著于篇，以备治疟者之采择焉。虽然荣卫为人身之化机，凡百疾病皆系焉。能明夫荣卫之生始会合、内外出入、阴阳顺逆、道路异同、度数疾徐，又岂仅可以治疟已哉！中华民国元年二月自序于养生园。

陈宝序曰：天地之大，日月运行焉；人身之大，荣卫运行焉。天地有罗孛与日月同道，则日月蚀；人身有伏邪与荣卫并居，则荣卫偏，此疟病之关荣卫也。余初业医，临症治疟，辄主少阳，所用成方多不效。窃以为疟，酷疟也，如此大症，断非拘一经、执一药所能治者。奈后世治疟，诸家纷纷聚讼，西昌喻氏专主少阳，以柴胡为主；沈再平于主用荣胡治疟者非之，《叶氏医案》治疟不用柴胡，徐洄溪非之，迄莫折衷一是。进求《金匮》疟病，寥寥数节，难寻端绪。即疟脉自弦之文，注家多牵入少阳矣。乃取《素问·疟论》《刺疟篇》读之。《疟论》言巨阳、阳明，不及少阳；《刺疟篇》首列六经，不专重少阳，仍莫得其指归。于是反复寻绎，《疟论》有曰：此荣气之所舍也。又曰：与卫气并居。不觉顿悟曰：疟病关荣卫，不特不专主少阳，并不专主六经矣。独是荣卫运行，为百病辖。考《内经》以荣卫名篇首者凡六，其散见者，不止《疟论》，数节互相发明。余于荣卫之生会主散、出入、顺逆、道路之各殊，疾徐之异度，几经默悟冥搜，殊难了了，急索解人不得，以为医不明荣卫，无论百病，即治疟莫试也。刘君裁吾性颖悟，青年笃于医，与余交最厚，居址距数里，故往来尤密，凡医书与病症之疑难，相与质辨近十年。至论疟病关于荣卫，尤心相印。一日袖卷授余曰：此所著《治疟机要》也。余展诵之，其书先将荣卫挈明大旨，次论疟舍关荣，疟发关卫，疟脉自弦，皆独出心裁，阐明经旨；后论温热暑湿各因、经络藏府诸症，与夫病变病并，无不奏刀䶣然。所选诸方，一经指点，用以治疟，皆能中荣卫之的。疟病得此，诚暗室一灯，千载之疑窦破矣。虽然是书条分荣卫，意在令阅者醒目，似有无数荣卫，其实一也。能明夫荣卫之主散生会，其中出入、顺逆、道路、度数，一如日月之运行天地，或一日一周，或一月一周，或一年一周，虽光芒之照射各殊，不得谓非一日月，敢以质之刘君并天下之留心荣卫者。是为序。中华民国元年五月同邑原钦陈宝序于松荫山房。

谢邑南序曰：处世界竞争之大舞台，无论何业，苟无学问、阅历，则在天演淘汰之内，必不能占最优胜之地，医学一门亦然。余曾循长江，涉重洋、东北，至津、奉，经过闽、浙江、宁、苏、沪，素称医术、向产名贤之区，意必有邃学问、深阅历其人者，互相讨论，倡明此道，而卒罕遇其人，至是而益叹刘君裁吾之不可多得也。其人向勤学，善颖悟，与余攻方书有年，而进步之速不可以道里计，近十年来学更有进，读书别有会心，编入《医学檀几》约百余卷，其曰《伤寒汇方》，曰《金匮鉴别》，曰《外台发挥》，曰《金元四家节要》，曰《景岳选瑜》，曰《喻氏节要》，曰《叶案选粹》，曰《王案类编》，曰《温热精言》，曰《喉科扼要》。其余有疑，则辨之；有得，则笔之；有讹，则证之。杂卷浩繁，不可枚举，所临之症，编入《编症自镜》。积日累月，每年不下数十卷。其例，先姓名，次年龄，次病症，次脉象，次舌苔，次形色，次服药，一一标准，然后著案、著方，审慎周详，议论卓越，靡不娓娓动人，虽喻嘉言之议病式，近世之诊断学，有过之无不及。其学问之邃，阅历之深，为何如萍迹漂泊，企仰殊深，吾知刘君当更有进也。及归，造访，又编成《治疟机要》四卷矣。回忆向之游闽、浙江、宁、苏、沪时，夏秋之病疟者，缠绵岁月，剧繁且恶，中医只知柴胡法之一治，固不愈；西医之规尼丁杀其虫毒，铁剂补其血液，终嫌其隘而未尽效。得是书读之，研究病源，直探其根柢，选择方法，亦极其闳通，荣卫三焦，洞若观火，暑湿诸症，朗若列眉，岂徒治疟之机要已哉？余不辞校阅，劝付梨枣，亦保种之一端也。方今中外交通，科学互参，刘君以翘楚青年，既精中医而并博及西医，朝夕研核，不遗余力，其学问之邃，阅历之深，又当何如耶！中华民国元年八月同邑洪巍谢邑南序于养性学校。

《疟解补证》　　　　　　　　　　　　　1913　存

廖平撰

现存主要版本及馆藏地：

《伤寒总论》本，上海中医药大学图书馆。

《治痢慈航》　　　　　　　　　　　　　1915　存

黄在福编

现存主要版本及馆藏地：

《黄氏传染病四种》本，中国中医科学院图书馆。

《痢疾三字诀》　　　　　　　　　　　　1917　存

刘鳞编

现存主要版本及馆藏地：

《梅城刘氏编医书六种》本，中国中医科学院图书馆。

《疟痢金针》　　　　　　　　　　　　　1926　存

葛荫春撰

张志潭序曰： 人秉五常之性，以生五官百骸，刚柔丰削，其消长盈虚，秩然具自然之理，初无待乎针灸汤液，固足以耆年全性。逮乎晚近，知解繁恣，情识纵佚，百欲炽于中，万物诱于外，汩其性灵，灼其腑脏，神若翻然为形体之役，百病以生，疫疠时遘，于是而医术始贵。而世之为医者，复不能尽通其术，寒热舛误，阴阳乖谬，逞臆以治，十不一全，世之人恒致夭札，不尽其天年，于是而良医尤贵。良医之于人，其犹伯乐之于马，师旷之于音，固世人所当尸祝而珍视者也。今世之人，疾痛疴恙，既不能远于身，则先病而儒医，殆犹如水火粟帛，斯须必备而不可离。然世之人昧焉弗察，居恒慭然不究心于医术，及夫疾病已显于肢体，乃率然呼医，任其诊操，长癙不之知，工拙不之究，悍然以不赀之躯，甘供庸妄之掇治，至死而不悔。由斯以谈，蒿目忧世之良医，宁能夷然膜视而不为之所耶？江都葛廉夫先生，好读书，博通群艺，尤攻吾国之医术，居京师有年，有疾者求治多愈，近以其所辑疟痢金针一书见视。志潭之于医，诚未能窥见先生学术之阃奥，然见其矻矻终岁，朝夕一篇，固知先生之医术，愈于束书不读者远甚。是其所辑书，其亦世人所宜家诵而户习者欤？因序而刊之。中华民国十五年七月丰润张志潭谨序。

现存主要版本及馆藏地：

1926年天津华泰印书馆铅印本，北京中医药大学图书馆等。

《治痢南针》 1932 存

罗振湘撰

刘岳仑序曰：吾友罗振湘先生著《医学辟谬》一书，于余氏《医述》谬妄之点，逐一揭出，息邪距诐，扶翼国学，厥功甚伟，余受而读之，固已心异之矣。今夏又出其所著《治痢南针》见示，盖集古今治痢方法，分为表、里、寒、热、虚、实六门，条分而列举之。其选方也，一依古人成法，间亦附以己意，补其阙略，皆系出自心裁，发前人所未发，余因是益服罗君之寝馈于斯者深也。窃维吾国医书浩如烟海，见解虽非一致，而治验要无不同。特淹博之士，故执己见，往往长篇累牍，理论以愈多而愈晦涩，学说以愈繁而愈庞杂，致令读者如大海行舟，茫然莫知其方向之所指。以是为世诟病者，比比皆是，非独治痢一书然也。诚得如罗君者，挈领提纲，芟芜就简，义例务衷一是，而论说毋任两歧，如科学程序然，一以表解行之，则吾国医绝学行将日即昌明，尚何虑拾西人唾余者之狂吠也哉？抑更有进者，读书固须能会其通，而临床尤宜善观其变，盖人之赋禀，既有膏粱、藜藿之不同，即其感受，自有劳逸饥饱之各异。曩余随军徐州，时值盛暑，适因溃败，全师退遁，将士兵夫，皆日行百里。至集合时，则病剧痢者十之六七，纷纷求诊于余。余一一用大承气加清暑理气之品，无不立愈。又某封翁养尊处优，患痢疾，里急后重，无物可下，痛胀难支，飞柬召余，至则前医所主之承气汤已陈榻前。余知其深居简出，决无外邪，立命倾其前药而以补中益气汤重用芪至七八钱，参、术至一二两不等。一剂而病若失。次早亲函来谢，已如前矣。又某太夫人，年已六旬，阳虚下陷，依参、芪、附、桂为命。九月，因前冒暑患痢，医者均以年老体弱，概用温补，日益增剧。至次年正月，一日夜下鲜血至六七十次。余诊其脉实大，知为失下，立用大剂承气而益以滋阴养荣之品。甫半剂，即下燥屎甚多；再剂，则脓血全无。后连用生地、石膏至四、五斤，始得复元。可见膏粱安逸之人不必尽属元弱，而劳顿饥馑之余又不皆如喻嘉言先生所云内虚久困者也。总之，法者，一成不变者也。是在用法者神而明之。罗君此书既以表里、寒热、虚实揭示方法，吾愿读此书者沉几观变，幸毋食古不化，转令有慈航而不能普渡也。余为此序，因附及之，还以质之罗君，并以质之能读罗君此书者。民国二十一年仲夏月衡山刘岳仑笃髯甫序于长沙东城外之蔚园。

刘裁吾序曰：浏阳罗君振湘，为国医健者。予旅长沙之明年春，始识面叩谒焉。相与坐谈，痛今余岩著书诋毁国医，不遗余力，乃著《医学辟谬》刊行海内，抵抗之，纠正之，回狂澜于既倒，冀正道之复明，良工苦心，钦佩曷已！近又著《治痢南针》一书以示予，予盥手焚香，回环庄诵。例分表、里、寒、热、虚、实六门，挈领提纲，条分缕晰，辞虽简而理赅，方不繁而法备，颜曰"南针"者，予窥罗君之意，非徒是书行于我国已也。盖以西医治痢既无善法，而欲以国医之诊断、治疗大行于海外，如周公作指南针，西人用之以航海也。虽然，予进一说为罗君质，且以质之读罗君此书者，幸勿以其非临床经验而唾弃之也。每当夏秋之交，肺欲肃降而肝反敛，肝欲疏泄而肺反收，肝肺不调，金木交战，发生滞下，肛门既开而欲大便矣。旋闭塞之不出，其里急促，其后重坠，下愈闭塞，则上愈逼迫。病者之头汗淋漓，闭口露目，抬肩缩颈，并力以输送于下，矢方得出，出仍不快，移时复便，一分钟数十次，往往有不能起于床者。其痢之险恶若是，乃不数日，有形之阴质告罄，而无形之元阳随脱。病势至此，金木交败，邪正并去，前则肛门闭塞，而此则洞泄无度矣。前则头汗淋漓，而此则冷汗如珠矣。枯瘦之骨，惨晦之色，奄奄一息，嗝逆痰鸣，沿门遍户，死者枕籍。予昔时尝诊之，尽然心伤，恨其术之不工，且不能普救也。予思之，予重思之，诊断滞下，欲判轻重生死于顷刻之间，征之于脉象，而脉象之浮、沉、迟、数不可凭；征之于舌苔，而舌苔之黑、黄、灰、白亦不可凭；惟凭之于滞下之秽物，则轻重生死可立决也。试以其质言之：浓厚之白脓也，鲜明之红血也，此则可生者也。瘀晦之血块也，油漆之胶粘也，此则可生可死者也。若黑如尘墨，散漫如屋漏水者难治。再以其臭言之：香臭固可生，而酸臭亦可生。盖香为脾土正气，而酸乃肝木之生气也。其可生可死者，必其臭腥且臊者矣。其难治者，必臭如腐尸、败鳅者矣。医者不知滞下之质与臭，则不能判轻重生死，是谓之无诊断学。予同乡有赵医荣和其人者，世承家技，专精滞下，尝与之以判轻重生死，而对症施治，百不失一。生者固易生，而死者治之以冀其生。惟界乎生死之间者，芪、术、姜、附、参、茸、地、归，轻者几两，重者斤许，分用合用，以为主剂，察之未的，不可轻试。其余诸法，则清金以疏木，渗湿以祛暑，或排脓化瘀，或涩肠填空，或寒热虚实错杂以并治，总以其轻重、缓急、先后而消息出入之。服之一二日，再验其质与色，鲜有不起死回生、转危为安者。勿谓其补之太早，补之大峻，而致成休息痢也。不如是而欲求一休息痢不可得也。是则愚者之一得，而要不出罗君此书之范围也。罗君邃中西学，融会沟通，不执成见，即西法稍有可取者亦节录附卷。至若狂鼓邪说，淆乱黑白，如余岩所为者，则大声疾呼以拒之耳。罗君老于余，好学弥笃，予见已心敬之。此书之作，裨益于社会者不少，予故为之序。民国二十一年五月刘裁吾序于西湖医社。

　　曾觉叟序曰：今日而欲厘正国医学说，难矣！外则余岩等挟其邪说，为虎作伥，上欺政府，下蒙社会，日以消灭中医为能事；内则学说纷歧，各持一是，不能贯通。甚则前人已经厘正而不可移易者，如叶香岩、王孟英之言外感温病，柳宝诒之言伏气温病，唐容川之补注《伤寒》《金匮》各书，不特为海内所公认，外人亦重金赎买，此于国医学说之发展，大有关系。乃近日海上名流如恽氏铁樵，逞其偏见，于此数家，痛加诋毁。若不亟为纠正，实于厘正国医学说大有障碍，吾故调其难也。虽然孔子修《春秋》、正礼乐而大道以明，孟子辟杨、墨而邪说以息，使当日无此二圣人，中国何由此文化？吾辈既处此正道陵夷，外患内忧交相侵迫，使畏葸自安不出而任此艰巨，俾后学有正轨可循，国医前途尚堪设想乎？罗君振湘积学敦行，兼精岐黄，博览群书，孜孜不倦，于厘正国医学说尤为热心，前著《医学辟谬》以发明六气，驳斥余岩，词严义正，与吴君汉仙《警铎》一书均为近出杰作，吾道干城。近复有《治痢南针》之作，其书于前人学说采择綦严，而折衷以己之心得，病理治法条理井然。清代虽有治痢专书而无此完备，能完备者而又无此精核。罗君学说固不仅此，然已如此审确，他可知矣。西医日以科学二字骄我，其实科学之解释，不过学问之有统系而已。吾国医学久有全部之统系，惟对于一病有一病之统系，虽有专书，尚未完全。前读韩君止轩之《疟疾论》、唐氏容川之《血证论》及近人张君寿颐之《中风斠诠》，心窃是之，思欲仿其体裁，使一病有一病之完全统系学说，顾以牵于尘劳，有志未遂，心则无日忘之。今读罗君此作，当不禁怦怦欲动。吾愿罗君以此推广，达吾未能达之目的，固于厘正国医学说大有裨益，亦免西医日持其科学二字以相欺蒙，无畏难，无苟安，以竟此全功也。抑更有进者，孟子云守先王之道以待后之学者。今则守之外，更须加以发明；待之时，当须急与启迪。加以外患内忧交相侵迫，其难有百倍于守与待者。匹夫有责，岂异人任。对于外，则师孟子之距杨、墨；对于内，则师孔子修《春秋》、正礼乐。吾愿与罗君共勉之也。民国二十一年六月衡阳曾觉叟序于长沙种福源。

吴汉仙序曰：呜呼！异教鸱张，圣道日晦，吾国医学不绝其如缕乎！前者中卫部余岩以致治压迫废止国医议案失败，近复从文字进攻，于上海创设《社会医报》，组织一班西医，并将其所著余氏《医述》扩大宣传，而又恐东瀛学者提倡汉医学说致阻《医述》之进行，复著《皇汉医学批评》散布寰球，以为斩草除根、消灭国医之彻底办法，全国医界尚未注意焉，医学前途能无惧乎？去年秋，予袖《医述》一书进陈吾友罗湘先生。先生曰：猎哉余氏，以物质而攻气化，若如所论，则尊器毁道，重质薄能，国医无立足之地矣。不有以距之，窃恐邪说诬民，祸更烈于杨、墨也。先生乃取《医述》中误点，亟为辨驳，发刊公布，以告国人。予亦奋然而起，自问厕居医界，不能息邪放淫，挽救国学，其如卫道之责何？于是废寝忘餐，特著《医界之警铎》一书，专以距余氏为主旨，而论者以好辩訾之，岂知人民之生命与国学之存亡实系乎此，予与罗君岂好辩哉？不得已也。今先生又出其所著《治痢南针》就商于余。细阅是编，以表、里、寒、热、实、虚六字提纲，虽述而不作，然纂集甚详，辨证处方有条不紊，按法治之，亦航海南针也。然当此异端蜂起，正吾人竞争激烈之时，予所望于先生者，亦如曾公觉叟所言，先距西医之侵侮，再发扬中华之国粹，则是书之整顿内部当认为第二步工作而急其所先也。书以遗之，先生以为然乎？民国二十一年夏月谷旦岳阳吴汉仙书于长沙省寓。

罗振湘序曰：痢疾者，大便下利红白，里急后重，日数十行。其为病也，善传染，但亦有不甚传染者，犹不觉其惨。其传染迅速者，尝至有一人患病，传染一家，一家患病，传染一乡一邑，朋友不相往来，亲戚不相顾问，骨肉不相居处，惨莫惨于是矣。究其原因，不甚传染者，因天时气候和平，一人独受湿热，或饮食失调，致生此病；传染迅速者，多由天时不正，并地下污秽之气感于人身，郁结不解，变生此病，西医谓之细菌，国医谓之戾气。其实细菌之发生皆因于戾气。尝观兵燹、水灾、凶年之后，人民死于沟壑，至夏秋两旸交蒸，蝇蚋蛄曝，而戾气以起，故谓之瘟疫流行。民元以来，战争不息，灾祸时闻，瘟疫流行，报端屡载。以余所闻见者，民十九年，平、浏难民散居岳麓山、北门外等处，死于痢疾者十之七八；二十年，我浏难民聚居古镇、县城等处，死于痢疾者十之六七。他如湘、赣、皖、鄂各难区，无不在在皆是。此岂天欲杀人而假手于痢耶？防御无方，治疗乏术，要亦人事之不具耳！窃以治痢方去，各家皆有发明，举一漏百，终难得其要领。虽圣如仲景，书尚阙如；贤如嘉言，法仅逆挽。即西医传入中国，亦只知滑利为能事，遂致此最恶最惨之症，自中而西，至今尚无善本，操仁术者岂不引为恨事乎？余自承庭训，及入医校学医以来，于此等惨恶之症间尝留意，拟著白喉、瘟疟、霍乱、痢疾等书，以与世之具有同心者互相研究。但前供株萍路局医职，光阴虚度，去秋因事赴京，赞襄于中央国医馆理宁之职。今春回湘，得有暇晷，乃将痢疾一书先行锐稿，分为表、里、寒、热、实、虚，颜曰《治痢南针》。沿用古方，本大圣不作之旨；统分六类，实吾人自用之愚。撮要提纲，方少法备，虽间有与古变通之处，要皆几经折肱之言。若能寻余所集，无论不甚传染与传染迅速之症，皆无不治之痢矣。凡遐陬僻壤、绝少良医、好览方书、苦无门径者，一阅此册，则胸有成竹矣。居家旅行，置藏箧中，自卫卫人，非常便益，岂尚有痢症险恶之堪虞耶？付梓后，随将霍乱编出，故附于编末。中华民国二十一年夏月浏阳罗振湘序于长沙之医社。

现存主要版本及馆藏地：

1932年长沙开明书店铅印本，上海中医药大学图书馆。

《痢疾丛谈》 1933 存

王涛仙编

现存主要版本及馆藏地：

1933年稿本，福建中医药大学图书馆。

《痢疾一夕谈》 1933 存

顾子安编

现存主要版本及馆藏地：

1934年顾子安医寓铅印本，青岛大学医学院图书馆。

《痢疾全愈说明书》 1934 存

邹趾痕撰

现存主要版本及馆藏地：

1934年京津书局铅印本，南京中医药大学图书馆。

《疟痢病问答》　　　　　　　　　　　　　　1935　存

蔡陆仙撰

现存主要版本及馆藏地：

《民众医药指导丛书》本，北京中医药大学图书馆。

《痢疾指南》　　　　　　　　　　　　　　　1935　存

九峰老人撰

李林馥序曰：医也者，操生杀之大权者也。若笔之于书，则更有贻害后世之忧。故吾人生古人之后，读古人之书，将款继古人，而垂救世济人之功，必神明于古人乐袭之中，方能机杼在胸，锤炉在手，心如明镜，笔若春花，不落习俗窠臼，不傍时尚门户，千变万化，层出不穷，药无虚发，方必有功矣。若以卑鄙管窥之见，率尔操觚，则鲜有不草菅人命，贻害无穷者。故医之一字，其学甚深，其权其重，固不若诗文之可随意出版，无关轻重也。徐子鸿经居申二十余年，叹人海之茫茫，慨名医之难得，且深知医道之不易，故于古今人之著述，网罗宏富，遇有善本，不惜工资，刊印行世。不行医人之术，而作医医之举，其救世济人之心，可谓深矣。近又觅得《痢疾指南》一书，拟将刊行，问序于余。余读其书，持论平正，说理详明，取诸家之长，而舍其短，无门户之见，无派别之分，其救逆之法，确能神明于古人□□之中，而变化不穷者。学者能熟读此书，则治痢之法，游刃有余矣。因促其付梓，公诸世，以为寿世寿者一助也。民国二十四年四月七日云间隐医居士李林馥启贤序。

现存主要版本及馆藏地：

1935年上海仓昌书局铅印本，上海中医药大学图书馆等。

编者按：《中国中医古籍总目》未著录此书，经考证，上海中医药大学图书馆等。有本书的馆藏。

《疟疾指南》　　　　　　　　　　　　　　　1935　存

九峰老人撰

现存主要版本及馆藏地：

1935年上海国医出版社铅印本，上海中医药大学图书馆等。

《痢疾之中治西诊》　　　　　　　　　　1936　存

王震撰

现存主要版本及馆藏地：

1936年抄本，山东中医药大学图书馆。

《三疟得心集》二卷　　　　　　　　　　1937　存

屠用仪撰

现存主要版本及馆藏地：

抄本，上海图书馆。

《时症看护法》　　　　　　　　　　　　1942　存

陆奎生撰

现存主要版本及馆藏地：

《陆氏医丛合刊三种》本，上海中医药大学图书馆。

《治伤寒痢疾肠炎捷效药》　　　　　　　1942　存

聂云台撰

现存主要版本及馆藏地：

1942年文明印刷所铅印本，上海中医药大学图书馆等。

《疟疾学》　　　　　　　　　　　　　　1943　存

梁乃津编

现存主要版本及馆藏地：

1943年中国医药文化服务社铅印本，重庆市图书馆。

《治疟疾方》　　　　　　　　　　　　　　　存

著者佚名

现存主要版本及馆藏地：

抄本，故宫博物院图书馆。

《治疟痢方》 存

著者佚名

现存主要版本及馆藏地：

抄本，广东省立中山图书馆。

《疟疾论歌括》 存

著者佚名

现存主要版本及馆藏地：

抄本，天津中医药大学图书馆。

《痢疾之研究》 未见

姚韵銮撰

本书编者序曰： 痢疾古称肠澼，有因湿而致者，有因热而致者，有因风而致者，有因寒而致者，有因暑而致者，有久痢而变虚，或成休息噤口等证者，种种病源，殊难罄述，在临证者，按其脉，察其病情以治之，兹将各种痢疾之名，及起源、证象、脉象与调治法，分章节详列之，以为公共之研究。第一章起源，兼生死脉法，以内经为标准，所论伤寒下利悉照仲景原文，将陈修园、柯韵伯、娄全善三家之说而解释之，略参以己见，其余各种痢症，皆本雷氏之法为多，并望高明指正幸甚，是为序。编者识。

编者按： 《中国中医古籍总目》中未著录此书，见于孔夫子旧书网。

4. 痧胀霍乱鼠疫

编者按： 《中国中医古籍总目》于"痧胀霍乱鼠疫"一节著录的《霍乱新论疟疾新论合编》（丁福保）和《鼠疫》（谭其廉）二书均非民国时期成书，故删去。此外，《总目》著录的《鼠疫概要》《防治湘西鼠疫经过报告书》《鼠疫自疗新法》《鼠疫要览》均非中医类著作，故删去。

《霍乱论》 1912 存

姜文谟撰

姜文谟序曰：书曰：天工人其代之，其医相同功之谓与？霍乱为卒病之恒见，较诸疫而弥速，考古方书与论，大半浑然，或执热匪寒，或执寒匪热，后之习者，亦莫能究其旨。壬寅灾眚流行甚广，其木火证据显然，而时弊俗套蓝本，鲜能解脱，多至垂亡。噫嘻！人之生老病死，性之正也，为医者不能使遂其性，庸何贵乎？观其生化，验其气运，本经义而溯源，汇群贤而立说，作《霍乱论》。

现存主要版本及馆藏地：

1934年明善书局铅印本，上海中医药大学图书馆等。

《鼠疫证治》 1915 存

黄在福编

现存主要版本及馆藏地：

《黄氏传染病四种》本，中国中医科学院图书馆。

《痧胀撮要》 1916 存

汪欲济编

章钰序曰：老友汪君伯骝，自国变以后，流寓京津间，目击斯人痛苦，一以济人利物为事，署医号曰"欲济"，其寄托深矣。诊治之暇，手辑经验方多种，而《痧胀辑要》一书尤能本前人法治，择精而语详，日者录稿见示，属为题记。钰于医学蕳无所知，记光绪年间，东人岸吟香曾撰《痧证要论》一编，吾师曲园俞氏叙言谓：宋以前医书无言痧者，"痧"字遂不见字书。痧者，沙也，人身气血流通，犹水由地中行，闭塞隔阂，遂有此疾，犹水为沙阻而不行，因病制字，遂名为痧，其说允矣。惟是当时所推致疾之由，不过多食生冷、恣情酒色、外感暑湿秽恶使然，则今之人心狂热，群逞于亡等之欲者，其得病当更深一层，而伯骝之所以立说者，其方法亦同进一层，吾师往矣，不知对于斯世，其慨叹为何如，设见此书，其嘉赏为何如也，率弁简端以志钦服。戊午六月章钰谨记。

汪欲济序曰：古无痧胀之名称，亦无治痧之书籍，自神农以迄有明总名之曰"干霍乱"（俗谓绞肠痧是也）。至清初王养吾先生始发明之，分为七十二种正变痧，定六十四卦方以治之。惜乎板籍不久散失，遗集亦不多见，不免为医家、病家遗憾耳。考先生辨痧之法，脉不对症者，即当察视筋色，青紫者为痧，其病有轻有重，有慢有紧，有生有死，轻者刮之，重者焠之、刺之，慢者痧气逐渐阻塞，不知自觉，医亦不明其故，斜缠累月，卒至刺放无效，急者或腹痛拘挛，或猝然僵仆，立时刺放、投药冀可复苏，然刺放有血者生，无血者死，有血而药不应者仍死，推其致病之由，中于厥阴风木、太阴湿土、少阳相火三者相搏而成，而其发必由外感，或触秽气，或受寒邪，或积食伤暑，致气血壅塞，不能流行于脏腑，则痧症因而猝发矣，此养吾先生论症之大略也。（欲济）私意谓七十二种之痧，不越内因外感，即六十四卦之定方，亦不越乎此两因，爰本先生之成法，撮其要以删其烦，取其易于记诵，更于十二经致病之由，分经添注各穴应用、药味，续成鄙俚歌诀，冀临症不致误人，明知断章取义，不免大雅贻讥耳。

附录自题痧胀撮要七律二首：

未曾少小习歧黄，纵有遗书服浅尝。壮岁入官依孔孟，暮年问道悟张王（张仲景、戴人、景岳、王外台、执中、养吾诸先哲，各籍其立论立法，俱有□□）。每怀时局寒尤栗，遍阅人心热更狂。倘与众生除苦厄，应教世界换清凉。

沦落江湖自在身，乞灵草木且安贫。济人尤贵修天爵，著手谁回大地春。尚友执中成法备（宋代王□□□□□□风行，及于元明），究心景岳类经遵（明代张氏著《类经》，□□□博采神农以后各家针灸活法，汇成一集，以行于世）。疮痍满目伊谁责，不作宰官欲惠民。

现存主要版本及馆藏地：

1918年太仓汪氏铅印本，国家图书馆、北京中医药大学图书馆等。

《传染病八种证治晰疑》十卷　　　　　　1918　存

曹元森撰

徐世昌序曰：天下事有旧学极粹而新知无以复加者，有新知日辟而旧学相得益彰者，非重旧学而轻新知也。旧学历数千年之变迁，经数千人之研究，其中奥邃，实非新知所能骤及，惟在取其所长而用之耳。中国医学，发明最早，岐黄以下，代有通人。至于今，纯驳不一，虽致为人所轻视，然未尝无人延此道于一息者则以方书所载，各有所长，但精一科足重于世。倘上之人因而鼓舞奖励之，未有不蒸蒸日上者。余久有此志，以世方多故而不暇及，然尚未尝一日忘之也去冬及今春，绥远一带鼠疫流行，有司备药延医，如临大敌，交通断绝者数月。税款运费，公私两伤，卒之死人数千，借款百万。问以治痊者若干人？曰：无有也。问以何法能愈此病？曰：无有也。江宇澄会长怒焉忧之，亟访于中医曹子巽轩。巽轩曰：此等传染，皆有治法，乃中医所专长，特为权势所屈，不能自伸其道尔。然而成法具在，古贤原未尝欺人，择而用之，是在明达。于是宇澄会长遂嘱巽轩于西医所谓急性传染病八种，分证列治，以作后学之准绳，而为防疫之纪念。巽轩更商榷于其同志诸人，择成法之最精当者详述之，此即所谓旧学极粹，新知无可复加者也。至古无此证，因无成方，则嘱曾著效验于此证者编撰之，此即所谓新知日辟旧学相得益彰者也。总期有实效而无虚言，然非深于此道，体察有得，不足以语此。书将成，适巽轩来津，为吾弟友梅诊治旧疾。见其医学之精，取效之速，因与纵谈防疫经过情形，知巽轩有是书之作也，不禁欣喜感慨，援笔而为之序。后之人，幸勿取人之所短，而弃己之所长也可。中华民国七年戊午夏五月东海徐世昌菊人氏序。

曹锟序曰：余以国家多故，投笔从戎，转展万里，以至于今。衰鬓毛，耗精血，每思息肩于泉石，致志于黄老而未遑。今岁复奔命于湘鄂之间，栉风沐雨，披星戴月，苦其心志，劳其筋骨，数月以来，遂撄危疾，群医束手，势将殆矣。徐东海，余师也，闻而悯之，以余属名医曹巽轩，一剂而沉疴立起，二三日而爽然若失。余惊其技之神，亟叩其所学。始知曹子之医，尽得岐轩之术，所谓参天地，配阴阳，位中和，育万物，道精理密，神出化入。虽以之治天下而有余，岂独医而已哉。曹子将归，出所辑《传染病八种证治晰疑》十卷以示余，属为序。余见东海师之序是书，已吐其葩而襃其实，曹子焉用余不文之言为哉。然余思曹子治余疾之神，余信其人矣。曹子所辑诸子之书，其学问必为曹子所深许而相等者，则余又因信曹子而兼信其友及其书矣。则余虽不文，亦不能已于言，请即书此，以为序。时中华民国七年戊午夏五月析津曹锟仲珊甫识。

江朝宗序曰：凡物之类，有以爱护逾垣而死者，有以斫伤过度而死者。爱护也，斫伤也，过不及虽相悬甚，俾失其自然之性，而天则一也。惟人亦然。夫富贵之家，膏粱文绣，罗列下陈，养尊处优，气指颐使，似宜无病矣，而不能也。既病矣医者踵相接于户，此曰虚，宜补，彼曰实，宜泻，药饵杂进。但延中医，而又恐求治之道未尽也；更延西医，西医之言又不同也。一误再误，以至于死，则曰此病当死，而不悟求治之庞杂以至于死也。此爱护逾垣之害也。贫苦之家，饥寒劳瘁，日出而出，日入而入，固不知有病也。然饥饱不时，寒暖不均，即有疾疢，亦不遑治。迨病革而治，已不及矣。此斫伤过度之害也。然此特言其常也，言其变则不然。当晋绥时疫浸盛之际，大总统任朝宗为防疫会会长，再亲履疫地，调查情形。大抵贫而染疫者多，富而染疫者少。夫疫由杂气中人，故蔓衍皆是。富者大厦广院，深居简出，饮食寒燠，皆能得宜，故感触者少；贫者饥寒驱迫，奔走衣食，所不能已，故感触者多。窃常悯之，于是与我国及东西有名之医研究防治之法，以拯斯民于疾苦之中。惟东西医以其国之所学，施于我国防法固善，治法则未暇也。我国之医，时则有曹元森与其同志杨德九、陈舒、陈世珍诸子赴疫地参与治疗，归语余以疫之原因及治法。余不禁忻然曰：诸君皆名下士也，盍各出其卓学杰识，著成不易之书，以为后来防治准绳乎？曹子谦，不敢固要之，乃更益以孔繁棣、张汉卿二子之作，为《传染病八种证治晰疑》十卷，以示余。余于医道虽不明，读其书而能了然于心目间。则知医者读之，当更有味乎此书矣。急以梓行于世，为纳民于寿域之左券云。民国七年五月江朝宗序。

曹元森序曰：六气之外有杂气，自病之外有传染。人生于天地之间，自不能无感触而为病矣。既有感触而为病，则可感触者随地随时皆有，惟赖医者消息施治之。故中国自轩岐以迄于今，病情万变，治病者亦随机立应。于六淫之邪，固无不治之证，如伤寒、发癍、天花、白喉，各有专门名家之书；霍乱、痢疾，辨论证治，亦详著简编；猩红热、鼠疫之类，前虽无专著之书，而散见于各家记载者，其证治经验，亦复不少。中国之于八种精于医理者，皆以为有恃而无恐者也。惟日欧各国，最畏此八种，谓之急性传染病，不及治，亦不能治。凡遇此证，惟听其死，或速其死，以为消弭之计而已。中国人士熟不加察，凡外人之所畏者亦畏之，外人之认为不治者亦不治之。而内务部即以日本法律所指定之百斯笃、虎列拉、肠窒扶斯、发疹窒扶斯、猩红热、赤痢、天然痘、实夫的里八种之传染病，列为防疫之必要，俾有病此八种之一者，生则隔离，死则消毒，以免传染。其用心固可谓爱民，而其实则不啻害民也。何则？所谓八种传染病，于今除伤寒、白喉、猩红热、天然痘尚不常见外，如温热发疹、霍乱、痢疾等时令病，几无时无地无之，中医之治愈者，一岁中亦不知凡几。苟以规定之条文待之，则惟有待死之期，而无求生之路矣。殊不知中西医学术各有短长，何可尽弃其学而学如陈相之于许行哉。况中国未有西医之时，病者不加多，西医既入中国之后，病者不见少，乃骛新炫异，弃实尚虚。中国前经两次防疫，公私耗损，不下数千万。谓之有益耶，殊不足以厌人心；谓之无益耶，在事者心有未甘。今晋绥之役，防疫会长江宇澄将军，与中西医士研究防治之法，不遗余力。西医执有防无治之议，中医则以为有一病必有一治法，历举原因、病状、方药以为言。将军既嘉西医防术之美备，复亟称中医治理之优长，爰命撰述成编，公之于世，以期中西各医士教学相长，庶几他日防治并行，登民寿域。元森不揣谫陋，遂与诸同志详加研讨，将所谓急性传染病八种，分晰言之，名曰《传染病八种证治晰疑》云。时民国七年五月吴县曹元森序于京师。

曹元森序曰：民国六年之秒，晋绥哄传温疫，大有一日千里之势。中外设防，公私交瘁。内务部规定传染病八种于防疫范围之内，以日人法律指定八种为急性传染之故也。八种传染病之译名，曰肠窒扶斯、发疹窒扶斯、天然痘、赤痢、霍乱、百斯笃、实夫的里、虎列拉也。惟日欧诸国，但知传染之速，而不知病证之缘由，多方研究剖验，亦仅能言病菌之形象，而不能得病源之证治。故列此八种之名，以为有防无治而已。然在彼国人人之心理如是，固无不可；在我国人人之心理，尚以为有治，亦欲强而盲从为不治，则不可。况此次防疫检验病状，是非淆惑，莫衷一是，中医虽极欲贡其学说以为防疫之助而未能也。今防疫已终，防疫会长属为撰述疫病证治之法，以为成绩。不佞，中医也；证治，中医所宜言也。因思凡为医者，开宗明义，当先明病，故为论病篇；病情既详，治理宜抉，作论治篇；治法之用，惟药是赖，作论药篇。三篇既作，次论八种鼠疫，疫中之险恶者，今人实蒙其害，畏之如虎者也，作温疫证治第一；猩红热，亦温毒中之险恶者也，发于营，遏于卫，进出不得，瞀闷而死，作猩红热证治第二；伤寒，古之剧证也，治不得法，往往即死，作伤寒证治第三；发瘫发疹，肺胃重证，虚实皆有，邪已化温，作瘫疹证治第四；白喉温毒，势如破竹，肿满闭塞，危在旦夕，作白喉证治第五；天然痘与温痘异，辨之宜慎，庶不误谬，作天然痘证治第六；霍乱，有寒有热，有干有湿，转筋最险，须臾命绝，作霍乱证治第七；赤痢最多，肠胃积热，凝结如胶，势欲下而不得，作赤痢证治第八。八者之外，略而不举，以合乎规定条例。末复附以温疫应用药目注释，凡以备会长之采择，且以供中外好学深思者之研究其得失也。若夫矜聪明，肆意气，舍学术，事夸诞，于义无取，于人无补，所不敢及，识者鉴焉。曹元森谨识。

  邓日仁跋曰：《传染病八种证治晰疑》一书，先师巽轩曹公所编订者也，成于民国七年。当时晋绥鼠疫盛行，传染颇广，政府特设防疫会总理此事，其严重可知。惜乎会中医师专从西法，重于防而忽于治，以致患者多不治而死。先师乃力主中医治疫经验宏富，可与西医防疫并行之议，颇为防疫会长江宇澄将军所采纳，于是亲往大同设院治疗，病者获救颇众，中西医士咸为禽服。及归，徇江公之请，著成此书。仁忝列门墙，蒙授抄录，录毕，尝谓此书在知医者读之，可以认证治疗，不知医者读之，亦可辨别医方，因请梓行，俾广流传。先师以书成仓卒尚待细校再印。厥后正拟亲为校订，适患胃痛，初未料自此以后一病即不起也。今者孝标师兄刊印斯书，可谓克尽先师遗志矣。第书中名称，有与现时通行者微有出入，用特详叙于后，俾读是书者，知其所指焉。原书卷二温疫证治，系专指鼠疫而言，此证西名 Pest，又名百斯笃者，从音译也。卷三猩红热证治，系专指温疹之热重者而言，与西名 Scarlet fever 证不同，盖彼指咽喉疼痛并发红疹之证，即陈耕道所谓疫痧者是也。卷四伤寒证治，虽未备述，然我国医书所论者，皆为冬时所感之正伤寒，至丁氏所述伤寒证候，即西名 Typhoid fever 证，则适合于中医之湿温证也。卷五瘖疹证治，系包括发瘖与痧疹两证而言，发瘖即西名 Typhus fever 证，日名发疹窒扶斯者，即此证之译名也。至于痧疹，亦为传染病之一种，小儿罹者最多，西名 Measles 者，即此证也。卷六白喉证治、卷七天然痘证治、卷八霍乱证治三种论证治法，俱与现在通行者相同。卷九赤痢证治，系包括赤白诸痢症而言，比之西名 Dysentery 证较详，盖西医之赤痢为痢证中之一种，即中医所谓疫痢是也。方兹刊印伊始，用不自揣鄙陋，略贡愚见，以就正于有道。时民国廿一年十一月门人中山邓曰仁子厚甫敬跋。

曹岳峻跋曰：我家自先曾大父以来，世操活人术，至先君巽轩府君，而医名几播全国，与先伯父智涵公君直公如骖靳。府君少年时受先大父实甫公庭训，随侍应诊，即崭然露头角。嗣游京师，为溥玉岑尚书、绍越千太保暨世文端公所识拔，被征诊视隆裕皇太后疾，誉望益隆。民国初奠，见知于大总统徐公、曹公，衔命为各省军民长官视疾，所至有功，由是驰驱国事，赞襄实多，盖医疾而兼医国矣。丁戊之际，任晋绥防疫会员，事竣，江宇澄会长命将在事各员治疫方法汇辑成书，加以纂定。府君乃与同志斟酌古今，分门纂述，删繁挈要，定为十卷当时未及刊行。忽忽十余年，府君遽弃人间。今夏又值北方时疫蔓衍，爰检箧中纂定原稿付印，以资流布，庶几府君与诸同志济世苦心不至湮没。岳峻于医学愧无一知，恐不免有讹谬失校之处，惟冀有道君子不吝教正焉。岁在玄默活滩阳月男岳峻谨跋。

现存主要版本及馆藏地：
1918 年北京铅印本，北京中医药大学图书馆等。

《温病鼠疫问题解决合篇》 又名《冉氏温病鼠疫合篇》 1918 存

冉雪峰撰

冉雪峰序曰：位天地，育万物治；治未乱，保邦未危。培元气于无形，致熙皞之有象。此大丈夫得志于时者之所为也。余少锐意功名，妄以天下事自任，嗣两因国事下狱，万念俱灰，正如刘阮返棹，悔多造如许孽障，途穷思返，斩断意识，惟日杜门不出，研究学理。丁巳春，武汉白喉、瘪证、痘证流行，医者昧于治法，死亡累累，惟余全活甚众，因演其所知作警告。时疫之医，医法一篇，为医者脑后一针，即今《温病问题之解决》一篇是也。是年冬，归绥鼠疫蔓延，浸浸南下，而晋而鲁而甯越，今戊午未熄，现武汉亦有此项疫证发现矣。炎炎之势，当救于荧荧之始。余因作《鼠疫问题之解决》一篇，欲与天下学者商榷。然论病论治而不论方，恐中人以下如获石田，复作续篇，拟立二方，以示治疗大法。并征引经方加以解释，博采众方加以评议，胪列时方加以驳斥，以期普益其学说。间与前篇重出，因恐读者前后不互证，故不惮琐琐，所谓一篇之中三致意也。嗟乎，方今外忧方亟，内讧日深，元气凋残，国脉将斩，丈夫手无斧柯，不能医国伤矣，而惟日弄精灵，向荆栗蓬中葛藤巢里，与时贤较长论短，下侪于医巫祝卜之流，更自歉矣。虽然，得此暇豫时，读我书融洽古今，汇通中外，思之思之，鬼神通之，笔花焕发，石破天惊，无能医国，或可医人，无益于国家，或益于社会。要亦困顿无聊之士，所为破涕而笑者也，是为序。民国七年戊午春雪峰冉剑虹撰。(《冉雪峰医著全集·临证》)

现存主要版本及馆藏地：

1918年文藻斋铅印本，北京中医药大学图书馆等。

《霍乱证与痧证鉴别及治疗法》 又名《冉氏霍乱与痧证治要》 1919 存

冉雪峰撰

王勋树序曰：中国医学晦盲，卫生行政亦在幼稚时代，朝野上下，绝少通人。是以每遇一症，扑灭无方，渐次酿为厉疫，死亡枕藉。政府费巨万国帑，人民历无数浩劫，言之可为一邑。惟我雪峰夫子，学理潭深，化通微莫，每发古人未发之覆，治今人不治之疾。前岁西北鼠疫流行，中西群医研究之结果，亦尚无完全治法。而夫子于万丛荆棘中循出一线坦途，全活甚众，所著《鼠疫问题解决》一书，已脍炙人口。现虎疫猖獗，夫子复出旧作，公之当世。其剖析霍乱证与痧证相反。及寒多霍乱与热多霍乱相反，不惜倾囊倒箧而出，苦口婆心，唤醒梦梦，一正中医数千年来之谬讹。诚度人之金针，救世之宝筏也。昔黄宽为政，猛虎渡河，良医与良相同功，岂惟良吏。吾知此书一出，虎疫潜消与猛虎渡河前后辉映，岂不懿欤？民国八年己未孟秋受业王勋树谨序。

冉雪峰序曰：霍乱，西医名虎列拉，为急性传染病之一。前清光绪末年，武汉此证流行，死人以万计。予勤求古训，详考治法，凡未误药在先者，均获安全，几于治十全十。千虑一得，不敢自秘，因条分缕晰，著为专书，送前巡警道卫生科考究，谬承嘉许并抄发官立各治疫所，以资取法。现秋行夏令，气候酷热，闽粤各省此证甚炽。据报载，福州一隅，死者已数千人，而沪而宁而京津而奉、吉，一日千里，传染甚速。签曰虎疫、虎疫，有谈虎色变之势。武汉轮轨交通，传染甚易。居处狭隘，空气秽浊，尤为传染之媒介，难保此证不再蔓延。检箧出旧稿，虽少年好动妄作，大端尚不为谬。且闻各处死者甚众，悲不能已。如果治之得法，何至死亡枕藉？民之何辜遭此荼毒？因节要摘录，重加按订，附以方治。务期明辨详晰，俾医家不至误病，病家不至误药，于以同登寿域，用汻天灾，此则私衷所祈祷以求者已。民国八年己未孟秋雪峰冉剑虹撰。

凡例：一、中医之痉病，即西医之脑膜炎也。此病甫发，报纸宣传，互相骇告，无不以"脑膜炎"称之，是以社会对于脑膜炎，已有深刻印象，几妇孺皆知，亦犹伤寒、惊风之普遍。若谓"痉病"，则反茫然不解。兹为通俗起见，书签定名为"脑膜炎"，内容一概称"痉病"，或为"疫痉"，吾人只求实际，名称不妨从权也。

二、是书共计五编，分上下两卷。第一编溯疫症、痉症之源，并采取前贤论疫、论痉之名言，与夫近今流行疫痉之原因。第二编仆自拟治法，每言一症，必列一方，一方之后，有服法，有加减法，有方解。第三编选方，与本病无关者不录。第四编医案，系仆选自平日所经验者。

第五编预防，录古今防疫名言，参以己意。

三、疫痉发时，来势甚速，大有延医不及之慨，是书为普通起见，故措辞立意，皆取明浅，纲举目张，一见了然，苟能人手一编，对于时疫痉病，其预防与治疗，可按图以索骥，区区之忱，阅者鉴诸。

四、是病古今所未闻，治法古今未所见，故鄙著多凭经验，却有根据，非谓全属杜撰也。然自知学无止境，以后如有心得，再行续编。

五、是书购阅者，以后按法施治，有效与否，及有所疑问，希随时赐教为幸。

现存主要版本及馆藏地：

1919年武昌文藻斋铅印本，湖南中医药大学图书馆。

《霍乱预防法》　　　　　　　　　　　　　　　1919　存

朱梦梅编

现存主要版本及馆藏地：

1926年上海商务印书馆铅印本，重庆市图书馆等。

编者按：《中国中医古籍总目》著录此书的出版年为1926年。经考证，本书初版为中华民国八年（1919年）九月，故此更正。

《治鼠疫经验方》　　　　　　　　　　　　　　1920　存

欧阳学凤序曰：程子谓："一命之士，苟存心于爱物，于人必有所济。"夫第曰："存心虚原，果何凭也？"乡愿往往藉口于是，必有所济心焉，于事事得其实，人乃有济，此圣贤精义之学也。是非先明，恻隐之发，火然泉达，行乃无弊，贸然应之，未必有济，而曰："存心尔尔，吾弗信也。"吾观粤省研究鼠疫一证，诸君子殆庶几焉。予游粤数□，□热□□，为证最恶。本年春，侄孙闻擞方三岁，突患□热泄泻，肢体倦怠，一时罔知救措，遂殇。未几，族兄涤秋茂才之孙闻信，年二十余，患壮热、头痛、渴呕，病归，胞侄谷孙旋患耳下热肿。有其间虽然爱物济人之功，终归粤中诸君子而襄资翻刻，可谓千里之外，应之以善感、以善应，理自然也。□编前后落叶，更有于粤取原编刊之不没，其爱物济人之盛心，并弥予举善不全之憾，则幸甚百叩！百叩！庚申夏五月浏阳蔼丞欧阳学凤。

现存主要版本及馆藏地：

浏阳陈大业堂铅印本，中国中医科学院图书馆等。

编者按：《中国中医古籍总目》未著录此书，藏于中国中医科学院图书馆。

《鼠疫节要》　　　　　　　　　　　　　　　1921　存

陆锦燧编

现存主要版本及馆藏地：

1921年新华印字馆铅印本，山东省图书馆等。

《鼠疫回生》　　　　　　　　　　　　　　　1923　存

朱鼎元撰

现存主要版本及馆藏地：

1923年铅印本，湖南省图书馆。

《章太炎霍乱论》　　　　　　　　　　　　　1924　存

恽铁樵撰

现存主要版本及馆藏地：

《伤寒论霍乱训解》本，上海中医药大学图书馆等。

《时疫霍乱吐泻论》　　　　　　　　　　　　1927　存

顾省臣撰

现存主要版本及馆藏地：

民国铅印本，上海图书馆。

《鼠疫新篇》　　　　　　　　　　　　　　　1928　未见

李健颐编

李健颐序曰： 疫症之最利害者，即鼠疫也。因其毒直中人之肺心脉络，苑结行血之机能，消失神经，麻醉而死。内经云：膈膜之上，中有父母。心肺为人身之父母，毒入心肺，故易损生。罗汝兰先生深知此症是毒在血管，所发之核，为瘀毒结聚。王清任治瘀血之妙手，有解毒活血汤一方，能解毒散瘀，与治鼠核最有效验。刊有《鼠疫汇篇》《鼠疫约篇》等书行世，时医皆奉为圭臬。虽然治法甚妙，何以不能得良结果。且疫症愈出愈奇，照法施治，多不如意，死亡之数，尚占大半。未知是因毒氛较前为剧，抑或解毒汤未能尽善，尚在研究之中。吾以是孜孜汲汲，潜心考核，乃知此症未必鼠为病苗，不过鼠为之媒介已也。其实因有一种黑蚁，间接为害，世人不知严防此蚁，而反忽之，更兼解毒活血汤无通络杀菌之能，故或效或不效也。余苦心研究多年，知其病菌是因黑蚁，故防蚁更要于防鼠，庶不致蔓延滋甚。及至传染斯病者，即宜大变治法，用活血散瘀之外，兼带通络杀菌，方为有效。发明一方，即解毒活血汤原方加减，故名之加减解毒活血汤。其功效之灵，是由试验多人经历所得。诊读之暇，撰述《鼠疫新篇》一稿，内分十一篇：一略史，二原因，三预防，四证状，五类症，六辨症及诊断法，七经过及预后，八治法，九药方，十病后调养法，十一医案。运浅显之笔墨，写幽微之病情，虽未完善，实具纲要，愿海内医学发明家就正焉。

编者按：此书未见单行本，《中医杂志》第三十期（1928年）曾刊载其序言。

《霍乱平议》　　　　　　　　　　　　　　　1930　存

凌禹声撰

现存主要版本及馆藏地：

《国医小丛书》本，北京中医药大学图书馆等。

《寄寄山房鼠疫杂志》　　　　　　　　　　　1931　存

张翼廷辑

现存主要版本及馆藏地：

1931年铅印本，国家图书馆等。

《霍乱》　　　　　　　　　　　　　　　　　1932　存

时逸人编

现存主要版本及馆藏地：

1932年上海中医改进研究会铅印本，上海中医药大学图书馆。

《霍乱的救星》　　　　　　　　　　　　　　1932　存

  龚村榕编

  现存主要版本及馆藏地：

1932年汉口葆真中医院铅印本，湖北省图书馆。

《霍乱三字经》二卷　　　　　　　　　　　　1932　存

  王锡祥编

  现存主要版本及馆藏地：

1935年武昌陈利文印书局铅印本，上海中医药大学图书馆等。

《霍乱通论》　　　　　　　　　　　　　　　1933　存

  郑却疾撰

  张赞臣序曰：霍乱为剧恶之流行传染病，我国别名为暴泄卒霍乱、番痧、吊脚痧、瘪螺痧、绞肠痧、瓜瓤瘟、瘟毒痢、痒肠痧，日本称为亚细亚虎列剌、中国虎列剌、痉挛性虎列剌、东印度虎列剌，博医会名为癨或亚细亚癨，西洋各国名为 Cholera（德）、Cholera asialiea（拉丁）、Nsialie cholera（英）、Cholera indtn（法）。盖印译霍乱之称，则此病发源于东亚无疑。近更有称为虎疫者，极形其流祸之猛，如虎之足令人畏也。中国之论霍乱，以寒热分；欧美之论霍乱，以真假别。王潜斋之《霍乱论》，中国之学说也；丁福保之《霍乱新论》，外国之学说也。中说以气化立论，西说从细菌研求，理论或有殊途，述症终归一辙也。泉州郑却疾先生近著《霍乱通论》，胪列各家之说，而开明其精义，补潜齐所未备，诚有功于医林。方其书既杀青弛函，向序于予，因略举中西学说之概，考病名之异，为数语而弁其端。中华民国二十二年夏武进张赞臣序于上海医界春秋社编辑室。（《医界春秋》第十年第七号，1936年）

  现存主要版本及馆藏地：

1933年泉州泉山印书馆铅印本，上海中医药大学图书馆。

《三大要证预防治疗汇编》　　　　　　　　　　1934　存

倪宗绎编

现存主要版本及馆藏地：

1934年铅印本，辽宁省图书馆等。

《霍乱新论》　　　　　　　　　　　　　　　　1934　存

恽铁樵撰

恽铁樵题词曰：驾鹅驾天风，千里致顷刻。雀鹦习榆枋，自谓飞之极。小大何足论，妙义悟齐物。枉尺岂直寻，知白还守黑。吾年五十七，衰老如七十。无能无所求，名心渐消歇。有子能负薪，饘粥差自给。儿女都长成，向平愿粗毕。但余不忍心，著书还力疾。前言浅神经，今说内呼吸。或者睨而笑，中伤恣指摘。嗟我非高明，乃有鬼瞰室。敢说千古事，寸心知得失。过眼等烟云，行且荃蹄掷。即使说项斯，于我亦奚益。生年不满百，光阴堪痛惜。墓木易成围，修名苦不立。立名亦何为，况是腐鼠吓。我思般若经，无智亦无得。（《铁樵医学月刊》第一卷第七号，1934年）

现存主要版本及馆藏地：

《铁樵医学函授讲义二十种》本，北京中医药大学图书馆等。

编者按：《中国中医古籍总目》仅著录了《铁樵医学函授讲义二十种》，并未单独著录《霍乱新论》。

《霍乱病问答》　　　　　　　　　　　　　　　1935　存

蔡陆仙编

现存主要版本及馆藏地：

《民众医药指导丛书》本，北京中医药大学图书馆等。

《鼠疫治疗全书》　　　　　　　　　　　　　　1935　存

李健颐撰

曹炳章序曰：尝考鼠疫，初名核子瘟，或曰黑死瘟，西医曰百斯笃，我国在隋、唐朝，巢氏《病源候论》《千金方》之恶核，与今之鼠疫，若合符节。其传染之易死亡之速，极为可惊。前清同治间，安南先有是病，于光绪十五年至十七年间由安南传之于广西，至十八九年，再传染于广东之高州，患疫而死者，数已逾万。二十年传染至广州，死者五六万人。廿一年高州又起，钦廉亦相继而作。据云当时病家于地板下，得死鼠无算，始知疫从地气而来，鼠穴地下，故先染疫。鼠疫质坚毛松，目突而赤，身上有紫黑点，其死后顷刻生蛆，气极臭秽人触其气，即发是疫。发疫之处，在泥地潮湿低室中，常有热气自地下升腾，如烟囱上喷，人触之即头晕目赤，而心燥热，急得凉风吹散而解。盖闽粤热带，地气本热，发疫之处，地气湿壅化热，由热成毒，熏蒸地面，人在气交之中，触即成疫，故是疫闽粤独多。当时医家多用防风通圣散、活血解毒汤，颇著奇效。至廿二年，传至雷琼一带，廿三年，广州复作，廿五年传至惠州，廿六年，由惠州而传之汕头、潮州，廿七年，传之福州。忌鱼、鸡、猪、牛、马驴等肉。其病初起如粟米，或如麻子在肉内，而坚似疱，长甚速，初得多恶寒，须臾即短气，速服药，令毒散止，即不入腹也，入腹则致祸矣，切宜慎之。又曰：恶核瘑病瘰疽等，多起岭表，中土鲜有，南方人多食杂类繁多，感亦病复不一，仕人往往深须预防，防之无法，必遭其毒，惟须五香汤、小豆散、吴萸，皆其要药。如上所述，恶核鼠疫，明明同类，古人发明疫之由于核，而未曾发明核之由于鼠，厥后如闽粤初发见，辄遵吴氏《鼠疫述原》二方增损，统以大黄为君，初起必致领邪内陷。至光绪十五六年，延及石城之安浦，十七年延及县城，罗芝园先生偶见《医林改错》一书，道光元年，京师大疫，日死人无数，实由热毒中于血管，血壅不行，夫壅而不行，必然起肿，予始恍然悟矣。盖鼠疫一症，初起红肿，结核如瘰疬，其溃则流瘀血，非热毒成瘀之明证乎？甚则热懵而毙，非热毒瘀血攻心所致乎？其方用活血解毒汤，专以活血通瘀为君，佐以解表，诚能治此症矣。后试之八人，果验，十九年春，城乡疫复作，同时屡用此方，以起危症，且取佺启沃涂瘵一方，补刊《鼠疫汇编》之后，以广流传。二十年再增"辨惑说"，有同育堂之刻，安普医局之兼及泉州。是年榕城死者亦数万人之多，厥后虽各处皆有发见，施治得宜，即时扑灭，死亡率不多矣。此鼠疫发生传染之源流也。

　　再考其证状。其疫先染于鼠（故名鼠疫）。其证初起红肿，结核为瘰疬（故名核子瘟），多发于耳前后，两腿弯及腋下，或初起并不自知，或突起人所共见。其溃者多流瘀血，至死身发黑色（故曰黑死瘟），即《病源论》《千金方》之恶核是也。《病源》云：恶核者，肉里忽有核，累累如梅李核，小如豆粒，皮肉燥痛，左右周身中，卒然而起，此风邪挟热毒所成。其亦似射工毒，初得无常处，多恻恻痛，不即治，毒入腹，烦闷恶寒即杀人。《千金方》云："恶核病者，肉中忽有核，累累如梅李，核小者如豆粒，皮肉㾦痛，壮热㾦索，恶寒是也。其与诸疮根瘰疬筋结相似，疮根瘰疬，因疮而生，似缓无毒，恶核病则卒然而起有毒，不即治，入腹，烦闷杀人。皆由冬月受温风，至春夏有暴寒相搏气结成此毒也。但服五香汤主之，又以赤小豆末傅之，亦煮汤渍，时时洗之，消后以丹参膏敷之，令结核消尽。"凡恶核初起，似被射工毒，无常定处，多恻恻然痛，或时不痛。人以不痛者便不忧，不忧则救迟，救迟即杀人，是以宜早防之，尤刻。而后留心是疫，得数年经历，更有闻见补原起、释疑二则，并将陀村治疫之善法，与所传之效方，及改方之贻误，就吴刻则增损之而成三刻。二十一年，陀村疫复作，按治失效，加味方效，再续而增之，复将十年前疫毒中气之经验方，附诸卷末。二十一年夏，四刻印行之。是年秋，渡琼候委，遂出四刻，分赠同乡，于公余之暇，复购书多种，以考其详，更加添注。冬至后，琼州疫作，先将存书分赠琼医，从而訾之，予知其误于李时珍红花过服之说，及景嵩崖桃仁、红花不可用三钱之说也。廿二年，疫又大作，延予调治，并参新法，十愈八九。二十三年夏，加补前刻所未详，爰为五刻以补正之。此罗君芝园《鼠疫汇编》前后五刻修改补正之经过也。廿七年余神交友郑君肖岩，病罗氏《汇编》之繁复，重为整理，加以发明，约分八篇，名曰《鼠疫约编》，理论新颖，方法美备。宣统二年十月，上海讹传鼠疫发现，嘉定余君伯陶，念鼠疫传染极烈，关系人命，博考吴、梁、罗诸家经验学说，参以已意，辑成《鼠疫抉微》一书，分病情、治法、药方、医案，为四类，集诸家之大成，有功后学。宣统三年，沈君敦和得梁达樵《辨症求真》《鼠疫约编》，因请郁闻尧、丁仲祜、杨心梅三君，悉心编次，删繁就简，名曰《鼠疫良方汇编》，凡所传验方，一一具备，后复由徐君相任订证重刊之。他如光绪戊戌，羊城黄仲贤君，著《鼠疫易明》，似嫌简略；再著《鼠疫求源》，虽有六经辨别，惟统归阴阳类，界限未明。己酉秋，复将前著，一一重为删订，谓《鼠疫非疫六经条辨》，证分六经，书凡六卷，逐条注解。盖鼠疫多在血分，乃热毒壅闭发核，用清解通瘀，为对证疗法。如黄君多从温散，甚至用阳和汤，熟地、肉桂、炮姜、鹿角胶、麻黄之温热，以治核疫，更不相宜，且强分六经，无甚深义，记之以备参考。今之西医言鼠疫者，如谭其濂之《鼠疫》，陈继武之《鼠疫要览》，姚伯麟之《战胜鼠疫肺瘟论》，丁仲祜之《鼠疫一夕谈》《鼠疫杂说》《万国鼠疫研究会始末记》，皆详于预防隔离，及注射核苗血清诸法，药物治疗，不及我国之详且备矣。闽中李君健颐，潜心中西医学，对于鼠疫一症，从事十载之研究，将中西发明鼠疫诸书，撷其精华，衷中参西，从新增加六万余言，本平生实习之经验，采中西神效之良方，书凡十章，计百余节，分上下两篇，名曰《鼠疫治疗全书》，其编辑杀青，铅椠在即。是书出世，庶几民众免核疫夭枉之人，共进康健之域，可预卜矣。于其出版伊始，爰述其粤闽鼠疫始起之源流，传染之时代，疗法之进步，李君编述之旨趣，是为序。中华民国二十三年一月二十日四明曹炳章赤电序于绍兴和济药局之寓庐。

　　王一仁序曰：今人之疫症，即古时之伤寒。李君健颐能知此意，故于鼠疫论治，颇多心得，不仅发为可喜之论，而其治效，亦甚彰著。甚矣，圣人之功，可以牢笼万代，苟非食而不化，未有不可神其用者。人在空气中，于四时寒暑温凉，呼吸不能片刻断，以空气中无菌毒，故能无病。疫病之兴，皆由天时人事之失其宜，故古人以疫为秽浊之气，秽浊即毒菌之谓，而鼠疫尤其甚也。洪稚存《北江诗话》云：时赵州有怪鼠，白日入人家，即伏地呕血死，人染其气，亦无不立殒者。师道南有"鼠疫行"曰："东死鼠，西死鼠，人见死鼠如见虎，鼠死不几日，人死如圻堵。昼死人，莫问数，日色惨淡愁云护。二人行未十步多，忽死二人横截路。夜死人，不敢哭，疫鬼吐气灯摇绿，须臾风起灯忽无，人鬼尸棺暗同屋。乌啼不断，犬泣时闻，人含鬼色，鬼夺人神。白日逢人多是鬼，黄昏遇鬼反疑人，人死满地人烟倒，人鬼渐被风吹老。田禾无人收，官租向谁考，我欲骑天龙，上天府，呼天公，乞天母，洒天浆，散天乳，酥透九原千丈土，地下人人都活归，黄泉化作回春雨。"诗笔固奇健，亦可想见乾隆间赵州鼠疫蔓延之烈。在不知者，以为天灾奇祸，苟知其源，则预防免染之法，正可实施，即不慎而染疫，医药得其宜，亦能拯救生命。唯论治之法，贵在知其毒素之酿成，而为消解其毒素，又必知其病灶之所在，而引药力以去其病。《伤寒论》一书，教人寻索病线之方法，由其现象以测毒素酿成之源。李君分为肺炎性鼠疫、血毒性鼠疫、核肿性鼠疫，而其历试有效之二一解毒汤，合辛凉解毒去瘀之品而为方。至其进退增减，或芳香化毒，或苦寒通腑，或内服、外敷，不必尽用伤寒之方，而自不离于伤寒之法，运用之妙，神而明之。推其论治鼠疫之方，可以治脑膜炎，可以治疯犬毒，亦可以治瘟疫，能知其病灶病源之所在，而施治之，何又有于泥滞之患。李君谓鼠疫为毒菌侵入血分，瘀毒蕴结而成，治法以散瘀通络，杀菌解毒为主，故其方经灵多效。兹其《鼠疫治疗全书》付刊行世，余喜其能防世急也，因为之序。民国二十二年十二月王一仁序于湖滨。

秦伯未序曰：鼠疫亦称黑死病，其病原菌发现于一八九四年之北里氏。当一七二一年流行于 Pouloa 时，二万六千余人中，约罹二万人，死亡者一万六千人。前清末季满洲流行，亦死亡枕席。其传染力之强如此，洵为极可恐怖之病也。其传染径路，为皮肤、口腔、鼻腔、肺脏，其排泄径路，为尿矢、咯痰，并鼠疫溃疡之脓。菌得其湿气及适当温度而生，其中于人，则现鼠疫容貌，为鼠疫性痈、鼠疫水泡；侵于肺脏，则为鼠疫性肺炎；窜于血液，则为鼠疫性败血症。其病之全经过，平均仅八日。噫嘻，可谓烈矣。吾中医方治，有罗汝兰之《鼠疫约编》，凡分八篇，一探原，二避疫，三病情，四辨脉，五提纲，六治法，七医案，八验方。据光绪二十七年陈宝琛序，颇称神效。是时北里氏尚未发现病原菌，而中医已有条理分明之专著，弥足令人惊叹者也。不意今复见平潭李君健颐，刻意肆力于鼠疫之研究，数数以心得相示，为刊《中医世界》《现代国医》《中医指导录》诸杂志中，极为同道所见重，乃著有《鼠疫治疗全书》之刻。分上下篇，计十章，一百余目，都六万余言。集古今名贤之验方，中西之学理，盖寝馈于斯者，十易寒暑，惟专斯能致其精，惟精斯能致其用，能精能用，然后立说以公诸天下，吾敢谓必其传远而不朽也。今方中医凌替，朝不保夕，有志之士，大声疾呼，而观其议论，非攻击西医，即诽诋中医之陈腐，从未有埋头工作，推陈出新，此嚣张耳，扰乱耳，于中医无所补。读李君之书，益不能不油然起景仰之思云，因序之。中华民国二十二年九月一日上海秦伯未。

周利川序曰： 鼠疫，西人名为黑死病，日本译其名为百斯笃。其症与《千金方》中所谓恶核病者相似，所谓忽有核，粒大如梅李核，皮肉惨痛，壮热恶寒，（中略）入腹烦闷杀人，皆由冬受风温，至春夏有暴寒相搏，气结成毒是也。然中医只言气化，不知毒菌传播之理，故于急性流行各病，理论治疗，与西医往往相形见绌，不仅鼠疫之症然也。夫温故知新，可以为师，他山之石，可以攻玉，医学何分乎中西？惟求其能愈病耳。中西医学之汇通，唐容川氏道其源，张锡纯氏演其旨，近贤如时逸人、陆渊雷诸子，皆以整理吾国旧学说，开辟国医新途径为当务之急，风起云涌，益畅其流，五千年来岐轩绝学，已见壁垒一新矣。李君健颐，有志于学者也，行医闽中，目击鼠疫流行之可怖，国医未有专著之书，爰发心愿，采集中西良方，融贯古今学理，著为《鼠疫治疗全书》，洋洋六万言，如纲在纲，有条不紊，诚足为国医界放新光彩也。余与健颐君，虽远隔云山，未经谋面，而私相敬慕，雅重其人，兹阅其书，已付印行世，爰乐书数语以并其端，并藉告吾党同志，不可不人手一编以资临诊之助也。癸酉六月十三日鄞县周利川岐隐序。

李仲守序曰： 鼠疫一症，西医名百斯笃，或名黑死病，《千金》名恶核病，后人亦称耗子病。谓为恶核，言病状之险要也；谓为耗子，言病灶之起原也。光绪二十年间，我粤盛行鼠疫，初仅延播省垣，继则弥漫港汕，死亡人数竟达五万有奇。其症状之险恶，死亡之迅速，抚今思昔，犹觉不寒而栗。顾当时医者，对于是病，颇多忽略，故骤遇发生，茫无所措，或主解毒，或主养阴，泻火清凉，纷纭聚讼，而病者服药，亦有效有不效。盖斯时关于鼠疫治疗之书籍尚鲜，医者所奉为圭臬者，亦不过《鼠疫约编》等而已，其后病势愈甚，港督乃令西医设法杜绝。西医之于是病也，虽能别为腺百斯笃、肺百斯笃、皮肤百斯笃等，然只侧重于防止传染，消灭病毒一途，亦未闻有何特效药，为呻吟者解除痛苦，殆认为病入膏肓矣。噫，世岂有不治之病乎？病之不治，非病之痼，特医未明其理，未审其治，未识其药耳。苟能合本所得，反复研究，公开讨论，引而伸之，触而长之，则病之难于治者，易于治，缓于痊者，速于愈矣。凡百疾病，莫不皆然，岂独鼠疫一症而已哉？惜医者多昧此理，偶有所得，沾沾自足，绝不肯为外人道，济人之术，转成自利之方，坐视病者之危亡而不顾，此有心人不禁仰天太息，而我国医学之沉沦不振者，其在斯乎？平潭健颐宗兄，神交也，曩予主编医药学报，即获缔交文字。民二十年春，予主办《医林一谔》杂志，复承赞助不懈。最近李君本平生经验，费十载之光阴，编著《鼠疫治疗全书》，远稽往古，近证今来，冶中西于一炉，集贤哲之说论，使鼠疫治疗防御之法，得大白于天下。其公开讨论，阐扬真理，嘉惠于医林病者为何如乎？书将付梓，数嘱序于予，予喜此有裨于当世，并足为吾辈法，爰缀数语以报之。民国二十二年十二月一日岭南《医林一谔》社社长李仲守谨识。

季爱人序曰：天下最难者，医也；最易者，亦医也。吾所谓难，非医理深渊，智者不能窥其全豹也；吾所谓易，非医术浅陋，愚者亦得一蹴而就也。而其难，在于温故而知新也；而其易，在于得一而知二也。第温故不易，知新尤难，易由难得，易更难于难也。本会同志李君健颐，医精内外，药识中西，问方诊病，分文不取，其与世之借济世，藉相功，出则舆轿，衣必锦绣，居大厦，厌膏粱，而贫病求诊，蹙额摇首者，其相去为何如耶！李君积数十年之研究，刊治鼠疫之新篇，用浅明之笔墨，述幽微之病情，赠阅同志，普济群生，以之治疫，诚一剂知而二剂已也。医国医民，吾之难易，李君其尽之欤。兹以初版告罄，向隅尚多，重刊增材，嘱余为序。噫之千里神交，恨相识之已晚，两地睽隔，怅面晤之无期。余也不文方命亦难，涂鸦致诮，着粪佛头，不过感于中，而吐于外，以俟医药同仁得焉。民国十九年七月二十二日江苏季爱人序于中国药学会。

俞慎初序曰：鼠疫西名黑死病，The Plague，其原菌为一八九四年日人北里氏及法医业尔宰氏所发现，该菌多存于血液中。然西医于斯症治疗，无良好之功效，德国医学博士渡边熙氏，谓西医因不知之优秀的治法，例如血液增殖法、血液消毒法、血中之毒素排除法、恢复衰弱法……不害心脏解热药……制止化脓法等（见《和汉医学》真髓总论和汉医学之特色条）。盖鼠疫对于上例之疗法，尤关紧要，所以中医于斯症之施治，实胜乎西医。平潭李君梦仙，博雅士也，术精岐黄，学贯中西，余于各大医报，读君宏论，景仰弥殷，虽然与君隔海鲜通，聊藉翰墨因缘，遂相知契。客岁余创办《现代医药月刊》，承君赞助之力为尤多。审君具有济世热肠，过人胆识，疗治鼠疫之症，得心应手，确有根据，数以精著发表于诸医药杂志。考其二一解毒汤及注射液之发明，即知君之殚精竭虑，近积十余年研究与经验，兼采古今中西名医之学说，辑成《鼠疫治疗全书》，都六万余言，蔚为大观。是书之出，嘉惠医林，造福病黎，实非浅鲜。兹将付镌，索序于余，余素不文，无所发抒，雅谊难辞，勉叙数言，聊为塞责云尔。中华民国二十三年甲戌秋俞慎初谨序于福清现代医药学社。

林敬示序曰：鼠疫之症，最易传染，每年杀人，数以万计，我国从前未尝无此病，第以前贤所著医书，皆无诊治鼠疫专科，致令后人无从取法也。前清光绪年间，此症颇多，始有名医罗汝兰先生以《鼠疫汇编》出版。因书中之解毒活血汤一方，疗治此疫，尚未完备，吾潭李君健颐，博学多才，素精岐黄术，又承其父庭训，用是医术益精，凡有疑难之症，踵门求治，无不立起沉疴。于鼠疫一症尤悉心研究，独得妙诀，能将解毒活血汤加减变化，堪称完善。不特活全潭之人难更仆数，而且他邑之人，闻其良医，皆买舟来延，蒙其往治，亦立逐病魔退舍。历任地方官长，或感其著手成春，或知其苦心济世，均制匾额以赠之。曾著《鼠疫新篇》行世，海内之医，依其法而治，如照叶法师铁镜，能见肺腑矣。兹又将十余年来所治鼠疫奇效，精益求精，详细记载，增加六万余言，汇成巨册，名曰《鼠疫治疗全书》，虽越人《难经》不是过也。

将付剞劂，问序于予，予与世交，深知李君饮上池水，得龙宫方，已多年矣，因书数语于简首。中华民国二十三年重阳日愚弟林敬示拜序。

耿耀庭跋曰：法定传染病之中，死亡最速，传染最捷，效方最少，治疗最难者，厥为鼠疫。观夫欧西各国医师，诊断斯症，除检查病变产物外，严禁细菌培养与动物试验，于此可见其为害之烈矣。李君健颐，闽南博雅士也，专心研究此病，垂二十年，搜罗历代之文献，考证近世之科学，参合研究之心得，著成《鼠疫治疗全书》，于治疗及理论，多所阐发，而二一解毒汤之发明，尤为其最大之成功，其方由解毒活血汤加减，经过二十一次之试用，增损改善，历有年所，终乃成为斯病之效剂。复参西法，改制为注射液，清血解毒，取效尤捷，开中药注射之新纪元。其卓识妙诣，固非常人所可几及，而其用心之专，用力之毅，与夫眼光之明锐，精神之伟大，方诸德人艾利氏之发明洒尔沸散，殆无多让焉。

查西医对于鼠疫，迄今仍苦无妥善疗法，死亡率之高达百分之九十，肺鼠疫则尤甚。今李君谓其最近之试验，应用二一解毒汤，竟获十全之奇效，诚如所言，则不独为国医学放一异彩，抑且造福人群，为不浅矣，钦佩之余，谨书数言于其后。乙亥春二月扬州耿耀庭书于江都县国医支馆。(《光华医药杂志》第三卷第十期，1936年)

现存主要版本及馆藏地：

1935年福建余庆堂药局铅印本，上海中医药大学图书馆等。

《七十二种痧症救治法》　　　　　　　　1935　存

陈景岐撰

陈景岐序曰：近来痧症之发，盛行于各地：急则旦发夕死，夕发旦死，一经患此，性命可危；缓则或变为疟，或转为痢，或腹胀足肿，或热势不退，渐至神识昏迷，纠缠可厌，种种病状，殆难悉举。痧症之名目繁多，而痧书之流传特鲜，此种痧证救治法，即为适应时症需要而作也。考古之医籍，独略于痧症，甚至有人以为古无痧字，故方书中均未详载，其所言者，不过于霍乱门中偶及之耳。缘是之故，在医家则不信有痧，往往阻其针放；在针放之人，则又往往禁人服药。各持偏见，于病者均无所利。兹书之作，实根据于《痧症指微》及《痧证全书》《痧证汇要》等书而成，针放之人可由此而知用药之大法；一般医家可由此而明针治之精微。余汇治痧诸家之学识，辑为此书，以供各界之参考，而宏其用也。为序如是，希阅者进而教之，则幸甚矣。常熟陈景岐谨识。

现存主要版本及馆藏地：

上海大通图书社铅印本，北京中医药大学图书馆等。

《霍乱寒热辨正》　　　　　　　　　　　　　　1936　存

曹炳章撰

现存主要版本及馆藏地：

《霍乱审证举要》本，中国中医科学院图书馆等。

《黑热病证治指南》　　　　　　　　　　　　　1936　存

宋翼撰

现存主要版本及馆藏地：

《珍本医书集成》本，上海中医药大学图书馆等。

《徐氏霍乱论》　　　　　　　　　　　　　　　1938　存

徐相任撰

现存主要版本及馆藏地：

1938年上海徐氏诊所铅印本，北京中医药大学图书馆等。

《痧症秘录全书》　　　　　　　　　　　　　　1940　存

杨静安编

现存主要版本及馆藏地：

1940年抄本，成都中医药大学图书馆。

《霍乱防治实施办法》　　　　　　　　　　　　1940　存

战时防疫联合办事处编

现存主要版本及馆藏地：

1940年军政部军医署铅印本，重庆市图书馆。

《鼠疫之研核及治疗》　　　　　　　　　1942　存

张右长撰

现存主要版本及馆藏地：

1942年常德县中医公会石印本，国家图书馆等。

《霍乱新论》　　　　　　　　　　　　　1943　存

牟允方撰

现存主要版本及馆藏地：

1943年黄岩中国针灸医学社铅印本，上海中医药大学图书馆。

《针灸七十二痧证辩证刺穴》　　　　　　1944　存

著者佚名

现存主要版本及馆藏地：

1944年抄本，黑龙江省图书馆等。

《霍乱集萃》　　　　　　　　　　　　　1945　存

周叔阜、文琢之编

现存主要版本及馆藏地：

1945年四川省医药学术研究会铅印本。

《鼠疫预防法》　　　　　　　　　　　　　　　存

刘成立撰

现存主要版本及馆藏地：

民国京师京华印书局铅印本，国家图书馆。

《痧症辨》二卷　　　　　　　　　　　　　　　存

昆山氏撰

现存主要版本及馆藏地：

民国抄本，中国中医科学院图书馆。

《霍乱转筋方论》 存

知悔斋订

现存主要版本及馆藏地：

刻本，上海中医药大学图书馆。

《治痧要略》 存

朱廖庄撰

现存主要版本及馆藏地：

抄本，天津医学高等专科学校图书馆。

《斑痧寻源》二卷 存

沈大章编

现存主要版本及馆藏地：

抄本，上海中医药大学图书馆。

《治痧症并验方》 存

著者佚名

现存主要版本及馆藏地：

抄本，山东中医药大学图书馆。

《痧疹》 存

著者佚名

现存主要版本及馆藏地：

抄本，天津医学高等专科学校图书馆。

《痧症针法要方》 存

著者佚名

现存主要版本及馆藏地：

抄本，山东中医药大学图书馆。

《翻症类治》 存

著者佚名

现存主要版本及馆藏地：

抄本，山东中医药大学图书馆。

《痧症摘要》 存

著者佚名

现存主要版本及馆藏地：

抄本，中国中医科学院图书馆等。

附　皇汉医学温病

《伤风约言》 1732 存

（日）后藤省撰

提要：本书为后藤省仲介氏所著，就其心得，辑为八章，首论风本于气，气动为风，风静则仍为气，犹波静则仍为水，风为大气激发之假名，四时外伤之前驱，包罗伤寒中风温热瘟疫六气诸证，而定伤风之名义，次论人身全体，表里上下左右前后，皆为一气所贯，血液所运，风之伤人，则由虚袭，而为六经之辨解，再论伤风证候，轻重不一，辨三证，列缓急，总括浅深闭脱，分别治例，而为伤风之大意，末附脉之数与不数，以断病之进退变化，言简理显，诚不背约言之旨也。（《皇汉医学丛书》本）

凡例：是书属草，固非定说，今姑命诸剞劂氏者，动以缮本失真故耳。若予后来有所发明，则又何惜毁版乎？所谓方法不在此限，稍覆一箦，切告同志，然病家须要则侍养看守者，为第一义，而医疗则多落乎第二义也，何者？食衣灸药进退有节，是以看病矜式，亦于大意治例中可概见矣。

治例后谓一方者，即自制药方也，常用施人，每每奏效，然方本不足尚且恃焉。苟非有活法以处之则方终无日于相中也。故张机方中，仅择其善者，而予亦举一二方，但顾类推何如尔，临事制宜，皆存乎其人矣。

篇中所举药下谓大圆匕、中圆匕、小圆匕者，古来良法多难遵用，故吾门始以银揄造匕三等，其式古之方寸匕上，更加方寸四片围成方匕，有嘴属柄，如孙思邈称药升者，后或圆围平底阔上窄下同，其入宝命之曰大圆匕，其半者曰中圆匕，又其半者曰小圆匕，用是抄药，持柄微动，令上平调如施斗格，乃知某匕容某药几钱，某药几分，而后得合剂，各药不差铢分也。此邦医家，常用木叶样匕者，似便不便容受难定，毕竟吾门造用圆匕者，人间事冗不烦等子耳。然若其微者，非用等子，则不尽善矣。

大略四五钱药，用水二合，煮取一合为率，陶匠所作药盏，有大小无定准，此方今幸有升合者从之可也。且药一品，单方之外，或四五品，或七八品，并力奏效，全系才能，然汤味亦不适口，则颇失和羹之意，惟要服药者，不恶味气之偏耳，又诸药煎时，不假布囊，先倾一剂之药，投之滚汤罐中，煎了如法纱漉去渣，直取清汁，令顿服之，日夜随证尽三五剂，至其分温再服三服，则但恐性味耗散，不堪为用，实与茶汤气味过时损脱，而不美者一般，是以予犹不贵张机再煎之法，而况今之头煎贰煎，沿习成俗者乎。殊不知头煎贰煎之法，本肇于孙思邈，为贫家而设焉。医人徇俗呼亦愚矣，夫人偶有嗜丸散汤药者，或伤风、中暑、烦渴引饮，及霉疮、痔疮、便毒、脓淋、结毒等病，当时肠胃充裕无恙，则大剂汤汁，虽至浓稠，而分温久服多饮，亦不忌焉。若夫有疝癥蛔虫者，动至胸满不食之患，虽使剂重水多，亦至其分温数服者，则不如剂清水少，而顿服之，气味有力，且病人口腹之易消受也。然则药水多少，宜从其病，医人不分轻重，妄以大剂为事，必有牛刀割鸡，长殳刈荞之弊，况乎务投小剂稀汤，欲治剧险危笃之证者，则皆吾门所可戒慎也。

方书言伤风寒，则脉亦有阴阳运气分配等说也，故予尝著《脉论》，言其梗概，今复校勘，以备搜览。

（《皇汉医学丛书》本）

后藤省序曰：大凡医法，在迩在易，而求诸远与难者，皆《素》《灵》《八十一难》，有以羁縻之，而终不能使其出头焉。其所由来者渐矣，岂唯一朝一夕之故也哉！是以近代四方诸生，未医之前，先学运气六经，而其已还乡为医之后，至于诊察病证，辨识药石，则向之运气六经，遂为无用赘言。譬如市中处女，未嫁之前，先习筝与三弦，遂为无意间物，何者？张机亦不知其假名托言之为书，遵守之，珍藏之，以唱阴阳六经之说，惜哉！功罪相等，淄渑相混，未免通此而碍彼之陋弊也。晋王叔和撰次，宋成无己始注，其书一出而后，至于今日，天下伥伥然，莫之能折衷。是故方有执、喻昌、程应旄、张思聪、张璐辈，又互论注脚，欲务上于人，回护调停，多属剩语，况其他涉庞杂者乎！承平百年，文化丕阐，闽商吴舶，竞输异典。虽然学之不明，术之不精，皆作吾人入耳出口，未尝征诸其身故耳。呜呼！养老慈幼之家，欲为良手乎？欲为庸工乎？不可不自辨其志焉。方今虽有世务相仿，亦须破冗日相规切，洗垢摩钝，以来新知。然则临疾处方，才略机发，各适其可，固不待言，此可以推类，而通其余矣。窃又谓苦口丁宁，不止张机，而诸子百家，其劳亦巨焉，则似乎未可全摈忏之也。每就日用医事之实，稽之于古，以取其则，敢加鄙见，著为一书，题曰《伤风约言》，虽使数十其卷帙，数万其纸叶，伤风变状，岂能尽哉！斯书言简，不用文采，亦将怀挟随身，以防不虞耳。予也不肖，日侍亲闱，口授面命，仅了大义。若二三同志，不以予言为迂，则庶乎向之所求，不远不难。或有造端进步处也，请其过约而不尽义者，则指摘疵评，明者审焉。享保壬子正月八日椿庵后藤省仲介甫书。（《皇汉医学丛书》本）

现存主要版本及馆藏地：

《皇汉医学丛书》本，国家图书馆、首都图书馆等。

《温病之研究》　　　　　　　　　　　　1821　存

（日）源元凯撰

德舆序曰：夫疫之为病，古今不同，其变态区区不可枚举也。长沙氏述《素》《难》作《伤寒论》，以救当时夭横，然于温病，但举一端而已。千载之下，有又可氏出，发明其余论，以著《温疫论》，可谓千古活眼，能羽翼长沙氏者也，生民到今，豢其泽谁敢不矜式之。虽然，又可氏亦有所略而不说，百年之后，发其余论者谁。吾先大夫温恭府君也，天明戊申，疫气流行，延门合户，为之死者，不可胜计，当时疫气一变，而上盈下虚，属少阴证者多，初尚依又可氏法而疗之，不能获效，于是焦神覃思，求有所以救济，适读《岭南卫生方》，始有所发，乃用附子，往往起死回生焉。自此以往，疗疫数百人，豁然贯通，左右逢原，遂详指其所因，明辨治法，记所经验，名曰《温病之研究》，临卒稿成，不肖德舆，恐其湮没，欲与同社共之，命绣梓以播告四方，门生愿与疫论并行于世，则于疗疾，庶几乎其无所过失矣。乃先大夫之志也。呜呼！可谓能羽翼又可氏者也矣。文化辛未仲冬不肖德舆谨撰。（《皇汉医学丛书》本）

现存主要版本及馆藏地：

《皇汉医学丛书》本，国家图书馆、首都图书馆等。

《温疫论私评》二卷　　　　　　　　　　　　　　　1847　存

（明）吴有性撰，（日）秋吉质评

丹波元坚序曰：自古学者，挟其所长，自命一家者，往往欲持己见，以印定后人眼目，而不知立言之弊，或流而为偏也。如吴又可《温疫论》是已，唯善读者，淘而汰之，替否而献可，则未始无益矣。刘松峰著《类编》，于其叙次纷错，字句谬戾者，细加是正，而至其说当否，则置而不论，舒驰远撰摘录，虽于达原饮等，稍加辨驳，然大抵语焉未详，则俱未为善读吴氏书者也。余常慨于斯，将就吴氏书中辨析其能羽翼仲景者，与其悖于仲景之旨以误后人者，述为一书，事务倥偬，有志不果。顷者南丰秋吉文卿著《温疫论私评》，刊印问世，请余弁言，披而阅之，于吴氏之所偏，必逐一辨订之，于吴氏之所长必详加表章其说，往往与愚见相符，而其精确，非刘、舒二氏之所及，真为善读者，则余亦搁笔勿复烦辨已，抑尝考之，当明清鼎革之际，热疫暴行，邅犯少阳陷阳明，吴氏特目击此等证，遂立温疫无表证，邪著膜原及阴证，世间罕有之说，且不察仲景就证而命名之义，又不知仲景所谓伤寒，是外邪之凡名，而温疫实包在其中，肆然别树旗帜，开后人歧误之端，此余之所云立言之弊，流而为偏者矣。然除达原三消二方外，临病处方，深得仲景不传之秘，则卓然足以羽翼仲景，文卿所谓彼此对照，反覆玩味，当如合符契者，盖亦谓此也。文卿之书出，而后学知所取舍，则不啻吴氏书之应用无憾，而仲景之旨，亦有因以灿然者，则其益于人，固不浅鲜云。嘉永二年己酉春三月江户丹波元坚茝庭撰于存诚药室。(《皇汉医学丛书》本)

筱崎弼序曰：良医之治疾，犹名将之平贼，胸有成算固也。然其所以立功者，在我气盛，先挫贼胆。山阳咏毛利氏曰：当时眼已无二氏，终使十州供旗牙，吾云庵之临病客也，未诊脉候，眼已无二竖，以我元气助彼元气，病魔安得不降伏乎哉！云庵余通家也，累世业医，天性豪爽，英气压人，弱冠始出乡入京师，乃能起众医束手之病儿于其师家，尔后骎骎致今日名望之盛矣。顷者，诸门人将刻其所著《温疫论私评》，使余一言，余不解医，然不读焉，而知其一一明快中窾，魏武注孙子他人所不能及者，以示事证之也，云庵之评，其必有如此者矣，是为序。嘉永纪元岁在戊申秋八月小竹散人筱崎弼撰并书。(《皇汉医学丛书》本)

吴有性原序曰：夫温疫之为病，非风非寒，非暑非湿，乃天地间别有一种异气所感，其传有九，此治疫紧要关节。奈何自古迄今，从未有发明者，仲景虽有《伤寒论》，然其法始自太阳，或传阳明，或传少阳，或三阳竟自传胃，盖为外感风寒而设，故其传法与温疫，自是迥别，嗣后论之者纷纷，不止数十家，皆以伤寒为辞，其于温疫证，则甚略之，是以业医者，所记所诵，连篇累牍，俱系伤寒，及其临证，悉见温疫，求其真伤寒，百无一二，不知屠龙之艺虽成，而无所施，《庄子·列御寇》篇，朱评漫学屠龙于支离益，三年技成，而无所用其功，言苦学无益也。未免指鹿为马矣。《史记·秦记》献于二世，赵高持鹿曰马也，云云。余初按诸家咸谓春夏秋皆是温病，而伤寒必在冬时，然历年较之，温疫四时皆有，及究伤寒，每至严寒，虽有头疼身痛，恶寒无汗发热，总似太阳证，至六七日失治，未尝传经，每有发散之剂，一汗而解，间有不药亦自解者，并未尝因失汗，以致发黄、谵语、狂乱、胎刺等证，此皆感冒肤浅之病，非真伤寒也。伤寒感冒，均系风寒，不无轻重之殊，究竟感冒居多，伤寒希有，况温疫与伤寒，感受有霄壤之隔，今鹿马攸分，益见伤寒世所绝少，仲景以伤寒为急病，仓卒失治，多致伤生，因立论，以济天下后世，用心可谓仁矣。然伤寒与温疫，均急病也，以病之少者，尚谆谆告世，至于温疫多于伤寒百倍，安忍反置勿论，或谓王安道《溯洄集》，张仲景立法考之说。温疫之证，仲景原别有方论，历年既久，兵火湮没，即《伤寒论》，或系散亡之余，王叔和立方造论，谬称全书，由此观之，温疫之论，未必不由散亡也明矣。崇祯辛巳，疫气流行，山东，济南府也。浙省，杭州府也。南北两直，南北两直隶也，盖明制分于天下，置十三省，以隶属州郡，两京傍近者，直隶于京师，故曰之直隶州。感者尤多，至五六月益甚，或至阖门传染，始发之际，时师误以伤寒法治之，未尝见其不殆也，或病家误听七日当自愈，不尔，十四日必瘳，因而失治，有不及期而死者，或有妄用峻剂，攻补失叙而死者，或遇医家见解不到，心疑胆怯，以急病用缓药，虽不即受其害，然迁延而致死，比比皆是，所感之轻者，尚获侥幸，感之重者，更加失治，枉死不可胜计。嗟乎！守古法不合今病，以今病简古书，原无明论，是以投剂不效，医者傍遑无措，病者日近危笃，病愈急，投药愈乱，不死于病，乃死于医，不死于医，乃死于圣经之遗亡也。吁！千载以来，何生民不幸如此，余虽固陋，静心究理，格例也。其所感之气，所入之门，所受之处，及其传变之体，平日所用历验方法，详述于左，以俟高明者正之。昔崇祯壬午仲秋姑苏洞庭吴有性书于淡淡斋。（《皇汉医学丛书》本）

凡例：此书清康熙间，仪真刘方舟所校梓也，我明和间，获野台州，始翻刻之，原有又可氏裔孙，天都吴尚中序曰：书成垂百年，岂无如此书者，世无传书，书亦未经人读，由此观之，是系其原稿明矣。方舟或得之于尚中，亦未可知也。以尘埋年久不能无传讹，今集类书，以是正之。

篇目序次，虽有如错置者，不敢恣移易，仍循旧贯。

篇中文义垂戾不可读者，不妄改窜之，校照诸本折衷取舍，盖亦存旧之意也。

要语要论，并字眼，加旁批以便记诵。

引用诸说，填古出处，字义文理，至天文地理，制度名物，各加细注，使童子易知焉。

私评接于本行间，恐混原文也，加环儿以分之。

如药品效功，载于附录以审之。

读此书者，勿眩气焰而错本义，勿执溢辞而偾条理，要须知吴氏善用长沙之方法，浑沌圆转，有形而无常形，纵横顺逆，无方而有定规，运用得妙而变化不穷矣。阪本棟谨识。（《皇汉医学丛书》本）

玉木弘跋曰： 黄岐之书汗牛充栋，可谓繁矣，而挽近著作非考证则折衷，未睹有卓越之议论也。然而俗医斗筲不识丁字者，固无论已，若夫宿学老师，持论大满，执一守株，守死句而杀生人者，独何邪？盖以心鉴不彻，活法不达故也。活法者何？陶氏有言曰如珠走盘，须得传授活泼泼地，是谓心鉴之可彻，活法之可达也。吾锦水先生学踏实地，识破今古，常以活法训导子弟，项日著《私评》一篇，以发活法传受之一端。呜呼！此书也，活法活人之至诀也矣哉。与考证折衷之流奚啻天渊。嘉永戊申门人玉木弘谨识。（《皇汉医学丛书》本）

现存主要版本及馆藏地：

《皇汉医学丛书》本，国家图书馆、首都图书馆等。

《泻疫新论》　　　　　　　　　　　　1867　存

（日）高岛久贯撰

浅田惟常序曰： 甚矣厉气之为毒也，散则弥于六合，聚则藏于物，不得以迹求，不得以数测，其来也识所由而至，其去也难究所循而行。人一触此毒，近则沿门阖户，远则城市乡陬，无克免祸。譬如火，取之而不见其竭，灭之而不见其熄，造造而化化，有有而无无，是以医莫能穷其礼而得其术矣。近岁此证屡行，往往有剧者，比屋积户，酸楚痛悼，不可得而遏焉，医皆错愕失置。盖其症也，斗火盘冰，寒热互投，而遂巡之际终无救，是无他，坐不识厉气之为变如何而已。往年安政中此症大行，余日夜精虑，初知其为热厥，于是用石羔黄连颇多得奏效，适僚友高岛君子通，乃与大黄芒硝起死亦甚多，予见子通相与叹所见之不爽也。盖子通谦虚沉默，其貌柔顺，余则肮脏率直，动忤人受诮。其性素相反，而其术乃相似如此者何也？以其立志一也。或疑余与子通所用不同，而皆能效于疾。余曰譬之用兵，奇正无常，操纵不一，而运用之妙存乎其人，若徒见奇正操纵之迹，而无见于所以制胜，非知兵者也。子通当时有《泻疫新论》之著，今也嗣子祐启修将梓以问于世，余因辨以斯言。子通名欠贯，号停雪，庆应三年秋七月与赴坂城，擢班幕府待医，叙法眼。浅田惟常识此撰。(《皇汉医学丛书》本)

冈田元矩序曰：余曾读延陵吴氏之书，窃以为是医林之权书也。其书往往翻案古经，新立非常之论，而立论多出权变，然而殊切事实者何也？亦其人有取舍之权耳。庸师或不谙其理，徒效其颦者，其害岂浅鲜哉！高岛恒斋君，先考停雪君，常著《泻疫新论》，大抵本之吴氏，能取其长，而舍其短，学殖有渊，彼非执一无权者之比也。况恒斋君能张绍述之业，其论断亦无余韵矣。停雪君殁后，泻疫之病，累岁比比而有之，庸师皆以为古来未曾有之病，徒焦思于无何有之乡，乏治方活泼之机，新论之所见岂在于斯欤！吴氏以降，唱和疫说者，多以吴氏领袖矣。余则每读其书，未能无疑于吴氏，称之医林之权书也。吴氏之后，清人有奇恒痢之说，曰奇恒者，异于恒常也。高岛氏之立论，亦与此说相符，抑识者之见有殊域合辙者欤？其阁古经，而求之权书，新出非常之见，亦家传心法，所以"新论"之为新论耳。读此书者善探著作之意而善用之，活泼之机，其必有存于其中者也。明治十二年九月冈田元矩柔克撰。(《皇汉医学丛书》本)

凡例：此篇所录，尽系予之先考停雪先生亲验历试之说，无一涉虚构者，然世治此故者，概非温剂，则阿片固涩之属耳。适有用芩连石羔者，断莫及硝黄者，故必有以此编为妄论异说者，故又采诸家所发明一二，从类增附并加愚按以备参考。

所录方药，皆系历试有效者，故仅仅尔，本非为此数方尽之也，此外《千金》《外台》以下，至后世方书必有可用者，子孙继我志，亦以其各经效者补焉，是予先考所属望也。

篇中所载方药，专治里症之药，而不及发表之方者，瘟疫之邪先从口鼻入容于里，不如伤寒从表及里，其适见表症者有之，从里达于表者也。故瘟疫一切禁发表，况此症入于里之势，尤急而达于表者甚稀乎。是以清解逐秽为主矣，览者勿以伤寒先表后里之例拘焉。

此篇尽清解逐秽之剂，而不及温补诸汤者，瘟疫本火热之邪，古人禁温补，况如此疾火热之尤甚者，故虽四损之人，不宜温补，若犯之，则徒速其毙耳，故于温补诸汤，一切不录焉，览者勿怪其不变。

预防并薰药，虽非医家上乘，古人既有其方，俗间亦往往苦征之，故举一二以备其采择耳。

凡论瘟疫者，以吴又可为古今独步，尔后如刘松峰、戴麟郊、周拘元、周禹载、杨栗山、汪期莲、孔敏礼、吴鞠通诸家咸学步者，今此编，亦以吴氏为归宿。

文辞西土之事，而固非我邦所长也，故借彼文字以记我事，取达意而足，览者莫咎其支离鸹舌，则幸矣。高岛久也祐启识。（《皇汉医学丛书》本）

山田业广跋曰：安政戊午暴泻病盛行，东京中死者以万数，医人往往束手，得其肯綮者甚鲜。友人高岛祐启父祐庵翁浅思沉研，用硝黄活人者甚伙，于是著《泻疫新论》。其说率据吴有性，盖能得吴氏之精髓，而脱胎换骨者矣。余常谓此病千篇一律，无大异同，则必有明眼如炬之士，能得其巢窟者。今读此编，始知攻下之有大益于此病。然刘、张得之于泻，李、朱得之于补，各有所长，犹减灶增灶而不失良将之名，则知其际必有得于补者。但世好补者多，而好泻者少，则此编当为好补者之顶门一针矣，因跋。明治十二年九月山田业广。（《皇汉医学丛书》本）

高岛久敬轨跋曰：《泻疫新论》二卷，祖考停雪先生，日试月验之所得也，距今盖二十有一年矣。当时未暇梓以问世，而祖考易簀，书亦委在筐底。近岁此症屡行，与家君东驰西走，得实验不少焉。近日有司怜民之罹斯病者多，为设避病院，施预防法，苟有病者，必令医吏检其真疑，抑亦可谓仁之至德之洽者哉。且使医遇斯病，速以书报官，勿得移时，或误诊视。若移时不报者，纳金赎罪，法亦极严，于是人不啻恐罹斯病，乃医亦穷蹙无容，盖以疾之险恶而难于施治也。余家常以此书为治疫之标准，从游者逐次誊写，原稿且断烂，今也天下之医，悉奉载圣旨之厚，不可不尽其术之秋，则将授剞劂，于是家君更为增订，皆所以绍述祖考之意，而庶几有补于国家卫生之万一云。明治十二稔九月高岛久敬轨谨识。（《皇汉医学丛书》本）

现存主要版本及馆藏地：

《皇汉医学丛书》本，国家图书馆、首都图书馆等。

书名笔画索引

二 画

二十世纪伤寒论	303
十二筋病表	11
七十二种痧症救治法	776
九芝先生伤寒选方类方表	355

三 画

三大要证预防治疗汇编	768
三疟得心集	753
三部九候篇	9
万病皆郁论	494
上古天真论详解	67
广注素灵类纂约注	15

四 画

五疫论	711
太阳原病	190
太素四时补正	624
日本汉医伤寒名著合刻	505
中西骨骼辨正	11
中西温热串解	630
中伤寒风病问答	326
中国时令病学	651
中国急性传染病学	719
内经	25
内经入门	36
内经分类病原	1
内经方集释	33
内经平脉考	8
内经生理学	46
内经生理新论	20
内经外感秋燥篇	650
内经汇读	56
内经存粹	1
内经讲义	8,16,20,37,47,68
内经讲义一班	24
内经讲义（素问）	69
内经论温注释一束	20
内经附翼	46
内经纲要	16
内经知要讲义	16
内经学	48
内经学讲义	32,35
内经药瀹	18
内经研究之历程考略	22
内经类证	25
内经类要	47
内经类编	39

| 内经素问 …… 70
| 内经素问节文撮要 …… 66
| 内经素问目录注解 …… 68
| 内经素灵类纂讲义 …… 53
| 内经病机十九条之研究 …… 32
| 内经病理学讲义 …… 37
| 内经病理学释义 …… 54
| 内经读本 …… 42
| 内经难经 …… 105
| 内经提要 …… 56
| 内经解剖学 …… 46
| 内经摘要类编 …… 28
| 内经精华今释 …… 47
| 内经精粹便读 …… 47
| 内经撮要 …… 21
| 内经撮要读本 …… 46
| 内经篇名解 …… 57
| 内难经生理学撮要 …… 105
| 内难经病理医理学 …… 101
| 内难科讲义 …… 107
| 内难概要 …… 104
| 内难精华讲义 …… 103
| 长沙正经证汇 …… 479
| 分方异宜考 …… 7
| 分经辨证定法 …… 167
| 六经伤寒方 …… 464
| 六经法门 …… 167
| 六经定法 …… 148，357
| 六经指髓 …… 139
| 六经症治歌诀 …… 262
| 方机 …… 495
| 方极 …… 472

| 方案备查湿温症 …… 700
| 订正金匮今释 …… 570

五 画

| 古本难经阐注校正 …… 85
| 古经诊皮名词解 …… 2
| 叶氏外感温热论歌 …… 699
| 冉氏温病鼠疫合篇 …… 762
| 冉氏霍乱与痧证治要 …… 762
| 四时治病全书 …… 689
| 四时感证讲义 …… 680
| 四季传染病 …… 726
| 白云阁本难经 …… 93
| 包氏伤寒三种 …… 136
| 加批校正金匮心典 …… 540

六 画

| 百大名家合注伤寒论 …… 185
| 存仁斋医语伤寒时病杂症歌 …… 691
| 刚底灵素 …… 26
| 舌图样 …… 462
| 传染病 …… 730
| 传染病八种证治晰疑 …… 756
| 传染病中西汇通三篇 …… 701
| 传染病预防法 …… 738
| 伏气时感 …… 699
| 伏暑新绎 …… 673
| 仲景大全书 …… 246
| 仲景伤寒论方记诵编 …… 148
| 仲景伤寒衬 …… 462

仲景学说之分析	245	伤寒汇要	409
仲景学说讲义三种	333	伤寒发微	357
伤风约言	780	伤寒百十三方证药略解	292
伤寒七十二问汤证讲义	162	伤寒百十三方注解	292
伤寒入门	309	伤寒全书	289
伤寒入微	389	伤寒杂抄	463
（秘传御选）伤寒三十六症	462	（古本）伤寒杂病论	279
伤寒三字经	294	伤寒杂病论	332
伤寒万全歌	355	伤寒杂病论义疏	310
伤寒广要	496	伤寒杂病论方歌括	266
伤寒广要讲义	187	伤寒杂病论古本	135
伤寒门径	355	（古本）伤寒杂病论平脉增条	350
伤寒之研究	514	伤寒杂病论会通	410
伤寒切解	245	伤寒杂病论读本	277, 324, 333
伤寒手册	416	伤寒杂病论章句	276
伤寒六经标本杂抄	135	伤寒杂病论集	276
伤寒六经指掌	261	伤寒杂病论集注	168
伤寒六经新解	386	伤寒杂病论新释	470
伤寒六经辨证要诀	309	伤寒杂病论精义折中	164
伤寒六病方证学—三阴病篇	463	伤寒杂病指南	232
伤寒方讲义	129	伤寒汲古	284
伤寒方症歌括	332	伤寒讲义	134, 136, 138, 271
伤寒方解	271	伤寒论	326
伤寒方歌	156, 321	伤寒论大义	149
伤寒心法	289	伤寒论广训	334
伤寒心悟	149	伤寒论广注	462
伤寒古本订补	135	伤寒论之研究	375
伤寒古本考	135	伤寒论之科学观	466
伤寒本草药性	156	伤寒论之演析	467
伤寒平议	135	伤寒论今释	249
伤寒用药研究	482	伤寒论今释补正	258
伤寒汇证表解	393	伤寒论今释选	266

书名	页码
伤寒论方歌诀	461
伤寒论句解	323
伤寒论汇注精华	149
伤寒论记闻	465
伤寒论发微	407
伤寒论考证	465
伤寒论杂证篇摘要	461
伤寒论讲义	123, 138, 148, 184, 185, 188, 271, 356, 357, 358, 373, 380, 393, 461
伤寒论医方集注摘录	464
伤寒论串解	190
伤寒论启秘	258
伤寒论评释	345
伤寒论识	508
伤寒论改正并注	329
伤寒论纲要	289, 481
伤寒论述义	503
伤寒论金匮要略集注折衷	355
伤寒论金匮要略新注	248
伤寒论浅说	272
伤寒论注	358, 468
伤寒论注疏考证	225
伤寒论注辑读	452
伤寒论研究	165
伤寒论脉证式	491
伤寒论脉证式校补	515
伤寒论类方汇参	228
伤寒论校勘记	276
伤寒论笔记	309
伤寒论旁训	184
伤寒论读本	462
伤寒论通注	371
伤寒论崇正编	189
伤寒论章节	136
伤寒论集方补注	464
伤寒论集成	474
伤寒论集注	409
伤寒论集注折衷	232
伤寒论释义	246, 380
伤寒论概要	350, 370
伤寒论辑义	483
伤寒论辑义按	204
伤寒论蜕	190
（图表注释）伤寒论新义	362
伤寒论新元编	156
伤寒论新注	229, 244
伤寒论新诠	359
伤寒论新解	338
伤寒论溯源详解	139
（最新）伤寒论精义折衷	162
伤寒论霍乱训解	529
伤寒论辨	464
伤寒论翼义	204
伤寒折中	382
伤寒折衷	352
伤寒求是注	232
伤寒针方浅解	373
伤寒条辨	300
伤寒饮食指南	691
伤寒疗养论	452
伤寒证治述要	293
伤寒证治集	463
伤寒评志	322

伤寒附翼解	464	伤寒借治论	199
伤寒纲要	271	伤寒症经验谈	149
伤寒纲要讲义	323	伤寒症保全性命之道	361
伤寒纲领	465	伤寒病之认识与治疗	409
伤寒表	123	伤寒病问答	326
伤寒述略	374	伤寒病学	463
伤寒易知录	164	伤寒病治疗教本	393
伤寒质难	394	伤寒病药歌诀	304
伤寒金匮三字经	465	伤寒诸汤	462
伤寒金匮方证类录	265	伤寒诸病杂论	465
伤寒金匮方易解	410	伤寒读本	348
伤寒金匮折中	350	伤寒读法与伤寒门径	358
伤寒金匮评注	409	伤寒捷径	248
伤寒卒病论简注	360	伤寒赋	321, 453
伤寒学	461	伤寒概要	309
伤寒学讲义	188, 360, 373	伤寒辑注	350
伤寒法解正讹	249	伤寒简学	350
伤寒定论篇	262	伤寒简要	326
伤寒经方阐奥	130	伤寒解毒疗法	453
伤寒要旨	303	伤寒新义	269
伤寒指掌舌苔	462	伤寒新释	353
伤寒指掌参	464	伤寒摘髓	463
伤寒指髓	139	伤寒漫谈	369
伤寒科讲义	372	伤寒辨注	187
伤寒科函授讲义	198	伊尹汤液经	432
伤寒食养疗法	695	众难学讲义	79
伤寒脉证式	331	杂病论讲义	136
伤寒类编	203	杂病论串解	541
伤寒总论	134	杂病论证疏考证	225
伤寒真诠方义	453	杂病论通注	613
伤寒原旨	296	杂病论章节	135
伤寒秘传	463	杂病论精义折衷	600

杂病表 ………………………… 529

七　画

杨氏太素诊络篇补证 ………… 7
医经讲义 …………………… 48
医经集要 …………………… 56
医经辑要 …………………… 15
医经精义 …………………… 57
医经精义便读 ……………… 53
时气要诀 …………………… 699
时氏内经学 ………………… 48
时疫科 ……………………… 713
时疫科讲义 ………………… 739
时疫病问答 ………………… 737
时疫解惑论 ………………… 709
时疫霍乱吐泻论 …………… 765
时症金箆集 ………………… 689
时症看护法 ………………… 753
时症捷法 …………………… 699
时症简要 …………………… 649
时病 ………………………… 673
时病讲义 …………… 685，730
（新增）时病论证方便读 …… 673
时病常识 …………………… 636
时病摘要 …………………… 700
时病精要便读 ……………… 696
针灸七十二痧证辩证刺穴 … 778
邱氏温病学 ………………… 656
肠炎症（伤寒症、湿温症）特效药
　速愈法 …………………… 689
删补清太医院治瘟速效 …… 677

删定伤寒论 ………………… 496
删选内经讲义条例解释 …… 57
沈读伤寒论 ………………… 130
评注温热经纬 ……………… 700
诊骨篇补正 ………………… 11
诊筋篇补证 ………………… 11
灵枢 ………………………… 42
灵枢识 ……………………… 111
灵枢避风法 ………………… 71
灵素五解篇 ………………… 10
灵素阶梯 …………………… 54
灵素药义 …………………… 26
灵素商兑 …………………… 12
灵素解剖学 ………………… 57
灵素解剖学大旨 …………… 57
灵素解剖学初稿 …………… 57
张长沙原文读本 …………… 332

八　画

国医伤寒新解 ……………… 208
金匮入门 …………………… 589
金匮方论 …………………… 568
金匮方症歌括 ……………… 601
金匮方解 …………………… 569
金匮玉函要略方解 ………… 540
金匮玉函要略述义 ………… 620
金匮玉函要略辑义 ………… 616
金匮正本 …………………… 598
金匮发微 …………………… 541
金匮伤寒补遗合编 ………… 361
金匮杂记 …………………… 589

金匮讲义	530，565，602，603，615
金匮论丛	529
金匮折中	613
金匮折衷	590
金匮条例解释	616
金匮补充讲义	598
金匮疟病篇正义	529
金匮学	569，590
金匮学讲义	598
金匮经浅说	565
金匮经解	602
金匮要略五十家注	561
金匮要略今释	570
金匮要略方论今释	570
金匮要略方论正本	598
金匮要略方论集注	539
金匮要略方集注	614
金匮要略讲义	594，598，602，613，615
金匮要略改正并注	614
金匮要略集注折衷	593
金匮要略新义	603
金匮要略新注	564，603
金匮指髓	529
金匮原文歌括	615
金匮读本	600
金匮验案	594
金匮辑义讲义	570
金匮辑览	540
金匮新编	616
金匮摘要积歌	616
金匮辨注	539
金匮翼方选按	569

疟疾论歌括	754
疟疾学	753
疟疾指南	752
疟痢金针	745
疟痢病问答	752
疟解补证	745
注伤寒论	462
注解内经生理学	47
泻疫新论	786
治伤寒痢疾肠炎捷效药	753
治疟机要	742
治疟疾方	753
治疟痢方	754
治痢南针	746
治痢慈航	745
治痧要略	779
治痧症并验方	779
治温活法	740
治鼠疫经验方	764

九　画

春温伏暑合刊序	661
药性篇	453
相火毒鼠疫症瘟痘疮三大病论	701
临症指南选按	676
秋冬流感指南	700
秋疟指南	740
秋瘟证治要略	705
重订古本难经阐注	79
皇汉医学	211，220
鬼俞术	102

书名	页码
急性传染病通论	322
急性险疫证治	708
疫症大全	740
疫痉家庭自疗集	713
退思庐金匮广义	532

十 画

书名	页码
秦氏内经学	35
秦越人难经剪锦	88
素问节选读本	70
素问识	108
素问学	70
素问绍识	110
素问选讲	58
素问遗篇	42
素问篇目论	70
素灵之科学的研究	28
素灵辑粹	32
素灵新义	16
热病学	644
徐氏霍乱论	777
痉病与脑膜炎全书	730
读内经记	23
读过伤寒论	236
读过金匮卷十九	547
通俗伤寒论	141
难经	90
难经之研究	88
难经古义	116
难经丛考	89
难经汇注笺正	82
难经会通	95
难经讲义	74, 90, 101
难经讲义录	90
难经讲义揭要	98
难经学	88
难经注论	99
难经注疏	114
难经经释	88
难经经释补正	71
难经草本	93
难经秘解讲义	100
难经笔记	71
难经读本	90
难经集义	88
难经释要	84
难经疏证	118
难经编正	76

十一画

书名	页码
黄帝八十一难经正本	92
黄帝八十一难经笔记	71
黄帝八十一难经简释	101
黄帝太素人迎脉口诊补证	5
黄帝内经太素补注	29
黄帝内经太素诊皮篇补证	2
黄帝内经太素校勘异同	56
黄帝内经分类讲义	101
黄帝内经素问	42, 54
黄帝内经素问灵枢摘述	56
黄帝内经素问注解	58
黄帝内经素问精要	69

营卫运行杨注补证	7	痧症辨	778
曹氏伤寒发微	266	痧疹	779
救温辑要	712	湿证发微	640
唯识诠医篇	199	湿症金壶录	650
康平伤寒论	515	湿暑杂稿	697
章太炎先生霍乱论	204	湿温大论	674
章太炎霍乱论	765	湿温伤寒手册	416
章太炎霍乱论评注	529	湿温时疫治疗法	623
阐发灵素内经体用精蕴	34	湿温纲要	698
寄寄山房鼠疫杂志	766	湿温研究总论	660
		湿温病古今医案平议	627
		湿温演绎	673

十二画

		温疫论私评	783
斑痧寻源	779	温热证治	689
暑症发原	642	温热学讲义	673, 689
暑病证治要略	698	温热经解	678
暑湿病问答	675	温热便读	686
最新伤寒问答	166	温热病问答	675, 711
最新伤寒折中	374	温热概要	673
黑热病证治指南	777	温热辨证	700
释尺	2	温热辨惑	670
痢疾一夕谈	751	温症集要	693
痢疾三字诀	745	温病入门	645, 672
痢疾之中治西诊	753	温病三字诀	657
痢疾之研究	754	温病三言	640
痢疾丛谈	751	温病之研究	782
痢疾全愈说明书	751	温病方论	645
痢疾指南	752	温病方歌	688
痧胀撮要	755	温病正宗	681
痧症针法要方	779	温病全书	657
痧症秘录全书	777	温病汤头歌	639
痧症摘要	780	温病讲义	627, 645, 646, 650

| 温病论衡 …… 677
| 温病医方撮要 …… 686
| 温病抉微 …… 675
| 温病条辨方证歌括 …… 649
| 温病条辨方症歌 …… 699
| 温病条辨方瘟疫明辨方歌括 …… 628
| 温病条辨节要 …… 687
| 温病条辨汤头 …… 688
| 温病条辨汤头歌诀 …… 645
| 温病条辨温疫明辨方歌抉 …… 629
| 温病条辨歌括 …… 674,694
| （新括）温病条辨歌括 …… 672
| 温病条辨辨 …… 644
| 温病明理 …… 649
| 温病学 …… 686,688
| 温病学讲义 …… 639,645,651
| 温病审证表 …… 639
| 温病诠真 …… 642
| 温病指南 …… 657
| 温病指要 …… 688
| 温病指掌 …… 651
| 温病指髓 …… 624
| 温病科讲义 …… 646
| 温病热病暑病疫病 …… 699
| 温病鼠疫问题解决合篇 …… 762
| 温病新义 …… 692
| 温病新论 …… 691
| 温病撮要 …… 624
| 温寒浅说 …… 700
| 寒温三字诀 …… 626
| 寒温穷源 …… 624
| 寒温证治 …… 688

寒温集萃 …… 681

十三画

感证辑要 …… 636
碎玉补拾 …… 361
辑温病条辩论 …… 686
鼠疫之研核及治疗 …… 778
鼠疫节要 …… 765
鼠疫回生 …… 765
鼠疫证治 …… 755
鼠疫治疗全书 …… 768
鼠疫预防法 …… 778
鼠疫新篇 …… 765
解毒篇 …… 740
新内经 …… 47
新国医讲义——伤寒科 …… 409
新释伤寒论 …… 228
新增伤寒广要 …… 500
数种急性传染病解毒疗法 …… 453
群经大旨伤寒论 …… 309
群经大旨金匮 …… 568
群经见智录 …… 16

十四画

静坐疗病法 …… 303
瘟疫约编 …… 739
瘟疫证治汇编 …… 737
瘟疫揭要 …… 719
瘟痧证治要略 …… 701

十五画

增订条注伤寒心法 ………… 289
增评温病条辨 …………… 639
增补舒氏伤寒集注晰义 …… 161

十六画

霍乱 ………………………… 766
霍乱三字经 ………………… 767
霍乱平议 …………………… 766
霍乱论 ……………………… 755
霍乱防治实施办法 ………… 777
霍乱证与痧证鉴别及治疗法 …… 762
霍乱转筋方论 ……………… 779
霍乱的救星 ………………… 767
霍乱病问答 ………………… 768
霍乱通论 …………………… 767
霍乱预防法 ………………… 764
霍乱集萃 …………………… 778
霍乱寒热辨正 ……………… 777
霍乱新论 ……………… 768，778

十八画

翻症类治 …………………… 780

二十二画

懿庭医训难经 ……………… 74

书名音序索引

B

白云阁本难经	93
百大名家合注伤寒论	185
斑痧寻源	779
包氏伤寒三种	136

C

曹氏伤寒发微	266
阐发灵素内经体用精蕴	34
长沙正经证汇	479
肠炎症（伤寒症、湿温症）特效药速愈法	689
重订古本难经阐注	79
传染病	730
传染病八种证治晰疑	756
传染病预防法	738
传染病中西汇通三篇	701
春温伏暑合刊序	661
存仁斋医语伤寒时病杂症歌	691

D

订正金匮今释	570
读过金匮卷十九	547
读过伤寒论	236
读内经记	23

E

二十世纪伤寒论	303

F

翻症类治	780
方案备查湿温症	700
方机	495
方极	472
分方异宜考	7
分经辨证定法	167
伏气时感	699
伏暑新绎	673

G

感证辑要	636
刚底灵素	26
古本难经阐注校正	85
古经诊皮名词解	2
广注素灵类纂约注	15

鬼傡术	102	霍乱通论	767
国医伤寒新解	208	霍乱新论	768, 778
		霍乱预防法	764
		霍乱证与痧证鉴别及治疗法	762
		霍乱转筋方论	779

H

寒温集萃	681
寒温穷源	624
寒温三字诀	626
寒温证治	688
黑热病证治指南	777
皇汉医学	211, 220
黄帝八十一难经笔记	71
黄帝八十一难经简释	101
黄帝八十一难经正本	92
黄帝内经分类讲义	101
黄帝内经素问	42, 54
黄帝内经素问精要	69
黄帝内经素问灵枢摘述	56
黄帝内经素问注解	58
黄帝内经太素补注	29
黄帝内经太素校勘异同	56
黄帝内经太素诊皮篇补证	2
黄帝太素人迎脉口诊补证	5
霍乱	766
霍乱病问答	768
霍乱的救星	767
霍乱防治实施办法	777
霍乱寒热辨正	777
霍乱集萃	778
霍乱论	755
霍乱平议	766
霍乱三字经	767

J

急性传染病通论	322
急性险疫证治	708
辑温病条辩论	686
寄寄山房鼠疫杂志	766
加批校正金匮心典	540
解毒篇	740
金匮辨注	539
金匮补充讲义	598
金匮读本	600
金匮发微	541
金匮方解	569
金匮方论	568
金匮方症歌括	601
金匮辑览	540
金匮辑义讲义	570
金匮讲义	530, 565, 602, 603, 615
金匮经解	602
金匮经浅说	565
金匮论丛	529
金匮疟病篇正义	529
金匮入门	589
金匮伤寒补遗合编	361
金匮条例解释	616
金匮新编	616

金匮学	569, 590
金匮学讲义	598
金匮验案	594
金匮要略方集注	614
金匮要略方论集注	539
金匮要略方论今释	570
金匮要略方论正本	598
金匮要略改正并注	614
金匮要略集注折衷	593
金匮要略讲义	594, 598, 602, 613, 615
金匮要略今释	570
金匮要略五十家注	561
金匮要略新义	603
金匮要略新注	564, 603
金匮翼方选按	569
金匮玉函要略方解	540
金匮玉函要略辑义	616
金匮玉函要略述义	620
金匮原文歌括	615
金匮杂记	589
金匮摘要积歌	616
金匮折中	613
金匮折衷	590
金匮正本	598
金匮指髓	529
痉病与脑膜炎全书	730
静坐疗病法	303
九芝先生伤寒选方类方表	355
救温辑要	712

K

康平伤寒论	515

L

痢疾丛谈	751
痢疾全愈说明书	751
痢疾三字诀	745
痢疾一夕谈	751
痢疾之研究	754
痢疾之中治西诊	753
痢疾指南	752
临症指南选按	676
灵枢	42
灵枢避风法	71
灵枢识	111
灵素阶梯	54
灵素解剖学	57
灵素解剖学初稿	57
灵素解剖学大旨	57
灵素商兑	12
灵素五解篇	10
灵素药义	26
六经定法	148, 357
六经法门	167
六经伤寒方	464
六经症治歌诀	262
六经指髓	139

N

难经	90
难经笔记	71
难经编正	76

难经草本	93
难经丛考	89
难经读本	90
难经古义	116
难经汇注笺正	82
难经会通	95
难经集义	88
难经讲义	74, 90, 101
难经讲义揭要	98
难经讲义录	90
难经经释	88
难经经释补正	71
难经秘解讲义	100
难经释要	84
难经疏证	118
难经学	88
难经之研究	88
难经注论	99
难经注疏	114
内经	25
内经病机十九条之研究	32
内经病理学讲义	37
内经病理学释义	54
内经存粹	1
内经撮要	21
内经撮要读本	46
内经读本	42
内经方集释	33
内经分类病原	1
内经附翼	46
内经纲要	16
内经汇读	56
内经讲义	8, 16, 20, 37, 47, 68
内经讲义（素问）	69
内经讲义一班	24
内经解剖学	46
内经精粹便读	47
内经精华今释	47
内经类编	39
内经类要	47
内经类证	25
内经论温注释一束	20
内经难经	105
内经篇名解	57
内经平脉考	8
内经入门	36
内经生理新论	20
内经生理学	46
内经素灵类篡讲义	53
内经素问	70
内经素问节文撮要	66
内经素问目录注解	68
内经提要	56
内经外感秋燥篇	650
内经学	48
内经学讲义	32, 35
内经研究之历程考略	22
内经药瀹	18
内经摘要类编	28
内经知要讲义	16
内难概要	104
内难经病理医理学	101
内难经生理学撮要	105
内难精华讲义	103

内难科讲义	107		S	
疟疾论歌括	754			
疟疾学	753	三部九侯篇		9
疟疾指南	752	三大要证预防治疗汇编		768
疟解补证	745	三疟得心集		753
疟痢病问答	752	痧胀撮要		755
疟痢金针	745	痧疹		779
		痧症辨		778
P		痧症秘录全书		777
评注温热经纬	700	痧症摘要		780
		痧症针法要方		779
Q		删补清太医院治瘟速效		677
		删定伤寒论		496
七十二种痧症救治法	776	删选内经讲义条例解释		57
秦氏内经学	35	伤风约言		780
秦越人难经剪锦	88	伤寒百十三方证药略解		292
邱氏温病学	656	伤寒百十三方注解		292
秋冬流感指南	700	伤寒本草药性		156
秋疟指南	740	伤寒辨注		187
秋瘟证治要略	705	伤寒表		123
群经大旨金匮	568	伤寒病问答		326
群经大旨伤寒论	309	伤寒病学		463
群经见智录	16	伤寒病药歌诀		304
		伤寒病之认识与治疗		409
R		伤寒病治疗教本		393
		伤寒定论篇		262
冉氏霍乱与痧证治要	762	伤寒读本		348
冉氏温病鼠疫合篇	762	伤寒读法与伤寒门径		358
热病学	644	伤寒发微		357
日本汉医伤寒名著合刻	505	伤寒法解正讹		249
		伤寒方歌		156, 321

书名	页码
伤寒方讲义	129
伤寒方解	271
伤寒方症歌括	332
伤寒附翼解	464
伤寒赋	321, 453
伤寒概要	309
伤寒纲领	465
伤寒纲要	271
伤寒纲要讲义	323
伤寒古本订补	135
伤寒古本考	135
伤寒广要	496
伤寒广要讲义	187
伤寒汇要	409
伤寒汇证表解	393
伤寒汲古	284
伤寒辑注	350
伤寒简学	350
伤寒简要	326
伤寒讲义	134, 136, 138, 271
伤寒捷径	248
伤寒解毒疗法	453
伤寒借治论	199
伤寒金匮方易解	410
伤寒金匮方证类录	265
伤寒金匮评注	409
伤寒金匮三字经	465
伤寒金匮折中	350
伤寒经方阐奥	130
伤寒科函授讲义	198
伤寒科讲义	372
伤寒类编	203
伤寒疗养论	452
伤寒六病方证学—三阴病篇	463
伤寒六经辨证要诀	309
伤寒六经标本杂抄	135
伤寒六经新解	386
伤寒六经指掌	261
伤寒论	326
伤寒论笔记	309
伤寒论辨	464
伤寒论崇正编	189
伤寒论串解	190
伤寒论大义	149
伤寒论读本	462
伤寒论发微	407
伤寒论方歌诀	461
伤寒论改正并注	329
伤寒论概要	350, 370
伤寒论纲要	289, 481
伤寒论广训	334
伤寒论广注	462
伤寒论汇注精华	149
伤寒论霍乱训解	529
伤寒论集成	474
伤寒论集方补注	464
伤寒论集注	409
伤寒论集注折衷	232
伤寒论辑义	483
伤寒论辑义按	204
伤寒论记闻	465
伤寒论讲义	123, 138, 148, 184, 185, 188, 271, 356, 357, 358, 373, 380, 393, 461

伤寒论校勘记 …… 276	伤寒论之科学观 …… 466
伤寒论今释 …… 249	伤寒论之研究 …… 375
伤寒论今释补正 …… 258	伤寒论之演析 …… 467
伤寒论今释选 …… 266	伤寒论注 …… 358, 468
伤寒论金匮要略集注折衷 …… 355	伤寒论注辑读 …… 452
伤寒论金匮要略新注 …… 248	伤寒论注疏考证 …… 225
（最新）伤寒论精义折衷 …… 162	伤寒脉证式 …… 331
伤寒论句解 …… 323	伤寒漫谈 …… 369
伤寒论考证 …… 465	伤寒门径 …… 355
伤寒论类方汇参 …… 228	伤寒秘传 …… 463
伤寒论脉证式 …… 491	伤寒平议 …… 135
伤寒论脉证式校补 …… 515	伤寒评志 …… 322
伤寒论旁训 …… 184	伤寒七十二问汤证讲义 …… 162
伤寒论评释 …… 345	伤寒切解 …… 245
伤寒论启秘 …… 258	伤寒求是注 …… 232
伤寒论浅说 …… 272	伤寒全书 …… 289
伤寒论识 …… 508	伤寒入门 …… 309
伤寒论释义 …… 246, 380	伤寒入微 …… 389
伤寒论述义 …… 503	（秘传御选）伤寒三十六症 …… 462
伤寒论溯源详解 …… 139	伤寒三字经 …… 294
伤寒论通注 …… 371	伤寒食养疗法 …… 695
伤寒论蜕 …… 190	伤寒手册 …… 416
伤寒论新解 …… 338	伤寒述略 …… 374
伤寒论新诠 …… 359	伤寒条辨 …… 300
（图表注释）伤寒论新义 …… 362	伤寒万全歌 …… 355
伤寒论新元编 …… 156	伤寒心法 …… 289
伤寒论新注 …… 229, 244	伤寒心悟 …… 149
伤寒论研究 …… 165	伤寒新释 …… 353
伤寒论医方集注摘录 …… 464	伤寒新义 …… 269
伤寒论翼义 …… 204	伤寒学 …… 461
伤寒论杂证篇摘要 …… 461	伤寒学讲义 …… 188, 360, 373
伤寒论章节 …… 136	伤寒要旨 …… 303

书名	页码
伤寒易知录	164
伤寒饮食指南	691
伤寒用药研究	482
伤寒原旨	296
（古本）伤寒杂病论	279
伤寒杂病论	332
伤寒杂病论读本	277, 324, 333
伤寒杂病论方歌括	266
伤寒杂病论古本	135
伤寒杂病论会通	410
伤寒杂病论集	276
伤寒杂病论集注	168
伤寒杂病论精义折中	164
（古本）伤寒杂病论平脉增条	350
伤寒杂病论新释	470
伤寒杂病论义疏	310
伤寒杂病论章句	276
伤寒杂病指南	232
伤寒杂抄	463
伤寒摘髓	463
伤寒折中	382
伤寒折衷	352
伤寒针方浅解	373
伤寒真诠方义	453
伤寒证治集	463
伤寒证治述要	293
伤寒症保全性命之道	361
伤寒症经验谈	149
伤寒之研究	514
伤寒指髓	139
伤寒指掌舌苔	462
伤寒指掌参	464
伤寒质难	394
伤寒诸病杂论	465
伤寒诸汤	462
伤寒总论	134
伤寒卒病论简注	360
上古天真论详解	67
舌图样	462
沈读伤寒论	130
湿暑杂稿	697
湿温病古今医案平议	627
湿温大论	674
湿温纲要	698
湿温伤寒手册	416
湿温时疫治疗法	623
湿温研究总论	660
湿温演绎	673
湿证发微	640
湿症金壶录	650
十二筋病表	11
时病	673
时病常识	636
时病讲义	685, 730
（新增）时病论证方便读	673
时病精要便读	696
时病摘要	700
时气要诀	699
时氏内经学	48
时疫病问答	737
时疫霍乱吐泻论	765
时疫解惑论	709
时疫科	713
时疫科讲义	739

时症简要	649	太阳原病	190
时症捷法	699	通俗伤寒论	141
时症金篦集	689	退思庐金匮广义	532
时症看护法	753		
释尺	2		
暑病证治要略	698		

W

万病皆郁论	494
唯识诠医篇	199
温病撮要	624
温病方歌	688
温病方论	645
温病讲义	627, 645, 646, 650
温病抉微	675
温病科讲义	646
温病论衡	677
温病明理	649
温病全书	657
温病诠真	642
温病热病暑病疫病	699
温病入门	645, 672
温病三言	640
温病三字诀	657
温病审证表	639
温病鼠疫问题解决合篇	762
温病汤头歌	639
温病条辨辨	644
温病条辨方瘟疫明辨方歌括	628
温病条辨方证歌括	649
温病条辨方症歌	699
温病条辨歌括	674, 694
（新括）温病条辨歌括	672
温病条辨节要	687

暑湿病问答	675
暑症发原	642
鼠疫回生	765
鼠疫节要	765
鼠疫新篇	765
鼠疫预防法	778
鼠疫证治	755
鼠疫之研核及治疗	778
鼠疫治疗全书	768
数种急性传染病解毒疗法	453
四季传染病	726
四时感证讲义	680
四时治病全书	689
素灵辑粹	32
素灵新义	16
素灵之科学的研究	28
素问节选读本	70
素问篇目论	70
素问绍识	110
素问识	108
素问选讲	58
素问学	70
素问遗篇	42
碎玉补拾	361

T

太素四时补正	624

书名	页码
温病条辨汤头	688
温病条辨汤头歌诀	645
温病条辨温疫明辨方歌抉	629
温病新论	691
温病新义	692
温病学	686, 688
温病学讲义	639, 645, 651
温病医方撮要	686
温病正宗	681
温病之研究	782
温病指南	657
温病指髓	624
温病指要	688
温病指掌	651
温寒浅说	700
温热便读	686
温热辨惑	670
温热辨证	700
温热病问答	675, 711
温热概要	673
温热经解	678
温热学讲义	673, 689
温热证治	689
温疫论私评	783
温症集要	693
瘟痧证治要略	701
瘟疫揭要	719
瘟疫约编	739
瘟疫证治汇编	737
五疫论	711

X

书名	页码
相火毒鼠疫症瘟痘疮三大病论	701
泻疫新论	786
新国医讲义——伤寒科	409
新内经	47
新释伤寒论	228
新增伤寒广要	500
徐氏霍乱论	777

Y

书名	页码
杨氏太素诊络篇补证	7
药性篇	453
叶氏外感温热论歌	699
伊尹汤液经	432
医经集要	56
医经辑要	15
医经讲义	48
医经精义	57
医经精义便读	53
疫痉家庭自疗集	713
疫症大全	740
懿庭医训难经	74
营卫运行杨注补证	7

Z

书名	页码
杂病表	529
杂病论串解	541
杂病论讲义	136
杂病论精义折衷	600
杂病论通注	613
杂病论章节	135
杂病论证疏考证	225

增补舒氏伤寒集注晰义	161	治鼠疫经验方	764
增订条注伤寒心法	289	治温活法	740
增评温病条辨	639	中国急性传染病学	719
张长沙原文读本	332	中国时令病学	651
章太炎霍乱论	765	中伤寒风病问答	326
章太炎霍乱论评注	529	中西骨骼辨正	11
章太炎先生霍乱论	204	中西温热串解	630
针灸七十二痧证辩证刺穴	778	仲景大全书	246
诊骨篇补正	11	仲景伤寒衬	462
诊筋篇补证	11	仲景伤寒论方记诵编	148
治痢慈航	745	仲景学说讲义三种	333
治痢南针	746	仲景学说之分析	245
治疟机要	742	众难学讲义	79
治疟疾方	753	注解内经生理学	47
治疟痢方	754	注伤寒论	462
治痧要略	779	最新伤寒问答	166
治痧症并验方	779	最新伤寒折中	374
治伤寒痢疾肠炎捷效药	753		

著者笔画索引

二 画

丁泽周 …………………………… 15
丁梦松 …………………………… 650
九峰老人 ………………………… 752

三 画

于有五 …………………… 292, 393
大塚敬节 ………………………… 515
山田正珍 ………………………… 474
山西中医改进研究会 …………… 738
川越正淑 …………… 482, 491, 515
马乐三诊疗院 …………………… 107
马汤榲 …………………… 598, 689

四 画

王一仁 ………… 42, 90, 348, 600
王心圃 …………………………… 699
王正枢 …………………………… 156
王世雄 …………………………… 673
王立才 …………………………… 149
王亚明 …………………………… 693
王仲香 …………………………… 360
王秉钧 …………………… 244, 248, 564
王闻喜 …………………………… 463
王哲中 …………………………… 326
王涛仙 …………………………… 751
王润民 …………………………… 685
王趾周 …………………… 54, 208, 701
王普耀 …………………………… 689
王锡祥 …………………………… 767
王溶 ……………………………… 138
王震 ……………………………… 753
王德宣 …………………………… 681
王馥原 …………………………… 657
天津国医专修学院 ……………… 409
天津国医函授学院 …… 372, 646, 739
天津高级职业函授学校 ………… 615
车驹 ……………………………… 409
中西惟忠 ………………………… 514
内藤希振 ………………………… 135
毛桐云 …………………………… 700
丹波元坚 …… 110, 496, 500, 503, 620
丹波元胤 ………………………… 118
丹波元简 …… 108, 111, 483, 616
文琢之 …………………………… 778
方闻兴 …………………………… 74
邓伯游 …………………………… 271
邓怡如 …………………………… 262

邓绍先 ………………………………… 380
邓源和 ………………………………… 289

五 画

左季云 ………………………………… 228
北平国医学院 …………………………… 48
卢珩庵 …………………………………… 8
叶劲秋 …………………………… 245, 258
叶拯民 ………………………………… 47
叶衡隐 ………………………………… 232
叶瀚 ……………………………… 57, 88
田中荣信 ……………………………… 479
史介生 ………………………………… 54
冉雪峰 …………………………… 20, 762
四川国医学院 …………………… 46, 47
丘尼园老人 …………………………… 355
包天白 ………………………………… 357
包识生 …………… 123, 129, 135, 136, 529
冯守平 ………………………………… 350
冯应琼 ………………………………… 148
冯瑞鎏 …………………………… 188, 190
司树屏 ………………………………… 76

六 画

吉益为则 ………………………… 472, 495
吉益猷 ………………………………… 496
吕汉章 ………………………………… 468
朱志成 ………………………………… 309
朱莘 ……………… 68, 162, 164, 371, 613
朱阜山 ………………………………… 289

朱思华 ………………………………… 70
朱振声 ………………………………… 68
朱梦梅 ………………………………… 764
朱鸿渐 ………………………………… 136
朱鼎元 ………………………………… 765
朱廖庄 ………………………………… 779
伍律宁 ………………………………… 375
任锡庚 ………………………………… 71
后藤省 ………………………………… 780
名古屋玄医 …………………………… 114
邬思亮 ………………………………… 651
庄省躬 ………………………………… 56
刘世祯 …………………………… 310, 642
刘本昌 ………………………………… 694
刘亚农 ………………………………… 303
刘成立 ………………………………… 778
刘赤选 ………………………………… 645
刘彤云 ………………………………… 358
刘杰雄 ………………………………… 56
刘泗桥 ………………………………… 211
刘药桥 ………………………………… 35
刘复 ……………………… 432, 529, 709
刘晓东 ………………………………… 660
刘裁吾 …………………………… 730, 742
刘瑞溶 …………………… 279, 310, 642
刘震鋆 ………………………………… 29
刘懋勋 ………………………………… 294
刘鳞 ……………… 148, 161, 626, 745
江忍庵 …………………………… 15, 540
江谐 …………………………………… 323
汤本求真 ………………………… 211, 220
许半龙 ………………………………… 22

许振庆	356
牟允方	778
孙沛	58
孙春萱	261
孙祖燧	90, 598
孙鼎宜	276, 277
孙瀛仙	69

七　画

严苍山	713
严鸿志	532, 636
苏民	645
苏寿年	25
巫燡	334
李六钦	711
李光策	530
李肖帆	691
李伯权	569
李识侯	642
李健颐	765, 768
李斯炽	603
李遂良	228
李耀辰	84
杨百城	646
杨师尹	432
杨则民	20, 185
杨志一	726
杨医亚	373
杨叔澄	105, 352, 590, 687, 737
杨明济	29
杨育曾	350
杨宝年	613
杨海峰	162
杨福增	149
杨静安	777
吴考槃	26, 185, 561
吴保神	32, 88
吴琴侪	99
吴瑞甫	680
吴锡璜	323, 630
吴羲如	156
吴藻江	672
时逸人	24, 48, 602, 651, 657, 719, 766
邱崇	272, 565, 602, 656
何云鹤	673, 730
何公旦	598
何仲皋	130, 296, 303, 639
何伯勋	686
何佩瑜	105
何舒	54, 410, 696
何廉臣	141, 500, 508, 623
余无言	362, 603
余岩	12
余炳焜	266
余道善	246
邹仲彝	686
邹趾痕	67, 751
邹慎	88
汪阁如	464
汪莲石	149
汪欲济	755
沈大章	779

沈汉卿	……	678
沈来有	……	464
沈伯超	……	389
沈啸谷	……	657, 688
宋汝桢	……	360
宋志华	……	380
宋爱人	……	661, 673
宋慎	……	393
宋翼	……	777
张山雷	……	627
张之基	……	162
张子英	……	350
张公让	……	409
张方舆	……	691, 692
张书勋	……	199
张左军	……	719
张右长	……	778
张有章	……	184, 199
张光三	……	69
张汝伟	……	20
张寿颐	……	82, 148, 321
张忍菴	……	467
张树华	……	649
张思卿	……	640
张俨若	……	98
张静涛	……	569
张赞臣	……	661
张翼廷	……	766
张骥	……	18, 33, 89, 92, 331, 515, 598
陆士谔	……	639
陆无病	……	602
陆石如	……	69
陆观澜	……	47
陆奎生	……	753
陆继韩	……	645
陆渊雷	……	249, 258, 266, 370, 570
陆锦燧	……	66, 102, 765
陈开乾	……	190, 541
陈无咎	……	26, 190
陈月樵	……	58, 101
陈邦贤	……	16, 28
陈邦镇	……	293
陈存仁	……	361, 416
陈任枚	……	645
陈庆保	……	203
陈苏生	……	394
陈伯坛	……	236, 355, 547
陈其昌	……	624, 640
陈拔群	……	353
陈金声	……	187, 539
陈泽东	……	627
陈绍勋	……	21, 289, 357, 594
陈祖同	……	452
陈逊斋	……	329, 614
陈晋	……	1
陈景岐	……	36, 309, 589, 672, 689, 776
陈颐寿	……	85
陈微尘	……	326, 675

八　画

武同文	……	74
范念慈	……	309
林少鹤	……	462, 464

林晓苍	90
林德臣	740
欧阳逸休	382，613
欧阳履钦	374
昆山氏	778
易肇安	740
罗东生	248
罗绍祥	149，350，540
罗振湘	332，601，746
罗嘉珪	701
知悔斋	779
金佩恒	70
金柏森	304
金铸	463
周子叙	220
周云章	657
周介人	333
周伟呈	28
周岐隐	284
周佑人	350
周叔阜	778
周禹锡	465，677，739
周越然	645
周源	56
周德馨	594
郑文保	464
郑业居	164
郑却疾	767
浅田惟常	505，508
承澹盦	47，373
孟世忱	100
孟承意	271

九　画

赵子刚	47
赵述尧	461
赵奏言	645
赵恕风	594
赵雄驹	184
郝植梅	711
胡书城	271
胡仲言	93
胡安邦	674
胡剑华	229
胡毓秀	232，355，593
胡镜文	565
茹十眉	730
南宗景	332
战时防疫联合办事处	777
品丘明	472
钟少桃	649，651
秋吉质	783
保元国医学校	590
泉唐寿	204
饶凤璜	53
施麟	88
恒斋	686
恽铁樵	16，165，187，188， 204，568，569，570，644，649，650， 765，768
恽毓鼎	529
姜子敬	615
姜文谟	755

炳焱珍	453
冠时	130
祝味菊	269, 271, 394
费通甫	300
姚韵銮	754
骆龙吉	54
骆晴晖	565

十　画

秦又安	276
秦伯未	23, 25, 32, 35, 88, 309, 568, 589
袁复初	20
聂云台	453, 689, 753
顾子安	751
顾省臣	765
党墨之	358
钱公玄	673
钱荣光	16
倪本青	676
倪宗绎	768
徐召南	79
徐相任	636, 777
徐相宸	708
翁克荷	699
高轩	639
高岛久贯	786
高知一	407
高宗善	246
高愈明	139
唐思义	676

悟虚子	71
凌禹声	766

十一画

黄了凡	309
黄公伟	245
黄文东	603
黄在福	624, 745, 755
黄扫云	34
黄刚正	681
黄茂生	393
黄维翰	39, 93, 95, 168, 276, 324, 410, 470, 539
黄敦汉	712
黄槩门	373
乾省守业	495
萧屏	166
曹元森	756
曹仲衡	47
曹运昌	138
曹荫南	167, 249, 262
曹炳章	686, 697, 698, 699, 701, 705, 777
曹渡	48
曹颖甫	266, 541
龚村榕	767
章巨膺	452, 670
章炳麟	333
阎德润	345
梁乃津	753
梁慕周	37

尉稼谦	198, 713
屠龙	70
屠用仪	753

十二画

斯衡峰	90
葛荫春	745
惠和祖	361
睇筠	700
程门雪	603, 698
程天灵	369
程国树	691, 695
程铭谦	225
傅崇黻	79
富雪庵	70
谢汇东	103
谢抡元	650
谢建明	37
谢诵穆	598, 677
谢壶隐	616

十三画

源元凯	782
源通魏	494

十四画

蔡陆仙	42, 46, 90, 104, 326, 332, 675, 737, 752, 768
蔡剑魂	462
蔡涵清	700
裴荆山	139, 529, 624
管侃	462
雒镛	386
廖文政	53
廖平	2, 5, 7, 8, 9, 11, 71, 134, 135, 624, 745
廖宗泽	10
廖莫阶	461
廖鼎新	359
谭天骥	1
谭次仲	322
缪默君	466

十五画

黎天佑	189
滕万卿	116
颜芝馨	674
潘澄濂	338

十六画

橘南溪	481

十七画

鞠日华	355, 358

著者音序索引

B

包识生 ……… 123, 129, 135, 136, 529
包天白 …………………………… 357
保元国医学校 ……………………… 590
北平国医学院 ……………………… 48
炳焱珍 ……………………………… 453

C

蔡涵清 ……………………………… 700
蔡剑魂 ……………………………… 462
蔡陆仙 ………… 42, 46, 90, 104, 326, 332, 675, 737, 752, 768
曹炳章 ………… 686, 697, 698, 699, 701, 705, 777
曹渡 ………………………………… 48
曹荫南 …………………… 167, 249, 262
曹颖甫 …………………………… 266, 541
曹元森 ……………………………… 756
曹运昌 ……………………………… 138
曹仲衡 ……………………………… 47
车驹 ………………………………… 409
陈拔群 ……………………………… 353
陈邦贤 …………………………… 16, 28
陈邦镇 ……………………………… 293
陈伯坛 ………………… 236, 355, 547
陈存仁 …………………………… 361, 416
陈金声 …………………………… 187, 539
陈晋 ………………………………… 1
陈景岐 …… 36, 309, 589, 672, 689, 776
陈开乾 …………………………… 190, 541
陈其昌 …………………………… 624, 640
陈庆保 ……………………………… 203
陈任枚 ……………………………… 645
陈绍勋 ……………… 21, 289, 357, 594
陈苏生 ……………………………… 394
陈微尘 …………………………… 326, 675
陈无咎 …………………………… 26, 190
陈逊斋 …………………………… 329, 614
陈颐寿 ……………………………… 85
陈月樵 …………………………… 58, 101
陈泽东 ……………………………… 627
陈祖同 ……………………………… 452
承澹盦 …………………………… 47, 373
程国树 …………………………… 691, 695
程门雪 …………………………… 603, 698
程铭谦 ……………………………… 225
程天灵 ……………………………… 369
川越正淑 ………………… 482, 491, 515

D

大塚敬节	515
丹波元坚	110, 496, 500, 503, 620
丹波元简	108, 111, 483, 616
丹波元胤	118
党墨之	358
邓伯游	271
邓绍先	380
邓怡如	262
邓源和	289
睇筠	700
丁梦松	650
丁泽周	15

F

范念慈	309
方闻兴	74
费通甫	300
冯瑞鎏	188, 190
冯守平	350
冯应琭	148
傅崇黻	79
富雪庵	70

G

高岛久贯	786
高轩	639
高愈明	139
高知一	407
高宗善	246
葛荫春	745
龚村榕	767
顾省臣	765
顾子安	751
冠时	130
管侃	462

H

郝植梅	711
何伯勋	686
何公旦	598
何廉臣	141, 500, 508, 623
何佩瑜	105
何舒	54, 410, 696
何云鹤	673, 730
何仲皋	130, 296, 303, 639
恒斋	686
后藤省	780
胡安邦	674
胡剑华	229
胡镜文	565
胡书城	271
胡毓秀	232, 355, 593
胡仲言	93
黄敦汉	712
黄刚正	681
黄公伟	245
黄了凡	309
黄茂生	393

黄扫云	34	李健颐	765, 768
黄维翰	39, 93, 95, 168, 276, 324, 410, 470, 539	李六钦	711
		李识侯	642
黄文东	603	李斯炽	603
黄樨门	373	李遂良	228
黄在福	624, 745, 755	李肖帆	691
惠和祖	361	李耀辰	84
		梁慕周	37
		梁乃津	753
		廖鼎新	359

J

		廖莫阶	461
吉益为则	472, 495	廖平	2, 5, 7, 8, 9, 11, 71, 134, 135, 624, 745
吉益猷	496		
江忍庵	15, 540	廖文政	53
江谐	323	廖宗泽	10
姜文谟	755	林德臣	740
姜子敬	615	林少鹤	462, 464
金柏森	304	林晓苍	90
金佩恒	70	凌禹声	766
金铸	463	刘本昌	694
九峰老人	752	刘裁吾	730, 742
鞠日华	355, 358	刘成立	778
橘南溪	481	刘赤选	645
		刘复	432, 529, 709

K

		刘杰雄	56
昆山氏	778	刘鳞	148, 161, 626, 745
		刘懋勋	294
		刘瑞溶	279, 310, 642

L

		刘世祯	310, 642
黎天佑	189	刘泗桥	211
李伯权	569	刘彤云	358
李光策	530	刘晓东	660

刘亚农 ·············· 303
刘药桥 ·············· 35
刘震鋆 ·············· 29
卢玠庵 ·············· 8
陆观澜 ·············· 47
陆继韩 ·············· 645
陆锦燧 ·············· 66, 102, 765
陆奎生 ·············· 753
陆石如 ·············· 69
陆士谔 ·············· 639
陆无病 ·············· 602
陆渊雷 ·············· 249, 258, 266, 370, 570
吕汉章 ·············· 468
罗东生 ·············· 248
罗嘉珪 ·············· 701
罗绍祥 ·············· 149, 350, 540
罗振湘 ·············· 332, 601, 746
骆龙吉 ·············· 54
骆晴晖 ·············· 565
雒镛 ·············· 386

M

马乐三诊疗院 ·············· 107
马汤楹 ·············· 598, 689
毛桐云 ·············· 700
孟承意 ·············· 271
孟世忱 ·············· 100
缪默君 ·············· 466
名古屋玄医 ·············· 114
牟允方 ·············· 778

N

南宗景 ·············· 332
内藤希振 ·············· 135
倪本青 ·············· 676
倪宗绎 ·············· 768
聂云台 ·············· 453, 689, 753

O

欧阳履钦 ·············· 374
欧阳逸休 ·············· 382, 613

P

潘澄濂 ·············· 338
裴荆山 ·············· 139, 529, 624
品丘明 ·············· 472

Q

钱公玄 ·············· 673
钱荣光 ·············· 16
乾省守业 ·············· 495
浅田惟常 ·············· 505, 508
秦伯未 ·············· 23, 25, 32, 35, 88, 309, 568, 589
秦又安 ·············· 276
丘尼园老人 ·············· 355
邱崇 ·············· 272, 565, 602, 656
秋吉质 ·············· 783

泉唐寿	204

R

冉雪峰	20, 762
饶凤璜	53
任锡庚	71
茹十眉	730

S

山田正珍	474
山西中医改进研究会	738
沈伯超	389
沈大章	779
沈汉卿	678
沈来有	464
沈啸谷	657, 688
施麟	88
时逸人	24, 48, 602, 651, 657, 719, 766
史介生	54
司树屏	76
斯衡峰	90
四川国医学院	46, 47
宋爱人	661, 673
宋汝桢	360
宋慎	393
宋翼	777
宋志华	380
苏民	645
苏寿年	25

孙春萱	261
孙鼎宜	276, 277
孙沛	58
孙瀛仙	69
孙祖燧	90, 598

T

谭次仲	322
谭天骥	1
汤本求真	211, 220
唐思义	676
滕万卿	116
天津高级职业函授学校	615
天津国医函授学院	372, 646, 739
天津国医专修学院	409
田中荣信	479
屠龙	70
屠用仪	753

W

汪阁如	464
汪莲石	149
汪欲济	755
王秉钧	244, 248, 564
王德宣	681
王馥原	657
王立才	149
王普耀	689
王溶	138
王润民	685

王世雄	673	谢汇东	103
王涛仙	751	谢建明	37
王闻喜	463	谢抡元	650
王锡祥	767	谢诵穆	598, 677
王心圃	699	徐相宸	708
王亚明	693	徐相任	636, 777
王一仁	42, 90, 348, 600	徐召南	79
王哲中	326	许半龙	22
王震	753	许振庆	356
王正枢	156		
王趾周	54, 208, 701		
王仲香	360		

Y

尉稼谦	198, 713	严苍山	713
文琢之	778	严鸿志	532, 636
翁克荷	699	阎德润	345
邬思亮	651	颜芝馨	674
巫燡	334	杨百城	646
吴保神	32, 88	杨宝年	613
吴考槃	26, 185, 561	杨福增	149
吴琴侪	99	杨海峰	162
吴瑞甫	680	杨静安	777
吴锡璜	323, 630	杨明济	29
吴羲如	156	杨师尹	432
吴藻江	672	杨叔澄	105, 352, 590, 687, 737
伍律宁	375	杨医亚	373
武同文	74	杨育曾	350
悟虚子	71	杨则民	20, 185
		杨志一	726
		姚韵鎏	754
		叶瀚	57, 88

X

萧屏	166	叶衡隐	232
谢壶隐	616	叶劲秋	245, 258

叶拯民	47
易肇安	740
于有五	292, 393
余炳焜	266
余道善	246
余无言	362, 603
余岩	12
袁复初	20
源通魏	494
源元凯	782
恽铁樵	16, 165, 187, 188, 204, 568, 569, 570, 644, 649, 650, 765, 768
恽毓鼎	529

Z

战时防疫联合办事处	777
张方舆	691, 692
张公让	409
张光三	69
张骥	18, 33, 89, 92, 331, 515, 598
张静涛	569
张忍菴	467
张汝伟	20
张山雷	627
张寿颐	82, 148, 321
张书勋	199
张树华	649
张思卿	640
张俨若	98
张翼廷	766
张有章	184, 199
张右长	778
张赞臣	661
张之基	162
张子英	350
张左军	719
章炳麟	333
章巨膺	452, 670
赵述尧	461
赵恕风	594
赵雄驹	184
赵子刚	47
赵奏言	645
郑却疾	767
郑文保	464
郑业居	164
知悔斋	779
中西惟忠	514
钟少桃	649, 651
周德馨	594
周介人	333
周岐隐	284
周叔阜	778
周伟呈	28
周佑人	350
周禹锡	465, 677, 739
周源	56
周越然	645
周云章	657
周子叙	220
朱鼎元	765
朱莘	68, 162, 164, 371, 613

朱阜山	289	祝味菊	269，271，394
朱鸿渐	136	庄省躬	56
朱廖庄	779	邹慎	88
朱梦梅	764	邹趾痕	67，751
朱思华	70	邹仲彝	686
朱振声	68	左季云	228
朱志成	309		

著者字号笔画索引

一 画

一虚 ………… 123, 129, 135, 136, 529

三 画

山雷 ………………………… 82, 321
之济 …………… 23, 25, 32, 35, 88, 309, 568, 589
子云 ……………………………… 58
子和 ………………………… 187, 539
子钰 ……………………………… 229

四 画

无垢居士 ………………………… 190
云门 …………… 21, 289, 357, 594
云岫 ……………………………… 12
不平 ……………………………… 362
太炎 ……………………………… 333
文垣 ……………………………… 69

五 画

甘仁 ……………………………… 15

本善 ……………………………… 79
印岩 ……………………………… 141
立庵 ……………………………… 156
民叔 ……………………………… 432
幼三 ……………………………… 323
幼雪 ……………………………… 303

六 画

先识 …………… 18, 33, 89, 92, 331, 598
竹斋 …………… 39, 93, 95, 168, 276, 324, 410, 470
仲墨 ……………………………… 598
汝夔 ………………… 130, 296, 303
观曾 ……………………………… 22
红杏老人 …………………… 16, 28

七 画

寿栋 ……………………………… 452
杨如侯 …………………………… 646
利川 ……………………………… 284
伯荣 ……………………………… 334
余庆 ……………………………… 246
庇留 ……………………………… 189
冶愚 …………………………… 16, 28

八　画

其升 …………………………… 409
其杰 …………………………… 453
茂弘 …………………………… 190
英畦 ……………… 236, 355, 547
择明 …………………………… 362
叔澄 …………………………… 350
和安 ………………………… 244, 564
季平 ……… 2, 5, 7, 8, 9, 11, 71,
　　　　134, 135
秉征 ……………… 167, 249, 262
依仁 ………… 42, 90, 348, 600
舍予 ……………………… 54, 410
性方 …………………………… 16
宗山 ……………………… 272, 565
建侯 …………………………… 76
孟仙 ……………… 167, 249, 262
绍伊 …………………………… 432

九　画

树珏 …… 16, 165, 187, 188, 204,
　　　　568, 569, 570
星缘 …………………………… 322
修如 …………………………… 71
修诚 …………………………… 164
剑虹 …………………………… 20
养舟 …………………………… 48
炳元 …………………………… 141
炳耀 …………………………… 156

十　画

起南 …………………………… 74
壶山 …………… 68, 162, 164, 371, 613
壶公 …………………………… 603
晋笙 ……………………… 66, 102
晋第 ………… 42, 90, 348, 600
振辉 …………………………… 603
振镛 …………………………… 332
疾鳖 ……………………… 148, 161
家达 ……………………… 266, 541
骏轩 …………………………… 139

十一画

崑湘 …………………………… 310
竟心 ……………………… 54, 410
淳白 …………………………… 190
隐亭 ……………… 26, 185, 561

十二画

彭年 ………… 249, 258, 266, 370, 570
湘岩 …………………………… 37
谦山 …………………………… 225
谦斋 ……… 23, 25, 32, 35, 88, 309,
　　　　568, 589

十三画

瑞甫 …………………………… 323

勤氏	359
榆孙	650
愚盦老人	362
痴孙	532
意园居士	1

十四画

熙如	149，350，540
蔚春	603
箧笙	79

十五画

| 德逮 | 123，129，135，136，529 |

十六画

| 盥孚 | 22 |
| 嬾园 | 79 |

十九画

| 蘸堂 | 323 |

著者字号音序索引

B

本善 ·· 79
庇留 ··· 189
秉征 ··························· 167, 249, 262
炳耀 ··· 156
炳元 ··· 141
伯荣 ··· 334
不平 ··· 362

C

痴孙 ··· 532
淳白 ··· 190

D

德逮 ··················· 123, 129, 135, 136, 529

F

黼堂 ··· 323

G

甘仁 ··· 15

观曾 ··· 22
盥孚 ··· 22

H

和安 ··································· 244, 564
红杏老人 ································ 16, 28
壶公 ··· 603
壶山 ························· 68, 162, 164, 371, 613

J

疾鳌 ··································· 148, 161
季平 ···················· 2, 5, 7, 8, 9, 11, 71, 134, 135
家达 ··································· 266, 541
建侯 ··· 76
剑虹 ··· 20
晋第 ····························· 42, 90, 348, 600
晋笙 ··································· 66, 102
竟心 ··································· 54, 410
骏轩 ··· 139
筐笙 ··· 79

K

崑湘 ··· 310

L

嬾园 ………………………………… 79
立庵 ………………………………… 156
利川 ………………………………… 284

M

茂弘 ………………………………… 190
孟仙 ……………………… 167, 249, 262
民叔 ………………………………… 432

P

彭年 ……………… 249, 258, 266, 370, 570

Q

其杰 ………………………………… 453
其升 ………………………………… 409
起南 ………………………………… 74
谦山 ………………………………… 225
谦斋 ……………… 23, 25, 32, 35, 88, 309, 568, 589
勤氏 ………………………………… 359

R

汝夔 ……………………… 130, 296, 303
瑞甫 ………………………………… 323

S

山雷 ……………………………… 82, 321
绍伊 ………………………………… 432
舍予 ……………………………… 54, 410
寿栋 ………………………………… 452
叔澄 ………………………………… 350
树珏 ……………… 16, 165, 187, 188, 204, 568, 569, 570

T

太炎 ………………………………… 333

W

蔚春 ………………………………… 603
文垣 ………………………………… 69
无垢居士 …………………………… 190

X

熙如 ……………………… 149, 350, 540
先识 ……………… 18, 33, 89, 92, 331, 598
湘岩 ………………………………… 37
星缘 ………………………………… 322
性方 ………………………………… 16
修诚 ………………………………… 164
修如 ………………………………… 71

Y

杨如侯 ……………………………… 646

养舟	48
冶愚	16, 28
一虚	123, 129, 135, 136, 529
依仁	42, 90, 348, 600
意园居士	1
隐亭	26, 185, 561
印岩	141
英畦	236, 355, 547
幼三	323
幼雪	303
余庆	246
榆孙	650
愚盦老人	362
云门	21, 289, 357, 594
云岫	12

Z

择明	362
振辉	603
振镛	332
之济	23, 25, 32, 35, 88, 309, 568, 589
仲墨	598
竹斋	39, 93, 95, 168, 276, 324, 410, 470
子和	187, 539
子钰	229
子云	58
宗山	272, 565